CW00921241

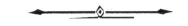

ISBN 978-0-260-93101-6
PIBN 10989562

Table générale des Matières

N.-B. — Les noms d'auteurs sont en PETITES CAPITALES.

A

1908

—

Archives Générales

de Médecine

QUATRE-VINGT-CINQUIÈME ANNÉE

(199ᵉ volume de la collection)

PARIS

LIBRAIRIE A. MALOINE

25-27, RUE DE L'ÉCOLE-DE-MÉDECINE

SÉRIE " CENTRALBLATT "

Travaux originaux

LES TUMEURS, SOLIDES ET KYSTIQUES, DU TRACTUS THYREO-GLOSSE (1)

Par MM.

LÉON BÉRARD   et   ANDRÉ CHALIER.
Agrégé   Interne des hôpitaux
Chirurgien des hôpitaux de Lyon.   de Lyon.

DONNÉES EMBRYOLOGIQUES

L'examen d'une coupe frontale et verticale d'un embryon humain, après la deuxième semaine, montre sur les côtés de l'extrémité céphalique quatre bourrelets saillants, les *arcs branchiaux*, superposés et séparés les uns des autres par les *sillons branchiaux* ou *fentes branchiales*. Ces arcs symétriques, soudés l'un à l'autre en arrière, s'avancent d'arrière en avant à la rencontre de leurs homologues, mais avec un mouvement d'autant plus rapide qu'on envisage un arc plus haut situé, le premier arc seul arrivant à se souder avec son congénère sur la ligne médiane. Les trois arcs sous-jacents restent donc séparés en avant par un certain intervalle, qui va en s'élargissant au fur et à mesure qu'on s'éloigne du premier arc. Si bien que, lorsqu'on étudie par sa face pharyngée la paroi cervicale antérieure, on voit, entre les deuxième, troisième et quatrième arcs, un espace triangulaire, dont le sommet, antéro-supérieur, répond à la symphyse maxillaire et dont la base, postéro-inférieure, se trouve au voisinage du cœur : c'est le *champ méso-branchial* de His.

Au sommet du triangle apparaît une saillie médiane, le *tuberculum impar* (His), premier rudiment de la pointe et du corps de la langue. Un peu en arrière et au dessous se dessine une autre saillie suivant un V ouvert en avant : c'est le *tubercule laryngé* ou *furculo* de His, origine du larynx et de la base de la langue. Les deux tubercules s'avancent peu à peu à la rencontre l'un de l'autre, puis se soudent, d'abord latéralement, en ga-

---

(1) Les documents qui ont servi à la rédaction de ce travail sont tirés de la *Chirurgie du corps thyroïde* de L. Bérard, dans le *Nouveau Traité de Chirurgie*, Paris, Baillière, 1907-1908.

gnant progressivement la ligne médiane. Entre eux subsiste un cul-de-sac médian, qui s'approfondit peu à peu pour donner le *canal thyro-lingual* ou *ductus thyreo-glossus* de His.

Tandis que l'extrémité supérieure de ce canal reste ouverte à la surface de la langue, au niveau du *foramen cœcum*, qui occupera plus tard la pointe du V lingual, l'extrémité inférieure s'allonge, se bifurque, et constitue par ses bourgeons un organe glandulaire, qui deviendra la *portion moyenne de la glande thyroïde*. D'ordinaire cette évagination thyroïdienne perd vite sa lumière et se transforme en un cordon épithélial plein. Puis ce tractus se fragmente en deux tronçons, l'un supérieur, l'autre inférieur. Cette division a lieu dans la région de l'os hyoïde, mais avant l'apparition de celui-ci. A la fin de la cinquième semaine, l'os hyoïde se montre comme une masse cartilagineuse interposée entre les deux segments du tractus thyréo-glosse (His), au niveau de l'angle très obtus ouvert en arrière que dessinent ces segments; le segment supérieur s'étend alors du foramen cœcum au bord supérieur de l'os, sur lequel il s'étale ; le segment inférieur, ou thyroïdien, est fixé à la face postéro-inférieure de l'hyoïde. Beaucoup plus rarement, le tractus thyréo-glosse reste continu et sans interruption ; dans ce cas, il passe derrière l'os hyoïde.

Comme on le voit, chez le tout jeune embryon, l'ébauche médiane de la thyroïde se trouve reliée directement au foramen cœcum de la base de la langue par un conduit, le canal thyréo-glosse, qui, d'après His, reste perméable dans toute son étendue jusqu'à la cinquième semaine Mais, à partir de ce moment, il s'atrophie progressivement, et ne persiste plus que sous la forme d'un cordon fibreux, le *tractus thyréo-glosse* de His, qui s'étend du foramen cœcum à la pyramide de Lalouette en passant sous les muscles mylo-hyoïdiens et entre les génio-hyoïdiens, et derrière l'os hyoïde. Chez l'adulte, ce tractus lui-même est ordinairement impossible à retrouver. Il n'en reste, comme derniers vestiges, que le foramen cœcum et la pyramide de Lalouette.

Mais, exceptionnellement, on peut retrouver le *canal perméable* dans toute son étendue, chez l'adulte (His, Streckeisen). Plus souvent, il ne subsiste qu'un cul-de-sac plus ou moins profond, ouvert au sommet du V lingual et se dirigeant vers l'os hyoïde. Morgagni, dès 1742, avait décrit ce *canal lingual*, qui fut minutieusement étudié à nouveau, en 1866, par Bochdaleck. 13 fois sur 50 cadavres, Bochdaleck put disséquer le canal, profond de 10 à 15 millimètres, tapissé d'un *épithélium à cils vibra-*

tiles, et muni de *diverticules*, qui se dirigent soit vers la base de la langue, soit vers le plancher buccal. Plus rarement, on rencontre, dans l'épaisseur même de la langue, ce trajet fermé à ses deux bouts. Ou bien la partie inférieure seule reste perméable, et l'on a un conduit à cils vibratiles, étendu de l'isthme thyroïdien à la face postérieure de l'os hyoïdé, sur laquelle il semble prendre son point d'attache.

His, Streckeisen, Marshall, Martin, Chemin, ont unanimement confirmé cette description. Seul Kanthaeck avait fait sur les transformations du canal thyro-lingual ainsi interprétées des réserves qui n'ont pas résisté à la discussion.

His ajoutait : « Si une partie du ductus thyréo-glosse, située assez loin de la glande thyroïde, subsiste pendant que le reste du canal disparaît, il peut se former par prolifération épithéliale une *glande thyroïde accessoire*. De telles glandes peuvent également provenir des diverticules du foramen cœcum. Parfois même la fragmentation du canal et de ses diverticules aboutit à la production d'un chapelet de glandules, tel que Kadyi l'a observé. »

Dès 1853, Verneuil avait signalé dans les *Archives générales de médecine*, la présence de l'une de ces glandes accessoires à la base de la langue. « En disséquant les insertions des muscles de la langue à l'os hyoïde, écrit-il, je rencontrai une petite masse d'apparence glandulaire, adhérant fortement à la partie moyenne du bord supérieur de cet os, entre les génio-hyoïdiens et les génio-glosses. Cette masse était rouge, molle, sessile, du volume d'un gros pois, lisse à la surface, d'un tissu homogène. J'en fis l'examen microscopique, et je reconnus la structure de la glande thyroïde. »

Cette glande, découverte par Verneuil, a été particulièrement bien étudiée par Zuckerkandl (1879), d'où le nom de *glande de Zuckerkandl*, sous lequel on la connaît actuellement.

*
* *

L'aperçu embryologique et anatomique qui précède était, croyons-nous, indispensable à la compréhension des tumeurs, liquides et solides, du tractus thyréo-glosse. Il est désormais facile de comprendre non seulement la possibilité de ces tumeurs, mais aussi leurs variétés de siège et de structure.

Développées en un point quelconque du tractus ou de ses diverticules, elles ne représentent le plus souvent que la persistance

d'une portion du conduit thyro-lingual primitif, avec son épithélium cylindrique cilié et sa sécrétion mucoïde : ce sont les
kystes mucoïdes.

Parfois, au contraire, elles sont formées, en totalité ou en
partie, par du tissu thyroïdien, normal ou modifié : elles constituent alors soit de *simples glandes thyroïdes accessoires hypertrophiées*, soit de *véritables goîtres*, kystiques ou non.

Ces goîtres s'observent de préférence au niveau du canal de
Bochdaleck proprement dit, c'est-à-dire dans la région de la
base de la langue. Par contre, les kystes mucoïdes occupent particulièrement la portion sous-linguale du tractus. Nous étudierons donc successivement : les *goîtres* et *kystes linguaux*, en
faisant une place à part aux *kystes buccaux*, et 2° les *kystes
péri-hyoïdiens.*

De cette étude sont exclues toutes les tumeurs qui ne semblent
pas actuellement dériver du tractus thyréo-glosse : *goîtres in-
tra-laryngés* et *intra-trachéaux*, *goîtres rétro-pharyngés* et *rétro-
œsophagiens*, etc. Nous éliminons également les *kystes dermoïdes
médians du cou*, bien qu'ils soient considérés par certains auteurs comme dérivant du canal de Bochdaleck, dont l'épithélium
aurait subi une *métaplasie complète* (Pierre Delbet). Mais il
nous paraît plus naturel de les expliquer par la théorie, récemment développée par Veau et Petit, de l'*inclusion des téguments
cervicaux*, lors de l'évolution des arcs branchiaux.

I. Goitres et Kystes linguaux

Etiologie-Pathogénie. — Développés aux dépens des amas
résiduels thyroïdiens, qui proviennent du tractus thyréo-glosse
et de ses évaginations accessoires, ces goîtres répondent à des
tumeurs adénomateuses véritables, soit simplement à l'hypertrophie compensatrice des glandules, quand la glande thyroïde
principale est congénitalement absente, ou qu'elle devient insuffisante à sa tâche (Erdheim, Seldowitsch, Kocher).

Cette pathogénie explique pourquoi la presque totalité des
goîtres linguaux se trouvent, du moins à leur origine, au niveau
de la *base*, tandis que les goîtres de la pointe constituent des
curiosités rares.

Les *facteurs étiologiques* sont ceux du goître ordinaire : prédominance pour le *sexe féminin*, et apparition dans le *jeune
âge*, avec les poussées au moment de la *puberté* ou à l'occasion
des manifestations de la *vie génitale.*

G. Armcilla, en 1900, rassemblait dans sa thèse 19 cas de

goîtres linguaux, dont 18 chez la femme. Sauf un cas de Hitzmann, où la tumeur existant à la naissance avait déterminé rapidement la mort par asphyxie, c'est *de 16 à 30 ans* que l'apparition du goître avait été notée ; chez une vieille femme toutefois,
il n'avait été constaté qu'à l'âge de 77 ans. Le seul goître lingual, que nous ayons personnellement observé, appartenait à un
homme de 64 ans, qui en était porteur, à sa connaissance, depuis
6 ans, quand il en vint à l'hôpital.

Depuis que l'on explore plus couramment et avec plus de soin
la cavité bucco-pharyngée au miroir, la rareté apparente de ces
tumeurs diminue. Von Chamisto, en 1898, n'en connaissait que
14 cas, depuis nous en avons trouvé sans peine 10 nouvelles observations publiées (Goris, Jacques, Erdheim, Quensvel, etc.).

ANATOMIE PATHOLOGIQUE. — Les *caractères macroscopiques*
sont les suivants : la tumeur arrondie ou ovoïde, d'un *volume* variable entre celui d'une cerise et celui du poing (Lucke, Merten),
a généralement, quand les malades en réclament l'ablation, la
grosseur d'un œuf de pigeon. Elle semble émerger du V lingual,
sur la ligne médiane, ou sur les côtés.

De contours nets, sans lobulation apparente extérieurement,
elle est recouverte par la muqueuse linguale saine, lisse, comme
distendue, d'une coloration pâle, ou plus souvent au contraire,
sillonnée de *varicosités*. Mobile d'abord sur la tumeur, la muqueuse y adhère plus ou moins largement à la suite de poussées
inflamatoires ou du simple accroissement de volume.

Parfois la tumeur est *pédiculisée* et semble implantée sur le
foramen, comme un fruit ; son poids l'entraîne alors vers l'épiglotte. Le plus souvent, elle est *sessile*, partiellement incluse
dans l'épaisseur des muscles, et ne fait saillie vers la bouche que
par son pôle supérieur. *Encapsulée*, elle se clive sans peine et
peut être d'ordinaire énucléée en masse, sauf cependant pour
son pôle inférieur, qui adhère fréquemment au voisinage de l'os
hyoïde, et que l'on doit détacher au ciseau.

De consistance variable, molle, rénitente ou même fluctuante
(kystes), le goître montre, à la coupe macroscopique, soit du
tissu thyroïdien normal, soit de l'*adénome fœtal* et interacineux
avec des noyaux distincts plus ou moins infiltrés par des hémorragies, soit enfin des *kystes*, à paroi lisse ou proliférante.
Presque toujours, la *vascularisation* en est très riche : de
grosses veines tortueuses sillonnent la surface en un lacis serré
et reçoivent de multiples et larges capillaires profonds.

Quant à la *structure histologique*, c'était celle de l'hypertrophie simple, dans les cas de Bernays, Wolff, Staelin ; celle de

l'adénome fœtal, interacineux ou tubulaire, dans les cas de Parker, Galisch, Kraske, Vallas ; celle du goître kystique enfin, dans les cas de Chaslin, Neumann, Denucé, Picard, Lichtwitz, etc.

Symptomes. — Rares chez le tout jeune enfant, les goîtres linguaux peuvent apporter une gêne considérable à l'allaitement. Rappelons à ce sujet l'observation de Hitzmann qui vit un nouveau-né, porteur d'un goitre lingual, mourir en quelques heures par asphyxie aiguë. Chez l'adolescent et l'adulte, les *troubles fonctionnels* notés d'ordinaire sont : une *gêne de la mastication et de la déglutition*, due à la maladresse de la langue dont la mobilité vers la base a diminué ; souvent ces malades *avalent de travers ;*

Une gêne inconstante de la *respiration*, avec ronflement et stertor pendant le sommeil, ou même avec des crises presque d'*asphyxie*, qui réveillent les malades, quand la tumeur, pédiculée, tombe en arrière sur l'épiglotte. Il en résulte également des *quintes de toux* précédées d'un sensation de chatouillement.

Une gêne habituelle de la *phonation :* tantôt la voix perd simplement un peu de son éclat ; tantôt elle est étouffée, pâteuse, avec une difficulté plus ou moins grande de l'élocution. Ces troubles vocaux sont souvent les premiers en date, avec une exagération de la salivation.

C'est souvent à l'occasion d'un examen laryngoscopique que la tumeur est découverte (Lichtwitz, Armeilla). Parfois cet examen est commandé par des *hémorragies* de sang rouge, non spumeux, ou de sang plus ou moins laqué, qui est expulsé avec de grandes quantités de salive. On a ainsi pu rattacher à de petits goîtres ou kystes linguaux, tapissés d'une muqueuse saignotante, certaines *hémosialorrhées*, inexpliquées jusque-là (Galisch).; plus souvent encore, on a dû prendre pour de simples *varices de la base de la langue* cette distension veineuse de la muqueuse, sus-jacente aux goîtres interstitiels. Quelle que soit leur abondance, ces hémorragies ne se trouvent d'ordinaire précédées ni par des quintes de toux, ni par des efforts de vomissement. Elles surviennent sans causes, à l'occasion d'un repas pendant la déglutition d'une croûte de pain, le plus souvent sans aucune sensation douloureuse. Leur spontanéité apparente ne contribue pas peu à effrayer les malades.

Les *signes physiques*, fournis par l'examen, sont des plus variables. Souvent l'inspection directe de la bouche ne permet de constater qu'un peu de gonflement, ou de surélévation de la muqueuse, au niveau du V lingual. Si l'on tire sur la langue, ou si l'on provoque par le chatouillement du larynx des efforts de vomissement, d'ordinaire, la saillie de la tumeur s'accentue, et les veines qui la recouvrent deviennent turgides. Parfois ces efforts font expulser entre les arcades dentaires une tumeur pédiculée, jusque-là cachée dans une des gouttières pharyngo-laryngées où elle était tolérée parfaitement.

Avec le *miroir laryngoscopique*, les réseaux du lacis veineux apparaissent encore plus nets, ainsi que la situation exacte du pédicule, quand il existe. En tout cas, les contours de la tuméfaction peuvent être suivis jusqu'au voisinage de l'épiglotte. Parfois une minime ulcération indique la source de la dernière hémorragie.

Le *toucher digital* ne détermine d'ordinaire aucune douleur. Avec un seul doigt sur la langue, on a déjà la sensation d'une résistance, ou au contraire d'une fluctuation spéciale. Mais il faut toujours compléter cette exploration par les touchers buccal et sus-hyoïdien combinés, qui permettent parfois de saisir et de délimiter approximativement la tumeur, même quand elle ne dessine aucune saillie sous le menton.

Il n'st pas aussi exceptionnel qu'on l'avait d'abord cru, de voir la *tumeur proéminer dans la région sus-hyoïdienne ;* mais alors elle a préalablement acquis des dimensions considérables, comme dans le cas de Lücke-Merten, où elle avait la grosseur du poing. D'autres fois, elle est *bilobée*, en brioche, comme dans les cas de Bernays, où un noyau du volume d'une cerise proéminait sur le dos de la langue, tandis qu'une masse du volume d'un œuf saillait sous le menton.

La *concomitance* d'autres kystes ou goîtres est exceptionnelle. Par contre, il n'est pas rare de constater, à l'exploration du cou, tantôt que le corps thyroïde est hypertrophié, tantôt au contraire qu'il est absent, ou du moins de dimensions tellement réduites que ses contours ne peuvent pas être palpés à travers les téguments.

Récemment encore (1904), Erdheim, décrivant cinq nouveaux cas de tumeurs thyroïdiennes intra-linguales, signalait que les lobes latéraux de la glande principale étaient remplacés par des kystes épithéliaux d'une structure identique à ceux qu'on rencontre dans le thymus. Dans ces conditions, le goître lingual représente une *hypertrophie compensatrice*, souvent insuffisante pour préserver le malade d'un myxœdème fruste, même avant toute opération. On comprend dès lors pourquoi, à plus forte raison, la seule ablation d'une tumeur colloïde linguale a pu

entraîner chez les malades de Seldowitsch, de Kraske, de Goris, une *cachexie strumiprive* des· plus nettes.

L'*évolution* de ces goîtres ou kystes linguaux est lente : presque toujours elle se poursuit en silence depuis plusieurs années. Certains malades même avaient ignoré toujours la présence de cette tumeur, qui fut découverte seulement à l'autopsie. Cependant, assez souvent, comme pour les goîtres ordinaires, à un moment donné *des troubles fonctionnels apparaissent par poussées*, à l'occasion d'un traumatisme (Goris), ou d'une maladie infectieuse (Wolff, Warren). L'influence de toutes les congestions, et particulièrement des congestions menstruelles ou gravidiques, est du même ordre.

DIAGNOSTIC. — Le diagnostic peut être délicat. Nous répétons que nombre de ces goîtres, de petites dimensions, ont dû passer inaperçus ou être interprétés comme de *simples varices de la base de la langue*, avec ou sans *hémosialorrhée* chez les jeunes hystériques et chez les vieilles alcooliques au foie cirrhotique. Toute expulsion de sang par la bouche qui ne reconnaît pas une cause nette dans une affection pulmonaire ou digestive, qui se produit surtout en dehors de toute quinte de toux ou de tout effort de vomissement, impose l'exploration minutieuse et *l'examen au miroir* de la base de la langue et du larynx.

Ainsi pourront être éliminées d'abord toutes les lésions laryngées et épiglottiques.

Une *tuméfaction* est-elle constatée dans la base de la langue ? Si elle s'accompagne de phénomènes inflammatoires subaigus ou aigus, ce n'est pas un goître lingual, car la suppuration de telles tumeurs n'a pas été signalée.

De même, on éliminera facilement d'ordinaire toutes les *tumeurs malignes*, qui ont une allure beaucoup plus rapide, qui envahissent et ulcèrent la muqueuse, qui ont une consistance plus indurée, des limites moins nettes et un retentissement ganglionnaire rapide, absent dans les goîtres et kystes.

Pour les tumeurs bénignes, l'hésitation peut être plus longue, Voici ce qu'en dit Armeilla :

Les *angiomes* artériels ou veineux sont assez communs à la base de la langue. Ils peuvent donner lieu aussi à des hémorragies parfois redoutables. Ils se reconnaîtront à leur coloration violacée ou noirâtre, aux veines volumineuses qui rayonnent autour d'eux, et surtout à leur réductibilité, signe pathognomonique. Ils ne déterminent pas de troubles vocaux.

Le *fibrome pur* et les *tumeurs mixtes* contenant du tissu adipeux, musculaire, cartilagineux ou osseux, s'observent surtout chez l'homme. D'abord encapsulé dans les tissus de la langue, le fibrome finit par se pédiculiser et par former un véritable polype d'aspect caractéristique, analogue à certains types de *molluscum pendulum* cutanés.

Le *lipome* présente ses caractères habituels de mollesse et de fausse fluctuation. Comme le fibrome, avant et même après sa pédiculisation, il ne peut souvent être distingué d'un goître lingual.

Les *gommes syphilitiques* de la langue, rarement isolées, ne laissent pas indemnes les tissus voisins. L'organe, scléreux ou scléro-gommeux, est raviné par des sillons, circonscrivant des nodules plus ou moins mollasses. Les lésions s'ulcèrent presque toujours, et d'ordinaire elles ont été précédées ou accompagnées par d'autres manifestations de la syphilis.

Les *kystes dermoïdes* de la base de la langue donnent lieu à d'énormes difficultés diagnostiques ; car ils ont le même siège et à peu près les mêmes caractères que le goître kystique. Les uns et les autres sont en effet plus ou moins rénitents ou fluctuants. Cependant la présence de veines nombreuses et volumineuses sur la tumeur sera un symptôme précieux en faveur du goître.

Dans ces cas surtout, la *ponction exploratrice* permettrait de préciser le diagnostic. S'agit-il d'un *kyste ?* L'aiguille conserve une grande mobilité dans la cavité ponctionnée, et, en examinant le contenu de la seringue, on trouve, soit la bouillie épaisse, caractéristique du kyste dermoïde, soit un liquide filant, visqueux, renfermant des cellules cylindriques à cils vibratiles dans le cas de kyste lingual. S'agit-il au contraire d'un *goître solide ?* L'aiguille aura moins de mobilité dans le parenchyme de la tumeur, et par aspiration on n'en retirera que quelques gouttes de liquide colloïde, plus souvent encore du sang. Mais il faut savoir que la ponction de ces goîtres a été presque toujours suivie d'une hémorragie profuse, qui peut être redoutable par la difficulté que l'on éprouve à pratiquer l'hémostase, par l'aggravation de l'état d'anémie dans lequel peut se trouver le malade, par la possibilité de la pénétration du sang dans les voies respiratoires pendant le sommeil. *Dangereuse.* cette ponction l'est encore parce qu'elle peut apporter des germes septiques dans la tumeur et en déterminer l'inflammation. Et d'ailleurs, elle est *inutile*, car elle ne saurait fournir des indications thérapeutiques de quelque valeur aujourd'hui, où le traitement de toutes ces tumeurs doit consister uniquement dans l'extirpation.

TRAITEMENT. — L'administration des *préparations iodées* ou *thyroïdiennes* n'a été suivie d'effet que dans les cas où le goître lingual ne constituait qu'un organe de suppléance hypertrophié, avec absence ou insuffisance de la glande principale. Même, alors, leur action est incertaine et trop lente pour qu'on s'attarde à cette thérapeutique. D'ordinaire on s'adresse d'emblée à des *moyens plus radicaux*.

Comme pour les autres kystes ou goîtres, et plus encore que pour eux, *il faut s'abstenir des ponctions* simples ou suivies d'injections iodées, qui comportent des dangers, particulièrement graves ici, d'hémorragies ou de poussées congestives aiguës. Les cautérisations, les discisions à l'anse galvanique, n'ont donné que des succès partiels ; Butlin, malgré l'anse, Schalde, malgré l'électrolyse, ne purent éviter des hémorragies abondantes : ils durent secondairement extirper la tumeur.

Sans doute, ces divers procédés palliatifs avaient l'avantage de ménager une portion de tissu thyroïdien, quand l'absence constatée de la glande principale faisait redouter, après une extirpation totale de la tumeur linguale, du myxœdème post-opératoire, tel qu'en ont noté dans ces conditions Seldowitsch, Kraske, Goris, Jacques, etc. Dans cette crainte même, Trectel et Meyjes avaient refusé d'intervenir chez deux malades que leur tumeur n'incommodait d'ailleurs pas beaucoup. Parker, dans un cas où la gêne fonctionnelle était plus marquée, se contenta d'une *extirpation incomplète* au bistouri ; le résultat fut bon.

Mais, d'ordinaire, que l'on ait la main forcée par des accidents assez graves, ou que la présence constatée au cou d'une thyroïde suffisante ait autorisé une méthode plus radicale, on a eu recours à l'*extirpation totale*, mieux réglée, plus facile et plus satisfaisante dans ces conditions, comme résultats éloignés, que tous les procédés économiques.

On a abordé la base de la langue soit par la *cavité buccale*, soit par la *voie trans-maxillaire*, soit par la *voie sus-hyoïdienne*, médiane ou latérale, soit par la *voie trans-hyoïdienne*, avec ou sans trachéotomie préalable.

Disons de suite que la voie trans-maxillaire crée des délabrements inutiles, et que *la trachéotomie préalable peut et doit être presque toujours évitée*. L'observation de Wolf est unique, où l'on pratiqua, peut-être sans nécessité absolue, la trachéotomie préventive, la ligature préalable des artères linguales, et la section médiane du maxillaire inférieur.

Par la *voie buccale*, le manuel opératoire est simple : bon éclairage par une lampe frontale, écartement maximum des ar-

cades dentaires ; traction forte de la langue au dehors qui pro-
pulse et fait saillir la tumeur ; incision de la coque plus ou
moins épaisse qui sépare celle-ci de la muqueuse ; hémostase
immédiate des grosses veines, qui saignent toujours beaucoup ;
énucléation au doigt, au ciseau mousse, ou à la cuiller, de la
masse, avec section de ses attaches à l'os hyoïde, quand elles
sont assez solides pour résister au décollement simple ; hémostase et suture partielle de la coque, au catgut ou au fil métallique, en laissant pendant quarante-huit heures dans la cavité
déshabitée une petite mèche-tampon, pour éviter les hémorragies *a vacuo*. Lavages de la bouche. Alimentation liquide. Si
le pôle inférieur de la tumeur était voisin de l'os hyoïde et que
l'on ne craignît pas de laisser une cicatrice cutanée, d'ailleurs
insignifiante, il vaudrait mieux suturer complètement la muqueuse linguale et drainer au point déclive, sur la ligne blanche
sous-mentale.

Parmi les *voies sus-hyoïdiennes*, la médiane est la seule à
recommander ; elle a donné à Lücke, à Bernays, de bons résultats. Toutefois on lui reproche à juste titre de ne pas créer un
jour assez grand sur les plans profonds, de ne pas permettre
l'accès direct de tous les contours de la tumeur, que l'os hyoïde
bride par en bas et tend à refouler en haut et en arrière. C'est
pourquoi Galisch, dès 1887, puis Vallas, en 1894, sectionnèrent
de parti pris l'os hyoïde en son milieu, et ouvrirent ainsi deux
larges volets latéraux par un incision menée du menton à
l'angle supérieur du cartilage thyroïde. Galisch avait au préalable placé dans la trachée une canule-tampon : c'est une précaution inutile.

Voie trans-hyoïdienne. — L'aponévrose cervicale superficielle
incisée, l'os hyoïde immédiatement découvert est libéré vers son
milieu des attaches du mylo-hyoïdien, puis sectionné à la pince
de Liston : les deux moitiés s'écartent d'elles-mêmes ; avec deux
tracteurs, on peut les éloigner de 4 à 5 centimètres l'une de
l'autre.

Il n'y a souvent pas besoin d'une hémostase méthodique.

Les mylo-hyoïdiens écartés, on suit la voie médiane en se gui-
dant sur la tumeur qu'on peut faire refouler par un doigt introduit dans la bouche. D'ordinaire, l'énucléation se fait par cette
méthode trans-hyoïdienne, d'autant plus facilement que l'on a
commencé par libérer le pôle inférieur, presque toujours le plus
adhérent.

Un drain et une mèche sont laissés dans la cavité, et l'os

hyoïde suturé ou non ; sa soudure s'opère d'elle-même sans déformation et sans gêne (Vallas).

Aujourd'hui, la voie buccale et la voie sous-maxillaire médiane, sus ou trans-hyoïdienne, doivent seules être mises en parallèle. On peut, aussi bien avec l'une qu'avec l'autre, *éviter la trachéotomie préventive*, car il n'y a de risques d'asphyxie par hémorragie grave ni pendant ni après l'opération. Le choix de l'une d'elles sera guidé sur la situation même de la tumeur, sur ses dimensions, et sur sa proéminence plus marquée dans la bouche ou vers les téguments sus-hyoïdiens. *La voie buccale* peut ne pas laisser de cicatrices, ce qui est appréciable pour ces malades, de jeunes femmes pour la plupart. Elle convient à tous les goîtres ou kystes linguaux, pédiculés ou saillants, et même aux tumeurs interstitielles de petites dimensions. *La voie trans-hyoïdienne* a surtout des avantages pour les tumeurs plus grosses, plus profondément enchâssées dans la langue, et plus adhérentes à l'os hyoïde. Elle est d'une technique plus simple, facile à régler.

II. Kystes buccaux

Des tumeurs kystiques incluses dans la base de la langue, et provenant des portions résiduelles du canal de Bochdaleck, il faut rapprocher celle que l'on observe sur les parties latérales de la langue, *incluses dans le plancher buccal*. Ces formations se développent avec tous les caractères des grenouillettes (*grenouillettes thyroïdiennes*), c'est-à-dire en donnant des kystes uni plus souvent que multiloculaires, plus ou moins translucides, à parois minces, à *contenu muqueux*, avec un *revêtement cylindrique cilié*.

Elles présentent parfois, dans leurs coques ou dans leurs cloisons de refend, des *follicules épithéliaux avec des gouttes colloïdes*.

Dans certains cas, par migration progressive, ces grenouillettes passent à travers le mylo-hyoïdien *jusque dans la région sous-mentale*.

Neumann, le premier, en 1876, puis Recklinghausen, en 1881, avaient rattaché ces grenouillettes avec épithélium cilié aux diverticules que le tractus thyréo-glosse émet parfois en dedans et en dehors. Imbert et Jeanbrau (*Revue de chirurgie*, 1901, t. II, p. 131) confirmèrent cette opinion d'après leurs examens personnels. Ils inclinèrent même à attribuer une origine congénitale à toutes les grenouillettes, qui, pour eux, proviendraient exclusivement de *dérivés branchiaux*.

C'est également à ces dérivés qu'il faut remonter, pour expliquer la présence d'éléments thyroïdiens dans certaines tumeurs à tissus multiples de la parotide (Gallavardin).

III. KYSTES PÉRI-HYOIDIENS

Mais, de toutes les productions kystiques congénitales qui relèvent du tractus thyréo-glosse, les plus intéressantes par leur fréquence sont les kystes péri-hyoïdiens, qui se divisent en *sus* et *sous-hyoïdiens*. Streckeisen, par la dissection de 130 cadavres pris au hasard, avait 8 fois constaté leur présence, toujours avec les mêmes caractères de kystes mucoïdes à paroi épithéliale ciliée. Dans sa thèse de 1902, Garcin en réunit plus de 70 observations, avec contrôle histologique : plus des deux tiers d'entre ces kystes occupaient la région sous-hyoïdienne. Personnellement, nous en possédons 3 belles observations, que nous rapportons plus loin.

ANATOMIE PATHOLOGIQUE. — Ils se présentent en général comme des tumeurs arrondies, à contours lisses, avec un pédicule fibreux plus ou moins long, qui les rattache à l'os hyoïde, ou qui passe en arrière de celui-ci, pour se perdre en haut dans la base de la langue, en bas dans la pyramide de Lalouette, ou sur les cartilages laryngés.

Le volume varie d'un grain de chènevis à une orange ; d'ordinaire, il est égal à celui d'une noisette.

Les *kystes sus-hyoïdiens* peuvent occuper une situation *pré*, *supra*, *épi* ou *rétro-hyoïdienne*, suivant qu'ils sont sous la peau, en avant du mylo-hyoïdien, ou plus profondément entre les génio-hyoïdiens, entre les génio-glosses, ou enfin dans la concavité même de l'os hyoïde.

Les *kystes sous-hyoïdiens* sont le plus souvent compris dans l'*espace thyro-hyoïdien*, au-dessous de l'aponévrose cervicale superficielle, entre les muscles sterno-thyro-hyoïdiens et la membrane thyro-hyoïdienne. Le plus généralement ils occupent exactement la ligne médiane. On en a cependant signalé de juxta-médians (Cerné, Chevassu, Riche). En s'accroissant, ils s'insinuent entre les sterno-hyoïdiens et tombent vers la peau, séparés d'elle seulement par l'aponévrose amincie, si bien qu'on les croirait sous-cutanés quand ils arrivent en face du larynx, et à plus forte raison quand ils descendent au-devant de la trachée (L. Bérard), ou jusqu'au sternum (Broca) ; ils peuvent atteindre alors la grosseur du poing et recevoir des artères thyroïdiennes médianes un rameau plus ou moins gros (Fredet et

Chevassu). Claisse et Heresco extirpèrent chez un jeune homme un de ces kystes, du volume d'une mandarine, qui refoulait en arrière la membrane crico-thyroïdienne.

Spontanément, ou après des poussées inflammatoires, plus souvent encore après des ponctions évacuatrices, la tumeur *se fistulise*, et elle contracte des adhérences plus ou moins étendues et serrées avec les tissus voisins, notamment avec le conduit laryngo-trachéal.

La *paroi* de ces kystes, assez résistante pour permettre une extirpation en masse, varie comme épaisseur de 1 millimètre à 1 centimètre. La face interne lisse, nacrée, peut présenter quelques bourgeonnements ou des cloisons de refend.

En allant de dehors en dedans, on trouve à la coupe d'abord des *lamelles intriquées de tissu connectif et élastique*, avec des *fibres musculaires* et des *inclusions épithéliales inconstantes*, groupées ou non en vésicules contenant de la substance colloïde. L'épithélium de revêtement du kyste, reposant sur une *basale*, uni ou pluristratifié, est constitué par des *cellules cylindriques*, d'ordinaire pourvues de *cils vibratiles*, quand il n'y a pas eu de suppuration ou de fistulisation préalable.

Le *contenu* visqueux, filant, comparable à du blanc d'œuf, peut être huileux, de couleur citrine plus ou moins foncée, et acquérir une teinte brun-chocolat, avec des cristaux pailletés en suspension, qui résultent d'hémorragies plus ou moins anciennes. On y trouve également des cellules cylindriques desquamées et, après la fistulisation, du pus séreux ou concret, avec des staphylocoques ou des streptocoques.

Etiologie. — La majorité des cas s'observent *entre quinze et vingt ans*. Verchère et Denucé, Lannelongue, Broca en ont cité chez le nouveau-né ; Otto Gsell à un an ; Neumann et Meunier chez des sujets de 52 et 54 ans ; Cruveilhier chez un vieillard de 62 ans. Beaucoup n'ont été découverts qu'à l'autopsie (Streckeisen, Chemin, Faure, Launay, etc.).

Comme les goîtres, ces kystes subissent souvent une poussée au moment de la *puberté* ; mais, contrairement aux goîtres, ils ne semblent pas plus fréquents chez les filles que chez les garçons.

Les *traumatismes locaux*, tels que la constriction du cou, les *infections générales* ou les *inflammations locales* en provoquent non pas le développement, comme on le croyait autrefois, mais simplement l'apparition au dehors, en les faisant grossir plus rapidement.

Ils ne coïncident pas fréquemment avec de vrais goitres, ni avec d'autres malformations congénitales.

SYMPTÔMES. — Les symptômes des *kystes sus-hyoïdiens* sont d'ordre surtout physique. La plupart des malades n'éprouvent aucune gêne fonctionnelle ; ils ne demandent à être opérés que par un sentiment de coquetterie, ou quand le kyste suppuré et fistulisé entretient un écoulement gênant, qui souille le col des vêtements.

Rarement plus gros qu'une noix, ces kystes occupent la ligne médiane, juste au-dessus de l'os hyoïde. Tant qu'ils n'ont pas été fistulisés, ils glissent sous la peau ; ils sont facilement déplacés latéralement ; mais un pédicule profond plus ou moins large empêche de les élever ou de les abaisser beaucoup. A la palpation, la tumeur, molle ou tendue, fluctuante, est indolore.

Les *kystes sous-hyoïdiens* ont des signes très analogues. Ils ne varient des précédents que par leur situation. Quand ils occupent leur lieu d'élection, dans l'espace thyro-hyoïdien, ils sont *solidaires du larynx* et le suivent dans tous ses mouvements ; plus gros et situés plus bas, ils en deviennent plus indépendants ; mais toujours il est impossible de les détacher des plans profonds, et assez souvent on peut pincer entre les doigts le pédicule qui les relie à l'os hyoïde ou qui semble se perdre en arrière de lui.

La tumeur est *transparente* à l'examen avec éclairage, quand elle est assez grosse et assez superficielle.

Ces caractères sont rapidement modifiés par l'irritation de la tumeur au contact des cols ou par l'*inflammation* qui peut se produire, soit spontanément, soit au cours d'une maladie microbienne générale, ou d'une simple laryngo-trachéite, soit après des badigeonnages iodés. Le kyste grossit, devient douloureux ; la peau rougit, s'ulcère, et, après l'écoulement au dehors d'une quantité variable de liquide, une *fistule* s'établit. Elle peut être définitive ou s'oblitérer momentanément, pour s'ouvrir à nouveau, quand une nouvelle quantité de liquide se sera accumulée dans la poche.

Chez beaucoup de malades, *on ne trouve qu'une fistule*, aux bords amincis et luisants, au milieu d'une petite *cicatrice rétractée* en cul de poule, dans l'espace thyro-hyoïdien : ils accusent souvent alors une sensation de gêne et de tiraillement dans les mouvements de déglutition. Cornil et Schwartz ont étudié histologiquement un de ces trajets fistuleux, qui s'étendait de l'os hyoïde jusqu'à 2 centimètres au-dessus du sternum : la paroi était tapissée sur toute l'étendue de cellules cylindriques ou cubiques, sans cils vibratiles. La continuité de ce revêtement explique pourquoi de telles fistules ne guérissent presque jamais d'elles-mêmes.

DIAGNOSTIC. — Ce n'est pas ici le lieu d'entreprendre par le détail le diagnostic des kystes et des fistules péri-hyoïdiennes. Rappelons seulement que la distinction d'avec les *grenouillettes* et les *kystes dermoïdes sous-maxillaires*, qui est la plus délicate, est d'un intérêt purement spéculatif, car l'origine de toutes ces affections est à peu près la même dans des résidus branchiaux, et leur traitement consiste également pour toutes dans l'extirpation des poches kystiques.

Les *kystes dermoïdes* ne sont jamais transparents à l'examen avec éclairage artificiel ; leur contenu mastic, avec ou sans poils, permet de trancher le débat aussitôt après l'incision.

Pour les *grenouillettes*, d'ordinaire l'examen histologique de la poche permet un diagnostic, et encore pas toujours, puisque les grenouillettes à cils vibratiles proviennent elles aussi du tractus thyréo-glosse.

Les *kystes sébacés*, intra-cutanés, pâteux souvent, avec un comédon indicateur, ne prêteront pas à confusion.

Les *kystes hydatiques* sont exceptionnels sur la ligne médiane.

Les *abcès froids*, ossifluents ou péri-laryngés, sont moins bien limités, et plus étalés ; la lésion originelle indique leur filiation.

L'*adénite tuberculeuse suppurée* des petits ganglions prélaryngés et pré-hyoïdiens peut prêter à la confusion quand elle est isolée, ce qui est exceptionnel.

Reste l'ancien débat concernant l'existence et la nature des *bourses séreuses* : bourse de Fleischmann, dans le creux sublingual ; bourse de Verneuil, au-dessus de l'os hyoïde ; et bourse de Boyer, au-devant de l'espace thyro-hyoïdien. Mais, de ces trois bourses, celle de Boyer seule a une constance suffisante pour retenir l'attention .Qu'elle donne naissance à de fréquents *hygromas*, c'est un point de plus en plus discuté, et en tous cas si elle réalise ainsi un type de kyste thyro-hyoïdien, l'examen seul de la paroi au microscope permettra de l'identifier, par son revêtement aplati, endothélial, sans cellules cylindriques.

Il faudrait dire un mot maintenant des *goîtres accessoires développés dans le segment inférieur du tractus thyréo-glosse*. A la vérité, tantôt ils se confondent avec les goîtres nodulaires du lobe médian, tantôt ils évoluent rapidement vers les kystes que nous venons de passer en revue. Cependant il est des cas curieux où la coupe a montré la structure de l'adénome thyroïdien dans des *noyaux* que l'on avait extirpés, croyant à des ganglions tuberculeux crus (Reynier, Poncet), situés sur la ligne médiane ou dans la région carotidienne interne.

Dans d'autres faits, comme celui rapporté par Eiselsberg (1902), c'est après l'extirpation subtotale de la thyroïde pour un goître qu'apparaît, au-devant ou au-dessus du larynx, un nodule solide, qui peut acquérir le volume d'une pomme, et subir à son tour les diverses transformations des goîtres, après plusieurs années (20 ans).

PRONOSTIC ET TRAITEMENT. — Tant qu'il subsiste une portion canaliculée du tractus thyréo-glosse, revêtue de son épithélium, il subsiste aussi une amorce pour un kyste fermé, ou pour un trajet fistuleux, sécrétant une quantité variable de liquide, muqueux ou séro-purlent.

Donc, il faut signaler, seulement pour les éliminer, tous les *badigeonnages* superficiels, toutes les *ponctions* ou *incisions* simples. L'*injection* dans la poche ou dans le trajet de teinture d'iode, de chlorure de zinc, d'éther iodoformé ou de phénol camphré, est infidèle. Dans les kystes à épithélium pluristratifié, elle ne fait pas desquamer les cellules basales, et elle ne pénètre en tout cas pas dans les recessus et les diverticules, qui souvent s'évaginent en dehors du conduit principal.

Aujourd'hui, si l'on tente quelque chose, ce doit être l'*excision totale*, que Boyer avait déclarée impossible, à cause des prolongements lointains de certains pédicules en arrière de l'os hyoïde, dans la base de la langue, mais que déjà Dupuytren et Nélaton avaient pratiquée avec un plein succès.

Les détails de la technique opératoire pour les kystes du plancher buccal et de la région sus-hyoïdienne sont ceux que nous avons énumérés à propos des kystes linguaux. Le choix entre les voies buccale, sus-hyoïdienne et trans-hyoïdienne reste au chirurgien, qui se prononcera pour l'une ou pour l'autre, suivant que la tumeur proéminera davantage dans telle ou telle région. Rappelons que la *section de l'os hyoïde* ou même sa *résection* (Broca), facilite toujours l'énucléation de la poche, que l'on devra tenter avant toute ouverture de sa cavité, car elle est ainsi beaucoup plus simple, et on ne risque pas de laisser dans la profondeur un prolongement rétro-hyoïdien, qui servirait d'amorce à une récidive. Quand la poche crève au cours des manœuvres de dissection, si l'on a le moindre doute sur la persistance d'un segment canaliculé, il faut empiéter un peu sur les tissus voisins, toucher les points suspects au thermo-cautère ou au chlorure de zinc, et tamponner quelques jours la cavité avec

2

une petite mèche pour essayer de détruire tous les éléments épithéliaux restants.

Pour les kystes sous-hyoïdiens, le point délicat peut être de disséquer menu la portion du kyste ou du pédicule, qui adhère fortement à la membrane thyro-hyoïdienne, en écartant ou désin_sérant l'attache supérieure des muscles sterno- ou thyro-hyoïdiens. C'est cette dissection intégrale que Boyer déclarait impossible, et qui est assez laborieuse pour que nombre de chirurgiens, même prévenus, aient observé des récidives. Souvent, en effet, à côté du kyste principal et le prolongeant en arrière de l'os hyoïde, on trouve de *petits grains*, allongés en chapelet dans le pédicule, et qui prolifèrent rapidement après l'irritation due au traumatisme opératoire. Là encore, il faut poursuivre tous les prolongements rétro-hyoïdiens, en sectionnant l'os hyoïde, si l'on manque de jour ou de commodité, et en ruginant ou curetant la face antérieure de la membrane thyro-hyoïdienne.

Les *kystes plus bas situés* s'enlèvent d'ordinaire aussi facilement que des poches sous-cutanées ; pourtant il arrive aussi qu'au contact du larynx, de l'espace crico-thyroïdien et de la trachée, les adhérences soient tellement intimes qu'il faut, comme dans un cas de Fredet et Chevassu, toute l'attention de l'opérateur pour ne pas ouvrir le conduit aérien.

Les *incisions cutanées* varient avec le siège et la dimension des poches à enlever. On donnera la préférence aux *tracés horizontaux*, faciles à masquer dans les plis de flexion du cou, en leur adjoignant, s'il le faut, des branchements verticaux en T, que l'on dissimulera par des *sutures intra-dermiques*.

Beaucoup plus délicate encore est l'*extirpation complète des fistules*, soit thyro-hyoïdiennes, soit sus et sous-hyoïdiennes. La paroi du trajet canaliculé est d'autant plus solidement fixée, et comme incorporée aux tissus voisins que l'ouverture spontanée date de plus longtemps, et que les réactions inflammatoires à ce niveau ont été plus vives. Un procédé excellent consiste soit à distendre le conduit en injectant dans le trajet une masse liquide, solidifiable par refroidissement, comme nous l'avons fait dans un cas avec le mélange de Mosetig Moorhof, utilisé pour le plombage des os (iodoforme, blanc de baleine, et huile de palme), ou encore à pousser prudemment aussi loin que possible une bougie en gomme, ou une sonde métallique, sur lesquelles on se guidera, comme sur des tuteurs, pour extirper tout le trajet sans l'ouvrir. Il faudra se donner beaucoup de jour, ne pas craindre les sections musculaires et l'excision de tous les prolongements suspects, dût-on remonter loin vers la base de la langue. Le succès est à ce prix, et les échecs exposent à des ennuis assez sérieux pour qu'on n'hésite pas devant la longueur et la minutie de l'opération.

INDICATIONS BIBLIOGRAPHIQUES

Affre : Des kystes thyro-hyoïdiens. Th. Paris, 1875. — *Armeilla* : Le goître lingual. Th. Lyon, 1900. — *Armstong* : Persistance du conduit thyréo-glosse. Am. J. of Surg., 1899.

Bernays : St-Louis Med. and Surg. J., oct. 1888. — *Bochdaleck :* Ueber das foramen cœcum der Zunge. Œst Zeitschr. f. prakt. Heilk., 1866, t. XII. Nachtrag Zum Schlang formigen Apparat der Zunge. Arch. f. Anat. u. Phys., 1867, p. 775. — *A. Broca :* Traité de Chirurgie, Duplay-Reclus, t. V. — *Buscarlet :* Contribution à l'étude des fistules branchiales ; fistules du canal de Bochdaleck. Th. Genève, 1893.

Chaslin : Kyste à épithélium vibratile de la base de la langue. Bull. Soc. Anat., 1886. — *Chemin :* Contribution à l'étude des restes, chez l'adulte, de l'ébauche thyroïdienne médiane. Th. Bordeaux, 1895-96. — *Claisse* et *Heresco :* Bull. Soc. Anat., 1897.

Delbet Pierre : Kyste congénital thyro-hyoïdien. Leç. de clin. chirurg., 1899, p. 51. — *Denucé :* Kystes du canal de Bochdaleck. Soc. de méd. et de chir. de Bordeaux, avril 1894.

Fredet et *Chevassu :* Note sur deux cas de kystes mucoïdes du cou à épithélium cilié dérivés des restes du tractus thyréoglosse. Revue de chirurgie, 1903, I, p. 141.

Galisch : Thyroïde accessoire à la base de la langue. Deuts. Zeitschr. f. Chir. 1894. — *Garcin :* Contribution à l'étude des kystes du canal thyro-lingual. Th. Lyon, 1902. — *Géhé :* Des kystes de la langue. Th. Paris, 1882. — *Grüber :* Ueber die glandula thyroïdea accessoria. Virchow's Archiv. Bd LXVI, p. 447.

His : Der tractus thyreoglossus und seine Beziehungen zum Zungenbein. Archiv f. Anat. u. Phys., 1891, p. 30.

Imbert et *Jeanbrau :* Pathogénie des grenouillettes. Revue de chirurgie, 10 août 1901.

Kadyi : Ueber accessorische Schilddrüsen = lappchen in der Zungenbein gegend. Archiv f. Anat. u. Phys., 1879, p. 312. — *Kanthack :* The Thyréoglossal duct., Journ. of Anat., janv. 1891.

Lannelongue et *Achard :* Traité des kystes congénitaux, Paris, 1886. — *Lannelongue* et *Ménard :* Traité des affections congénitales, 1891. — *Launay* : Kyste congénital sous-hyoïdien. Bull. Soc. Anat., 1897.

Marlin : Des kystes du canal thyro-lingual. Th. Paris 1895-96. — *Marshall* : Conduit thyréo-glosse. Journ. of. Anat., oct. 1891. — *Merten* : Historisches über die Entdeckung der glandula supra-hyoïdea. Archiv f. Anat. u. Phys., 1879.

M. Petit : Contribution à l'étude des kystes thyro-hyoïdiens médians. Th. Paris. 1901. — *Picqué* : Volumineux kyste thyro-hyoïdien. Bull. Soc. Chir. 14 juin 1899.

Quénu : Des arcs branchiaux chez l'homme. Th. agrégat., Paris, 1886.

J. L. Reverdin et *Buscarlet* : Kyste congénital à l'extrémité de la pyramide de Lalouette. Revue méd. de la Suisse rom., nov. 1893. — *Riche* : Kyste mucoïde thyro-hyoïdien juxta-médian. Bull. Soc. Anat., 1905, p. 709. — *Roques* : Contribution à l'étude des kystes congénitaux médians de l'espace thyro-hyoïdien (kystes dermoïdes et mucoïdes). Th. Montpellier, 1898.

Streckeisen : Beitr. Z. Morphol. der Schilddrüse. Arch. f. path. Anat. u. Phys., Bd CIII, Heft 1, p. 131, u. Heft 2, p. 215, 1886. — *Sulicka* : Contributions à l'étude des fistules et kystes congénitaux du cou. Kystes et fistules du canal de Bochdaleck. Th. Paris, 1894.

Vallas : De l'ostéotomie médiane de l'os hyoïde comme moyen d'aborder le pharynx inférieur et la base de la langue. Revue de Chir., 1900, I. p. 623. — *Veau* : Les kystes thyro-hyoïdiens. Gaz. des hôpit., 1901, p. 1237. — *Vedova* : De la présence constante de parcelles de glande thyroïde dans les fistules congénitales médianes du cou, XIXe Congr. de la Soc. internat. de Chir., Rome, 1899. — *Verchère* et *Denucé* : Kyste du canal de Bochdaleck. Bull. Soc. Anat., 1888, p. 407. — *Verneuil* : Recherches anatomiques pour servir à l'histoire des kystes de la partie supérieure et médiane du cou. Arch. gén. de méd.. 1853, p. 464. — *Von Chamisso* : Du goître de la base de la langue. Beitr. Z. Klin Chir., Bd XIX, 1898, n° 2.

OBSERVATIONS PERSONNELLES
DE KYSTES MUCOIDES DU TRACTUS THYRO-LINGUAL.

Observation I.
Kyste mucoïde du tractus thyréo-glosse (kyste sous-hyoïdien).

Jean Quer...., 22 ans, mineur à Saint-Bel, entre à l'Hôtel-

Dieu, le 18 septembre 1901, pour une tumeur de la région cervicale qui détermine peu de gêne fonctionnelle, mais qui l'inquiète à cause de son accroissement de volume, lent, mais progressif.

Rien à noter dans les antécédents héréditaires ou personnels. Père et mère vivants et bien portants. Trois frères et sœurs vivants, en bonne santé. Quatre frères et sœurs sont morts d'affection inconnue.

Aucun goîtreux dans la famille.

Le malade porte depuis sa première enfance, depuis l'âge de deux ans environ, une tumeur de la région sous-hyoïdienne. Cette tumeur, qui n'a jamais déterminé aucune douleur, aucune dyspnée, aucun phénomène de compression, a subi un accroissement de volume, lent et régulier, sans poussée rapide. Elle oblige seulement le malade à porter des cols bas.

Actuellement elle affecte à peu près la forme d'une orange, ou plutôt d'un œuf de poule, étalé au-devant de la région sous-hyoïdienne, empiétant surtout du côté droit, et refoulant en dehors le sterno-mastoïdien.

A la palpation, on constate qu'elle est nettement kystique et uniloculaire, mais pourtant un peu translucide.

Pas d'adhérence aux téguments ni aux parties molles sous-cutanées. On peut imprimer à la tumeur quelques mouvements de latéralité. Par contre, dans la profondeur, elle est fixée à la face antérieure du cartilage thyroïde et aux premiers anneaux de la trachée dont elle suit les déplacements dans les mouvements de déglutition. Voix normale.

Pas d'hypertrophie des lobes latéraux du corps thyroïde. Pas de signe de compression des récurrents ou du sympathique.

Pas de signe d'autre tumeur, ou d'autre malformation congénitale.

A cause du développement dans la première enfance, à cause de la lenteur remarquable de l'accroissement, à cause enfin des connexions relativement limitées avec l'appareil trachéo-laryngé, M. Bérard porte le diagnostic probable de *kyste congénital de la région sous-hyoïdienne médiane.*

L'*intervention* confirme cette hypothèse. Il s'agit bien d'un kyste indépendant du corps thyroïde, mais fixé au cartilage thyroïde et à l'isthme thyroïdien, normal au-dessous.

La tumeur est facilement disséquée. Son ouverture montre que le contenu est formé par un liquide muqueux, épais, contenant des grumeaux blanchâtres analogues à du blanc d'œuf coagulé.

L'*examen histologique* (M. Paviot) a montré qu'il s'agissait d'un kyste à revêtement uni-stratifié, cylindrique.

Suites opérations simples. Guérison par première intention.

Observation II.
Kyste mucoïde thyro-hyoïdien

Il s'agit d'une jeune fille, de 18 ans, opérée par M. Bérard, le 25 octobre 1901, pour une tumeur de la région thyro-hyoïdienne qui présentait le volume d'une grosse châtaigne à contours un peu bosselés. ,

Cette tumeur a été constatée par les parents, alors que l'enfant avait à peine un an. Depuis, elle a grossi très lentement. Diverses applications avaient été faites sans succès. De même, l'administration d'iodure à l'intérieur n'avait donné aucun résultat.

A l'inspection, la tumeur faisait une saillie assez disgracieuse au-dessus du cartilage thyroïde. Légèrement déviée à droite, sans adhérence à la peau, elle était très nettement fixée entre le cartilage thyroïde et l'os hyoïde, non réductible à la pression, sans expansion dans la toux et les efforts.

Pas de gêne fonctionnelle, voix normale. La croissance de l'enfant s'est opérée régulièrement. Pas d'autres malformations.

M. Bérard porta le diagnostic de kyste congénital développé aux dépens du tractus thyréo-glosse.

Opération.— Incision transversale médiane immédiatement au-dessous de l'os hyoïde. La dissection de la tumeur est facile bien qu'elle ait des adhérences assez étendues au niveau du bord inférieur et de la face profonde de l'os hyoïde. Pas d'hémorragie notable.

La paroi est mince, le contenu muqueux, transparent.

Examen histologique (M. Paviot). — La paroi est constituée essentiellement par un épithélium uni-stratifié, un peu haut, sans trace reconnaissable d'acini thyroïdiens.

Réunion par première intention. Guérison.

Observation III.
Kyste mucoïde, à épithélium cylindrique cilié, du tractus thyréo-glosse (kyste thyro-hyoïdien).

Marie Ol...., 20 ans, domestique, entre le 13 septembre 1907 à l'hôpital de la Croix-Rousse, dans le service de M. L. Bérard, pour une petite tumeur de la région thyro-hyoïdienne.

Rien de particulier à noter dans ses antécédents héréditaires et collatéraux. Ses parents sont vivants, en bonne santé. Elle a un frère et deux sœurs bien portants. Pas de goîtreux dans sa famille.

Personnellement, elle n'a fait aucune maladie sérieuse. C'est vers l'âge de 10 ou 11 ans que ses parents remarquèrent pour la première fois l'existence d'une petite tumeur médiane thyro-hyoïdienne. Vers 16 ans, cette tumeur augmenta un peu de volume, sans occasionner la moindre douleur. Elle avait alors les dimensions d'une grosse noisette. Elle demeura absolument indolente jusqu'à ces derniers temps. En novembre 1906, elle commença à occasionner un peu de gêne dans la déglutition, peu marquée pendant les repas, surtout marquée dans l'intervalle, lors des déglutitions salivaires. Quelquefois aussi, la malade éprouvait de légers troubles de la phonation. Dans ces deux derniers mois les phénomènes fonctionnels se sont accrus, en même temps que la tumeur a augmenté de volume.

A l'entrée, on constate, immédiatement au-dessous de l'os hyoïde, entre lui et le bord supérieur du cartilage thyroïde, une tumeur, arrondie, du volume d'une noix, située exactement sur la ligne médiane. A son niveau, la peau est absolument intacte, non colorée, non adhérente. Par contre, la tumeur adhère nettement à l'os hyoïde, dont elle suit tous les mouvements pendant la déglutition. Au cours de ces mouvements, la malade éprouve une sensation de constriction à la gorge, d'étouffement, comme si l'espace hyo-thyroïdien se trouvait rétréci par une ascension trop brusque du cartilage thyroïde, déterminant ainsi l'enclavement de la tumeur entre ce cartilage et l'os hyoïde, et le refoulement, en arrière, de la membrane thyro-hyoïdienne.

La tumeur est rénitente, voire même fluctuante, mais sous une forte tension. Elle est nettement transparente, et d'une indolence parfaite à la palpation.

Rien d'anormal à la base de la langue et au niveau du plancher buccal.

Le corps thyroïde est de volume normal. On ne sent pas de prolongement inférieur de la tumeur sous-hyoïdienne vers l'isthme thyroïdien.

Opération pratiquée le 15 septembre 1907 par M. Patel. Incision transversale, sur la tumeur, à mi-chemin de l'os hyoïde et du cartilage thyroïde. Immédiatement au-dessous de la peau, on tombe sur une tumeur arrondie, régulière, n'adhérant ni à la peau, ni à la membrane thyro-hyoïdienne, ni au cartilage thyroïde. Par contre, elle adhère très fortement à la face postérieure du corps de l'os hyoïde. C'est à ce niveau surtout qu'il est diffi-

cile de la cliver. On y parvient cependant, et l'on détruit l'adhé-
rence à l'os avec la curette. Suture de la peau, sans drainage.

Suites opératoires simples. Un peu de dysphagie seulement
pendant les deux premiers jours. Guérison en 8 jours *per primum*. Disparition complète de tous les troubles de la déglutition.

Examen macroscopique de la pièce enlevée. Tumeur du volume d'une petite noix, enveloppée par une mince paroi gris-
blanchâtre. Le contenu, liquide est clair, jaunâtre, visqueux et
filant. C'est celui d'un kyste mucoïde.

Examen histologique (M. Paviot). — Dans une nappe fibro-adi-
peuse, on voit des cavités de diverses dimensions revenues sur
elles-mêmes par rétraction. Dans les recessus des plicatures de
la paroi, on retrouve le revêtement épithélial. Celui-ci est le plus
souvent *cylindrique* à un seul ou à deux strates. Les cellules
cylindriques les plus internes sont souvent renflées et à protoplasma clair. Mais sur une coupe au moins, on voit nettement
une lame de cellules cylindriques munies de *cils vibratiles.*

PHYSIOLOGIE DU PANCREAS

Par L. Sauvé,
Interne lauréat (Médaille d'or) des Hôpitaux de Paris

Chapitre 1ᵉʳ.

Les données physiologiques modernes sur le pancréas

Organe histologiquement double, pourvu d'une part d'acini qui se déversent dans des canaux excréteurs, et possédant d'autre part des éléments dont l'exacte valeur est encore à démontrer, les îlots de Langerhans, mais qui semblent étrangers à une sécrétion externe, le pancréas est une glande qui, comme les testicules l'ovaire, ou le foie, semble avoir une double fonction : une fonction externe, de glande ouverte, s'exerçant grâce au suc pancréatique ; une fonction interne, de glande vasculaire close, déversant dans le sang un produit encore discuté. De ce que la fonction interne est d'origine récente et d'importance croissant de jour en jour, il ne faut pas conclure au manque d'intérêt de sa sœur aînée, la fonction externe ; celle-ci bénéficie actuellement de travaux importants, non seulement sur les conditions dans lesquelles elle se produit, mais encore sur ses éléments constituants. C'est cette fonction externe que nous allons étudier maintenant.

A. — La glande externe et les différentes fonctions du suc pancréatique

Pour obtenir un suc pancréatique normal, il faut établir une fistule permanente du canal de Wirsung par le procédé de Pawlow. On resèque le fragment de la paroi duodénale où s'insère le canal de Wirsung ; on fait une suture latérale du duodénum pour fermer la petite plaie ; on suture enfin la bouche du canal de Wirsung à la peau. Delezenne a bien montré que l'on devait aboucher à la peau la paroi seule du canal de Wirsung et éviter tout contact du suc pancréatique recueilli expérimentalement avec la plus petite portion de muqueuse duodénale ; la muqueuse duodénale, en effet, sécrète une diatase très active, l'entérokinase, qui modifie complètement le suc pancréatique. Quoi qu'il en soit, si l'on attend la guérison des plaies opératoires, on peut admettre que l'on recueille du suc

pancréatique normal ; et l'on peut conserver des chiens à fistule
pancréatique permanente en parfaite santé, à condition de les
nourrir exclusivement avec du pain et du lait. C'est là une condition empirique dont la raison nous échappe actuellement mais
qui est nécessaire.

Laissant de côté les caractères physiques et chimiques du suc
pancréatique, qui nous importent peu, nous allons voir successivement :

1° Les différentes actions du suc pancréatique ;

2° Les conditions dans lesquelles se produit la sécrétion pancréatique.

1° *Les différentes actions du suc pancréatique.* — Le suc
pancréatique agit sur les albuminoïdes, grâce à un ferment
spécial, la trypsine ; sur les graisses, par la lipase ; sur les
matières amylacées, par l'amylase. Ce sont là des choses que
l'on sait depuis longtemps ; mais dans ces dernières années
on a de plus découvert une lactase, une maltase, et une érepsine
pancréatique. Enfin, Pawlow et Serjukow ont montré que le
suc pancréatique réglait le fonctionnement du pylore.

La trypsine et ses conditions d'action et de production.

Si l'on observe *in vitro* l'action sur les albuminoïdes de la
trypsine recueillie par un procédé autre que celui de Delezenne,
constate qu'elle les transforme en peptones et acides amidés, ainsi
que le fait la pepsine ; mais elle présente avec la pepsine des
différences d'action. Sans doute, elle est aussi une diastase ; mais
elle opère en milieu alcalin, tandis que la pepsine agit en milieu
acide ; elle pousse beaucoup plus loin que la pepsine la désagrégation de la molécule albuminoïde ; elle ne s'arrête pas au stade
des peptones et elle va jusqu'à les désagréger en leurs composants
ultimes. Notons que pour Dastre et Stassano contrairement à
l'opinion généralement admise, elle n'attaque pas la lécithine.

Si, maintenant, opérant avec du suc pancréatique que le contact avec la muqueuse duodénale n'a point transformé, du suc
pancréatique recueilli suivant la méthode de Delezenne et Frouin
et tel qu'il vient d'être sécrété par les acini pancréatiques, nous
cherchons à produire la digestion des albuminoïdes, nous n'ob-
tiendrons aucun résultat. Pourquoi ? C'est d'abord, parce que le
pancréas ne sécrète pas directement la trypsine, mais la protroyp-
sine, absolument inactive sur les albuminoïdes (Heidenhain).
Pour que la protrypsine devienne active, il faut qu'elle soit en
présence d'un ferment spécial, l'entérokinase de Pawlow. Or, De-

lezenne et Frouin ont démontré définitivement : que l'entérokinase ne joue pas un simple rôle de renforcement ; elle transforme absolument la protrypsine en trypsine active ; enfin, c'est
un véritable ferment. Cette entérokinase est exclusivement répartie dans le duodénum et le jéjunum ; elle serait produite, pour
Delezenne, Stassano et Billon, par les leucocytes des organes
lymphoïdes de la muqueuse intestinale et on la retrouve en effet,
dans les leucocytes éosinophiles. Pour Ciaccio, les organes lymphoïdes de l'intestin ne sont pas les seuls à produire l'entérokinase : la rate, les ganglions lymphatiques et l'épiploon en fabri-
queraient aussi pendant la digestion (Soc. Biol. 1906, 7 avril).
On a même découvert son antikinase (Dastre et Stassano) ; les
parasites intestinaux, le sérum sanguin, résistent à l'action dissolvante du suc pancréatique parce qu'ils produisent une antikinase. Enfin, si, pour être actif, le suc pancréatique a besoin
d'entérokinase, pour produire de l'entérokinase l'intestin a besoin de la présence du suc pancréatique : l'intestin privé de suc
pancréatique ne produit plus d'entérokinase (Sawitch).

Ce n'est pas tout ; pour avoir son maximum d'activité, la trypsine exige la présence des sels de calcium. Dans une série de
travaux récents (Soc. Biol. 1905-1906). Delezenne a montré que
les sels de calcium jouent, dans l'action du suc pancréatique
comme dans la coagulation du sang, un rôle absolument spécifique, obtenu par injection de sécrétine dans la veine pédieuse,
reste absolument inactif sur l'albumine si on ne le met pas en
présence de sels de calcium, qui se comportent d'ailleurs, à son
égard, comme de véritables ferments. Pozerski a, du reste,
montré cette année à la Société de Biologie qu'il existe un parallélisme très net entre la disparition du pouvoir amylolytique et
l'apparition du pouvoir protéolytique dans les sucs pancréatiques
activés par les sels de calcium. Ceux-ci retarderaient donc
l'amylolyse en même temps qu'ils activent la protéolyse. Ainsi
conçue, l'action de la trypsine, sa genèse et ses conditions d'action ressemblent étonnamment aux phénomènes qui produisent
la fibrine et la coagulation du sang.

La *lipase* ou *stéapsine*, est le ferment saponificateur des graisses. Le suc pancréatique agit doublement sur les graisses : tout
d'abord il agit par un simple phénomène physique en les émul-
sionnant. Cette émulsion est instantanée et persistante, elle n'a
besoin pour se produire ni du milieu alcalin, ni d'un ferment tel
que la lipase : le suc pancréatique qui a bouilli ne saponifie plus
les graisses, mais il les émulsionne toujours.

Ensuite, le suc pancréatique saponifie les graisses, c'est-à-dire

les dédouble en acides gras et glycérine, et cette saponification
est produite par la lipase. Pour que la lipase produise son maximum d'action, il faut qu'elle soit associée à la bile. Il faut rapprocher du dédoublement chimique des graisses le dédoublement
du salol en acide salicylique et phénol, ainsi que le dédoublement de l'iodoforme par le suc pancréatique. Sahli institua sur
ces données l'épreuve qui porte son nom, et à laquelle on n'accorde plus guère de valeur séméiologique.

L'*amylase* ou amylopsine, est un ferment analogue à la ptyaline de la salive ; comme elle, elle exige le milieu alcalin ; comme
elle, elle transforme les amylacés en dextrine et maltoses fermen-
tescibles par deshydratation. C'est cette analogie l'action qui a
valu au pancréas le nom de glande salivaire abdominale. Il y a
néanmoins quelque dissemblance : la ptyaline agit à elle seule,
tandis que l'amylase exige, comme la lipase, la présence de la
bile. L'amylase n'apparaît chez l'enfant que vers le neuvième
mois ; aussi, avant cet âge, les amylacés sont-ils très mal tolérés. *Les ferments nouveaux* découverts récemment sont :

La lactase pancréatique de Weinland et Bainbridge, d'ailleurs
contestée par Bierry et Gmo-Salazar.

La maltase pancréatique de Bierry : pour la mettre en évidence,
il faut opérer en milieu légèrement acide.

L'érepsine pancréatique de Bayliss et Starling qui scinde les
albumoses et les peptones. ·

Le labferment pancréatique, qui digère la fibrine et la caséine.

Enfin, le suc pancréatique règle le fonctionnement du pylore.
Hirsch et Von Mering avaient établi qu'un réflexe acide arrête
temporairement les mouvements de l'estomac et ferme le pylore
chaque fois que le chyme pénètre dans le duodénum. Serdjukow,
élève de Pawlow a montré que c'était le suc pancréatique qui,
grâce à son alcalinité, réglait le fonctionnement du pylore. En
effet, dès qu'une partie du chyme pénètre dans le duodénum, un
réflexe dû à l'action acide du chyme sur la muqueuse duodénale
ferme le pylore ; mais le suc pancréatique bientôt neutralise
l'acidité du chyme ; le pylore peut dès lors se rouvrir. Ainsi, à
mesure que le chyme acide pénètre dans le duodénum et qu'il est
neutralisé par le suc pancréatique, le pylore se ferme et s'ouvre
assurant ainsi le passage progressif et régulier de la digestion
gastrique acide à la digestion pancréatique alcaline.

2° *Conditions dans lesquelles se produit la sécrétion pancréatique.* — La sécrétion pancréatique ne se produit d'une manière
ininterrompue que chez les herbivores ; chez les carnivores et
chez l'homme, la sécrétion pancréatique revêt le type intermit-

tent. Elle commence dès l'arrivée des aliments dans l'estomac, augmente peu à peu pour devenir maxima deux heures et demie après l'ingestion des aliments, puis décroît lentement (Pawlow).

On sait depuis longtemps que pour produire la sécrétion pancréatique, il suffit de mettre au contact de la muqueuse duodénale des substances que Pawlow appelle les excitants spécifiques : des acides, et plus spécialement l'HCL gastrique, et des graisses. C'est le contact de l'acide avec la muqueuse duodénojéjunale qui engendre l'action sécrétoire en agissant sur les terminaisons des nerfs centripètes de l'intestin grêle. Brechot a montré que cette action de l'acide sur la sécrétion pancréatique était maxima dans le duodénum, et qu'elle s'atténuait progressivement à partir du jéjunum pour disparaître bientôt. C'est sur ces données que s'est construite la théorie de la sécrétion par le réflexe dont Pawlow a été le protagoniste. La sécrétion pancréatique semble devoir obéir à *priori* à deux ordres d'agents : les agents vasculaires et les agents nerveux. Les agents vasculaires étant eux-mêmes sous la dépendance des nerfs vasomoteurs il semble logique d'admettre que deux systèmes de fibres nerveuses règlent la sécrétion pancréatique : les fibres vasomotrices et les fibres sécrétoires. Les nerfs vasodilatateurs de la glande ont été trouvés par François Franck et Hallion ; ils viennent du pneumogastrique ; de même Pawlow a démontré l'existence de nerfs vaso-constricteurs du pancréas, d'origine sympathique et suivant la voie des splanchniques. Les fibres sécrétoires sont les unes excito-sécrétoires, les autres inhibitrices. Elles proviennent, comme les fibres vasomotrices de deux sources différentes : le pneumogastrique qui contient à la fois des fibres excito-sécrétoires et des fibres inhibitrices ; le sympathique, dans lequel Krudewetzki n'a pu trouver que des fibres excito-sécrétoires. A l'appui de cette théorie réflexe, on a montré que l'excitation des fibres excito-sécrétoires produisait une abondante sécrétion pancréatique ; que certaines excitations parties de régions très éloignées de la région pancréatique, l'excitation du bout central du lingual par exemple, la produisait également. Enfin, l'expérience suivante de Wertheimer, contrôlée par Fleig, a montré indubitablement que l'excitation de la muqueuse duodénale par HCL pouvait produire, par voie réflexe, la sécrétion pancréatique : Wertheimer, sur un chien isole une anse duodéno-jéjunale entre deux ligatures ; il introduit une canule dans le confluent des veines provenant de cette anse ; il place une autre canule thoracique : ces deux canules se déversent à l'extérieur du ventre. Dans ces conditions, ni le sang, ni la lymphe qui reviennent de l'anse ainsi préparée ne pénètrent dans la circulation générale et ne peuvent plus ramener au pancréas par voie humorale un excitant direct des cellules pancréatiques. Or, si l'on introduit de l'HCL dans cette anse duodéno-jéjunale, là sécrétion se produit, et elle ne peut se produire que par voie réflexe.

Mais, si cette théorie de la sécrétion par voie réflexe est bien démontrée actuellement, la théorie adverse, de la sécrétion par voie humorale, est encore mieux établie par les expériences mémorables de Bayliss et Starling, de Popielski, de Enriquez et Hallion. Les expériences de Popielski, reproduites par Bayliss et Starling, montrent qu'on peut supprimer la voie réflexe sans empêcher la sécrétion pancréatique de se produire. La section des pneumogastriques et des sympathiques, la destruction de la moelle et du plexus cœliaque n'empêchent nullement l'HCL de provoquer de la sécrétion pancréatique quand il est introduit dans le duodénum. On peut reproduire la même expérience sous une autre forme, empoisonner, paralyser le système nerveux avec la nicotine comme l'ont fait Bayliss et Starling, la sécrétion pancréatique se produit toujours. Poursuivant leurs expériences, Bayliss et Starling ont montré que l'on pouvait isoler dans les cellules superficielles de la muqueuse duodénale un produit spécial, la prosécrétine, qui se transforme en sécrétine active sous l'action non seulement d'HCL, mais encore de la plupart des autres acides. Cette sécrétine, introduite dans le sang, provoque immédiatement une abondante sécrétion pancréatine, l'effet le plus accentué est obtenu lorsque l'injection est poussée dans une artère allant directement au pancréas ; l'effet le moins accentué s'observe lorsque l'injection est poussée dans la veine porte, probablement parce que le foie se comportant vis-à-vis de la sécrétine comme vis-à-vis d'un poison quelconque, la détruit en partie. Cette sécrétine n'est pas une diastase ; elle résiste à l'ébullition ; on la prépare facilement in vitro en traitant par l'eau acidulée la muqueuse duodénale.

Ainsi donc, il se forme au niveau de la muqueuse duodénale une sécrétine, qui, recueillie par les veines duodénales, est charriée par le sang, arrive au pancréas par les artères pancréatiques et excite directement les cellules pancréatiques. Fleig va même plus loin : il n'y a pas une sécrétine, il y des sécrétines, des crinines, comme on les appelle, qui diffèrent suivant les substances excitantes : il y a donc une sapocrinine si l'excitant est une graisse, une oxycrinine si l'excitant est un acide, une éthylcrinine si l'excitant est l'alcool. (Ces faits sont d'ailleurs contestés par Delezenne et Pozerski.) Il convient en outre, de noter que l'action excitosécrétoire de la sécrétine n'est pas limitée au pancréas. Elle s'exerce également sur le foie (Victor Henri et Portier, Falloise, Hallion), et sur les glandes de la muqueuse de l'intestin grêle (Delezenne et Frouin). La théorie de la sécrétion par voie humorale, grâce à la sécrétine a été rendue inattaquable par Enriquez et Hallion ; ces auteurs préparent un chien A et un chien B ; ils transfusent le sang de la carotide du chien A à la jugulaire du chien B et de la carotide du chien B à la jugulaire du chien A. Ceci fait, ils poussent une injection d'HCL dans le duodénum du chien A. Ils constatent alors que chez le chien B on provoque une abondante sécrétion pancréatique, et que celle-ci, au contraire, est nulle chez le chien A. Donc, du fait de l'introduction d'HCL dans le duodénum, le sang du chien A s'est chargé de sécrétine, et provoque par conséquent, parce qu'il est transfusé au chien B, une sécrétion pancréatique abondante chez ce dernier animal. On a pensé à un moment que la rate produisait cette sécrétine (Schiff, Herzen). Cette théorie n'est plus admise actuellement. Notons pour terminer, que Walther a avancé pour le pancréas, ce que Pawlow et Chigni ont démontré pour l'estomac : à savoir que la richesse du suc pancréatique en diastase serait exactement adaptée aux différents modes d'alimentation. Le suc pancréatique serait surtout riche en amylase après une alimentation exclusivement amylacée ; il serait riche en trypsine après une alimentation carnée, etc... Cette théorie doit être accueillle avec réserve (Delezenne et Frouin).

Ainsi donc, pour nous résumer, le pancréas par sa fonction externe rend assimilables les amylacés qui ont échappé à l'action de la ptyaline et les albuminoïdes qui ont échappé à celle de la trypsine ; il rend les graisses assimilables, et agit sur le lait ainsi que sur les maltoses par son éripsine et sa maltase. De plus, il règle, par son alcalinité, le fonctionnement du pylore. Nous allons voir maintenant que sa fonction interne ne le cède pas en importance à sa fonction interne.

B. — LA GLANDE INTERNE ET LA QUESTION DU DIABÈTE PANCRÉATIQUE.

Depuis longtemps, Lancereaux avait remarqué des altérations du pancréas dans certains cas de diabète ; il avait, d'autre part, constaté que la glycosurie était un symptôme fréquent des maladies du pancréas ; la preuve physiologique manquait. En 1889, presque simultanément Mering et Minkowski, puis de Dominicis, extirpèrent en entier le pancréas. Ces expériences ont été reproduites par des auteurs très nombreux ; Hedon, Lépine, Gley, Thiroloix, en France ; en Allemagne, par Weintraud, Kausch, Pflueger et Witzel. Nous-mêmes avons essayé chez le chien par un procédé de pancréatectomie complexe, mais qui met à l'abri de toute cause d'erreur possible, de trancher la question du diabète pancréatique. Cette question est tellement capitale que nous exposerons au long les différents procédés de pancréatectomie expérimentale et les résultats différents trouvés par les auteurs dans un chapitre spécial (1). Qu'il nous suffise de dire dès maintenant, que la question du diabète pancréatique n'est pas rigoureusement tranchée ; nous verrons dans quelles conditions elle pourra l'être. Ces réserves étant posées, et les résultats de Minkowski et Mering étant admis, nous allons exposer les résultats obtenus par ces auteurs et les interprétations auxquelles ils ont donné lieu.

On peut dire, dès maintenant, que l'ablation totale du pancréas est presque toujours suivie d'hyperglycémie et de glycosurie. C'est le seul point certain. Cette glycosurie d'après la plupart des auteurs est intense, permanente, rapidement mortelle ; elle ne se produit que peu ou ne se produit pas si l'extirpation n'est que partielle, même s'il ne reste qu'un très petit fragment de pancréas ; elle cesse si on greffe sous la peau d'un animal dépancréaté un fragment de pancréas ; elle se reproduit si on enlève ce fragment (Hedon, Minkowski et Thiroloix). Soumis à une alimentation exempte d'hydrates de carbone, l'animal ne continue pas moins à fabriquer du sucre ; enfin, on constate, dans ses différents organes une diminution considérable du glycogène. Si jusqu'à présent les auteurs sont presque tous d'accord, ils commencent à diverger considérablement sur l'interprétation de ces faits. Il est certain que le diabète n'est pas dû à la suppression de la fonction externe : la ligature des canaux pancréatiques ne produit aucun diabète. Mais le diabète est-il dû à la suppression de la fonction interne du pancréas ; cette fonction existe-t-elle ?

Il en est qui nient encore actuellement cette fonction interne : Pflueger admet que la glycosurie est déterminée par l'excitation de filets nerveux sectionnés ou irrités par l'acte opératoire et par la péritonite, qui excite le plexus solaire. Silvestri a publié dans la *Riforma Medica* de 1905, page 172, les résultats de ses pancréatectomies sur des chiens ; pour lui, la glycosurie n'est que légère et transitoire et étroitement liée au régime de diète : il se range donc à l'opinion de Pflueger et de Martinotti. Il faut bien

_____

(1) **Voir** les prochains numéros de la *Revue de chirurgie*.

convenir, que la plupart des auteurs n'admettent pas cette opinion, et croient que le pancréas en tant que glande interne produit une substance charriée par le sang, dont la suppression cause le diabète. Mais par quel mécanisme le pancréas empêche-t-il normalement la glycosurie de se produire ?

1° Pour les uns, le pancréas détruit une substance diabétigène normalement contenue dans le sang (théorie de Lorand) ;

2° Pour les autres, le pancréas produit normalement une substance qui exerce une action frénatrice sur la formation du sucre dans le foie : (théorie de Chauveau et Kauffmann). Ces auteurs appuient leur thèse sur ce fait, constant d'après eux, que la consommation du sucre est normale chez l'animal dépancréaté. Or, cette affirmation étant très contestable, la théorie de ces auteurs, l'est également ;

3° Enfin, pour la plupart des auteurs, le pancréas détruit normalement le sucre en excès dans le sang : c'est la théorie glycolytique de Lépine. La théorie de Lépine repose sur ce fait fondamental que, dans le diabète, la consommation du sucre est diminuée ; si, en effet, on fait ingérer du glucose à des animaux dépancréatés, celui-ci reparaît intégralement dans les urines : l'animal se montre incapable de l'utiliser. Dans sa première théorie, Lépine admettait que le pancréas produisait un ferment glucolytique, fixé sur les globules blancs ; et, en effet, dans le sang le sucre se détruit spontanément *in vitro* (Cl. Bernard). On a objecté à cette théorie que le ferment glycolytique est un produit cadavérique qui n'existe pas dans le sang circulant (Arthus, Doyon et Maurel). Ces objections ont fait abandonner par Lépine cette théorie et l'on conduit à admettre une seconde que nous allons exposer : le pancréas exerce par son produit de sécrétion interne une action de renforcement considérable sur la glycolyse du sang et des tissus. Une expérience capitale et récente (22 juin 1905) de Lépine et Boulud permet de considérer comme démontré le pouvoir glycolytique du pancréas. On trouvera le détail de leurs expériences dans le remarquable rapport de Hallion, au Congrès de Liége de 1905. La conclusion de ces faits est la suivante :

1° Le ferment glycolytique existe, mais à l'état de simple proferment, dans les tissus musculaires ;

2° Le rôle du pancréas consiste à sécréter une substance thermostabile (qui n'est donc pas un ferment), et qui transformerait ce proferment inactif du foie et des muscles en ferment glycolytique, capable d'agir. Ugo Lombroso vient en 1907, dans les *Archiv für experimentelle Pathologie*, d'affirmer que le pancréas

3

possédait une autre fonction interne : de régler la consommation des graisses dans l'organisme, aussi bien de graisses alimentaires que des graisses de réserve. Il convient d'attendre confirmation de cette opinion.

Les îlots de Langerhans sont-ils ou non les agents de cette sécrétion interne ?

Les opinions des auteurs peuvent se répartir en trois groupes :

1° Ceux qui avec Laguesse font de l'îlot de Langerhans l'élément spécifique de la fonction interne. Ils basent leur opinion 1° sur des arguments anatomiques, l'îlot de Langerhans étant bien différent du reste du parenchyme glandulaire, chez certains poissons même, il est visible, à l'œil nu, et peut être séparé par dissection : 2° sur des arguments expérimentaux, les îlots subsistent après ligature du canal de Wirsung, tandis que les culs-de-sac glandulaires s'athrophient ; 3° sur des arguments anatomopathologiques dans le diabète pancréatique, on aurait trouvé des lésions très dominantes des îlots de Langerhans ;

2° Lewaschew au contraire, soutient que les îlots de Langerhans ont une toute autre fonction : il les considère comme des groupes d'acini épuisés, entrés en repos pour un certain laps de temps. Il base son opinion également sur des arguments anatomiques, sur des arguments expérimentaux, et sur des arguments anatomopathologiques ;

3° Lépine est le protagoniste d'une théorie mixte, qui tout en acceptant le rôle endocrine des îlots, admet que le parenchyme acineux peut participer à la fonction interne de la glande. Hugo Lombroso vient dans les *Archivio di Fisiologia* de 1906, de montrer que chez le chien et le pigeon, la ligature et l'excision des canaux pancréatiques n'amènent pas l'atrophie du parenchyme acineux : ce qui prouverait, d'après lui, que les acini prennent également part à la fonction interne de la glande.

Il faut conclure de cette discussion que l'incertitude règne encore sur ce qui concerne et le mécanisme de la glycosurie, et la nature des éléments anatomiques qui la produise. Cette conclusion, pour pessimiste qu'elle puisse paraître, est celle à laquelle doit s'arrêter le physiologiste dépourvu de parti-pris, et qui n'accepte pour exacte une théorie, si ingénieuse soit-elle, uniquement que lorsqu'elle repose sur des faits nombreux, constants et facilement contrôlables par tout expérimentateur consciencieux.

CHAPITRE II. — (*Physiologie clinique.*)

Troubles résultant de la suppression des fonctions pancréatiques, et suppléance possible de ces fonctions par d'autres organes.

Lorsque la physiologie moderne montra avec précision les fonctions multiples du pancréas, les pathologistes pensèrent devoir déduire logiquement les troubles, facilement appréciables par l'expérimentation ou la clinique qui résultent de la suppression de ces fonctions. Mais, à mesure que l'on connaît mieux l'ensemble de la physiologie du pancréas, on s'aperçoit que cet organe est sinon complètement, du moins fréquemment suppléable par d'autres organes ; ses fonctions sont trop multiples pour qu'aucune d'elles soit capitale : au point de vue physiologique, qu'on nous passe la trivialité de l'expression, il embrasse trop pour bien étreindre.

Il est hors de doute maintenant que la suppression totale de la fonction externe du pancréas est compatible avec l'existence. On sait moins, par contre, que, du moins dans une certaine mesure, la fonction interne peut être suppléée par d'autres glandes vasculaires. Jusqu'à présent, la pancréatectomie totale semble mortelle, à plus ou moins brève échéance ; mais n'est-ce pas parce que cet acte opératoire instantané, pour ainsi dire, ne laisse pas aux synergies fonctionnelles d'autres organes le temps de s'établir ? Si nos expériences à ce sujet ne sont pas suffisamment nombreuses pour conclure par l'affirmative ou la négative, il existe d'autres expériences indirectes, qui, dans certains cas, ont pu établir la synergie du pancréas, glande à fonction interne, avec d'autres glandes closes. Ainsi, les signes d'insuffisance pancréatique, dus à la suppression de la fonction externe, établis hâtivement, se sont un à un écroulés ; il ne reste plus que quelques-uns, dont les meilleurs ont trait à l'analyse des matières fécales. De même, les troubles de la fonction interne sont eux-mêmes inconstants et illusoires. Nous passerons en revue ceux de ces troubles pancréatiques qui manquent le moins fréquemment, et nous étudierons ensuite par quels organes le pancréas peut être suppléé.

A. — SYMPTOMES DU DÉFICIT PANCRÉATIQUE.

Les symptômes du déficit pancréatique ne sont pas en général très nets, parce que le chimisme pancréatique n'est pas explorable directement ; il faut donc recourir à son examen indirecte.

ment : 1° par l'examen du chimisme gastrique ; 2° par l'examen des matières fécales ; 3° par l'examen des urines.

L'*examen du chimisme gastrique* doit toujours être fait : il ne donne pas, comme on l'a un moment espéré, des résultats absolus ; mais il fournit des indications utiles, et un chimisme gastrique normal pourra faire penser à examiner le pancréas.

L'examen des fèces est des plus important et permet de constater une accélération de la traversée digestive des aliments, avec, comme conséquence, l'augmentation de la proportion d'eau dans les matières fécales (l'eau ingérée n'ayant plus le temps d'être absorbée en quantité normale), et l'augmentation du volume des fèces. Mais, phénomènes plus importants, l'examen des fèces peut révéler :

1° L'utilisation imparfaite des graisses ;
2° L'utilisation imparfaite des albuminoïdes ;
3° L'utilisation imparfaite des hydrates de carbone.

1° *L'utilisation imparfaite des graisses.* — Elle donne lieu à deux ordres de phénomènes bien distincts : la stéatorrhée, et l'hypostéatolyse. Pour les constater, il faut administrer au malade un repas d'épreuve, comportant une quantité connue de graisses d'une digestibilité déterminée. On examine ensuite les fèces : l'homme normal absorbe 95 % de la graisse qu'il ingère.

La stéatorrhée est définie par la différence de la graisse en excès retrouvée dans les selles des pancréatiques d'avec le chiffre de 5 % qu'on aurait dû seulement retrouver. Tantôt la stéatorrhée est visible à l'œil nu ; mais tantôt elle est latente, et seulement décelable au microscope ou à l'examen chimique.

L'hypostéatolyse est plus complexe. Normalement sur cent parties de matières grasses rendues par les selles, on en trouve environ 75 % qui sont à l'état de graisses dédoublées, et 25 % à l'état de graisses neutres. Lorsque la proportion de graisses dédoublées est très inférieure à 75 %, on dit qu'il y a une hypostéatolyse.

Pour l'importance comparative de ces deux signes, nous renvoyons aux travaux de René Gaultier, et au rapport de Hallion. Qu'il nous suffise de dire que la stéatorrhée manque souvent, même latente ; qu'au contraire, de l'avis de Muller, de Weintraud, de Gaultier, de Hallion, l'hypostéatolyse est un symptôme excellent, qui existe le plus fréquemment, et qui indique fatalement un déficit pancréatique puisque le suc pancréatique est le seul liquide de l'organisme qui dédouble les graisses.

2° *L'utilisation imparfaite des albuminoïdes : l'azotorrhée.* — Normalement, l'azote fécal ne représente que 5 % de l'azote ingéré ; quand il est beaucoup plus considérable on dit qu'il y a azotorrhée. Celle-ci est parfois visible, quand il existe de la lientérie ; le plus souvent, néanmoins, elle est fruste. Mais il convient d'apporter une importance moindre à ce signe ; d'une part, Zunz et Mayer ont montré que la ligature et l'excision des canaux pancréatiques n'entraînaient pas toujours une diminution marquée de la digestion des albuminoïdes. D'autre part, l'azotorrhée n'est pas un symptôme qui appartienne en propre au déficit pancréatique ; elle ne prendra de valeur qu'associée à la stéatorrhée, ou surtout à l'hypostéatolyse ;

3° *L'utilisation imparfaite des hydrates de carbone.* — Par analyse chimique des fèces, on peut apprécier la quantité d'hydrates de carbone alimentaires qui a été saccharifiée. Mais les recherches expérimentales et les observations cliniques ont montré contrairement à ce qu'on pouvait attendre, que les hydrates de carbone sont encore bien assimilés lorsque la fonction externe du pancréas est complètement supprimée. Il ne faut donc pas compter sur ce signe ;

4° *Le signe de Schmidt (ou nucleus test).* — Schmidt, dans sa communication au Congrès de Leipsig, de Dresde, de 1904, a imaginé une nouvelle méthode de diagnostic des affections du pancréas, ou nucleus test. Elle repose sur ce fait expérimental que les noyaux cellulaires sont digérés *in vitro* par le suc pancréatique seul, et qu'ils sont respectés par les autres sucs digestifs. Voici comment on recherchera ce signe en clinique. On fera ingérer au malade des boulettes de viande d'un demi-centimètre de diamètre ; ces boulettes ont été au préalable durcies dans l'alcool pendant quelques jours, entourées et liées avec un peu de mousseline : cette mousseline permet de les retrouver facilement dans les matières. On constatera au microscope que les noyaux de la boulette ont été respectés dans la traversée du tube digestif. Hommètes a pu vérifier le signe de Schmidt dans deux cas d'affections pancréatiques. John Dutton Steele, qui vient de publier (9 novembre 1906), les résultats de ses expériences sur des chiens dépancréatés et sur des cas de cliniques, conclut que la constatation répétée d'une non digestion des noyaux fournit la présomption d'une insuffisance pancréatique, mais ne fournit de certitude absolue que si elle concorde avec d'autres signes cliniques.

III. *L'examen des urines.* — L'examen des urines est très important car il rendra compte, dans certains cas, non seulement de la fonction externe, mais encore de la fonction interne de la glande.

1° *La glycosurie ou le diabète pancréatique.* La querelle de Minkowski et Pflueger à ce sujet dure encore et est célèbre. Pour Minkowski et la plupart des auteurs, la suppression de la fonction interne du pancréas produit immédiatement un diabète grave, dont le symptôme capital est une glycosurie intense et persistante, avec polyurie, polydipsie, et polyphagie. Les chiens dépancréatés ont, d'après lui, une faim telle qu'ils en arrivent à manger leurs excréments, et ils maigrissent très rapidement. Bref, la pancréatectomie totale reproduit le type du diabète maigre. En outre, la glycosurie se poursuit avec la même intensité quand bien même l'animal n'ingère pas d'hydrates de carbone.

Pflueger a nié la plupart de ces résultats. Pour lui la pancréatectomie totale produit sans doute la glycosurie ; mais la pancréatectomie partielle, la déchirure du plexus solaire, et même de simples opérations abdominales n'ayant aucun rapport avec le pancréas déterminent également la glycosurie. En outre, Pflueger n'a jamais observé, même après pancréatectomie totale, ni polyphagie, ni polyurie, ni polydipsie. D'ailleurs, pour lui, il est impossible de faire une pancréatectomie aseptique, les opérations suppurent fatalement, le chien, de par l'hyperglycémie, étant plus facilement infectable. Enfin, l'extirpation des glandes salivaires buccales, du corps thyroïde donnent également de la glycosurie. Au résumé, Pflueger conclut que les preuves de Minkowski sont insuffisantes, que ses pancréatectomies n'étaient jamais totales, et que le pancréas n'est nullement l'agent spécifique du diabète. Ce sont également les conclusions de Silvestri. Nous ne voulons pas actuellement prendre parti pour l'un ou l'autre de ces deux éminents physiologistes. Ils attribuent réciproquement leurs différences de résultats à la défectuosité de leur technique ; et l'on verra quand nous parlerons des différents procédés de pancréatectomie expérimentale que nous arriverons fatalement à trancher la question, en employant notre procédé personnel, certes très complexe et beaucoup plus délicat, mais qui élimine toute cause d'erreur. Ce que nous pouvons dire dès maintenant, car c'est un fait d'observation clinique bien établi, c'est que les lésions étendues du pancréas donnent souvent de la glycosurie. En tout cas, quand cette glycosurie ne sera pas très appréciable, on devra systématiquement rechercher la glycosurie alimentaire qui existe dans nombre de cas. Et ce que nous venons de dire de la querelle très vive et singulièrement âpre par moment entre Minkowski et Pflueger, montre bien à quel point la question de la sécrétion interne est encore pendante.

2° *L'épreuve de Sahli*. — L'épreuve dite de Sahli et qui, en réalité a été proposée en clinique par Lépine (1886), repose sur ce fait que le suc pancréatique dédouble le salol en acide salicylique et en phénol, facilement décélable dans l'urine (Neucki, 1883) et que seul le suc pancréatique peut produire ce dédoublement. Le suc pancréatique dédouble encore l'iodoforme et met l'iode en liberté (Sahli). En clinique, on administre ces substances dans des capsules de gluten, qui résistent longtemps au suc gastrique, mais qui sont rapidement dissoutes par le suc pancréatique. On doit retrouver le phénol ou l'iode dans les urines, à partir de la sixième heure. L'épreuve de Sahli est soumise à de nombreuses causes d'erreur ; pour qu'elle réussisse, il faut que la motricité de l'estomac et l'absorption pancréatique soient normales. De plus, Falloise a montré récemment (Congrès de Liége 1905) que : 1° la bile peut à elle seule décomposer le salol ; 2° que chez les chiens dépancréatés, le dédoublement du salol se produit aussi bien que chez les chiens témoins. Toutes ces considérations enlèvent actuellement sa valeur à l'épreuve de Sahli ;

3° *Le signe de Cammidge*. — Cammidge a décrit un signe qu'il appelle la réaction pancréatique de l'urine et dont Mayo Robson a pu contrôler la valeur à l'opération. La véritable réaction de Cammidge est basée sur la recherche dans l'urine de la glycérine, résultant de la décomposition de la graisse par la lipase diffusée. Cammidge a utilisé à cet effet la formation de glycérose qui a lieu dans une solution de glycérine quand on la fait bouillir en présence d'un acide fort. La technique de ce procédé est au long dans le rapport d'Hallion. Quoi qu'il en soit, suivant qu'il obtient la formation de cristaux avec la solution A ou la solution B (il emploie deux solutions), et suivant que les cristaux ainsi formés demandent plus ou moins de temps pour se dissoudre dans l'acide sulfurique, Cammidge diagnostique, affection aiguë ou affection bénigne. Il ne faut pas confondre cette réaction avec un autre signe décrit par Cammidge : la présence d'oxalates dans les urines. Nous verrons plus tard la créance qu'il faut accorder à l'un ou à l'autre de ces deux signes ;

4° *Signes urinaires accessoires*. — Ce sont : l'hypoindicanurie, la pentosurie, et la lipurie. On a prétendu que, dans le cas de déficit pancréatique, l'indican urinaire diminuait. Ce phénomène est logique *à priori*, car dans la digestion pancréatique, il se produit sous l'influence des bactéries intestinales de l'indol d'où provient l'indican urinaire. Mais vraiment, ce dosage de l'indican est si délicat, et les processus qui régissent la formation de l'indol tellement complexes, que ce signe ne peut avoir au cune valeur clinique. Bien que Salkowski attribue une certaine valeur à la pentosurie, ceci ainsi que la maltosurie et la lipurie ne sont ordinairement pas recherchées en clinique.

<h3 style="text-align:center">B. — EFFACEMENT DES SYMPTOMES DU DÉFICIT PAR DES SUPPLÉANCES FONCTIONNELLES</h3>

Nous avons bien montré plus haut la suppléance possible non seulement de la fonction externe, mais encore de la fonction interne pancréatique par d'autres glandes. Sans revenir sur ces données générales, il nous convient de faire remarquer que ce n'est pas toujours quand le pancréas a conservé une partie de son fonctionnement, de son intégrité, que les troubles pancréatiques manquent : « C'est au contraire bien souvent, dit Hallion, « quand toute sécrétion de cette glande est abolie ou retenue, « que la recherche clinique du déficit demeure parfois négative « ou peu s'en faut. » Nous allons voir successivement chacune de ces suppléances fonctionnelles.

1° *Suppléance des fonctions externes.* — Des fonctions externes pancréatiques, celle qui est classiquement la plus suppléable c'est la digestion des matières amylacées. Non seulement la ptyaline peut suppléer en grande partie le suc pancréatique, mais encore la flore bactérienne de l'intestin grêle et du coecum remplit un rôle d'amylase très marqué (Duclaux). Les travaux du Pr Roger en 1907 ont montré que le suc gastrique possédait un pouvoir amylolytique, et que la ptyaline, détruite par l'acidité gastrique, était régénérée dans le duodénum. De même, la digestion des substances albuminoïdes peut très bien se passer du suc pancréatique. La protéolyse s'effectuera au moyen de la trypsine ; et de plus, dans l'intestin, si l'existence d'une propriété protéolytique n'est pas absolument démontrée, du moins est-on sûr de l'existence d'un ferment qui rend assimilables les albumoses résultant d'une première digestion des albuminoïdes par le suc gastrique : c'est l'érepsine de Cohnein. D'ailleurs, Zunz et Mayer qui ont récemment repris cette question (Acad. Roy. de Méd. de Bel., 1904, page 110), ont définitivement mis hors de doute cette suppléance : l'érepsine intestinale notamment est augmentée dans des proportions considérables. La digestion des graisses enfin, celle des fonctions externes du pancréas qui semblait appartenir le plus en propre à cet organe, peut de même être suppléée par d'autres humeurs. Il existe, par exemple, une lipase gastrique, qui peut dédoubler les graisses ; mais il faut que celles-ci aient été au préalable émulsionnées.

Il est moins sûr qu'il existe une lipase intestinale ; enfin, si la bile peut, à elle seule émulsionner les graisses, elle ne saurait, d'après la plupart des auteurs, les dédoubler. Là encore, les bactéries du tube digestif peuvent jouer un rôle stéatolytique (Camus, Cocherich) ; mais il semble que ce rôle stéatolytique des bactéries soit autrement moins considérable que leur rôle amylolytique. Il résulte donc de ce qui précède que, sans doute, la stéatolyse pourra être suppléée, mais dans une certaine mesure ; c'est donc celle des fonctions pancréatiques qui sera le plus entravée par la suppression du pancréas et dont l'absence sera le plus facilement appréciable cliniquement ;

2° *Suppléance de la fonction interne du pancréas.* — Ces suppléances étant moins connues que celles de la fonction externe, c'est sur elles que nous insisterons le plus. Pinèles a, le premier, montré (*Volkmann's klinische Vorträge* 1899), qu'il existe certains rapports entre les glandes vasculaires closes, et que les altérations de l'une de ces glandes provoquent des altérations dans les autres glandes. Les glandes vasculaires, envisagées dans leur rapport avec la glycosurie se divisent en deux groupes bien différents : les glandes glycosuripares, véritables antipancréas et les glandes glycolytiques dont l'action est parallèle à celle du pancréas.

Des glandes glycosuripares, on a surtout étudié le corps thyroïde, les capsules surrénales, et accessoirement l'hypophyse. On a remarqué depuis longtemps que l'hyperthyroïdisation, telle qu'on l'observe dans la maladie de Basedow, produisait les symptômes accessoires du diabète et le diabète lui-même. Quinquaud d'autre part, remarqua que, sur des chiens éthyroïdés, le pancréas était hyperhémié. On peut signaler comme contre-épreuve, les expériences de Lorand et Minkowski (Acad. Roy. de Bel., 30 juillet 1904). On dépancréatise des chiens ; deux, trois ou quatre jours après, on les sacrifie ; on constate une hyperhémie du corps thyroïde et une accumulation d'une quantité exagérée de substance colloïde. Il semble donc bien, d'après ces expériences, que le corps thyroïde et le pancréas soient deux organes dont les fonctions internes sont opposées et se balancent : la glycosurie que le thyroïde tend à produire est annihilée par l'action glycolytique du pancréas. Lorand a apporté à l'appui de cette opinion non seulement des preuves expérimentales, mais encore des preuves cliniques et thérapeutiques : il observe la fréquence de la glycosurie dans les états de suractivité de la glande thyroïde, que cette suractivité soit physiologique : allaitement, grossesse, ou pathologique : chlorose, basedowisme.

Partant du principe de l'antagonisme du pancréas et du corps
thyroïde, il administra franchement aux diabétiques maigres
une médication antithyroïdienne avec le rodagène ou l'antithy-
roïne de Moebius, et il obtint constamment de bons résultats et
la disparition ou la diminution de la glycosurie.

De même, Herter, Bierry et Gatin, Lépine fils, ont obtenu de
l'hyperglycémie et de la glycosurie par injection intra-veineuse
d'adrénaline ; il semble en outre que, dans des états de suractivité des capsules surrénales il y ait un véritable diabète, qu'il
soit ou non favorisé par une disposition diabétique de l'organisme (Lépine fils, *Rev. Méd.*, 1906).

Au résumé : corps thyroïde et capsule surrénale sont des organes antagonistes du pancréas. Le diabète sera très grave lorsqu'à des altérations du pancréas se superposeront la suractivité
et l'hypertrophie des organes antagonistes, comme on le voit
souvent dans le diabète (Lorand).

Les glandes glycolytiques, dont l'action est parallèle à celle
du pancréas sont plus mal connues. On discute encore à l'heure
actuelle pour savoir si le foie, le tissu musculaire ou le cerveau
ont une fonction glycolytique en dehors du pancréas. Renzi et
Réale (*Berlin. Klin. Wochensch.*, 1890), ont relaté des expériences dans lesquelles ils obtenaient de la glycosurie quand ils
enlevaient les glandes salivaires buccales. De même Pflueger
dans sa dernière réponse à Minkowski rapporte des expériences
analogues. Sans doute, la glycosurie produite par l'ablation de
ces glandes salivaires est moins intense et moins durable que la
glycosurie pancréatique ; elle est néanmoins très intéressante en
ce qu'elle montre que, de ce côté encore, des synergies fonctionnelles peuvent s'établir après pancréatectomie. D'ailleurs, Martinotti et Carnot ont constaté après la pancréatectomie totale des
régénérations se produisant aux dépens de glandes intraduodé-
nales.

Nous conclurons donc de cette étude des signes du déficit
pancréatique, en disant que pas un seul d'entre eux n'est ni pathognomonique, ni constant. Ils ne valent que par leur association avec d'autres signes pancréatiques. Les moins inconstants
d'entre eux seront tirés de l'examen des fèces et auront trait à
la stéatorrhée et à l'hypostéatolyse. Encore est-ce là une méthode
de laboratoire particulièrement délicate. Il n'existe pas par ailleurs de signes vraiment précieux. Ni la glycosurie, ni l'épreuve
de Sahli, ni le nucleus test ne peuvent avoir d'autres prétentions
que de donner des indications utiles sur le pancréas. Le signe
de Cammidge lui-même a fait naître peut-être de trop belles

espérances pour qu'elles ne soient pas déçues en partie ; les chimistes, tels que Ham et Cléland, des physiologistes, tel que Hallion, ne lui accordent aucune créance. Néanmoins, l'affirmation de Cammidge et de Mayo Robson vaut par elle-même assez pour qu'on lui fasse crédit jusqu'à plus ample informé. Tenons-nous donc vis-à-vis de ce signe dans l'expectative, et souhaitons-lui plus longue vie qu'à ses prédécesseurs.

BIBLIOGRAPHIE

Nous ne ferons indication que des travaux les plus récents ou les plus importants. Pour les travaux antérieurs, on trouvera une bibliographie très étendue dans le rapport de M. Hallion.

BIERRY. Société de Biol., 1905-1906.

BAYLISS et STARLING. Régulation chimique de la Sécrétion. *Proc. Soc. Roy.*, t. LXXIII, 1902.

CECCHERELLI. Rapport, Congrès internat. Paris, 1900.

CAMMIDGE. Réaction pancréatique des urines. *The Lancet*, avril 1904.

DELEZENNE. Activation du suc pancréatique par les sels de calcium. Soc. de Biol., juin 1906 et 1907.

DOBERAUER. Congrès allem. chir. 1906.

DUTHON STEELE. Un nouveau signe d'insuffisance pancréatique (*Un. of med. bull.*, n° 9, 1906.

FALLOISE. Rapport Congrès méd. franç. Liège, 1905.

GULEKE. *Archiv für Klinische Chirurg.*. Bd. LXXVIII, 1906.

HALLION. Rapport Congrès méd. franç. Liège, 1905.

KAUSCH. *Arch. für exper. Pathol. und Pharm.* Bd. XXXVII, 1896.

LESNÉ et DREYFUS. Soc. Biol., décembre, 1906.

UGO LOMBROSO. Sugli elementi die participano alla fanzione interna del pancreas. *Archiv di fisologia*, III, 1906, *Archiv für experimentelle physiologie*, LIV, 357, 1907.

LAGUESSE. Etude d'un pancréas de lapin, transformé en glande endocrine pure deux ans après la résection de son canal excréteur. *Arch. d'anat. microscop.*, p. 89-131, 1906.

R. LÉPINE. Diabète surrénal. *Rev. de méd.*, Paris, 1906.

LORAND. Rapport du diabète avec diverses glandes sanguines notamment avec la thyroïde : 1° *Ann. Soc. Roy. des Sc. méd. et nat.* de Bruxelles, 1903; 2° *Bull. Acad. Roy. de méd.* de Belgique, 1904.

MINKOWSKI. Ueber die Zuckerbildung in organismus beim pankreas diabete. *Archiv für die gesemmte Physiol.*, CXI, 1906.

PELFEGER. 1° Professor Minkowski's abwehr gegen meine ihn treffende Kritik. *Arch. f. d. ges phys.*, CX, 1905; 2° Ob die total extirpation des Pankreas mit Nothwendigkeit Diabètes bedingt. *Ibidem*, CXI, 1905; 3° Réponse à Minkowski. *Ibidem*, CXI, 1906.

POZERSKI. Disparition de l'analyse dans les sucs pancréatiques activés par les sels de calcium. Soc. de Biol., 23 juin 1906:

SCHMIDT. Le nucleus test » Congrès méd. internat. de Dresde, 1904.

VILLAR. Congrès chir. franç:, 1905.

ROGER. *Presse médicale*, 26 oct. 1907, 21 décembre, 1907. Société de Biologie, 11 mai 1907.

ROGER et L.-G. SIMON. Société de Biol., 8 juin, 1907.

SILVESTRI. Sugli effetti della estirpazione del pancreas. *Riforma medica*, XXI, 1905.

SCHULT. Zur frage des total extirpation des Pankreas beim Hunde. *Centralblatt f. Phys.*, Leipizg, 1905.

SAUVÉ. Soc. de biol. 24 nov. 1906 et 19 décembre 1906.

WITZEL. Die Technik des Pankreasextirpation beim Hunde. *Archiv. f. die gesemmte Phys.*, CVI, 1905.

ZUNZ et MAYER. Ligature des canaux pancréatiques chez le chien. *Bull. Acad. Roy. de méd.* de Belgique, 30 sept. 1905.

PIAMARE. Weitere Beobachtunger über den experimental diabetes noch Pankreasextirpation bei Seladias. *Centralblatt f. Phys.*, 15 déc. 1906.

Histoire de la Médecine

LAENNEC (1)

17 FÉVRIER 1781 — 13 AOUT 1826

Par P.-E. LAUNOIS

Médecin de l'Hôpital Lariboisière, agrégé chargé de conférences

Il y a exactement un siècle, pour dépister et différencier les affections des organes thoraciques, les médecins avaient à leur disposition quatre moyens physiques plus ou moins précis : la succussion, la mensuration, la percussion, l'audition pectorale.

La succussion, que conseillait déjà Hippocrate, consistait à maintenir solidement le malade par les épaules, à le secouer avec vigueur pour lui imprimer des mouvements latéraux, susceptibles, par le ballottement du liquide contenu dans la plèvre, de produire un bruit perceptible à distance.

Par la mensuration parallèle des deux moitiés du thorax, on pouvait préjuger celle qui, plus ample, devait renfermer un épanchement.

Corvisart généralisait en France l'usage de la percussion que venait d'inventer Avenbrugger.

Quelques cliniciens enfin, plus avisés que les autres, plus instruits aussi des méthodes hippocratiques, se risquaient jusqu'à appliquer l'oreille sur l'abdomen, sur la région précordiale. Mais, faite sans méthode ni règle, l'audition pectorale ne pouvait fournir que des renseignements bien vagues : elle était capable tout au plus « de faire sentir plus fortement les battements du cœur dans tous les cas où on ne pouvait les distinguer facilement à la main ». Laënnec, qui avait fréquenté la clinique de la Charité, ne manquait jamais de recourir à ce moyen, si imparfait qu'il fût, et c'est lui qui devait le conduire à une découverte qui allait révolutionner les études médicales.

« Je fus consulté en 1816, écrit-il, pour une jeune personne qui présentait des symptômes généraux de maladie de cœur, et

___

(1) Conférence faite à l'hôpital Lariboisière le 10 janvier 1907.

chez laquelle l'application de la main et la percussion donnaient
peu de résultat à raison de l'embonpoint. L'âge et le sexe de la
malade m'interdisant l'audition pectorale, je vins à me rappeler
un phénomène d'acoustique très connu : si l'on applique l'oreille
à l'extrémité d'une poutre, on entend très distinctement un coup
d'épingle donné à l'autre bout. J'imaginai que l'on pouvait peut-

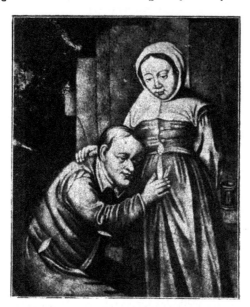

Fig. 1. — Auscultation abdominale. (Aquarelle flamande du xviiᵉ siècle.
Collection P.-E. Launois.)

être tirer parti, dans le cas dont il s'agissait, de cette propriété
des corps. Je pris un cahier de papier, j'en formai un rouleau
fortement serré dont j'appliquai une extrémité sur la région
précordiale et, posant l'oreille à l'autre bout, je fus aussi surpris
que satisfait d'entendre les battements du cœur d'une manière
beaucoup plus nette et plus distincte que je ne l'avais fait par
l'application immédiate de l'oreille.

« Je présumai dès lors que ce moyen pouvait devenir une méthode utile et applicable, non seulement à l'étude des battements
du cœur, mais encore à celle de tous les mouvements qui peuvent
produire du bruit dans la cavité de la poitrine et par conséquent

à l'exploration de la respiration, de la voix, du râle et peut-être même de la fluctuation d'un liquide épanché dans les plèvres ou le péricarde ».

L'auscultation médicale était découverte.

Sans tarder, Laënnec se met à l'œuvre et se sert tout d'abord d'un cylindre ou rouleau de papier, de seize lignes de diamètre et d'un pied (33 centimètres) de longueur, formé de trois cahiers de papier battu, fortement serré, maintenu par du papier collé et aplani à la lime aux deux extrémités. « Quelque serré que soit un semblable rouleau, il reste toujours au centre un conduit de trois à quatre lignes de diamètre, dû à ce que les cahiers qui le composent ne peuvent se dérouler complè-

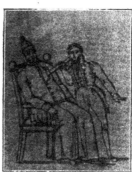

Fɪɢ. 2. — Auscultation médiate (Gravure extraite du *Dictionnaire de Médecine* en ᴜᴜ volumes, article Pectoriloque).

tement sur eux-mêmes. Cette circonstance fortuite m'a, comme on le verra, donné occasion de faire une observation importante : ce conduit est indispensable pour l'exploration de la voix. Un corps tout à fait plein est le meilleur instrument dont on puisse se servir pour l'exploration du cœur : il suffirait, à la rigueur, pour celle de la respiration et du râle ; cependant ces deux derniers phénomènes donnent plus d'intensité de son à l'aide d'un cylindre perforé, et évasé à son extrémité jusqu'à la profondeur d'environ un pouce et demi. »

Il cherche à construire le meilleur instrument, utilise successivement les corps les plus denses comme le verre et les métaux, les corps les moins denses comme un cylindre en baudruche tubulé et rempli d'air ; il fixe enfin son choix sur les corps de densité moyenne, tels que le papier, le jonc à canne, les bois lé-

gers, en particulier le hêtre et le tilleul. Avec un fragment de
hêtre, il fait construire un cylindre de 16 lignes de diamètre, long
d'un pied, percé dans son centre d'un tube large de trois lignes,
et brisé au milieu à l'aide d'un tenon garni de fil et arrondi à son

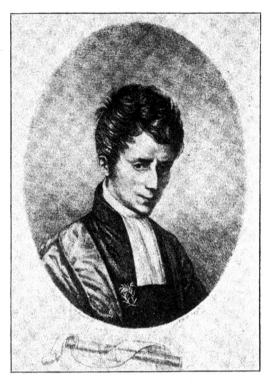

FIG. 3. — Ce portrait de René-Théophile-Hyacinthe Laënnec a été
donné par son père à leur amie Mlle Marie-Anne La Loutre, Direc-
trice des Postes à St-Brieuc en 1824 (Collection P.-E. Launois).

extrémité. Les deux pièces dont il se compose sont évasées à leur
extrémité, de manière que l'une puisse recevoir exactement le
tenon et l'autre un obturateur de même forme. « Le cylindre
ainsi disposé est l'instrument qui convient pour l'exploration de
la respiration et du râle. On le convertit en un simple tube à
parois épaisses pour l'exploration de la voix et des battements

du cœur, en introduisant dans l'entonnoir du pavillon de la pièce inférieur l'embout ou obturateur. »

A l'aide de cet instrument, que l'on appelle tout d'abord pectoriloque, cornet médical et qu'il dénomme lui-même plus judicieusement stéthoscope (στηθος poitrine, σκοπέω, je vois, non par les yeux, mais par l'intermédiaire de l'entendement), Laënnec chercha à rendre aussi faciles à diagnostiquer les maladies organiques internes que les affections chirurgicales. Il étudie tout d'abord la respiration normale, en note le rythme et les diverses variétés, puis cherche à préciser les caractères propres à chacun des bruits anormaux auxquels donnent lieu les différentes affections des bronches, des poumons et des plèvres.

Il analyse tout d'abord les bruits fournis par les mucosités accumulées dans les bronches ou le poumon et brassées par l'air ; il distingue le râle humide ou crépitant, le râle muqueux ou gargouillement, le râle sec ou sonore ou ronflement, le râle sibillant sec ou sifflement. A chacun d'eux il attribue sa valeur sémiologique propre et ne craint pas d'affirmer que le râle crépitant, « comparable à celui que produit du sel de cuisine que l'on fait décrépiter sur le feu », est caractéristique de la péripneumonie. A cette donnée, nous n'avons changé qu'un terme, c'est celui de l'affection que nous appelons aujourd'hui pneumonie.

Auscultant la voix parlée, il découvre la pectoriloquie. « Ce fût. écrit Marat, un pur hasard qui fit découvrir à Laënnec le phénomène de la pectoriloquie. Examinant sur une femme attaquée de fièvre bilieuse et d'un rhume récent assez léger, l'état de la poitrine, au moyen du cylindre, il entendit dans un espace circonscrit la voix sortir directement de la poitrine et passer toute entière par le canal central du cylindre ; on ne trouvait rien de semblable dans aucun autre point de cette cavité. Ne sachant à quoi pouvait tenir ce phénomène, il examina la plupart des malades existant à la même époque dans l'hôpital Necker et le retrouva chez plusieurs phtisiques, d'où il soupçonna que la cause de cet accident singulier tenait à des ulcérations tuberculeuses dans le poumon, ce que l'ouverture de plusieurs individus, chez lesquels il l'avait remarqué. changea par suite en certitude. »

Effet du hasard si l'on veut que la découverte et l'interprétation d'un semblable phénomène, mais effet d'un hasard guidé par un véritable génie.

L'auscultation méthodique permit encore à Laënnec d'analyser les caractères de l'égophonie, voix saccadée, « tremblante, analogue à celle de la chèvre » et ceux du tintement métallique,

4

« bruit de poitrine semblable à celui que produirait un grain de
sable qui tomberait dans une coupe de métal ou de porcelaine ».

Il lui devint aussi possible de distinguer les unes des autres
les affections du poumon, des affections de la plèvre, de décrire

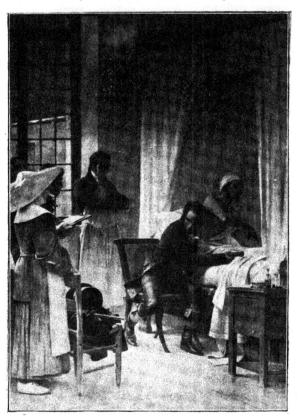

FIG. 4. — Laënnec auscultant un phtysique devant ses élèves à l'Hôpital Necker. Th. Chartran. La Sorbonne.

successivement la péripneumonie, l'apoplexie, l'œdème, la gangrène du poumon le catarrhe, la dilatation bronchique, l'em
physème, le kyste hydatique, les différentes pleurésies aiguës,
ou chroniques, dont il sépare l'hydrothorax et le pneumothorax.
Les malades qu'il étudie avec le plus de prédilection sont les tu-

berculeux et ils étaient déjà nombreux dans son service de Necker : il suit, chez eux, les diverses manifestations de la maladie et décrit avec le même soin la toux quinteuse du début et l'expectoration purulente de la période cavitaire, rapprochant les symptômes qu'il observe des signes que lui fournit l'exploration de la poitrine.

Malgré les recherches de Lancisi, de Morgagni, de Sénac, malgré les études cliniques de Corvisart, les affections du cœur et des vaisseaux pouvaient être encore rangées au nombre des maladies les moins connues. En rapprochant les signes fournis par la percussion et l'auscultation médiate des symptômes et des troubles fonctionnels, Laënnec apporte la lumière là ou régnait la plus grande obscurité. Je vous engage à relire les pages qu'il consacre à la description du bruit de soufflet, « bruit qui ressemble exactement à celui que produit l'instrument lorsqu'on s'en sert pour animer le feu d'une cheminée et qui est souvent tout aussi intense » et aussi celles où il décrit le frémissement cataire.

Avec le concours de son compatriote, le Jumeau de Kergaradec, il analyse pour la première fois les battements du cœur des fœtus et le bruit placentaire, « véritable battement artériel ou bruit de soufflet ». Le stéthoscope rend possible, dès cette époque, le diagnostic de la grossesse gémellaire.

En établissant sur des bases solides la sémiotique du cœur, Laënnec fonde la pathologie cardiaque. « Il n'a pas seulement jeté des germes sur un sol vierge, laissant à ses successeurs le soin de recueillir la moisson semée, il en a lui-même, en quelques années, récolté tous les fruits. » On partage véritablement l'enthousiasme de Barth et Roger, ces deux maîtres qui ont si grandement vulgarisé en France les nouvelles acquisitions de la clinique. « Ce qu'il faut admirer, écrivent-ils, autant que la découverte elle-même, c'est la perfection à laquelle son auteur l'a portée ; ce sont les ressources que Laënnec a su en tirer, moissonnant à pleines mains dans ce nouveau champ d'observation et laissant à peine de quoi glaner à ses successeurs. Ce qu'on ne saurait contester, c'est la révolution qu'il a opérée dans le diagnostic des maladies de poitrine, c'est l'impulsion qu'il a donnée à la science à l'aide de ce puissant levier. Malgré les travaux accumulés des observateurs de tous les âges, malgré les efforts d'Avenbrugger, le diagnostic des affections thoraciques, si communes qu'elles enlèvent plus d'un tiers des générations humaines, restait rempli d'incertitude et d'obscurité et voilà qu'une éclatante lumière remplace ces ténèbres et que Laënnec, son livre à la main, répond par un cri de triomphe à l'exclamation doulou-

reuse de Baglivi : *O quantum difficile est curare morbos pulmo-
num ! difficilius eosdem cognoscere ! ».*

Une neuve et admirable sémiologie ne constitue pas l'unique
titre de gloire de Laënnec ; son œuvre est plus grande et je dis
volontiers plus géniale. Relisons ensemble l'admirable page
dans laquelle E. Chauffard l'a si noblement synthétisée « Laënnec aime et comprend la médecine tout entière ; il a su soutenir
et fortifier les découvertes qu'il amassait dans un monde inex-
ploré de signes, par les vues les plus intéressantes sur l'être
qui suporte ces signes, par l'étude de lésions de structure que
la maladie développe et laisse dans la trame organique, par l'intelligence des causes affectives dont les symptômes et les lésions
sont la traduction extérieure et vivante. Pour voir Laënnec tout
entier, pour saisir les aspect frappants de sa méditative et ardente figure, il faut successivement interroger en lui l'anatomo-
pathologiste laborieux et précis, l'explorateur ingénieux des
symptômes, le pathologiste habile à rapprocher les symptômes
et les signes des états morbides qui les émettent ; et enfin le médecin qui, s'élevant au-dessus des lésions qu'il constate et des
signes qu'il perçoit, aborde résolûment les questions générales
de la science et sait donner aux principes, aux conceptions doc-
trinales, à la tradition, la part majeure qui leur revient dans l'institution scientifique de la médecine et dans la direction de la pratique ».

Trop longue est la liste des travaux anatomo-pathologiques
de Laënnec pour que je tente de vous en faire même une simple
énumération. Les plus importants, comme aussi les plus complets, sont ceux qui concernent les lésions tuberculeuses. On le
voit distinguer quatre variétés de tubercules isolés : les uns sont
miliaires, les autres sont crus ; il en est d'autres qui se présentent
sous la forme de granulations ou de tubercules enkystés. L'infiltration tuberculeuse présente également trois variétés et quelle
que soit la forme sous laquelle se développe la matière tuberculeuse, elle offre dans l'origine l'aspect d'une matière grise et
demi-transparente, qui, peu à peu, devient jaune opaque et très
dense. Elle se ramollit ensuite, acquiert peu à peu une liquidité
presque égale à celle du pus et, expulsée par les bronches, laisse
à sa place des cavités ou excavations tuberculeuses. Laënnec étudie l'évolution de ces dernières et, montrant la possibilité de leur
cicatrisation, il prouve que la phtisie n'est pas absolument incu-
rable.

Non moins précises sont les descriptions anatomo-pathologiques des pleurésies, celles des fausses membranes qui accollent

les deux feuillets de la séreuse et sont l'origine des déformations plus ou moins considérables du thorax.

L'ouverture de nombreux cadavres permettait à Laënnec de rapprocher les signes et symptômes observés pendant la vie des lésions constatées à l'autopsie. Mais ne se bornant pas à l'exposé des cas isolés, il rassemblait les faits, les comparait les uns aux autres et synthétisait en un ensemble harmonique les données qu'il avait recueillies. Le seul reproche qu'on pourrait lui faire serait de n'avoir pas eu recours au microscope ; il avait peut-être, comme Bichat, un certain mépris pour l'usage des verres grossissants ; j'aime mieux croire qu'il n'eût pas le temps de s'en servir.

L'ingéniosité de Laënnec se révélait jusque dans les moindres détails. C'est en lisant son *Traité de l'Auscultation* que j'ai appris le procédé de communication avec les sourds que vous me voyez employer de temps en temps. Il consiste à appliquer sur la trachée l'une des extrémités du stéthoscope et à poser l'autre sur l'oreille paresseuse du malade. Laënnec avait proposé et même employé ce moyen pour l'éducation des sourds-muets. Son conseil ne fut malheureusement pas suivi.

Chez Laënnec, le médecin praticien ne le cédait en rien au savant. A l'hôpital, il professait un véritable respect pour les malheureux que le hasard confiait à ses soins : il évitait de discourir devant eux sur l'affection dont ils étaient atteints et d'employer les termes susceptibles de les alarmer. « Je crois devoir, écrit-il dès les premières pages de son livre, engager les médecins qui se livreront à l'auscultation à ne jamais prononcer devant les malades et les personnes étrangères à la médecine les noms des signes stéthoscopiques. Cela n'est jamais nécessaire.... Pour cette même raison, je substitue habituellement au nom de râle celui de ronchus, qui n'effraie personne, si, par inadvertance, on vient à le prononcer ».

En ville, il ne ménageait pas sa peine et savait mettre en œuvre ses merveilleuses qualités de praticien et de thérapeutiste Je dois à la proverbiale bonté de mon vénéré maître Hérard le précieux document que je ne crains pas de vous lire en son entier, certain que sa lecture vous sera aussi agréable qu'utile. C'est une consultation rédigée le 7 décembre 1823 par Laënnec lui-même, chez une jeune malade, auprès de laquelle l'avait appelé son collègue Rullier.

« Les médecins soussignés, réunis en consultation auprès de Mademoiselle Coupat, ont donné la plus sérieuse attention à toutes les circonstances antérieures et actuelles de sa maladie. Ils ont particulièrement examiné l'état de sa poitrine, et il résulte de leurs moyens de recherche et, notamment de l'emploi du stétoscope (*sic*), qu'ils se sont assurés que Mademoiselle C. est atteinte aujourd'hui de catarrhe pulmonaire.

Cette maladie, peu grave en elle-même ou de sa nature, commençant à passer à l'état chronique, exige néanmoins toute l'attention de la jeune malade et de ses parents, afin de prévenir sa conversion malheureusement trop fréquente en une affection justement redoutée. Mademoiselle C. sera donc incessamment soumise à l'emploi rigoureux du régime de vie et de médicamens suivans :

1° Changer d'air, abandonner pendant quelque tems le climat de Paris. Se rendre dans le midi et voyager en suivant les côtes de la Méditerranée. Dans ces voyages, éviter de fatiguer la malade et se reposer, à cet effet, un tems suffisamment long à Montpellier, à Aix, aux Iles d'Hyères ou à Nice. Dans la saison convenable, faire le voyage en Suisse. Respirer l'air, la végétation et particulièrement celui des plantes qui croissent au bord de la mer. Eviter avec soin le froid et l'humidité, ne sortir que par un tems doux et au milieu du jour. Se prémunir contre la fraîcheur du soir et du matin, habiter un appartement bien exposé et médiocrement chauffé à la chaleur de l'âtre.

2° User de vêtements chauds et légers. Porter de la flanelle sur la peau. Faire frictionner cette partie auprès d'un feu clair, avec une laine chaude, imprégnée, par fois, de la vapeur du benjoin calciné.

3° Manger peu à la fois. Répéter les repas suivant l'activité de l'appétit. Ne manger que des alimens doux et digestifs ; insister particulièrement sur les bouillons légers et gélatineux, composés avec la volaille, unie à une petite quantité de bœuf et aux légumes. Le lait et le laitage, le lait d'ânesse dans la saison convenable, les pâtes et les fécules amilacées, les poissons blancs et légers, les fruits cuits, sucrés et réduits en compote, sont les principaux alimens convenables. Couper le vin des repas avec de l'eau gommée.

4° S'exercer sans fatigue, se promener en voiture ou à âne ou même à cheval si l'allure de cet animal est compatible avec l'état des forces. Exercer peu ses bras, renoncer aux ouvrages de l'aiguille.... Parler peu et doucement. Eviter la lecture à voix haute, les conversations suivies et animées, le chant. Eviter, également, tout effort considérable et soutenu ; dans la toux, s'appliquer à diminuer, autant que possible, la force de celle-ci.

5° Se distraire, s'occuper d'objets agréables et variés. Laisser le moins de prise possible à l'ennui. Prolonger la durée du sommeil, se coucher de bonne heure et se lever tard. Garder dans le lit une attitude élevée, à l'aide d'un double oreiller.

Sous le rapport des médicamens, n'en faire qu'un très petit nombre. Se borner maintenant et jusqu'à ce que la fièvre ait cessé, à user de boissons douces, telles que l'eau de gomme, l'infusion de guimauve et de violettes, le bouillon de poulet, le petit-lait ou le lait coupé. Prendre ces tisanes chaudes, miellées ou sucrées pour les unes, peu salées pour les autres. Entretenir avec soin le cautère du bras. Maintenir le ventre libre avec quel-

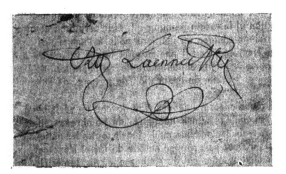

Fig. 5. — Fac-simile de la signature de Laënnec. Collection de M. Hérard.

ques lavements adoucissans, s'il survenait de la constipation. Opposer aux quintes de toux l'usage des pâtes et des pastilles pectorales telles que gomme arabique, adraganthe, de guimauve. Une cuillerée à café de sirop diacode dans une demi-tasse de tisane. Faire encore habituellement des fumigations de poitrine, au moyen d'un appareil convenable, avec la vapeur modérément chaude d'une infusion de guimauve et de deux gros de feuilles sèches de laurier cerise pour une pinte d'eau. Ces fumigations sont faites de préférence le matin et ne seront jamais portées jusqu'à la fatigue. On pourra plus tard les rendre aromatiques à l'aide du lierre terrestre ou des bourgeons de jeunes sapins. S'il se manifeste quelques signes précurseurs du retour des règles, on favoriserait le rétablissement de cette évacuation par des bains de pieds, de siège, ou même par l'application d'un petit nombre de sang-sues vers les aines ou le haut des cuisses. La marche, de légères secousses en voiture, des sinapismes mitigés aux mollets, aux genoux, aux cuisses, contribueraient encore efficacement au même but.

Si, la fièvre ayant cessé, les crachats continuaient à être abondans, la malade reviendrait à l'usage de la gelée de lichen, elle rendrait ses boissons aromatiques, ferait usage de sirop ou de pastilles de baume de tolu ; pourrait user également de légers purgatifs, tels que la manne, le sirop de fleur de pêcher ou l'huile de ricin. Elle reviendrait également au suc exprimé de cresson, coupé de lait ».

La malade guérit ; c'est sa fille qui a remis à M. Hérard le précieux manuscrit. Aujourd'hui, si nous connaissons le bacille pathogène, nous n'avons malheureusement pas encore à notre disposition ni le vaccin immunisant, ni le sérum curateur et nous ne pourrions rédiger un meilleur code à l'usage des prétuberculeux. Ne renferme-t-il pas en effet toutes les règles à suivre au point de vue de la climatothérapie, de l'aération, de l'hygiène physique et morale, de l'éducation de la toux, de l'alimentation et de la médication ?

Tout jeune encore, Laënnec était devenu un véritable chef d'école : ses collègues des hôpitaux, de nombreux étudiants et « plus de trois cents jeunes médecins de toutes les nations de l'Europe » venaient se grouper autour de lui et s'exercer, sous sa direction, au maniement du stéthoscope. Sir James Gregor, médecin en chef et directeur général des hôpitaux militaires de la Grande-Bretagne, tout à fait enthousiasmé, donnait l'ordre à tous les médecins et chirurgiens des armées anglaises d'employer le stéthoscope et de lui communiquer les résultats de leurs observations.

Des succès aussi éclatants n'étaient pas sans exciter l'envie des contemporains de Laënnec. Le plus fameux de tous, Broussais, parvenu au faîte des dignités de la médecine militaire, avait rêvé d'être un réformateur ; il ne pouvait admettre que sa doctrine de l'inflammation fût mise en doute. Grâce à une éloquence entraînante, il rendit ses partisans plus intolérants que lui-même : Laënnec ne tarda pas à devenir le point de mire du maître et de ses élèves. Ils le traitaient « d'homme opiniâtre, dominé par un petit nombre d'idées fixes, n'épargnant pas les sophismes pour les faire prévaloir » ; ils le regardaient « comme un amant du vague et de l'insubstantiel, comme le propagateur de l'obscuratisme scientifique et des préjugés rétrogrades ».

Mais tout cela, ce n'était que des mots. Laënnec, d'autant plus calme qu'il était plus sûr de lui, se contentait de répondre : « Le but que je me suis constamment proposé dans mes études et recherches a été la solution des trois problèmes suivants : 1° distinguer, sur le cadavre, un cas pathologique aux caractères physiques que présente l'altération des organes ; 2° le reconnaître, sur le vivant, à des signes certains et autant que possible physiques et indépendants des symptômes, c'est-à-dire du trouble variable des actions vitales qui l'accompagnent ; 3° combattre la

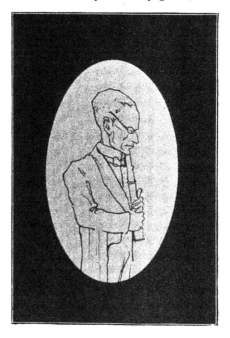

FIG. 6. — Caricature de Laënnec (d'après la *Chronique médicale*).

maladie par les moyens que l'expérience a montré être les plus efficaces... En un mot, j'ai tâché de mettre, sous le rapport du diagnostic, les lésions organiques internes sur la même ligne que les maladies chirurgicales. »

Commentant les recherches anatomo-pathologiques de Laënnec et en particulier ses études sur l'évolution du tubercule, Broussais disait : « Il semble qu'il ait été dans l'intérieur du corps de ses malades, au moment où cette matière a paru d'abord sous l'état crû, qu'il l'a vu croître, envahir les tissus.... »

Ecoutez la réponse de Laënnec : « M. Broussais croit-il que le naturaliste qui a trouvé sur le même buisson la larve, la nymphe et le papillon dans leurs divers degrés de développement, ait besoin pour décrire les métamorphoses de l'insecte, de s'enfermer dans l'œuf ou dans la chrysalide ? Pense-t-il que Hunter, Meckel, Tillemau, et Pamler (les embryologistes de l'époque), soient rentrés dans le sein de leur mère pour étudier le développement du fœtus ? »

Les petits, les envieux exerçaient leur verve avec non moins d'acrimonie que les grands contre le jeune maître. Comme aujourd'hui, le vent soufflait en tempête dans le domaine habituellement si calme, en surface tout au moins, de la médecine. La Faculté venait d'être fermée, ses professeurs avaient été injustement dépossédés de leur enseignement. Une ordonnance royale venait d'accorder à Laënnec une des quatre chaires de clinique qu'on avait réorganisées. Cette nomination ravivait les colères et encourageait les caricatures et les pamphlets. Dans l'un de ceux que l'on pouvait se procurer, en 1828, à Paris chez tous les marchands de nouveautés du Palais-Royal, on lit la biographie suivante de Laënnec :

« Laënnec, médecin de S. A. R. Madame la Duchesse de Berry, membre de l'Académie Royale de Médecine, etc., habitant rue du Cherche-Midi, n° 23, est un de ces hommes extraordinaires dont la plus imparfaite peinture peut la faire reconnaître par tout le monde : taille moitié moins grande que d'ordinaire, corps grêle et desséché, jambes flutées et tremblantes, figure raccornie, joues creuses et ternes, yeux caves, cernés et baissés, physionomie toute mystique, certains diraient même jésuitique. Protégé de M. Corbière, chose très favorable à l'avancement, M. Laënnec fut chargé de veiller à la réorganisation de l'Ecole de Médecine, lors des troubles survenus à l'occasion de M. Nicol (Ah ! Messieurs, comme l'histoire aime à se répéter), dont les élèves ne voulurent point entendre le discours pastoral, notre petit homme ravit aux mutins étudiants tout ce que la Faculté possédait de plus distingué, tels que les Dubois, les Chaussier, les Desgenetes, etc., à l'effet de leur substituer ses pieuses créatures.

Le docteur Laënnec est auteur d'un ouvrage en deux volumes in-8° sur les maladies de poitrine, dans la préface duquel il annonce, sans nullement maintenir sa promesse, qu'il n'avait soigné son style qu'autant qu'il l'avait jugé bon pour ne pas manquer de respect au public, et dans lequel il indique les moyens de constater l'existence des différentes maladies de poitrine, et notamment de la phtisie pulmonaire. Que n'a-t-il été assez heureux pour découvrir aussi les moyens de guérir ces maladies ! nous n'aurions pas la douleur de le voir mourir étique ».

Laënnec, en effet, était tuberculeux, peut-être même s'était-il, au cours d'une autopsie, inoculé la maladie. Dans l'exposé qu'il fait des causes occasionnelles de la phtisie pulmonaire, il rapporte sa propre observation de la façon suivante : « Une inoculation directe peut-elle produire le développement, au moins local, de la matière tuberculeuse ? Je n'ai à cet égard qu'un seul fait, et, quoique un fait unique prouve peu de chose, je crois devoir le rapporter ici. Il y a environ vingt ans, en examinant des vertèbres dans lesquels s'étaient développés des tubercules, un coup de scie m'effleura légèrement l'index de la main gauche. Je ne fis d'abord aucune attention à cette égratignure. Le lendemain, un peu d'érythème s'y manifesta : il s'y forma peu à peu, presque sans douleur, une petite tumeur obronde qui, au bout de huit jours, avait acquis la grosseur d'un gros noyau de cerise et paraissait située dans l'épaisseur de la peau. À cette époque, l'épiderme se fendit sur la tumeur, au lieu même où avait passé la scie et laissa apercevoir un petit corps jaunâtre, ferme et tout-à-fait semblable à un tubercule jaune cru. Je le cautérisai avec de l'hydro-chlorate d'antimoine déliquescent (beurre d'antimoine). Je n'éprouvai presque aucune douleur et, au bout de quelques minutes, lorsque le sel eut pénétré la totalité de la tumeur, je la détachai en entier par une pression légère. L'action du caustique l'avait ramollie au point de la rendre tout-à-fait semblable à un tubercule ramolli et de consistance friable. La place qu'elle avait occupée formait une espèce de petit kyste dont les parois étaient gris de perle, légèrement demi-transparentes et sans aucune rougeur. Je les cautérisai de nouveau : la cicatrice se fit promptement et je n'ai jamais senti aucune suite de cet accident ».

Une première atteinte de la maladie l'avait obligé, en 1819, après la publication de son *Traité de l'Auscultation* médicale, à abandonner Paris. Il avait regagné sa chère Bretagne, s'y était reposé pendant deux ans, se livrant aux longues promenades, à la chasse. aux travaux manuels, à l'étude de la langue bretonne.

Sa santé rétablie, il reprit sa vie active, se dépensant sans compter. Quelques années après, au mois d'avril 1826, ses forces l'abandonnant à nouveau : il partit pour son domaine de Ploaré et bientôt se déroulèrent chez lui toutes les phases de la maladie qu'il avait si bien observées chez les autres. Le 13 août, sa femme le vit retirer, l'une après l'autre, les bagues qu'il portait aux doigts et les poser doucement sur la table. Comme elle l'interrogeait sur son geste, il lui répondit : « Il faudrait que bientôt

un autre me rendît ce service, je ne veux pas qu'il en ait le cha-
grin. » Deux heures après, à 5 heures de l'après-midi, Laënnec
était mort, il avait 45 ans.

Une statue élevée, à Quimper, sur la place Saint-Corentin,
rappelle aux Bretons le nom glorieux de leur compatriote.

Pour nous, je veux dire pour les médecins de ma génération,
point n'est besoin de statue ; nous ne pouvons oublier, en effet,
que nous avons eu la grande joie de vivre en un siècle, dont l'au-
rore a été illuminée par Laënnec et le couchant ensoleillé par
Pasteur et d'avoir assisté à l'une des plus belles évolutions de la
médecine.

Bibliographie

Théories modernes sur la matière, par M. Pozzi-Escot. (8ᵉ volume des *Actualités Chimiques et Biologiques*), Paris, 1908, 1 volume in-18, 96 pages, prix : 1 fr. 50. (Jules Rousset, éditeur, 1, rue Casimir-Delavigne et 12, rue Monsieur-le-Prince, Paris.)

Depuis une dizaine d'années, les idées sur la constitution et les propriétés de la matière se sont considérablement modifiées dans certains milieux scientifiques. Pour ceux-ci, l'atome de Dalton semble avoir perdu son caractère d'unité pondérale, et l'Auteur ne le considère plus comme représentant la dernière subdivision de la matière. Il suppose à celle-ci une structure intime beaucoup plus compliquée que celle admise jusqu'à présent, et on assisterait, sinon à la destruction de la matière, comme il le dit, du moins à sa dispersion consécutive, à sa radio-activité. En effet, quand un corps se volatilise, les parcelles de matière qu'il perd, si minimes soient-elles, ne sont pas anéanties, elles changent simplement de forme. La confusion de la matière avec la forme entraîne l'Auteur à des conclusions fausses : d'un trait de plume, il supprime les grandes lois de la conservation de la matière et de l'énergie, et ce, en vertu de la théorie des ions et des électrons. Et cependant, que sont-ils ces nouveaux venus ? Ni plus ni moins qu'une manifestation de l'énergie inhérente à la matière sous des formes inconnues avant la découverte de l'électricité.

Sans insister autrement sur ce point, et abstraction faite de ce qu'il peut contenir de hasardé au point de vue doctrinal, cet ouvrage est d'une lecture excessivement intéressante. Le concept de la matière, l'étude des ions et des électrons, des phénomènes de radiation dans l'éther, de la radio-activité de la matière et de la désintégration atomique qui en résulte, de la nature de l'électricité, forment autant de chapitres documentés et fort instructifs.

La gastrectomie, histoire et méthodes opératoires, par M. le Pʳ A. Monprofit (d'Angers), professeur de clinique chirurgicale à l'Ecole de médecine, chirurgien de l'Hôtel-Dieu, président du XIXᵉ Congrès français de chirurgie, Paris, 1908, 1 volume in-8°, 306 pages, avec 50 figures intercalées dans le texte. Prix : 6 fr. (Jules Rousset, éditeur, 1, rue Casimir-Delavigne.)

M. le Professeud A. Montprofit, qui a déjà publié de très im-

portants volumes sur la Chirurgie de l'Estomac — et en particulier un gros traité sur la Gastro-entérostomie, et des rapports
sur la Chirurgie de l'Estomac biloculaire et les Affections bénignes de cet organe, — nous donne aujourd'hui un ouvrage sur
l'Ablation de l'Estomac, aussi documenté que les précédents.

On trouvera là, rassemblés et mis en ordre et à jour, les nombreux articles qu'il a déjà fait paraître dans diverses revues sur
les différents points qui concernent cette intervention, assez
récemment introduite dans la pratique chirurgicale. 50 figures
illustrent, d'ailleurs, un texte très condensé, très clair, et à la
portée de tous les praticiens.

Le premier chapitre traite des Généralités : Définitions de
l'opération, etc., etc. Dans le second, nous entrons dans le vif
du sujet, car on y trouvera un historique très complet des faits
expérimentaux et cliniques, relatifs à la Gastrectomie chez les
animaux et chez l'homme. Presque tous les cas intéressants y
sont mentionnés, et en particulier ceux qui ont trait à des
procédés spéciaux. Le troisième chapitre est réservé à des considérations anatomiques et physiologiques, en rapport avec l'ablation de l'estomac.

Puis vient l'étude du Manuel opératoire, d'abord en ce qui
concerne toute intervention stomacale, puis pour ce qui est relatif
aux diverses techniques de Gastrectomie. La Pylorectomie, la
Gastrectomie totale, la Cardiectomie, la Résection partielle, sont
décrites séparément et avec grand soin ; tous les procédés connus
sont énumérés ; et l'auteur insiste tout particulièrement sur celui qu'il emploie d'ordinaire.

Les suites de la Gastrectomie et ses indications et contre-indications font l'objet de deux autres chapitres, dont le second est
très complet, surtout en ce qui concerne les lésions bénignes
de l'estomac, point encore très peu connu même des chirurgiens
de profession.

Le volume se termine par les observations de Gastrectomies
exécutées par le Professeur Montprofit jusqu'en 1906.

C'est donc là une œuvre absolument personnelle, basée sur
des documents bibliographiques de première main d'une part, et
d'autre part sur une grande expérience et une pratique très
étendue de la chirurgie stomacale. C'est dire qu'elle doit entrer
désormais dans toute bibliothèque chirurgicale, comme pour les
autres œuvres, bien connues et rappelées plus haut, du professeur
Montprofit.

Une nouvelle Revue. — Nous sommes heureux de souhaiter la
bienvenue aux *Archives des maladies du cœur, des vaisseaux et
du sang*, publiée sous la direction du Dr H. VAQUEZ, professeur
agrégé à la Faculté de médecine de Paris, médecin de l'hôpital
Saint-Antoine. Les rédacteurs en chef sont : MM. les Drs Ch.
LAUBRY, assistant de consultation à l'hôpital Saint-Antoine et
Ch. AUBERTIN, chef de laboratoire de l'hôpital Saint-Antoine.
M. le Dr Jean HEITZ est secrétaire de la rédaction. Le premier
numéro paraîtra le 1er janvier 1908. (*Archives des maladies du*

cœur, des vaisseaux et du sang, publiées sous la direction du Dʳ Vaquez. Un an, pour la France, 15 francs ; pour l'étranger, 17 francs. J.-B. Baillière et fils éditeurs, 19 rue Hautefeuille, Paris, VIᵉ).

Progrès scientifique et santé psychique. W. Helpach, docteur en médecine et philosophie, agrégé de philosophie. (Brochure de 30 pages, Marhold, éditeur, à Halle, 1907.)

L'auteur, médecin et philosophe, chargé d'un cours de psychologie à l'Ecole polytechnique de Karlsruhe a pris pour thèmes de ses conférences des sujets qui se rattachent plus ou moins directement aux questions scientifiques et techniques. La tâche était difficile à bien remplir ; il s'en est acquitté avec talent. Nous n'en voulons pour preuve que la conférence dont nous donnons l'analyse succincte.

Comment le progrès scientifique (technique est le mot plus exact) a-t-il agi sur la santé morale de l'homme ?

Le nombre d'aliénés, de malades d'esprit, a augmenté et augmente tous les jours d'une façon inquiétante et absolue. Les profanes attribuent volontiers cette croissance à la vie à la vapeur des grandes villes, au *struggle for life*. Evidemment, cette action peut entrer en ligne de compte, mais seulement après une accumulation de trois ou quatre générations successives. Or, une génération, à peine, a passé depuis l'ère des grands progrès techniques et la croissance du nombre des affections mentales remonte plus loin. La syphilis, l'alcool, l'allaitement artificiel, voilà les vrais coupables.

Mais, pour ne parler que des « *maladies nerveuses* », suivant l'euphémisme des profanes, nous voyons que leur nombre aussi a augmenté : nervosisme, neurasthénie, surmenage, faiblesse nerveuse, névroses professionnelles, hystéro-neurasthénie, hystérie, hypocondrie, affectent plus ou moins nos contemporains.

Or, la *machine* (symbole du progrès technique) en est coupable pour une bonne part. Le commerçant est entraîné dans un cycle fantastique et infernal ; il veut agir et gagner vite ; il ne fait plus comme le vieux Fugger, il ne quitte point ses soucis d'argent avec sa chemise. On voit la part indirecte du progrès, à cette surexcitation nerveuse.

L'ouvrier des fabriques, victime du bruit des machines, obligé de les surveiller, soumis aussi à d'autres facteurs nuisibles, n'échappe point à la fatigue, au surmenage et à l'occasion d'un accident, verra se développer chez lui des phénomènes d'hystérie.

L'auteur étudie à ce sujet et en détail l'*hystérie de rente* et soulève une intéressante questionᵉ : A égalité de nombre d'accidents, les cas d'hystéro-traumatismes sont-ils plus fréquents chez les ouvriers esclaves des machines que chez ceux libres, ayant une initiative et, partant, ayant plus de joie à leur travail ?

L'auteur étudie en détail l'état mental des cerveaux entreprenants, des inventeurs, et il conclut que le talent d'inventeur se paie par de l'anomalie mentale, et que souvent ce ne sont pas des cerveaux bien équilibrés auxquels une découverte, une invention, une entreprise géniale ont réussi.

Mais le progrès technique n'a-t-il pas son bon côté pour la santé mentale ? Si, d'une part, la division du travail, l'asservissement à la machine, abrutissent l'ouvrier, ces mêmes machines, sous forme de wagons électriques, de tramways, l'emmènent loin de son usine, en plein air.

Le « bourgeois » aussi bénéficiera des progrès : les chemins de fer, les automobiles lui feront connaître l'air pur des champs ; le bruit des cités diminuera grâce aux voies aériennes et souterraines.

C'est donc aux ingénieurs, premiers coupables, qu'en fin de compte, nous devrons notre santé mentale ; ce seront nos meilleurs alliés dans la lutte contre les affections du système nerveux.

Travaux originaux

MALADIES DU CŒUR ET GROSSESSE

LA REVISION DE LA LOI DE PETER (1).

Par Léon Pouliot,
Ancien interne des hôpitaux de Paris.

En 1869, le Professeur Pétér eut l'occasion d'observer une femme enceinte, qui, au cinquième mois de sa grossesse, faillit succomber à une crise de catarrhe suffocant ; nous dirions aujourd'hui d'œdème aigu du poumon.

Quelques mois plus tard une crise analogue, mortelle, celle-ci emportait en quelques heures une malheureuse jeune femme. L'une et l'autre de ses clientes étaient atteintes de lésions cardiaques. L'une et l'autre avaient été terrassées quasi subitement au milieu de leur grossesse. Terrifié à juste titre par la brusquerie et l'extrême gravité de ces dramatiques attaques, le grand clinicien se consacra à leur étude. Deux ans plus tard dans un mémoire resté célèbre, il les baptisait du nom désormais classique d'accidents gravido-cardiaques ; puis, il résumait leur prophylaxie dans la formule dont il prétendait lier la vie des cardiaques : fille pas de mariage, femme pas d'enfants, mère pas d'allaitement.

Telle est la loi, l'arrêt, devrait-on dire, de Peter.

Cette condamnation est-elle sans appel ; n'y a-t-il pas quelque *fait nouveau* qui en autorise la revision ? Vous êtes à coup sûr de cet avis, par avance, et cette revision nous l'allons faire ensemble. Laissez-moi, cependant, vous raconter d'abord deux faits qui, à défaut d'autre mérite, ont celui d'avoir été observés de bien près par moi-même.

Le premier se passe dans mon entourage immédiat, presque

---

(1) Conférence donnée, dans le service du Professeur agrégé Launois, à l'hopital Lariboisière, le 16 janvier 1908.

5

dans ma famille. Une jeune femme atteinte d'un rétrécissement mitral congénital extrêmement léger contracte peu de mois après son mariage une grippe en apparence bénigne. Convalescente, elle est, au moment de sortir, frappée d'une hémiplégie gauche qui la laisse à demi infirme. Une accentuation très notable des signes d'auscultation constatés au même moment ne laisse aucun doute sur la filière des événements : grippe, poussée légère d'endocardite subaiguë, embolie de la sylvienne droite. Prévenu dès lors des dangers probables d'une grossesse, le mari crut pouvoir passer outre et deux ans après, environ, sa jeune femme devint enceinte. Dès le troisième mois, elle souffrit de troubles circulatoires assez intenses. A partir du cinquième, la dyspnée devint permanente en même temps que le foie se tuméfiait et que les malléoles se gonflaient d'un léger œdème. Les deux derniers mois se passèrent dans une lutte décevante contre l'asystolie qui devenait plus menaçante à chaque rechute. Enfin, quinze jours avant son terme, la grossesse se termina par l'expulsion d'un enfant malingre mais vivant. Il était, hélas, trop tard pour que le cœur soulagé reprît sa tonicité. L'asystolie revint à la charge plus intense que jamais, et la pauvre petite malade succomba peu de jours après sa délivrance.

Malgré le pénible souvenir que j'avais gardé de cette lamentable histoire, je crus pouvoir déroger au protocole de Péter, dans le deuxième cas que je vais vous exposer. C'était, cette fois, un de mes bons amis, installé comme médecin dans une petite ville voisine, qui venait me mettre au courant de ses chagrins et de ses angoisses.

Marié depuis douze ans il avait vu sa femme faire successivement deux fausses couches ; une troisième grossesse, surveillée avec les soins minutieux que vous devinez, leur avait donné un fils, bel enfant qui avait sans encombre atteint sa huitième année, lorsqu'une broncho-pneumonie le leur avait enlevé. Et, terrassé par ce coup du sort, notre malheureux confrère ne se croyait même pas permis de réaliser par une nouvelle grossesse le vœu le plus cher de sa femme et le sien. Mme D... était, me dit-il, atteinte d'une insuffisance mitrale.

J'appris bien vite que cette lésion était parfaitement compensée jamais, même pendant les grossesses, la dyspnée n'avait été vraiment pénible ; le myocarde ne donnait aucun signe de défaillance, la pression artérielle était normale et les fonctions du cœur s'accomplissaient très correctement. Avant de conclure j'envoyai Mme D... faire à Royat une cure de bains carbogazeux, à la suite de laquelle mon excellent ami le Dr Heitz, documenté par une minutieuse observation journalière, confirma la bonne opinion que j'avais de ce myocarde. Dès lors, entièrement rassuré, j'engageai notre confrère à ne plus redouter une grossesse qui pouvait sans aucun danger atténuer le deuil et la tristesse de son foyer.

Il fit sans doute le nécessaire car, peu de temps après, j'apprenais que sa femme était enceinte et bien portante. J'eus souvent l'occasion de l'examiner : jamais son cœur ne me donna la moindre inquiétude. Même pendant les derniers mois il n'y eut pas d'autres troubles fonctionnels qu'une légère dyspnée d'effort. Quant à l'accouchement il se passa le plus facilement du monde. Jugez-en d'ailleurs par cette lettre que je reçus le lendemain :

> Mon cher ami,
>
> L'événement tant attendu s'est enfin produit cette nuit. Ma femme est accouchée à 2 heures 1/2 du matin, et l'accouchement s'est passé aussi heureusement qu'on aurait pu le souhaiter. A minuit, je dormais tranquillement, tout en sachant que l'alerte était proche. Le temps de me lever, de donner une injection et un lavement et de réveiller les domestiques, l'enfant arrivait, un quart d'heure après la rupture de la poche des eaux.
>
> C'est vous dire que les douleurs d'expulsion ont été réduites à leur minimum. Vu la rapidité du travail, je n'ai pas eu la moindre inquiétude du côté du cœur. J'oubliais de vous dire que la petite fille pèse 3 kil. 500....... Mon cher ami, je tiens à vous redire combien ma femme et moi nous vous sommes reconnaissants pour les bons conseils que vous nous avez donnés. *C'est bien grâce à vous qu'un peu de bonheur pourra reparaître dans notre maison.* Aussi, croyez-moi bien votre tout dévoué et reconnaissant ami.
>
> D...

Une telle lettre, Messieurs, constitue une des plus vives satisfactions que l'on puisse éprouver dans la pratique médicale. Voudrez-vous vous priver du plaisir d'en recevoir de semblables ? Voudrez-vous refuser à de malheureuses femmes la joie légitime d'être mères dans la crainte, souvent chimérique, de les exposer à des accidents gravido-cardiaques ? Non, Messieurs, vous vous direz que s'il est des cas, comme celui de ma première malade, où les lésions du cœur sont incompatibles avec la grossesse, il en est d'autres où cette incompatibilité n'existe plus, et vous ne consentirez point à vous soumettre à l'absolutisme draconien de la loi de Péter.

L'erreur fut certes excusable au temps de ce dernier et de

ses continuateurs immédiats. La question était toute nouvelle ;
on, n'avait sur les accidents qui compliquent les maladies du
cœur au cours de la grossesse que l'impression terrifiante qui
se dégageait des premières observations publiées, et les statistiques qui datent de cette époque sont bien faites pour inspirer
les plus grandes craintes. Celles de Berthiot, de Casanova, de
von Leyden donnent une mortalité de 55 0/0 ; celles de Macdonald arrive à 60 0/0 ; celle enfin de Berry Hort monte à
l'effrayante proportion de 87,5 0/0. Cette exagération même
doit nous donner à réfléchir, car nous connaissons tous des
femmes indiscutablement cardiaques, qui ont mené à bonne fin
une ou plusieurs grossesses sans en être autrement incommo-
dées ; et, persuadés qu'on a voulu demander aux statistiques
plus qu'elles ne pouvaient donner vous commencez à entrevoir
l'erreur.

Pour vous la rendre plus évidente, je vais risquer une comparaison. Lorsqu'un couvreur tombe d'un cinquième étage, les
conséquences de sa chute sont ordinairement très graves, presque toujours mortelles.Sommes-nous en droit d'en conclure que
la profession de couvreur comporte une mortalité très élevée ?
Evidemment non ; avant de nous permettre cette affirmation
nous devons chercher à savoir dans quelle proportion ces ouvriers se précipitent du haut d'un toit, et peut-être arriverons-
nous à cette conclusion que bon an, mal an, on ne meurt pas
plus souvent de mort violente dans cette corporation que dans
bien d'autres plus sédentaires.

Il en est de même des cardiopathies de la femme enceinte. Il
ne suffisait pas de proclamer, chiffres en main, l'extrême gravité des accidents gravido-cardiaques ; il fallait en outre établir dans quelle proportion on observe ceux-ci. Bien **peu d'au**-
teurs ont eu l'idée de faire ce travail ; il consiste à examiner
systématiquement le cœur de toutes les femmes venant accou-
cher dans une maternité et à relever le nombre des accidents
gravido-cardiaques observés pendant la même période. Vinay,
Démelin, Fellner ont publié des statistiques de ce genre ; j'ai
pu en publier une quatrième à l'aide des documents mis à ma
disposition par le Dr Champetier de Ribes. Comme les trois
auteurs précités j'ai constaté qu'un très grand nombre de cardiaques authentiques passaient dans les services d'accouchement sans attirer autrement l'attention. Le chiffre de morbidité
que j'ai relevé chez les cardiaques enceintes est de 8,62 0/0 ; il
diffère très peu de ceux de Vinay, Démelin et Fellner qui oscillent entre 8 et 10 0/0. Retenez donc ceci, Messieurs : sur cent

cardiaques, 8 ou 10 au plus souffrent pendant la grossesse d'accidents dignes d'être notés. Peut-on raisonnablement interdire aux 90 autres de devenir enceintes ? Le pourrait-on, même en se retranchant derrière le pronostic si sévère des accidents gravido-cardiaques ? Non, Messieurs, et vous tenez déjà pour certain que la loi de Péter est beaucoup trop absolue dans ses prohibitions. Le premier souci que vous devez avoir sera donc d'établir parmi les cardiaques la distinction nécessaire entre celles qui peuvent et celles qui ne peuvent point supporter une grossesse. Ces distinctions, vous ne pourrez les faire qu'autant que vous connaîtrez au moins superficiellement la nature des accidents qui les menacent. Je vais essayer de vous en donner une rapide description clinique.

Tout d'abord, éliminons de notre énumération toutes les complications qui ne reconnaissent pas pour cause un trouble de l'hydraulique circulatoire. On ne peut logiquement faire rentrer dans les accidents gravido-cardiaques des faits tels que les embolies, les hémorrhagies cérébrales, etc. Ces phénomènes ne surviennent ni plus ni moins souvent pendant la grossesse qu'en dehors de cet état. Les accidents gravido-cardiaques vrais, au contraire des précédents, sont liés d'une manière évidente au surmenage fonctionnel du cœur chez la femme enceinte et ils se classent dans deux catégories distinctes : les manifestations de l'insuffisance cardiaque simple et l'œdème aigu du poumon.

Le cœur est insuffisant sitôt que ses lésions ne sont plus exactement compensées et cette décompensation se manifeste par de la dyspnée d'effort, intense surtout à partir du demi-terme, époque à laquelle elle devient souvent continue. Elle s'accompagne alors d'angoisse, d'oppression ; le sommeil est troublé par des crises fréquentes d'orthopnée nocturne, parfois par des accès d'asthme cardiaque.

Mais ce qui caractérise l'insuffisance cardiaque des femmes enceintes, c'est qu'elle marche vite ; comme je l'ai écrit ailleurs, *elle brûle les étapes.* Elle en arrive vite à l'hyposystolie, à l'asystolie partielle, qui est presque toujours de l'asystolie pulmonaire, et bientôt c'est la crise de grande asystolie dans toute son intensité. Les éléments du syndrome asystolique normal sont en général peu modifiés par la grossesse. C'est la même dyspnée, violente et continue, l'oligurie avec, souvent, un peu d'albumine dans les urines, la stase des veines du cou en général très marquée, et l'œdème qui, s'il est abondant à la vulve, peut devenir une cause de dystocie.

Je vous ai déjà dit un mot de la fréquence des localisations pulmonaires ; vous prévoyez donc que l'encombrement des bases doit être considérable, et, si vous vous souvenez de l'influence congestionnante de la grossesse vous comprendrez que les hémoptysies soient particulièrement abondantes et rebelles. Il arrive parfois qu'elles constituent le symptôme dominant.

Il existe une autre forme d'asystolie, spéciale, celle-là à la période puerpérale ; elle se montre surtout après l'accouchement. Péniblement la malade a pu résister sans accidents graves aux fatigues de la grossesse, aux efforts du travail ; brusquement, entre le troisième jour et la troisième semaine qui suivent les couches, son cœur épuisé cède. Malgré cette défaillance subite la réaction symptomatique est presque nulle. Tous les éléments du syndrome asystolique se sont fondus, il n'y a plus qu'une déchéance totale de l'organisme, qu'une asphyxie progressive rapidement mortelle. Cette forme, entrevue par quelques auteurs n'avait guère été isolée avant moi : j'ai proposé pour elle le nom de *cachexie gravido-cardiaque*. On la rencontre d'ordinaire chez de grandes multipares âgées ou chez des femmes affaiblies par quelque tare organique.

Telles sont les différentes modalités, que, chez la femme enceinte, peut revêtir l'asystolie, aboutissant et type des accidents d'insuffisance cardiaque. De l'examen minutieux de 555 observations je suis arrivé à conclure qu'elle comportait une mortalité de 46 0/0.

Passons maintenant à l'œdème pulmonaire. Il n'y a pas bien longtemps qu'on le décrit, comme je le fais, sous une rubrique spéciale. Ce n'est qu'en 1896 que Vinay esquissa pour la première fois cette distinction. Je ne crois pas que personne en ai vu toute l'importance ni y ait insisté comme nous le ferons ensemble tout à l'heure. La crise est de tous points semblable à ce qu'elle est en dehors de la grossesse. La suffocation subite, l'angoisse, la soif d'air, la polypnée, la cyanose du visage ruisselant de sueur en caractérisent la première période ; puis survient une toux brève, quinteuse, bientôt suivie d'expectoration albumineuse. De même que dans l'asystolie, on retrouve ici l'influence congestionnante de la grossesse : l'expectoration est souvent beaucoup plus teintée de sang qu'elle ne le serait en dehors de la période puerpérale, aussi a-t-on pu parfois confondre les formes un peu frustes avec une apoplexie pulmonaire. La crise se termine en général quand l'expectoration se tarit, mais trop souvent la mort survient avant que la malade ait pu vider son arbre bronchique; parfois elle succombe tardivement à l'épuisement ou même à une asystolie secondaire. Dans l'ensemble la mortalité par œdème pulmonaire atteint le chiffre énorme de 68 0/0.

Asystolie et œdème pulmonaire aigu peuvent survenir à toutes les phases de la puerpéralité ; l'une et l'autre ont cependant leurs époques de prédilection.

Il est rare que les manifestations sérieuses de l'insuffisance cardiaque apparaissent avant le milieu de la grossesse, mais c'est souvent à ce passage critique de la mi-terme qu'apparaissent les premières crises d'asystolie, qui, si le traitement n'intervient pas d'une manière efficace vont en s'aggravant jusqu'à l'accouchement, à moins que la mort ne survienne en cours de route. L'asystolie peut apparaître subitement pour la première fois pendant le travail, mais elle revêt alors le type clinique du cœur forcé, et c'est là un phénomène rare ; enfin je n'ai pas à revenir sur l'asystolie tardive à type cachectique du *post-partum*.

L'œdème pulmonaire aigu survient en général tard au cours des deux derniers mois, plus souvent encore pendant le travail, et surtout, immédiatement après la délivrance, parfois plusieurs jours après l'accouchement.

Il est difficile de dire à quelle lésion orificielle correspond chaque variété d'accidents. Ce qui est certain c'est que les lésions aortiques, qui, d'après Huchard, jouent un rôle prédominant dans la pathologie de l'œdème pulmonaire, ne justifient point cette manière de voir chez la femme enceinte. C'est plutôt le rétrécissement mitral, quand il est très serré, qui prédispose le plus à la suffusion séreuse du poumon.

Mais le facteur le plus important dans l'étiologie de cet accident, c'est la coexistence avec la lésion cardiaque d'une déformation thoracique ou d'une affection pulmonaire entravant le libre jeu de la petite circulation, ou surtout d'une néphrite chronique. Or, chez la cardiopathe enceinte les lésions du rein peuvent relever de trois sortes de causes.

Parfois indépendantes et de la gravidité et de la cardiopathie, elles sont le plus souvent liées soit à la toxhémie de la grossesse, soit à la stase veineuse, affectant dans ce dernier cas les caractères du rein cardiaque.

Les crises asystoliques ont une étiologie moins complexe, mais pas plus que les attaques d'œdème pulmonaire elles ne surviennent indistinctement chez toutes les cardiaques. Chez celles-ci, pendant la grossesse comme à l'état normal la lésion orificielle n'est rien, la résistance du myocarde est **tout**. Une altération valvulaire, si prononcée qu'elle soit, n'entraîne à sa suite des accidents gravido-cardiaques que si le myocarde ne tient pas en réserve une quantité d'énergie capable de compenser à la fois l'excès de travail dû à la lésion et celui qui résulte de la grossesse.

Munis de ces divers renseignements nous allons pouvoir séparer les cardiaques auxquelles on peut permettre une grossesse de celles qui ne peuvent bénéficier de la même tolérance. Il va sans dire qu'il n'existe point de règle générale et que chaque femme doit être examinée avec soin. Ainsi que je vous l'ai fait prévoir, cette enquête doit porter avant tout sur la résistance du myocarde et sur l'état des divers organes, poumon et rein en particulier.

Une attaque même légère d'asystolie, surtout si elle s'est produite en dehors de la grossesse, des troubles circulatoires un peu marqués, comme l'œdème persistant des membres inférieurs, suffisent pour qu'on conseille à une femme de ne point devenir enceinte. Les écarts de pression artérielle, l'hypotension habituelle au-dessous de 12 à 13 cm de Hg (au sphygmomanomètre de Potain) l'hypertension au-dessous de 18 cm. justifient le même conseil. Les lésions pulmonaires, les malformations thoraciques, les altérations des reins seront d'autant plus soigneusement recherchées qu'elles prédisposent au plus redoutable des accidents gravido-cardiaques, à cet œdème pulmonaire dont je vous ai tout à l'heure indiqué l'effroyable gravité. L'albuminurie la plus légère, suffit, à mon sens, pour qu'on interdise absolument le mariage. Enfin même bien compensées et non compliquées, certaines lésions comportent la même ligne de conduite : tels sont les rétrécissements très serrés des orifices mitral et aortique, la myocardite, la surcharge graisseuse, enfin la symphyse cardiaque.

Cette liste est certes déjà longue, néanmoins elle est bien loin d'englober toutes les cardiaques. La grande majorité de celles-ci, sévèrement examinée, passera au travers des multiples prohibitions et pourra être autorisée à se marier, à tenter une grossesse. Il serait tout à fait exceptionnel qu'après une telle sélection vous ayez à observer des accidents gravido-cardiaques. Vous les verrez plutôt chez les femmes qui, ayant enfreint vos prescriptions ou ne les ayant pas sollicitées, auront imposé les fatigues de la grossesse et du travail à un cœur incapable de les supporter.

Ces accidents, comment les traiterez-vous ? Bien que la

question soit un peu en dehors de notre sujet, vous me permettrez d'y répondre au moins partiellement. Partiellement parce que je vous ferai grâce du traitement médical des accidents asystoliques, qui diffère bien peu de ce qu'il serait chez la femme non gravide.

Je n'insisterai que sur la nécessité qui s'impose fréquemment de pratiquer la saignée. N'oubliez pas, en effet, que la femme enceinte est en état d'hydrémie, n'oubliez pas non plus que les cardiotoniques les plus sûrs, la digitale par exemple, n'agissent qu'autant que la circulation a été déchargée de son trop-plein, et vous comprendrez toute la valeur d'une saignée largement déplétive. Celle-ci est d'autant plus indiquée qu'on est plus pressé d'obtenir un résultat thérapeutique, l'asystolie gravido-cardiaque marchant, je vous l'ai déjà dit, à très grands pas. De même vous emploierez les médicaments les plus énergiques, et les plus rapides : la digitaline cristallisée, ou même, pour aller plus vite encore, les injections sous-cutanées de digalène.

Si la saignée est utile contre l'asystolie, on peut dire qu'elle est indispensable dans les crises d'œdème pulmonaire aiguë ; elle cause parfois de véritables résurrections. Mais, Messieurs, à côté de ce traitement médical, il existe un traitement obstétrical qui comporte deux modes d'intervention : l'accélération du travail et l'interruption de la grossesse.

L'accélération du travail est on ne peut plus logique ; vous savez que c'est surtout pendant l'accouchement que la cardiaque court de sérieux dangers ; il est tout naturel d'en abréger les contractions et surtout les efforts. Aussi, pour peu que le myocarde ait l'air de faiblir faudra-t-il hâter la dilatation à l'aide des doigts, d'un ballon ou du dilatateur de Bossi ; sitôt la dilatation complète ou suffisante on extraira l'enfant à l'aide du forceps.

L'interruption de la grossesse suivant l'époque à laquelle on la pratique est un avortement ou un accouchement prématuré.

L'avortement prophylactique, c'est-à-dire provoqué chez une cardiaque avant qu'elle n'ait présenté d'accidents, est difficile à justifier au point de vue social. On ne pourrait l'admettre que chez une femme dont la cardiopathie, grave par elle-même, serait en outre compliquée de scoliose, de tuberculose pulmonaire ou surtout d'albuminurie.

L'avortement curatif, c'est-à-dire pratiqué pour arrêter des accidents en évolution, est justifié sitôt que la vie de la femme est en danger : on ne saurait, en effet, mettre son existence en balance avec celle si précaire et si menacée du fœtus. On ne doit donc pas hésiter à recourir à l'avortement quand on constate dès le début de la grossesse des phénomènes graves, surtout chez une femme qui a eu des crises d'asystolie en dehors de la puerpéralite.

Entre le 6ᵉ et le 8ᵉ mois, il faut être très sobre d'interventions. La grossesse est déjà assez avancée pour qu'on puisse un peu espérer la mener à terme à force de soins ; elle ne l'est pas assez pour permettre la survie de l'enfant.

Dans les deux derniers mois au contraire, on peut considérer qu'on apporte à l'enfant des chances sérieuses de vivre et qu'on le met d'autre part à l'abri de l'asphyxie rapide qui cause si facilement sa mort pendant les accidents maternels. L'accouchement prématuré provoqué dans les deux derniers mois est donc permis chaque fois qu'il peut être utile à la mère ; ce sont ces cas qu'il faut définir. Je le ferai dans la formule suivante : provoquer l'accouchement quand rien ne fait craindre une crise d'œdème pulmonaire ; ne le provoquer sous aucun prétexte quand il existe un signe prémonitoire quelconque de ce terrible accident. Vous savez, en effet, Messieurs, le rôle important que joue le travail dans l'étiologie immédiate, je veux dire comme cause déterminante de l'œdème aigu du poumon, et cela suffit pour expliquer la ligne de conduite que je vous propose.

Je profite de cette occasion pour vous faire remarquer combien est importante au point de vue thérapeutique comme au point de vue pathologique, et comme en clinique, la distinction que je me suis efforcé d'établir entre l'asystolie et l'œdème aigu du poumon dans les cardiopathies de la grossesse.

Messieurs, avec cette digression nous en avons fini avec les deux premiers termes de la loi de Péter : Fille, pas de mariage ; femme, pas d'enfants. Que ferons-nous du troisième : mère, pas d'allaitement ?

Avant d'aller plus loin, remarquons tout de suite que cette question présente un intérêt bien moins considérable que les précédentes ; car, si pénétrée que soit une femme du désir d'allaiter son enfant, il ne s'agit point là pour elle d'une satisfaction comparable à celle d'être mère. Et d'ailleurs, elle aurait mauvaise grâce à se montrer trop exigeante. Si donc la lactation paraît devoir présenter quelque inconvénient pour elle, nous n'aurons pas de scrupule à le lui interdire.

Mais, gardons-nous de généraliser ; souvenons-nous des bienfaits que l'allaitement maternel réserve à l'enfant, et plaçons-nous aussi un peu au point de vue de celui-ci. Une femme a-t-elle victorieusement résisté à l'épreuve de la grossesse et du travail, présente-t-elle toutes les apparences de la santé : n'hésitez pas à lui permettre l'allaitement. Réservez-vous, naturellement de révoquer cette autorisation si la mère ressentait quelque fatigue. Souvent cette restriction sera superflue. Je ne saurais vous en donner un meilleur exemple qu'en vous lisant cette deuxième lettre de mon ami le Dr D... :

> **Mon cher ami,**
>
> **Ma femme et ma petite fille vont très bien, et la nourrice (c'est la mère), se comporte de telle façon que la nécessité du biberon ne s'est pas encore fait sentir. L'enfant augmente très régulièrement de poids et elle n'a pas eu la moindre indisposition depuis sa naissance....**

A côté de ces cas favorables il y a les autres, qui sont, je crois la majorité, où vous devrez conseiller l'abstention ; ce sont ceux où la femme a présenté pendant sa grossesse ou son accouchement des signes de décompensation ; ceux aussi où malgré le bon état du myocarde, l'état général n'est pas parfait, quand il y a de l'anémie, par exemple.

Si nombreuse que soit cette catégorie, elle est loin de comprendre toutes les femmes et là encore nous ne pouvons nous incliner devant la loi de Péter.

Ainsi pas plus pour l'allaitement que pour la grossesse et le mariage, les prescriptions de cette tyrannique formule ne se trouvent justifiées.

Ce sera là ce que vous retiendrez de plus clair et de plus net de cette leçon.

Vous en retiendrez aussi, à un point de vue plus général, qu'il faut se méfier des formules lapidaires : elles sont certes bien commodes comme moyen didactique ; mais en clinique elles seront toujours fausses parce que la médecine, science éminemment pratique, ne comporte rien d'absolu et qu'elle fera toujours éclater les cadres trop étroits de lois rigides et inflexibles.

CONTRIBUTION A L'ETUDE D'UNE VARIETE PARTICULIERE D'ADENITES INGUINALES

(Adénites climatériques à bacilles fluorescents.)

PAR MM.

PIGEON,   et   TANTON.

Médecin-major de 2ᵉ cl.
à l'hôpital milit. de Blidah.

Médecin-major de 2ᵉ cl.
Chef du Laboratoire
de Bactériologie de l'Hôpital
militaire du Dey. (Alger).

INTRODUCTION

Dès qu'on se livre à l'étude de la pathologie vénérienne en Algérie, on est frappé par la fréquence et l'évolution toute particulière de certaines adénites inguinales, venant à maintes périodes encombrer les salles de chirurgie des hôpitaux. On les voit éclore, souvent sans porte d'entrée, ou bien à la suite d'une infection quelconque siégeant dans le territoire des lymphatiques afférents, surtout infection vénérienne et, non seulement *chancrelleuse*, mais encore *blennorrhagique et syphilitique*, modifiant par suite, singulièrement, le type classique de l'adénite que l'on est habitué à observer dans ces diverses affections.

Elles affectent une évolution particulière, assez uniforme. C'est, de prime abord, une certaine gravité, caractérisée par la tuméfaction rapide et notable des ganglions, l'évolution fatale vers le ramollissement, la fonte purulente, la fistulisation, non sans avoir créé dans la zone périphérique, d'épaisses indurations périadénitiques, des décollements étendus. A la période de fluctuation, le traitement classique du bubon abcédé, par la ponction ou l'incision est insuffisant. Ici, l'expérience apprend bien vite qu'il faut, sous peine de récidive, de bourgeonnements morbides indéfinis, de production de clapiers, de stagnation interminable des plaies, extirper les masses ganglionnaires hyperplasiées, nettoyer, cureter, modifier, rendre nette l'anfractuosité opératoire, en un mot pratiquer une intervente chirurgicale véritable, de par le tact opératoire exigé en des régions aux rapports vasculaires dangereux, et jusque par les soins minutieux consécutifs qui prolongent l'hospitalisation du blessé.

Leur observation répétée, leur originalité, nous amenèrent à les étudier, à l'effet de préciser leur développement, leur symp-

tomatologie, leur thérapeutique, à l'effet surtout, problème
fondamental, de chercher l'explication de leur physionomie clinique dans la connaissance de leur véritable nature.

Un certain air de parenté, au moins macroscopique, de leurs
lésions avec la tuberculose, orienta tout d'abord, mais en vain,
nos recherches dans son sens. Nous fûmes conduits, peu à peu,
à envisager comme facteurs de leur étiologie, des infections
beaucoup plus banales, variables suivant les cas, ordinairement et le plus souvent, des infections par le *bacillus fluorescens putridus ou liquéfaciens*, seul ou associé au *streptocoque*, dans quelques cas par ce dernier microorganisme
seul, qui donnaient à cette adénite inguinale algérienne de la
région du Tell, la valeur d'une véritable entité nosologique dont
nous nous proposons d'esquisser l'histoire.

. Notre observation porte durant les années 1901, 1902, 1903,
1904, sur 290 cas environ dont 200 observés à l'hôpital du Dey
en 1903 et 1904 et 90 à Blidah, mais nous ne les retiendrons pas
tous pour servir de base à nos conclusions.

18 observations recueillies en 1901 et au commencement de
1902, seulement cliniques, de physionomie d'ailleurs superposable à celle de leurs suivantes, nous fourniront simplement
l'objet de quelques remarques. Des 270 suivantes, 120 ont été
suivies d'inoculations chez le cobaye et 18 d'examens histologiques, elle étayeront notre travail.

Nous rapporterons en détail les principales, nous contentant
d'en résumer quelques autres.

Chap. II. — Historique de l'affection.

Naturellement. de telles manifestations ganglionnaires ne
sont pas nouvelles ; sans les distinguer comme elles le méritent, plusieurs de nos devanciers citent, dans leurs observations, des adénites. qui, par les caractères rapportés, rentrent
certainement, comme nous le verrons, dans le nombre de celles
qui nous occupent ; le registre d'opérations de l'hôpital de
Blidah mentionne dès 1881 « l'extraction de ganglions indurés
volumineux », l'opération « d'adénites anciennes », « d'adénites
particulières, « d'adénites chancrelleuses, avec décollements
étendus, largement ulcérés, ayant nécessité l'usage du thermocautère » mais très distinctes des adénites chancrelleuses devenues phagédéniques.

A partir de 1894, les termes dont on les qualifie sont plus
saisissants encore de conformité avec les nôtres. Il s'agit

« d'adénites inguinales avec volumineux paquets ganglionnaires suppurés, adhérents aux paquets vasculo-nerveux » et survenant à la suite d'infections diverses, surtout chancrelleuses,
parfois sans porte d'entrée ; on note les lymphorragies consécutives aux ablations de ganglions, la nécessité d'extirper ces
derniers pour tarir fistules et clapiers, on catalogue enfin fréquemment ces affections sous la rubrique « tuberculose ».

Mais, en dehors de ces renseignements, peu précis au demeurant, la bibliographie médicale est peu considérable à l'endroit
de la catégorie d'adénites que nous envisageons.

En dehors des formes banales connues, aiguës subaiguës ou
chroniques, consécutives à une infection dans la zone d'apport
lymphatique, on connaît le bubon strumeux, tuberculeux et Le
Dantec cite aussi sous le nom de « bubons d'emblée », des adénites chroniques, suppurées ou non, frappant surtout les ganglions inguinaux, qui seraient l'apanage des paludéens.

Mais il faut arriver à J. Brault (1) et à la thèse de Chavanne.
(Lyon, 1903) faite sous l'inspiration de Brault, pour trouver
décrite la forme particulière de l'adénite que nous visons, sans
que ces auteurs soient cependant arrivés aux mêmes constatations bactériologiques que nous.

Ces mêmes caractères, aspect clinique de bubon strumeux,
résultats négatifs de l'inoculation, résistance absolue au traitement médical, sont signalés brièvement dans la « statistique
opératoire de l'hôpital militaire de Blidah » où M. le médecin
principal Radouan, dont le service fut la source des observations de l'un de nous, annonce nos recherches en cours, qu'il
n'a cessé d'encourager de son bienveillant intérêt (2).

Chap. III. — Localisation anatomique de l'affection.

Nous n'avons observé que des adénites inguinales, mais la
disposition des ganglions de l'aine étant assez complexe, il
n'est pas inutile d'en rappeler brièvement l'anatomie topographique ; on sera ainsi mieux édifié sur l'origine, l'extension et
la topographie exacte des lésions considérées.

A la partie supérieure de la cuisse, dans la région du triangle de Scarpa, les ganglions lymphatiques se trouvent disposés
sur deux plans, un superficiel, un profond, séparés par le fascia
cribriformis. Le plan superficiel comprend des ganglions exter-

---

(1) J. Brault. *Lyon médical*, 26 mai 1895, *Semaine médicale* 1896,
30 septembre, *Arch. g. de médecine*, p. 301.
(2) *Arch. de Méd. militaire*, février 1905.

nes, moyens et internes désignés sous le nom d'inguinaux proprement dits, tandis qu'on réserve l'appellation de cruraux aux plus inférieurs.

Aux ganglions inguinaux externes affèrent les lymphatiques de la fesse, aux moyens, ceux de la moitié sous-ombilicale de la paroi abdominale, aux internes, ceux des organes génitaux externes, du périnée et de l'anus ; aux cruraux, ceux du membre inférieur.

Les ganglions profonds sont cachés dans le tiers interne de l'anfractuosité du canal crural, en dedans, par conséquent, de la veine fémorale et l'un d'eux, connu sous le nom de ganglion de Cloquet, est appliqué contre le bord externe du ligament de Gimbernat, séparé du péritoine par le septum crural et le fascia propria. Or, tandis que les lymphatiques afférents des ganglions superficiels externes et moyens se rendent exclusivement à ces ganglions, ceux des ganglions superficiels internes et des ganglions cruraux, sont en outre en connexion avec les ganglions inguinaux profonds.

De ceux-ci, de nouveaux lymphatiques se rendent, soit au ganglion interne du groupe iliaque externe, soit aux ganglions hypogastriques (1). Enfin Lejars a décrit dans cette région, un ganglion supra-inguinal, situé au-dessus de l'arcade de Fallope, à mi-chemin entre l'épine iliaque antérieure et supérieure et l'épine du pubis, *le ganglion repère*, et un groupe extra-inguinal situé en dehors du muscle couturier, dans l'aire de ce triangle secondaire dont le droit antérieur forme le fond. Ceci posé, nous remarquerons que dans l'énorme majorité de nos observations, les lésions ganglionnaires intéressent le groupe superficiel interne et supérieur et le groupe profond. Même au milieu de l'induration et de l'empâtement de l'aine, dûs à l'envahissement de proche en proche du processus, la prédominance, l'âge comparatif des tuméfactions ganglionnaires et plus tard, le curage de la région effectué, la constatation des rapports anatomiques, montrent d'une façon évidente la participation originelle et constante de ce groupe ganglionnaire interne et supérieur du triangle de Scarpa. C'est là, comme nous le verrons, qu'il faut chercher les masses à extirper, c'est là qu'on extrait d'abord les ganglions superficiels et le plus souvent ensuite, qu'il faut effondrer ce qui peut rester du fascia cribriformis pour faire la toilette de l'entonnoir crural et mettre à nu le plancher du triangle de Scarpa. De ces constatations, et

---

(1) **Testut. Anatomie descriptive.** Tome I.

étant donné que les ganglions profonds reçoivent leurs lymphatiques des ganglions superficiels internes et ceux-ci des
organes génitaux, il s'ensuit que le point de départ de nos adénites se trouve, soit sur ces organes génitaux, soit dans leur
voisinage immédiat. Cette évolution est claire quand il s'agit, et
ce sont les cas les plus nombreux, de chancres et autres maladies vénériennes concomitantes ; elle est plus délicate à accepter lorsque, et assez fréquemment, aucune porte d'entrée
ne peut être matériellement décelée sur ces territoires.

Cependant, là encore, la topographie des lésions incrimine
les organes génitaux, comme porte d'entrée de l'infection exogène. Jamais d'ailleurs, au moins primitivement ou isolément,
nous n'avons vu les ganglions externes et moyens présenter de
tuméfaction.

Quant aux ganglions cruraux, s'ils sont souvent intéressés,
secondairement par le processus pathologique, la raison doit
en être cherchée, soit dans les communications interganglion-
naires, soit simplement dans la transmission de l'infection, par
contiguïté, aux ganglions de territoires autres que ceux où
siège l'affection génératrice, d'autant que nombre de ces ganglions secondairement atteints demandent, pour l'être par la
voie lymphatique, une marche rétrograde de l'infection, et que
leurs lésions sont toujours postérieures, comme apparition, à
celles des ganglions inguinaux, supéro-internes ; de nombreuses observations en font foi. Dans deux des plus typiques
(obs. XXIII et LIV) les adénites inguinales et crurales, loin
d'être confondues, se trouvaient séparées par des tissus en apparence indemnes, or l'un de ces malades présentait un chancre
induré du prépuce, l'autre des chancres simples multiples du
sillon balano-préputial.

Le nombre des ganglions supéro-internes participant d'ordinaire à l'infection est variable, le plus souvent l'adénite est
polyganglionnaire, on extirpe de deux à cinq ou six masses
lymphatiques, le chiffre de 3 ou 4 est fréquent ; elles sont alors
d'égale grosseur. Dans d'autres cas, l'une d'elles est beaucoup
plus développée que ses congénères, elle constitue en apparence une adénite monoganglionnaire à laquelle seraient accollées quelques satellites au tout premier stade de la réaction
hypertrophique, tout dépend d'ailleurs de l'âge de l'affection
et, dans une intervention tardive, on se trouve souvent en présence de ganglions tombés en déliquium. Certaines adénites,
encore moins nombreuses, sont monoganglionnaires, réalisant

le type de Velpeau et Chassaignac et de Nélaton, l'adénite intra-ganglionnaire (Obs. II, XLIV, LI, LXII, LXIII.)

Elles n'en sont pas moins graves pour cela ; dans 2 cas les ganglions iliaques ont été envahis à la suite des ganglions inguinaux superficiels et profonds (Obs. LXVIII et LXX) et leur masse accolée à la paroi de la fosse iliaque était très facilement perceptible à la palpation. Souvent l'adénite est unilatérale, mais la proportion des bilatérales est encore notable, puis leur nombre est de 31 (sur 290). Dix-huit fois les lésions évoluèrent parallèlement à droite et à gauche ; dans 13 cas, l'apparition de la deuxième adénite suivit de 3 semaines à 2 mois d'intervalle celle de la première.

En résumé nous conclurons donc; les organes génitaux sont les grands et pour ainsi dire les uniques pourvoyeurs de cette variété d'adénites habituellement polyganglionnaires et unilatérales. Le groupe supéro-interne des ganglions de l'aine en est le siège anatomique essentiel. Jamais nous ne les avons observées à la suite de plaies sur le territoire dont relèvent les ganglions supérieurs superficiels, externes ou moyens.

CHAP. IV. — CIRCONSTANCES PRÉSIDANT A L'ÉCLOSION DE
L'AFFECTION.

Nous n'avons observé nos adénites que chez des hommes de 19 à 45 ans. A l'hôpital de Blidah, dans un service de femmes, où n'étaient pas admises, il est vrai, les filles soumises, aucun cas n'a été vu en 3 ans.

Cependant, d'après M. le docteur Flottard, médecin du dispensaire de Blidah, plusieurs cas analogues aux nôtres auraient été soignés à cet établissement. Nos 70 observations principales concernent 54 militaires et 16 civils, ceux-ci, tous européens ; 7 seulement des 51 militaires sont indigènes, ce qui conduit à se demander si l'indigène ne serait pas plus réfractaire que l'Européen, moins acclimaté, plus anémié, et, de ce fait, en état de moindre résistance ?

La proportion peu élevée de malades civils que nous avons relevée, tient à ce que, si aucun des malades militaires de la garnison ne nous échappait, il n'en était pas de même des malades civils, qui pouvaient se faire soigner ailleurs qu'à l'hopital.

Si nous étudions les circonstances qui entourent l'éclosion de ces phlegmasies ganglionnaires, nous trouvons que leur origine est le plus souvent vénérienne : 161 fois en effet, il existe

6

chez le porteur, des lésions génitales en évolution, qui ont nettement avec l'adénite un rapport de cause à effet ; 42 fois le malade a été atteint depuis un temps plus ou moins long de maladies vénériennes guéries au moment de l'apparition de l'adénite, 45 fois cependant il n'a pas été possible de découvrir le point de départ de l'affection sur les organes génitaux, bien que, nous le répétons, les ganglions supéro-internes soient les seuls intéressés. Il est à remarquer, que les diverses lésions vénériennes des organes génitaux favorisent à peu près également, l'implantation et le transport du germe virulent et aboutissent à créer le même type d'adénite, puisque nous trouvons en cause : 142 fois le chancre mou, associé 4 fois à la blennorrhagie ; 19 fois la blennorrhagie aiguë ou chronique, 14 fois isolée, 4 fois associée avec le chancre mou, et 1 fois à un chancre syphilitique ; 22 fois le chancre induré, 21 fois seul, 1 fois associé à la blennorrhagie.

Des affections, d'ailleurs non vénériennes, des mêmes régions, peuvent aussi devenir facteurs de ces adénites, et dans deux de nos cas, il s'agit ou de balanites nées de la malpropreté, ou de végétations balano-prépuliales.

Un passé génital chargé, de nombreuses infections antérieures ne paraissent pas favoriser plus spécialement la production de l'adénite. Une seule atteinte suffit le plus souvent, puisque la plupart de ces adénites consécutives à des contaminations vénériennes, ressortissent à une première affection génitale ; 42 ont été précédées d'antécédents vénériens, plus ou moins anciens, mais qui n'ont pas laissé de traces, 6 fois seulement les intéressés, sont depuis longtemps en puissance de blennorragie chronique ou récidivante.

En résumé, la région génitale avec les diverses infections qui s'y développent, tel est l'habitat ordinaire de l'agent de cette adénite ; il est peu probable que le germe puisse trouver, en dehors des lésions génitales, des conditions favorables de développement.

Mais comment expliquer la genèse des 45 adénites dont le point de départ demeure inaperçu, sans cause reconnue ou avouée, que l'on voit dénommer couramment « adénite de fatigue » et ces 42 autres, nanties seulement d'antécédents vénériens anciens. Onze de ces adénites sont relevées sur des sujets lymphatiques ou même tuberculeux (dont 2 réformés postérieurement) ; mais, outre que beaucoup de leurs particularités cliniques les éloignent de la tuberculose, dans ces cas, même, les ganglions ont été reconnus histologiquement, comme relevant d'un processus différent ; d'ailleurs, les autres concernent des individus très robustes, sans la moindre tare bacillaire. On en est réduit, pour expliquer l'étiologie de ces adénites, à supposer que le germe, pour se rendre aux ganglions, s'est frayé un passage à la faveur d'une infection tégumentaire fugitive ou inaperçue, ou, sans y laisser de traces, à travers quelques fissures minuscules de la peau ou des muqueuses, et ces lésions inaperçues sont favorisées par ce fait, que la peau est dans un état de congestion presque constant pendant l'été et présente souvent de l'intertrigo, de l'érythrasma, etc... Mais si la maladie, comme nous venons de le dire, frappe des gens vigoureux, un état de moindre résistance, au moins passager, semble ordinairement nécessaire pour favoriser la virulence et l'évolution du germe inoculé à la faveur des lésions de la surface externe. Cet affaiblissement est d'abord fonction de la chaleur. La maladie semble plus fréquente en été comme le montrent les tableaux ci-dessous.

En 1901, alors que dans les mois d'hiver on ne reçoit à l'hôpital de Blidah que de rares cas d'adénite, brusquement en août, en septembre et en octobre, le chiffre augmente considérablement pour retomber presque à zéro en décembre, de même en 1902, le maximum atteint fut en août.

En 1903 les entrées furent surtout nombreuses en mai. A part cette dernière année, où les chaleurs furent précisément précoces, et le reste de l'été plus tempéré, on peut remarquer que cette adénite affectione, pour naître, la fin de l'été, époque où l'organisme est le plus débilité par la continuité de la saison chaude.

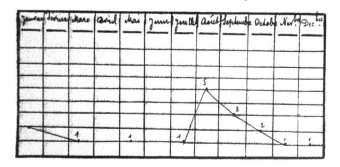

Entrées par mois pour adénites à l'hopital de Blidah en 1901.

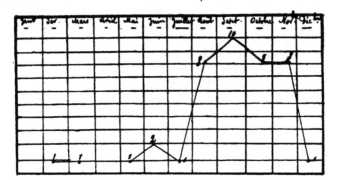

Entrées par mois pour adénites à l'hôpital de Blidah en 1902.

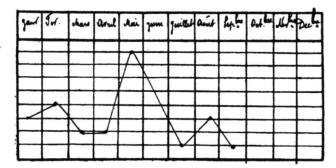

Entrées pour adénites en 1903 à l'hôpital de Blidah.

Grâce à l'influence de la température sur l'éclosion des adénites, celles-ci apparaissent groupées comme en de véritables petites épidémies. Cette hypothèse de l'action de la chaleur trouverait d'ailleurs une base dans les travaux de Vincent sur la leucolyse produite par l'hyperthermie expérimentale, leucolyse, qui porte plus spécialement sur les cellules phagocytaires (1).

Au nombre des sujets qui ont réagi à l'infection, d'ailleurs, même parmi ceux porteurs d'affections vénériennes, nous trouvons un certain nombre d'individus aux chairs blanches, aux phanères développées, au type vénitien, au système ganglion-

---

(1) H. VINCENT. — Tétanos dit médical ou spontané. *Ann. Inst. Pasteur*, 1904.

naire prompt à s'hypertrophier, des lymphatiques en un mot.
Cinq bacillaires dénués de passé génital, et 4 en puissance
d'affections vénériennes, ont présenté de ces adénites. La tuberculose, au même titre que le lymphatisme, peut donc être considérée comme favorisant l'éclosion de ces adénites ; son action
dépréciante, comme celle des influences thermométriques, aide
au développement d'une maladie juxtaposée.

Le paludisme, par contre, ne nous semble jouer aucun rôle
dans la genèse de cette adénite, cinq de nos malades seulement
étaient plus ou moins impaludés. Mais le facteur qui nous semble le plus important comme cause déterminante de cette affection, et c'est une nouvelle preuve de l'influence débilitante de
la chaleur que nous venons d'accuser, c'est le séjour prolongé
en Algérie ; à l'exception, en effet, d'un seul malade atteint peu
après son arrivée de France, en été d'ailleurs, et de deux autres
atteints au bout d'un an, tous nos malades avaient 2 ou 3 ans
de séjour en Algérie, quelquefois même 5 et 6 ans.

CHAP. V. — EVOLUTION DE L'AFFECTION.

La période qui va de l'apparition de la lésion génitale jusqu'à
celle de l'adénite est très variable ; elle s'étend de 2 à 15 et
30 jours, plus encore même comme nous le verrons ; l'évolution
de l'adénite est elle-même des plus variables ; fait qui avait déjà
frapé Brault au point qu'il avait admis trois formes, une forme
subaiguë d'emblée déjà signalée par L'Hardy, à évolution concomitante avec la lésion génitale, une *forme retardée* et une
forme prolongée, exactement superposables, ajoute cet auteur, à
celles que peut revêtir l'ostéomyélite. Dans certains cas, en
effet, signale-t-il, « la tuméfaction inflammatoire atteint un certain volume, puis reste stationnaire ; au bout d'un laps de temps
variant de quelques semaines à plusieurs mois, elle se réchauffe,
sous l'influence d'une cause, occasionnelle quelconque (blen-
morrhagie,traumatisme),et continue son évolution avec les caractères de la forme subaiguë d'emblée : c'est la forme retardée.
D'autres fois, l'affection subit plusieurs rémissions presque complètes, puis, après ces retards successifs, reprend sa marche habituelle : c'est la forme prolongée ». On ne peut faire de cet
espace de temps, une période d'incubation, sa grande inégalité de durée tend plutôt à confirmer l'opinion, que la présence
du germe secondaire sur la plaie génératrice, dans les premiers
jours, ne peut être affirmée, non plus que sa mise en marche immédiate vers le ganglion. Il doit se greffer sur l'une et opérer

sa migration sur l'autre à des époques indéterminées. Ceci est
d'autant plus plausible, qu'on distingue en général deux stades
dans la réaction ganglionnaire de nos malades ; un premier,
banal, reconnu comme satellite habituel de la lésion vénérienne,
« le bubon sympathique » un second plus spécial, paraissant
l'expression de l'envahissement de la plaie par l'agent secondaire, de son transport jusqu'au centre lymphatique. Cette trans
formation de l'adénite est nettement caractérisée dans plusieurs
observations ; peu après l'apparition du chancre mou, quatre,
cinq, huit jours par exemple, le malade perçoit à l'aine la légère tuméfaction ordinaire qui le gêne à peine, puis au bout de
10, 15 jours au plus, l'adénite changeant d'hôtes microbiens devient relativement douloureuse, grossit, s'enflamme et arrive
rapidement à nécessiter une intervention chirurgicale. C'est
ainsi que le malade de l'observation XXIV atteint de chancre
simple le 21 août, d'adénite indolente le 1er septembre, voit,
après une période d'immobilisation, son affection progresser rapidement à partir du 20 septembre, pour nécessiter une intervention le 30 octobre. On trouverait encore un cas analogue
dans l'observation VIII où le malade présente, 3 semaines après
l'apparition de chancres simples, une adénite qui reste d'abord
stationnaire, puis progresse brusquement au bout de 15 jours,
à la suite peut-être d'une chute dans un escalier et nécessite
une intervention ; dans l'observation XXI dont le sujet atteint
d'une adénite qui se développera dans la suite, fait 25 jours
de manœuvres, ainsi que dans une foule d'autres.

Cette modification est encore plus frappante, dans le cas où la
lésion génitale initiale est un chancre syphilitique. Après un
stade plus ou moins long, où l'adénite, satellite du chancre, s'est
présentée avec ses caractères ordinaires, on la voit, presque
brusquement, très rapidement tout au moins, se transformer et
revêtir les caractères d'une adénite subaiguë avec hypertrophie
ganglionnaire et marche vers un processus suppuratif. Les porteurs d'infections chroniques, végétations balaniques, blennor-
ragies, qui, à un moment inexpliqué, voient se déclarer une adénite inguinale sont encore des preuves de ce que nous avançons.
Le malade de l'observation VII, en puissance de blennorrhagie
depuis 1891, est hospitalisé le 28 juillet 1902 pour arthrite go-
nococcienne du genou, et le 8 août, bien que son urèthre ait été
soigné et qu'il ait été soumis au repos, il présente une adénite inguinale qu'on doit opérer le 27 août. Une dernière confirmation de ce fait est offerte par ces malades, qui, opérés déjà
pour une adénite unilatérale, voient après deux et trois mois de

repos à l'hôpital, l'autre région inguinale se prendre, alors même que l'accident initial générateur est guéri depuis longtemps et qu'il n'en est pas survenu de nouveau. (Obs. VII XVIII, XX, XXII et XXV).

Le germe, caché dans un recoin des espaces lymphatiques voisins de l'ancienne plaie, a vu, pour une raison indéterminée, sa virulence s'exalter et a gagné les ganglions opposés.

Mais, ce qu'il importe surtout de remarquer, c'est, ainsi qu'on a pu le voir d'ailleurs déjà par les quelques cas précités, le mode d'évolution de ces adénites. Du jour où elles se caractérisent à celui où la fluctuation menaçante commande l'intervention, il ne s'est jamais écoulé plus d'un mois, le plus ordinairement 15 jours à 3 semaines, quelquefois moins de 10 jours (Obs. XXVII, du 16 au 24 octobre (Obs. IV, V et VII, etc.) ; il en est ainsi, même chez les individus dont les antécédents génitaux inflammatoires sont très anciens ou nuls, et chez lesquels l'adénite se développe à la faveur de ce mécanisme encore obscur, noté dans les chapitres précédents (Obs. X), évolution du 11 au 22 courant (Obs. L), du 10 février au 3 mars ; IX du 20 juillet au 3 août, etc.). C'est là une des principales caractéristiques de la maladie, sa rapidité, sa « malignité » d'évolution, dirons-nous même, car, à sa marche précipitée, elle joint une progression continue et fatale vers la fistulisation et l'élimination. Brusquement donc, cette masse ganglionnaire, grosse comme une amande, au moment où elle éveille l'attention, et qui, dans cet état, nous le répétons, avait pu rester stationnaire un certain temps, se met à augmenter de volume sous des causes assez inexpliquées, traumatisme, fatigue répétée ou excessive, surtout celle provoquée par la marche qui paraît avoir une influence assez décisive sur l'évolution de l'adénite. Dès l'abord, elle ne paraît pas se comporter toujours, dans son développement, de façon identique. En certaines de ses modalités s'exagère surtout le travail de transformation intrinsèque du ganglion ; l'effet du processus porte plus sur la profondeur des centres lymphoïdes que sur leur étendue ; peu de ganglions, parfois même un seul, sont intéressés, l'hypertrophie ganglionnaire domine la scène et la tuméfaction demeure de contours mieux délimités ; c'est « l'adénite intra-ganglionnaire de Chassaignac et Velpeau » « les adénopathies subaiguës à foyers intra-ganglionnaires de Nélaton »: il y a adénite sans péri-adénite. D'autres fois, au contraire, les lésions gagnent en surface, plusieurs ganglions se prennent simultanément, ou les uns à la suite des autres.

A ce stade, l'adénite peut rester stationnaire plus ou moins longtemps ; la plupart du temps, et c'est alors la forme subaiguë d'emblée de Brault, les phénomènes phlegmasiques apparaissent, la masse ganglionnaire, jusqu'alors relativement distincte, assez facile à délimiter, à circonscrire, à mobiliser même dans la profondeur, devient adhérente aux tissus voisins, sa base se confond avec les muscles sous-jacents, puis ses bords s'imprécisent, son sommet adhère à la peau qui s'infiltre et s'œdématie légèrement ; l'hypertrophie graduelle, jusqu'alors presque indolore, plutôt gênante, devient douloureuse à la palpation, et la tuméfaction du triangle de Scarpa est large et diffuse . la périadénite est constituée. Bientôt apparaît une sensation de mollesse, spéciale, puis de fluctuation, une collection sous-cutanée s'est développée qui amincit la peau au centre de la tuméfaction et menace de la perforer pour donner naissance à une fistule.

Dans les formes diffuses avec périadénite précoce, les symptômes inflammatoires sont plus francs et d'apparition plus hâtive, mais la sensation spéciale d'épaisseur donnée par une peau plus ou moins doublée de graisse et infiltrée, le développement variable des lésions dans la profondeur, font qu'on se méprend souvent sur le volume véritable de la tuméfaction. Des fluctuations étendues ou superficielles, qui ne demandent qu'à décoller ou à s'ouvrir plus hâtivement que celles circonscrites des formes plus concrètes, cachent des masses ganglionnaires qu'on n'y soupçonnait point, on se croit en présence d'une banale adénite chancrelleuse, on l'ouvre sans avoir pris les dispositions nécessaires pour une extirpation de ganglions ; l'opération sans anesthésie demeure incomplète, bornée à une simple incision évacuatrice, bientôt insuffisante.

On voit alors au bout de quelques jours, se hernier au travers des lèvres de l'incision, une masse champignonnante de bourgeons charnus, proliférants, suintant un liquide séro-purulent et favorisant la formation de clapiers, de fusées purulentes tout autour des masses ganglionnaires. Une intervention complète s'impose alors, pour arriver à la guérison, l'extirpation de ces masses bourgeonnantes, le curage parfait du triangle de Scarpa. curage que l'on devra faire très complet sous peine de récidive des proliférations ganglionnaires morbides. Cette forme essentiellement subaiguë, ne s'accompagne ordinairement, que de symptômes généraux peu accusés, pas de température, sauf dans les quelques jours qui précèdent la modification des téguments et encore l'élévation thermique est-elle toujours très modérée (38°5).

Il est certain, qu'à côté des deux formes typiques dont nous venons d'esquisser la physionomie clinique, se placent des formes intermédiaires, comme celles de l'observation LXVI, par exemple, où la palpation semblait révéler une masse unique, mono-ganglionnaire, fluctuante et où l'intervention montrait l'existence d'un magma, né de la fusion de plusieurs ganglions en déliquium et isolé nettement des tissus voisins par une mince gangue inflammatoire, adénite en quelque sorte diffuse par rapport aux ganglions intéressés, limitée par suite du manque de réaction des tissus voisins. Néanmoins, nous pouvons admettre, d'une façon générale, l'existence de ces deux grandes formes, *concrète* et *diffuse*. Dans la première, le processus est surtout intra-ganglionnaire, la suppuration intra-folliculaire et presque nulle pendant longtemps, arrive peu à peu et très lentement à gagner l'extérieur, la périadénite n'existe à peu près pas, ou est très tardive et alors limitée au chemin que le pus veut se frayer vers la surface des téguments, l'affection garde mieux l'apparence de la tumeur adénoïde, du bubon chronique strumeux, puis dégénéré. Dans les secondes, les ganglions sont atteints en plus grand nombre ; les phénomènes inflammatoires atteignent en même temps le tissu connectif intermédiaire ; à côté de ganglions en déliquium, d'autres commencent à proliférer dans une gangue inflammatoire qui les comprime ; dans cette forme désagrégeante, qui se rapproche du vulgaire bubon aigu abcédé, l'élément périadénite est précoce et dominant, il lui donne sa caractéristique.

Des conditions étiologiques un peu différentes, semblent présider à la genèse de ces formes dissemblables. Dans les commémoratifs des formes diffuses, on remarque la plupart du temps une affection vénérienne bien caractérisée, en plein développement ; les formes localisées apparaissent souvent sans antécédents génitaux connus ou contemporains ou tout au moins virulents, elles affectent souvent la marche des formes « prolongée et retardée » de Brault. Le germe secondaire existe dans les deux cas, mais il paraît prendre une virulence spéciale, au contact des plaies génitales qui lui fournissent une porte d'entrée largement ouverte et où il subit probablement l'influence exaltatrice d'associations microbiennes. Dans les formes localisées au contraire, ou bien le germe demeure seul en cause, ou bien l'absence de lésions génitales n'exaltant plus sa virulence, il lui faudra, de préférence, des sujets particulièrement lymphatiques ou débilités pour se développer. Quoi qu'il en soit, sa présence se manifestera toujours par l'évolution particulière et caractéristique de cette adénite, diffuse ou concrète, à savoir : bubon subaigu à développement rapide, hypertrophie ganglionaire suivie de bourgeonnements pseudo-néoplasiques, dégénérescence fatale, qui en fait le trait d'union entre les deux affections opposées d'abcès aigu ganglionnaire et de bubon chronique indolent, vers lesquelles cependant tend chacune de ces deux modalités. Elle diffère du premier par une réaction locale inflammatoire moins intense, jointe à une réaction hypertrophique lymphatique plus considérable et plus nettement perceptible, du second par une marche moins torpide, plus douloureuse, continue et fatale. En dépit de son apparence d'acuité moyenne, l'évolution de cette adénite montre une orientation constante vers la suppuration et par conséquent vers la fistulation, mais ce processus ne va pas sans extension des lésions et si l'intervention chirurgicale est tardive, on voit dans les formes concrètes, les ganglions grossir indéfiniment et préparer ainsi pour l'avenir des pertes de substance, étendues et profondes, se produire des empâtements, des décollements avec clapiers purulents, fusant tantôt dans la fosse iliaque, au-dessous du péritoine lorsque le ganglion de Cloquet et les ganglions iliaques sont intéressés, tantôt dans l'épaisseur de la paroi abdominale qu'elles décollent, si les ganglions sus-inguinaux sont atteints.

Tandis que la plupart des masses ganglionnaires que nous avons extirpées pesaient de 30 à 80 grammes quelquefois 10 et 15 grammes seulement, certaines ont atteint le poids de 115 gr. (Obs. XLVI) et de 125 gr. (Obs. LVX). Le triangle de Scarpa est alors complètement envahi et les organes superficiels qu'il contient, vaisseaux et nerfs superficiels, fascia cribriformis, détruits. Seule la branche génitale du nerf génito-crural, qui fréquemment sort de la paroi antérieure du canal inguinal pour traverser la partie supérieure du triangle de Scarpa, persistera parfois, dénudée et tendue au-dessus du puits opératoire béant, pour ne pas tarder à se nécroser.

Nous ajouterons enfin, qu'il est rare de voir les lésions absolument limitées aux ganglions superficiels ; la plupart du temps les ganglions profonds sont atteints, sinon simultanément, du moins très rapidement. Si l'affection s'étend en largeur, la tuméfaction dépasse bientôt les limites du triangle de Scarpa ; elle déborde le pli de l'aine, pour empiéter sur l'abdomen atteignant les ganglions sus-inguinaux, les deux tuméfactions étant séparées par le sillon inguinal.

L'extirpation de masses ainsi développées conduira à mettre à nu la paroi abdominale, l'aponévrose du grand oblique, la paroi antérieure du canal inguinal plus ou moins infiltrée ou amincie laissant apercevoir les éléments du cordon. La lésion gagne-t-elle en profondeur aux dépens des ganglions profonds de l'entonnoir crural, elle contracte alors des rapports avec les gros vaisseaux. C'est, d'abord et surtout, la veine saphène interne, au niveau de son inosculation profonde avec la veine fémorale, qu'à celui de son trajet encore superficiel, souvent mise à découvert, souvent dénudée sur une longueur de 3 à 4 centimètres, maintes fois sectionnée ou réséquée de parti-pris pour permettre l'ablation de la masse fibro-ganglionnaire qui s'y trouve intimement accolée, ou qui plus fréquemment encore, l'enclave. Les gros vaisseaux fémoraux, artère et veine participent eux-mêmes à de semblables dénudations ; dans plusieurs cas (Obs. LVIII, LXVIII et LXX), artère et veine fémorales ont été mises à nu complètement, sur une longueur de cinq centimètres, n'étant même plus protégées par leur mince gaine celluleuse propre. Dans la plupart des observations d'ailleurs, l'index promené au fond de la plaie, perçoit le battement de ces vaisseaux, dont les rapports avec les masses ganglionnaires considérées, disent assez la circonspection qu'on doit apporter à leur extirpation. Lorsque la fistulisation spontanée s'est produite, unique ou multiple (Obs. XXX), la suppuration demeure interminable, la présence dans une plaie, de ganglions non éliminés l'entretient indéfiniment, les plaies restent atones ou présentent plutôt une tendance à s'étendre. Dans ces cas, ou dans ceux où le traitement s'était borné à une simple incision évacuatrice on peut voir se produire, stade extrême des lésions, la hernie des ganglions sous forme de masses volumineuses champignonnantes, fongueuses, pseudo-néoplasiques, suintant un liquide séro-purulent, favorisant la formation de clapiers et de fusées purulentes tout autour des masses ganglionnaires, telles que les décrivent les anciennes observations.

Le pronostic de l'adénite livrée à elle-même est donc toujours assombri par la notion de sa durée indéfinie, exposant d'ailleurs à toutes les infections secondaires. Même dans les cas en apparence les moins tapageurs, adénite limitée, superficielle, avec fistulisation précoce, le ganglion, ne pouvant être éliminé d'emblée, entretient une fistule et une suppuration interminables.

Ainsi se sont comportées les fistules des malades des obs. XI (malade sorti une première fois de l'hôpital sans opération et dont l'adénite s'ouvre spontanément un mois après) et LXV (ma-

lade atteint de fistule établie cinq mois après le début de l'adénite et durant depuis 3 mois), affections guéries rapidement
après l'extirpation des ganglions atteints. Nous noterons d'ailleurs, à ce propos, que la fistulisation peut être très précoce et
survenir quelques jours après le début de l'affection, nous nous
souvenons en particulier, d'un malade opéré d'une fistule cata-
loguée tuberculeuse en notre absence et ressortissant, en réalité,
à la variété d'adénite que nous étudions, chez lequel la fistule
se produisit 6 jours après l'apparition de l'adénite, avant qu'on
ait eu le temps d'intervenir.

CH. VI. — ANATOMIE PATHOLOGIQUE ET BACTÉRIOLOGIE.

« Gros, friables, d'un rouge foncé, les ganglions malades sont
entourés d'une gangue celluleuse, un peu épaisse. Les lymphatiques qui s'y rendent présentent un aspect curieux. Très fortement dilatés, le plus souvent du volume d'une plume de corbeau,
quelquefois beaucoup plus volumineux encore, ils sont très visibles, épaissis et friables, on dirait des artères. A la coupe des
ganglions, on tombe rarement sur des points sclérosés, calcifiés
ou sur des foyers hémorragiques, mais le plus souvent on rencontre des points ramollis abcédés. Quelques ganglions peuvent être absolument réduits à l'état de kystes suppurés, la plupart du temps l'organe est farci de petits foyers purulents, variant du volume d'une tête d'épingle à celui d'un gros pois,
ou d'une noisette, le pus qui en sort est crémeux, bien lié.
Les gros abcès ne sont que la résultante de plusieurs petits qui
ont fini par s'ajouter. »

Cette description macroscopique des ganglions atteints, que
nous empruntons à Brault, est absolument exacte en tous points.
Au début, les ganglions enlevés par une intervention précoce,
ne présentent qu'une simple hypertrophie par prolifération cellulaire. Ils sont arrondis, assez durs, le tissu en est ferme, la
surface de coupe lisse, grisâtre ou blanchâtre avec des zones
congestives violacées, montrant bien l'existence de l'élément inflammatoire subaigu. A un stade plus avancé, se développent
en leur substance, de petits foyers purulents, d'abord un seul,
central, puis disséminés dans toute la substance ganglionnaire,
de coloration jaunâtre, gros comme des grains de mil ou de
chénevis, isolés au début, confluents par la suite et qui, lorsqu'ils se sont multipliés dans les régions corticales du ganglion,
hérissent sa surface de petites bosselures.

Ils se ramollissent rapidement, prennent l'aspect d'une gelée

colloïde, puis se fondent en un pus épais blanc-jaunâtre, très
visqueux, glutineux, non grumeleux, qui, à la pression, sourd
de multiples orifices sur une tranche de section. Les foyers de
suppuration agglomérés créent de véritables cavernules, pouvant occuper parfois toute la masse ganglionnaire dont il ne
subsiste alors qu'une coque assez mince. La périadénite qui en-
globe et réunit les ganglions est inflammatoire mais non phlegmoneuse. L'examen microscopique que nous avons pratiqué
pour 18 de ces ganglions et, en particulier, sur ceux provenant
de malades bacillaires (Obs. X, XLVI, LI, LXV et 2 observations non classées) après inclusion dans la paraffine, nous a
donné chaque fois des résultats identiques. La capsule fibreuse
du ganglion est doublée ou triplée d'épaisseur, les vaisseaux
sanguins qu'elle contient, atteints de périartérite et périphlébite,
ont une paroi d'une épaisseur beaucoup plus considérable que
normalement. Les espaces lymphatiques y sont nombreux, larges
et remplis d'une quantité énorme de cellules blanches qui dessinent leur trajet. Les travées fibreuses intra-ganglionnaires sont
de même très épaisses, le tissu conjonctif qui les forme est
chargé de nombreuses cellules fixes, et de cellules embryonnaires. Par endroit on trouve des capillaires ayant un diamètre
considérable, puis de véritables lacs sanguins, sans parois, traversant toute la masse ganglionnaire. La substance folliculaire
est infiltrée d'une énorme quantité de cellules migratrices qui
cachent et recouvrent complètement les cellules endothéliales.
En certains points, qui correspondent aux foyers de suppuration intra-ganglionnaire, on voit une masse plus ou moins arrondie, craquelée, frappée de nécrose, dont les cellules constituantes ont perdu leurs contours et leur colorabilité, séparée par
un sillon du reste de la substance ganglionnaire (par rétraction
due à l'agent fixateur). Les parties périphériques de cette substance ganglionnaire, avoisinant la masse nécrosée, contiennent
peu de cellules migratrices et la trame endothéliale se retrouve
formée de grandes cellules allongées, mal colorées, déjà atteintes elles-mêmes par le processus infectieux. Nulle part on ne
trouve de follicules tuberculeux, ni de cellules géantes et dans
les 18 examens que nous avons pratiqués, ce résultat négatif
s'est toujours maintenu. Les recherches bactériologiques que
nous avons pratiquées confirment d'ailleurs ces résultats histologiques. Si elles s'éloignent quelque peu de celles de Brault,
par la constatation de la présence, presque constante, d'un microorganisme spécial, elles s'en rapprochent tout au moins par
l'existence de résultats constamment négatifs, quant à la recher-

che et à la présence du bacille de Koch et de ses lésions. Parmi
la totalité des cas que nous avons observés, 120 ont été l'objet
d'inoculations au cobaye. Dans ce chiffre sont comprises 27 adénites, à l'origine desquelles on ne trouve aucun antécédent vénérien, ou survenant chez des individus dont les accidents vé
nériens sont guéris depuis plusieurs mois. Huit inoculations ressortissent à des adénites survenues chez des gens lymphatiques
sans lésions tuberculeuses cliniques et 3 à des adénites développées chez des tuberculeux manifestes. Le reste comprend :
38 adénites d'origine chancrelleuse.
   16 adénites d'origine syphilitique.
   5 adénites survenues chez des gens en puissance de blennorragie chronique.
   3 adénites survenues chez des hommes porteurs de balanites.

   Les inoculations ont été faites, dans la plupart des cas, sous
la peau d'un cobaye, pour 20 cas simultanément intra-péritonéales et sous-cutanées chez 2 animaux différents ; le pus de
l'adénite suppurée ou une trituration de ganglions dans de l'eau
distillée stérilisée était inoculé dans le péritoine de l'animal, une
certaine quantité du même pus, ou, dans le cas d'adénite non
suppurée, un fragment de ganglion était inoculé sous la peau
de la cuisse ou de l'abdomen d'un autre cobaye.

   Toutes ces inoculations sont restées négatives en tant que
production de lésions tuberculeuses.

   Les inoculations intra-péritonéales, ou bien n'ont pas entraîné la mort de l'animal dont l'autopsie faite de 6 à 8 semaines
après l'inoculation restait absolument négative, ou bien tuait
le cobaye en 48 heures ou 3 jours par péritonite septique avec
septicémie.

   A la suite des inoculations sous-cutanées de pus et surtout de
fragments de ganglions, on voyait survenir au point d'inoculation un chancre qui progressait pendant le ou les 2 premiers
septenaires, sans que l'état général de l'animal se modifiât beaucoup, puis se cicatrisait rapidement. L'autopsie faite au bout de
6 semaines ou deux mois est toujours restée négative.

   L'examen microscopique direct du pus, prélevé au moment de
l'intervention et sur une coupe d'une masse ganglionnaire extirpée, s'est montré négatif 140 fois sur 147. Dans 4 cas nous avons
trouvé sur les frottis quelques diplocoques se colorant par la
méthode de Gram (streptocoque peu vivace en culture) ; dans
2 cas nous avons trouvé quelques diplocoques prenant le Gram
(streptocoque peu vivace) et 1 bacille à bouts arrondis ne se

colorant pas par la méthode de Gram (b. fluorescens putridus) dans un cas (Obs. XLIX) ce même bacille seul.

Le pus prélevé aseptiquement au moment de l'intervention dans les adénites non fistulisées, soit au niveau d'une coupe faite sur un ganglion extirpé, en faisant sourdre par pression le pus des petits foyers intra-ganglionnaires, soit après l'incision de la peau recouvrant une masse abcédée, a été ensemencé 110 fois (1). Nous avons en effet rejeté, comme souillés par des infections secondaires, les cas où la lésion ganglionnaire était arrivée à fistulation spontanée. Ces cas comprennent, 35 adénites non vénériennes (nous comprenons sous ce vocable les adénites « de fatigue », les adénites consécutives à des balanites ou survenant chez les gens à passé génital ancien, guéri depuis longtemps).

65 adénites chancrelleuses.

10 adénites syphilitiques.

Cette série d'ensemencements nous a donné les résultats suivants :

Streptocoque seul dans 9 cas d'adénites non vénériennes.

8 cas d'adénites chancrelleuses.

1 cas d'adénite syphilitique.

Bacillus pyocyaneus (variété brun de Gessard) dans 1 cas d'adénite chancrelleuse.

Dans tous les autres cas, c'est-à-dire dans 91 qui comprennent:

26 cas d'adénites non vénériennes ;

57 cas d'adénites chancrelleuses ;

9 cas d'adénites syphilitiques,

nous avons trouvé un microorganisme particulier que nous avons identifié au *Bacillus fluorescens*, variété *putridus* le plus souvent, assez souvent cependant, variété *liquéfaciens*.

Dans 84 cas ce bacille se trouvait seul, dans 7 cas dont 2 d'adénites non vénériennes, 4 d'adénites chancrelleuses, 1 d'adénite syphilitique, il se trouvait associé au streptocoque.

Ce résultat constant — car nous pouvons pour ainsi dire faire abstraction des 9 cas où le streptocoque se trouvait seul en cause — nous surprenait au début et nous nous trouvions porté à accorder à ce « bacille fluorescent » un pouvoir pathogène qui jusqu'à présent ne lui avait pas été reconnu.

Certains faits cliniques sont venus confirmer ces résultats bactériologiques.

(1) Ces ensemencements faits à l'hôpital du Dey portent sur 50 cas en 1903 sur 55 observés et 60 en 1904 sur 136 observés.

C'est, d'une part, la fréquence des suppurations à pus légèrement verdâtre — un peu différent par suite des suppurations à pyocyanique — et fétide, des plaies consécutives à ces extirpations ganglionnaires qui, se faisant en milieu infecté, ne se prêtaient pas, pour la plupart, à une réunion « per primam » et qu'on devait laisser se cicatriser par bourgeonnement.

Une de nos observations recueillie à l'hôpital du Dey a pour nous la valeur d'une expérience (Obs. LXIX). Le malade, sujet de cette observation, guéri depuis 15 jours d'un chancre simple du prépuce, était porteur d'une adénite inguinale droite, volumineuse, monoganglionnaire en apparence ; au niveau de cette adénite les téguments étaient intacts, sans même modification de coloration.

Extirpé sous anesthésie et aseptiquement, le ganglion que nous recueillîmes présentait le volume d'un petit œuf de poule, sa surface était mamelonnée, hérissée de petits bourgeons en saillie. Une coupe transversale faisait découvrir dans son intérieur une cavité de la grosseur d'une petite noix, remplie d'un pus épais sans grumeaux et de couleur franchement vert. Au frottis et à l'ensemencement, ce pus donnait du *bacillus fluorescens liquefaciens* à l'état de pureté absolue. Il s'agissait donc bien d'un ganglion primitivement « sympathique » sur lequel s'était greffé secondairement le bacillus fluorescens qui avait cultivé en culture pure intra-ganglionnaire et donné, en même temps que des caractères nouveaux, une marche particulière à l'adénite.

D'autre part, nous avons, de même, eu l'occasion de retrouver à maintes reprises, dans des lésions de frambœsia ou dans des lésions frambœsiformes de la syphilis tertiaire, par exemple, le même bacille fluorescent, quelquefois seul, le plus souvent associé aux espèces pyogènes ordinaires et le plus fréquemment aux staphylocoques blanc ou doré.

Pour faire en quelque sorte la preuve de la spécificité de ce microorganisme comme agent causal de ces adénites particulières, nous avons cherché quelle pouvait être la porte d'entrée de cette infection secondaire à bacille fluorescent. Il était très probable que, tout au moins dans les cas d'adénites consécutives à des chancres syphilitiques ou simples et évoluant concomitamment avec ces chancres, une inoculation de la lésion génitale devait être le point de départ de cette infection secondaire à « fluorescens ». Et dans un certain nombre de cas, 10, dont 2 chancres syphilitiques et 8 chancres simples, nous avons trouvé en recherchant, soit au moment de l'apparition de l'adénite, soit avant, quelques jours après l'éclosion de la lésion génitale, ce même bacille fluorescent dans le produit du raclage de la lésion génitale.

Il nous semble donc démontré par ces différentes recherches :

1° Que le *bacillus fluorescens*, variété *putridus* ou variété *liquéfaciens*, doit être considéré comme l'agent pathogène de ces adénites à évolution particulière et que c'est à lui que ressortissent les caractères particuliers de cette évolution.

2° Que l'infection par le bacille fluorescent, se fait ordinairement par les lésions génitales (chancre) d'où le microorganisme est transporté plus ou moins lentement par les voies lymphatiques au groupe ganglionnaire inguinal.

3° Que l'on doit accorder à ce microorganisme un pouvoir pathogène et pyogène marqué, tout au moins dans certaines conditions, et qu'il entre dans la constitution de la flore bactérienne d'une région, souvent à l'exclusion d'autres régions assez voisines, puisque nous n'avons jamais observé d'adénites semblables à celles que nous décrivons, en France ni dans d'autres points de la province d'Alger (1).

Ce pouvoir pathogène et pyogène (2) semble toutefois demander des conditions particulières pour s'exercer, puisque nous n'avons pas réussi, par des inoculations de culture en bouillon de ce bacille seul ou associé au streptocoque, à produire chez l'animal des réactions ganglionnaires analogues à celles que nous observons chez nos malades.

Les inoculations sous-cutanées, en effet, ou bien restaient négatives, ou bien se jugeaient par la production d'un tout petit abcès qui guérissait rapidement.

---

(1) Au nombre des 200 malades atteints de cette variété d'adénite particulière, se trouvent 4 matelots de la marine impériale russe. L'un d'eux portait à l'aine droite la cicatrice d'une incision de bubon chancrelleux suppuré, ancien. Tous quatre firent, après avoir contracté des chancres simples à Alger, des adénites à bacillus fluorescens qui durent être extirpées.

(2) Ces faits sont à rapprocher de ceux signalés par MM. Ferry et Maudoul (*Presse méd.*, 10 févr. 1906) où ces auteurs montrent que le *bacillus fluorescens liquefaciens* peut provoquer des manifestations pulmonaires dites grippales.

Chap. VII. — Diagnostic.

Pour un praticien familiarisé avec cette variété d'adénites, une légère tuméfaction ganglionnaire, un peu d'empâtement péri-ganglionnaire, une mollesse spéciale du ganglion un peu sensible à la palpation, une mobilité un peu moins franche de sa masse, suffisent à la différencier d'avec les ganglions chroniques et torpides strumeux, durs, qui roulent sous le doigt, dans une atmosphère de tissu cellulaire à peu près intact.

Cette adénite dont nous venons d'esquisser l'histoire se distingue, de par sa marche, de la forme « aiguë tardive de Jouet » véritable « adéno-phlegmon retardé » évoluant avec tous les symptômes de l'inflammation aiguë, arrivant rapidement à suppuration et guérissant non moins rapidement après l'incision de l'abcès.

Le diagnostic différentiel difficile est à faire avec la tuberculose ; nous-mêmes, au début, avons souvent porté dans ces cas le diagnostic d'adénite tuberculeuse, et beaucoup de malades porteurs d'adénites semblables nous étaient envoyés à l'hôpital avec un semblable diagnostic.

« A toutes ses phases et sous toutes ses formes, c'est avec la « tuberculose que l'adénite subaiguë peut être confondue d'une « façon habituelle, c'est là que se trouve le problème de tous les « jours. En effet, c'est surtout à l'aine que la bacillose revêt un « caractère protéiforme. Sous l'influence d'infections mixtes, « commandées par des associations microbiennes variées, d'une « production facile dans la sphère génitale, elle devient par- « fois plus active et prend le type aigu ou subaigu ».

Ces lignes que nous empruntons à Brault (*Semaine médicale*, 1896) montrent toute la difficulté du problème clinique, problème qui se complique bien davantage quand ces adénites se développent chez des gens suspects de lésions bacillaires surtout pulmonaires, ou chez des sujets cliniquement tuberculeux.

MM. Marion et Gandy, dans un travail publié dans les *Archives générales de Médecine* de 1901, ont observé des adénites subaiguës de l'aine dont l'étiologie leur paraît ressortir dans la majorité des cas à la tuberculose.

Ils voient, dans ces adénites, des tuberculoses locales se développant chez des individus indemnes de tout autre foyer bacillaire, mais présentant assez souvent des antécédents personnels ou héréditaires nettement tuberculeux.

La porte d'entrée du bacille serait au niveau des organes génitaux externes ; la muqueuse balano-préputiale, riche en tissu lymphoïde, étant le siège d'ulcérations banales assez fréquentes et le bacille trouvant là des conditions étiologiques assez analogues à celles que l'on voit chez l'enfant au niveau de la muqueuse bucco-pharyngée. Mais la preuve bactériologique de la nature tuberculeuse des adénites observées n'a pas été faite par ces auteurs et les caractères histologiques des ganglions atteints, ne sont peut-être pas suffisants, depuis que la cellule géante et les formations épithélioïdes connexes ne sont plus la propriété exclusive du bacille de Koch, pour permettre de porter un diagnostic affirmatif. D'autant qu'on peut opposer à ces auteurs, comme le fait Chavanne (1), les résultats positifs qu'a obtenus Petit (2) dans une série de 50 cas tout à fait semblables, où les bacilles n'étaient jamais très abondants, mais où, cependant, l'auteur put chaque fois confirmer le diagnostic de tuberculose, par les inoculations et les examens microscopiques. D'ailleurs le bacille de Koch « qui a pendant longtemps confisqué à son profit tous les processus inflammatoires plus ou moins chroniques que l'on avait peine à classer, à une époque où les idées de spécificité étaient encore peu développées (3) » voit son domaine se restreindre peu à peu, depuis que l'on possède des moyens de diagnostic plus précis. Nélaton, le premier, avait signalé que des adénites banales pouvaient revêtir la forme subaiguë et simuler la tuberculose. Ricard en 1889 a montré l'existence d'adénites cervicales chroniques non tuberculeuses, plus tard Petit, Dubard, Delbet ont, eux aussi, apporté de nouveaux cas, et cependant, c'est dans ce type d'adénites chroniques, beaucoup plus que dans les formes subaiguës, que l'on voit surtout ces adénites tuberculeuses.

La tuberculose latente et la tuberculose occulte des ganglions signalée par Loomis, Pizzini, Briault, se rapportent à des adénites à évolution chronique. Cette seule évolution sépare ces cas de ceux dont nous nous occupons et nous n'insisterons pas davantage sur leur diagnostic.

Le diagnostic avec la tuberculose ne comporte pas de signes précis, de signes de certitude. Comme le dit Brault, « quand on « a l'expérience de l'adénite subaiguë, l'on ne se trompe guère « et c'est sur un ensemble de faits et non sur un signe patho- « gnomonique que se base le clinicien. »

---

(1) Chavanne, Thèse, Lyon, 1902.
(2) R. Petit, Thèse, Paris, 1897.
(3) Chavanne, Thèse, Lyon, 1902.

L'absence d'antécédents bacillaires héréditaires ou personnels, de toute tare tuberculeuse dans les organes les plus fréquemment atteints, épididyme, poumon, etc... l'état général parfait, l'intégrité ordinaire des ganglions iliaques et en particulier du ganglion repère de Lejars, la concomitance d'accidents vénériens ou leur existence peu auparavant, dans la plupart des cas, sont les éléments du diagnostic différentiel. Lorsque ces derniers caractères étiologiques font défaut, et, *a fortiori*, lorsque l'adénite apparaît chez des sujets présentant des tares, ou des lésions bacillaires en évolution, le diagnostic devient bien plus délicat et c'est, en dernier ressort, l'examen histologique et bactériologique qui tranchera la question.

Nous ne signalons que pour mémoire les adénites pesteuses et les adénites filariennes. Rares, quoique observées de temps à autres en Algérie (3 cas en 1903, 2 en 1904 à Blidah et Alger (1) les premières s'accompagnent rapidement de phénomènes généraux graves, et la mort ne tarde pas à survenir ; les secondes, que l'on observe à une certaine période de l'évolution de la filariose, se distinguent des adénites que nous observons, par leur indolence, leur réductibilité partielle. L'examen microscopique du pus ganglionnaire, retiré par ponction pour les adénites pesteuses, du sang pour les adénites filariennes confirmera le diagnostic.

Tout récemment, à la tribune de la Société de Chirurgie, M. Lop (2) signalait l'extrême fréquence, aux Indes Néerlandaises, d'une variété d'adénites inguinales subaiguës, adénites qu'il put constater lui-même chez des marins allemands et anglais ayant séjourné à Java. M. Fontoynont (3) observait également à Madagascar, des adénites à évolution analogue, que l'on ne peut rapporter à la peste et pour lesquelles il conserve l'appellation de « bubons climatériques » que leur a donné Patrick Manson; M. Brault (4) rappelait à son tour ses publications précédentes et la fréquence de ces lésions ganglionnaires en Algérie.

Toutes ces observations nous semblent absolument superposables aux nôtres et nous sommes tentés d'identifier à la va-

---

(1) Benoit, Epidémie de peste à Blidah en 1903. *Arch. de méd. militaire*, 1904. Crespin et Tanton, Note sur 4 cas de peste observés à Alger, *Gaz. Hóp.*, 2 mai 1905.
(2) *Bulletin de la Société de Chirurgie de Paris*, 22 janvier 1907.
(3) *Bulletin de la Société de Chirurgie de Paris*, 14 mai 1907.
(4) *Bulletin de la Société de Chirurgie de Paris*, 4 juin 1907.

riété d'adénites que nous avons observées, celles que signalent ces auteurs, en raison de l'absence fréquente de porte d'entrée, de l'absence habituelle de pus collecté et de la nature non tuberculeuse des lésions.

CHAP. VIII. — TRAITEMENT.

Centre générateur de la lésion, réceptacle du germe, obstacle à la guérison, le ganglion apparaît tel, de par l'anatomie pathologique et de par la clinique. C'est contre lui que les efforts du chirurgien doivent être portés. Ce qui le montre excellemment, en outre des fistules spontanées dont nous avons parlé, guéries seulement après extirpation des masses ganglionnaires sousjacentes ; ce sont ces adénites opérées incomplètement, par une simple incision et qui, nous étant adressées au bout d'un mois de soins impuissants, se cicatrisaient en trois semaines lorsqu'avait été faite, sous le chloroforme, l'ablation complète des fongosités ganglionnaires infectieuses (Obs. LVI et LVII) ; ce sont ces adénites qui, par leur fluctuation si manifeste, masquant l'hypertrophie ganglionnaire, nous trompaient sur leur gravité et leur véritable nature, que nous traitions d'urgence comme un vulgaire bubon abcédé, et qui, dans la suite, en raison de leur suppuration et de leur atonie désespérantes, nécessitaient, sous anesthésie, une intervention complémentaire, avec extirpation de masses ramollies, curettage, cautérisation (Obs. XXII, XXVI, XXIX).

Enfin ce sont ces cas, où, malgré une opération minutieuse, un ganglion altéré échappant aux recherches, on voyait les plaies demeurer stationnaires, le ganglion oublié, primitivement gros comme un pois, augmenter considérablement de volume, rompre sa coque, bourgeonner et venir faire hernie entre les lèvres de la plaie opératoire ; le ganglion enlevé, la guérison se précipitait (Obs. XX). Le traitement médical ne peut être *a priori* qu'impuissant en présence d'un tel processus, nous ne l'avons d'ailleurs jamais vu exercer aucun effet sur l'arrêt ou même le ralentissement de l'affection, soit qu'on ait voulu tonifier l'état général du malade, dans l'hypothèse d'une adénite tuberculeuse, ou qu'on ait appliqué localement des révulsifs, ou toute la gamme des pommades dites fondantes ; bien mieux, les adénites traitées ainsi par la révulsion semblaient, de ce fait, contracter avec les tissus environnants, des adhérences rendant l'opération beaucoup plus laborieuse ; aucune enfin n'a régressé, n'a guéri, *sponte suâ*, et nous ne parlons pas seulement de celles où la périadénite était déjà installée, le ramollissement dessiné, mais même de celles où la tuméfaction ganglionnaire s'accusait progressive avec les signes minima d'une inflammation subaiguë.

L'intervention chirurgicale demeure donc la seule thérapeutique à envisager et elle doit être pratiquée de bonne heure, le plus tôt possible, pour éviter la propagation de l'infection aux ganglions voisins du même groupe, ou d'un groupe voisin (ganglions iliaques), fait sur lequel Brault a lui aussi insisté particulièrement. Notre pratique opératoire est la suivante : Le malade est soumis à l'anesthésie générale, en raison de la longueur relative de l'intervention, des tiraillements douloureux dus à la décortication des masses ganglionnaires, des voisinages vasculaires dangereux, réclamant une immobilité absolue du patient.

Les préliminaires antiseptiques et aseptiques assurés, l'incision cutanée est pratiquée suivant le grand axe de la tumeur ; son tracé est donc commandé par la topographie des lésions, en général, il est dirigé obliquement, de haut en bas et de dehors en dedans, mais pas toujours parallèlement au pli inguinal L'incision est unique dans l'énorme majorité des cas, deux fois deux tuméfactions ganglionnaires, bien distinctes ont nécessité une double incision.

Deux conduites différentes peuvent alors être tenues, suivant la forme, diffuse ou concrète, des lésions et surtout suivant leur âge et leur développement. Si les téguments sont le siège d'une inflammation accusée ou étendue, si la peau est amincie ou adhérente, la fluctuation très manifeste et surtout superficielle, c'est qu'il y a ramollissement des ganglions, migration de pus dans les tissus voisins et périadénite. Dès lors aucune réunion de la plaie opératoire ne peut être tentée, une simple incision cutanée donne, dans ce cas, issue à du pus libre, ou le fait au moins sourdre de l'acumen du ganglion dont la coque est amincie et adhérente à la peau.

Ce pus épongé, le bistouri abandonné, le doigt du chirurgien extirpe les masses ganglionnaires hypertrophiées, ou ce qui peut rester de ces masses tombées en déliquium, arrache les tractus ramollis qui encombrent et tapissent la plaie, en un mot explore toute l'anfractuosité pour la faire nette et propre. Souvent la veine saphène interne, intimement accollée aux masses ganglionnaires par la périadénite, devra être réséquée entre deux ligatures sur une longueur de quelques centimètres.

C'est le doigt seul qui travaille, il faut toujours avoir présent à l'esprit le danger d'un coup de bistouri aveuglément échappé au fond d'un trou où battent l'artère et la veine fémorales, ou

sous des masses inflammatoires qui cachent la paroi du canal
inguinal qu'elles ont ulcérée. On ne s'arrête dans cette toilette
ordinairement laborieuse, que lorsqu'est effectué le curage de
la cavité opératoire, parfois de tout le triangle de Scarpa ; la
curette vient habituellement à l'aide du doigt et enlève tous les
débris ganglionnaires, si bien que souvent, la région apparaît
comme une préparation anatomique, les muscles nets, les vaisseaux transparents sous leur mince gaine celluleuse. Si les
tissus voisins ont fortement participé au processus, si quelques
tractus suspects persistent sur les parois de la cavité, et c'est la
règle, on peut avoir recours au thermocautère qui d'ailleurs
exerce en même temps son action hémostatique sur tous les
petits vaisseaux rompus au cours des manœuvres d'extraction. Dans maintes circonstances, et c'est là un des dangers de
cette intervention, nous avons pu constater l'existence de ce que
Lejars a dénommé « les gros vaisseaux courts » assez volumineux, allant directement de l'artère ou de la veine aux masses
ganglionnaires profondes, et qui, lors des manœuvres d'extirpation, peuvent être arrachés à leur origine sur ce gros vaisseau, créant ainsi un trou béant sur l'artère ou la veine. Il faut
donc être prudent dans ces manœuvres d'extraction et poser des
ligatures au catgut fin sur tous les petits vaisseaux profonds.
L'attouchement de l'anfractuosité avec des tampons imbibés
de chlorure de zinc à 1/10, ou mieux d'eau oxygénée, parachè-
ve l'antisepsie de la plaie, quelques torsions, quelques ligatures, assurent l'hémostase de vaisseaux parfois assez gros, on
bourre la cavité de gaze blanche stérilisée que maintient un pansement un peu compressif.

Si, au contraire, la maturation de l'adénite est peu avancée, la
peau mobile sur les masses ganglionnaires encore faciles à délimiter d'avec les plans voisins, en un mot si l'on a la bonne
fortune d'arriver avant l'apparition de la périadénite, avant la
diffusion du pus en dehors du ganglion, on peut espérer, pour
une guérison plus rapide et plus élégante, la réunion de la plaie
« per primam ». Certaines précautions sont alors de mise au
cours de l'opération. Le bistouri sera manié encore plus prudemment que tout à l'heure pour ne pas laisser sourdre, du
ganglion entamé, le pus qui infecterait la plaie opératoire. L'incision pratiquée, le bistouri est abandonné et les doigts seuls dé-
cortiqueront les ganglions, dont le clivage sera d'ailleurs plus
facile, car, si dans l'adénite tuberculeuse il importe d'enlever
la coque fibreuse elle-même, ici, les conditions ne sont plus
les mêmes, et bien souvent lorsque l'énucléation extra-capsu-

laire du ganglion est impossible, l'énucléation sous-capsulaire est suffisante. Après une hémostase rigoureuse de la plaie, la peau est alors suturée dans toute sa longueur, il est prudent toutefois, d'établir au point le plus déclive de la plaie, un petit drainage pour éliminer les sérosités, le sang, et surtout la lymphe qui s'accumulerait dans la plaie.

Dans certains cas d'opération aseptique, le volume de la masse ganglionnaire enlevée est tel, la perte de substance (y compris la peau réséquée en tranche d'orange lorsqu'elle est un peu ulcérée), si considérable qu'on ne peut la combler par l'accolement des deux lèvres de la plaie, impossible à réaliser. On peut alors avoir recours au procédé conseillé par Morestin qui consiste à décoller la lèvre cutanée abdominale sur une plus ou moins grande étendue, ce qui se fait très facilement, jusqu'à ce que l'on ait assez de tégument pour suturer les lèvres sans grande traction, un pansement compressif, le maintien de la cuisse en flexion sur l'abdomen, facilitent la réunion et l'accollement aux surfaces profondes, et l'on peut même se dispenser de tout drainage, si une hémostase parfaite a assuré la siccité absolue de la plaie opératoire. Cependant, même dans ce dernier cas, en prévision de la lymphorragie à laquelle on reste exposé, un petit drainage maintenu pendant deux ou trois jours est préférable.

Toutes les indications intermédiaires s'observent entre ces deux nécessités extrêmes, de large béance ou d'occlusion définitive de la plaie ; les détails opératoires varient en conséquence. Au cours d'une intervention au début de laquelle on espérait la possibilité d'une réunion, une foule de circonstances peuvent modifier la ligne de conduite du chirurgien. La peau déjà infiltrée ou amincie par l'accroissement des ganglions n'offre plus une tranche suffisamment vivante, les masses extirpées, plus profondément développées qu'elles ne le paraissent, laissent à leur place une anfractuosité trop considérable pour que ses parois s'accollent sous la compression du pansement et dans laquelle s'accumulerait une sérosité facilement et rapidement infectée ; des tissus suspects nécessitent la cautérisation ignée ou chimique, des adhérences intimes anciennes ou étendues entraînent de laborieuses manipulations, la rupture de nombreux vaisseaux dont l'hémostase semble difficile à assurer parfaitement ; une parcelle de pus ou de matière déliquescente a jailli malencontreusement, au cours de l'extraction d'un ganglion ramolli à sa périphérie sur les surfaces environnantes ; l'affection génitale causale non guérie fait craindre la véhiculation de nouveaux germes vers la plaie : ce sont là autant de motifs qui interdisent la réunion complète, mais peuvent cependant permettre la réunion partielle. Quelques points de suture à la partie supérieure de la plaie, sur les bords de la perte de substance, aideront la réparation et hâteront la fermeture définitive ; ces quelques fils ont beau s'infecter dans la suite, couper la peau, ils n'en auront pas moins eu un bon effet en ayant servi de soutènement pour les tissus plus profonds.

Notre intervention n'a jamais porté pour les 290 cas que nous avons observés, opérés et suivis, que sur les ganglions du triangle de Scarpa, et dans quelques cas, sur les ganglions sus-inguinaux. Nous n'avons pas touché aux ganglions iliaques dans les deux observations (LXVIII et LXX) où nous avons constaté leur tuméfaction, et nous avons pu constater leur régression assez rapide après l'ablation des ganglions inguinaux. L'infection de ces ganglions iliaques étant consécutive à celle des inguinaux et par suite plus tardive, l'extirpation précoce des adénites du triangle de Scarpa mettra à l'abri de cette infection propagée et des complications sérieuses qu'elle pourrait entraîner.

Suites opératoires et complications.

Les suites opératoires sont simples ; s'agit-il de plaies non réunies, leur cavité se déterge petit à petit ; leurs parois commencent à devenir franchement bourgeonnantes vers le huitième ou le dixième jour ; jusque-là, elles sécrètent une quantité de pus variable suivant l'intensité des dégâts causés par la périadénite antérieure, et surtout, elles sont le siège d'un écoulement assez considérable de lymphe, car les voies lymphatiques de retour ont été sectionnées en presque totalité au cours de l'intervention. Cette lymphorragie est parfois très copieuse, allant jusqu'à traverser le pansement plusieurs fois par jour ; elle diminue progressivement pour disparaître en moyenne vers le huitième jour.

Parfois certaines irrégularités compliquent la réparation, le fond et les bords de la plaie peuvent se couvrir d'une sorte de membrane épaisse de plusieurs millimètres, blanchâtre, lardacée, assez adhérente aux tissus de nouvelle formation sous-jacents, et qui se détache graduellement sans avoir jamais nécessité de thérapeutique spéciale. Circonstance moins négligeable, et observée surtout chez les individus affaiblis ou lymphatiques, les bourgeons peuvent manquer de vitalité, rester grisâtres, d'aspect colloïde, fongueux, sécrétant sanie et pus, décollant les bords des plaies, et formant des clapiers purulents, parfois assez étendus. Il faut alors s'ingénier à supprimer cette atonie par les larges applications de teinture d'iode, les cautérisations au nitrate d'argent, les pansements à la gaze imprégnée de naphtol camphré, au besoin par quelques rôtissages au thermocautère, ouvrir les clapiers purulents par quelques coups de ciseaux, en même temps qu'on établit un traitement tonique général. Certaines fois cette atonie est telle, même chez des gens vigoureux (Obs. XXXI) qu'elle peut être l'expression d'une véritable repullullation du germe dans la plaie réinoculée. Ainsi le malade de l'obs. XXXI opéré sous le chloroforme le 31 octobre 1902, présentait une plaie sans tendance à la guérison, et plusieurs thermocautérisations ne purent arrêter la production de clapiers profonds. Le patient fut à nouveau endormi le 10 janvier, un nouveau curettage pratiqué jusqu'au tissu sain ; des contre-ouvertures drainèrent des tunnels qui s'étendaient jusqu'au périnée, et la vaste plaie, d'une longueur presque égale à celle du pli inguinal, d'une largeur, en son milieu, de trois travers de doigt, recouverte d'un pansement minutieusement occlusif, se répara dès lors rapidement. Le 27 février la cicatrisation était complète, plane, confondue suffisamment avec le sillon inguinal, ne gênant aucunement l'exercice de l'équitation. De semblables cas sont très rares d'ailleurs et ils s'observent plutôt lorsque de tout petits ganglions ont été oubliés dans la plaie. La prolifération rapide dont ils sont alors l'objet, l'apparition de nouvelles masses ganglionnaires dans la plaie, la formation de clapiers purulents, indiquent l'obligation d'une deuxième intervention, l'extirpation de ces masses et la section des trajets décollés. Le plus souvent la guérison s'obtient facilement, si l'on sait employer largement la curette pour enlever les fongosités et si le malade, restant couché, supporte docilement un pansement bien occlusif.

Ce qu'il importe surtout de surveiller au cours des suites opératoires, c'est la manière dont se forme la cicatrice. On arrive facilement, d'ailleurs, à en obtenir d'excellentes, grâce aux pansements compressifs, en bourrant suffisamment la cavité chirurgicale avec de la gaze pour empêcher le recroquevillement des lèvres de la plaie, grâce à la recommandation rigoureuse imposée aux malades, pour la même raison, de ne se lever que lorsque le fond bourgeonnant de la plaie affleure le niveau de ses bords. La grande majorité des cicatrices obtenues ont du reste été excellentes, linéaires sans aucune dépression, élastiques, lisses, indolores, même après de grands délabrements et malgré le volume des masses extirpées.

Et à ce propos, signalons toutefois que les interventions d'emblée insuffisantes (incisions simples) offrent entre autres inconvénients celui d'être très préjudiciables à la régularité et à l'esthétique de la réparation par la longueur de la suppuration et les adhérences inflammatoires qu'elles déterminent.

En résumé, la fermeture complète des plaies inguinales non réunies s'obtient normalement en un temps total qui excède rarement deux mois et demi, s'abaisse parfois à vingt-cinq ou trente jours, et comprend, dans l'énorme majorité des cas, environ cinquante jours ; les malades commencent à se lever, en général une quinzaine de jours avant l'épidermisation définitive.

Il convient de relever, comme complications, la possibilité de troubles circulatoires dans le membre inférieur du côté atteint ; nous en avons observé un cas, chez le même malade de l'observation LVI ; lorsque la réparation de la plaie fut assez avancée, il se développa chez lui un œdème dur, blanc, très marqué, aggravé par la station debout et par la marche, occupant tout le membre inférieur droit, augmentant de 7 centimètres la circonférence de la cuisse droite.Cet œdème persista assez longtemps, puis diminua peu à peu lorsque la plaie fut fermée ; il était dû vraisemblablement à la compression des troncs veineux par le tissu nodulaire de la cicatrice. Il ne faut pas confondre cet œdème généralisé avec l'épaississement postcicatriciel, limité à la région en cause, telle l'induration profonde, indolore, du triangle de Scarpa, immédiatement sous-jacente à la cicatrice, simulant de nouvelles hypertrophies ganglionnaires, que présente le malade de l'observation LI, induration probablement due à la production temporaire, de varices lymphatiques, par la gêne apportée à la circulation de la lymphe, jusqu'au complet retour de cette dernière à l'état normal.

On a signalé à la suite de la suppression du groupe ganglionnaire chargé de recueillir les lymphatiques de la région inguinale, et comme conséquence de la stase lymphatique, des cas d'œdème éléphantiasique du membre inférieur et des bourses. Chavanne dans sa thèse en rapporte 3 observations dont 1 personnelle (1). D'autres exemples en ont été produits et tout récemment MM. Negroni et Zoppi en ont relaté un cas des plus

---

(1) BROUARDEL, *Ann. de Dermat. et Syphilis*, 1896 ; BRAULT, *Ann. de Dermat. et Syphilis*, 1897 ; CHAVANNE, Th., Lyon, 1902.

caractérisés (1). Nous n'avons nous-mêmes jamais observé cette complication et toutes celles qu'elle engendre à son tour ; lymphangites phlegmoneuses, érysipèle récidivant, etc.

Hormis ces rares et fugitives séquelles, nos opérés ont guéri complètement. Aucun de nos malades n'a vu sa capacité de travail diminuée du fait de son affection ou de l'intervention pratiquée ; tous ont repris leurs occupations et leur service. Seul, en 1901, un vieux tirailleur indigène opéré, aux deux aines, d'un volumineux bubon suppuré, du poids total de 100 grammes et très indocile, vit, 15 jours après l'opération, ses plaies s'infecter, présenta un phlegmon gangréneux du scrotum suivi d'érysipèle, de septicémie et de mort.

Telle est l'évolution de la cicatrisation des plaies opératoires laissées ouvertes et pansées à plat. S'agit-il, au contraire, de plaies où l'on a pu pratiquer la suture complète, la guérison survient en 15 ou 20 jours. La réunion *per primam* est donc possible, mais nous ajouterons qu'elle ne doit être tentée qu'à bon escient, lorsque toutes les conditions exigées par l'expérience se trouvent réunies au grand complet, l'évolution réparatrice est alors plus rapide, la cicatrisation meilleure, au double point de vue esthétique et fonctionnel.

A l'avenir, ces réunions par première intention ne peuvent d'ailleurs que devenir plus nombreuses, puisque, instruits par l'expérience, sur la marche de ces adénites, les chirurgiens les opèreront plus hâtivement à une époque où les lésions encore intra-ganglionnaires n'empêcheront pas l'accollement des tissus restés sains. C'est même là un point sur lequel nous ne saurions trop insister, l'extirpation ganglionnaire doit être pratiquée dès que l'adénite devient douloureuse et subit une marche progressive. Nous avons fermé très partiellement sept autres plaies opératoires, par l'application de deux ou trois points de suture à leur partie supérieure, tous ces fils ont fini par s'éliminer ; résultat à peu près fatal, étant donné leur voisinage d'une cavité infectée et trop béante encore pour ne pas le demeurer. Néanmoins, et c'est ce qui prouve l'opportunité déjà notée d'une pareille tentative, à part un cas concernant un malade très anémié, au terrain mauvais (Obs. LXIX guérison en 80 jours) la guérison de ces plaies, en partie suturées, a été obtenue en moyenne au bout de un mois et demi, par suite avancée en comparaison de celle des plaies pansées à plat. L'état général des malades pendant la convalescence de leur opération n'offre rien

(1) *Arch. f. Klin. Chir.*, LXXVII, 1905.

de spécial à étudier ; cependant un long séjour au lit, les frais
de réparation d'une plaie souvent considérable, les causes de
débilitation qui ont favorisé l'éclosion de l'affection et qui peuvent persister, peut-être aussi l'infection spéciale produite par
la résorption des toxines du bacille fluorescent, tous ces facteurs réunis contribuent à plonger le patient dans un état d'anémie plus ou moins marqué.

D'autres fois un réveil de paludisme vient ajouter son action
débilitante, fait cependant rare, cinq ou six de nos malades seulement étaient impaludés, preuve nouvelle de la complète indépendance du paludisme et de nos adénites. Un peu de fièvre se
montre habituellement après l'intervention ; la résorption des
toxines ou du pus sur une plaie absorbante engendre une éléva-
tin de température que nous avons relevée 43 fois au moins sur
53 constatations thermométriques, alors que 20 fois seulement
de la fièvre avait été notée avant l'opération. Le soir même, ou,
au plus tard, le lendemain de l'intervention, se dessine une ascension thermique atteignant d'emblée un maximum qui ne dépassa
guère 39° (axillaire), pour durer 2 ou 3 jours en diminuant
progressivement.

OBSERVATIONS CLINIQUES.

Pour ne pas allonger outre mesure cet article, nous ne relate-
rons ici que les observations auxquelles il est renvoyé dans le
cours de ce travail, en leur conservant leur numéro d'ordre.

Obs. II. — P..., maréchal des logis au 1er chasseurs d'Afrique,
entre en mars ; sujet lymphatique, de type vénitien, pas d'antécédents ni de commémoratifs vénériens ; extirpation d'un ganglion inguinal supéro-interne gauche, unique, bien limité, du
poids de 30 grammes, non suppuré, mais présentant à la coupe
des îlots d'apparence caséeuse. Attouchement au Naphtol camphré; drainage aux crins de Florence avec suture complète, qui
ne tient pas, par suite de l'écoulement d'une sérosité fortement
hématique souillant abondamment le pansement.
Guérison en deux mois; frottis négatifs.

Obs. IV. — D..., cavalier au 1er chasseurs d'Afrique, entré le
19 juin, Français, 4 ans 1/2 de service en Algérie, atteint de
blennorrhagie en mai 1902, affection guérie à son entrée, mais
suivie en juin de l'apparition d'une adénite inguinale bilatérale;
homme vigoureux, aux poumons sains, légère micropolyadénite
cervicale. Opéré le 2 juillet, extirpation de masses ganglionnaires infiltrées avec quelques points en voie de suppuration à la
coupe, d'un poids total, pour les deux côtés, de 30 grammes ;

curettage, thermocautérisation, attouchement au Naphtol camphré, sans réunion. Guérison le 26 août; frottis négatifs.

Obs. V. — B..., tirailleur indigène, 6 ans 1/2 de service, bien portant, ni tuberculeux, ni syphilitique, atteint de blennorrhagie trois mois avant son entrée, le 27 juin, persistant jusqu'à mi-juillet. Opération le 2 juillet d'une adénite inguinale bilatérale apparue quelques jours auparavant, extirpation de ganglions infiltrés du poids total de 70 grammes, accolés aux vaisseaux fémoraux; curettage, thermocautérisation, attouchement au Naphtol camphré, sans réunion; reprend son service; frottis négatifs.

Obs. VI. — K..., tirailleur indigène, 11 ans de service, non impaludé. Depuis 1891, blennorrhagie chronique avec nombreuses recrudescences.

Syphilis probable, chancres mous en 1897; entré le 28 juillet pour arthrite blennorrhagique du genou droit, à peu près guérie, ainsi que la blennorrhagie, au bout de quelques jours. Peu après, développement d'une adénite inguinale gauche supéro-interne, progressant peu à peu. Opération le 27 août, évacuation de pus, extirpation de masses ganglionnaires du poids de 35 grammes, disséminées et déliquescentes, curettage, thermocautérisation, pansement au Naphtol camphré sans réunion, détersion laborieuse, cautérisation au nitrate d'argent de gros bourgeons grisâtres. Sort guéri à la fin d'octobre; frottis négatifs.

Obs. VII. — F..., infirmier, Algérien, entré le 1er août, blennorrhagie en janvier 1901 et en mai 1902; guéries; le 24 juillet, chancres mous, végétations préputiales avec adénite gauche inguinale supéro-interne concomittante (forme diffuse). Opération le 13 août. Evacuation du pus et de masses infiltrées du poids de 35 grammes, le nerf génito-crural est sacrifié, l'aponévrose du grand oblique mise à nu, peu fournie, laisse voir le cordon. Curettage, thermocautérisation, attouchement au Naphtol camphré, lymphorrhagie abondante; le 18 août, adénite identique à gauche, opérée le 26 (ganglions de 40 grammes). Sort le 3 novembre, guéri; frottis négatifs. Examen histologique : négatif au point de vue tuberculose.

Obs. VIII. — L..., civil, Algérien, 30 ans, entré le 1er août. Ancien paludéen, colon vigoureux. Blennorrhagie le 16 juillet, avec chancres mous, huit jours après, adénite inguinale bilatérale. Opération le 28 août. Evacuation de pus et de masses infiltrées. Sort guéri le 12 octobre; frottis négatifs.

Obs. IX. — C..., trompette, 6e compagnie de remonte, robuste, type vénitien, éthylique, 4 ans 5 mois de service en Algérie, entré le 1er août. En 1898, bubon suppuré à gauche, chancrelleux, pas d'autre affection vénérienne depuis; 10 jours avant l'entrée, adénite inguinale gauche supéro-interne, constatée après un effort. Opéré le 3 août. Extirpation de 45 grammes de ganglions sans pus, très ahérents aux vaisseaux, présentant à la coupe des foyers semi-purulents ; thermocautérisation, attouchement au Naphtol camphré. Sort le 30 septembre, cicatrisé; frottis négatifs.

OBS. X. — M..., cavalier au 1er chasseurs d'Afrique. Entré le 19 août, 21 mois de service en Algérie. Induration tuberculeuse commençante du sommet droit, amaigrissement, perte des forces, aucun antécédent ni commémoratif vénérien. Vers le 10 août, apparition d'une adénite inguinale gauche indolore, la peau demeurant saine. Opération le 22 août ; sans pus, des masses ganglionnaires se présentent aussitôt, assez facilement énucléables, du poids de 50 grammes ; le nerf génito-crural traverse la plaie. A la coupe des ganglions, foyers folliculaires en voie de fonte nette; attouchement au chlorure de zinc; pansement au Naphtol camphré; réunion sur plus de la moitié de la longuéur, avec drainage à la gaze aux deux angles; lymphorrhagie accusée ; plaie complètement cicatrisée le 20 octobre. Réformé temporairement pour imminence de tuberculose pulmonaire; frottis négatifs. Inoculation négative.

OBS. XI. — L..., 1er chasseurs d'Afrique, 21 mois de service, entré le 24 août. Individu vigoureux, aux poumons sains. A eu une balanite dix-huit mois auparavant; vers le 20 août, adénite inguinale gauche du groupe supéro-interne, traitée à l'infirmerie par la pommade mercurielle et la teinture d'iode. Adénite dure, de la grosseur d'un petit abricot, à peu près indolore ; la peau est légèrement adhérente vers son centre; première sortie de l'hôpital le 26 septembre, sans intervention et reprise de service. Dès ce jour, augmentation de volume de la tumeur qui, le 23 octobre, s'ouvre par un petit pertuis laissant sourdre, à la pression, un liquide un peu louche, mais non purulent, la peau n'est infiltrée et amincie que dans les environs immédiats de ce pertuis; les masses ganglionnaires, à peine moins dures que d'ordinaire, demeurent bien délimitées; elles semblent avoir causé l'ouverture des téguments plutôt par sphacèle que suppuration. Entré le 23 octobre, opéré le 25; extirpation de masses infiltrées, avec points peudo-caséeux à leur coupe, du poids de 30 grammes, très adhérentes aux tissus voisins. Thermocautérisation ; attouchement au Naphtol camphré. Sort guéri le 4 décembre; frottis négatifs.

OBS. XII. — L..., 1er chasseurs d'Afrique, 3 ans de service, entré le 25 août ; blennorrhagie trois ans auparavant, bien guérie peu après; aucun autre antécédent. Adénite inguinale gauche supéro-interne apparaît le 27 juillet; entré à l'infirmerie le 1er août, En huit jours, la tumeur acquiert son développement définitif, puis sa progression s'arrête, elle est bien délimitée, sans périadénite, presque indolore. Sujet vigoureux, cependant sommets très légèrement suspect; opération le 27 août, à laquelle on se décide à cause de l'état stationnaire de l'adénite. Extirpation sans pus d'une masse de 75 grammes en trois noyaux ganglionnaires, bien distincts des parties voisines, même de la peau dont ils se clivent relativement facilement, avec points pseudo-caséeux à la coupe; hémotase soigneuse et réunion complète avec drainage par une simple mèche de gaze; pansement compressif. Le

lendemain de l'opération, apparition d'une petite goutte uréthrale bientôt disparue ; guérison complète obtenue le 25 septembre ; réultat parfait ; cicatrice absolument linéaire. Reprend
son service ; frottis négatifs. Inoculation négative.

Obs. XIV. — D..., ouvrier d'administration, deux ans de service. En 1898, chancre induré du prépuce, avec roséole, syphilides papuleuses des jambes, et bubon suppuré gauche, incisé. Entré le 29 août ; chancre mou deux mois auparavant ; le 22, apparition d'adénite inguinale droite supéro-interne, ayant acquis,
en trois jours, les dimensions d'une noix et se ramollissant en
son centre, vers le 13 septembre, date à laquelle on l'opère. Evacuation de pus. Extirpation de masses ganglionnaires d'apparence caséeuse à la coupe, du poids de 45 grammes ; curettage,
thermocautérisation, pansement au Naphtol camphré sans réunion. Infiltration lardacée de la plaie ; guérison fin octobre ;
frottis négatifs.

Obs. XV. — B..., sergent infirmier, entré le 13 septembre, vigoureux, 5 ans de service, dont 2 1/2 en Algérie. Paludisme à El-
Goléa et à Adrar, blennorrhagie à El-Goléa, poumons sains ; à
la fin d'août, chancres mous guéris lors de son entrée à l'hôpital
pour adénite inguinale gauche supéro-interne. Adénite dure, un
peu douloureuse à la fin de la journée, se ramollit sensiblement ;
son volume, d'un œuf de poule, reste stationnaire. Opération le
22 septembre. Extirpation de masses ganglionnaires du poids de
75 grammes, d'aspect pseudo-caséeux à la coupe. Theermocauté-
risation, pansement au Naphtol camphré, sans réunion. Lymphorrhagie abondante ; le 20 octobre, la plaie n'est pas encore
détergée ; entre les bourgeons, persistent des dépôts fibrineux
blanchâtres, ne disparaissant que vers le 15. La lymphorrhagie
se tarit le 7 octobre. Le 23 octobre, élimination d'une soie de
ligature ; attouchement au nitrate d'argent de quelques points
persistants, d'aspect lardacé ; sort à peu près complètement
guéri le 15 novembre ; frottis négatifs.

Obs. XVIII. — S..., maréchal des logis à la 6e compagnie de
remonte, 9 ans de service en Algérie ; première blennorrhagie en
1897 ; une deuxième avec chancre mou le 20 août 1902 ; persistance d'une blennorrhée chronique.

Le 10 septembre, apparition d'une adénite inguinale droite
supéro-interne, devenant, en huit jours, de la grosseur d'une
noix ; entré le 20 septembre ; individu un peu obèse ; de type
vénitien ; traité sans succès par les onctions mercurielles, bella-
donées, l'iodure de potassium, la liqueur de Fowler. A partir du
5 octobre, augmentation de la tumeur, à la suite d'une longue
glissade dans les escaliers ; l'adénite devient un peu sensible ; elle
demeure bien limitée ; opération le 13 octobre. A l'incision des
masses ganglionnaires, *issue de pus verdâtre;* décortication de
ganglions mal limités, avec, à la coupe, de nombreux foyers d'apparence caséeuse. Masse du poids de 45 grammes ; thermocautérisation ; attouchement au Naphtol camphré, sans réunion ; plaie
non encore détergée le 23 octobre ; guérison au commencement
de décembre.

Le 18 novembre, apparition d'une adénite inguinale gauche qui grossit peu à peu. Le 3 décembre, extirpation de ces masses pesant 25 grammes, présentant à la coupe, de nombreux foyers purulents; curettage, attouchement au Naphtol camphré, sans réunion; guérison le 31 janvier; frottis négatifs.

Obs. XX. — S..., civil, Algérien, 19 ans, aucun antécédent vénérien ni autre, type vénitien, entré le 24 septembre. Le 10 septembre, adénite inguinale gauche supéro-interne, légèrement douloureuse, qui grossit jusqu'au moment de son entrée à l'hôpital; opération le 26 septembre. Evacuation de pus, décortication difficile de masses infiltrées du poids de 25 grammes; thermocautérisation, pansement au Naphtol camphré, sans réunion, deux jours après l'entrée, apparition d'une adénite inguinale supéro-interne droite, augmentant de volume; le 22 octobre, grosseur d'une noix; elle demeure bien limitée, mais à son niveau, la peau s'amincit et l'on perçoit en ce point une légère fluctuation; malade très pâle et très anémié, mais poumons sains. Le 25 octobre, opération du côté droit. Evacuation de pus, extirpation de masses de 23 grammes avec points pseudo-caséeux à la coupe, léger curettage, thermocautérisation, attouchement au Naphtol camphré sans réunion. Ce même jour, comme la plaie de gauche a mauvais aspect, est rouge, suppurante, décollée, on en extirpe un ganglion de 10 grammes, infiltré, oublié dans l'intervention primitive; curettage; guérison des deux plaies le 7 décembre; frottis négatifs.

Obs. XXI. — M..., sergent-fourrier, Français, au 1er tirailleurs; 4 ans 6 mois de service en Algérie. Paludisme; fièvre typhoïde en 1899, sommets suspects. Blennorrhagie au milieu d'août, guérie en 15 jours; adénite inguinale gauche supéro-interne, apparue au commencement de septembre, qui grossit en trois jours, puis reste stationnaire. A sa sortie de l'infirmerie, il voit apparaître un chancre induré; il fait 25 jours de manœuvres et entre à l'hôpital de Blidah le 26 septembre pour son adénite qui commence à être douloureuse; opération le 27 septembre. Incision des téguments infiltrés, mais cependant encore souples. Extirpation, sans issue de pus, de masses ganglionnaires du poids de 40 grammes, avec foyers punctiformes en voie de ramollissement. Thermocautérisation; pansement au Naphtol camphré, sans réunion. Lymphorrhagie abondante. Sort guéri le 20 novembre; des céphalées, une roséole, confirment la nature du chancre; frottis négatifs. Inoculation négative.

Obs. XXII. — J..., cavalier de la 6e compagnie de remonte, 2 ans de service en Algérie; chancre mou le 26 septembre, balanite antérieure; avait précédemment vu apparaître une adénite inguinale droite supéro-interne, ayant grossi en cinq jours, puis demeurée stationnaire; entré à l'infirmerie le 22 septembre (application de pommade mercurielle); l'adénite rougit le 25; entrée à l'hôpital le 28; opération le 29, sans anesthésie, incomplète, dans la pensée qu'on n'avait affaire qu'à un vulgaire bubon chancrelleux; on enlève un petit ganglion de 10 grammes avec points pseudo-caséeux à la coupe; pansement au Naphtol

8

camphré, sans réunion ; la plaie ne guérit pas ; on aperçoit dans
la suite, à travers l'incision, une masse ganglionnaire considérable, qu'on extirpe avec peine, à cause de ses adhérences et
qui est complètement ramollie, avec foyers purulents ; curettage,
thermocautérisation, attouchement au Naphtol camphré ; bourrage de la cavité à la gaze iodoformée ; accès paludéens, suites
opératoires normales. Le 17 décembre, adénite inguinale gauche,
fluctuante, avec peau amincie et ganglions sous-jacents, dont
un, isolé, de la grosseur d'une noix ; opération le 18 décembre,
évacuation d'une cuillerée de pus, extraction de masses d'aspect
strumeux, avec un ganglion de 20 grammes, présentant des points
pseudo-caséeux à la coupe ; thermocautérisation, sans réunion ;
sortie avec guérison le 30 janvier suivant ; frottis négatifs.

OBS. XXIII. — G..., caporal français au 1ᵉʳ tirailleurs, 25 mois
de service. Entrée le 6 octobre. Homme solide, sans aucun signe de tuberculose. Balanite et chancres mous au commencement de septembre, en même temps, adénite droite caractérisée
par deux tuméfactions, l'une comme une amande, inguinale interne, l'autre comme une noix, *crurale*. Sans augmenter de volume, ces deux tuméfactions deviennent peu après, à partir du
1ᵉʳ octobre, rouges, fluctuantes, la peau s'infiltre et s'amincit ;
perception de masses ganglionnaires irrégulières, assez mobiles
sur les plans profonds. Température stationnaire au-dessous de
37°. Pas de ganglions iliaques. Intervention le 11 octobre. Double incision, donnant chacune une cuillerée à café de pus jaune,
louche. Extirpation laborieuse de masses ganglionnaires du
poids de 25 grammes, d'aspect strumeux à la coupe, avec quelques points ramollis dans leur intérieur, ne dépassant pas la
grosseur d'un grain de chênevis. Les tissus environnants sont déjà
infiltrés, la paroi antérieure de l'aponévrose du grand oblique,
sous laquelle transparaît le cordon, est mise à nu. Thermocautérisation ; bourrage sans réunion de la cavité à la gaze imprégnée de Naphtol camphré ; pas d'élévation de température.
Guérison obtenue sans incidents le 1ᵉʳ décembre ; reprend son
service ; frottis négatifs.

OBS. XXIV. — C..., maréchal des logis au 1ᵉʳ chasseurs d'Afrique, 4 ans de service en Algérie ; entré le 3 octobre ; chancre mou
apparu le 21 août ; le 30 août, adénite inguinale gauche supéro-
interne, de la grosseur d'une amande, gênante. Après 10 jours
de repos, il reprend son service, puis part en permission en
France, du 9 septembre au 2 octobre, où il se fatigue ; l'adénite
à partir du 15 septembre, se remet à grossir ; rougeur et fluctuation vers le 22. Opération le 3 octobre. Evacuation de pus menaçant de perforer les téguments ; extirpation d'un ganglion infiltré, du poids de 10 grammes, avec points purulents à la coupe,
facilement énucléable, et de masses ramollies ; thermocautérisation, pansement, sans réunion, au Naphtol camphré, lymphorrhée
abondante jusqu'au 10 octobre ; fausses membranes d'aspect lardacé sur la plaie jusqu'au 20 octobre. Sortie par guérison le
15 novembre ; frottis négatifs.

OBS. XXV. — R..., brigadier, 6ᵉ compagnie de remonte, 3 ans

6 mois de service en Algérie; individu particulièrement vigoureux. En 1901, balanite chancrelleuse et phimosis opérés le 14 septembre, par la circoncision de fortune au thermocautère, avec excision d'une couronne de chancres siégeant à l'extrémité du prépuce, sans adénite; blennorrhagie apparue le 28 septembre 1902 et chancres mous le 3 octobre. Dès le 1ᵉʳ octobre, adénite inguinale gauche supéro-interne, gênante, puis devenant douloureuse et fébrile. Entré le 11, opération le 16, évacuation de pus (une à deux cuillerées à café) intra-ganglionnaires; extirpation de masses ganglionnaires assez délimitées, du poids de 40 grammes, comprenant trois ganglions; curettage, theremocautérisation, attouchement au Naphtol camphré, bourrage à la gaze iodoformée sans réunion. Le 17 décembre, alors que le malade se levait déjà, une adénite inguinale supéro-interne droite, qui s'est développée sournoisement, laisse percevoir de la fluctuation, sans rougeur de la peau, avec masses sous-jacentes; opération le 18; évacuation d'une cuillerée à bouche de pus, louche; extraction d'un ganglion de 12 grammes, avec foyers pseudo-caséeux intérieurs; thermocautérisation, sans réunion. Sort avec des plaies à peu près entièrement cicatrisées, le 27 janvier; frottis négatifs.

Obs. XXVI. — E..., civil, Algérien, 19 ans, légèrement impaludé, entré le 13 octobre. Le 1ᵉʳ septembre, chancres mous, ayant nécessité un premier séjour de 9 jours à l'hôpital, où on constate déjà l'existence d'une adénite inguinale bilatérale. Le 1ᵉʳ octobre, après un travail pénible, cette adénite augmente de volume; le 13 octobre, on sent à droite une tuméfaction peu douloureuse, non inflammatoire, une plus aiguë, avec rougeur de la peau à gauche. Opération le 15 octobre, évacuation de pus chancrelleux et extirpation de masses ganglionnaires (2 ou 3 glandes), peu reconnaissables, du poids de 10 grammes; pansement au Nauhtol camphré, sans réunion. A la coupe des ganglions, foyers gros comme des grains de chênevis, en voie de ramollissement; la plaie ne guérit pas; la première intervention, hâtive, sans anesthésie, avait été incomplète; à la deuxième, le 24 octobre, extirpation de 15 grammes de masses ganglionnaires, attouchement au Naphtol camphré, sans réunion. Sortie, par guérison, le 7 décembre; frottis négatifs. L'autre adénite n'a pas progressé; le malade sort, sans qu'on l'opère.

Obs. XXVII. — Ch..., 6ᵉ compagnie de remonte; 4 ans de service en Algérie; tempérament lymphatique. Déjà opéré en 1901, d'adénite inguinale supéro-interne droite, apparue sans cause, avec extirpation de 85 grammes de ganglions, présentant à la coupe des foyers centraux d'apparence caséeuse et suivie de réunion *per primam;* chancres mous le 1ᵉʳ octobre; 1 et 16 octobre, adénite inguinale gauche, entraînant l'hospitalisation le 20 octobre; à cette date, elle a les dimensions d'une noix, est douloureuse à la marche et à la pression; les téguments sont indemnes; pas de fluctuation, tumeur mobile. Opération le 24 octobre; la suppuration s'est déclarée rapidement; évacuation de pus; extraction de masses de 30 grammes; la peau est infiltrée. Thermocautérisation; attouchement au Naphtol camphré, sans réunion; guérison le 21 décembre; frottis négatifs.

Obs. XXIX. — L..., brigadier au 1ᵉʳ chasseurs d'Afrique, 3 ans de service en Algérie; entré le 15 octobre; en 1900, chancre syphilitique; chancre mou apparu le 1ᵉʳ octobre 1902; le 5 octobre, adénite inguinale gauche, amenant l'entrée à l'infirmerie où il a de la fièvre, le soir, à plusieurs reprises (38°-39°2). A cause de l'apparence d'inflammation banale, opération incomplète, sans anesthésie, le 15 octobre. Evacuation d'une bonne cuillerée à bouche de pus ; on perçoit les masses ganglionnaires sans les extirper. Pansement au Naphtol camphré, sans réunion; le 23 octobre, la plaie a mauvais aspect, du pus sort de sa profondeur; on sent les masses ganglionnaires; deuxième intervention, complète le 7 novembre, sous anesthésie. Extirpation d'une masse de 35 grammes, très adhérente (on avait fait de la révulsion à l'infirmerie) et présentant à la coupe, des points d'apparence caséeuse. Thermocautérisation, attouchement au Naphtol camphré, sans réunion. Sortie par guérison le 23 décembre; frottis négatifs.

Obs. XXX. — G..., maréchal des logis au 1ᵉʳ chasseurs d'Afrique, 5 ans de service en Afrique, dont 8 mois dans l'Extrême-Sud. Entré le 18 octobre; homme très vigoureux, sans suspicion de bacillose.

Chancres simples, il y a 2 ans, à Laghouat, sans adénite; le 20 septembre, apparition dans le sillon préputial de deux chancres simples, continue son service, malgré l'apparition, le 28 septembre, d'une adénite inguinale gauche supéro-interne, de la grosseur d'une amande, demeurée indolore et stationnaire, jusqu'au 15 octobre, date à partir de laquelle elle augmente rapidement, et cause de la gêne. A l'entrée, elle a les dimensions d'une petite mandarine, n'est pas douloureuse à la palpation, et assez bien limitée, sans péri-adénite très appréciable; néanmoins, elle continue à grossir. Amincissement de la peau à son sommet, sensation de fluctuation superficielle. A ce niveau, l'ouverture spontanée semble imminente, mais sans rougeur ni chaleur de la région. Intervention le 22; l'incision n'amène aucune goutte de pus, on découvre seulement deux ou trois masses ganglionnaires, du poids total de 15 grammes, dont la partie culminante, vers la peau infiltrée, était en imminence de ramollissement. Malgré l'absence d'anesthésie, on parvient à extirper ces ganglions présentant à la coupe quelques îlots semi-purulents, punctiformes. Curettage, bourrage de la cavité de gaze imprégnée de Naphtol camphré, sans réunion. Guérison sans incidents, le 4 décembre ; frottis négatifs.

Obs. XXXI. — B..., maréchal des logis au 1ᵉʳ chasseurs d'Afrique, 5 ans de service en Algérie. Entré le 19 octobre, blennorrhagie en décembre 1901 bien guérie; le 4 octobre 1902, chancre simple; le 7, adénite inguinale droite; continue cependant son service. Opération le 31. Evacuation de pus, extirpation de masses du poids de 15 grammes; curettage, thermocautérisation ; attouchement au Naphtol camphré. Le 10 décembre, plaie atone, aux bords irréguliers, décollés; thermocautérisation de la plaie, pansement au Naphtol camphré. Le 21, nouvelle thermocautérisation de la partie interne de la plaie qui semble s'étendre de ce côté, le reste est touché à la teinture d'iode. Les fongosités ne font, néanmoins, que s'étendre encore. Sous anesthésie, deuxième intervention le 10 janvier 1903. Curettage rigoureux ; découverte à l'angle interne de deux trajets s'enfonçant jusqu'au périnée, où l'on pratique une contre-ouverture ; thermocautérisation, pansement au Naphtol camphré ; la plaie ainsi obtenue, large en son milieu de trois travers de doigt, s'étend de trois travers de doigt de l'épine I. A. S., jusqu'à la partie tout à fait interne du pli inguinal (au commencement du périnée) ; le 23 janvier, bon aspect de la plaie ; le 15 février, la cicatrice est plane, linéaire, cachée dans le sillon inguinal, où elle se voit à peine, elle ne gêne pas l'exercice de l'équitation ; frottis négatifs.

OBS. XXXII. — J..., civil, Algérien, 19 ans, journalier ; pas de maladies vénériennes ; entré le 21 octobre. Depuis le 1er, végétations, balanite, verge dans un état de malpropreté indicible. Le 6 octobre, adénite inguinale supéro-interne droite, douloureuse le soir, progressant ; à son entrée, tuméfaction énorme, paraissant surtout développée au-dessus du pli inguinal, peau amincie et rouge en deux régions, œdématiée, infiltrée, tumeur fluctuante dans son ensemble, mais dont la base paraît dure ,limitée, représentée par de volumieux ganglions. Opération le 24 octobre, longue incision presque verticale, évacuation de pus, extirpation de masses du poids de 80 grammes, bien arrondies, avec foyers d'apparence caséeuse ; de larges décollements existent, de la profondeur du triangle jusqu'à la paroi abdominale, dont l'aponévrose superficielle est infiltrée, ainsi que la partie superficielle du cordon lui-même ; thermocautérisation prudente, attouchement au Naphtol camphré, sans réunion. Guérison le 3 décembre, cicatrice presque linéaire.

OBS. XXXV. — T..., 1er chasseurs d'Afrique, Algérien, entré le 4 novembre. Individu de type vénitien. Blennorrhagie il y a 8 mois ; légère blennorrhagie actuelle ; le 26 octobre, adénite inguinale droite, supéro-interne, opérée le 6 novembre. Extirpation d'une masse friable d'apparence caséeuse, pesant 40 grammes, déjà suppurée ; attouchement au Naphtol camphré, sans réunion. Accès paludéens. Sorti par guérison le 15 février 1903 ; frottis négatifs.

OBS. XLI. — V..., 1er chasseurs d'Afrique, 2 ans 2 mois de service en Algérie ; blennorrhagie le 25 octobre. Le 20 novembre, adénite inguinale gauche, grosse comme une amande, simplement gênante ; elle progresse à l'infirmerie ; entré le 30 novembre, à cette date, tuméur comme un œuf de pigeon, peau un peu rouge et épaissie, non adhérente, sans fluctuation. Opération le 4 décembre. Extirpation de masses du poids de 40 grammes, complètement ramollies ; curettage, attouchement au Naphtol camphré, sans réunion. Submatité ; expiration un peu prolongée, frottements au sommet droit en arrière. Signes indéniables de bacillose, qui le feront réformer n° 2 le 8 février. Plaie cicatrisée le 23 février. Frottis négatifs. Inoculation négative.

Obs. XLII. — B..., civil, Algérien, 24 ans, entré le 11 décembre. Il y a 26 mois, bubon inguinal gauche, chancrelleux, suppuré, du même côté que la lésion actuelle; blennorrhagie il y a 5 ans; une seconde il y a un an, donnant actuellement une goutte matutinale. Tuberculose des sommets. Le 1er octobre, adénite inguinale gauche, supéro-interne, simplement gênante à son entrée; tumeur grosse comme un œuf de poule, fluctuante superficiellement, dont la base est constituée par une masse assez mobile et délimitée; en même temps, fièvre et rhumatisme de Poncet, prédominant aux genoux. Opération le 20 décembre, issue d'une cuillerée à bouche de pus bien lié; extirpation d'un gros ganglion ovoïde, du poids de 70 grammes, assez faiblement énucléé, en voie de fonte purulente générale par confluence des foyers multiples; curettage, thermocautérisation, attouchement au Naphtol camphré, sans réunion ; abondante lymphorrhagie. Guérison le 10 février; la tuberculose pulmonaire s'accentue. Mort en août 1903; frottis négatifs.

Un cobaye inoculé avec du pus intra-ganglionnaire au niveau de la cuisse ne présente aucune réaction locale ni générale.

Obs. XLIV. — P..., civil, Algérien, 26 ans, colon, entré le 13 janvier; chancre syphilitique au commencement de décembre; en janvier, adénite inguinale gauche; à l'entrée, la tuméfaction de la grosseur d'une noix, non inflammatoire, mobile, devient, vers le 20 janvier, légèrement rouge et d'apparence fluctuante ; opération le 20 janvier. Extirpation laborieuse d'un ganglion de 20 grammes, sans pus, présentant en son centre un début de ramollissement, et adhérent à la peau par son sommet. Le chancre concomitant est encore, à cette époque, très infecté et large. Suture complète avec drainage, qui ne réussit qu'à moitié. Guérison le 22 février. Inoculation sous-cutanée au cobaye, négative; frottis négatifs.

Obs. XLV. — F..., brigadier au 1er chasseurs d'Afrique, un an de service en Algérie. Blennorrhagie en 1893. Le 17 janvier, chancre simple (avec légère blennorrhée). Entré le 23 janvier, avec une adénite inguinale gauche, d'aspect très inflammatoire, fluctuante profondément, une simple incision semble seulement nécessaire, d'où opération incomplète, sans anesthésie ; le 23 janvier, extirpation, après issue de pus, d'un ganglion de 12 grammes; thermocautérisation légère; pansement au Naphtol camphré, sans réunion; la plaie ne guérit pas: bourgeonnement grisâtre, décollement à la partie interne. Le 21 février, opération complète sous le chloroforme; curettage énergique, extraction d'un petit ganglion; thermocautérisation, sans réunion; la plaie guérit, mais lentement encore, malade anémié; guérison complète dans les derniers jours d'avril ; frottis négatifs. Inoculation sous-cutanée au cobaye, du liquide d'expression du ganglion, demeurée négative.

Obs. XLVI. — D..., civil, 43 ans, vient depuis 5 ans passer l'hiver en Algérie pour y tailler la vigne; paludisme ancien ; entré le 16 février. Le 20 janvier, sans antécédents contemporains, adénite inguinale droite, avec fièvre vespérale. Deux blennorrhagies complètement guéries, remontant à 1883 et 1901. Invasion bacillaire des sommets à son début. Incision le 23 février, d'une grosse tuméfaction non fluctuante, extirpation de 115 grammes de masses avec points d'apparence caséeuse à la coupe et foyers purulents centraux, adhérant fortement aux vaisseaux. Attouchement au chlorure de zinc, réunion avec drainage, sans succès. Sortie par guérison le 25 avril; frottis négatifs. Inoculation sous-cutanée de produits ganglionnaires chez un cobaye, demeurée négative.

Obs. XLIX. — B..., au 1er chasseurs d'Afrique, 16 mois de service en Algérie; chancre syphilitique le 25 janvier; adénite inguinale droite le 5 février, d'aspect simplement inflammatoire. Entré le 21 février, opération le 26, évacuation de pus; curettage de débris ganglionnaires abondants, thermocautérisation; attouchement au Naphtol camphré, sans réunion. *Lymphorrhée abondante.* Guérison 1er juin; frottis négatifs. Inoculation sous-cutanée chez le cobaye, négative.

Obs. L. — T..., civil, 45 ans, vient passer les hivers en Algérie depuis 10 ans, pour y tailler la vigne. Blennorrhagie et chancres simples il y a 5 ans, guéris. Le 8 février, sans cause vénérienne, adénite inguinale supéro-interne gauche, qui ne l'empêche pas de continuer son travail; entré le 23 février. La peau est un peu infiltrée, la fluctuation obtuse, les téguments de coloration normale, la masse ganglionnaire est perçue à la palpation. Opération le 2 mars, évacuation de pus; extirpation de masses du poids de 50 grammes, avec foyers d'apparence caséeuse à la coupe. Thermocautérisation, attouchement au Naphtol camphré, sans réunion. Guérison le 25 avril; frottis négatifs. Inoculation sous-cutanée au cobaye, négative.

Obs. LI. — B..., sergent français de tirailleurs algériens, 4 ans de service en Algérie, tuberculose pulmonaire au début; blennorrhagie en 1899, guérie; sans cause, adénite inguinale gauche, le 2 mars. Entré le 5 mai; tumeur de la grosseur d'une noix, sans péri-adénite, bien limitée, roulant sous la peau, non infiltrée ni amincie. Opération le 7 mai. Extirpation d'un ganglion unique de 20 grammes, accompagné de petits satellites présentant en son centre quelques foyers de consistance colloïde, en voie de purulence; réunion complète avec drainage aux crins de Florence; après guérison, existence durant quelques jours d'un épaississement indolore, profond, mais limité, du triangle de Scarpa, immédiatement au-dessous de la cicatrice, qui ferait croire à de nouveaux ganglions et dû, probablement, à des varices lymphatiques par obstruction cicatricielle momentanée; frottis négatifs. Inoculations intra-péritonéale et sous-cutanée au cobaye négatives.

Obs. LIII. — L..., 26 ans, Européen, instituteur en Algérie depuis 5 ans, dont 3 à Gardaïa; blennorrhagie en 1898, guérie; sans cause, le 25 février, adénite inguinale droite supéro-interne de la grosseur d'une noisette, survenant à la suite de marches et de fatigues. Application de pommade mercurielle; régression apparente, puis, le 16 mars, augmentation rapide de la tumeur qui, à l'entrée, le 25 mars, est grosse comme deux noix, mobile dans la profondeur, mais adhérente à la peau, légèrement rosée et œdématiée. Opération le 26 mars, extirpation, sans issue de pus, de masses ganglionnaires du poids de 32 grammes, avec points semi-purulents, surtout à la surface, près de la peau amincie, à laquelle elles adhèrent. Attouchement au naphtol, au chlorure de zinc, réunion très partielle qui ne tient pas; lymphorrhagie très persistante, bourgeons peu vivaces, élimination indéfinie de fausses membranes purulentes adhérentes au fond de la plaie. Guérison complète le 21 juin; frottis négatifs; inoculation intra-péritonéale au cobaye, négative.

Obs. LIV. — B..., tirailleur indigène, entré le 7 avril. Chancre simple, avec adénite double suppurée, incisée il y a 8 ans; le 1er avril, chancre induré, bientôt suivi d'adénite inguinale droite, divisible en deux parties distinctes l'une de l'autre, inguinale et crurale. Opération le 24 avril; une double incision est pratiquée. Extirpation de masses ganglionnaires assez bien délimitées du poids total de 125 grammes, présentant à la coupe de nombreux points d'apparence caséeuse, d'un volume variant de celui d'un grain de mil à celui d'un pois, intimement accolées à la saphène interne. Réunion complète pour la plaie crurale, sans drainage, qui réussit, réunion complète pour l'inguinale, avec drainage aux crins de Florence, qui ne tient pas. Guérison le 10 juin ; frottis négatifs, inoculation au cobaye intra-péritonéale et sous-cutanée, négatives.

Obs. LV. — O..., maréchal des logis au 1er chasseurs d'Afrique, un an de service en Algérie; type vénitien accusé. Blennorrhagie le 15 mars, blennorrhée chronique le 5 avril, adénite inguinale droite avec un peu de fièvre vespérale; aux poumons, signes de germination bacillaire au début. Entré à l'hôpital le 24 avril, le 25, opération, évacuation de pus, extirpation de masses ganglionnaires du poids de 50 grammes, intimement accollées à la veine saphène interne, et très vascularisées, constituées par trois ganglions réunis par de la péri-adénite, avec des points ramollis à la coupe. Guérison le 2 juillet après curettage; attouchement au chlorure de zinc, thermocautérisation, sans réunion ; frottis négatifs, inoculations intra-péritonéale et sous-cutanée au cobaye négatives.

Obs. LVI. — T..., tirailleur français, 3 ans de service en Algérie. Enfance maladive. Blennorrhagies à 16 ans et à 18 ans ; poumons sains, malgré un aspect très débile. Sans cause génitale apparente, le 26 mars, adénite inguinale supéro-interne droite; gênante, entraînant l'entrée à l'infirmerie, où l'on applique teinture d'iode et pommade mercurielle ; incision pratiquée à l'infirmerie le 21 avril, donnant issue à du pus. Entré à l'hôpital le 2 mai, on l'opère le 4 mai. Extirpation de ganglions avec péri-adénite mais bien délimités néanmoins (quatre masses, dont deux grosses), avec nombreux foyers pseudo-caséeux et purulents à la coupe, du poids de 50 grammes, la plaie suit son cours normal, le malade se lève dans la deuxième quinzaine de juin, mais présente alors de l'œdème accusé sur tout le membre inférieur droit, surtout après la marche ; plaie cicatrisée le 24 juillet.

l'œdème, dur, persiste, s'étend même un peu au-dessus de l'arcade crurale; la cicatrice, très irrégulière, est bordée de bourrelets de peau saillants; l'œdème diminue peu à peu à partir du mois d'août, la cuisse droite mesure encore, le 1er août, 7 cm. de plus de circonférence que la gauche. Sortie le 11 août ; frottis négatifs; inoculations intra-péritonéale et sous-cutanée, à un cobaye, négatives.

Obs. LVII. — Ch..., 1er tirailleurs, militaire indigène, 28 ans, vigoureux, sans tare pulmonaire ni paludisme. Aucun antécédent, aucune affection vénérienne, adénite droite apparue fin mars 1903. Continue son service. Entré à l'infirmerie le 3 avril, où l'on incise l'adénite; il n'est sorti, dit le malade, que du sang. Guérison non obtenue; on pratique plusieurs thermocautérisations, qui ne font faire aucun progrès à la réparation ; évacuation sur l'hôpital le 6 mai. Rien du côté des ganglions iliaques. Il existe une fistule large et suintante, sous la dépendance d'une adénite inguinale droite suppurée, d'apparence strumeuse ; l'intervention pratiquée à l'infirmerie a été incomplète, car on perçoit nettement des masses ganglionnaires qui entretiennent la fistule. Il s'agit toujours des ganglions du groupe inguinal supéro-interne. Opération, sous chloroforme, le 9 mai 1903. Incision. Extirpation de masses du poids de 50 grammes, non caséeuses, à proprement parler, mais présentant, à la coupe, des points folliculeux semi-purulents; thermocautérisation, bourrage de la cavité opératoire à la gaze iodoformée; frottis négatifs. Inoculations intra-péritonéale et sous-cutanée au cobaye. L'animal meurt le 16 juin au soir. On ne trouve à l'autopsie aucune trace de péritonite tuberculeuse; il semble qu'il y ait, peut-être, un certain degré de péritonite banale ; un peu de sérosité citrine dans la cavité péritonéale, quelques adhérences de l'intestin au lobe gauche du foie, amas fibrineux entre les anses. Le cobaye n'avait présenté aucune réaction inflammatoire au point de l'inoculation sous-cutanée.

Guérison complète, sans incidents, avec excellente cicatrice, obtenue le 2 juillet 1903. Reprise du service.

Obs. LVIII. — C..., 1er chasseurs d'Afrique, 4 ans de service en Algérie ; aucun antécédent vénérien. Entré le 10 mai, opération le 12 mai, d'une adénite inguinale gauche supéro-interne ; extirpation sans issue de pus, de masses ganglionnaires avec foyers peu nombreux en voie de purulence, du poids de 50 grammes, extirpation rendue particulièrement laborieuse, par suite des adhérences très résistantes avec les vaisseaux de la région et surtout l'artère et la veine fémorales, qui ont été mises complètement à nu sur une longueur de deux travers de doigt (on avait fait, avant l'entrée à l'hôpital, de la révulsion superficielle), essai de réunion complète avec drainage à la gaze; les deux ou trois points supérieurs ont seuls tenu, mais ont contribué à avancer la cicatrisation ; guérison complète le 22 juin; frottis négatifs. Inoculation intra-péritonéale à un cobaye, de suc intra-ganglionnaire le 13. Le cobaye meurt dans la nuit du 16 au 17, après avoir présenté une diarrhée abondante. Aucune trace de périto-

nite, mais, au niveau du cœcum, quelques très légères fausses
membranes, limitant en un point, un abcès gros comme un grain
de chênevis, accollé à la paroi intestinale et provoqué vraisemblablement par la piqûre; une inoculation sous-cutanée, faite à
un autre animal, est restée négative.

OBS. LXI. — C..., civil algérien, 28 ans, tuberculose pulmonaire au 1er degré; le 20 mai, chancre mou ; le 22 mai, adénite
inguinale bilatérale ; entré le 1er juin; peau infiltrée, mobilisation profonde possible. Opération le 5 juin. Evacuation de pus,
extirpation de ganglions, pesant au total, pour les deux côtés,
35 grammes, dont une partie est complètement ramollie; le reste
est dur, sans foyers purulents; on est obligé de lier la saphène
à gauche; plaie de droite guérie fin juillet; le 14 juillet, la plaie
de gauche a mauvais aspect, présente un décollement à la partie déclive; le 15 juillet, curettage et thermocautérisation de
cette plaie, sous chloroforme, guérie à la mi-août ; frottis négatifs; inoculations intra-péritonéales au cobaye, de produits intra-
ganglionnaires, chez un autre, de pus extra-ganglionnaire, négatives chez les deux.

OBS. LXII. — Ab..., infirmier militaire, 9 mois de service en
Algérie; habitus bacillaire sans signes pulmonaires, aucun antécédent personnel vénérien ; le 1er juillet, adénite inguinale
supéro-interne gauche, de la grosseur d'une amande, qui grossit
rapidement, en occasionnant une gêne graduelle; entré le 7 juillet; malgré le repos au lit, l'adénite se développe et affecte même
une évolution particulièrement rapide. Le 12, elle apparaît
comme monoganglionnaire, la peau n'est que très légèrement rosée, mais déjà infiltrée, un peu œdématiée, épaissie, quoique
mobile; le ganglion, de la grosseur d'une noix, est mobile sur
les plans profonds, mais son voisinage est le siège déjà d'un léger empâtement; il donne lieu à une sensation de fausse fluctuation, douleur un peu vive à la pression; opération le 13 juillet,
malgré l'infiltration péri-ganglionnaire on isole néanmoins assez facilement un ganglion unique, du poids de 30 grammes, présentant à la coupe, de très nombreux îlots ramollis, de la grosseur de grains de chênevis et confluents par endroits, pour
former de véritables cavernes suppurées, grosses comme des
haricots, protégées de l'extérieur, par une simple coque de 1 mm.
d'épaisseur, se rompant en beaucoup d'endroits, au cours des manœuvres d'extirpation ; les parties intermédiaires du ganglion
demeurent dures, d'aspect strumeux, offrant par places des traînées sanguines, vaisseaux de néoformation gorgés de sang ou petits infarctus hémorrhagiques. Lavage copieux de la poche. Perception nette des battements de la fémorale à son angle supéro-
externe, dont on n'est séparé que par le fascia; hémostase soigneuse. Essai de réunion complète avec drainage par une mèche
de gaze, non suivi de succès. La cicatrisation, cependant avancée,
est complète le 24 août; frottis négatifs; inoculation intra-péritonéale du liquide obtenu par la trituration des ganglions, à un
cobaye qui meurt dans la nuit du 14 au 15 juillet, de septicémie.

Obs. LXV. — E..., tirailleur indigène. N'accuse aucun antécédent vénérien ou autre ; en janvier, adénite inguinale supéro-interne gauche, s'ouvrant spontanément 5 mois après et
donnant lieu à une fistule. Le 21 août, débridement de la fistule et
extirpation de masses ganglionnaires du poids de 15 grammes,
d'aspect strumeux, avec de rares foyers purulents au niveau de
leur surface; curettage, thermocautérisation sans réunion. Guérison le 8 octobre. Inoculation intra-péritonéale au cobaye absolument négative; frottis négatifs. Réformé le 11 novembre,
n° 2 pour tuberculose pulmonaire.

Obs. LXVI. — W..., maréchal des logis au 1ᵉʳ chasseurs d'Afrique, Algérien. Au commencement d'août, chancre induré qu'il
soigne lui-même; à une manœuvre, le 29 août, le cavalier roule
sous son cheval; peu après, il perçoit dans l'aine gauche une
grosseur du volume d'une petite amande, et trois jours après,
une autre à l'aîne du côté opposé; entré le 5 septembre. A cette
date, les tumeurs inguinales paraissent monoganglionnaires, en
voie de fluctuation douloureuses à la palpation, sans péri-adénite; peau normale ou à peine rosée. Opération le 7 septembre;
après l'incision de téguments très légèrement infiltrés, extraction de masses ganglionnaires plus diffuses qu'on ne l'aurait cru,
dont la plus grande partie est entièrement ramollie, sans cependant avoir provoqué de péri-adénite notable, de gros ganglions
à moitié fondus, mélangés à de petits, de la grosseur de pois ou
de petites amandes, simplement hypertrophiés, du poids total,
pour les deux côtés, de 45 grammes; thermocautérisation, lavage sans réunion. Inoculations sous-cutanée et intra-péritonéale au cobaye, sans résultats; frottis négatifs. Le malade se
lève le 10 octobre. Guérison le 26 octobre.

Obs. LXVII. — G..., tirailleur français, 14 mois de service en
Algérie; blennorrhagie en juillet 1903, guérie en 35 jours. Adénite inguinale bilatérale supéro-interne apparue le 10 janvier,
progressant peu à peu. Entré le 19 janvier 1904, opération le 20.
La masse est plus volumineuse à gauche, évacuation de pus sous-
cutané, extirpation de masses ganglionnaires du poids de
90 grammes, pour les deux côtés, avec foyers semi-purulents à la
coupe. Thermocautérisation sans réunion. Les deux cordons sont
visibles sous la paroi abdominale un peu amincie. Guérison dans
les délais normaux. Frottis négatifs. Inoculation intra-péritonéale au cobaye, négative.

Obs. LXVIII. — Ch..., douanier, 41 ans, vigoureux, pas de lésions vénériennes depuis 12 ans. Apparition le 10 mai 1904, et
sans cause apparente, d'une adénite inguinale droite supéro-interne, qui progresse lentement, le malade continuant son service. Au bout de 15 jours, le malade est obligé de s'aliter, un médecin de la ville, appelé, fait une incision qui donne issue à une
certaine quantité de pus. Pas d'amélioration, la suppuration
persiste; les bords de la plaie sont violacés, décollés, le fond de
l'incision fongueux. Le malade est envoyé à l'hôpital avec le
diagnostic (adénite tuberculeuse). L'examen à l'entrée, montre
que les ganglions supéro-internes et moyens, sont pris, les gan-

glions sus-inguinaux et le ganglion repère également, et qu'il existe de la péri-adénite. Les deux tumeurs sont séparées par le sillon inguinal. La palpation profonde de la fosse iliaque permet de sentir les ganglions iliaques volumineux et douloureux. Anesthésie. Extirpation après une large incision de tous les ganglions inguinaux et sus-inguinaux, friables, suppurés. On met à nu tout le triangle de Scarpa et les masses musculaires qui le limitent. La saphène interne englobée à son origine dans les masses péri-adénitiques est sectionnée entre deux ligatures. En enlevant les masses ganglionnaires, on s'aperçoit qu'elles tiennent à l'artère fémorale par de petits vaisseaux (vaisseaux courts de Lejars), qu'on lie soigneusement. L'artère et la veine fémorale sont mises à nu et leurs battements sont visibles au fond de la plaie. Le canal inguinal est visible sous l'aponévrose du grand oblique dénudé. On ne touche pas aux ganglions iliaques. Détersion de la plaie, lavage, bourrage de la cavité avec de la gaze blanche. Suppuration et lymphorrhagie abondantes. La guérison s'opère lentement mais régulièrement et 70 jours après l'intervention, le malade sort guéri et reprend son service. Les ganglions iliaques ont regressé peu à peu et ne sont plus perceptibles au moment de la sortie du malade. Frottis : cocci prenant le gram. Ensemencement : streptocoque pyogène et bacillus fluorescens putridus. L'inoculation sous-cutanée au cobaye de fragments ganglionnaires produit un petit chancre abdominal au point d'inoculation ; guérison rapide de l'animal sans qu'il présente de réaction ganglionnaire très apparente. Il est sacrifié 5 semaines après et l'autopsie est négative. Examen histologique négatif au point de vue tuberculose.

Obs. LXIX. — D..., 1er zouaves, 2 ans de service; chancre simple du prépuce récent et à peu près cicatrisé au moment de l'entrée du malade à l'hôpital, le 12 juin; 15 jours après, apparition d'une adénite inguinale droite supéro-interne, le chancre est à ce moment, cicatrisé. L'adénite grossit et devient du volume d'un œuf de poule, mais le ganglion n'est adhérent ni aux téguments qui sont absolument intacts, ni aux tissus profonds. Opération le 11 juillet (un mois après l'entrée). Extirpation de ce ganglion sous le chloroforme, très facile, en raison de l'absence de glion sous le chloroforme, très faible, en raison de l'absence de péri-adénite. L'opération se fait aseptiquement, mais, en raison du volume de la masse ganglionnaire enlevée, on ne tente pas de réunéon *per primam*. Bourrage de la cavité qui guérit rapidement en 35 jours. Le ganglion enlevé, du volume d'un œuf de poule, est violacé, surface hérissée de granulations. A la coupe, on trouve une poche centrale, du volume d'une petite noix, pleine de pus verdâtre, d'odeur putride. Un frottis et un ensemencement de ce pus donnent du bacillus fluorescens putridus en culture pure. L'inoculation sous-cutanée au cobaye donne un tout petit abcès au point d'inoculation, rapidement guéri.

Obs. LXX. — A..., gendarme, 33 ans, vigoureux, un peu éthylique, adénite inguinale, droite, supéro-interne apparaissant à la suite d'un chancre simple de la verge. L'adénite grossit rapidement; les ganglions voisins se prennent, et lorsque le malade entre à l'hôpital le 23 février 1904, 20 jours après le début de l'adénite, on trouve un large plastron d'adénite et de péri-adénite occupant toute la partie supérieure du triangle de Scarpa. Extirpation de toutes ces masses ganglionnaires ramollies et suppurées, sous le chloroforme ; la saphène interne est sectionnée entre deux ligatures. La plaie reste atone et on voit bourgeonner dans le fond une masse grisâtre de mauvais aspect, qui n'est autre qu'un ganglion passé inaperçu lors de la première intervention, en raison de son petit volume, devenu volumineux depuis, et que l'on enlève avec le doigt. Il se forme alors des fusées purulentes superficielles et profondes dans le fond du triangle de Scarpa, où le ganglion de Cloquet atteint par l'infection et ramolli, continue à entretenir une suppuration interminable ; une sonde canulée pénètre profondément dans le bassin au-dessous du péritoine et s'enfonce de 5 centimètres environ. La palpation montre que les ganglions iliaques sont volumineux et immobiles. Fusées superficielles à la pointe du triangle de Scarpa, vers le périnée, nécessitant des contre-ouvertures et des drainages. Les ganglions sus-inguinaux se prennent à leur tour, fusées purulentes sous la paroi abdominale antérieure, drainage par une contre-ouverture abdominale superficielle, presque médiane. Le pus est verdâtre, avec odeur putride. La température du malade monte tous les soirs vers 38°5 et 39°, délire vespéral et nocturne. Puis, apparition de cauchemars avec zoopsie, d'idées de persécution et de suicide. Le malade demande à mourir pour être débarrassé des gens et des animaux qui le poursuivent. Echappant un moment à la surveillance constante dont il est l'objet, et ayant trouvé une moitié de couteau, le malade se blesse au niveau de la partie externe de sa plaie opératoire. Plaie volontaire insignifiante. Peu à peu, cependant, l'état de la plaie s'améliore, les troubles psychiques disparaissent et, après 8 mois de séjour à l'hôpital, le malade sort guéri, les ganglions iliaques ont rétrocédé presque complètement. Nous le revoyons après trois mois de convalescence, dans un état parfait au point de vue de la lésion inguinale. Les troubles psychiques n'ont pas reparu.

Examen microscopique : streptocoque pyogène et bacille fluorescent (variété putridus).

SITUATION DES MAMELONS CHEZ L'HOMME ET VALEUR DE LA LIGNE MAMELONNAIRE GAUCHE POUR LA MENSURATION DE LA MATITÉ TRANSVERSALE DU COEUR.

Par le Dr N. Tchigaeff

Professeur agrégé à l'Académie Impériale médico-militaire de Saint-Pétersbourg.

Malgré tous les perfectionnements, la mesure de la matité cardiaque présente encore beaucoup de difficultés. C'est pourquoi de temps à autre de nouvelles recherches paraissent sur ce sujet. La plupart des cliniciens modernes indiquent nettement que pour délimiter le coeur il ne suffit pas de se conduire par quelques lignes (1). Il faut particulièrement faire attention à la ligne mamelonnaire gauche. Il peut arriver qu'on soit induit en erreur par la situation variable de cette ligne en rapport avec les dimensions des deux moitiés thoraciques.

La situation des deux mamelons chez l'homme est souvent asymétrique. Le plus souvent le mamelon gauche est plus près de la ligne médiane, et plus élevé que le droit.

Pour contrôler mes observations, j'ai mesuré la matité cardiaque absolue et la distance des mamelons à la ligne médiane chez 235 soldats, puis la matité relative et la situation des mamelons chez 100 soldats de différents corps d'armée. Tous mes sujets sont dans des conditions plus ou moins identiques puisque tous sont dans le service actif de l'armée. La plupart sont âgés de 21 à 26 ans; quelques-uns, à peine de 17, d'autres de 27, 29 et 48 ans.

Il y a quelques travaux sérieux, concernant la position des mamelons chez l'homme.

Le Pr Luschka (1) sur 60 cas a trouvé :

Dans 44 cas, les mamelons se trouvent dans le IVe espace intercostal ;

Dans 6 cas, les mamelons se trouvent au niveau de la 5e côte ;

Dans 8 cas, les mamelons se trouvent au niveau de la 4e côte ;

Dans 2 cas, les mamelons se trouvent dans le Ve espace intercostal.

Très souvent, les deux mamelons ne sont pas au même niveau.

La distance de la ligne médiane est de 12 cent. pour Luschka.

Sahli. *Manuel de séméiologie.*

(1) J. Mullers. Die Anatomie der männlichen Brusdrüsen. *Arch. f. Anat.* Jahrg. 1852, Berlin, p. 402.

M. Momberger (1) a trouvé sur 50 hommes :

32 fois les mamelons dans le IV° espace ;

10 fois les mamelons sur la 5° côte ;

6 fois les mamelons sur la 4° côte ;

2 fois les mamelons dans le V° espace.

Pour lui, la distance de la ligne médiane est de 10 cent.

Dans la moitié des cas elle est inégale des deux côtés.

Dans un cinquième des cas les mamelons ne sont pas au même niveau.

Le Pr Wenzel Gruber (2) a pris des mesures sur 110 sujets. D'après l'âge : 20 sujets entre 10—16 ans, 19 sujets entre 17—20 ans et 71 sujets entre 21—67 ans. Les jeunes gens étaient pris dans l'école d'infirmiers militaires. Les autres étaient des convalescents du grand hôpital clinique de Saint-Pétersbourg. Dans 95 cas, 5 mamelons étaient presque au même niveau et se trouvaient :

12 fois au niveau de la 4° côte ;

31 fois au niveau du IV° espace ;

43 fois au niveau de la 5° côte ;

9 fois au niveau du V° espace.

Dans 15 cas, les mamelons n'étaient pas à la même hauteur, mais sur les 6/7 des cas, ils étaient à la même hauteur.

La distance des mamelons de la ligne médiane était égale dans 34 cas et inégale dans 76 cas ; 34 fois, à droite, cette distance était plus grande de 5 mm. à 2,5 cent. ; 42 fois cette distance était plus grande à gauche, de 5 mm. à 2 cent. Le chiffre moyen de cette distance à la ligne médiane est de 10, 5 cent. Sur le cadavre, Gruber a trouvé d'autres résultats : dans la moitié des cas, 5 mamelons se trouvent au niveau de la 4° côte ; dans un quart des cas dans le IV° espace ; dans un sixième des cas, au niveau de la 5° côte et dans 1/12 des cas dans le III° espace. Le Pr Gruber fixe la conclusion que la disposition des mamelons sur les Allemands et les Russes est la suivante : chez l'Allemand, les mamelons se trouvent plus souvent dans le IV° espace et chez le Russe sur la 5° côte ; chez le Russe, ils sont le plus souvent à la même hauteur. La distance de la ligne médiane est de 10 cent. d'après Momberger et de 12 cent. d'après Luschka. Chez les Russes, entre 21 et 67 ans, la distance serait de 10 cent. 5.

Mes mesures (1) diffèrent quelque peu des précédentes.

(1) Unterzsuch. über die Brustwarze und die Warzenhof. *Dissert. Giessen*, 1860.

(2) **Ueber die Männlichen** Brustdrüse, etc. *Mémoires de l'Académie Impériale des Sciences de Saint-Pétersbourg*, VII série, tome X, 1866.

(3) J'ai toujours pris mes mesures le sujet étant dans la position debout, le thorax bien vertical, les bras tombants.

Chez la plupart des Russes entre 21 et 26 ans, les mamelons sont asymétriques. En effet, sur 100 hommes, j'ai trouvé :

Différence de hauteur :

Un centimètre : 20 cas ; 1 1/2, 2, 2 1/2 : 16 cas ; un demi-centimètre : 20 cas ; moins d'un demi-centimètre : 15 cas. Total des cas asymétriques : 7 cas. Dans 29 cas ils étaient à la même hauteur.

Le mamelon gauche est presque toujours plus élevé que le mamelon droit, de 2 m/m. à 2 ½ cent., (69 cas). Le droit a été plus haut que le gauche seulement 2 fois.

La distance de la ligne médiane a été mesurée chez 235 hommes ; 189 fois elle est asymétrique et 46, symétrique. J'ai obtenu des résultats *diamétralement opposés à ceux du P*ʳ *Gruber*, puisque la distance au mamelon droit était plus grande dans 171 cas (différence allant de 2 mm. à 1 ½ et 2 cent.). Seulement dans 18 cas la distance est plus grande à gauche. Le Pʳ Gruber affirme que le mamelon gauche est le plus éloigné de la ligne médiane, en cas d'asymétrie. Mais si la distance du mamelon droit est plus grande, alors son maximum d'éloignement de la ligne médiane dépasse le maximum possible d'éloignement du mamelon gauche. Or, dans mes mensurations, j'ai trouvé le maximum du mamelon gauche , 12 ½ cent., et le maximum du mamelon droit, 13 cent. Le minimum du mamelon droit, 8 cent., le minimum du mamelon gauche, de 7 ½ cent.

Sur 100 hommes, j'ai trouvé la situation des mamelons répartie de la manière suivante :

Sur la 4ᵉ côte.....................	3 cas
Sur le IVᵉ espace.................	31 cas
Sur la 5ᵉ côte.....................	52 cas
Sur le 5ᵉ espace..................	1 cas

Le mamelon droit sur la 5ᵉ côte et le gauche sur le Vᵉ espace, 9 cas ;

Le mamelon droit sur le Vᵉ espace et le gauche sur la 5ᵉ côte, 3 cas ;

Le mamelon droit sur le Vᵉ espace et le gauche sur la 4ᵉ côte, 1 cas.

Le dernier résultat est très voisin de celui obtenu par Gruber. Ainsi la situation la plus fréquente des mamelons d'après mes recherches est sur la 5ᵉ côte. Evidemment, ils peuvent se trouver plus près du bord supérieur ou du bord inférieur de la côte, ou sur sa partie moyenne : mais cela n'empêche qu'ils ne soient pas au même niveau. En effet, il peut y avoir une différence de niveau allant jusqu'à deux centimètres, quand par exemple, le mamelon droit est sur le bord inférieur de la 5° côte et le gauche sur son bord supérieur.

Quant à la distance entre les mamelons et la ligne médio-sternale, voici mes chiffres : du mamelon droit à la ligne médio-sternale, dans 235 cas, j'ai trouvé en moyenne 10, 9 cent. Du mamelon gauche à la ligne médiane j'ai trouvé 10, 4 cent., c'est-à-dire des chiffres très voisins de ceux qu'a obtenus le Pr Gruber. Seulement mes chiffres sont diamétralement contraires à ceux de Gruber pour qui la distance de gauche était plus grande que la distance de droite.

Basé sur les chiffres précédents, nous pouvons conclure que la distance qui sépare la ligne médiane du corps de la ligne mamelonnaire gauche est loin d'être constante. Elle peut osciller d'un minimum de 7 ½ cent., à un maximum de 12 ½ cent. L'oscillation est de 5 centimètres, ce qui fait une différence considérable pour juger de la grandeur des dimensions du cœur et des dimensions de son bord gauche.

Tout praticien finit par adopter son moyen pratique pour se rendre compte le plus exactement possible des dimensions du cœur. La détermination de la matité relative et absolue donne de bons résultats. Mais pour l'étudiant et le jeune médecin toute méthode qui pourrait leur faciliter cette recherche par un procédé mensurable et chiffrable mériterait l'attention et la propagation. Les traités classiques de séméiologie et surtout ces derniers enseignent toutes sortes de moyens ; mais par ma propre expérience, je me suis rendu compte que ces mesures sont pratiquées par très peu de médecins. Cependant des mesures précises seules peuvent nous rendre un compte exact des dimensions du cœur. Les mesures peuvent aussi induire en erreur, mais c'est rare. Il est vrai qu'il faut se rappeler que le cœur n'est pas une moyenne ; chaque individu a un cœur de dimensions déterminées en rapport avec sa taille, son poids et les dimensions thoraciques. Il faut tenir compte de ces considérations pour juger de la grandeur de l'organe. La connaissance des chiffres moyens de matité cardiaque, par la comparaison des chiffres trouvés — de matité relative ou absolue — avec la distance qui va du mamelon à la ligne médio-sternale, avec le poids et la taille du sujet, nous permet de nous rendre un compte précis des dimensions du cœur dans chaque cas particulier.

Désirant contrôler les anciens chiffres donnés par les auteurs, j'ai pris la matité cardiaque sur 235 soldats et la matité relative sur 100 soldats couchés à l'hôpital Nicolas (1).

---

(1) J'ai toujours pris les dimensions de la matité transversale au niveau de la 5° côte, endroit où elle est le plus large.

Les mensurations se faisaient dans les circonstances suivantes : prise du poids, de la taille, de la distance qui sépare la ligne médio-sternale des mamelons. La hauteur des mamelons. Par la percussion, je précisais la matité relative, que je mesurais au centimètre ; j'en faisais de même pour la matité absolue ; situation de la pointe et qualité des bruits du cœur. Sur 135 soldats, je n'ai pris que la matité absolue. Sur 100 autres, j'ai pris la matité relative et la matité absolue.

Par ces mesures, j'ai exclu tous les cas pathologiques, l'emphysème, par exemple, pouvant fausser les résultats de la percussion. Voici les résultats de ces mesures :

Dans 235 cas la matité absolue a été trouvée de :

5—5 ½ cent., sur 4 hommes, 1,70 0/0, 1 cas de bruits sourds ;
6—6 ½ sur 66 hommes, 28 0/0, 11 fois : bruits du cœur sourds ;
7 cent., chez 87 hommes, 37 0/0, 13 fois : bruits du cœur sourds ;
7 ½—7,8 chez 87 hommes, 37 0/0, 13 fois : bruits du cœur sourds et 8 souffle systolique à la pointe ;
8—8 1/2 chez 44 hommes, 18,7 0/0, 25 fois un ou deux souffles, dans 5 autres cas les bruits ne sont pas nets ;
9, 9 ½, 10 et 11 cent., chez 13 hommes, 5,5 0/0. Dans 10 cas des souffles, et dans 3 cas des bruits sourds de péricardite.

Donc, à partir de 7 ½ cent., nous trouvons des souffles dans 38 0/0 des cas, avec 8—8 ½ dans 57 0/0 des cas, avec 9, 9 ½, 10 et 11 dans 77 0/0 des cas. Il est vrai que l'absence de netteté, que la surdité des bruits, nous les rencontrons dans toutes les dimensions du cœur. Cela indique une faiblesse de contractions du myocarde correspondant à une faiblesse générale, ce qui peut se démontrer cliniquement, car la plupart de ces sujets sont faibles, anémiques et souvent tuberculeux. D'après mon expérience, les chiffres de 5 ½, 6, 6 ½ répondent à des sujets faibles, anémiques et tuberculeux.

Les dimensions de la matité relative ont été prises sur 100 sujets : chez 1 homme, matité relative : 9 cent. ; chez 13 hommes, matité relative : 10 et 10 ½ cent., avec peu de netteté des bruits seulement dans un cas, 7,70 0/0 ; chez 33 personnes, matité relative : 11 cent., dans 8 cas, bruits sourds, total 24,2 0/0 ; chez 10 hommes, matité relative : 11 ½ ; dans 4 cas des souffles, 40 0/0, et dans 1 cas des bruits sourds ; chez 33 personnes, matité relative : 12 et 12 ½ ; dans 16 cas, des souffles, dans 10 cas des bruits très sourds, dans 7 cas des bruits exagérés : 100 0/0 des bruits anormaux et 48, 4 0/0 des lésions cardiaques évidentes ; chez 10 hommes, matité relative : 13, 13 ½, 14 ½ et 15 ; souffles dans 7 cas. : 3 cas avec bruits sourds ; 100 0/0 de bruits anormaux et 70 0/0 de lésions cardiaques évidents.

Distance entre le bord gauche du cœur et le mamelon

Mesures prises chez 235 hommes. Il ressort que le bord gauche du cœur se trouve à 1 ½ cent. du mamelon chez 75 personnes (31,9 0/0), tandis que des lésions cardiaques ne furent constatées que sur 2 personnes (2,6 0/0), des bruits sourds chez 13 (17,4 0/0).

Sur 73 personnes, la distance a été de 1 cent. (31 0/0), il y avait cardiopathie sur 15 (20,5 0/0) et des bruits sourds chez 12 (34,3 0/0).

Sur 35 personnes, la distance a été d'un demi-cent. (14,8 0/0) ; 9 personnes étaient cardiaques (25,7 0/0) et douze avec bruits sourds (34,3 0/0) ; 24 personnes avaient de 2—2 ½ cent. (9,7 0/0), lésions cardiaques chez 2 (8,7 0/0) ; bruits sourds chez une (4,3 0/0) ; chez une personne, la distance a été de 3 cent., cœur normal ; chez 13 personnes, la limite gauche du cœur touchait la ligne mamelonnaire ; il y avait lésion cardiaque chez 8 personnes (61,5 0/0), et bruits sourds chez 5 (38,5 0/0) ; chez 3 personnes, le bord gauche du cœur dépasse la ligne mamelonnaire de 1 cent. ; cardiopathie nette chez une et bruits sourds chez les 2 autres avec un gros cœur ; chez 8 personnes, le bord gauche dépasse la ligne mamelonnaire d'un demi-cent. ; chez 4 personnes (50 0/0, il y a cardiopathie et chez 5 autres, 4 personnes des bruits sourds et un gros cœur (50 0/0) ; chez une personne, le bord gauche déborde de 2 cent., c'est un cardiaque (100 0/0) ; chez 3 personnes, le bord gauche déborde de 2 ½ cent. ; dans deux cas, il y a cardiopathie, et le 3e avec bruits anormaux présente une matité absolue de 6 ½ cent. ; c'est un anémique sans aucun trouble cardio-vasculaire.

On peut conclure que plus le bord gauche se rapproche de la ligne mamelonnaire et plus les cardiopathies sont fréquentes. Mais il y a des cas où la matité dépasse la ligne jusqu'à 2 cent. ½, avec un cœur tout à fait normal et réciproquement, il y a des cardiopathies vasculaires évidentes avec un bord gauche éloigné de la ligne mamelonnaire de 1 ½, 2 et 2 ½ cent.

Ces phénomènes dépendent de la distance de la ligne mamelonnaire gauche de la ligne médiane ; ainsi, dans le cas précédent, avec une matité absolue de 6 ½ cent., la distance du mamelon gauche de la ligne médio-sternale n'était que de 7 ½ cent. Mais chez les cardiaques, où le bord gauche du cœur dépassait la ligne mamelonnaire de 1 ½, 2 et 2 ½ cent., la distance du mamelon à la ligne médio-sternale est de 12, 11 ½ cent. Donc, la possibilité de se tromper sur la dimension du cœur est en rapport avec les dimensions de la moitié thoracique gauche et de la distance médio-sternale mamelonnaire.

Basé sur les chiffres précédents, je puis tirer les conclusions suivantes sur la valeur de la ligne mamelonnaire gauche dans les mesures de la matité cardiaque transversale.

1° Plus le bord gauche du cœur s'approche de la ligne mamelonnaire gauche, plus il y a de chances d'augmentation des dimensions cardiaques ;

2° Pour bien connaître les dimensions transversales de la matité cardiaque, il faut prendre au centimètre la matité absolue et la matité relative ;

3° Il y a des cas, pas très rares, où le bord gauche de la matité cardiaque est éloigné de la ligne mamelonnaire gauche de 1 ½, 2 et 2 ½ cent., malgré un élargissement certain de ces cœurs. Il y a aussi des cas où le bord gauche du cœur déborde en dehors de la ligne mamelonnaire gauche de ½, 2 ½ cent., malgré l'absence de toute lésion, sans aucune augmentation des dimensions cardiaques. Cela arrive sur des thorax rétrécis, les thorax rachitiques et particulièrement du côté gauche ;

4° Les dimensions normales de la matité absolue transversale sont le puls souvent de 6, 6 ½ et 7 cent. ; le chiffre de 7 ½ cent., dépasse la normale et s'il est plus élevé, il s'agit alors certainement d'une augmentation pathologique du cœur ;

5° La matité relative est de 10, 10 ½, 11 cent., sur les sujets normaux ; à partir de 11 ½, il peut y avoir doute sur les dimensions du cœur.

En 1901, le Dr Sabrazès a publié une courte communication sur la valeur sémiologique de la ligne ombilico-mamelonnaire (*Gazette hebdomadaire*, 6 octobre 1901, n° 40). D'après l'auteur, cette ligne s'allonge du côté de l'épanchement pleurétique. En cas de pneumothorax, cet allongement peut atteindre de 1 à 2 cent. En cas de pleurésie chronique, avec rétraction de la moitié thoracique, la ligne ombilico-mamelonnaire se raccourcit au contraire du côté malade.

Je n'ai pu observer un tel rapport entre les épanchements pleurétiques et la ligne ombilico-mamelonnaire. J'ai toujours noté que cette ligne est plus longue du côté du mamelon généralement le plus élevé, c'est-à-dire à gauche. Dans les cas de gros épanchement droit, la ligne ombilico-mamelonnaire gauche était quand même plus longue de 1 cent., si le mamelon gauche était plus haut placé de 1 cent. que le droit. J'ai pris ces mesures dans plus de 20 cas et je n'ai jamais pu observer un rapport quelconque entre les épanchements pleurétiques et la longueur de ligne ombilico-mamelonnaire. La longueur de cette ligne est en rapport avec la position réciproque des deux mamelons.

Analyses

PATHOLOGIE GÉNÉRALE ET EXPERIMENTALE

Recherches expérimentales sur l'action du bacille tétanique et de ses toxines introduits dans le tube digestif. — RABI-NOWITSCH (*Thèse de Berlin*, 1907).

Le suc gastrique ayant une teneur normale ou exagérée en Cl H détruit la virulence du bacille et de ses toxines, mais plus vite la virulence de celle-ci que celle du bacille. Cette action est due à l'HCl, elle est d'autant plus intense que la teneur en HCl est plus grande. L'acide chlorhydrique normal en solution à 10 0/0 détruit à 37° la virulence du bacille et de ses toxines, mais celles-ci sont plus vite annihilées que le bacille lui-même ; l'addition ou la présence de gélatine diminue ces effets. Le bacille ou ses toxines introduits par la bouche ne provoquent pas le tétanos, mais une cachexie que tue les animaux au bout d'un certain temps ; la toxine introduite par voie buccale peut produire des phénomènes cérébraux particuliers ou des contractures.

Il résulte de ces expériences que la présence de bacilles du tétanos et de leurs toxines dans le canal digestif est très dangereux et même parfois mortelle pour le sujet.

Signification pronostique et diagnostique des épanchements chyliformes. — BAROZZONI (*Gazzetta medica italiana*, 26 décembre 1907).

Les épanchements chyliformes (ascites et pleurésies) peuvent avoir les causes ordinaires des épanchements vulgaires : froid, traumatismes, fatigues, tuberculose, syphilis, néoplasmes, maladies du cœur, du foie, des reins, de la rate, du pancréas, affections parasitaires (filariose). Ces épanchements se reproduisent avec rapidité ; il est à noter qu'un épanchement limpide au début peut devenir lactescent dans la suite. La durée peut être très longue (15 ans dans un cas de Guéneau de Mussy) ; parfois la marche est très rapide. La ponction exploratrice seule permet le diagnostic.

Le pronostic est toujours plus grave que celui des épanchents ordinaires, à cause de l'abondance du liquide, de la perte notable de substances indispensables à l'organisme et surtout à cause de la gravité des causes donnant naissance à l'épanchement. Sur 13 cas, il n'y eut qu'une guérison.

Action de petites doses d'alcool sur la force de résistance de l'organisme animal ; considérations sur les descendants. — LAITINEN (*Zeitschrift [. Hyg. u. Infektionskrankh.*, Bd. 58) H. I., p. 139).

L'auteur relate les résultats d'expériences faites depuis trois ans sur 600 animaux ; chaque jour, il faisait ingérer à chaque animal 1 cent. cube seulement d'alcool par kilogramme. Par comparaison avec des animaux témoins, il arrive aux conclusions suivantes : la résistance normale des animaux (cobayes et lapins) contre les infections est diminuée lorsqu'ils absorbent de l'alcool, même à ces très faibles doses ; le pouvoir bactéricide du sang est abaissé. Les cobayes et lapines, absorbant de l'alcool, mettent bas des petits dont beaucoup sont mort-nés ou meurent peu de jours après la naissance ; cette mortalité dépasse notablement celle des petits des animaux n'ingérant pas d'alcool.

Contributions à la connaissance de la fonction de l'hypophyse. — GEMELLI (*Gazzetta medica italiana*, 2 janv. 1908).

L'auteur a étudié la fonction de l'hypophyse, par l'ablation, alors que dans les recherches antérieures, il l'avait étudiée par l'observation de ses variations dans les diverses conditions, et par l'action des extraits sur l'organisme. Voici ses conclusions : le corps pituitaire n'est pas indispensable à la vie, car les animaux survivent à l'hypophysectomie sans présenter de troubles ; sans doute d'autres organes de constitution anatomique et de fonctions semblables viennent la suppléer. Les animaux jeunes, opérés, présentent des symptômes d'arrêt du développement en poids et en longueur. Le lobe glandulaire de l'hypophyse a une action éminemment antitoxique : le lobe nerveux est un organe vicariant « ancillaire », (suivant l'expression de l'auteur) du rein.

L'action excitante de l'alcool sur la circulation. — BACHEM (*Thérapeutische Rundschau*, 19 janvier 1908).

Les expériences de l'auteur l'amènent aux conclusions suivantes : de petites doses d'alcool élèvent rapidement la tension sanguine ; cette augmentation atteint son maximum en une 1/2 heure. Les solutions concentrées amènent une élévation plus considérable que les doses diluées. L'action hypertensive semble être plus marquée lorsque l'alcool est consommé à jeûn ; ceci est très visible surtout pour les vins mousseux (absorption plus rapide grâce à l'acide carbonique). C'est l'augmentation et le renforcement de l'activité cardiaque qui sont les causes principales de l'élévation de la pression sanguine.

MALADIES INFECTIEUSES ET TOXIQUES

L'action de différents agents chimiques sur le virus de la rage. — FERMI (*Archiv. f. Hygiène*, Bd. 63, H. 3, p. 315).

Des expériences ont été faites en mélangeant à du virus de la rage une certaine quantité de diverses solutions (sublimé, sels d'argent, iode, permanganate de potasse, acides) et en injectant ensuite ce mélange à des souris. Après plusieurs expériences, on arrivait à déterminer la plus faible dose mortelle de chaque mélange. C'est le sublimé qui agit le plus énergiquement sur le virus de la rage ; en trente minutes, même très dilué, il détruit ce virus. Viennent ensuite les sels d'argent, le sulfate de cuivre, les acides. L'ammoniaque, l'acide salicylique, le chloroforme ont une action beaucoup plus faible.

Affection thyroïdienne par intoxication iodique. — Warschauer (*Berlin, Klin. Wochenschrift*, 9 décembre 1907).

Les points caractéristiques de cette observation sont les suivants :

1° Symptômes rappelant le myxœdème : gonflement de la face, sécheresse de la peau, desquamation, chute des cheveux chez une malade qui n'avait jamais eu de goitre, ni d'affection sérieuse ; 2° gonflement répété et passager du corps thyroïde ; 3° rapidité de l'apparition des phénomènes après l'emploi d'iodure de potassium ; progrès rapides malgré la suppression du médicament ; 4° symptômes rappellant la maladie de Basedow ; amaigrissement, troubles cardiaques, insomnies, tremblement des mains, pigmentation du tronc et de la muqueuse du pharynx, gonflement ganglionnaire, diarrhées profuses, délire passager ; 5° enfin l'amélioration rapide par l'emploi de tablettes de corps thyroïde ; sommeil et régularisation de l'activité cardiaque par l'emploi du phosphate de soude et la guérison définitive.

Deux cas d'intoxication par la noix muscade. — Mendelsohn (*Allgemeine medic. Zentral-Zeitung*, 2 janvier 1908).

L'intoxication fut occasionnée par l'administration thérapeutique sur le conseil de rebouteurs. Le premier malade avait absorbé deux noix : il eut de la dyspnée, de la perte de conscience, de l'asthénie musculaire ; le pouls était petit et rapide, les pupilles légèrement dilatées ; sécheresse à la gorge. Les excitants firent disparaître en quelques jours ces symptômes menaçants. Dans le second cas, la malade avait absorbé trois noix pulvérisées. Le camphre à haute dose, les enveloppements chauds amenèrent la cessation des phénomènes d'intoxication.

Intoxication par le bismuth. — Bohme (*Therapeutische Rundschau*, 5 janvier 1908.)

On avait fait prendre du sous-nitrate de bismuth à un enfant dans le but de radiographier son gros intestin ; mais le petit malade âgé de 1 an 1/2, mourait subitement ; il s'était formé de l'acide nitreux qui avait été résorbé avec production de méthémoglobinémie. L'auteur put constater *in vitro* la formation d'acide nitreux par addition de cultures de bactérium coli ou d'émulsions de matières fécales au sous-nitrate de bismuth. Les matières des enfants donnent la réaction des nitrites.

Pour éviter les accidents, l'auteur conseille d'employer l'hydroxyde de bismuth ; il ne se forme point de nitrites.

Valeur pronostique de la tuméfaction de la rate dans la fièvre typhoïde. — Silvestri. (*Rivista critica de clinica medica*, 11 janvier 1907.)

Sur 147 malades, la tuméfaction splénique se constatait bien à la percussion et à la palpation sur 130 ; chez les 17 autres, il n'y eut pas de tuméfaction. Des 130 premiers malades un seul mourut (complications de bronchite capillaire); les 17 du second groupe : 16 moururent, Dans tous les cas où la tuméfaction était bien manifeste, la durée de la maladie, les récidives, les complications, les séquelles furent en raison inverse du développement du gonflement de la rate. Suivant l'auteur, la splénomégalie, dans la fièvre typhoïde, serait non seulement l'index, le mensurateur de l'infection, mais aussi celui de la réaction de défense vis-à-vis de l'agent pathogène.

TUBE DIGESTIF ET ANNEXES

Etiologie de la cholécystite. — Laubenheimer (*Zeitschr. f. Hyg. u. Infektionskrankh.*, Bd. 58, H. I, p. 64).

Des recherches bactériologiques ont été faites dans 22 cas de cholécystite suppurée. Le coli-bacille est le germe de beaucoup le plus souvent trouvé (14 cas) ; 11 fois, le coli-bacille était en culture pure ; 2 fois associé au streptocoque et 1 fois au bacille pyocyanique. Les autres microbes isolés dans le pus de la vésicule biliaire furent le streptocoque (3 cas), le bacille typhique (1 cas), le bacille de l'influenza (2 cas) et un bacille encapsulé se distinguant des types connus de cette variété morphologique (2 cas).

La névralgie rectale. — Albu (*Deutsche Medizinal Zeitung*, 9 janvier 1908).

Les symptômes sont : douleurs vagues dans le rectum, à l'anus et à son voisinage ; elles s'irradient aux fesses, à la région coccygienne, au périnée, aux cuisses ; elles sont lancinantes, térébrantes, fulgurantes, violentes ; les crises peuvent durer de quelques minutes à quelques heures ; les femmes en sont plus souvent atteintes que les hommes. On ne peut trouver de causes. Le diagnostic se fera par exclusion ; on fera le diagnostic d'avec les affections nerveuses ou autres, des organes du bassin, coccygodynie, crises anales des tabétiques. On emploiera des calmants par voie rectale, buccale ou hypodermique. Ne pas donner d'opium, ni de morphine ; administrer la belladone à hautes doses, des bains de siège chauds, des douches de vapeur, des compresses de boues minérales ; régler les selles ; plus tard on pourra employer des sondes épaisses.

Glycosurie dans les brûlures du duodénum. — Zack (*Wiener Klin. Wochenschrift*. 16 janvier 1908).

Dans deux cas de brûlures par absorption d'un caustique, le sucre (3,6 0/0) apparut dans l'urine : les brûlures avaient porté sur le duodénum. Cela peut être intéressant au point de vue de l'étiologie, encore si contestée, du diabète : suivant Pflüger, l'extirpation expérimentale du duodénum provoque la glycosurie : d'après lui, l'appareil digestif aurait dans ses parois un organe nerveux central riche en cellules ganglionnaires qui commande certainement à la musculature et probablement aux glandes et au pancréas. Quoi qu'il en soit, des deux observations de Zack, on peut conclure que les brûlures par les caustiques peuvent dans certaines circonstances provoquer la glycosurie ; celle-ci dépend, *peut-être*, de la lésion duodénale. De plus, dans le cas de brûlure des voies digestives, une abondante glycosurie indiquerait la participation du duodénum.

APPAREIL RESPIRATOIRE

Le diagnostic de la pleurésie diaphragmatique. — Schrivold (*Deutsche Medizinal-Zeitung*, 6 janvier 1908).

Il faut tenir compte des symptômes suivants :
1° Abolition ou diminution des mouvements du diaphragme, d'où respiration costale rapide avec dyspnée (quelquefois orthopnée) élévation unilatérale du diaphragme du côté malade ; parfois constipation et ictère ; 2° violentes douleurs à l'insertion du diaphragme, dans la toux, la respiration, les hoquets, etc. Forte douleur à la pression au point diaphragmatique antérieur et postérieur, à l'épigastre, le long de la 12ᵉ côte, parfois entre les insertions inférieures du sterno-cleïdo-mastoïdien. Douleurs quand le bol alimentaire passe par l'orifice œsophagien du diaphragme : toux ; signes d'origine stomacale : douleur, hoquet, vomissements ; réflexe abdominal d'origine respiratoire ; 4° objectivement on peut constater du frottement au niveau du diaphragme et de la péritonite quand l'inflammation gagne le péritoine en passant par les divers orifices du muscle.

Le pouvoir bactéricide des poumons ; les différentes causes qui peuvent le modifier. — Ronzani (*Archiv. f. Hygiène*, Bd. 63, H. 4, p. 339).

De ses nombreuses expériences l'auteur conclut : Les poumons des animaux possèdent un énergique pouvoir de destruction des micro-organismes qu'on a fait pénétrer dans le poumon. On diminue beaucoup ce pouvoir bactéricide des poumons quand on expose l'animal au froid ou à de brusques variations de température, quand on lui fait inhaler des poussières. Au contraire, l'action de la chaleur ne modifie pas cette fonction pulmonaire.
Une petite dose d'alcool chez des animaux antérieurement non alcoolisés augmente ce pouvoir de protection des poumons contre les micro-organismes ; quand on supprime l'alcool à des animaux habituellement alcoolisés, le pouvoir bactéricide des poumons est affaibli.
Sans vouloir appliquer absolument à l'homme ces résultats de recherches expérimentales, Ronzani fait remarquer qu'ils expliquent peut-être certains faits observés en pathologie.

DERMATOLOGIE-SYPHILIGRAPHIE

Le traitement mercuriel de la syphilis a-t-il uné influence sur la production des affections nerveuses métasyphilitiques ? (*Allgem. mediz. Central-Zeitung*, 18 janvier 1908).

Les résultats obtenus par l'auteur sont les suivants :

1° Le tableau clinique du tabès et de la paralysie générale reste le même que le malade (anciennement syphilitique) ait été traité ou non par le mercure.

2° Les affections nerveuses métasyphliques n'apparaissent pas plus tard chez les sujets autrefois traités par le mercure que chez ceux non traités.

3° Le traitement mercuriel n'a aucune action favorable sur la prophylaxie des troubles nerveux métasyphilitiques.

4° Bien des faits semblent indiquer que ces troubles sont dus non au poison de la syphilis, mais aux anticorps de la syphilis.

La guérison définitive de l'hyperhidrose palmaire par les rayons de Röntgen. — KROMAYER (*Berliner Wochenschrift*, 16 décembre 1907).

En employant les rayons X avec un fort dosage, l'auteur est arrivé à guérir de façon définitive trois cas d'hyperhidrose palmaire rebelles à tout autre traitement. On aura soin d'éviter les brûlures. Le traitement n'est pas seulement symptomatologique, il est en même temps étiologique, car les glandes sudoripares sont amenées ainsi à une atrophie totale ou partielle sans que le reste de la peau ait à souffrir.

ORGANES DES SENS

La paralysie du droit externe après l'anesthésie lombaire. — WOLFF (*Allgemeine mediz. Central-Zeitung*, 18 janvier 1908).

Les paralysies qu'on observe après la rachicocaïnisation frappent surtout les muscles de l'œil et en particulier le droit interne. Les auteurs pensent que la substance injectée va agir sur le tronc du nerf. Pour Wolff, la lésion vasculaire produite lors de la ponction amènerait un hématome qui, d'une façon quelconque agirait en produisant une action toxique sur le noyau ou sur le nerf dans son trajet intradural o uà sa sortie. Il ne croit pas que les modifications de pression puissent jouer un rôle, car, dans l'observation qui sert de base à son travail, il n'y eut pas d'écoulement de liquide céphalo-rachidien, et il ne sortit que du sang pur ; de même, on ne peut accuser la substance injectée car, dans ce cas, on se contenta de la ponction et on renonça à l'injection de stovaïne étant donné l'état d'anxiété du malade.

Un cas d'otite externe, diffuse, fétide, chez un employé du téléphone. — HAMM (*Berliner Klin. Wochenschrift*, 30 décembre 1907.)

Il s'agissait de l'affection indiquée avec, du côté gauche, participation du tympan. Après exclusion de toutes causes et étude des récidives survenant chaque fois que le malade faisait usage de l'appareil, l'auteur est obligé d'admettre que le passage du courant électrique était l'auteur du méfait. Ce passage serait produit dans le cas en question par cataphorèse favorisée par l'abondante hyperhydrose des pieds. La fétidité de la sécrétion de l'oreille était due à la stase. Il est intéressant de remarquer que l'affection était plus développée du côté gauche, oreille dont on se sert le plus habituellement pour avoir la main droite libre. Peut-être, la participation du tympan était-elle due à une action caustique exercée par le courant.

Affection du nerf optique consécutive à l'emploi de l'atoxyl. — FEHR (*Thérapeutische Rundschau*, 5 janvier 1908).

Un malade avait absorbé 20 à 25 gr. d'atoxyl en six mois, un second, 10 gr. en trois mois. Chaque dose n'avait pas dépassé 0,20 centigr. Il se produisit un rétrécissement concentrique du champ visuel surtout du côté nasal, sans scotome central ; la pupille pâlit et les artères rétiniennes se rétrécirent. On réussit à arrêter cette perte de la vision, en supprimant l'atoxyl ; mais ces cas doivent servir de leçon et indiquent que même avec de faibles doses et en l'absence de troubles généraux, il faut surveiller de près l'organe de la vision.

Les rapports de l'ophtalmo-réaction avec la tuberculose et le trachome. — SCHICLE (*Thérapeutische Rundschau*, 5 janvier 1908).

Le trachome et toute affection folliculeuse de la conjonctive peut donner avec le *tuberculin-test* une réaction positive ; celle-ci n'a pas lieu dans les cas de trachome guéris par l'emploi de l'acide iodhydrique. Dans la conjonctivite eczémateuse et trachomateuse la réaction inflammatoire après l'instillation de tuberculine peut amener une dissémination des bulles d'eczéma et des follicules trachomateux sur toute la conjonctive. Les stades avancés du trachome sont une contre-indication à l'emploi de la tuberculine qui peut amener de sérieuses complications cornéennes.

APPAREIL URINAIRE ET ANNEXES

Les limites de la démonstration radiographique des calculs rénaux. — BLUM (*Wiener klin. Wochenschrift*, 5 décembre 1907).

Voici les conclusions de l'auteur : 1° la condition fondamentale pour qu'on puisse utiliser les résultats c'est une technique im-

peccable ; 2° une ombre dans le champ rénal n'a de valeur pro-
bante que lorsque les autres moyens diagnostiques (cathétérisme
de l'uretère, stéréo-radiographie, radiographie l'intestin étant
vide ; insufflation d'air dans la vessie) font disparaître tout doute
sur la nature de l'ombre interprétée comme calcul ; 3° le résultat négatif de la radiographie n'indique pas l'absence de calcul.
car les calculs d'acide urique pur ou placés dans un rein atteint
de pyonéphrose, d'hydronéphrose, échappent à la radiographie ;
4° dans le cas de symptômes de calcul rénal unilatéral, il ne
suffit pas de radiographier le rein qui semble atteint, car les
symptômes peuvent être dus à un calcul existant dans l'autre
rein (réflexe réno-rénal)°; 4° dans le cas de petits calculs, l'indication de la néphrolithotomie ne doit être posée que d'après
des radiographies faites immédiatement avant l'opération.

La blennorrhagie et la démonstration des gonocoques. —
STEIN (*Wiener Klin. Wochenschrift*, 16 janvier 1908).

Voici les conclusions de ce long travail :
1° Il est très rare que le traitement interne (par les balsami-
ques) amène la guérison des cas aigus ; 2° le traitement local
doit débuter le plus tôt possible ; 3° les astringents purs (sulfate de zinc et de cuivre, alun) ne doivent pas être employés dans
la blennorrhagie aiguë ; 4° il faut ordonner de suite les sels
d'argent, tant que la suppuration est abondante et qu'on y
trouve des gonocoques ; dès qu'elle devient laiteuse et qu'il n'y a
plus de microbes, employer l'ichythorgan, l'albargine ou l'ar-
gentamine ; 5° le traitement ne peut pas empêcher l'apparition
de l'uréthrite postérieure, celle-ci dépend de causes nuisibles
externes ; 6° rarement, l'uréthrite postérieure est une contre-indication au traitement local du segment antérieur ; 7° si les gonocoques ne se voient plus au microscope, on peut les trouver
dans les cultures ; 8° plus l'urine est concentrée, plus tôt disparaissent les gonocoques contenus dans les filaments ; 9° dans
ces dernières, on les y retrouve par culture alors que la coloration ne les indique plus depuis longtemps ; 10° la disparition
de ces filaments de l'urine acide est due à une digestion provoquée par la pepsine éliminée ; les filaments contenant des cellules épithéliales y résistent plus longtemps que ceux renfermant des leucocytes ; 11° dans l'urine alcaline ou neutre, la disparition des filaments est due aux bactéries qui digèrent l'albumine ; 12° si donc nous voulons trouver des gonocoques dans
les filaments en suspension dans l'urine, il faut éliminer cette
dernière par sédimentation, lavages rapides et répétés. L'examen de l'urine qui contient ces filaments ne peut donc être fait
que sur place et non à distance.

La tuberculine dans la tuberculose du rein. — PIELICKE (*Ber-
liner Klin. Wochenschrift*, 20 janvier 1908).

1° Le traitement de la tuberculose rénale isolée, à l'aide de la
tuberculine, semble amener parfois la guérison ; 2° la tubercu-

line est indiquée au cas de tuberculose rénale double compliquée de tuberculose pulmonaire ; 3° on devra décider individuellement si l'on choisit la néphrectomie ou la tuberculine. Si la tuberculose est bien avancée d'un côté, l'extirpation du rein sera la meilleure méthode ; 4° si, après la néphrectomie, on s'aperçoit que le second rein est aussi tuberculeux, il est recommandé alors d'employer la tuberculine ; 5° la tuberculine donne d'excellents résultats dans la tuberculose vésicale.

Un cas d'étranglement du pénis ; son traitement. — PELS-LEUDEN (*Berliner Klin. Wochenschrift*, 20 janvier 1908).

Un sujet avait introduit son pénis dans un large anneau de laiton. Le membre était gonflé considérablement en avant de de l'anneau qui était repoussé jusqu'à la racine. L'auteur eut recours à une scie de Gigli grâce à laquelle il put diviser l'anneau et délivrer le membre captif. La scie de Gigli scie très bien l'or, le cuivre, le laiton comme elle scie l'os. L'auteur est arrivé, quoique lentement, à couper avec elle un écrou d'acier. Son emploi pourra donc être recommandé dans les cas de ce genre. Pour la faire passer sous l'objet à scier se servir d'un instrument plat, bien huilé, tel que le ressort d'une sonde de Bellocq ou un ressort de montre assez large, etc.

PEDIATRIE

Etude clinique de la pleurésie exsudative chez les enfants. — SOKOLOW (*Jahrbuch f. Kinderheilk.*, Bd. 67, H. 1, p. 70).

La sérosité libre dans la cavité pleurale se rassemble d'abord dans la partie latérale la plus basse de la plèvre. La forme de l'épanchement rappelle celle d'une pyramide avec base sur le diaphragme et sommet arrondi sur la paroi thoracique latérale dans la ligne axillaire médiane ou postérieure.
On retrouve cette forme de l'épanchement par les méthodes d'exploration clinique, par la radioscopie et la radiographie, par les examens anatomo-pathologiques.
La forme de l'épanchement ne se modifie pas par les changements de position du corps.

L'albuminurie des nouveau-nés. — GUNDOBIN (*Arch. f. Kinderheilk.*, Bd., 46, H. 3, p. 267).

Pour les auteurs allemands, l'albuminurie des nouveau-nés est considérée comme un phénomène habituel ; en France, on dit que c'est une rareté. L'auteur conclut de ses recherches que l'albuminurie des nouveau-nés n'est pas normale ; qu'il faut en chercher la cause dans l'alimentation ou dans des maladies de la vie intra-utérine. Il faut se garder de confondre l'albuminurie avec la présence de mucine dans l'urine.

Le traitement des hernies dans l'enfance. — Bethe (*Berliner Klin. Wochenschrift*, 16 décembre 1907).

Lorsque le traitement conservateur par les bandages ou par les injections d'alcool absolu a échoué (méthode de Schwalbe), l'auteur a recours à l'opération. Au-dessus de trois ans, il emploie le procédé de Bassini ; au-dessous de trois ans, il ligature, après torsion, le sac le plus haut possible près de l'anneau interne, après l'avoir bien isolé ; il ne fixe pas le moignon péritonéal qui revient de lui-même derrière l'anneau interne. Ainsi, il ne se forme pas d'entonnoir péritonéal. Si le canal et l'ouverture herniaire sont larges, on peut pratiquer quelques points de sutures des piliers.

Les hernies ombilicales seront opérées de la façon ordinaire.

L'emploi de la ceinture abdominale dans la coqueluche. — (*Allgemeine med. Zentral-Zeitung*, 4 janvier 1908).

Dans la coqueluche l'emploi d'une ceinture abdominale empêche ou diminue les vomissements. Cette ceinture en toile, sera portée sur la chemise ; elle aura de 4 à 8 pouces de large, suivant l'âge ; sa longueur sera inférieure de trois pouces à la circonférence de l'abdomen mesurée au niveau du nombril. Il suffira de serrer légèrement pour arrêter la toux et empêcher le vomissement ; si les symptômes ne cessent pas, serrer un peu plus la ceinture. Au moment des repas, on la desserrera. Quelquefois, dans la journée ou dans la nuit, on enlèvera la ceinture lorsque les quintes ne sont pas fortes.

Le pouce égale, en mesure française, environ 2 centim. 1/2.

Etiologie de l'ictère des nouveau-nés. — Knopfelmacher, (*Jahrbuch f. Klinderheilk.*, Bd. 67, H. 1, p. 36).

Parmi les hypothèses émises sur la pathogénie de l'ictère des nouveau-nés, on ne peut retenir la théorie de Quincke : résorption des parties constituantes de la bile dans l'intestin. Cette théorie est contredite par les données cliniques et expérimentales par la physiologie. L'hypothèse d'un ictère mécanique par stase doit aussi être abandonnée, car elle a contre elle les résultats de l'examen histologique du foie ; on ne trouve pas les signes de la stase biliaire.

L'ictère des nouveau-nés est la conséquence d'une anomalie de la sécrétion des cellules hépatiques. Au moment de l'accouchement, les capillaires biliaires sont remplis d'une bile plus visqueuse ; après l'accouchement il se produit une hypérémie du foie déterminant une sécrétion abondante de la bile. Les cellules hépatiques du nouveau-né produisant ainsi beaucoup de bile pendant les premiers jours de la vie, la pression n'est pas assez forte pour chasser cette bile plus visqueuse dans les capillaires biliaires. La bile passe alors des cellules hépatiques dans les voies sanguines et lymphatiques.

OBSTETRIQUE-GYNECOLOGIE

Guérison spontanée d'un fibrome de l'utérus. — ROBERTS (*Edinburg medical Journal*, janvier 1908, p. 78).

La malade, enceinte de six mois, était porteuse d'un fibrome. On ne toucha pas à la tumeur. Deux ans plus tard, elle remarqua une tuméfaction douloureuse à la région iliaque droite ; elle la traita par des cataplasmes ; enfin il survint de la suppuration de la paroi abdominale et une masse charnue sortit par l'ouverture ainsi formée. C'était le fibrome calcifié relié à la cavité abdominale par une légère adhérence qui se rompit. La guérison eut lieu sans autre incident.

Sur l'emploi des solutions de chlorure de zinc dans le traitement de l'endométrite. — HOFMEIER (*Allgem. med. Central-Zeitung*, 2 janvier 1908).

L'auteur a vu deux cas dans lesquels l'emploi de solutions à 50 0/0 dans l'utérus amena une péritonite et l'épanchement du liquide médicamenteux par les trompes. Dans un autre cas, la mort fut due à la résorption du chlorure de zinc ; l'action caustique n'aurait pu expliquer la mort. Il est à supposer qu'il se forme des albuminates de zinc de résorption facile et d'action toxique intense. Pour éviter le retour d'accidents de ce genre, l'auteur conseille l'emploi de solutions de phénol à 20 0/0 dans l'alcool qui, depuis de longues années, lui donnent de bons résultats.

Traitement par l'acétone du cancer utérin inopérable. — GELLHORN (*Wiener Klinische Wochenschrift*, 16 janvier 1908).

L'acétone (esprit de vinaigre, alcool acétique, esprit pyroacétique) provient de la distillation sèche des acétates ou de l'évaporation au rouge de l'acide acétique. On le trouve dans le vinaigre de bois brut. En histologie, on l'emploie pour durcir les pièces. Dans le cancer inopérable de l'utérus, l'auteur curette à fond la surface ulcérée, la sèche avec soin et verse sur la plaie une à deux cuillerées à soupe d'acétone pur, à l'aide d'un spéculum à tube. Puis on tamponne à la gaze au bout de 15 à 30 minutes, pour enlever l'excès du remède. L'anesthésie générale est nécessaire pour la première intervention. Les malades peuvent ensuite, au bout de 5 jours, se traiter elles-mêmes avec l'acétone : le traitement est absolument indolore. Il est bon de renouveler le curettage tous les deux ou trois mois. Les hémorrhagies, l'écoulement sanieux, la fétidité disparaissent. L'acétone n'est pas résorbé dans l'organisme. L'auteur insiste bien sur le fait que le traitement n'est que palliatif.

Bibliographie

Le diagnostic et le traitement de la mélancolie dans la pratique. Prof. ZICHEN (Brochure de 70 p., Marhold, éditeur, Halle, 1907.)

Suivant l'auteur, la mélancolie est une psychose dont les deux symptômes principaux sont : Dépression ou humeur triste, sans motif ou avec motif insuffisant; elle est continuelle et primitive; ralentissement primitif des idées; inhibition de la pensée.

La fréquence est assez grande. *Etiologie:* tares héréditaires, maladies cérébrales infantiles, excès sexuels, insolation, grossesse, maladies quelconques, artériosclérose, diabète, violentes émotions (mort d'être chéris, pertes d'argent soudaines et considérables).

Souvent le développement de la mélancolie est subaigu, surtout dans la mélancolie périodique. Mais généralement, il est précédé d'un stade prodromique d'anorexie, d'insomnie, de torpeur intellectuelle.

Nous avons déjà énuméré les symptômes du stade d'apogée ; mais dans la mélancolie anxieuse, il a, en plus, un sentiment continu d'angoisse.

Cette angoisse peut se localiser en diverses régions du corps.

L'inhibition de l'association des idées est plus ou moins bien marquée. Les hallucinations sont secondaires.

La mélancolie peut se diviser en trois groupes suivant l'aspect présenté par les malades : mélancolie passive (résolution musculaire); mélancolie tonique (tension musculaire); mélancolie agitée (l'agitation prédomine).

Pronostic. — En dehors de la guérison (quelquefois il y a récidive), la mélancolie peut se terminer : par la mort (suic de, maladies intercurrentes); par la démence secondaire; par la mélancolie chronique ; par la paranoia secondaire.

Variétés. — Il existe plusieurs variétés, à chacune desquelles l'auteur consacre un paragraphe spécial: hypomélancolie ; variété apathique ; variétés avec hallucination, avec impulsion, avec neurasthénie, avec hystérie ; mélancolie périodique.

Les symptômes : tristesse, négligence, agitation, permettent de diagnostiquer la mélancolie. L'interrogatoire, dont l'auteur donne la marche, amènera à la découverte de la vérité.

Le diagnostic devra se faire d'avec : paralysie générale, paranoia chronique simple, paranoia aiguë avec hallucinations, neurasthénie, démence des artério-scléreux et des vieillards, hébéphrénie.

Traitement. — Si le mélancolique a des idées de suicide, le faire traiter dans un asile; de même s'il a de l'angoisse. ·

Avant de l'y conduire, on pourra le traiter chez lui par l'apirine, le repos au lit, les enveloppements hydrothérapiques.

Il est impossible de résumer ici les nombreux détails théoriques et pratiques dont fourmille l'intéressante brochure. Elle s'adresse moins à l'aliéniste qu'au praticien qui peut beaucoup pour dépister, traiter et guérir les états mélancoliques.

Travaux originaux

ETUDE CRITIQUE DES MODIFICATIONS DU SANG AU COURS DES CIRRHOSES DU FOIE

Par le Dr Maurice Perrin,

Ancien chef de clinique médicale à la Faculté de Nancy (1).

Les malades atteints de cirrhoses du foie avec hypohépatie, et spécialement de cirrhose de Laënnec, présentent des modifications hématologiques très intéressantes que j'étudie depuis plusieurs années et dont le caractère dominant est une anémie globulaire, d'évolution parallèle à celle de l'hypohépatie et s'améliorant comme elle par l'opothérapie. Je vais passer en revue tous les documents que j'ai recueillis sur cette question afin de préciser l'interprétation à donner aux constatations faites chez chaque malade à diverses dates.

Mes observations ont été recueillies à l'Hôpital civil de Nancy dans le service de M. le Prof. P. Spillmann ; je laisse à chacune le numéro d'ordre sous lequel elle a été désignée dans mes mémoires antérieurs (2).

Observations d'anémie des cirrhotiques améliorée par l'opothérapie.

Observation I.

A été publiée *in extenso* en 1905 (*Revue médicale de l'Est*, p. 1 à 9 et 50 à 53). En voici le résumé :

Femme S., 27 ans. Dyspepsie, grossesse, abcès du sein ; troubles

---

(1) Travail de la clinique de M. le professeur P. Spillmann.

(2) M. Perrin. L'anémie des cirrhotiques, action de l'opothérapie. *Réunion biologique de Nancy*, 12 juillet 1904. — Considérations sur certains effets de l'opothérapie chez des cirrhotiques. *Revue Médicale de l'Est* 1905, numéros 1, 2, 3, 4. — L'anémie des cirrhotiques IXe Congrès français de médecine (Paris), octobre 1907.

digestifs graves il y a deux ans et demi. Depuis: évolution d'une *cirrhose hypertrophique d'origine digestive* avec ascite abondante (15 ponctions de 20 litres environ). Etat général mauvais; urines 450 cc. avec 9 gr. 67 d'urée, rapport azoturique 81 %, glycosurie alimentaire. 2.884.000 hématies, 5.400 leucocytes.

Après vingt jours d'opothérapie hépatique et malgré la phase avancée de la maladie, amélioration de l'état général, des urines (1 litre, 15 grammes d'urée, rapport azoturique: 87 %), de l'ascite (reproduction ralentie), et des signes cliniques de l'anémie (4 millions 538.000 hématies, 5.800 leucocytes). Ultérieurement, cessation du traitement pour intolérance gastrique; phénomènes urémiques, crises convulsives, coma, mort.

OBSERVATION II.

Revue médicale de l'Est, 1905, p. 53 à 55 et 76 à 79. En voici le résumé: Ancien gendarme, 46 ans. Syphilis à 25 ans (aphasie et monoparésie transitoires). A 42 ans début d'une *cirrhose* sous l'influence combinée de l'alcool et de la syphilis. A 46 ans aggravation des symptômes, glycosurie alimentaire. 2.986.000 hématies; 5.600 leucocytes.

Vingt jours plus tard, après onze jours d'opothérapie, amendement de tous les symptômes. 4.392.000 hématies, 8.600 leucocytes. Pendant les six semaines suivantes Hg et IK: les hématies augmentent moins rapidement jusqu'à 4.400.000 hématies; leucocytes 6.800.

OBSERVATION III.

Revue médicale de l'Est, 1905, p. 79 à 83. En voici le résumé: Mme Ch., 66 ans. Ancienne lithiasique. A 65 ans évolution insidieuse d'une *cirrhose atrophique* avec ascite moyenne. Dix mois après le début 3.839.000 hématies; leucocytes 9.100.

Vingt-six jours plus tard, après deux semaines d'opothérapie, amélioration, disparition de l'ascite, 4.404.000 hématies; 6.400 leucocytes. Deux mois plus tard on la considère comme guérie, elle a alors 5.788.000 hématies; 8.200 leucocytes.

Ces trois observations, longuement discutées et commentées, nous apportaient d'abord une confirmation des résultats obtenus antérieurement grâce à l'opothérapie hépatique dans l'état des cirrhotiques par MM. Gilbert et Carnot, Dauriac, Combes, Vidal, Roger, P. Widal, Mouras, P. Spillmann et J. Demange, Gaillard, Créquy, Hirtz: Les malades II et III ont largement bénéficié de la médication; chez la malade I, très gravement atteinte et tardivement soignée, l'opothérapie n'a produit qu'un effet passager et incomplet. J'ai de plus signalé chez ces 3 malades des modifications hématologiques très intéressantes avant l'institution de la médication opothérapique chez les malades et après le succès du traitement. La femme S. (obs. I) avait à son arrivée à l'hôpital 2.884.000 hématies par millimètre cube ; cette femme n'avait présenté aucune des complications qui peuvent produire une aussi forte hypoglobulie, elle n'avait notamment pas eu d'hémorrhagies ; ses troubles digestifs étaient moindres qu'au début et sa diarrhée devenue intermittente n'était pas de nature à l'avoir ainsi déglobulisée ; ses règles s'étaient même arrêtées depuis dix mois sous l'influence évidemment de cette anémie elle-même ; bref cette anémie ne relevait d'aucune complication spéciale. Or, après vingt jours de traitement le chiffre des globules rouges était de 4.538.000 et les symptômes cliniques de l'anémie avaient diminué. L'augmentation de 1.654.000 hématies était bien réelle et indépendante de toute cause d'erreur dans les numérations ; la ponction de l'ascite pratiquée 23 jours avant la seconde numération n'a pu jouer aucun rôle par la production d'un état momentané de concentration sanguine. selon le mécanisme qu'ont décrit MM. Gilbert et Garnier (1), l'hyperglobulie relative qui en résulte ne durant jamais plus de 3 à 6 jours : de plus chez cette malade les signes cliniques de l'anémie et la pâleur habituelle des téguments s'étaient améliorés.

Le malade de l'obs. II avait avant le traitement 2.986.000 hématies, lui non plus n'avait eu ni hémorrhagies, ni complications anémiantes ; il avait depuis longtemps dépassé la période déglobulisante de sa syphilis. Vingt jours plus tard, après onze jours d'opothérapie hépatique, on comptait chez lui 4.392.000 hématies. Et cette augmentation de 1.406.000 était bien due à l'amélioration de sa cirrhose par le traitement puisque pendant les six semaines qui suivirent, et pendant lesquelles il fut soumis à la médication antisyphilitique, il ne gagne plus que 48.000 hématies, arrivant au chiffre de 4.440.000. Dans cette observation et dans la suivante, il n'y a pas à discuter et à écarter l'influence possible d'une ponction ; ce malade n'avait pas d'ascite, et la malade de l'obs. III ne fut pas ponctionnée.

L'anémie de celle-ci était moins prononcée, son état étant d'ailleurs moins grave (3.839.000 hématies). Vingt-cinq jours plus tard, après deux semaines environ de traitement opothérapique, elle avait 4.404.000 globules rouges, soit une augmentation de 565.000. Depuis le nombre des globules n'a cessé de s'accroître puisqu'il a atteint 5.788.000 dix semaines plus tard. Faute

---

(1) A. Gilbert et M. Garnier. L'anémie séreuse. *Société de Biologie*, 29 janvier 1898.

d'avoir pu vérifier à cette époque s'il existait des signes d'hyperhépatie, cette hyperglobulie constatée après le retour à la santé ne nous a pas fourni matière à commentaires.

Les faits essentiels qui ressortent avec évidence de ces 3 observations sont donc que ces 3 cirrhotiques anémiés n'avaient aucune complication capable d'expliquer leur anémie et que l'opothérapie qui a amélioré leur état a amélioré parallèlement leur anémie.

J'en concluais que cette anémie relevait de l'insuffisance hépatique, et nous allons voir que les cas observés depuis lors ont confirmé mes premières conclusions.

OBSERVATION IV.

Cirrhose de Laënnec. — L..., 64 ans, meunier, entre à la clinique de M. Spillmann, le 20 octobre 1905, sans antécédents intéressants, il a deux enfants, bien portants. Il a eu un herpès étendu de la face pendant son service militaire. A cette époque, il a commencé à boire (vin et boissons distillées). Il a un peu moins bu après son mariage (deux ans après sa libération), puis a recommencé ; actuellement il boit 3 litres de vin et de nombreux petits verres d'eau-de-vie. Depuis deux mois et demi il a des pituites et son ventre se ballonne progressivement, avec flatulences, etc.

C'est un homme bien constitué ; apyrexie, artères temporales sinueuses, quelques nævi pigmentaires. Abdomen volumineux avec circulation collatérale modérée, pas d'hémorrhoïdes ni de varices. Œdème pieds et jambes (remarqué ce matin). Taches purpuriques en jambières. L'abdomen contient du liquide ascitique jusqu'au niveau de l'ombilic (matité occupant les parties déclives ; un sac herniaire inguino-scrotal à droite, gros comme le poing, est rempli de liquide ; l'ombilic est plat, l'anneau à la dimension d'une lentille ; fluctuation abdominale). La matité hépatique atteint à peine la dernière côte ; la percussion en est douloureuse. La matité splénique a l'étendue d'une paume de main. Le malade mis au régime lacté depuis quelques jours a cessé de vomir, ce qui lui arrivait très fréquemment la semaine précédente.

Le caractère est vif, impressionnable ; insomnies, cauchemars, rêves professionnels, tremblement des doigts à menues oscillations réflexes exagérés, sensibilité normale.

Thorax globuleux, signes d'emphysème, râles muqueux aux bases. Radiale dure, tension artérielle 15-16, éclat diastolique à l'aorte.

Urines peu abondantes, entre 900 et 1.000. D: 1017. Coloration 5 à 6 de l'échelle de Vogel. Réaction acide ; pas de dépôt. Urée 11 gr. 61, acide urique 0,35. Azote total exprimé en urée 15,12, chlore 2,10, phosphore 1,60. Traces non dosables de nucléo-protéine. Ni sels, ni pigments biliaires. Urobiline surabondante. Rapport azoturique 76,8 % (cette analyse d'urine, et toutes les suivantes ont été faites par le laboratoire de chimie des cliniques de la Faculté).

Examen du sang:

Hématies: 2.952.000,en partie déformées, assez altérables. Hémoglobine : 80 % (échelle de Tallqwist).

Leucocytes: 10.000. Pourcentage des leucocytes:

Leucocytes: 20 %.
Grands mononucléaires: 9 %.
Mononucléaires moyens: 2,5 %.
Polynucléaires neutrophiles: 64 %.
Polynucléaires éosinophiles: 1,5 %.
Mastzellen: 0,5 %.
Formes de transition: 3,5 %.

Une hématie nucléée par champ de 100 leucocytes. Pas de modifications morphologiques des leucocytes.

Après une semaine de régime lacté, sans modification de l'état du malade, on institue *l'opothérapie hépatique* (hépatéine Chaix, mélange d'extrait par dessiccation et d'extrait papaïnique), à la dose de 12 grammes pendant dix jours (du 28 octobre au 6 novembre).

Les urines de 900-1000 montent à 11-1200 à partir du 13 novembre, à 1.350 le 8 novembre, à 1.400 le 10, à 1.450 le 11, puis redescendent à 1.300 vers le 15, à 1.200 le 19, et retombent à 1.000 environ.

L'analyse des urines du 8 *novembre* donne les chiffres suivants: 1.350 cc. Densité 1.017. Coloration 5. Réactions acides. Urée 19 grammes 45. Azote total 21 gr. 77. Rapport azoturique 87 %.

L'état général est meilleur, le tympanisme et l'ascite ont diminué.

L'examen du sang le 8 novembre montre 3.148.000 hématies, encore déformées et altérables; un certain nombre plus grandes et plus petites que d'ordinaire; plusieurs amas d'hématoblastes. Hémoglobine 85 %. Leucocytes 12.000. Pourcentage:

Lymphocytes: 20 %.
Grands mononucléaires: 5,5 %.
Mononucléaires moyens: 4 %.
Polynucléaires neutrophiles: 63,5 %.
Polynucléaires éosinophiles: 6 %.
Mastzellen: 0,5 %.
Formes de transition: 0,5 %.
Polyn. dégénérés: 0,5 °/₀.

Après huit jours d'intervalle on recommence une cure d'opothérapie. L'amélioration s'accentue. Le malade veut quitter l'hôpital.

Le 20 novembre, jour de son départ, on trouve 3.288.000 hématies, 11.600 leucocytes, 90 % d'hémoglobine.

Le malade reste chez lui seize jours, fait des excès de boisson, et revient avec une diarrhée profuse, une ascite assez abondante qui nécessite une *ponction* d'urgence *le 5 décembre*. On retire 9 litres de liquide à reflet verdâtre, dont voici l'analyse: D. 1.014; réaction légèrement alcaline; coloration 2; dépôt: un peu de fibrine coagulée; extrait sec 32,60; chlore 3,45; albumine 25,20 (sérumalbumine et serumglobuline) ; réaction de Gmelin négative. Le cytodiagnostic de l'épanchement montre presque exclusivement des lymphocytes dont un assez grand nombre de grands mononucléaires, quelques cellules endothéliales.

Le sang examiné avant la ponction montre 3.360.000 hématies et 14.000 leucocytes. Les hématies sont très altérables, la coagulation du sang est lente. Nous attribuons ce chiffre relativement élevé d'hématies à la saignée séreuse que fait la diarrhée.

Les urines ne dépassent pas 700 cc., il n'y a que 10 gr. 12 d'urée.

Malgré la médication instituée et la reprise de l'opothérapie à partir du 11 novembre, la diarrhée persiste, les urines restent rares, l'ascite se reproduit.

Nouvelle *paracentèse le 15 décembre*: 10 litres.

Avec de la théocine on obtient 1.500 cc. d'urine, le 21, mais cette légère diurèse ne persiste pas.

L'examen du sang le 23 montre 3.548.000 hématies, 13.200 leucocytes, 80 % d'hémoglobine. Les hématies sont altérables, pas d'hématoblastes; coagulation lente. Pourcentage des leucocytes:

> Lymphocytes: 17 %.
> Grands mononucléaires: 3 %.
> Mononucléaires moyens: 2 %.
> Polynucléaires neutrophiles: 76 %.
> Polynucléaires éosinophiles: 1 %
> Formes de transition: 1 %.

Le malade est plus pâle que jamais; l'absence d'indices de réparation sanguine malgré le nombre des hématies fait considérer celui-ci comme la conséquence de la concentration du sang par la diarrhée.

Le malade dont l'état s'aggrave et dont l'ascite s'est reproduite quitte l'hôpital le 23 décembre.

Cette observation de cirrhose de Laënnec, grave, à évolution rapide, nous montre une anémie accentuée (2.952.000) coïncidant avec un état très marqué d'insuffisance hépatique (urée: 11 gr. 01, rapport azoturique 76,8 0/0. Sous l'influence de l'opothérapie, la diurèse s'établit, le coefficient d'utilisation des matières azotées s'élève (87 0/0), et la réparation sanguine se dessine (3.148.000, puis 3.288.000). mais le malade fait des excès et revient avec une diarrhée profuse et une ascite plus abondante, nécessitant deux ponctions à 10 jours d'intervalle. L'opothérapie reste alors sans effet, n'améliorant ni les symptômes hépatiques, ni les signes d'anémie. Deux numérations donnent 3.360.000 et 3.548.000 mais sans indices de réparation sanguine : elles paraissent traduire une concentration sanguine sous l'influence de la diarrhée profuse, selon le phénomène décrit par Malassez.

Les numérations des leucocytes nous montrent leur augmentation au moment des accidents terminaux, la présence de grands mononucléaires clairs, l'éosinophilie de la période de réparation sanguine, etc. Nous reviendrons ultérieurement sur tous ces caractères pour en discuter la signification.

OBSERVATION V.

Cirrhose alcoolique hypertrophique (type Hanot-Gilbert). — K..., 53 ans, manœuvre, aux Hauts-fourneaux, n'avoue que des excès modérés mais il accuse une série d'infections antérieures : 1° dysenterie en Algérie ; 2° fièvres paludéennes qui ont cessé vers l'âge de 30 ans à son retour en France ; 3° pneumonie à 43 ans ; 4° bronchite aiguë à 48 ans ; 5° nouvelle pneumonie à 51 ans.

Il y a deux mois, aurait eu de la fièvre, une hématurie et une hématémèse ; puis quelques épistaxis ; il s'est alité alors et se trouve trop faible pour travailler. Depuis quinze jours il est au régime lacté, il a eu seulement deux ou trois crachats hémoptoïques et une épistaxis ; ces petites hémorrhagies ne suffisent pas à expliquer l'anémie que nous allons voir.

Quand il entre à la Clinique de M. Spillmann, le 15 février 1905, c'est un homme très amaigri, légèrement artérioscléreux.

La langue est saburrale, anorexie, il vomit rarement. Le foie déborde de quatre travers de doigt, il est légèrement douloureux à la pression. Rate comme la main. Pas de diarrhée. Tympanisme accentué.

Pollakyurie nocturne, environ 1 litre d'urine, contenant 6 gr.80 d'urée, 10 gr. 75 d'azote total, 1 gr. 87 de chlore, 0 gr. 841 d'acide phosphorique. Le rapport azoturique est de 64 %.

Le malade a 3.172.000 hématies, 5.200 leucocytes, 70 % d'hémoglobine.

Le pouls est régulier, égal, un peu hypertendu, à 96 ; léger éclat diastolique. Congestion des bases ; un peu de dyspnée.

Insomnie, cauchemars professionnels et zoophobie. Douleurs à la pression des masses musculaires des mollets (polynévrite alcoolique légère).

Opothérapie pendant vingt-et-un jours. — Amélioration de tous les symptômes, reprise des forces, réparation sanguine, diurèse, etc., etc.

Les urines montent jusqu'à 2.500 avec une moyenne de 2.000 pendant la durée de la médication.

Le 7-8 mars, après huit jours d'opothérapie jointe au régime lacté, il y a 1.900 cc. d'urines avec 13 grammes d'urée et 15 gr. 48 d'azote total ; acide urique 0,361, chlore 2,375, acide phosphorique 1,33 ; rapport azoturique 86 %. Les jours suivants, proportions analogues, le rapport azoturique ne descend plus au-dessous de 92 %.

Le 17 mars le malade commence à se lever, il reprend des forces et nous quitte le 5 avril, pensant reprendre prochainement son travail. Le foie reste gros, mais indolore, les râles des bases ont disparu, les digestions sont régulières.

Examen du sang à la sortie : 4.736.000 hématies, 8.000 leucocytes, hémoglobine 90 %.

Ainsi donc ce malade atteint de cirrhose alcoolique hypertrophique avec splénomégalie avait à son entrée une uropoïèse

très défectueuse (urée 6 gr. 80, rapport azoturique 64 0/0) et une
anémie accentuée (3.172.000) que n'expliquaient pas des hémorrhagies antérieures ni quelques hémorrhagies récentes (épistaxis, crachats hémoptoïques) tout à fait minimes. Après
21 jours d'opothérapie, tous les symptômes s'étaient améliorés,
les forces étaient revenues ; un mois après la première numération on comptait 4.736.000 hématies ; il y avait 17 gr. 44 d'urée
avec un rapport azoturique moyen de 84 0/0.

OBSERVATION VI.

Cirrhose de Laënnec. — W..., limeur, 47 ans, sans antécédents
familiers intéressants entre à la Clinique de M. Spillmann le
12 avril 1905. De bonne constitution ; il n'a pas eu de maladies
graves avant son service militaire, époque à laquelle il eut, dans le
Sud-Oranais, une atteinte de dysenterie, qui dura deux semaines.
Peu après blennorrhagie. Il a pris en Algérie l'habitude de boire
et consomme actuellement 2 litres de vin, 1 verre d'eau-de-vie le
matin à jeun, souvent des apéritifs et de la bière, quelquefois de
l'absinthe. Marié une première fois à 26 ans, il perdit sa femme,
tuberculeuse, après une fausse-couche puis la naissance d'un
enfant qui mourut à 15 jours. De sa deuxième femme (mariage
à 31 ans), bien portante, il a deux enfants bien portants.
Maladie actuelle. — Depuis décembre 1904 le malade a des troubles digestifs (pituites, anorexie, quelques vomissements, parfois
selles diarrhéiques). En janvier 1905, son ventre commence à augmenter de volume et il a quelques épistaxis. Depuis lors, il a beaucoup maigri, le volume de l'abdomen augmente encore, les troubles digestifs s'accentuent.
Il y a dix jours, étant oppressé, il consulta un médecin qui
reconnut la présence d'une ascite et le *ponctionna:* 10 litres de
liquide.
Le liquide s'est reproduit et depuis trois à quatre jours, les
membres inférieurs s'œdématient.
A son entrée (12 *avril* 1905), cet œdème est très net jusqu'au
tiers moyen de la jambe, le volume de l'abdomen contraste avec
la maigreur du malade ; il est très oppressé, 44 respirations par
minutes. Il a eu la veille au soir 38°, ce qui s'explique par les
lésions pulmonaires concomitantes. Teinte jaune sale des téguments et des conjonctives.
Les troubles digestifs sont les suivants: anorexie, état saburral
des voies digestives, météorisme notable, pas de vomissements
quand le malade est au régime lacté, selles régulières. L'ascite est
très abondante, la circulation collatérale est assez accentuée.Après
la ponction (v. ci-dessous), on constate que la matité hépatique est
diminuée, et que la matité splénique a la dimension d'une grande
paume de main.
Depuis que le malade prend du lait, les urines sont assez abondantes: 15-1700 cc. ; elles ne contiennent par vingt-quatre heures
que de 10 gr. 03 à 12 grammes d'urée, rapport azoturique 78 %.
Le pouls est régulier, égal, un peu tendu, à 72 ; la pointe du

cœur est légèrement déviée en dehors, le premier bruit est prolongé ; les artères sont sinueuses.

L'examen du sang montre 3.952.000 hématies, très altérables, 10.000 leucocytes et 80 % d'hémoglobine. Cet examen a été fait avant la ponction.

Le malade tousse depuis six mois environ, il ne crache pas ; signes d'induration des deux sommets, surtout à droite, ce qui explique les poussées à 38°, comme celle d'hier soir.

·*Le 12 avril*, on fait une *paracentèse* d'urgence qui donne issue à 10 litres de liquide citrin, albumineux, dans lequel le cytodiagnostic montre environ 5 mononucléaires pour un polynucléaire ; un certain nombre des mononucléaires sont de grands mononucléaires clairs.

L'hépatéine donnée à faible dose (2 grammes pendant cinq jours, puis 4 grammes), produit peu d'amélioration ; *le 1er mai*, dix-huit jours après la deuxième ponction il n'y a encore que 3.948.000 hématies avec 6.800 leucocytes et 80 % d'hémoglobine. On pratique la *troisième ponction* (6 à 7 litres). Notons cependant que l'intervalle des ponctions a été cette fois de dix-neuf jours au lieu de onze et que le liquide est moins abondant ; l'œdème des membres inférieurs a disparu. Le soir de la ponction, sept heures après celle-ci, il y a 4.208.000 hématies, 10.400 leucocytes et entre 90 et 100 °/₀ d'hémoglobine à l'échelle Tallqwist : il s'agit du phénomène de concentration sanguine décrit par MM. Gilbert et Garnier dans leur mémoire sur l'anémie séreuse.

Pendant les jours qui suivent cette ponction, le malade présente une poussée fébrile (38°, plusieurs soirs de suite), d'origine pulmonaire, avec quelques râles muqueux au sommet droit. Le chiffre des hématies tombe à 3.180.000 avec 6.400 leucocytes et 70 % d'hémoglobine.

Opothérapie à dose suffisante (10 à 12 grammes pendant sept jours) ; amélioration de l'état général et des symptômes hépatiques, augmentation des globules (3.876.000 le septième jour, 3 millions 952.000 au bout de quatre semaines, avec 80 % d'hémoglobine, 10.400 et 10.000 leucocytes).

Les signes pulmonaires s'amendent et les poussées fébriles cessent. On fait des ponctions le 13 mai (11 litres), le 24 mai (13 litres), le 13 juin (14 litres), le 28 juin (13 litres), le 10 juillet (14 litres). Une numération faite le 13 juillet, trois jours après une ponction, donne 4.092.000 hématies, 11.200 leucocytes et 90 % d'hémoglobine. En somme, l'état se maintient stationnaire, beaucoup meilleur qu'à l'entrée du malade.

Par la suite, l'équilibre des fonctions est, paraît-il, resté satisfaisant aux points de vue urinaire et digestif, mais l'ascite a continué à se reproduire. W... a succombé cachectique, 14 mois plus tard, en octobre 1906, après avoir subi en tout 27 ou 28 ponctions, ayant retiré 340 litres de liquide.

En résumé, ce malade âgé de 47 ans présentait une cirrhose de Laënnec en évolution depuis 6 mois et des lésions de tuberculose stationnaire des sommets, insuffisantes pour expliquer son état d'anémie. L'opothérapie à dose faible ne produit qu'un résultat insuffisant ; à dose plus forte elle fait augmenter les hématies de 3.180.000 à 3.876.000 ; puis le chiffre ne monte guère au-dessus de 4 millions. Par la suite les fonctions digestives et les fonctions hépatiques se maintiennent satisfaisantes, mais l'ascite continue à se reproduire, liée sans doute à des lésions péritonéales.

OBSERVATION VII.

Cirrhose de Laënnec. — H., tonnelier, âgé de 66 ans, entre à la Clinique de M. Spillmann, le 9 novembre 1905. Il a eu une bronchite à 30 ans, et depuis tousse tous les hivers. Sa femme est bien portante ; un fils mort de maladie aiguë à 23 ans. Depuis longtemps il boit tous les jours 2 à 3 litres de vin aux repas, de l'eau-de-vie et de la bière entre les repas, en assez grande quantité.

Depuis deux ans il perd l'appétit ; dégoût pour les aliments gras, vomissements fréquents, amaigrissement.

Au début de 1905, il a eu plusieurs épistaxis. En juillet, il a remarqué l'augmentation de volume de son abdomen. Depuis quinze jours environ, dyspnée considérable. Œdème léger des membres inférieurs depuis une huitaine de jours.

État le 9 novembre 1905. — Robustesse moyenne, amaigrissement. Face congestionnée, sugillations veineuses aux pommettes. Téguments de coloration jaune sale, conjonctives *idem*. Dyspnée intense. État saburral des voies digestives, inappétence, constipation opiniâtre. Abdomen énorme, avec circulation collatérale et matité caractéristique ne dépassant pas l'ombilic, beaucoup de tympanisme. Petit foie, rate grosse. Pouls régulier, égal, artères dures, jugulaires un peu dilatées, tension artérielle 15-16. Thorax globuleux, dyspnée intense, sibilances et ronchus, au sommet droit, inspiration humée et expiration prolongée ; les crachats contiennent des bacilles de Koch très courts et peu abondants. Insomnie, réflexes normaux, tremblement des mains. Les urines sont peu abondantes : 450 cc., densité 1.020, coloration 5 ; urée 7 gr. 76 ; acide urique, 0,41 ; azote total 9,07 ; chlore 2,02 ; rapport azoturique 81 %.

L'analyse du sang le 9 novembre montre 3.924.000 hématies, 11.600 leucocytes et 80 % d'hémoglobine. Voici le pourcentage des leucocytes :

    Lymphocytes : 10 %.
    Mononucléaires moyens : 3 %.
    Grands mononucléaires : 5 %.
    Polynucléaires : 77 %.
    Polynucléaires éosinophiles : 2 %.
    Formes de transition : 3 %.

Le 12 novembre le malade a pris une purge, laquelle produit une véritable débâcle et une élévation momentanée de ses hématies à 4.432.000 avec 20.400 leucocytes et près de 90 % d'hémoglobine. Il y a là un phénomène de concentration sanguine passagère par soustraction de liquide.

Après onze jours d'opothérapie, les hématies montent un peu jusqu'à 4.128.000, le 24 novembre, avec 12.000 leucocytes et l'hémoglobine entre 80 et 90 %. Les globules sont moins altérables, mais beaucoup encore sont déformés ; plaquettes assez nombreuses. L'état général est un peu meilleur, l'ascite et le tympanisme ont diminué, la tuberculose est stationnaire ; le rapport azoturique est monté à 82,9 %, avec 14 grammes d'urée ; cependant les urines ne dépassent pas un litre.

Cette amélioration n'a pas persisté. Dès la fin de novembre, le malade est repris de diarrhée, le sommet droit se ramollit. Une numération des globules pratiquée le 10 décembre, la diarrhée étant abondante, montre 4.470.000 hématies, très altérables, moins de 90 % d'hémoglobine, et 14.500 leucocytes, dont voici le pourcentage :

Lymphocytes : 12 %.
Mononucléaires moyens : 4 %.
Grands mononucléaires : 8 %.
Polynucléaires neutrophiles : 73,5 %.
Polynucléaires éosinophiles : 2 %.
Mastzellen : 0,5 %.

En fin décembre, quelques stries sanguinolentes dans les crachats. Une *paracentèse* devient nécessaire le 15 janvier (6 litres de liquide). A cette date la tension artérielle est de 12 à 15, la poumon droit est infiltré de tubercules dans toute sa hauteur, avec signes de début d'excavation au sommet ; la matité augmente au sommet gauche, avec râles sous-crépitants. La température dépasse souvent 38° le soir, atteint une fois 40°. Le liquide ascitique se reproduit peu. Bref, le malade est devenu cliniquement surtout un tuberculeux banal. Il succombe chez lui le 7 février 1906.

Chez ce malade la cirrhose de Laënnec était compliquée de tuberculose pulmonaire dont l'évolution domina en définitive le tableau clinique. Néanmoins nous avons pu voir chez lui une légère réparation globulaire après onze jours d'opothérapie (de 3.924.000 à 4.128.000). Nous reviendrons plus loin sur la signification de certaines variations leucocytaires constatées chez lui.

OBSERVATION VIII

Cirrhose de Laënnec et cardiopathie. — Mme G..., repasseuse, 57 ans, obèse, avoue des excès alcooliques anciens (vin et alcool). Elle a eu sept enfants, tous morts avant l'âge de 3 ans (l'un de méningite, les autres d'athrepsie). Son mari est mort tuberculeux. Elle n'aurait eu que la rougeole dans son enfance ; ménopause à 55 ans. Sa santé était bonne quand, à l'âge de 56 ans, il y a un an, son ventre augmente de volume, et elle présenta des pituites matinales, de l'anorexie, des digestions lentes, de la pesanteur après les repas. Elle est alitée depuis quinze jours.

On l'amène à la clinique, de M. Spillmann, le 11 février 1906. C'est une femme assez petite ; son teint est coloré ; elle a quelques nævi. Elle est très grosse, son abdomen est énorme, proéminent, la peau est lisse, tendue, on distingue difficilement la circulation collatérale ; les membres inférieurs et la région inférieure de l'abdomen sont œdématiés, avec vergetures saillantes. Le pannicule adipeux, dont l'œdème renforce encore l'épaisseur empêche de percevoir la sensation de flot. La matité remonte jusqu'au creux épigastrique et se continue dans les flancs. La présence de l'ascite est, du reste, confirmée par l'examen de l'*ombilic* qui forme une petite coupole de la dimension d'une demi-mandarine avec pigmentation brune ; la partie supérieure est squameuse, fendillée avec une croutelle au sommet ; en déprimant doucement on sent dans la profondeur un orifice de la dimension du petit doigt ; cet ombilic est distendu par du liquide. Anorexie, digestions lentes.

Le pouls est à 80, petit et irrégulier, la pointe bat au cinquième espace. Souffle systolique et roulement présystolique, avec propagation vers l'aisselle. Souffle systolique à l'orifice aortique.

Insomnie, cauchemars, tremblement des extrémités.

Les urines sont rares, foncées, oscillant entre 300 et 350 cc. ; densité 1.030 ; coloration 5 de l'échelle de Vogel ; réaction acide ; dépôt abondant d'urate acide de sodium coloré en rouge par le pigment de l'urine. Urée en vingt-quatre heures : 11 gr. 98 ; azote total 14 gr. 98 ; rapport azoturique 80 %. Pas de pigments biliaires, traces de sels biliaires, beaucoup d'urobiline.

La *distension considérable de l'ombilic* et son aspect nous font craindre une rupture et dès l'entrée de la malade, le soir du 11 février, on lui fait une *paracentèse d'urgence:* qui donne issue à 12 litres de liquide citrin.

Le lendemain matin, examen du sang : 4.092.000 hématies, 14.000 leucocytes, 90 % d'hémoglobine. Le chiffre relativement élevé des hématies est évidemment dû au phénomène de l'anémie séreuse de Gilbert et Garnier, car le 16 février, il n'y a plus que 3 millions 504.000 hématies avec 9.100 leucocytes et 80 % d'hémoglobine.

Entre temps les urines oscillent entre 300 et 350, et il y a pendant deux à trois jours une légère diarrhée.

Le 19 février, *nouvelle paracentèse* (8 litres). On lui donne alors 10 grammes d'*hépatéine* jusqu'au 27. L'ascite ne se reproduit que très lentement, mais les urines n'augmentent pas. Cinquante gouttes de digitaline le 21 font monter les urines à 400-450, puis le chiffre retombe à 300-350. De temps en temps, selles diarrhéiques.

Analyse du sang, le 28 février : 4.580.000 hématies, un peu plus fragiles que normalement, mais moins que précédemment ; hématoblastes assez nombreux ; coagulation encore assez lente ; 85 % environ d'hémoglobine ; 13.200 leucocytes (notons que l'orifice externe de la deuxième ponction suppure). Voici le pourcentage des leucocytes :

Lymphocytes : 10,5 %.

Mononucléaires moyens : 5 %.

Grands mononucléaires clairs : 4,5 %.

Polynucléaires neutrophiles: 78 %.
Polynucléaires éosinophiles: 0,5 %.
Mastzellen: 0,5 %.
Formes de transition: 1 %.

Le 28 février il n'y a encore que 350 cc. d'urine; densité 1.030; coloration 5; urée 12 gr. 30; acide urique 0 gr. 54; azote total 15 gr. 80; rapport azoturique 78 %.

En somme, l'opothérapie a peu amélioré la malade, mais a néanmoins influencé l'hématopoièse et l'ascite. La malade quitte l'hôpital pour retourner dans son pays le 6 mars: son cœur tend à fléchir et l'avenir paraît inquiétant de ce côté.

Cette observation nous montre d'abord de la concentration sanguine après la ponction d'urgence (4.092.000 hématies), puis l'état d'anémie de la malade dès que l'influence de ce phénomène a cessé (3.504.000 hématies). Après neuf jours d'opothérapie, très légère amélioration des symptômes abdominaux, le sang se montre en voie de régénération ; le chiffre obtenu (4.580.000 hématies), ne peut être attribué uniquement à la légère diarrhée intermittente, dont l'effet ne saurait être plus marqué que celui de la ponction de l'ascite ; de plus les caractères morphologiques du sang indiquent une véritable réparation sous l'influence de l'opothérapie.

On voit aussi dans l'analyse hématologique du 28 février, à côté de certaines modifications des leucocytes sur lesquelles nous reviendrons (grands mononucléaires, etc.) une polynucléose liée à la suppuration cutanée de l'orifice de ponction.

OBSERVATION IX.

Cirrhose de Laënnec. — Cette observation a déjà été étudiée et discutée à divers autres points de vue (1). En voici le résumé, qui servira de lien entre les résultats des analyses hématologiques consignées dans le tableau ci-contre.

G..., 55 ans, voyageur de commerce, était depuis longtemps un grand buveur quand, dans le courant de 1905, il présenta les symptômes caractéristiques d'une cirrhose de Laënnec. Première ponction le 11 novembre 1905. La troisième fut faite à l'hôpital, le 30 décembre. Il y revient en juillet 1906 avec un état général mauvais, pour y subir la seizième ponction ; le 17 juillet, ponc-

(1) J. PARISOT. Pression artérielle et glandes à sécrétion interne, *Thèse de Nancy*, 31 juillet 1907 (obs. XIV).

M. BARTHÉLEMY. Forme rare d'étranglement herniaire chez un ascitique. *Province Médicale*, 20 octobre 1907.

M. PERRIN. Sur un mécanisme spécial de mort rapide après la ponction de l'ascite. *Société de Médecine de Nancy*, 13 novembre 1907. *Revue médicale de l'Est*, p. 743.

Tableau résumant les examens hématologiques chez le malade de l'observation IX.

DATES	30 Déc. 1905	28 Juillet 1906	3 Août 1906	11 Août 1906	22 Août 1906	17 Octob. 1906	8 Nov. 1906	21 Déc. 1906	13 Mai 1907
Nombre des hématies	1.560.000	4.468.000	5.184.000	5.900.000	4.188.000	3.168.000	2.404.000	4.804.000	5.176.000
Résistance des hématies.	moyenne	moyenne	moyenne		normale	moyenne	faible, beauc. de déformées	normale	normale
Hémoglobine Tallqwist.	30 0 0	80 0 0	85	99	80	80	70	80	90
Nombre d'Hématoblastes.	moyen	moyen	peu	peu	nombreux	peu	peu	moyen	moyen
Coagulation.	ralentie	ralentie	ralentie	moins ralentie	moins ralentie	lente	très lente	plus rapide	normale
Nombre des Leucocytes.	4.800	7.200	14.400	10.800	4.400	5.600	6.400	5.200	8.800
Lymphocytes.	2.5	14.	14.	19.	26.	17.	22.	19.	17.
Mononucléaires moyens.	2.	4.	4.5	5.5	3.5	6.	6.	6.	3.5
Grands mononucléaires clairs	7.	1.5	4.	5.	6.	4.	8.	6.	2.
Polynucléaires neutrophiles	58.5	73.5	77.	61.5	63.	70.5	58.	63.	73.
Eosinophiles.	3.5	1.5	0.5	0.5	1.	2.	4.	3.	3.
Mastzellen.	0.5	1.	"	0.5	0.5	0.5	0.5	1.5	0.5
Formes de transition.	1.	1.5	"	"	"	"	1.5	1.5	1.
Polynucléaires dégénérés.	"	1.	"	"	"	"	"	"	1.
Circonstances ayant pu influencer les nombres ci-dessus.	3e ponction faite 1/2 h. avant l'examen.	Opothérapie depuis 5 j.	Diarrhée profuse depuis 3 jours.	Continuation de la diarrhée Opothérapie depuis 6 j.	Pas de diarrhée. Pas de ponction récente. Opothérapie dep. 17 j.	L'opothérapie a été négligée.	A cessé l'opothérapie et le régime.	Tous les symptômes ont disparu. Amélioration	Santé relativement bonne.

(Pourcentage des Leucocytes)

tion après laquelle l'état fut inquiétant pendant quelques heures.
(Voir ma communication à la Société de Médecine.) Hépatéine
à dose élevée pendant cinq jours (4.465.000 hématies). Huit jours
plus tard, au cours d'une crise diarrhéique, 5.184.000, puis 5 millions 900.000. Entre temps, dix-septième paracentèse le 3 août,
sans accidents.

Opothérapie pendant dix-sept jours: ralentissement de la reproduction de l'ascite, diurèse, etc., 4.188.000 hématies le 22 août.
Dix-huitième ponction le 4 septembre.

Après sept semaines sans opothérapie, ou avec des doses insignifiantes: 3.168.000, le 17 octobre, avant la dix-neuvième ponction. *Le malade néglige même le régime:* 2.564.000 le 8 novembre;
vingtième ponction le 23. *Reprise rigoureuse* du régime et de l'opothérapie: 4.804.000 le 21 décembre. *Grande amélioration à tous*
points de vue. Encore une ponction le 5 février 1907. Dès lors, on
peut considérer qu'il y a eu régénération hépatique sous l'influence de l'opothérapie: le malade a supporté le 14 février la
cure radicale d'urgence d'une hernie ombilicale étranglée et le
15 mai la cure radicale d'une volumineuse hernie inguinale, dont
la présence était simplement gênante et dont il voulait être débarrassé. 5.176.000 hématies le 13 mai. L'état s'est maintenu excellent
depuis lors.

Si l'opothérapie judicieusement employée (1) avait encore besoin d'être étudiée dans ses effets généraux, nous pourrions
donner ce cas comme un des plus démonstratifs: l'effet obtenu
a été tel qu'à l'heure actuelle le malade est dans une longue période d'accalmie et qu'il a même pu supporter deux interventions chirurgicales. Au point de vue hématologique, l'aggravation du milieu de l'année 1906 est absolument topique, une baisse
accentuée des hématies ayant accompagné l'aggravation de l'état
général et des phénomènes hépatiques. La régénération hépatique s'est accompagnée d'autre part d'une réparation sanguine
très nette et complète, et même d'une tendance à l'hyperglobulie. Accessoirement, notons dans ce cas la concentration san
guine transitoire provoquée par une diarrhée profuse.

_____

(1) Il est nécessaire de donner une dose suffisante, comme l'ont dit
MM. Gilbert et Carnot, soit l'équivalent de 100 à 150 grammes de foie
frais. Les doses faibles sont inefficaces, ainsi qu'on a pu le voir au
cours de cette observation et dans les observations VI et XVI. Il vaut
mieux donner des doses élevées avec des intervalles de repos (par périodes de dix jours en moyenne, par exemple), que de continuer longtemps de faibles doses. — En ce qui concerne le mode d'administration, tous nos malades ont préféré absorber quotidiennement 10 ou
12 cachets de 1 gramme chacun, que de prendre délayé dans un liquide quelconque l'extrait sec, mélange d'organe frais desséché et
d'extrait papainique.

Les neuf observations qui précèdent nous montrent nettement qu'en absence de toute complication déglobulisante, il existe chez les cirrhotiques une anémie marquée, parallèle à l'hypohépatie ; et que l'opothérapie influence favorablement cette anémie en même temps qu'elle améliore les symptômes ordinaires d'insuffisance hépatique.

II

Autres observations prouvant l'existence de l'anémie dés cirrhotiques.

Nous allons voir maintenant une série de cas dans lesquels les malades n'ont pu être suivis longtemps ou dans lesquels peu de numérations ont été faites dans les conditions voulues. Ces observations nous prouveront seulement le fait de l'anémie.

OBSERVATION X (résumée).

C..., commissionnaire, 47 ans; ivrogne habituel. *Cirrhose de Laënnec* ayant débuté insidieusement. Augmentation de volume de l'abdomen en juillet 1905. Petite hématurie en août et quelques épistaxis au début de novembre. A été ponctionné le 15 novembre et le 2 décembre.

Le 9 janvier 1906, le surlendemain de la troisième ponction, qui a donné issue à 9 litres de liquide, le tableau clinique est classique. De plus, le malade a un peu d'albumine dans l'urine.

Examen du sang: 3.460.000 hématies, avec de nombreuses déformations, et très altérables; 70 % d'hémoglobine ;coagulation très lente. 9.200 leucocytes dont voici le pourcentage:

Lymphocytes: 17,5 %.
Mononucléaires moyens: 2 %.
Grands mononucléaires: 7 %.
Polynucléaires: 69 %.
Eosinophiles: 2,5 %.
Mastzellen: 1,5 %.
Formes de transition: 0,5 %.

S'il y avait dans cette analyse hématologique une cause d'erreur, elle ne pourrait être que favorable à mes conclusions, l'examen ayant été fait le surlendemain d'une ponction dont le seul effet possible est d'amener une concentration sanguine transitoire.

Ce malade a, paraît-il, succombé à une broncho-pneumonie le 30 janvier 1906.

OBSERVATION XI (résumée).

Cette observation a été partiellement publiée en raison des variations du volume de la rate après des hématuries (1). En voici le résumé:

Mme F., 54 ans. *Cirrhose de Laënnec*, datant de deux ans avec exacerbation ds symptômes depuis deux mois. Des épistaxis et hématuries entrecoupent l'évolution de la maladie, ainsi que des ponctions toutes les deux à trois semaines. Des numérations faites après des périodes de douze et de quinze jours sans hémorrhagies et sans ponctions donnent 3.748.000 et 3.212.000 hématies en novembre 1904 et avril 1905, avec respectivement 9.200 et 6.800 leucocytes La malade ne va mieux qu'avec l'opothérapie, l'ascite notamment se reproduit rapidement dès qu'on cesse. L'effet s'atténue peu à peu, En juillet 1905, vomissements, diarrhée profuse, hématémèses, épistaxis: malgré ces hémorrhagies on trouve 4.728.000 hématies, très altérables, sans traces de réparation sanguine; 7.200 leucocytes; l'hyperglobulie relative paraît due à la concentration qu'entraîne la diarrhée profuse. Décès par gastrorrhagie .

Lors de l'examen du 5 novembre 1904, le pourcentage des leucocytes a été fait, le voici:

Lymphocytes: 15 %.
Mononucléaires moyens: 2,5 %.
Grands mononucléaires: 1,5 %.
Polynucléaires: 75 %.
Eosinophiles: 3 %.
Mastzellen: 1,5 %.
Formes de transition: 1,5 %.

OBSERVATION XII.

Cette observation a été communiquée à la Société de Médecine de Nancy, le 13 novembre 1907 (2). En voici le résumé :

F., lavandière, 55 ans. *Cirrhose de Laënnec* à sa période ultime, amenée à la Clinique de M. Spillmann, sans renseignements sur l'évolution antérieure. Ascite abondante, ictère, diarrhée. On trouve 3.608.000 hématies, chiffre qui paraît encore bien élevé pour l'état de la malade. Hémorrhagie intestinale après une paracentèse; meurt d'ictère aggravé.

L'anlyse du sang a donc montré 3.608.000 hématies; elles sont déformées et altérables; 70 % d'hémoglobine; coagulation très lente; 13.600 leucocytes dont voici le pourcentage:

Lymphocytes: 14 %.
Mononucléaires moyens: 1,5 %.
Grands mononucléaires: 3,5 %.
Polynucléaires: 80 %.
Eosinophiles: 1 %.

---

(1) M. PERRIN. Variations du volume de la rate chez une cirrhotique présentant des hématuries; procédé d'appréciation. *Réunion biologique de Nancy*, 20 juin 1905. — Variations de volume de la rate chez les cirrhotiques (vérifications anatomiques). *Réunion biologique de Nancy*, 9 mars 1908 (*C. R. de la Société de Biologie*).
(2) M. PERRIN. Hémorrhagies intestinales après la paracentèse chez des cirrhotiques. *Société de Médecine de Nancy*, 13 novembre 1907 (Revue médicale de l'Est, p. 738).

OBSERVATION XIII.

Publiée dans le même mémoire que l'observation XII. En voici le résumé :

L., garçon brasseur, 47 ans. *Cirrhose de Laënnec* et infiltration tuberculeuse des sommets; ascite depuis un mois; diarrhée légère. A suivi un régime récemment et a pris de l'extrait hépatique pendant sept jours; une seule numération faite avant la ponction donne 4.128.000 hématies, 24.000 leucocytes, de rares hématoblastes. (Le chiffre des hématies paraît avoir été un peu augmenté par la diarrhée.) La ponction est suivie d'hémorrhagie intestinale; mort vingt-quatre heures après.

De ces observations on peut rapprocher les chiffres donnés par MM. Gilbert et Garnier dans leur travail sur l'anémie séreuse comme chiffres initiaux avant la ponction dans deux cas de *cirrhose alcoolique* 2.079.000 chez une femme de 34 ans et 4.278.000 chez un homme de 54 ans.

III

Echecs de l'opothérapie chez certains cirrhotiques ; aggravation de l'anémie.

On sait que l'opothérapie ne réussit pas toujours, et qu'elle *échoue* notamment quand elle intervient à une période trop avancée de l'évolution des cirrhoses. Dans ces cas où les symptômes hépatiques ne s'améliorent pas, l'anémie ne s'améliore pas davantage. En voici trois exemples.

OBSERVATION XIV.

Cirrhose alcoolique hypertrophique. — W..., 22 ans, ouvrier mouleur en métallurgie, entre à la Clinique de M. Spillmann ,le 3 avril 1905.

Sans antécédents familiaux intéressants (père mort d'accident, un frère et trois sœurs bien portants), il a été bien portant jusqu'à l'âge de 12 ans, époque à laquelle il a commencé à boire beaucoup de vin. Jusqu'alors il avait grandi, depuis il a cessé de croître, et paraît ne pas avoir plus de 14 à .. ans (taille actuelle 1 m. 48, aspect chétif, absence presque complète de barbe ainsi que de poils sur le corps, organes génitaux plus petits que normalement).

C'est, il y a deux ans, à l'âge de 20 ans, que son ventre a augmenté de volume; il a alors présenté une hernie ombilicale qui devint rapidement volumineuse et fut, il y a un an, opérée par

M. le professeur Gross : celui-ci constata au cours de l'opération un volume anormal du foie, descendant presque jusqu'à l'ombiiic. sans modifications de l'aspect extérieur. Suites opératoires excellentes.

L'abdomen a continué à augmenter lentement de volume, ce qui gêne le malade dans son travail ; il ne se plaint pas de troubles uigestifs.

A son entrée à l'hôpital, l'abdomen est volumineux, avec un réseau veineux très marqué et une saillie occupant la région susombilicale et l'hypocondre droit. Cette saillie est due au soulèvement de la paroi par le *foie*, très dur et lisse ; la palpation en est douloureuse, elle révèle une crépitation neigeuse (périhépatite). Le développement du foie est surtout à droite ; sur la ligne médiane sa matité ne dépasse les limites normales que d'un travers de doigt environ, puis le bord descend presque verticalement.

Matité des parties déclives (ascite), remontant jusqu'à 2 travers de doigt au-dessous de l'ombilic. Dans la région intermédiaire, tympanisme.

Légère éventration au niveau de la cicatrice de l'intervention chirurgicale et sur toute la hauteur de la ligne blanche.

La rate douloureuse à la percussion a l'étendue de la main.

Conservation de l'appétit ; digestions satisfaisantes ; quelques pituites matinales ; selles moulées fréquentes.

Pas de modifications du côté de l'appareil thyroïdien.

Cœur légèrement hypertrophié, distension des jugulaires, 100 pulsations, pouls régulier égal. Souffle doux systolique à la région mésocardique (inorganique).

Un peu de dyspnée (40 respirations par minute). Légère infiltration des deux sommets, expliquant des poussées fébriles irrégulières. Aux bases quelques frottements. Souffle interscapulaire intense (adénopathie trachéobronchique). Le malade a également quelques ganglions cervicaux et axillaires. Pas d'expectoration.

Insomnie, léger tremblement des extrémités, intelligence peu développée.

Les urines sont rares, 600 cc. environ, foncées en couleur (5 à 6 de l'échelle de Vogel, avec un dépôt abondant d'urate de soude. Densité 1.022 ; urée 15 gr. 66 (régime ordinaire) ; azote total exprimé en urée 19 gr. 92 ; chlore 2 gr. 70 ; acide phosphorique 0 gr. 690 ; traces de nucléo-albumine ; urobiline abondante ; rapport azoturique 78,8 %.

La température oscille entre 38 et 38°5.

Le sang contient 4.204.000 hématies, 18.000 leucocytes et 80 % d'hémoglobine.

L'opothérapie est instituée le 8 avril.

Une *paracentèse* motivée par la dyspnée est faite le 12 avril, donnant 5 litres de liquide citrin, renfermant presque exclusivement des mononucléaires.

Les urines restent peu abondantes, la température qui reste le matin entre 37 et 37°5 monte vers 38°5 et 39 le soir.

Le 20 avril, l'appétit diminue, les digestions deviennent mauvaises, l'ascite se reproduit. Deuxième *paracentèse* le 26 avril (6 litres et demi).

L'état continue à s'aggraver surtout au point d evue digestif et abdominal; les urines deviennent encore plus rares. *Troisième paracentèse* (9 litres), le 8 mai. L'examen du sang fait
immédiatement avant cette ponction montre 3.304.000 hématies,
très déformés et altérables, 14.300 leucocytes et moins de 80 %
d'hémoglobine.
Le malade quitte l'hôpital le 13 mai.

Ce malade de 22 ans, dont le développement a été très ra-
lenti depuis l'âge de 12 ans sous l'influence de la boisson, a
présenté pour la même cause une cirrhose alcoolique hypertrophique dont l'évolution est devenue manifeste vers la 20° année,
et dont l'aggravation rapide à l'âge de 22 ans l'a vraisemblablement emporté quelques jours après sa sortie de l'hôpital. Nous
avons vu ses hématies tomber de 4.204.000 à 3.304.000 en un
mois environ, parallèlement à l'aggravation des symptômes
d'insuffisance hépatique, alors que l'opothérapie restait inefficace.

Observation XV.

Cirrhose de Laënnec et syphilis. — G..., comptable, âgé de
49 ans est amené à la Clinique de M. Spillmann le 7 mai 1905.
A l'âge de 24 ans il a contracté la syphilis dont il s'est traité à
peine pendant quelques semaines. Un de ses enfants est mort
de méningite tuberculeuse à 11 ans; un autre est bien portant.
A l'âge de 33 ans, une *gomme* s'est développée sur l'aile droite
du nez; il ne se soigna que par des lavages, si bien que *le nez tout
entier* a été rongé par la syphilis, y compris la région des os
propres du nez; l'ouverture des fosses nasales est béante, on y
voit les cornets amincis (odeur spéciale *d'ozène*), le pourtour est
délimité par une cicatrice rayonnée. A la région postérieure de
la *voûte palatine*, contre le voile, perforation grosse comme une
pièce de 2 francs. Sur le front, une zone de *syphilides serpigineuses*, longue de 4 à 5 cm. évolue encore actuellement au-dessus
du sourcil droit.
Depuis l'âge de 29 ans, le malade *boit* chaque jour 2 litres de
vin aux repas, de la bière dans l'intervalle, sans compter les
apéritifs et l'eau-de-vie de marc.
En janvier dernier, c'est-à-dire il y a cinq mois, il a perdu
l'appétit et a eu quelques épistaxis. Depuis lors son ventre grossit, en même temps que ses membres s'amaigrissent. Jamais de
fièvre.
L'aspect de l'abdomen est caractéristique, avec ascite et circulation collatérale. Langue saburrale, anorexie, digestions lentes;
diarrhée profuse depuis quatre jours. Foie donnant une matité
large comme trois travers de doigt.
Matité splénique comme une paume de main.
Rien de particulier à l'appareil circulatoire sauf un peu de
tension du pouls et de la dureté des artères.

Depuis un an le malade tousse; il crache très peu. Indurations tuberculeuses des deux sommets (fosses sus-épineuses, deux premiers espaces).

Urines foncées, contenant beaucoup d'urobiline; la diarrhée n'a pas permis de les analyser.

Insomnie, zoopsie, tremblement des mains; réflexes tendineux diminués.

L'examen du sang à son entrée donne 5.648.000 hématies, 18.400 leucocytes et 100 d'hémoglobine. Il y a là évidemment un phénomène de concentration sanguine sous l'influence de la diarrhée profuse.

Cette diarrhée cesse par le régime lacté et l'emploi pendant deux jours de sous-nitrate de bismuth à haute dose.

Le 11 mai, l'examen du sang montre 4.484.000 hématies, 8.800 leucocytes et moins de 90 % d'hémoglobine.

Une *paracentèse* pratiquée le 12 mai donne 9 litres de liquide citrin (peu d'éléments figurés, constitués surtout par des lymphocytes avec un assez grand nombre de cellules endothéliales).

Le traitement institué à son arrivée était, en outre du régime lacté, l'opothérapie et des injections quotidiennes de biiodure de mercure.

Dès le 15 mai, les syphilides du front commencent à régresser mais *les symptômes hépatiques s'aggravent*, le liquide se reproduit,. les urines se raréfient, le malade se cachectise.

Le 27 mai, il n'y a plus que 3.720.000 hématies avec 7.600 leucocytes et 80 % d'hémoglobine.

Le 29 mai, hématémèse très abondante. La femme du malade ne voulant pas qu'il meure à l'hôpital l'emmène; il succombe en chemin.

Ce cas nous montre d'abord une concentration sanguine momentanée sous l'influence d'une diarrhée profuse, puis une diminution du nombre des globules parallèle à l'aggravation des symptômes hépatiques. On ne peut mettre cette diminution sur le compte de la syphilis du malade, puisque celle-ci avait déjà présenté un commencement d'amélioration par le traitement.

OBSERVATION XVI.

Cirrhose atrophique. — P..., 63 ans, manœuvre dans une brasserie, ayant eu la blennorrhagie à 18 ans, une entérite à 56 ans, a toujours fait des excès éthyliques, mais surtout depuis une douzaine d'années, époque à laquelle son genre de travail lui permit de boire 10 à 12 litres de bière dans la journée, sans préjudice de 3 litres de vin aux repas; depuis deux ou trois ans, il boit un peu moins de bière.

Il y a dix mois, il a eu de la diarrhée pendant un mois; il il y a six semaines, il en a eu de nouveau pendant que ses digestions devenaient difficiles. Depuis un mois son ventre grossit. Ce symptôme s'est accentué depuis quelques jours, et les troubles digestifs s'aggravent.

Il entre à la Clinique de M. Spillmann le 21 juin 1905. C'est un homme robuste, bien constitué; mais amaigri. La face est colorée, les conjonctives ont une teinte jaune sale, le teint est un peu terreux.

Le ventre est très volumineux, avec circulation collatérale. Sur le thorax et l'abdomen, nombreux nævi. Le volume de l'abdomen est dû à du tympanisme et à de l'ascite ne remontant pas jusqu'à l'ombilic. La matité hépatique a une hauteur de quatre travers de doigt, la percussion de la rate donne une zone comme une paume de main. Anorexie, digestions lentes, état saburral des voies digestives, diarrhée fréquente.

La pointe du cœur bat à un travers de doigt en dehors de la ligne mamillaire; léger roulement présystolique à la pointe; artères dures sinueuses, 65 pulsations. Signes de petit brightisme.

Emphysème pulmonaire; obscurité du murmure aux bases. Urines diminuées (900 cc.); densité 1.010; coloration 4; urée 5 gr.46; acide urique 0 gr. 243; azote total 7 gr. 70; chlore 2 gr. 70; acide phosphorique 2 gr. 08; rapport azoturique 81 %.

Quelques cauchemars, léger tremblement des doigts.

Il refuse de prendre les remèdes, et n'accepte que deux cachets de 1 gramme d'hépatéine. Il les prenait depuis quinze jours quand la première analyse du sang est faite le 17 juillet: 4.796.000 hématies, peu altérées, avec quelques hématoblastes, 8.000 leucocytes, près de 90 % d'hémoglobine.

On le décide à prendre une dose plus forte d'hépatéine: les urines s'améliorent comme quantité, mais non comme composition chimique; (urée 12 gr. 96, azote total 16 gr. 26; rapport azoturique 79,7 %), cependant il s'affaiblit. 4.580.000 hématies le 27 juillet, avec 5.600 leucocytes et près de 100 % d'hémoglobine. La diarrhée reparaît, alors, d'abord légère, puis profuse: 5 millions 220.000 hématies le 5 août, avec 5.200 leucocytes et près de 100 % d'hémoglobine; malgré le rôle que la diarrhée a pu jouer dans ce chiffre, par concentration du sang, il y a encore quelques indices de réparation sanguine, mais moins nets que lors de la première analyse.

L'ascite continuant à augmenter, *paracentèse* le 9 août: 15 litres de liquide citrin; sa densité est de 1.017 ;15 grammes d'albumine par litre; le cytodiagnostic montre peu d'éléments cellulaires, constitués par des leucocytes, surtout mononucléaires, quelques globules rouges, quelques cellules endothéliales.

Les jours suivants, le cœur fléchit, ce qui nécessite une médication toni-cardiaque. Le liquide ascitique se reproduit.

Le 18 août, la diarrhée cesse (à ce jour il y a 4.516.000 hématies, 24.000 leucocytes et 80 % d'hémoglobine).

Le malade tombe peu à peu dans un état comateux et succombe le 23 août, quatorze jours après la ponction.

A l'autopsie: foie clouté, un peu globuleux, pesant 980 grammes, et mesurant 22 × 13 × 6 cm.; il est très dur, très granuleux. Légère périhépatite. Cinq à six litres de liquide dans l'abdomen.

Rate hypertrophiée avec périsplénite; elle est flasque, plissée. Son poids est de 250 grammes, ses dimensions 9 ½ × 13 ½ × 3. En dis tendant ses vaisseaux avec de l'eau, on fait monter son poids à 420 et ses dimensions à 10 ½ × 14 × 5.

Le cœur est mou, un peu jaunâtre; dégénérescence graisseuse du ventricule droit. Aorte un peu athéromateuse.

Reins granuleux, avec capsule adhérente et quelques petits kystes. Un peu de congestion agonique.

Congestion œdémateuse des deux bases des poumons, surtout accentuée à droite; très léger hydrothorax de ce côté.

Le crâne n'a pu être ouvert.

Dans les *examens hématologiques* mentionnés au cours de cette observation, je n'ai pas fait figurer le pourcentage des leucocytes; le voici, pour les quatre examens ayant donné respectivement 8.000, 5.600, 5.200 et 24.000 leucocytes.

	18 Juillet	27 juillet	8 août	18 août
Lymphocytes	24	19	20	18
Mononucléaires moyens	2		1	3
Grands mononucléaires	5		7	4
Polynucléaires neutrophiles	62	7	64	67
Polynucléaires éosinophiles	4		4	3
Mastzellen	1		1	1
Formes de transition	2		3	6
Myélocytes	1	»	»	»

Dans ce cas de cirrhose à évolution rapide, l'hépatéine n'a pas empêché l'état du malade de s'aggraver. Les numérations, malgré la perturbation qu'y a apportée la diarrhée, nous montrent dans l'ensemble une marche descendante du nombre des hématies.

De cette observation et des deux précédentes ressort le fait que l'anémie ne s'amende pas quand l'opothérapie n'améliore pas la cirrhose.

IV

Hypoglobulie dans le diabète par anhépatie ; amélioration par l'opothérapie.

Voici maintenant deux observations de *diabète par anhépatie* qui montrent qu'en dehors du groupe classique des cirrhoses, l'insuffisance hépatique s'accompagne également d'anémie que l'opothérapie améliore. Ces deux observations ayant été publiées (I). je n'en donne ici que le résumé :

(1) M. Perrin et J. Parisot. Essais d'opothérapie chez des diabétiques. *Province Médicale*, nº 16, 20 avril 1907 (obs. I et III).

Observation XVII (résumée).

G..., cafetier, 51 ans. Arthritique obèse, buveur, ancien rhumatisant, induration tuberculeuse d'un sommet, *diabète par anhépatie* (glucose 75 grammes, urée 11 grammes, rapport azoturique 77 %), avec légère hépatomégalie et splénomégalie.Sclérose mitrale. A eu précédemment des hématémèses et récemment quelques crachements de sang insignifiants. — Anémie (2.356.000 hématies), hors de proportion avec ses hémorrhagies antérieures; leucocytes 16.800, hémoglobine 80 %. — Opothérapie hépatique: amélioration de tous les symptômes; le sucre tombe à 19 grammes; les signes cliniques de l'anémie s'atténuent nettement (les globules n'ont pu être numérés à sa sortie).

Observation XVIII (résumée).

G..., instituteur, 30 ans, Polydipsie depuis deux ans, furonculose, a eu de la gangrène de deux orteils. *Diabète par anhépatie* (sucre 91 grammes, urée 10 gr. 84, rapport azoturique 79,2 %). 4.280.000 hématies avec 10.400 leucocytes et près de 80 % d'hémoglobine. — Opothérapie hépatique, pendant quinze jours: disparition du sucre, 4.736.000 hématies avec 9.800 leucocytes et 80 % d'hémoglobine.

Perdu de vue pendant trois semaines, il fait des excès, revient avec de la glycosurie et une gangrène du pied et meurt e septicémie.

Ces deux observations de diabète avec insuffisance hépatique sont absolument comparables aux observations de cirrhoses rapportées plus haut; on y voit une anémie très nette s'améliorer sous l'influence de l'opothérapie, en même temps que d'autres symptômes qui relèvent du fonctionnement défectueux de la cellule hépatique et pour lesquels MM. Gilbert et Carnot ont montré les bons résultats de cette médication.

V

Hyperglobulie dans l'hyperhépatie.

Nous venons donc de voir dans 20 cas (18 personnels et deux empruntés à MM. Gilbert et Garnier) l'insuffisance hépatique accompagnée d'anémie. Dans les quatre cas que je vais rapporter les malades ont eu de l'*hyperhépatie, accompagnée d'hyperglobulie*, ce qui constitue une contre-partie aux observations précédentes.

OBSERVATION XIX.

Congestion hépatique avec subictère. — Victor G., cabaretier, âgé de 55 ans, vient consulter à la Clinique de M. le professeur Spillmann le 22 novembre 1905. Il a des antécédents éthyliques très marqués (2 à 3 litres de vin aux repas, plusieurs litres de bière dans l'intervalle, nombreux petits verres).

Il y a six semaines il a éprouvé de la pesanteur à la région hépatique et a présenté du subictère avec malaise général, petit frisson, céphalée; au bout de quelques jours prurit, diminution des forces, un peu d'amaigrissement.

C'est un homme robuste qui ne se souvient d'aucune maladie sérieuse. Il a le soir 38° à 38°4 de température et n'a jusqu'ici suivi aucun traîtement. Le ventre est un peu ballonné, les selles sont peu décolorées avec alternatives de constipation et de diarrhée légère. Actuellement, depuis une semaine environ, il est constipé. L'ictère est moyen, accompagné de prurit. Le foie, sensible à la pression, lisse, déborde de trois travers de doigt le rebord costal; la rate est légèrement hypertrophiée.

Le malade a recueilli en vingt-quatre heures 1.500 cc. d'urines, de réaction acide, sans dépôt; densité 1.021; coloration 5 de l'échelle de Vogel. Urée 34 gr. 74; acide urique 1 gr. 63; azote total exprimé en urée 37 gr. 29; ce qui donne un rapport azoturique de 93,1 %. Proportion notable de bilirubine et de sels biliaires.

Bruits du cœur réguliers lointains, 60 pulsations, un peu de sclérose artérielle.

L'examen du sang montre 6.160.000 hématies, très belles et résistante, avec 90 % d'hémoglobine et 10.800 leucocytes.

Un peu d'emphysème pulmonaire; de l'insomnie due à des cauchemars et au prurit; de la diminution des réflexes tendineux.

Le malade n'a pas été revu. Nous avons su seulement qu'après huit jours de régime lacté l'ictère avait diminué.

Le diagnostic formulé en tête de cette observation est resté intentionnellement imprécis pour ne rien préjuger de la part respective que peuvent prendre dans l'évolution des accidents un ictère infectieux bénin, et l'irritation des cellules hépatiques par les boissons alcooliques. Nous retenons seulement que ce malade avait un foie gros, sensible à la pression et vraisemblablement augmenté de volume dans les dernières semaines, et qu'il présentait divers symptômes d'hyperhépatie (hyperbiligénie, hyperazoturie), et qu'un examen du sang pratiqué six semaines après le début de la maladie, et en l'absence de toute cause de concentration sanguine transitoire, de toute « anémie séreuse », diarrhéique ou autre, a montré une hyperglobulie très nette (6.160.000 hématies). Il serait intéressant de pouvoir suivre de tels malades, il est vraisemblable que si le foie fléchit ultérieurement, le nombre des globules baissera.

OBSERVATION XX.

Néoplasme primitif du foie probable. — Mme D., ménagère, âgée de 50 ans, ne parlant qu'un patois allemand, se présente en février 1906. Tout ce qu'on peut apprendre, c'est que son abdomen augmente rapidement de volume depuis quelques semaines, qu'elle souffre dans la région du foie et que ses forces déclinent. Elle présente une ascite abondante. Légère teinte subictérique des conjonctives. Elle urine, paraît-il, très abondamment. Les urines que nous voyons sont assez claires, sans sucre, ni albumine, ni pigments biliaires. Les selles ont leur coloration normale. Pas d'altération notable des fonctions digestives.

L'examen du sang montre 5.760.000 hématies, non déformées et résistantes, 9.600 leucocytes et 90 % d'hémoglobine. Pourcentage des leucocytes :

Lymphocytes : 14 %.
Mononucléaires moyens : 3 %.
Grands mononucléaires : 12 %.
Polynucléaires neutrophiles : 65,5 %.
Eosinophiles : 1,5 %.
Mastzellen : 2 %.
Formes de transition : 2 %.

Après cet examen qui révèle une hyperglobulie rouge notable, on pratique une *ponction* qui donne issue à une douzaine de litres de liquide clair, dans lequel l'examen cytologique révèle quelques polynucléaires, un éosinophile, de très nombreux mononucléaires, quelques globules rouges et d'assez nombreux placards endothéliaux ; le liquide contient 39 gr. 60 d'albumine par litre.

La palpation pratiquée après la ponction montre que le foie est volumineux, dépassant de deux travers de doigt le rebord costal ; il est sensible à la pression ; son bord antérieur est mousse, on perçoit des inégalités de surface à grand rayon de courbure vers le bord et vers la face inférieure. Le volume de la rate est normal.

Cette malade dont les symptômes cadrent mieux avec l'hypothèse d'un néoplasme primitif du foie qu'avec toute autre hypothèse présentait donc de l'hyperglobulie rouge (5.760.000) en même temps que divers signes (urines abondantes, léger subictère acholurique) de nature à faire admettre *a priori* que ces cellules hépatiques irritées par la prolifération néoplasique étaient en état d'hyperfonctionnement.

OBSERVATION XXI.

Gastrite chronique avec congestion hépatique. — M..., journalier, âgé de 53 ans, buveur invétéré, vient se plaindre de pesanteur dans la région hépatique. Depuis de longues années il a des brûlures d'estomac, du pyrosis, des éructations, des pituites, matutinales, des indigestions fréquentes. Les selles sont régulières.

Depuis une quinzaine de jours, il ressent une douleur sourde, une pesanteur, à la région hépatique, avec accentuation des phénomènes gastriques. Les selles sont restées régulières. Il s'est mis au régime lacté depuis une semaine environ.

Quand nous l'examinons le 17 mai 1906, c'est un homme encore vigoureux; son teint est cholémique depuis quelques jours seulement. Langue saburrale, pas de dilatation gastrique. Sensibilité à la pression des régions gastrique et hépatique. Le foie déborde de deux travers de doigt le rebord costal, le bord paraît régulier. La rate n'est pas notablement hypertrophiée. Les urines sont restées abondantes: 1.700 cc. en vingt-quatre heures; densité 1.013; coloration 4 de l'échelle de Vogel; acide urique 0 gr, 45, urée 21 gr. 28, azote total 25 gr.; rapport azoturique 85 %. Petits symptômes de brightisme, pointe du cœur un peu en dehors, artères dures et sinueuses, pouls tendu.

L'examen du sang révèle 5.656.000 hématies avec 12.000 leucocytes et 100 % d'hémoglobine. La coagulation est normale, les globules beaux.

Le malade n'a pas été suivi. Nous avons appris qu'il avait repris ses occupations peu après notre examen et qu'il est mort trois mois plus tard de pneumonie.

Ce malade, artérioscléreux, présentait donc des symptômes hépatiques pouvant faire craindre qu'il ne soit au stade prémonitoire d'une cirrhose alcoolique hypertrophique ; lors de notre examen le foie était congestionné, avec exagération de la biligénie (teint cholémique) et de l'uropoïèse (rapport azoturique supérieur à la normale). Or, pendant cette période d'hyperhépatie, et en l'absence de toute cause occasionnelle de concentration sanguine transitoire, il présentait de l'hyperglobulie rouge.

Observation XXII.

Cardiosclérose, hépatomégalie et splénomégalie, mal de Bright. — H..., boulanger, âgé de 47 ans, entre à la Clinique de M. Spillmann le 17 novembre 1905. Depuis l'âge de 15 ans, il boit 3 litres de vin par jour et de l'alcool à la fin des repas.

Depuis une quinzaine de jours, il perd l'appétit, il a des nausées, de la céphalée et de la courbature; il a eu au début un peu de diarrhée, actuellement disparue.

C'est un homme robuste, au teint coloré, avec sugillations capillaires de la face. Coloration cholémique des conjonctives. A son entrée il a 38°. Sa langue est saburrale, son haleine fétide. Anorexie. Pituites, digestions lentes. Un peu de ballonnement du ventre. Le foie, lisse, déborde de quatre travers de doigt, il est douloureux à la pression. La matité splénique est comme une grande paume de main.

Les artères sont dures sinueuses, le pouls égal et régulier, à 90. La pointe du cœur est sur la ligne mamillaire. Souffle doux présystolique et systolique à la pointe, se propageant vers l'aisselle. Souffle systolique doux à l'orifice aortique.

Le thorax est globuleux; sibilances, signes d'emphysème, quelques râles muqueux aux bases.

Insomnie, cauchemars, léger tremblement des mains.

Les urines, un litre environ, sont foncées, troubles, et contiennent 1 gramme d'albumine.

Mis au repos et au régime lacté, le malade n'a plus de température dès le lendemain. Les urines augmentent: le 23-24 novembre il y a 1.350 cc.; densité 1.014; coloration 4-5, due surtout à l'urobiline); réaction acide; urée 28 gr. 51 en vingt-quatre heures, acide urique 0 gr. 75, azote total 33 gr. 19; rapport azoturique 85,8 %; traces de nucléo-protéine.

L'examen du *sang* le 22 novembre 1905, montre 4.532.000 hématies, non modifiées, 12.800 leucocytes et 80 % d'hémoglobine. Pourcentage des leucocytes:

Lymphocytes: 21 %.
Mononucléaires moyens: 4 %.
Grands mononucléaires: 8 %.
Polynucléaires neutrophiles: 59 %.
Eosinophiles: 4 %.
Mastzellen: 1 %.
Formes de transition: 1 %.

Par champ de 100 leucocytes on trouve une hématie nucléée.

A partir du 27 novembre, le malade prend (par suite d'une erreur de transcription) 8 *grammes d'hépatéine*. Les urines montent à 1.800 le 2 décembre, à 2.000 le 8, à 2.500 le 13, à 2.600 le 16, date à laquelle on cesse l'hépatéine. Sous l'influence de cette medication il s'est produit chez lui un état d'hyperhépatie manifeste avec légère teinte subictérique et hyperazoturie.

L'analyse des urines de vingt-quatre heures (11-12 décembre), donne les chiffres suivants: 2.000 cc.; densité 1.008; coloration 4-5; réaction neutre; urée 28 gr. 66, acide urique, 0 gr. 70, azote total 31 gr. 74; rapport azoturique 88 %.

Le sang examiné le 9 décembre contient 5.636.000 hématies, résistantes, avec de nombreux hématoblastes, quelques hématies nucléées, 90 % d'hémoglobine et 9.500 leucocytes dont voici le pourcentage:

Lymphocytes: 12 %.
Mononucléaires moyens: 2 %.
Grands mononucléaires: 11,5 %.
Polynucléaires neutrophiles: 72 %.
Eosinophiles: 3 %.
Mastzellen: 0,5 %.
Formes de transition: 1 %.

Il y a donc de l'hyperglobulie en même temps que de l'hyperhépatie. Après la cessation de l'hépatéine, il y a encore 2.700 cc d'urines le 19 décembre, puis elles retombent à 2.000-1.700 jusque vers le 10 janvier.

Les urines analysées le 27 décembre (2 litres), ont une densité de 1.010; réaction acidulée; coloration 5; urée 23 gr. 16. — Le 2 janvier, il y a 1.900 cc.; densité 1.010; coloration 4-5; réaction alcaline; il n'y a plus que 14 gr. 32 d'urée; 1 gr. 06 d'acide urique; 3 gr. 80 de chlore; 2 gr. 09 d'acide phosphorique; l'azote total n'a pas été dosé. — Le 10 janvier, il y a 1.700 cc.; densité 1.009; coloration 5; réaction alcaline; dépôt abondant de phosphate ammoniaco-magnésien avec quelques leucocytes et de nombreux cylindres; urée 10 gr. 52 seulement; acide urique 0 gr. 35; azote total 13 gr. 31; chlore 3 gr. 31 ;acide phosphorique 2 gr. 04; rapport azoturique 79 %.

Les forces du malade ont décliné presque parallèlement à cette baisse de l'urée. L'examen du sang le 8 janvier a montré *seulement* 2.688.000 hématies, en partie dégénérées, altérables; 80 % d'hémoglobine et 7.200 leucocytes dont voici le pourcentage:

Lymphocytes: 18,5 %.
Mononucléaires moyens: 6 %.
Grands mononucléaires: 8 %.
Polynucléaires neutrophiles: 62,5 %.
Eosinophiles: 2 %.
Mastzellen: 1 %.
Formes de transition: 1,5 %.
Myélocytes: 0,5 %.

Dans la soirée du 10 *janvier*, le malade est pris d'un point de côté avec frisson. Température 40°, pouls 140. Dès le lendemain, les urines se raréfient (1.100 cc. le 12, 650 cc. le 13). L'auscultation fait entendre des râles de bronchite disséminés avec souffle tubaire à la partie moyenne du poumon droit. Les crachats purulents avec stries sanguinolentes contiennent de nombreux globules blancs dégénérés, et des diplocoques encapsulés présentent les réactions colorantes du pneumocoque.

L'état s'aggrave rapidement. Décès le 15 janvier.

A l'autopsie (faite par le service d'anatomie pathologique): poumons emphysémateux, avec un tubercule calcifié au sommet gauche. Bronches congestionnées remplies de spume muco-purulente. Le lobe moyen et le lobe inférieur droits présentent l'état intermédiaire entre l'hépatisation rouge et l'hépatisation grise; 200 cc. de liquide citrin de ce côté, avec traînées fibrineuses; épanchement moins abondant à gauche, congestion de la base gauche; hypertrophie des ganglions trachéobronchiques.

Dans le péricarde 400 cc. de liquide citrin; cœur gros, dilatation du cœur droit, muscle ferme, sclérose des valves de la mitrale; petites végétations anciennes sur le bord libre des sigmoïdes aortiques.

Le foie pèse 2.980 grammes et mesure 24 × 19 × 15 cm. Il est très ferme, et formé de zones présentant alternativement l'aspect muscade et l'aspect normal (zones d'hypertrophie compensatrice?).

La rate pâle et ferme pèse 650 grammes et mesure 17 x 13 x 6 cm. Gros reins blancs avec addition de congestion. Environ un litre de liquide dans le péritoine.

Chez ce malade atteint d'hypertrophie hépatique d'origine à la fois digestive et cardiaque, les fonctions hépatiques étaient d'abord un peu exagérées et le nombre d'hématies était sensiblement normal (4.532.000) quand la médication opothérapique, prise par erreur, provoqua une exagération très marquée des fonctions hépatiques avec élévation de rapport azoturique jusqu'à 88 0/0 avec 28 gr. 66 d'urée, le malade étant au régime lacté ; en même temps il y eut une hyperglobulie manifeste (5.636.000 hématies) inexplicable par autre chose que par l'influence de cette hyperhépatie. Ultérieurement les fonctions hépatiques fléchissent, l'urée diminue jusqu'à 10 gr. 52, cependant que les globules rouges tombent à 2.688.000. C'est dans cet état que le malade fut atteint d'une broncho-pneumonie pseudo-lobaire à laquelle il succomba.

Cette observation constitue une véritable démonstration expérimentale de la production de l'hyperhépatie et de l'hyperglobulie sous l'influence de l'opothérapie hépatique. Elle renforce les conclusions des trois observations précédentes, d'autant plus que l'hypohépatie ultérieure s'accompagna d'hyperglobulie rouge.

De ces observations d'hyperhépatie on peut rapprocher certains points des observations III et IX, ayant trait à deux malades qui ont présenté de l'hyperglobulie après leur guérison par l'opothérapie.

VI

Observations d'affections hépatiques diverses.

Nous venons de voir deux séries de faits dans lesquels nous avons pu établir des rapports d'une part entre l'hypohépatie et l'hypoglobulie rouge et d'autre part entre l'hyperhépatie et l'hyperglobulie.

Il est intéressant de rapprocher de ces faits divers cas d'affections hépatiques chez des individus, parfois plus gravement malades que les cirrhotiques en question, mais ne présentant pas comme eux d'insuffisance hépatique bien caractérisée ou n'en présentant qu'un faible degré. Chez ces malades examinés au hasard des entrées à la Clinique, les hématies ne sont pas diminuées dans les mêmes proportions. Voici ces observations succinctement résumées.

OBSERVATION XXIII.

Gastrite chronique. Congestion hépatique et subictère. Tabès incipiens. — B..., 38 ans, cabaretier, se présente à la Clinique de M. Spillmann le 30 novembre 1905. Depuis plus de douze ans il boit chaque jour 3 litres de vin, 6 apéritifs, une quinzaine de petits verres de rhum. A eu, il y a huit ans une poussée de rhumatisme articulaire aigu fébrile. A perdu un enfant à 2 ans et demi de méningite tuberculeuse, en a deux autres bien portants. Nie tout antécédent spécifique, mais a une cicatrice suspecte sur le gland.

Depuis deux ou trois ans a des pituites, du pyrosis, des digestions souvent pénibles.

Depuis six jours, inappétence absolue et vomissements bilieux. C'est un homme très robuste. Teinte subictérique sale; quelques nævi; nombreuses varices, ulcère variqueux sur la jambe droite; pityriasis versicolor.

Langue saburrale, selles, régulières, un peu de ballonnement du ventre; il ne vomit pas le lait; tendance à la constipation. Le foie déborde de trois travers de doigt, il est régulier et un peu sensible à la pression. Rate légèrement hypertrophiée. Urines abondantes, hémaphéiques, sans sucre ni albumine.

Emphysème pulmonaire. Bruits du cœur sourds. Pouls régulier égal, 76 pulsations. Température 37°5.

Sommeil agité, rêves, hallucinations; tremblement des mains, abolition des réflexes.

L'examen du sang montre 4.448.000 hématies, en bon état; coagulation normale; plus de 90 % d'hémoglobine; 14.800 leucocytes dont voici le pourcentage:

Lymphocytes: 26 %.
Mononucléaires moyens: 5 %.
Grands mononucléaires: 9 %.
Polynucléaires neutrophiles: 56 %.
Eosinophiles: 2 %.
Mastzellen: 2 %.

Le *malade se présente de nouveau un an plus tard, le* 21 *décembre* 1906. Il nous déclare que ses troubles ont rapidement cessé après quelques jours de régime et que depuis quelques mois il s'est remis à boire. Mêmes symptômes qu'en 1905. De plus, douleurs fulgurantes et signe de Romberg.

L'examen du sang montre 4.428.000 hématies dont quelques-unes déformées; 90 % d'hémoglobine; coagulation normale; 16.000 leucocytes dont voici le pourcentage:

Lymphocytes: 32 %.
Mononucléaires moyens: 3,5 %.
Grands mononucléaires: 4.
Polynucléaires neutrophiles: 59 %.
Eosinophiles: 1 %.
Mastzellen: 0,5 %.

Nouvelle prescription de régime et injection d'huile grise. Le malade est mort de pneumonie deux ou trois semaines, paraît-il, après notre examen.

OBSERVATION XXIV.

Angiocholite chronique (1). — A..., 32 ans, terrassier. Coliques hépatiques il y a cinq ans et récemment. Hépatomégalie et splénomégalie avec subictère (angiocholite avec cirrhose d'origine lithiasique évoluant depuis cinq ans). Au régime lacté mitigé le malade a 2.000 cc. d'urines avec 18 grammes d'urée et un rapport azoturique de 82 %. 4.068.000 hématies ; 10.400 leucocytes 70 % d'hémoglobine. La rate diminue de volume par la radiothérapie.

OBSERVATION XXV.

Cancer secondaire du foie (2). — Mme B..., cultivatrice, 44 ans, souffre depuis huit mois. Néoplasme du foie secondaire à un carcinome gastrique latent ; dépérissement rapide. 26, puis 34 gr. d'urée ; rapport azoturique normal. 4.104.000 hématies. Décès quelques jours après, à la suite de la paracentèse.

OBSERVATION XXVI.

Mme R..., ménagère, 50 ans, vient consulter à la Clinique le 5 mai 1906. Souffre depuis dix à douze mois. Hépatomégalie notable avec subictère ; légère splénomégalie ; cicatrices de syphilides serpigineuses (association probable de *cirrhose biliaire et de syphilis hépatique*). Urines abondantes. 4.212.000 hématies ; 4.800 leucocytes ; 90 % d'hémoglobine. Pourcentage des leucocytes : 23 mononucléaires dont 5 grands ; 77 polynucléaires dont 3 éosinophiles.

De ces faits personnels on peut rapprocher les suivants :

I. — M. INGELRANS, de Lille, a communiqué à la Société de médecine du Nord (9 octobre 1905), l'observation d'une femme de 38 ans, atteinte de *cirrhose biliaire hypersplénomégalique*, avec ictère acholurique ; chez cette femme malade depuis l'âge de 24 ans, c'est-à-dire depuis quatorze années, il a compté 3 millions 757.000 hématies.

II. — Le troisième malade de MM. GILBERT et GARNIER, dans leur travail sur l'anémie séreuse n'est pas un cirrhotique, mais un malade atteint d'*hypertrophie hépatique d'origine cardiaque*: avant la ponction il avait 4.898.000 hématies.

III. — Dans les *ictères* le nombre des hématies est différent suivant les cas (3) : « Le plus souvent, on note une hypoglobulie en rapport avec la gravité du cas ; quelquefois cependant on a vu une hyperglobulie en rapport avec la concentration du sang chez

---

(1) H. ROBERT. Potasse et soude urinaires. *Thèse de Nancy*, 1905, (obs. X, p. 127).

(2) M. PERRIN. Cancer secondaire du foie. *Société de médecine de Nancy*, 9 novembre 1904 ; sur un mécanisme spécial de mort rapide après la ponction de l'ascite. *Société de Médecine de Nancy*, 13 novembre 1907.

(3) F. BEZANÇON et M. LABBÉ. *Traité d'hématologie*, p. 392.

les ictériques (Becquerel et Rodier, Grawitz, Limbeck, Von Noorden). »

Cette dernière série d'observations nous montre que les cas dans lesquels l'insuffisance hépatique est absente ou très faible ne s'accompagnent pas d'anémie aussi accentuée que ceux dans lesquels elle est manifeste.

VII

Hémoglobine, coagulation, signes cliniques d'anémie.

Je n'ai pas insisté, chemin faisant, sur les modifications de la teneur du sang en hémoglobine, sur la vitesse de coagulation, sur les signes accessoires d'anémie et de réparation sanguine, sur les caractères des leucocytes. Voyons ce que nous pouvons conclure à ces points de vue de l'ensemble des observations.

La proportion d'*hémoglobine* subit habituellement des variations parallèles au nombre des hématies. C'est à peine si, dans plusieurs cas, sa diminution a été moins rapide que la baisse du nombre des hématies au moment où ce chiffre était en décroissance. Ce caractère n'a été ni assez constant ni assez accentué pour qu'on puisse en tirer des conclusions fermes. Dire que le pourcentage de l'hémoglobine a subi des variations parallèles au nombre des hématies, c'est dire que la *valeur globulaire* est restée normale en règle générale.

La vitesse de *coagulation*, ordinairement faible dans les périodes d'insuffisance hépatique, s'améliore en même temps que l'anémie et les fonctions hépatiques sous l'influence de l'opothérapie. Cela ne fait que confirmer les recherches bien connues de Heidenhain, Contejean, Mairet et Vires, Gilbert et Carnot (1). Cependant cette amélioration de la coagulibilité n'est pas constante. La *tendance aux hémorrhagies* paraît être généralement en rapport avec la vitesse de coagulation.

Les *altérations globulaires* de l'anémie des cirrhotiques et l'altérabilité des globules sont en rapport avec le degré de la

---

(1) A. GILBERT et P. CARNOT. Les fonctions hépatiques. — P. CARNOT. La médication hémostatique.

12

déglobulisation, sans que la morphologie des hématies ait présenté rien de spécial à cette variété d'hyperglobulie. De même. pendant la réparation globulaire, je n'ai noté aucune particularité digne d'être notée.

*
* *

Les *signes cliniques* d'anémie n'ont rien présenté de particulier aux cirrhotiques si ce n'est que la pâleur est un peu spéciale, grâce à la coloration mate, légèrement terreuse, que prend très rapidement la peau des insuffisants hépatiques.

VIII

Leucocytes.

Arrêtons-nous un peu plus longuement sur les *leucocytes* (1).

I. *Etude quantitative.* — Il résulte de la lecture des observations que le chiffre minimum observé a été 4.400 et le chiffre maximum 24.000. Les chiffres élevés ont été rarement atteints et sont dus plus spécialement à quelques malades.

Sur 52 numérations des leucocytes chez les cirrhotiques j'ai trouvé :

De 4 à 5.000 leucocytes, 2 fois (4.400 et 4.800).
De   5 à   6.000   —   8 fois.
De   6 à   7.000   —   6 fois.
De   7 à   8.000   —   5 fois.
De   8 à   9.000   —   3 fois.
De   9 à 10.000   —   7 fois.
De 10 à 11.000   —   3 fois.
De 11 à 12.000   —   4 fois.
De 12 à 13.000   —   2 fois.
De 13 à 14.000   —   3 fois.
De 14 à 15.000   —   4 fois.
De 15 à 20.000   —   2 fois (18.000 et 18.400).
Au-dessus de 20.000 leucocytes, 3 fois (20.400, 24.000, 24.000).

Le nombre des leucocytes ne s'élève pas et ne s'abaisse pas toujours dans le même sens que celui des hématies, soit pendant l'évolution de la cirrhose, soit sous l'influence de l'opothérapie. Les variations leucocytaires sont indépendantes des variations des hématies et des symptômes hépatiques ; l'opothérapie hépatique ne modifie pas le nombre des leucocytes dans un sens constant. Dans les cas non compliqués, il n'y a ni leucocytose ni leucopénie.

---

(1) M. PERRIN. Les leucocytes chez les cirrhotiques. *Réunion biologique de Nancy*, 11 novembre 1907 (*C. R. de la Société de biologie*, p. 532-536).

Les complications (tuberculose en évolution, suppurations cutanées et bronchiques, diarrhée) s'accompagnent de leucocytose ; de même la ponction de l'ascite. Nous pouvons donc dire d'abord que les causes ordinaires de leucocytose conservent leur influence chez les cirrhotiques. Quant aux augmentations dues à la diarrhée et à celles consécutives à la ponction de l'ascite, elles proviennent en grande partie d'une concentration globulaire en relation avec l'anémie séreuse ; c'est pour les globules blancs le même phénomène que celui décrit pour les globules rouges dans la diarrhée par Malassez, après la ponction par Gilbert et Garnier (Société de biologie, 1898) ; mais cette concentration n'est pas la seule cause, puisque d'ordinaire l'augmentation des leucocytes est plus accentuée proportionnellement que celle des hématies ; il y a là un véritable phénomène de leucocytose.

A titre de confirmation il est utile de rapprocher des observations de cirrhoses avec hypohépatie les deux cas de diabète par anhépatie (obs. XVII et XVIII). Chez le premier malade, atteint de tuberculose évolutive, j'ai trouvé 16.800 leucocytes, chez le second qui présentait une suppuration certaine 10.400. Les quatre malades (obs. XIX à XXII) qui présentaient des symptômes d'hyperhépatie avec de l'hyperglobulie rouge m'ont donné des chiffres variant entre 7.200 et 10.800 leucocytes. Résultats analogues dans les autres observations isolées d'affections hépatiques diverses.

Nous pouvons donc conclure que les cirrhoses du foie et les phénomènes d'hyper ou d'hypo-hépatie n'entraînent pas nécessairement de modifications quantitatives des leucocytes et que celles qui se produisent sont sous la dépendance des complications.

II. *Etude qualitative.* — *L'équilibre leucocytaire* ne présente pas de grosses modifications. En prenant la moyenne des numérations faites, on arrive à la formule suivante :

Lymphocytes 17,52
Mononucléaires moyens 3,40
Grands mononucléaires clairs 5,16
Polynucléaires neutrophiles 69,02
Polynucléaires éosinophiles 2,22
Mastzellen 0,84
Formes de transition 1,50
Myélocytes 0,28

On voit que dans ses grandes lignes l'équilibre leucocytaire est respecté. Cependant si on serre de plus près cette formule et surtout si on examine les pourcentages successifs faits chez chaque malade, on relève diverses particularités.

A. Le nombre total des *mononucléaires* est resté dans des limites sensiblement régulières, mais les *grands mononucléaires clairs* sont en proportion anormale : La formule moyenne donne un peu plus de 5 0/0. Les modifications de ce nombre ne sont pas parallèles à l'amélioration ou à l'aggravation des symptômes hépatiques, non plus qu'aux variations des hématies, non plus qu'à l'augmentation du nombre total des leucocytes. Ils ont persisté dans des périodes d'amélioration des cirrhoses et l'opothérapie hépatique ne les modifie pas dans un sens constant. J'ai retrouvé une proportion analogue de mononucléaires chez des malades ayant de l'hyperfonctionnement du foie (11,5 0/0 au cours d'une hyperhépatie très accentuée, obs. XXII), alors que le chiffre le plus élevé constaté chez les cirrhotiques l'a été chez un malade dont l'hypohépatie était très marquée et dont la cirrhose compliquée de tuberculose pulmonaire évoluait rapidement (obs. VII, chiffres successifs : 5, 8, 14). Dans ces conditions la présence des grands mononucléaires clairs paraît indépendante de l'affection hépatique elle-même ; il est possible qu'elle soit en relation avec l'hypertrophie splénique.

B. Le nombre des *polynucléaires neutrophiles* est sensiblement normal dans les cas non compliqués (de 63 à 70 0/0). Ce nombre s'élève dès qu'apparaissent des complications capables d'entraîner de l'hyperleucocytose avec polynucléose. C'est ainsi que nous le voyons passer de 64 à 76 0/0, de 62 à 74 0/0 sous l'influence de la diarrhée (obs. IV et XVI), que chez des cirrhotiques atteints de tuberculose en évolution j'ai trouvé 75 et 77 0/0 (obs. VII et IX), qu'une malade dont l'orifice de paracentèse suppurait a eu 78 0/0 (obs. VIII). Bref, les causes ordinaires de polynucléose agissent ici.

C. La proportion moyenne de 2, 22 0/0 de *éosinophiles* indiquée ci-dessus est due à une légère éosinophilie observée au moment des périodes de réparation sanguine et d'amélioration des symptômes hépatiques : dans ces périodes je les ai vus passer de 1 à 4 0/0, de 2 à 4 0/0, et même dans un cas, de 1,5 à 6 0/0 ; chez ce dernier malade (obs. IV) une aggravation de diarrhée étant survenue ils sont retombés à 1 0/0, pendant que les neutrophiles montaient de 64 à 76 0/0. Dans l'ensemble des cas, mêm'e si l'amélioration persiste, l'éosinophilie n'est que passagère.

D. Les mastzellen, les formes de transition et les rares myélocytes rencontrés ne méritent pas qu'on s'y arrête.

E. Au cours des numérations j'ai rencontré quelques hématies nucléées (environ 1 pour 1.000 leucocytes numérés).

F. En ce qui concerne la *morphologie* des diverses variétés de leucocytes considérés isolément, il n'y a pas de faits constants à relever chez les cirrhotiques si ce n'est la présence relativement fréquente de polynucléaires *neutrophiles à granulations essaimées* (environ 1 sur 800 neutrophiles), fait dont l'interprétation manque encore.

En résumé, si les modifications quantitatives des hématies sont très intéressantes chez les cirrhotiques, les leucocytes par contre ne présentent rien d'extraordinaire quant à leur nombre : celui-ci reste soumis aux causes ordinaires d'augmentation, toutes les causes de polynucléose gardant leur influence. L'équilibre leucocytaire est ordinairement peu modifié mais avec quelques particularités intéressantes qui sont : l'augmentation habituelle du nombre des grands mononucléaires clairs, une légère éosinophilie au moment des périodes de réparation sanguine, et la présence de neutrophiles à granulations essaimées. Ces modifications ne paraissent pas en général liées à l'insuffisance hépatique ; certaines d'entre elles sont dues incontestablement à des complications.

IX

Conclusions.

De tout ce qui précède il résulte que *le fait dominant de* l'histoire des cirrhotiques au point de vue hématologique est *l'existence, dans les périodes d'hypohépathie, d'une anémie accentuée.* A la période d'état, le nombre des hématies est en moyenne d'environ trois millions par millimètre cube, avec des variantes individuelles en plus ou en moins.

Cette anémie survient *en dehors de toutes complications déglobulisantes ;* lorsqu'il y a eu des hémorrhagies, l'hypoglobulie est hors de proportion avec leur abondance ou leur répétition. Il n'y a non plus aucune raison valable pour rattacher cette anémie à certains incidents normaux de la maladie, tels que la production de l'ascite et les troubles digestifs, ou à des conditions telles que l'intoxication alcoolique de certains malades ou les lésions tuberculeuses de quelques-uns, conditions qui ne sont pas constantes dans tous les cas, et qui chez d'autres malades que chez les cirrhotiques ne s'accompagnent pas d'hypoglobulie aussi prononcée. L'anémie n'est pas due non plus à la cholémie puisque fréquemment le degré de celle-ci est inférieur à la normale chez les cirrhotiques (1) et que d'autre part l'ictère peut s'accompagner d'hyperglobulie. On ne saurait prétendre davantage que la composition chimique de l'extrait hépatique soit la cause de la réparation sanguine ou de l'hyperglobulie ; si les traces de fer contenues dans cet extrait agissent, c'est physiologiquement en stimulant le foie au fonctionnement duquel le fer est nécessaire (2); mais elles sont trop peu importantes pour avoir par elles-mêmes une action hématopoiétique (on peut d'ailleurs se demander si l'action hématopoiétique du fer dans les anémies, dans la chlorose en particulier, ne s'exerce pas par l'intermédiaire du foie).

L'anémie en question est parallèle au degré de l'insuffisance hépatique et s'observe dans des cas d'hypohépatie en dehors du groupe nosologique des cirrhoses ; l'hyperhépatie par contre s'accompagne d'hyperglobulie. Sans doute le parallélisme n'est pas rigoureux au point d'être superposable dans tous les cas, mais en interprétant cette anémie comme je vais le faire, en la considérant comme un phénomène d'insuffisance hépatique, on doit lui appliquer le principe posé par MM. Gilbert et Carnot, à savoir que les divers actes physiologiques d'un organe à fonctions complexes comme le foie peuvent être inégalement troublés, peuvent être dissociés, et qu'en cas d'hypohépatie l'insuffisance de l'organe pour telle ou telle fonction peut être plus accentuée que pour telle autre.

L'anémie des cirrhotiques est bien sous la dépendance de la lésion hépatique ; nous en avons pour preuves les *conditions étiologiques* dans lesquelles elle se produit et la constatation de son *amélioration* sous l'influence de l'opothérapie, amélioration parallèle à celle de l'état général, des symptômes hépatiques, de l'ascite, de la quantité des urines, des rapports urologiques, etc. Mais tous les symptômes qu'améliore l'opo-

---

(1) GILBERT et HERSCHER. Sur la teneur en bilirubine du sérum sanguin dans la cirrhose alcoolique. *Société de Biologie,* 7 avril 1906.

(2) J. CASTAIGNE. Le foie et le fer. *Presse Médicale,* 1906, n° 95 p. 771, et n° 97, p. 785.

thérapie constituent le syndrome de l'insuffisance hépatique, complet ou partiel ; l'anémie à laquelle on ne trouve d'autre cause que le fonctionnement défectueux du foie et qui s'améliore par l'opothérapie ne fait-elle pas aussi partie de ce syndrome ? n'est-elle pas un *symptôme d'insuffisance hépatique ?* Une telle interprétation est absolument logique.

J'ai émis dans mon mémoire de 1905 (1) diverses hypothèses sur le mécanisme de la production de cette anémie et sur celui de la réparation du sang sous l'influence de l'opothérapie hépatique et du traitement général de la cirrhose ; jusqu'ici aucun fait expérimental ou clinique n'est venu donner une explication complète et indiscutable. Mais, à mon sens, une constatation très importante est celle de l'*hyperglobulie dans les cas d'hyperhépatie* et en particulier dans le cas où une hyperhépatie en quelque sorte expérimentale, due à l'ingestion intempestive d'extrait hépatique s'est accompagnée d'hyperglobulie. Le rapprochement des faits tend à démontrer que parmi les substances données au sang par la cellule hépatique fonctionnant normalement, il en est qui exercent une *action stimulante sur la moelle osseuse ;* l'insuffisance hépatique amenant la diminution de ces substances, la moelle osseuse met en liberté moins de globules rouges ; si la fonction hépatique se rétablit l'hématopoïèse se raffermit ; si le fonctionnement hépatique s'exagère, l'hématopoïèse s'exagère. Ce mécanisme *n'exclut d'ailleurs pas* la possibilité de destructions globulaires dues au trouble concomitant des fonctions spléniques ou à des variations humorales consécutives aux lésions des cellules hépatiques et aux troubles de leurs fonctions antitoxiques.

Quelle que soit l'hypothèse admise, le *rôle de l'opothérapie* serait facile à établir : elle peut rendre à l'organisme les substances qui lui manquent du fait de l'hypohépatie, elle peut neutraliser l'action de poisons globulicides, ou encore par la stimulation apportée au foie, rétablir l'intégrité de ses fonctions sécrétoires, neutralisatrices de poisons ou excitatrices de l'hématopoïèse.

Pour en revenir au terrain clinique, constatons que la relation entre cette anémie et l'insuffisance hépatique est indiscutable. Dans ces conditions la *thérapeutique* n'a pas à diriger d'effort spécial contre cette anémie que l'opothérapie améliore parallèlement aux autres symptômes de la cirrhose.

_____

(1) *Revue Médicale de l'Est*, p. 112-117.

LA DETERMINATION DE L'AGE DES TACHES DE SANG

Par le Dr Antonio Lecha-Marzo.
Interne de la Faculté de Valladolid.

L'étude médico-légale des taches de sang se complète chaque jour par des procédés nouveaux. Depuis les recherches nouvelles et les perfectionnements introduits par les méthodes de Uhlenhut et de Wassermann, le diagnostic différentiel et générique se multiplie davantage chaque jour. Il n'y a pas très longtemps que l'éminent professeur Albert Florence (de Lyon) (1) a proposé une méthode neuve et extrêmement simple pour reconnaître les taches de sang visibles ou invisibles sur les armes : l'examen direct à l'aide d'un appareil d'éclairage interne ; les globules apparaissent sur la superficie de l'arme avec leurs contours nets et caractéristiques ; quelle que soit leur ancienneté on les retrouve sous le champ du microscope, avec autant d'évidence que si nous placions une goutte de sang sur le porte-objet avec la technique habituelle.

Nous avons proposé en 1905 (2) un nouveau procédé pour obtenir facilement les cristaux d'*iodo-hématine* ; en 1906 nous en avons proposé un autre (3) basé sur le traitement des taches par l'eau chlorée, la pyridine et le sulfure ammonique pour obtenir de l'*Hémine* ; ce dernier procédé fut ensuite préconisé par divers auteurs et principalement par le professeur Sarda, de Montpellier et présenté par lui et le Dr Caffort, à l'Académie des sciences de Paris (4).

L'étude des taches de sang a appelé de nouveau notre attention sous un autre aspect : *la détermination de leur âge* ; cette question qui paraissait un peu oubliée vient d'être ressuscitée avec beaucoup d'à-propos par le Dr Tomellini; avant de me référer aux travaux de cet auteur, je crois utile de donner un petit aperçu historique.

On sait que le sang coagulé ou en taches change de couleur

(1) A. Florence, Détermination des taches de sang visibles ou invisibles sur les armes (*Archives d'anthropologie criminelle*, tome XXII, n° 62, 15 juin 1907.

(2) Lecha-Marrzo, *Revista ibero-americana de Sciencias medicas*, t. XVIII, n° 39.

(3) Lecha-Marzo, *Revista de medicina y cirugia practicas*, 21 mars 1906.

(4) *Comptes rendus hebdom.*, t. CXLIII, page 251, 23 juillet 1906.

avec le temps ; depuis la couleur rutilante du sang frais qui sort des vaisseaux jusqu'au gris foncé des taches anciennes.

Le temps nécessaire pour amener ces changements de coloration varie suivant les circonstances extérieures telles que la température, l'exposition à la lumière, etc. ; si nous acceptons les idées de Magnimani (1), ce temps peut même dépendre de circonstances individuelles ; ces données ne pouvaient donc être utilisées en médecine légale et les auteurs qui se sont occupés de cette importante question ont dû rechercher d'autres procédés d'investigation.

L'importance pratique de l'âge des taches de sang est incontestable et on verra, par les faits que je rapporte plus loin, que cette détermination de l'âge a permis, à elle seule, la découverte du crime (2).

L'hémoglobine se transforme en métahémoglobine à mesure que la tache de sang vieillit, cette dernière étant un composé oxygéné plus stable que l'oxyhémoglobine ; elle est soluble dans l'eau et présente un caractère spectroscopique spécial ; ultérieurement l'hémoglobine et la métahémoglobine se transforment en hématine insoluble dans l'eau, mais soluble dans les acides ; ces solutions présentent l'aspect spectroscopique de l'hématine acide.

Certains auteurs, se basant sur ces variations de la matière colorante, ont pensé qu'on pouvait les utiliser pour connaître l'âge du sang, mais ils ont oublié que ces transformations sont plus ou moins rapides selon les circonstances externes.

Le professeur A. Tamassia (3) examinant au microscope des taches datant de trois ans et d'autres datant de 1877 et 1881 obtint constamment les bandes d'oxyhémoglobine comme si les taches étaient récentes.

Avec du sang datant de cinq à neuf ans Corona (4) ne put obtenir la réaction spectroscopique dans certains cas, tandis que dans d'autres il pût reconnaître les bandes d'oxyhémoglobine.

Pfaff (5) ne fut pas plus heureux lorsqu'il proposa de calculer l'âge des taches de sang d'après le temps qu'elles met-

---

(1) MAGNIMANI, Sulle macchie di sangue et sulla possibilità di differenziare sangue umano da quello degli animali domestici e il sangue menstruale da quello di una qualsiasi ferita. *Bolletino della Societa Lancisiana degli ospedali di Roma*, 1897, XVII.

(2) HOFFMANN, Eulenberg's Vierteljahrs, 1873, t, II, page 39.

(3) A. TAMASSIA, Sulla determinazione cronologica delle macchie de sangue, *Real Instituto Veneto* II, 4e série, Venise, 1884.

(4) CORONA, Contributo alla studio medico-legal del sangue, *Giornale della R. Academia di Torino*, 1891.

(5) PFAFF, Gerichtsarztliche Blutuntersuchungen, 2e édition, Dresde, 1863.

taient à se dissoudre dans l'arsenic ; Tamassia n'eût pas de peine à démontrer l'infidélité de cette méthode.

Le procédé proposé par Tamassia lui-même pêche également par la base ; il s'appuie sur la réaction du sang par l'acide sulfhydrique ; cette réaction a lieu seulement avec des solutions aqueuses de date récente et ne se produit pas pour les taches anciennes.

Il ne peut même pas déterminer la date d'une tache remontant à trois ou quatre jours et je ne crois pas que l'auteur lui-même y ait beaucoup compté.

Les cristaux d'hémine provenant du sang frais ont une forme parfaite ; si le sang est ancien et putréfié les formes cristallines sont plus ou moins irrégulières (procédé de Teichman) (1); en employant *mes méthodes* de l'iode ou de l'eau chlorée et les réducteurs (pyridine et sulfure d'ammonium) cette irrégularité cesse d'être appréciable (2) ; mais on voit que le problème n'est pas résolu ni par ce procédé ni par la forme des cristaux d'hémoglobine.

Les caractères suivants ont été assignés par A. Florence (3) pour la tache ancienne : présence de déchets pulvérulents, aspect plus mate de la tache, dissolution et désagrégation plus lente ; on n'obtient pas ou on obtient très difficilement des globules avec le liquide de Virchow ; les cristaux d'hémine ont une forme irrégulière, rétrécie et comme boutonneuse (forme amorphe de l'hémine), ils ne présentent pas l'aspect caractéristique.

En résumé on pouvait dire si une tache était récente ou ancienne, mais sans pouvoir préciser.

Plus récemment, ainsi que nous l'avons dit, la question de l'âge des taches a été étudiée par le Dr Tomellini du Laboratoire de médecine légale de la Faculté de Gênes (4). Cet auteur a publié une table chromatique basée sur la couleur ; il n'y a qu'à s'y référer pour se rendre compte par comparaison de la date de la tache.

Tomellini laissait tomber goutte à goutte du sang humain mixte provenant d'une blessure intéressant le sang artériel et veineux d'une hauteur de 10 centim. sur une toile blanche en

---

(1) Voyez A. MONTALLT. Osservazioni sperimentali interno alla grandezza dei cristalli d'emine in rapporto all antichita del sangue, *Sicilia med.*, ano III, fasc. 11, 12, 1891.

(2) LECHA-MARZO, Influencia dela edad y la putrefaccion en la obtencion delos cristales de sales de Hematina; *La tribunal medica*, n° 17, 1907; *Protocolo medico-forense*, n° 9, 1907.

(3) A. FLORENCE, Les taches de sang, leur signification, leur importance en médecine judiciaire, Lyon, Stork, 1885.

(4) L. TOMELLINI, De l'emploi d'une table chromatique pour les taches de sang; *Archives d'anthropologie criminelle*, tome XXII, n°s 164 et 165, 1907.

ayant soin que toutes les gouttes aient le même volume ; il prenait ensuite la couleur des taches au bout d'une heure, de deux heures, de quatre heures, de douze heures et enfin après quatre jours, huit jours, dix jours, un mois, une année. La lumière solaire ne tombait pas directement sur les taches.

Il y a lieu de tenir compte de plusieurs causes d'erreur ; si la tache est très imbibée de sang, elle a plus d'épaisseur et est plus obscure ; le grain de la toile et son épaisseur peuvent également influencer les résultats de l'expérience.

Quoiqu'il en soit, je crois que Tomellini a obtenu ce qu'il désirait : couleur produite par une tache de sang à diverses époques de façon à obtenir une table chromatique ayant douze types.

« La première question que je m'étais posée, dit cet auteur, si d'après la couleur on pouvait déterminer l'époque à laquelle une tache de sang a été produite, n'a pas été résolue. Et cela à cause de l'infime différence de couleur ainsi que l'on peut s'en rendre compte en consultant la table, on pourra obtenir une approximation suffisante lorsqu'on aura à différencier des taches ou récentes ou très vieilles, on pourra dire par exemple, si une tache est récente ou vieille d'un mois ; mais on ne pourra pas dire si elle date de quatre ou huit jours. C'est là une sérieuse difficulté et une source de nombreuses erreurs. »

Nous sommes d'accord avec notre savant confrère ; en comparant la couleur de certaines taches avec celles qui figurent dans sa table chromatique, on voit qu'on ne peut arriver à la détermination de l'âge avec exactitude ; je le démontrerai clairement par mes observations.

Certaines taches de sang d'oiseau exposées au soleil pendant dix heures correspondaient au n° 8 de la table de Tomellini, coloration, qui correspond, d'après cet auteur, aux taches ayant six jours de date après leur exposition à la lumière diffuse.

Je ne doutais pas, lorsque j'ai commencé l'étude de cette question, des difficultés qu'on devait rencontrer pour arriver à une méthode sûre pour la détermination chronologique ; celle que je propose me paraît sûre et facile, mais je dois reconnaître en toute franchise que tous les procédés nouveaux ont leur période de tâtonnements et d'incubation et que je suis très reconnaissant au Dr Tomellini d'avoir appelé mon attention sur cette question par ses remarquables travaux.

Je procède de la façon suivante pour déterminer l'âge des taches de sang sur une toile, une chemise, un mouchoir, sur du bois, du marbre ou toute paroi blanche.

L'examen doit être toujours fait aussitôt que possible parce que les recherches sont toujours rendues plus difficiles avec le temps.

Aussitôt que la tâche m'est remise, je note la figure de la table de Tomellini qui correspond à sa coloration puis, au même moment, je dépose sur le porte-objet une tache aussi semblable que possible comme coloration et comme épaisseur en piquant le doigt.

Le bout est transporté au lieu même où la tache fut recueillie et on observe de temps en temps jusqu'à ce que la coloration soit analogue à celle de la figure notée antérieurement. Le temps écoulé indique approximativement la date des taches primitives.

Aussi bien pour les taches *primitives* que pour les *taches secondaires* on peut observer des tonalités différentes en les comparant à une figure de la table, mais il ne faut tenir compte que de la coloration prédominante.

Cette méthode ne nécessite ni réactifs ni appareils ; il suffit de posséder une table chromatique type.

J'ai diagnostiqué avec ce procédé l'âge du sang humain datant de quarante-huit heures sur une toile vieille et malpropre exposée à la lumière demi-diffuse.

J'ai déterminé dans les mêmes conditions l'âge de taches remontant à quatre jours ; mes observations sont trop nombreuses pour être relevées en détail.

Il est évident que les affirmations obtenues par ce procédé ne peuvent être absolues et n'ont pas un caractère mathématique ; il convient de dire, par exemple, que la date d'une tache oscille autour d'un temps donné ; lorsque la date remonte à deux jours l'écart peut être de quelques heures.

Le procédé est très simple ; mais, pour obtenir des résultats satisfaisants, il faut que le magistrat ou l'officier de police fasse preuve d'une certaine sagacité lorsqu'il recueille les pièces à conviction ; il faut que les taches qui doivent servir pour le diagnostic se présentent dans les mêmes conditions que les taches primitives. Pour cela il faut que le linge ou la chemise soit prise dans l'habitation même où le crime a été commis, il faut couper une partie non tachée du linge sur laquelle sera versé le sang frais de façon à ce que la tache nouvelle présente la plus grande ressemblance possible avec celle qui est l'objet de l'étude médico-légale ; il faut autant que possible que l'expérience ait lieu sur le lieu même du crime, à l'heure à laquelle celui-ci a été commis.

Si les taches primitives, celles remises à la justice pour déterminer leur âge et leur nature sont produites au moment voulu, celles produites expérimentalement présenteront exactement la même couleur (l'officier de police doit noter le temps écoulé : vingt-quatre, quarante-huit heures, etc.).

Si les taches ont été trouvées sur un vêtement que portait l'accusé (une chemise par exemple) on peut faire l'expérience sur une toile présentant la même nature et noter exactement le temps où les taches obtenues expérimentalement présentent la coloration de la tache authentique.

Ce procédé présente une valeur incontestable et de nombreuses applications, mais nous ne voulons pas exagérer la note en disant qu'il peut servir dans tous les cas. Si on ignore si le crime a été commis pendant le jour ou pendant la nuit, il est impossible de réaliser l'expérience dans des conditions identiques sur les taches secondaires. On sait que, pendant la nuit, le changement de coloration se produit lentement, tandis qu'il a lieu très rapidement le jour, surtout à la lumière solaire. Ces considérations n'enlèvent pas de valeur à la méthode, elles ne font que la préciser et lui donner sa juste valeur.

Nous terminerons cet exposé en publiant un cas pratique dans lequel ce nouveau procédé aurait pu être appliqué.

Dans une réunion nombreuse, une fête publique, un anarchiste plonge un poignard dans la poitrine d'un ennemi politique ou d'un chef d'Etat ; l'assassin profite du désarroi général pour se perdre dans la foule et disparaître (cela aurait pu être le cas de Caserio qui assassina le Président Carnot).

Personne ne peut désigner exactement l'assassin qui s'est débarrassé promptement de son arme et a disparu ; quelques anarchiste suspects sont arrêtés par la police et on ne trouve sur l'un d'eux que des taches de sang sur les vêtements comme indice de culpabilité. Il s'est écoulé, par exemple, quarante-huit heures entre le crime et l'arrestation; l'accusé explique ces taches en invoquant une hémorrhagie naturelle (épistaxis) qui s'est produite il y a quatre jours ; on peut alors démontrer expérimentalement que la tache à deux jours de date et non quatre. Notre méthode a donc servi à démontrer l'inexactitude de l'assertion de l'accusé et à prouver que la date de la tache coïncide avec celle du crime.

Je crois donc avoir suffisamment prouvé qu'une expérience peut être le point de départ pour la démonstration complète d'un crime.

Analyses

PATHOLOGIE GENERALE ET EXPERIMENTALE

L'éosinophilie produite par l'échinocoque. — Rossello.
(Gazzetta degli Ospedali, 14 janvier 1908).

Conclusions: 1° L'osinophilie est constante dans le cas où
le parasite est vivant; 2° Cette éosinophilie est généralement
de peu d'importance (4 %); 3° Quand le parasite est mort (par
suppuration ou dégénérescence, invasion du kyste par divers
liquides tels que la bile) l'éosinophilie disparaît; 4° L'éosinophilie disparaît rapidement quand le kyste est enlevé par intervention chirurgicale; 5° La localisation du kyste dans les divers organes n'a aucune influence apparente sur l'apparition et
le degré de l'éosinophilie.

**Nouvelle méthode pour déceler l'indol dans les recherches
bactériologiques.** — Morelli. *(Rivista critica di clinica medica,* 1er février 1908.)

On plonge une bandelette de papier buvard dans une solution
saturée à chaud d'acide oxalique; elle demeure ainsi couverte
d'acide; cette bandelette est ensuite stérilisée. On la place (en
la coudant à angle aigu) sur le rebord du récipient qui contient
la culture en veillant qu'elle ne soit point imprégnée par le liquide du milieu nutritif. Si les microorganismes viennent à
produire de l'indol, le papier buvard devient rose, puis rouge.
Cette méthode est très sensible. Les bandelettes doivent avoir
une longueur de 0,10 centimètres environ

**Recherches sur la pénétration des bactéries dans les œufs
de poule.** — Mirini. *(Lo sperimentale,* décembre 1907.)

1° Sauf de très rares exceptions, les œufs sont, lors de la
ponte, exempts de bactéries. 2° Le processus d'altération des
œufs n'est pas d'origine bactérienne ; on n'y trouve que des
hyphomycètes; 3° Les microbes qui putréfient les œufs viennent
du dehors à travers la coquille et la membrane testacée intactes;
certains sont constants; 4° Le *protens* est celui qui développe
le plus ordinairement l'hydrogène sulfuré dans les œufs. 5° La
coquille et la membrane sont perméables à quelques microbes,
les plus mobiles. 6° Introduits artificiellement dans l'œuf, ces
mêmes microbes peuvent émigrer très vite au dehors. 7° Le coli,
l'Eberth, le bacille du choléra ne produisent pas d'hydrogène
sulfuré dans l'œuf et ne modifient pas beaucoup son contenu.
8° Il est possible de conserver les œufs longtemps quand on les

désinfecte et qu'on les maintient dans un milieu stérile. 9° **Les** œufs conservés dans la chaux s'infectent plus facilement que les œufs frais pondus.

Recherches expérimentales sur la transplantation osseuse. — CHUTARO TOMITA (de Nagoya, Japon). (*Virchow's Archiv*, 8 janvier 1908.)

Conclusions : 1° Un morceau d'os intact, transplanté dans la cavité péritonéale, peut rester vivant jusqu'au 95° jour; 2° Cette vitalité est partielle; elle influence l'adhérence précoce de l'os avec le tissu voisin; 3° La résorption de l'os transplanté se fait par apparition de cellules géantes et de lacunes; mais il y a aussi une résorption pure et simple marquée surtout à la surface de la diaphyse du fragment; 5° Les cellules osseuses n'ont pas le pouvoir de former de l'os nouveau; cette formation se fait toujours par les cellules du périoste et par celles de la moelle; 6° Pour la transplantation, il faut prélever un morceau d'os pourvu des éléments nourriciers (moelle et périoste); 7° Le cartilage épiphysaire et la moelle vivent plus longtemps que la substance osseuse.

MEDECINE (MALADIES TOXIQUES ET INFECTIEUSES)

La question du diabète insipide. — SEGALLOW. (*Folia Urologica* 1-2, 1908.)

Le diabète insipide ou plutôt la polyurie a toujours pour origine une affection du système nerveux; quelques cas ont un substratum hystérique. Dans la majorité des cas, il s'agit de l'irritation des grandes voies nerveuses qui, partant du plancher du 4° ventricule, vont jousqu'au rein, à travers la moelle, les nerfs thoraciques et plexus solaire. Cette irritation est due soit à une affection syphilitique ou à une tumeur de la région. La polyurie de la grossesse a pour cause une irritation réflexe du centre de la polyurie.

Diagnostic de la fièvre typhoïde. — GIOVANNI. (*Riforma medica* n° 3, 1908.)

Filipowicz avait observé que chez les typhiques les replis cutanés de la paume et de la plante du pied présentent une couleur jaunâtre. L'auteur peut confirmer cette observation en ajoutant que ce phénomène est un des plus précoces de la fièvre typhoïde et qu'il est d'autant plus marqué que l'infection est plus sérieuse. Dans les cas tout à fait graves la coloration jaune gagne les faces latérales et dorsales des doigts et des orteils.

La dissociation des symptômes dans les formes cliniques de l'infection grippale. — ARENA. (*Il Morgagni*, janvier 1908.)

Conclusions : 1° L'influenza multiplie ses formes cliniques en

·dissociant entre eux les symptômes du syndrome ordinaire. 2° La dissociation se fait souvent aux dépens de la fièvre qui peut diminuer plus ou moins et même disparaître, pendant que un ou plusieurs symptômes particuliers prennent de la prépondérance ; la forme clinique, ayant perdu son caractère d'affection générale, simule une affection localisée. 3° Parfois le caractère d'affection **générale** est conservé, mais il n'est plus représenté par l'hyperthermie, mais bien par la consomption fébrile et la forme clinique prend l'allure d'une véritable cachexie. 4° Parfois, la dissociation a pour effet la disposition en série des symptômes ou groupes de symptômes, qui ordinairement se présentent en tableau et la forme clinique prend une marche prolongée. 5° Ces trois formes: localisée, cachectique, prolongée peuvent se combiner et on a ainsi les formes dissociées mixtes. 6° Enfin l'influenza dissocie aussi les syndromes qu'elle emprunte à d'autres maladies; elle altère l'ordre et la portée des symptômes; on a ainsi les formes dissociées à *syndrome étranger*.

Un cas de charbon avec porte d'entrée rarement suivie. — MEYER. (*Deutsche mediz. Wochenschrift*, 16 janvier 1908.)

Il s'agit d'un individu de 45 ans, chez lequel l'infection charbonneuse débuta par une angine, suivie de méningite et terminée par la mort. Ce cas, bien étudié histologiquement et bactériologiquement, inspire à l'auteur les conclusions suivantes : 1° Les amygdales peuvent être, quoique rarement, la porte d'entrée du bacille du charbon. 2° Peut-être même ce dernier est-il capable de provoquer une angine spécifique. 3° La méningite et l'encéphalite ne sont pas dues à une infection secondaire, mais bien au bacille charbonneux lui-même. 4° La méningite peut se produire secondairement par transport dans le torrent circulatoire.

L'Intoxication par l'huile d'aniline. — KRAUSE (*Med. Klinik*, janvier, 1908.)

L'intoxication fut provoquée par l'aspiration des vapeurs; la peau et les muqueuses prirent une teinte bleue. Les malades ne présentèrent que des modifications insignifiantes au point de vue hématologique. On retrouva dans l'urine l'acide paramidophénolsulfurique. Le traitement consiste à mettre le sujet au grand air; les inhalations d'oxygène sont très efficaces et amènent une amélioration rapide. Si l'intoxication était grave (céphalée, nausées), pratiquer une saignée abondante suivie d'injection de solution physiologique de chlorure de sodium.

Etudes sur le favisme. — FRONGIA, (*Il Morgagni*, 8 février 1908.)

Le favisme est l'intoxication par les fèves fraîches, crues ou cuites: c'est une intoxication marquée surtout chez les enfants et se manifestant par des troubles gastro-intestinaux, nerveux et circulatoires; mais les symptômes les plus marqués sont l'ictère, l'hémoglobinurie, l'hématurie. Le mécanisme d'action du poison ingéré avec les fèves n'est pas connu; mais l'auteur a constaté: 1° Que le sang des individus intoxiqués n'a pas d'action hémolytique *in vitro*. 2° Les hémolysines ont une action hémolytique sur des hématies des sujets sains ou de ceux intoxiqués par les fèves. 3° L'extrait aqueux des fèves se comporterait de la même façon.

Sur le pouvoir hémolytique des urines de paludiques atteints d'hémoglobinurie due à la quinine. — CARDUCCI. (*Gazzetta degli ospedali*, 19 janvier 1908.)

L'urine des paludiques atteints d'hémoglobinurie, constante ou passagère, due à la quinine a, *in vitro*, une action hémolytique bien nette sur les globules rouges des sujets sains. Dans les cas légers, l'hémolyse n'existe que pendant la crise d'hémoglobinurie, dans les cas d'intensité moyenne ou forte, elle persiste même quand les urines sont redevenues claires et disparaît au bout de quatre ou cinq jours suivants les cas. Il n'y a pas de différence dans le pouvoir hémolytique, que le sang défibriné ait été lavé ou non dans la solution physiologique. Si on chauffe à 55° pendant une demi-heure les urines douées de pouvoir hémolytique, ce dernier ne subit aucune altération.

Contribution à l'étude du sang dans la scrofule. — GAMBERINI, (*Rivista critica di clinica medica*, 1er février 1908.)

L'auteur conclut que le sang des scrofuleux ne présente pas un grand déficit en globules rouges, bien qu'il y ait une forte diminution de l'hémoglobine. Il n'y a pas de variations caractéristiques dans les rapports numériques des diverses formes de leucocytes; ce qui prédomine ce sont les grands lymphocytes qui peuvent former presque toute la totalité des mononucléés. Il faut noter l'éosinophilie fréquente et élevée qui arrive jusqu'à 29 %.

La cure marine augmente le nombre des globules rouges et le taux de l'hémoglobine; la valeur globulaire peut, ainsi, devenir normale et ces modifications sont marquées dès le début. L'éosinophilie tend à diminuer et cette diminution semble d'un bon pronostic. L'examen du sang serait donc l'index le plus sûr du résultat du traitement par l'air de la mer.

L'atoxyl dans la leucémie. — COHNHEIM. (*Deutsche Aerzte-Zeitung*, 1908, 15 janvier.)

En présence de l'inutilité de tout autre traitement, l'auteur a essayé dans la leucémie, l'atoxyl en pilules et en injections. L'état du sang ne montra pas, il est vrai, de modification, ni d'amélioration, mais on put constater de façon évidente et certaine une diminution de la tuméfaction splénique et des engorgements ganglionnaires, ainsi qu'une amélioration de l'état général.

13

CHIRURGIE (TECHNIQUE)

Traitement des plaies par le mélange chloroforme et alcool. — SCHLEICK. (*Allgem. med. Zentral-Zeitung*, 14 décembre 1907.)

L'auteur emploie depuis longtemps un mélange de 25 parties de chloroforme et 75 parties d'alcool. Le chloroforme se combine avec les matières albuminoïdes des plaies et forme une molécule que les bactéries ne peuvent attaquer; de plus, il dissout les matières grasses dont la décomposition provoque la formation d'éléments septiques. Le mélange en question est très bien supporté par tous les tissus; on l'applique à l'aide de tampons qu'on exprime complètement avant de les porter sur les plaies. Ledit mélange rend aussi de grands services pour la désinfection des mains de l'opérateur.

Traitement des granulations. — RIEDL. (*Wiener klin. Wochenschrift*, 19 décembre 1907.)

Dans les cas de larges plaies avec bourgeons dont la cicatrisation est très lente (brûlures, etc.), l'auteur emploie l'huile de lin; il a constaté que même les vieux ulcères variqueux guérissaient de façon extraordinairement rapide et durable.

Pour ce traitement, il faut que la surface à traiter soit débarrassée de tissu nécrosé à éliminer, que les bourgeons ne soient pas trop abondants. Le traitement consistera à appliquer de la gaze stérile, imprégnée d'huile de lin stérilisée et récente. On devra veiller à ce que le pourtour de la plaie ne présente point d'eczéma que l'huile pourrait aggraver. La cicatrisation par ce procédé est très rapide et cette rapidité semble empêcher la production de rétractions cicatricielles.

Sur le traitement par la traction; appareil pour la pratiquer.
Louis BRAMSON (*Hospitalstidende*, 29 janvier 1908.)

L'auteur combine la traction à l'emploi des ventouses de Bier. Les ventouses dans lesquelles on a fait le vide sont munies d'une poignée qui permet d'exercer une forte traction sur les tissus auxquels elles adhèrent. Elles peuvent servir pour provoquer la respiration artificielle. L'auteur en a vu de bons effets dans le lumbago, la myosite, les névralgies, les céphalées, les fausses ankyloses, les hyperesthésies cutanées, les affections médullaires chroniques, les adhérences cicatricielles, les affections stomacales ou abdominales. Leur emploi n'est accompagné que de faibles douleurs si la raréfaction de l'air est considérable ou d'ecchymoses légères disparaissant en quelques jours. Le vide est fait à l'aide de la machine pneumatique.

TUBE DIGESTIF

De l'indépendance des lobes du foie. — ROGER GLÉNARD (*Progrès Médical*, 22 fév. 1908).

En 1890, Frantz Glénard, au cours de recherches cliniques sur le foie des diabétiques, décrit l'indépendance fonctionnelle des lobes du foie, grâce à la palpation par le procédé du pouce qui montre la fréquence de l'hépatisme et rapporte au lobe gauche du foie la douleur épigastrique des dyspeptiques. Cette conception s'appuie sur la nature mono, bi ou trilobaire des hypertrophies hépatiques, sur les hyperesthésies localisées, sur l'évolution disparate des hypertrophies et hyperesthésies localisées.

Il existe une séméiologie lobaire. La pression du lobe manière dissemblable : l'alcool frappe le lobe droit ; la génitalité féminine, le lobe carré; les émotions, le lobe gauche;la dyspepsie gastrique donne, au début, une hypertrophie de lobe gauche ; le diabète une hypertrophie rénitente du lobe droit, etc... D'ailleurs, il existe une séméiologie lobaire. La pression du lobe droit, par exemple, donne une douleur au niveau de l'appendice xyphoïde « analogue à celle spontanément éprouvée deux heures après le repas ».

Sérégé, de Vichy, a complété les travaux de Fr. Glénard. Il existe un accouplement vasculaire gastro-hépatique gauche et entéro-hépatique droit. Le foie gauche correspond à l'estomac, la rate et à la dernière portion du gros intestin. Le lobe droit est en rapport avec l'intestin grêle et s'occupe des processus de la nutrition.

Anatomiquement, la direction de la branche droite de la veine-porte, qui suit celle du tronc veineux, l'angle très aigu que font les veines sus-hépatiques droites avec la veine-cave, indiquent une plus grande vitesse de circulation dans le lobe droit.

Au point de vue anatomo-pathologique, les observations démonstratives abondent. Citons la nécrose du lobe gauche du foie après ligature de la veine hépatique gauche (Guibé et Herrenschmidt), un abcès du lobe droit du foie après ulcération de l'appendice, par une épingle (Netter), etc... *L'histologie pathologique* montre tant à l'état sain (Brissaud et Dopter), qu'à l'état pathologique des différences entre les lobes — cirrhose gauche très accentuée et compliquée avec cirrhose pure au début à droite, etc... La tératologie et l'embryologie plaident dans le même sens.

Expérimentalement, sans rappeler la teneur différente en glycogène, ou en arsenic après ingestion toxique, citons les expériences de Sérégé, malheureusement non reproduites par Gilbert et Vilaret, Brissaud et Dopter. L'intervention du système nerveux vaso-moteur montre, d'après Vulpian, la production d'anémie localisée au lobe gauche par excitation, soit des nerfs qui entourent l'artère hépatique, soit du faisceau qui part du ganglion cœliaque et remonte vers le lobe gauche du foie.

Telle est la jeune théorie de l'indépendance des lobes du foie qui mérite d'appeler l'attention.

G. Rosenthal.

Sur les ruptures traumatiques sous-cutanées du canal gastro-intestinal. — Rossi. (*Il Morgagni*, décembre 1907.)

Le diagnostic prompt, précoce et exact de rupture traumatique sous-cutanée du canal gastro-intestinal ne peut être qu'un diagnostic de probabilité. Les indices locaux (contracture spasmodique permanente des parois de l'abdomen, douleur circonscrite), la modalité du traumatisme peuvent aider le diagnostic. Tenir compte aussi de la respiration thoracique superficielle et de l'accélération du pouls. Les traumatismes les plus redoutables sont ceux dus aux corps contondants à surface limitée, agissant perpendiculairement à l'abdomen et se dirigeant vers le rachis ou l'os iliaque. Le pronostic doit être réservé; il s'aggrave rapidement et devient désespéré dès qu'apparaissent les premiers symptômes péritonéaux. Pas de laparotomie systématique, exploratrice; mais intervenir si les signes de rupture viscérale sont même douteux. Dans les cas certains, c'est-à-dire confirmés par les symptômes péritonéaux, l'intervention peut modifier le pronostic.

Sur l'infection par résorption à l'aide de bacilles tuberculeux, par le canal gastro-intestinal. — Oberwarth et Lydia Rabinowitsch. (*Berliner Klin. Wochenschrift*, 10 février. 1908.)

Les expériences ont démontré que les bacilles introduits directement dans l'estomac se trouvent vingt-deux heures après dans le sang et le poumon. De plus, ces bacilles peuvent rester longtemps latents dans les tissus: en effet, dans les organes envahis, on ne trouva au bout de trois semaines aucune modification macroscopique ou microscopique. Il n'est donc pas démontré que les bacilles venus de l'estomac ou du tube digestif puissent provoquer des modifications tuberculeuses; on les retrouve vivants et virulents, mais on n'est pas en droit ni d'affirmer ni de nier que l'organisme aurait pu s'en rendre maître et en triompher.

Un cas rare d'éructation nerveuse. — Saito. (*Berliner Klin. Wochenschrift*, 1907. N° 51.)

La malade, assez âgée, présentait de la dilatation d'estomac Chaque éructation dure sept à huit secondes, les gaz n'ont pas d'odeur; l'éructation cesse si la patiente vient à ouvrir la bouche. L'éructation n'est pas provoquée par la dilatation; il est plutôt probable que cette dernière a été causée par l'aérophagie qui durait depuis trente-six ans. Par la suggestion et en faisant placer des bouchons de liège entre les mâchoires au moment des crises d'éructation, l'auteur en amena la guérison définitive et complète.

Un cas de pseudo-tumeur de l'estomac. — Konried. (*Wiener Klin. Wochenschrift*, 6 février 1908.)

Il s'agissait probablement, dans ce cas, de cholécystite et péricholécystite chronique avec adhérences, avec gonflement du lobe gauche du foie et formation d'adhérences avec la partie pylorique de l'estomac. Par suite, il s'était produit un état spasmodique persistant dans la région du pylore avec diminution concomitante de la sécrétion d'acide chlorydrique, de sorte qu'il semblait de façon indubitable qu'on avait affaire à une tumeur gastrique. L'examen radiographique confirmait cette idée. Mais, un traitement antiphlogistique fit disparaître les symptômes inflammatoires et le spasme; les troubles gastriques s'amendèrent. Depuis un an, la malade est en parfaite santé. Le poids avait augmenté. Le traitement consista en galvanisation, compresses, coudurango, acide chlorhydrique, régime mou. Il est à noter que l'auteur l'avait entrepris, dit-il, *solutii causa*, pour consoler la malade, croyant qu'il s'agissait d'un carcinome.

La lévulosurie alimentaire dans les maladies du foie. — Halasz. (*Wiener Klin. Wochenschrift*, 9 janvier, 1908.)

Voici le résumé des recherches de l'auteur:

1° Quand les fonctions hépatiques sont normales, l'administration de 100 gr. de lévulose ne produit que très rarement la lévulosurie. Le résultat positif indique une affection diffuse, et par suite, grave, du foie et surtout une cirrhose à un stade avancé.

2° Dans l'ictère, l'épreuve de la lévulose est négative; elle l'est également dans les tumeurs secondaires métastatiques du foie, dans les affections circonscrites n'amenant que de légères lésions ou de petites lésions du parenchyme (kyste hydatique; affections de la vésicule; hyperhémie; congestion).

Une méthode très simple et très sensible pour la recherche des pigments biliaires dans les urines. — Boni. (*L'Ospedale Maggiore*, décembre, 1907.)

Dans une éprouvette ordinaire, agiter fortement quelques centimètres cubes de chloroforme avec 15 c.c. d'urine. Laisser reposer; s'il y a des pigments biliaires le chloroforme prendra une teinte jaune plus ou moins marquée selon leur abondance. Décanter alors l'urine avec soin. Le chloroforme qui reste dans l'éprouvette sera versé dans deux tubes à essai dont l'un servira à la recherche, l'autre sera un témoin. Dans le premier, verser

d'abord 1 goutte d'acide acétique pur, puis 2 gouttes de la solution suivante: Nitrate de potasse 0,25 cent. Alcool dilué 50 gr.
Agiter. En présence de pigments biliaires, la teinte jaune du
chloroforme fera place à une couleur verte ou blanche (cette
dernière indiquant le peu d'abondance des pigments). Cette
réaction est dûe à la formation d'acide nitrique à l'état naissant.

Deux cas d'affection du pancréas. — HOFFMANN. (*Allgemeine
med. Wiener Zentral-Zeitung*, 17 décembre 1907, p. 570.)

Dans le premier cas, il s'agissait d'une femme de 36 ans qui,
neuf ans après son premier accouchement, sentit à droite un
nodule du volume d'un œuf, dur, indolore. Peu à peu, il arriva
à la dimension d'une tête d'enfant. Douleurs dans les lombes et
au sacrum: rien dans les urines; pas d'amaigrissement; le matin, de temps en temps, vomissements de mucosités verdâtres.
A l'opération, on vit qu'il s'agissait de deux kystes du pancréas,
l'un dans la tête (contenu 1 litre), l'autre dans la queue (250 centimètres cubes). Guérison.

Dans le second cas, chez un homme de 45 ans atteint de lithiase biliaire, il existait de la pancréatite avec des crises semblables à de l'iléus. L'extirpation de la vésicule remplie de calculs amena la guérison.

Deux cas de carcinome de la tête du pancréas. — BOTTELLI.
(*L'Ospedale Maggiore.* N° 11, 1907.)

A propos de deux cas qu'il étudie en détail l'auteur étudie la
symptomatologie des cancers du pancréas. Leur marche est
progressive et rapide et en moyenne leur durée ne dépasse pas
six mois à partir du moment où l'on peut faire le diagnostic.
Cette marche peut être divisée en trois phases, dans lesquelles
il y a nettement apyrexie: 1° Période sans symptômes bien clairs
ou phase latente. 2° Période caractérisée par des phénomènes
d'obstruction biliaire (ictère progressif, foie un peu volumineux,
rétro-dilatation de la vésicule) par la névralgie du plexus cœliaque et parfois par la glycosurie. La troisième période offre un
ictère très intense avec toutes ses conséquences (foie rétracté,
vésicule très distendue), pas de glycosurie, parfois douleur
pancréatique et enfin, symptômes de cachexie cancéreuse, amaigrissement extrême) et complication éventuelle.

Quelques remarques sur l'iléus. — MAAG. (*Hospitalstidende,*
15 janvier 1908.)

Tout iléus (par compression de l'intestin due à des adhérences, par volvulus, sténose, invagination) doit être opéré dès

qu'on l'a diagnostiqué. Mais il ne faut jamais endormir le patient sans avoir au préalable lavé à fond son estomac. De même, on ne doit jamais le mettre en position de Treudelenbourg, avant d'avoir vidé son intestin; autrement, le contenu intestinal pourrait presser sur l'estomac et provoquer la suffocation et des vomissements. L'opération doit être faite le plus rapidement possible; ne pas hésiter à tirer l'intestin météorisé au dehors, pour chercher l'obstacle. Vider le contenu intestinal stagnant par pression (semblable à celle exercée quand on trait) ou en pratiquant une fistule intestinale. Dans les cas douteux, ne pas fermer la plaie abdominale pour se réserver la faculté de pouvoir faire une fistule secondaire. Pas d'opium dans le traitement post-opératoire. Tâcher de rétablir le plus tôt possible les fonctions intestinales par des lavements, des injections sous-cutanées de salicylate d'ésérine ou des purgatifs par voie buccale.

L'appendicite traumatique. — CASSANELLO. (*La Clinica moderna*, n° 36, 1907.)

L'auteur en concluant est d'avis qu'un traumatisme qui peut atteindre toute portion de l'intestin peut aussi toucher directement l'appendice, surtout dans les cas où cet organe a une situation externe et est immédiatement sous la paroi abdominale. Les lésions mécaniques dues au traumatisme d'un appendice même sain peuvent amener des processus inflammatoires d'étendue et de gravité variables. Enfin, cette action du traumatisme se produit plus facilement quand l'appendice a été déjà malade ou subit une crise latente ou contient, soit des scybales, soit des corps d'autre nature.

La question de l'opium dans l'appendicite. — BOAS. (*Wiener Klin. Wochenschrift*, 2 janvier 1908.)

L'auteur s'est opposé à l'opium qu'on a voulu remettre en honneur dans l'appendicite. D'abord, les recherches nouvelles montrent qu'il n'a pas sur l'intestin une action paralysante et immobilisante; de plus, il provoque la constipation et crée un état de narcose artificielle qui peut masquer un état grave, ou d'autre part, donner à des phénomènes légers un aspect sérieux. Boas, depuis qu'il a supprimé l'opium ou ne l'a donné qu'à doses minimes, n'a été obligé de faire opérer à chaud aucun de ses malades; il n'en a perdu aucun; ceux, opérés à froid, n'ont présenté aucun cas de mort. Si l'on traite les malades par les purgatifs (huile de ricin), il faut être prêt à intervenir; l'huile de ricin est un médicament à double tranchant. Si une évacuation intestinale semble désirable. avoir recours aux lavements d'huile ou d'huile mélangée à l'huile de ricin; les lavements seront gardés le plus longtemps possible.

Un cas de brûlure du rectum par le chlorure de chaux. —
SCHLOSS. (*Wiener Klin. Wochenschrift*, 2 janvier 1908.)

Boas a mis en vogue les lavements de chlorure de calcium
contre les hémorrhagies d'origine hémorroïdale. L'auteur avait
prescrit à un malade des solutions de chlorure de calcium à 10
et 20 0/0; le pharmacien délivra par erreur des solutions de
chlorure de chaux (hypochlorite de chaux). Il en résulta une
grave brûlure du rectum qui guérit très lentement.

L'auteur prescrit dans les hémorrhagies rectales :

Chlorure de calcium pur cristallisé............ 20 gr.
Eau distillée .... 200 gr.

Deux lavements (ou plutôt instillations) de 10 centim. cubes
par jour. Ajouter sur l'ordonnance : Ne pas confondre avec
l'hypochlorite.

APPAREIL RESPIRATOIRE

**Echinocoque primitif suppuré du poumon gauche guéri
spontanément. —** PIPERNO. (*Gazetta degli Ospedali*. 5 janvier 1908.)

Le kyste hydatique primitif du poumon est rare; ce cas dont
le titre indique la guérison par vomique est aussi rare par sa
terminaison. Il suggère à l'auteur les réflexions suivantes :
1° Quand les symptômes cliniques ne sont pas très nets il faut
penser au kyste hydatique du poumon quand même le foie serait indemne et quand il s'agit du poumon ou de la plèvre gauches; 2° la dyspnée très accentuée et surtout non proportionnée
aux lésions bronchiques, pulmonaires ou pleurales, est un des
signes principaux qui doivent faire penser à un kyste hydatique
probable du poumon.

**Sur la pénétration du pigment anthracosique dans les vais-
seaux du poumon. —** OKHUBO de Tokio. (*Virchow's Archiv*,
8 janvier 1908.)

Les recherches histologiques de l'auteur l'amènent à conclure
que dans l'emphysème pulmonaire, à la suite des altérations du
tissu élastique portant surtout sur les veines, il se produit un
ue du pigment anthracosique dans les veines pulmonaires
et que ce pigment se répand ainsi, par voie sanguine, dans l'organisme.

Cela ne veut pas dire qu'il n'admette pas que le pigment
puisse quitter le poumon par le courant lymphatique, ou qu'il
puisse se rendre dans les gros troncs vasculaires du hile. Mais,
cela veut dire que, pour lui, le passage du pigment dans les

veines du poumon est le motif principal de la dépigmentation de territoires du poumon atteint d'emphysème.

La thoracentèse sans aspiration. — GRAZIADEI. (*Gazzetta medica italiana*, 9 janvier 1908.)

L auteur emploi depuis longtemps cette méthode, dite japonaise. Il ponctionne avec un trocart ordinaire et évacue sans aspiration. Quand l'écoulement se ralentit, il fait incliner le tronc du patient du côté où est placé le trocart, fait faire des aspirations et des poussées énergiques. Vers la fin, il fait tousser le malade, ce qui expulse les dernières gouttes du liquide et l'air entré dans la cavité pleurale. Il n'a jamais vu d'accidents sauf un peu d'emphysème sous-cutané chez les vieillards dont les tissus sont moins élastiques. Ce retour à l'ancienne méthode est exempt de danger pourvu qu'on suive les règles de l'asepsie. (Cet article contient en substance le résumé fait par FONTANA. *Gazzetta degli Ospedali*, 5 janvier 1908 sous le titre de: *Thoracentèse pneumatique*.)

APPAREIL CIRCULATOIRE

Le pouls paradoxal comme symptôme d'insuffisance du myocarde. — VENITEO. (*Il Morgagni*, décembre 1907.)

Un convalescent de fièvre typhoïde fut atteint de pleurésie gauche avec épanchement et mourut avec tous les signes d'insuffisance du myocarde. Quelques jours après la paracentèse, il avait présenté le pouls paradoxal classique avec respiration tranquille.

L'auteur admet que, dans ce cas, le pouls paradoxal est l'équivalent de l'insuffisance myocardique: en effet, il n'était pas constant; il disparaissait ou était moins évident quand l'état du cœur, sous l'effet des médicaments cardiocinétiques, venait à s'améliorer. Quelques jours avant la mort, il reparut et persista jusqu'à la fin qui arriva avec les signes bien nets d'absence de compensation.

Mécanisme de l'action du césium sur le cœur normal et sur le cœur atteint de dégénérescence graisseuse. — SCAFFIDI. (*Archivio di Farmacologia sperimentale*, décembre 1907.)

Les recherches que l'auteur a faites avec les terres rares lui ont donné pour le chlorure de césium (Cs Cl) les résultats suivants. Le césium a tous les caractères des cardiocinétiques; il augmente la puissance du travail du cœur normal; il renforce et élève la systole, augmente l'excitabilité du myocarde et agit, sans nuire, sur le cœur en état de dégénérescence graisseuse sur lequel les cardiocinétiques ordinaires n'ont aucun effet. Son action ne porterait pas exclusivement sur la fibre musculaire, mais sur le système nerveux, ce qui explique les effets sur le cœur gras que les cardiocinétiques à action myocardique ne parviennent pas à stimuler (soit parce que les éléments musculaires ne sont pas en état de ressentir le stimulus ou s'ils le ressentent s'épuisent rapidement).

SYPHILIS

L'atoxyl dans la syphilis. — SPIETHOFF. (*Deutsche med. Wochenschrift*, 6 février 1908.)

A haute dose l'atoxyl a une action spécifique sur l'agent de la syphilis. Pour éviter les phénomènes d'intoxication grave (atrophie) du nerf optique, il ne faut pas dépasser pour une cure la dose totale de 0 gr. 20. Les indications du traitement mixte s'appliquent au traitement combiné par l'ide et l'atoxyl. L'atoxyl est indiqué : a) dans les cas rebelles au mercure alors qu'on a déjà donné beaucoup de ce dernier; b) dans les cas de syphilis maligne où le mercure aggrave l'état général et les manifestations spécifiques; c) dans les cas où il y a de l'intolérance pour l'hydrargyre; d) dans les cas de stomatite mercurielle où cependant les phénomènes exigent la continuation du traitement spécifique.

Un cas rare de syphilis. — WATRAZEWSKI. (*Allgemeine med. Central Zeitung*, 25 janvier 1908.)

Il s'agit d'un malade chez lequel une gomme de la prostate avec avec début de ramollissement et d'ulcération simulait une tumeur carcinomateuse. On trouva sur la peau des cicatrices cutanées, pigmentées ainsi que des processus d'hypérostose tibiale. Le soupçon de syphilis ayant été éveillé, on soumit le malade au traitement spécifique, ce qui amena une diminution et la disparition des phénomènes prostatiques et de la cachexie. La possibilité d'une infection syphilitique devra être toujours tenue en compte dans les cas qui peuvent sembler les plus extraordinaires.

Le mercure en prises dans le traitement de la syphilis. — CRONQVIST. (*Hygiea*, décembre 190.)

L'auteur fait priser à ses malades 3 gr. de mercure mélangé à la craie (soit 33 % d'hydrargyre) ; c'est la quantité quotidienne qui pourra être augmentée jusqu'à 4 gr. et 4 gr. 50. Le malade prisera la quantité en 4 ou 5 fois et se mouchera le moins souvent possible, surtout après avoir pris la prise. Il est nécessaire que les sujets respirent par le nez. Il est rare qu'il y ait de l'intolérance. Les cas traités par l'auteur lui ont donné d'excellents résultats. L'hygiène buccale doit être surveillée comme dans le traitement ordinaire. Il va sans dire qu'on ne doit point administrer, en même temps d'iodure de potassium.

Un cas de transmission post-conceptionnelle tardive de la syphilis. — Lesser. (*Berliner Klin. Woehenschrift*, 10 février 1908.)

Un homme s'infecte pendant la grossesse de sa femme: le 26 mars 1906 la syphilis se déclare chez lui (roséole le 29 avril); entre le 21 et le 25 mars, il a des rapports avec sa femme; celle-ci le 7 mai présente un chancre. L'accouchement a lieu le 19 mai; l'enfant paraissait sain. Le 21 juin, chez la femme: psoriasis palmaire et plantaire ; le 6 juillet on observe chez le nouveau-né une sphilide maculo-papuleuse (avec spirochaetes). On voit par les dates qu'il ne s'agissait point chez l'enfant d'une syphilis post-partum.

ORGANES DES SENS

Pupille et réflexes pupillaires. — Pop. Adramesco. (*Spitalul*, n° 23, 1907.)

L'auteur décrit un réflexe pupillaire qui consiste en ceci: les pupilles, dans les mouvements des globes oculaires en haut ou en bas, se dilatent de façon progressive et atteignent leur maximum de dilatation quand l'œil a pris les positions extrêmes soit en haut, soit en bas. Si alors, on projette sur l'œil un rayon lumineux, les pupilles se rétrécissent rapidement, pour revenir à leur dilatation antérieure que la lumière continue ou non à agir sur elles. Jusqu'à présent on n'a pas donné d'explication exacte de ce fait, mais, il semble être analogue avec ce qu'a décrit Obregia: dilatation pupillaire progressive associée aux mouvements de l'œil en dehors et en dedans.

Valeur et théorie des injections sous-conjonctivales. — Ballaban. (*Wiener Klin. Wochenschrift*, 19 décembre 1907.)

L'auteur emploie exclusivement la solution de sel marin à 20 0/0; dans les cas où l'on veut produire des cicatrices (sclérites et staphylomes scléraux). Les injections sous-conjonctivales (une division de la seringue) ces injections sous-conjonctivales ont une action favorable sur les affections chroniques (iridocyclite lente ou chronique, troubles du corps vitré, modifications de la choroïde; rétino-choroïdite, hémorrhagies du corps vitré, kératite parenchymateuse, ulcère serpigineux de la cornée). Les injections sont nuisibles dans les cas où il y a un processus réactionnel inflammatoire. Il est probable qu'elles agissent, dans les cas chroniques, en provoquant une inflammation et en amenant dans l'œil les corps immunisants qui circulent dans le sang.

Corps étranger de l'oreille enlevé à l'aide d'un électro-aimant. Alexander. (*Therapeutische Rundschau*, 12 janvier, 1907.)

Le corps étranger était une bille du roulement d'une bicyclette ; on avait essayé de l'enlever avec une pince. L'auteur réussit à l'extraire à l'aide de l'électro-aimant de Hirschberg pour corps étrangers de l'œil. On put constater que le tympan avait été perforé; l'oreille moyenne était à nu sur un trajet de 2 millimètres. A propos de ce cas, l'auteur insiste sur la nécessité d'un examen fait par un spécialiste, étant donné le danger que présentent les tentatives d'extraction faites par les personnes non exercées ou mal outillées.

Le traitement de l'ozène par la dionine. — Steil. (*Berliner Klin. Wochenschrift*, 13 janvier 1908.)

La dionine, associée à des poudres inertes, est insufflée plusieurs fois par jour dans le nez. Elle fait gonfler la muqueuse nasale et amène ainsi le rétrécissement de la cavité. La sécrétion devient plus fluide et plus aqueuse; la formation de croûtes est diminuée. On peut augmenter l'effet de la dionine en l'associant à des préparations iodées.

Nouvelle méthode opératoire pour le traitement de la sténose ou de l'atrésie nasales antérieures. — Walliczeck. (*Archiv für Laryngologie und Rhinol.* Tome XX, fasc. 1, 1908.)

L'auteur fait ressortir les inconvénients et les insuccès des traitements actuels (éponges, laminaires, opérations sur le septum). Il propose une méthode dont voici les points principaux: après suppression des adhérences, placer des points autour de l'ouverture nasale, puis détacher l'aile du nez de son insertion et transplanter sur le plancher des fosses nasales un lambeau pris sur la joue. Le résultat est excellent même au point de vue esthétique.

OBSTETRIQUE ET GYNECOLOGIE

Un cas de grossesse extra-utérine avec fœtus vivant et à terme. — Adjaroff (*Wiener Klin. Wochenschrift*. 1907, 19 décembre).

Comme l'indique le titre, la grossesse tubaire avait atteint son terme et, par l'opération, on put extraire un enfant vivant et bien conformé, du poids de 3.500 grammes et de 52 centimètres de long. Deux ans après l'opération, l'enfant vit et ne présente aucune anomalie. Aujourd'hui, on est d'avis que la grossesse extra-utérine doit être diagnostiquée le plus tôt possible et enlevée le plus vite qu'on peut, comme s'il s'agissait d'une tumeur maligne. Ce cas présente donc, à tous les points de vue, un intérêt particulier.

La grossesse tubaire siégeait à droite: le sac fœtal était formé par les membranes de l'œuf et la paroi tubaire qui était hypertrophiée ; l'épaisseur moyenne du sac était de 1,2 centimètre.

Opération césarienne extrapéritonéale. — Fromme (*Berlin, Klin. Wochenschrift*, n° 4, 1908).

L'auteur a employé avec succès dans quatre cas la méthode de Franck : ouverture transversale, sus-symphysaire de l'abdomen, décollement du péritoine à l'endroit où il se réfléchit, incision transversale et suture avec le péritoine viscéral ; incision transversale de l'utérus. Il propose les modifications suivantes : suture provisoire des deux feuillets du péritoine ; suture à part de chaque feuillet après achèvement de l'opération ; incision longitudinale de l'utérus et enfin suppression de tout drainage de l'utérus par l'abdomen.

Diminution des accouchements normaux. — Landau (*Berliner Klin. Wochenschrift*, 2 janvier 1908).

Pour abréger les accouchements, l'auteur, pendant la douleur, dilate avec un ou deux doigts le canal cervical sans anesthésie et essaie de repousser les lèvres du col sur la tête qui pousse. Cette mesure provoque de nouvelles et puissantes contractions qui, probablement, sont causées par l'excitation des nerfs du col. Une condition essentielle, c'est que l'accouchement soit en train, la tête solidement fixée dans le bassin. Une asepsie absolue est, cela va sans dire, de rigueur.

L'acétone dans le cancer utérin inopérable. — Gellhorn (*Il Morgagni*, 2 novembre 1907).

L'auteur a eu l'idée d'employer les propriétés durcissantes et fixatrices de l'acétone. Il met la malade en position de Treudenlenburg, curette après anesthésie et à l'aide d'un spéculum tubulaire, imbibe le col avec 15 à 30 grammes d'acétone pure, qu'il laisse 15 à 30 minutes sur la surface ulcérée. Puis il tamponne le vagin avec de la gaze imbibée d'acétone pour la partie en contact avec le cancer et d'eau stérilisée pour la portion en contact avec le reste du vagin. Renouveler les applications deux à trois fois par semaine, sans raclage et sans anesthésie. L'écoulement fétide et les hémorrhagies cessent. Il n'y a aucun danger d'absorption ; l'acétone ne fut jamais retrouvé dans les urines.

PEDIATRIE

L'action du phosphore sur les échanges calciques chez les enfants normaux et chez les enfants rachitiques. — Flamini (*Archivio di Farmacologia sperimentale*, décembre 1907).

L'auteur a voulu savoir si l'action bienfaisante du phosphore (sous forme d'huile de foie de morue phosphorée) était due, dans le rachitisme, à une rétention du calcium (les théories attribuent, en effet, la spasmophilie, soit à une action toxique que le calcium neutralise, soit à une pauvreté du système nerveux en calcium). Il a constaté que l'administration d'huile de foie de morue phosphorée augmente la rétention dans l'organisme, du calcium qui, sans aucun doute, va se disposer dans les os et dans d'autres tissus. Ceci expliquerait l'action bienfaisante du phosphore dans la spasmophilie, la tétanie, et les lésions osseuses du rachitisme.

L'albuminurie des enfants eczmateux. — Loke (*Il Morgagni*, 1er février 1908).

1° Les complications rénales (albuminurie) sont fréquentes chez les enfants à la fois eczémateux et dyspeptiques. Elles sont dues, peut-être, aux manifestations cutanées, au moins dans les cas où la dermatose ne dépend que des troubles dyspepsiques ; 2° l'albuminurie dépend surtout des produits toxiques d'origine intestinale, de l'albumine alimentaire incomplètement modifiée et que les cellules ne peuvent pas assimiler et, en partie, elle dépend des toxines fabriquées au niveau des lésions cutanées, ayant échappé aux ganglions voisins qui les arrêteraient ou les rendraient inoffensives ; 3° cette albuminurie est un vrai danger : elle indique l'état d'irritation du rein, qui pourrait arriver à la néphrite, si les causes continuent à agir ; 4° la guérison des lésions cutanées ne peut agir sur les complications rénales qui seront traitées par les moyens ordinaires : calomel, régime lacté, etc., qui ont aussi une excellente action sur l'affection de la peau ; 5° la guérison rapide de la dermatose n'a aucun mauvais effet général, si on évite l'emploi de médicaments pouvant léser le rein, d'autant plus qu'il s'agit d'enfants dont l'épithélium rénal est ordinairement lésé, quoique de façon légère et, par suite, peu apte à l'élimination de substances toxiques.

Deux cas d'empoisonnement par l'infusion d'anis chez des enfants. — Berti (*Il Morgagni*, 4 janvier 1908).

Chez deux enfants, l'un de 10 ans, l'autre de trois mois, l'infusion d'anis employée comme carminative, provoqua des phénomènes d'ébriété : excitation, pâleur, refroidissement des extrémités, myosis, disparition des réflexes. Sans le pouls resté assez fort, malgré sa lenteur et son arythmie, on aurait pu croire à une intoxication par les opiacés. Les frictions, les bains chauds sinapisés, les compresses froides sur la tête, suffirent à tirer les enfants d'affaire.

Le sulfate de soude dans les entérocolites dysentériformes des enfants. — Cicarelli (*Gazzetta degli Ospedali*, 5 janvier 1908).

Le sulfate de soude associé au régime hydrocarboné, donne d'excellents résultats, dans les entérocolites dysentériformes ; il a réussi même dans les cas où l'huile de ricin, le salep, l'opium, l'acide chlorhydrique et les antiseptiques intestinaux avaient échoué. Dès les premiers jours où on l'administre, il influence favorablement la marche de la maladie en faisant disparaître le sang des matières fécales. Le sel de soude sera administré à doses réfractées.

Un syndrome pseudo-ascitique chez les enfants atteints d'entérite chronique. — ALLARIA (*Il Morgagni*, 11 janvier 1908).

Trois jeunes sujets présentaient des syndromes rappelant la péritonite tuberculeuse. Malgré les signes d'un épanchement, on ne trouva à l'autopsie, ni à la laparotomie, de trace de liquide péritonéal. Les facteurs de cet état pathologique étaient: 1° Un mésentère très long avec prolapsus des anses glissant dans les parties les plus déclives de la cavité abdominale ; 2° accumulation énorme de liquide dans l'intestin en ptose, rendue facile par un certain degré d'atonie de la tunique musculaire. La cause primitive du syndrome fut l'entérite prolongée, suivie de dénutrition qui amena l'affaiblissement des parois, la ptose, le météorisme, l'atonie et la dilatation de l'intestin grêle où se fit la stase chronique du contenu liquide.

Le diagnostic est très difficile d'avec l'ascite vraie. La laparotomie est beaucoup moins dangereuse que la ponction exploratrice.

Traitement du prolapsus rectal chez les enfants. — BITTNER (*Wiener Klin. Wochenschrift*, 2 janvier 1908).

L'auteur soumet d'abord pendant plusieurs jours les enfants à un régime liquide peu abondant, avec fréquents lavements ; la veille de l'intervention, il donne des tisanes et un peu d'opium. On tamponne le rectum et on nettoie le voisinage ; puis, sur le raphé médian, on fait une incision en avant et une en arrière de l'anneau anal ; on fait passer un fil de soie monté sur une aiguille courbe par l'incision antérieure dans le tissu cellulaire et on circonscrit par ce fil l'ouverture anale. Le fil, après avoir fait le tour, ressort par l'incision antérieure. On serre la soie de façon à obtenir un rétrécissement suffisant : suture des incisions ; enlèvement du tampon rectal. Diète et opium. Au cinquième jour, ablation des sutures. La guérison est parfaite.

Contribution à la bactériologie de la coqueluche. — MOZZI (*Il Morgagni*, janvier 1908).

L'auteur croit avoir trouvé l'agent spécifique de la coquelu che qu'il a rencontré constamment dans les crachats de 60 en fants. C'est un diplocoque formé par l'union de deux éléments sphériques, rarement allongés ; il est enfermé dans une capsule ovalaire. Parfois, les diplocoques forment des chaînes de six à huit éléments et alors les capsules semblent fusionnées en une seule. Les dimensions de ces coccus sont de 0,8 c. de diamètre. Ils se colorent, soit avec la fuschine, soit avec le Ziehl. Dans un cas, l'auteur a vu que ces microbes ont donné naissance à une otite moyenne purulente aiguë.

Bibliographie

Les maladies de l'énergie, par le Dr Albert DESCHAMPS. Préface de M. le Professeur RAYMOND, 1 vol. in-8°, 8 fr. (Félix Alcan, éditeur).

Ce qui constitue l'originalité de cette œuvre, c'est l'unité de sa doctrine. L'auteur ne s'est pas borné à décrire, après tant d'autres, cet état de faiblesse nommé « Neurasthénie » et dont on a voulu, bien à tort, faire une espèce pathologique distincte; il est remonté aux origines. Pourquoi, s'est-il demandé, un individu de bonne apparence ne transforme-t-il pas en énergie active les énergies qu'il reçoit de l'intérieur et de l'extérieur. Il y a, en effet chez ces malades un trouble très particulier qui porte sur les sources de l'énergie. Quelles sont ces sources ? pourquoi sont-elles taries ? par quels mécanismes ? et comment ramener l'énergie physique absente ? Tel est le problème que s'est posé le Dr A. Deschamps et qu'il a résolu, à l'aide de la doctrine énergétique. C'est ainsi qu'il a été conduit à écrire le premier une pathologie de l'énergie. L'auteur décrit successivement: les causes de la diminution de l'énergie; les symptômes moteurs et sensitifs: les troubles de l'équilibre: les symptômes chimiques et thermiques: les insomnies; les asthénies des pauvres, des paysans, des ouvriers, des enfants. L'étude des causes et des symptômes l'amène à une interprétation nouvelle et toute personnelle des phénomènes d'asthénie.

La thérapeutique est l'aboutissement naturel de la doctrine. Elle a pour but le réglage du rendement fonctionnel de l'organisme par des procédés destinés à ramener à la normale possible l'équilibre fonctionnel perdu. Tous ces procédés constituent une méthode logique et rigoureuse. Ce sont : le repos, l'isolement, l'air, le régime alimentaire, le réglage de la pression artérielle, de la minéralisation organique, de la réaction urinaire, du sommeil et de l'état mental. Un chapitre spécial est consacré à la description de chacun de ces procédés. L'auteur y a ajouté des conseils pratiques s'adressant aux médecins aussi bien qu'aux malades. Le succès de toute thérapeutique dépend en effet d'une loyale collaboration entre le malade et le médecin.

Travaux originaux

HEMORRAGIE MORTELLE PAR RUPTURE DE VARICES OESOPHAGIENNES CHEZ UN CIRRHOTIQUE (1).

Par le Dr P.-E. LAUNOIS.
Médecin de l'Hôpital Lariboisière, Agrégé chargé de cours.

Parmi les hémorrhagies observées chez les malades atteints de cirrhose, celles qui se font par la muqueuse du tractus digestif occupent, sinon par leur fréquence, tout au moins par leur gravité, une place prépondérante. Survenant aux diverses périodes de l'affection hépatique, elles sont susceptibles d'entraîner la mort d'une façon plus ou moins rapide. Leur pathogénie constitue un des problèmes de physiologie pathologique des plus controversés. Ce problème, nous avons eu à le discuter ensemble, dès les premiers jours de votre stage hospitalier en cherchant à élucider le mécanisme de la mort du malade couché au n° 33 de la salle J. Bouley. Vous n'avez pas perdu son souvenir ; je me contenterai de vous résumer son observation clinique avant de vous exposer les considérations générales qu'elle comporte.

Victime de son alcoolisme habituel, J... Xavier, fondeur, âgé de 65 ans, a vu, dans ces dernières années, sa santé, jusqu'alors satisfaisante, péricliter et ses forces diminuer.

Il a, en particulier, remarqué que, depuis un an, ses jambes enflaient et que son ventre augmentait progressivement de volume. En même temps, l'appétit était moins bon, et des vomissements succédaient à des pituites.

Une dyspnée sans cesse croissante l'obligea à abandonner son travail et le détermina à entrer à l'Hôpital Lariboisière.

La pâleur et la bouffissure de la face, l'œdème un peu dur des membres inférieurs, l'énorme développement du ventre parsemé sur ses parties latérales de veines bleuâtres retenaient tout d'abord l'attention.

Un examen plus approfondi permettait de constater l'existence d'une ascite de moyenne abondance, d'un tympanisme abdomi-

---

(1) Leçon faite à l'hôpital Lariboisière, le 13 janvier 1908.

14

nal assez marqué, d'une légère hypertrophie du foie et de la rate.

Le cœur était normal, les artères un peu dures ; la tension, à la radiale, était de 17.

En dehors des signes habituels de l'emphysème pulmonaire, on constatait, tout aussi bien par la percussion que par l'auscultation, un notable degré de congestion des bases, plus marqué du côté droit.

L'urine est foncée en couleur, peu abondante; elle renferme quelques traces d'albumine.

Les réflexes patellaires sont légèrement exagérés ; les mains sont tremblantes ; le sommeil est fréquemment troublé par des cauchemars.

Les digestions sont difficiles, l'appétit est peu marqué; il existe de la constipation. On ne constate pas d'hémorrhoïdes.

Le diagnostic de cirrhose alcoolique s'impose et une enquête minutieuse ne permet pas d'admettre la coexistence, pourtant si fréquente, d'une tuberculose pulmonaire ou péritonéale.

L'affection paraissait devoir évoluer, comme c'est malheureusement la règle, vers une cachexie progressivement croissante, quand survint un incident d'une importante gravité. Dans la nuit du 8 au 9 novembre, le malade eût une abondante hématémèse de sang noir et, dans la soirée du 9, du melœna. L'immobilisation absolue, l'absorption de limonade citrique, d'une potion au chlorure de calcium (4 grammes), la déglutition de glace pilée n'empêchèrent pas l'hémorrhagie de se reproduire. En effet, le 12 novembre, à trois reprises différentes, les vomissements de sang se renouvelèrent et avec une abondance telle que le matin, au moment de la visite, le malade était d'une pâleur cadavérique, sa tension artérielle était descendue à 7, le pouls était filiforme et incomptable. L'ascite ayant augmenté, une ponction fut faite, pour diminuer la tension intra-abdominale, par Bouquelot, externe du service, qui, sans le moindre incident retira 7 litres 500 de liquide citrin.

Malgré une médication appropriée, de nouveaux vomissements de sang se succédèrent et le malade succomba le 13.

L'autopsie fut pratiquée au bout de 24 heures.

Le cadavre était celui d'un individu saigné à blanc : on n'apercevait, au niveau du tégument, aucun réseau veineux ; celui, cependant si développé de la paroi abdominale, était en particulier, complètement disparu.

Des constatations macroscopiques, nous ne retiendrons que

celles qui ont été faites du côté du tube digestif et des glandes qui lui sont annexées.

Le péritoine renferme environ 4 litres de liquide ascitique.

La rate, pesant 250 grammes, est allongée transversalement ; elle est dure et résistante à la coupe.

Le foie, que recouvre une capsule de Glisson épaissie, pèse 1350 grammes. Son lobe droit est volumineux ; le lobe gauche, plus petit, présente, sur sa surface, une série de petits mamelons rappelant ceux qui appartiennent en propre au foie clouté de Laënnec. On en retrouve sur le lobe droit, mais en beaucoup moins grand nombre. Sur une coupe totale de l'organe, le parenchyme, assez résistant au couteau, présente une coloration jaunâtre, sur laquelle tranchent les travées plus ou moins épaisses de tissu conjonctif.

Le tractus digestif ayant été enlevé en totalité et étant étalé et ouvert sur toute sa longueur, on retrouve des caillots sanguins plus ou moins volumineux depuis la portion inférieure de l'œsophage jusqu'à l'ampoule rectale. L'estomac est lui-même distendu par un volumineux coagulum noirâtre. Un lavage prudent permet de débarrasser le tube digestif de son contenu et d'examiner la muqueuse. Celle-ci, imbibée par la matière colorante du sang, présente une coloration rouge, mais, soit dans les différents segments de l'intestin, soit dans toute l'étendue de la cavité gastrique, elle a conservé sa complète intégrité.

Les altérations, visibles à l'œil nu, occupent la dernière portion de l'œsophage. Dans une étendue de trois centimètres au-dessus du cardia, on remarque une série de colonnes parallèles les unes aux autres et dont bon nombre correspondent à des veines variqueuses et dilatées. De plus, dans la région correspondant à la paroi postérieure du conduit, à 2 centimètres 1/2 au-dessus de son abouchement avec l'estomac, il existe une zone ecchimotique dont le centre est occupé par une petite ulcération, facilement visible à l'œil nu et mieux perceptible encore à la loupe.

Examen microscopique. Le microscope confirma les données fournies par l'examen nécropsique. L'extrémité inférieure de l'œsophage fut débitée en une série de coupes transversales. Nous ne retiendrons, pour les décrire, que celles qui intéressaient la région correspondant à la destruction des couches superficielles de la muqueuse. Il sera facile de contrôler l'exactitude de notre description sur les dessins qui l'accompagnent.

Sur une coupe passant au niveau de l'ulcération, on constate

tout d'abord que l'épithélium pavimenteux sratifié de surface
a disparu et que le processus nécrotique a entamé les couches
les plus superficielles de la couche sous-muqueuse. Il s'est fait
une espèce de destruction à l'emporte-pièce.

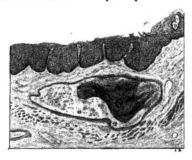

Fɪɢ. 1. — *Dilatation variqueuse d'une veine œsophagienne
avec endophlébite.*

Le fond de l'ulcération est occupé par une veine à parois
épaissies, dont la lumière est en grande partie oblitérée par un
caillot sanguin en voie d'organisation, relié à l'endoveine par
des tractus fibrineux enserrant dans leurs mailles les globules
rouges facilement reconnaissables. C'est à ce niveau que s'est
faite l'hémorrhagie et la veine, présentant les altérations de

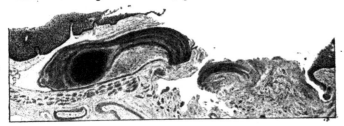

Fɪɢ. 2. — *Phlébite nécrosante d'une veine œsophagienne variqueuse.*
(Coupe portant au niveau de l'ulcération.)

l'endopériphlébite est bien la source même de l'écoulement sanguin.

Sur des coupes appartenant à des niveaux différents, on retrouve la continuité du revêtement épithélial ; on note dans la
sous-muqueuse épaissie, quelques follicules glandulaires muqueux et de nombreuses veines, largement dilatées et plus ou
moins fortement gorgées de globules rouges. Ceux-ci ne demeu-

rent pas tous inclus dans les vaisseaux ; ils se sont répandus dans la trame conjonctivo-élastique de la sous-muqueuse et forment par leur ensemble une véritable infiltration sanguine. Quant aux veines, elles présentent toutes une augmentation de leurs éléments contractiles et consécutivement un épaississement marqué de leurs parois. Au milieu d'elles on retrouve le vaisseau dont nous avons précédemment indiqué l'ouverture. Au niveau où nous l'avons fait représenter, il est presque tangent au revêtement épithélial ; il est dans une moitié rempli par le caillot adhérent en voie d'organisation ; le reste de sa lumière renferme des globules rouges.

Les coupes du foie ont montré les altérations habituelles : sclérose annulaire, entourant complètement le lobule, disparition de l'ordination cellulaire de ce dernier et disparition des capillaires veineux.

Dans l'observation que nous venons de résumer, l'hématémèse a été, sans aucun doute, consécutive à la rupture de varices œsophagiennes ; elle a entraîné la mort par le mécanisme invoqué par Audibert et Dusaussay. Mais cette pathogénie univoque ne peut s'appliquer à toutes les hémorrhagies digestives survenant chez les cirrhotiques. Avant de vous exposer les diverses théories qui ont été proposées pour les expliquer, il nous paraît utile de vous rappeler quelques notions de physiologie, dont les médecins ne doivent pas perdre le souvenir.

Le tube digestif, qui s'étend de la bouche à l'anus, au point de vue de la circulation sanguine, tant artérielle que veineuse, doit être décomposé en trois segments principaux : le premier, allant de la bouche au cardia (canal de transit) ; le second, s'étendant du cardia au sphincter anal (surface d'absorption) ; le troisième, de beaucoup le plus court, constituant le canal anal (canal de transit). D'une façon un peu schématique, on peut dire que le premier et le dernier segment sont alimentés en sang rouge par une artère venant de l'aorte et que le sang noir est drainé par une veine allant se déverser dans les veines caves supérieure et inférieure. Quant au segment moyen, il est nourri par une série d'artères naissant également de l'aorte, et, à son niveau, le sang noir est ramené dans la veine cave inférieure par un système de veines, interrompues dans leur trajet ; elles se capillarisent en effet en traversant le foie. En amont de l'interruption, le collecteur veineux de décharge constitue le système veineux porte ; en aval, il forme le système veineux sus-hépatique. Aux multiples et importantes fonctions que remplit le foie, s'en ajoute une autre, d'ordre purement mécanique : l'organe constitue une véritable éponge sanguine, dont le développement atteint chez certaines espèces, en particulier chez les animaux plongeurs (rat d'eau, loutre, phoque, otarie, etc.), des proportions considérables.

Si un obstacle se produit au niveau de la traversée hépatique, et c'est précisément le cas dans la cirrhose atrophique, tout le système d'amont ou porte se distend. Plus particulièrement, au niveau des réseaux capillaires veineux, les vaisseaux des régions où voisinent les portions I et II, II et III, du tube digestif, subissent une dilatation progressive. Les chemins deviennent de grandes routes, les sentiers deviennent des chemins et ainsi se créent, par le fait d'une simple gêne mécanique, des voies de dérivation, permettant au sang veineux qui provient du segment moyen du tractus digestif, de regagner les veines caves et le cœur droit sans passer par le foie. Ces dilatations sont surtout apparentes au niveau des points marqués par une + sur le schéma qu'a construit à votre intention mon élève et ami Géraudel. Son étude vous permettra de comprendre la formation de varices œsophagiennes à la jonction de I et II, et celle de varices hémorrhoïdales à la jonction de II et III.

Ce n'est pas seulement en profondeur, mais aussi en surface, que s'établissent des voies de dérivation ; on les voit successivement occuper le domaine de la veine ombilicale et celui des veines abdominales (varices abdominales). Lorsqu'elles ont acquis leur complet développement, elles forment le système des veines portes accessoires. si patiemment étudié par Sappey.

A ces considérations d'anatomie macroscopique. on peut aujourd'hui en ajouter d'autres. non moins précises. qui ont été fournies soit par la méthode des injections colorées, soit par celle des ligatures lentes ou brusques de la veine porte. Je dois les suivantes à mon ancien interne Maurice Villaret qui. sur de nombreuses préparations macroscopiques et microscopiques, a pu déterminer les relations qui unissent, à l'état normal commun, à l'état pathologique. le système porte aux systèmes des deux veines caves. Dans toute l'étendue du tractus intestinal existe. dès qu'il survient un obstacle au libre retour du sang, une dilatation marquée des radicelles veineuses, des réseaux qu'elles forment et des troncs de plus en plus volumineux qui leur succèdent. Certains auteurs avaient admis une indépendance absolue entre la circulation veineuse de l'estomac et celle de l'œsophage. Les faits ont donné un démenti à cette assertion : les

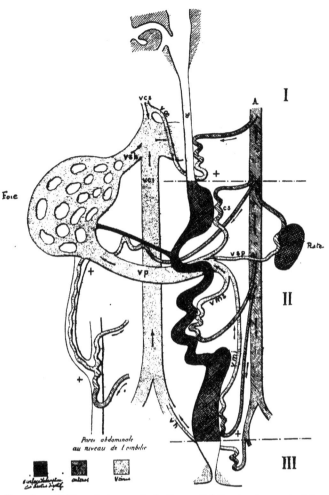

FIG. 3. — *Schéma de la vascularisation artérielle et veineuse du tube digestif.* (D'après E. Géraudel.)

I. Segment ou canal de transit, allant de la bouche au cardia. — II. Surface d'absorption, allant du cardia au sphincter anal. — III. Segment ou canal de transit représenté par le canal anal. (A. Aorte. R. Rate. F. Foie. V. Œ. Veine œsophagienne. V. C. S. Veine cave supérieure. V. S.-H. Veine sus-hépatique. V. C. I. Veine cave inférieure. V. P. Veine porte. V. Sp. Veine splénique. V. M. S. Veine mésentérique supérieure. V. M. I. Veine mésentérique inférieure. V. H. Veine hémorrhoïdale.)

vaisseaux gastriques, remplis par la masse à injection, se continuent à plein canal avec ceux de l'œsophage au niveau de la zone anastomotique porto-cave voisine du cardia. Chez certains chiens, les injections vasculaires remontent jusqu'au tiers supérieur de la surface externe du conduit œsophagien, alors qu'elles ne dépassent pas le tiers inférieur de la muqueuse qui le tapisse.

Les affections hépatiques sclérosantes, à évolution lente, ne font qu'exagérer ces dilatations veineuses ; elles deviennent un des éléments les plus importants du complexus symptomatique que Gilbert a si judicieusement appelé le syndrome de l'hypertension portale. Les dilatations variqueuses des veines œsophagiennes en font partie ; leur fréquence est plus grande que ne le laisseraient supposer les faits rassemblés par Debove et Courtois-Suffit. Elles occupent le tiers inférieur du conduit et se présentent sous l'aspect de colonnes longitudinales, flexueuses et souvent plexiformes. On les voit parfois, comme l'ont observé Mosny, Leduc, occuper toute l'étendue de l'œsophage. Leur volume peut atteindre celui d'une plume d'oie (Hanot), d'un porte-plume (Letulle). A ces modifications macroscopiques, correspondent des altérations histologiques, bien décrites par Letulle et Ménétrier. Si on s'adresse à des cas progressivement croissants en intensité, on trouve la gradation suivante dans les lésions qui, d'après Villaret, s'observe au niveau de toutes les branches de la veine porte dans le syndrome de l'hypertension portale : dilatation mécanique, hypertrophie compensatrice de la tunique musculaire, périphlébite secondaire avec symphyse phlébo-muqueuse, endophlébite avec noyaux inflammatoires de voisinage. Au processus mécanique primitif s'est surajouté un processus d'irritation, en rapport vraisemblablement avec une infection secondaire et ce dernier peut aboutir, malgré le dire de Lancereaux, à la formation d'érosions ou même de petites ulcérations taillées à l'emporte-pièce. Le cas, que nous avons observé, peut être considéré comme un des exemples les plus typiques de cette variété de phlébite nécrosante.

Au point de vue clinique, on peut dire que les hémorragies œsophagiennes sont relativement fréquentes au cours des cirrhoses hépatiques. Une objection a été faite contre l'origine mécanique des hématémèses auxquelles sont exposés les cirrhotiques : on a dit qu'elles pouvaient survenir d'une façon prémonitoire, à une époque où les altérations du foie étaient minimes. Mais l'expérimentation, de même que les constatations cliniques et anatomo-pathologiques nous ont appris qu'un obstacle, même léger, à la libre circulation du sang dans la veine porte,était

capable de provoquer une hypertension portale accusée. Loubi-
noff a d'ailleurs attiré l'attention sur les ruptures de varices
œsophagiennes dans les cirrhoses latentes. Gilbert et Lereboullet ont, de leur côté, décrit le pseudo-ulcère de l'estomac qu'ils
ont observé quand la sclérose de l'espace porte était très peu
accusée.

Est-ce à dire que toujours l'hématémèse, survenant chez un
cirrhotique, aura pour cause la rupture de varices œsophagiennes ? Non et pour cette raison bien simple, que les varices œsophagiennes peuvent manquer. Aux 11 cas rassemblés par Debove et Courtois-Suffit, on peut ajouter ceux recueillis depuis
par Klemperer, Michelazzi et, tout dernièrement, par Mouisset
et Beutter. L'hémorragie peut provenir d'une région quelconque du tractus gastro-intestinal, dont la muqueuse est le siège
d'une stase sanguine passive, toutes les fois qu'il y a ralentissement dans le débit portal. C'est alors qu'on peut également
incriminer l'influence de l'appareil vaso-moteur abdominal,
dont l'action a été démontrée par les ingénieuses expériences
de Ludwig et de de Cyon.

Si vous voulez bien vous souvenir aussi de la fréquence des
hémorragies que l'on observe chez les cirrhotiques en dehors du
tractus gastro-intestinal, et, par conséquent, en dehors du système porte (épistaxis, stomatorrhagie, pétéchies, purpura, etc.),
vous serez amenés à vous demander si une cause plus générale,
une modification de la crase sanguine en rapport avec la meio-
pragie fonctionnelle du foie ne doit pas être invoquée. Dès 1895,
Teissier avait admis que cette modification du sang, signalée
déjà par Lancereaux, était d'ordre toxique, qu'elle était due à
la non-neutralisation par le foie des toxines formées dans l'organisme, ou qui y sont apportées par des infections diverses.
Doyon a, de son côté, montré que, contrairement à l'opinion admise, le sang de la veine sus-hépatique est beaucoup plus facilement coagulable que celui de la veine porte et même que celui
des autres territoires de l'organisme. A ses multiples et si importantes fonctions, le foie joindrait celle d'être un organe
fibrinogénique et, chaque fois que son fonctionnement serait
troublé, ce pouvoir fibrinogénique se trouverait diminué ou aboli.

Lorsque vous verrez un cirrhotique rendre du sang noir en
abondance par la bouche, vous songerez à une rupture de varices œsophagiennes, mais vous vous souviendrez que l'hémorragie peut avoir un autre siège et reconnaître une autre cause :
les problèmes de pathogénie ne comportent pas d'ailleurs un
exclusivisme trop étroit.

INFECTION CATARRHALE NON SUPPUREE DES GLANDES SALIVAIRES, NON SPECIFIQUE

Par G. ETIENNE

Professeur agrégé à la Faculté de Médecine de Nancy

A côté des infections suppurées des glandes salivaires, et à côté de leurs infections spécifiques telles que les oreillons, il existe un type d'infection de nature très vraisemblablement banale, c'est-à-dire due à l'intervention des éléments microbiens non spécifiques de la bouche, n'aboutissant pas à la suppuration, et pouvant intéresser les diverses glandes salivaires.

Cette forme n'est pas décrite ; et à peine rencontre-t-on dans les auteurs classiques quelques vagues allusions dans lesquelles on a du mal à les reconnaître : Dupré (*Traité de médecine et de thérapeutique*), Mosny (*Manuel de médecine*), Hartmann (*Traité de chirurgie*). Guinon n'en fait même pas mention dans le diagnostic différentiel des oreillons (*Traité de médecine*, II, 601).

Eliminons d'abord certains phénomènes fluxionnaires paraissant supplémentaires de la menstruation (Habran (1), Knapp (2)); les manifestations de nature plus ou moins toxique par absorption de l'iodure de potassium (Reynier, Balzer et Villar (3)), du mercure ; les parotidites goutteuses (Debout d'Estrées (4)) ; les sialodocites sténoniennes, pseudo-parotidites par bouchon muco-purulent du canal, de Picqué (5); et à plus forte raison les parotidites chroniques, telles que celle du saturnisme, et même les fluxions parotidiennes chez un blennorrha-

(1) HABRAN. Parotide double à répétition. *Union méd. du Nord-Est*, 1880, p. 137.

(2) KNOPP. Vicarious enlargement of the Parotid gland. *Philad. med. Times*, 1879, IX, 570.

(3) VILLAR. Iodisme à localisation parotidienne. *France médicale*, 1887, I, 766.

(4) DEBOUT D'ESTRÉE. Goutte parotidienne. *Semaine médicale*, 1887, 108.

(5) PICQUÉ. *Société de chirurgie*, 1907, 13 novembre, p. 1131.

gien de Curtis (1), qui est obscure. Et étudions-les d'après trois
observations que je viens de recueillir dans mon service de
vieillards. de l'Hôpital Saint-Julien. La description en est d'autant plus nette que dans les trois cas, l'infection glandulaire
a été primitive.

OBSERVATION I.

Femme M..., âgée de 78 ans, démente, continuellement alitée,
s'alimentant très peu. Escarre sacrée.

Le 5 novembre 1906, on remarque à la partie droite de la face
une tuméfaction assez considérable surtout marquée un peu en
avant du pavillon de l'oreille; cette tuméfaction empiète légèrement sur la région sous-maxillaire, s'étend en avant jusqu'à
l'aile du nez et remonte jusqu'aux environs de l'arcade zygomatique.

La peau à ce niveau est rosée.

La palpation, peu douloureuse, révèle une consistance assez
ferme, résistante, à la partie postérieure de ce gonflement, c'est-
à-dire vers le prolongement antérieur de la glande parotide; dans
le reste de son étendue le gonflement est mou, œdémateux; il
n'existe pas de bourrelet induré à sa périphérie.

La malade accuse de la sécheresse de la bouche; l'examen de la
cavité buccale montre les muqueuses linguale et buccale sèches,
d'une coloration rouge intense. Il existe un trismus assez marqué.

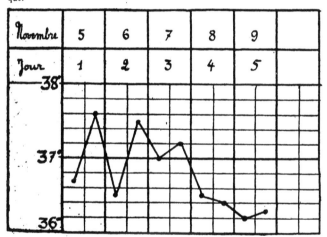

La température est de 36°7; l'état général est peu altéré.
Le soir: T. 37°6. Etat d'agitation.

---

(1) CURTIS. Parotis complicating genorrheo. *New-York med. Journal*, 1887, I, 346.

Le 6 novembre. — Il y a accentuation de tous les symptômes constatés la veille. La tuméfaction est plus saillante, plus étendue, surtout en arrière ; elle a envahi la région prémastoïdienne. On sent à ce niveau une masse indurée, de volume assez considérable, qui semble bien correspondre à la glande parotide augmentée de volume. L'empâtement des parties voisines est aussi plus accentué : toute la région mentonnière est œdématiée.

Le gonflement a une teinte rouge peu intense ; il est douloureux à la pression, un peu chaud. Le trismus est plus prononcé.

Signalons comme troubles du côté de l'état général une agitation assez vive et une anorexie absolue.

La température qui était de 36°5 le matin est le soir de 37°5.

On fait à la malade de fréquents lavages de la bouche avec de l'eau oxygénée, étendue.

7 novembre. — La glande parotide est nettement augmentée de volume, assez dure. Mais l'œdème des parties voisines a disparu à peu près complètement. Il n'y a plus aucune coloration anormale des téguments ; la palpation est encore assez douloureuse. Le trismus a beaucoup perdu de son intensité.

T. : 37° le matin, 37°2 le soir.

8 novembre. — L'inspection ne nous montre plus rien, mais la palpation fait percevoir à la partie antérieure de la glande un peu d'empâtement dur et douloureux. Le trismus et la gêne fonctionnelle ont complètement disparu.

9 novembre. — La région parotidienne a les mêmes caractères de formes, de volume, de consistance et de coloration que la région symétrique du côté gauche. Il n'existe plus aucune douleur.

OBSERVATION II.

Ch..., homme de 80 ans, ancien cordier, dément, s'alimentant peu, mais conservant cependant un état général assez bon.

Le 10 décembre 1906 au soir, le malade se plaint d'une douleur assez vive dans la région parotidienne droite. On constate à ce niveau une légère tuméfaction.

Température : 37°8. Le malade est très agité.

Le 11 décembre. — La région parotidienne droite est notablement tuméfiée. Il semble à la palpation que le gonflement ne porte pas également sur toute la glande ; on sent quelques lobules indurés, à la partie inférieure ; le prolongement antérieur de la glande paraît surtout atteint.

Bien que la région sous-maxillaire soit œdématiée, la glande ne paraît pas être prise. La température est de 36°5 seulement, matin et soir.

Le 12 décembre. — Il y a très peu de modifications locales. Le malade est moins agité ; pas d'élévation de température.

La tuméfaction a beaucoup diminué le 13 décembre ; il n'y a plus d'œdèmes des parties voisines ; cependant on sent encore nettement une induration en arrière de l'angle de la mâchoire. Il persiste un peu de trismus avec de la douleur.

Le 14, il existe encore un empâtement derrière l'angle de la mâchoire, empâtement qui a totalement disparu le 15, ainsi que la douleur et la gêne fonctionnelle.

OBSERVATION III

Un vieillard de 84 ans, jusqu'alors en très bonne santé, voit brusquement s'établir sous sa langue une tuméfaction douloureuse, alors que la température s'élève à 37,7 le matin, à 38,2 le soir.

A la palpation, se perçoit dans la région sous-mentale une tumeur dure, mal limitée, se continuant en arrière et de côté dans la région sous-maxillaire. La peau est mobile à la surface. En faisant ouvrir la bouche du malade, on aperçoit entre la langue et l'arcade alvéolaire complètement désarmée de dents deux saillies longitudinales, rondes et brillantes, répondant comme siège aux glandes sublinguales dont elles exagèrent considérablement les saillies normales. La tumeur est immobile sur les plans profonds. Ces glandes, très augmentées de volume, refoulent la langue en haut et en arrière, rendant ainsi la déglutition impossible. La température retomba dès le lendemain à la normale.

Cet état persista pendant dix jours ; puis la tuméfaction diminua de volume, la douleur cessa, et en cinq jours la régression fut complète.

Après guérison, l'examen minutieux de la région ne permit de découvrir aucune cause locale de cette poussée inflammatoire ; mais les glandes, un peu plus dures que normalement, restèrent assez longtemps légèrement saillantes.

C'est à cette même forme que me paraît se rapporter l'observation suivante de Moricke (1) :

OBSERVATION IV

Il s'agit d'une femme de 60 ans, forte, sanguine, corpulente, qui présente un kyste de l'ovaire.

Le 20 décembre 1879 on pratiqua l'ovariotomie. Le 6e et le 7e jour, après l'opération, apparurent de la douleur et de la tuméfaction de la parotide droite avec un peu de fièvre : toute la joue droite prend une apparence informe et occasionne de la difficulté pour boire et pour manger. L'enflure se résorbe, et six jours après, retour à l'aspect normal. La malade guérit.

C'est peut-être à un cas de ce genre encore que se rapporte le troisième malade de la statistique du Pavillon de Chirurgie de Picqué (2). Peut-être également le cas déjà signalé plus haut de Curtis, et celui de Hartmann (3), mais secondaires,

(1) MORICKE. *Zeitschrift f. Geburtsh. v. Gynoek.* Stuttgart, 1881, p. 318.

(2) PICQUÉ. Des parotidites en général et de la parotidite post-opératoire en particulier. *Bull. et mém. de la Société de Chirurgie*, 1907, séance du 13 novembre, p. 1133.

(3) HARTMANN. *Traité de Chirurgie*, t. V, p. 278.

observés chez des malades antérieurement atteints de blennor
rhagie et de cystite tuberculeuses.

Faut-il enfin considérer comme allusion à des cas analogues,
post-opératoires, les parotidites guéries par simple pansement
bien chaud indiquées par M. Tuffier (1) ?

D'après ces quelques cas, on voit qu'il s'agit bien ici d'une
lésion inflammatoire, caractérisée par la rougeur, la chaleur
et la douleur accompagnant la tuméfaction parotidienne. D'autre
part, la courbe thermique est bien caractérisée, puisqu'il existe
une température de 38,2, de 37,8, de 37,6, qui constitue incontestablement une hyperthermie notable chez des vieillards de
84 ans, 80 ans et 78 ans, d'autant plus manifestement que la
courbe de l'observation numéro 1 nous montre la température
retombant à 36,2 et 36,3 après l'évolution de la phlegmasie glandulaire ; de même à 36,5 dans l'observation numéro 2.

Mais si l'infection glandulaire se manifeste d'abord par des
accidents généraux d'aspect sévère, comme dans l'observation I,
la situation ne tarde pas à s'amender ; la lésion inflammatoire
restant catarrhale, n'évoluant pas jusqu'à la suppuration, tend
à s'éteindre après quelques jours, et, dès lors les phénomènes
généraux s'atténuent.

On peut donc dire que la maladie se comporte à ses débuts
comme la parotidite suppurée, mais tourne court. Et l'examen
de l'orifice buccal du canal de Sténon n'a permis de déceler
aucune trace d'écoulement de pus canaliculaire.

Parfois même, tel dans notre observation numéro 2, l'inflammation paraît être restée localisée à quelques parties de la
glande, qui, à aucun moment, n'a été envahie dans sa totalité.

Une fois cependant, nous avons vu l'inflammation simple,
catarrhale de toute une parotide, aboutir à la suppuration localisée à quelque acini seulement : ce cas intéressant constitue
donc la forme de passage entre l'infection catarrhale simple
et l'infection suppurée banale des glandes salivaires.

OBSERVATION V

Chez une vieille femme de 85 ans, de taille minime, très scolio-
tique, s'alimentant très mal, se développe à l'improviste une tuméfaction de la totalité de la parotide droite, dont une portion
ne tarde pas à devenir fortement saillante, très limitée, et fluctuante. Etat légèrement fébrile autour de 37,7. Incision de la
tumeur d'où il s'écoula quelques gouttelettes de pus infiltré dans

(1) TUFFIER. *Société de Chirurgie*, 1907, 23 octobre, p. 1034.

une partie très restreinte de la glande. Autour, le tissu glandulaire était dur, résistant.

Guérison très rapide.

Chez cette vieille femme, dont l'état était resté satisfaisant
malgré son infirmité, on n'a pu trouver de causes, autres que
celles inhérentes à la vieillesse, pouvant faciliter l'infection de
la parotide

Une observation de Giffard (1), montre la même particularité:

OBSERVATION VI

Homme de 62 ans, cardiaque. Anasarque. Le malade est à
la période ultime de son affection; adynamie complète.

Le 16 mars 1868, apparition depuis 3 ou 4 jours d'une tuméfaction de la région parotidienne droite qui atteint son maximum à la date indiquée, pour ensuite diminuer progressivement.

Mort le 21 mars.

L'autopsie montre du pus dans certains globules de la glande
parotidienne droite.

Notons que dans ces deux cas, il s'agit de la suppuration de
groupes d'acini, superficiels dans l'observation V, profonds dans
l'observation VI, mais nullement d'une simple suppuration du
canal de Sténon, comme il paraît exister dans le cas signalé
par M. Bazy (2).

Dans notre cas, l'infection glandulaire a été totale, bien que
la suppuration seulement partielle ; il ne s'agit donc pas d'une
de ces parotidites partielles d'origine obstructive, signalées par
Dupré (3). L'observation très précoce de la malade n'a d'ailleurs permis de relever aucun signe d'obstruction massive préalable, les accidents d'inflammation et d'infection ayant ouvert la
scène.

Nos observations montrent que les diverses glandes salivaires
peuvent être atteintes : la parotide dans nos observations I,
II, IV ; les sublinguales dans notre observation III. Nous n'a-
vons pas observé de sous-maxillite ; la glande sous-maxillaire
peut cependant s'infecter, d'après ce que nous apprend d'autre
part, l'étude des inflammations suppurées des glandes salivaires.

Nous ne connaissons rien de l'anatomie pathologique de ces

(1) GIFFARD. Du siège anatomique de la parotide. Quelques considérations sur son inflammation. *Th. Paris*, 1864.

(2) BAZY. *Société de Chirurgie*, 1907. Séance du 23 octobre, p. 1035.

(3) DUPRÉ. Art. maladies des glandes salivaires. *Traité de médecine et de thérapeutique*, p. 7.

inflammations banales non suppurées puisque jamais l'autopsie n'en a été faite. Peut-être peut-on présumer qu'elles sont conformes à ce qu'a décrit Rindfleisch (1) dans son premier stade : hyperhémie des lobules glandulaires, tuméfaction trouble des cellules salivaires, avec infiltration œdémateuse du tissu conjonctif ; mais en notant soigneusement que malgré l'expression de lésion catarrhale de l'auteur, il s'agit d'altération dans des acini moins lésés, mais appartenant cependant à des parotidites suppurées.

Quelle est la nature de cette détermination morbide ?

C'est certainement une *inflammation* des glandes salivaires: réaction inflammatoire de la peau du voisinage, chaleur, rougeur ; accidents généraux tels que fièvre, anorexie, adynamie, etc., etc. On voit par là combien elles se distinguent de ce que les auteurs décrivent, après Claisse et Dupré, sous le nom de *parotidites primitives aiguës protopathiques* ou fluxions parotidiennes simples, ce qui, cependant, dans la littérature médicale, se rapproche le plus de nos cas : « Elles se manifestent par un gonflement rapide, très nettement limité à la glande, généralement unilatéral, sans changement de coloration, ni élévation de température de la peau. A la palpation, on éprouve une sensation spéciale de résistance élastique, profonde. Le malade accuse une sensation de tension de la région, une gêne qu'exagèrent l'ouverture de la bouche et la pression locale. Les phénomènes généraux sont nuls ; la fièvre manque ou est fort légère » (Mosny) (2).

Il nous paraît hors de doute qu'il s'agit, dans nos cas, d'une infection glandulaire établie suivant le grand processus des infections ascendantes, bien établi pour les glandes salivaires par MM. Claisse et Dupré.

Nous avons tout lieu de croire que la cause pathogénique de cette infection ascendante n'a rien de spécifique, mais qu'elle est due à l'invasion de la glande par des éléments microbiens de type banal, hôtes habituels de la bouche, et vraisemblablement au pneumocoque ou au staphylocoque. Nous n'en avons pas la preuve bactériologique, aucun de nos malades n'ayant succombé, une impossibilité morale s'opposant à notre avis à un cathétérisme de recherches sur une glande enflammée mais non suppurante, une ponction exploratrice sur la glande non

---

(1) RINDFLEISCH. *Traité d'histologie pathologique.* Edition française de Gross et Schmitt, sur la 6ᵉ édition allemande, 1888, p. 577.

(2) MOSNY. Art. parotidites. *Manuel de Médecine,* t. V, p. 215.

suppurée nous paraissant peu concluante. Mais notre hypothèse s'appuie sur ce que nous a appris l'étude suivie d'un certain nombre de cas d'infection supurée des glandes salivaires.

Nous pensons que dans nos cas les glandes salivaires ont été envahies, grâce à une réceptivité exagérée, par un élément microbien insuffisamment virulent pour faire dépasser aux régions infectées le stade d'inflammation, sans aboutir à la suppuration.

L'infection est primitive, dans nos trois cas personnels des observations I, II, III, survenant chez des vieillards atteints d'aucune maladie infectieuse préalable, dont l'un âgé de 84 ans, est en excellent état de santé, dont un autre âgé de 80 ans, est dans un état encore satisfaisant ; de même dans le cas hypothétique de Picqué ; et aussi dans la forme mixte de notre observation V. Elle est primitive également, mais post-opératoire chez la femme de 60 ans, de l'observation de Moricke, laparotomie pour un kyste ovarique.

Au contraire, dans les cas de Hartmann, qui probablement rentrent dans notre description, dans le cas obscur de Curtis; elle est secondaire à une cystite tuberculeuse, à une blennorrhagie.

Pourquoi observons-nous ce type spécialement chez des vieillards ? Probablement parce que chez eux l'infection de la glande est facilitée par les diverses conditions que nous avons indiquées ailleurs (1), et dont l'étude minutieusement détaillée a été faite dans l'excellente thèse de notre interne, M. Obelliane (2). Bornons-nous ici à rappeler que chez les vieillards, chez le vieillard en déchéance surtout, l'alimentation diminuée ne joue plus qu'incomplètement son rôle de balayage et de lavage mécaniques de la cavité buccale, entraînant un grand nombre d'éléments microbiens en état de virulence atténuée. La diminution des réflexes sécréteurs sous l'influence, notamment, de l'absence de mastication, modifie le chimisme. Dans la glande même, la sénilité détermine à des degrés variables, l'atrophie des lobules remplacés par la graisse, la perte de la striation de l'épithélium, la suppression de la sécrétion des cellules à mucus; d'où modification encore de la salive d'une part; et, d'autre part, plus grande fragilité de la glande devant son invasion par infection ascendante.

(1) G. Etienne. Des infections primitives des glandes salivaires chez le vieillard. *Province Médicale*, 1906, 26 mai.
(2) Obelliane. Des infections des glandes salivaires chez les vieillards. *Thèse de Nancy*, 1907-1908.

15

De fait, chez le vieillard, les infections salivaires aiguës de nature banale se font d'une façon remarquablement facile.

Leur fréquence relative est grande. Sur une statistique de 82 cas réunis par M. Obelliane, 32 fois il s'agissait de sujets âgés de 60 ans et au-dessus ; sur 10 cas personnels, 6 ont été observés chez des vieillards très âgés.

Chez les vieillards, l'infection salivaire ascendante est souvent primitive : sur 45 cas réunis, nous trouvons chez les vieillards, parfois en bonne santé générale, 9 cas sur 16 en dehors de toute maladie infectieuse précédente, tandis que sur 29 cas chez l'adulte nous n'en relevons que 4 qui ne soient pas une complication d'une maladie infectieuse.

Chez le vieillard on voit s'infecter les glandes salivaires mieux défendues, qui sont rarement intéressées chez l'adulte : c'est à 84 ans et à 65 ans que nous trouvons les deux cas d'infection aiguë des glandes sublinguales que nous connaissons ; chez les vieillards nous trouvons les sous-maxillaires intéressées 9 fois sur 37 inflammations glandulaires, alors que chez l'adulte nous ne les voyons atteintes qu'une seule fois sur un groupe de 50 cas.

Ainsi donc, chez le vieillard les causes favorisant l'infection des glandes salivaires permettent plus souvent leur invasion ; permettent plus souvent l'infection primitive ; permettent l'infection des glandes très rarement atteintes chez l'adulte. Ce sont très probablement les mêmes causes qui interviennent pour permettre leur infection par des éléments microbiens dont la faible virulence serait ineffective sur des glandes normales; mais qui, sur ce milieu spécial au vieillard peuvent donner une infection catarrhale sans cependant pouvoir aller jusqu'à la suppuration.

C'est un fait que, en ce qui concerne les infections primitives, mes trois cas personnels intéressent des vieillards de 78 ans, 80 ans, 84 ans, ce dernier en excellent état général, le second en état général assez satisfaisant ; que mon cas mixte est relatif à une femme de 85 ans vaquant encore seule à toutes ses occupations ; la malade de M. Picqué avait 86 ans.

Il ne s'ensuit pas que cette manifestation ne puisse s'observer chez l'adulte, bien que je n'en ai pas relevé de cas. Peut-être là a-t-elle été parfois confondue avec les oreillons ?

Cette erreur ne peut être invoquée chez mes malades. Contre elle, milite d'abord l'unilatéralité de la lésion. Puis, comme improbabilité, notons le fait de leur observation dans un asile de vieillards, l'absence d'épidémicité; la non-intervention d'aucune cause vraisemblable de contagiosité, à raison d'abord de l'isolement des malades, et parce que les cas était séparés, malgré la vie en hospice, ou par le temps ou par l'éloignement de leurs services respectifs ; la localisation à la sublinguale, signalée il est vrai par Comby dans un cas d'oreillons, mais bien exceptionnelle.

Remarquons enfin la coïncidence, expliquée par les conditions étiologiques de cette forme chez les vieillards, avec la fréquence exceptionnelle chez eux des infections suppurées banales des mêmes glandes salivaires.

Si maintenant nous prenons une vue d'ensemble de ce type morbide, une de ses parties nous paraît constituer exactement, en en renversant un terme, le groupe des *parotidites primitives aiguës simples*, *protopathiques* dans nos cas, *deutéropathiques* dans ceux de Hartmann et de Curtis.

Mais il constitue ce groupe, tout schématique dans la classification de Claisse et Dupré, à condition d'en exclure la presque totalité des cas qui l'occupent jusqu'à présent : phénomènes fluxionnaires menstruels, réactions plus ou moins bâtardes des intoxications et de la goutte, sialodocites, hydroparotides, etc., qui ne sont pas à proprement parler des parotidites, mais des fluxions parotidiennes, presque toujours épisodiques (1).

Mais notre cadre est plus large que les parotidites, puisque, ainsi que nous le ferait déjà présumer la pathologie générale, le processus morbide intéresse aussi bien la sublinguale que les parotides et peut certainement intéresser les sous-maxillaires. Il n'y a de différence que celle constituant la plus ou moins grande facilité relative d'infection de l'une ou l'autre glande.

En résumé, il existe, à côté des infections suppurées des glandes salivaires, un type d'infection catarrhale, simple, non suppurée, due, comme les premières, à l'invasion ascendante de la glande, vraisemblablement de nature également banale, par intervention des éléments microbiens de virulence atténuée, partis de la cavité buccale.

Cette infection détermine localement une *inflammation vraie* de la glande et des tissus voisins, avec retentissement général caractérisé par une élévation de température, une dépression organique parfois considérable ; puis les lésions régressent et guérissent.

---

(1) CLAISSE et DUPRÉ. Les infections salivaires. *Archives de médecine expérimentale*, 1894, p. 257.

Parfois, elle aboutit à la suppuration très localisée de quelques acini au milieu de l'inflammation restant à l'état catarrhal des autres portions de la glande ; c'est une vraie forme de passage entre la forme catarrhale simple et la forme suppurée et suppurée nécrosante.

Elle peut intéresser les diverses glandes salivaires : nous l'avons observée deux fois sur une parotide, une fois sur la sublinguale.

Enfin, elle peut être comme les infections suppurées, primitives ou secondaires. Lorsqu'elle est primitive, nous ne l'avons rencontrée jusqu'à présent que chez le vieillard, en raison probablement des conditions spéciales liées à la sénilité qui, chez lui, favorisent grandement l'infection des glandes salivaires.

LA LIGNE OMBILICO-MAMELONNAIRE A L'ETAT NORMAL

Par les Drs J. SABRAZÈS et G. LAFFORGUE (Bordeaux).

En 1902 (1), nous avons publié un travail sur la ligne ombilico-mamelonnaire, ses variations chez les droitiers et les gauchers. Nous formulions les conclusions suivantes :

Sur 100 sujets normaux examinés, originaires du Sud-Ouest, 73 fois la ligne (mesurée comparativement au pied à coulisse et au ruban métrique) est plus longue à gauche ; 9 fois les deux lignes sont égales ou diffèrent de moins de 1 millimètre. La prédominance de la longueur du côté gauche s'est chiffrée 35 fois par 1 à 5 millimètres, 21 fois par 6 à 10 millimètres, 13 fois par 11 à 20 millimètres, 2 fois par 6 à 10 millimètres, 13 fois par 11 à 20 millimètres, 2 fois par plus de 20 millimètres.

La prédominance de la longueur du côté droit (18 0/0) s'est accusée par des différences de :

1 millimètre, une fois ; 2 millimètres, 3 fois ; 3 millimètres, 5 fois ; 4 millimètres, 3 fois ; 5 millimètres, 2 fois ; 8 millimètres, 2 fois ; 10 millimètres, une fois ; 28 millimètres, une fois.

Or, dans cette série, toutes les fois que la différence a été de plus de 5 millimètres, en faveur de la ligne ombilico-mamelonnaire droite, il s'est agi de gauchers. Dans le Béarn, on compte 6,3 gauchers 0/0. Nous avons pu, plusieurs fois, reconnaître un gaucher à l'examen du thorax.

Dans un travail du *Roussk Vratch* (13 juin 1907), analysé par la *Semaine médicale* (4 septembre 1907), un de nos collègues russes, le Dr N.N. Tchigaïeff, à propos de la ligne ombilico-mamelonnaire, dont nous avons esquissé la séméiologie, fait, lui aussi, remarquer, longtemps après nous, mais sans nous citer à ce propos, qu'à l'état normal la ligne ombilico-mamelonnaire gauche est généralement plus longue que la droite et

---

(1) SABRAZÈS et LAFFORGUE. Sur la ligne ombilico-mamelonnaire. Variations chez les droitiers et les gauchers. *Société linnéenne de Bordeaux*, 8 janvier 1902 ; *Gaz. hebd. des Sc. méd. de Bordeaux*, 8 février 1902.

Numéro d'ordre	Âge (ans)	Profession	Lieu d'origine	Taille	Poids (kilos)	Périmètre Thoracique	Ligne ombilico-Mamelon.				
							Droite		Gauche		
							Ruban	Pied	Ruban	Pied	
1	21	Ajusteur	Béarnais	1,615	53	0,79	0,21	0,2085	0,232	0,222	
2	21	Mécanicien	Bordeaux	1,625	58	0,81	0,235	0,2215	0,241	0,2305	
3	21	Cultivateur	Béarnais	1,785	72	0,87	0,278	0,257	0,285	0,2641	
4	21	Serrurier	Charentais	1,635	53	0,82	0,22	0,208	0,225	0,221	
5	21	Conducteur de train	Béarnais	1,64	58	0,82	0,25	0,2389	0,26	0,2467	
6	23	Cultivateur	Charente	1,725	74	0,855	0,26	0,251	0,285	0,2782	
7	36	Tonnelier	Gironde	1,57	»	0,935	0,238	0,2155	0,242	0,235	Commencement d'obésité.
8	37	Serrurier	Gironde	1,65	»	0,95	0,23	0,2409	0,240	0,2319	Obèse (0,89 tour de ventre), rhumatisme chronique, surtout localisé à gauche. Atrophie légère cuisse gauche, attitude vicieuse.
9	36	Négociant	Girot d...	1,80	»	1,02	0,31	0,308	0,32	0,3105	
10	50	Capitaine	Gers	1,765	»	0,87	0,28	0,2501	0,27	0,2409	Gaucher. Fracture de l'avant bras droit à deux reprises. Atrophie légère.
11	36	Négociant	Gironde	1.68	»	0,97	0,29	0,2782	0,30	0,2814	
12	31	Avoué	Gironde	1,65	»	0,91	0,28	0,2614	0,28	0,2614	
13	28	Boucher	Gironde	1,74	»	0,90	0,27	0,2593	0,28	0,264	
14	36	Cultivateur	Gironde	1,74	»	0,885	0 27	0,258	0,28	0,2635	
15	23	Cultivateur	Auvergne	1,68	»	0,93	0,27	0,248	0,26	0,2407	Gaucher.
16	21	Cultivateur	Landais	1,67	89	0,90	0,29	0,284	0,292	0,284	
17	34	Propriétaire	Gironde	1,70	»	0,855	0,245	0,2301	0,25	0,232	Légère congestion du foie qui déborde de 1 travers de doigt atteint d'hépatite il y a 1 an. Récidive il y a 13 jours.
19	21	Charron	Béarnais	1,695	66	0,86	0,25	0,232	0,235	0,23	Epaule droite plus haute que la gauche.
20	21	Platrier	Basque	1,715	63	0,865	0 265	0,2495	0,265	0,2494	
21	21	Serrurier	Gironde	1,66	63	0,85	0,282	0,2372	0,29	0,262	
22	23	Etudiant	Gironde	1,64	»	0,86	0,25	0,2427	0,265	0,258	
23	21	Cultivateur	Béarnais	1,65	56	0,88	0,358	0,2382	0,265	0,2417	
24	28	Maréchal	Charentais	1,61	»	0,79	0,27	0,2633	0,282	0,2685	
25	21	Maréchal	Landais	1,62	53	0,83	0,265	0,2553	0,273	0,2646	
26	21	Sabotier	Vendéen	1,67	57	0,85	0,29	0,275	0,30	0,2873	
27	36	Cultivateur	Gironde	1,70	»	0,925	0,275	0,2698	0,28	0,273	
28	21	Charron	Limousin	1,60	»	0,86	0,24	0,216	0,235	0,211	
29	21	Cultivateur	Béarnais	1,72	61	0,84	0,252	0,2519	0,263	0,248	
30	23	Employé de com	Breton	1 77	»	0,85	0,255	0,242	0,27	0,261	
31	27	Tailleur de Pierre	Charentais	1,61	»	0,79	0,248	0,257	0,248	0,253	
33	21	Cultivateur	Charentais	1,635	55	0,80	0,242	0,233	0,25	0,2415	
23	23	Employé de com	Gironde	1,67	»	0,75	0,23	0,221	0,247	0,2396	Malingre.
34	21	Cultivateur	Vendéen	1,74	72	0,93	0,27	0,257	0,27	0,2585	
35	23	Cultivateur	Charentais	1,70	»	0,83	0,24	0,2323	0,245	0,238	
36	21	Tonnelier	Gironde	1,67	56	0,80	0,275	0,268	0,27	0,266	
37	36	Maître-d'hôtel	Gironde	1,71	»	0,87	0,26	0,248	0,26	0,248	
38	36	Cultivateur	Gironde	1,55	»	0,83	0,23	0,2226	0,232	0,224	
39	21	Charron	Landais	1,66	63	0,85	0,24	0,2158	0,23	0,218	
40	21	Tonnelier	Landais	1,63	56	0,805	0,232	0,216	0,23	0,216	
41	35	Maître-d'armes	Béarnais	1,71	»	0,895	0,23	0,2085	0,25	0,227	N'a jamais fait d'escrime avec la main gauche. Hypertrophie musculaire du côté droit.

Numéro d'ordre	Âge (ans)	Profession	Lieu d'origine	Taille	Poids (kilos)	Périmètre Thoracique	Ligne ombilico - Mamelon. Droite (Ruban)	Droite (Pied)	Gauche (Ruban)	Gauche (Pied)	
42	38	Jardinier	Gironde	1,675	»	0,915	0,243	0,242	0,25	0,2445	
43	31	Tonnelier	Gironde	1,67	»	0,85	0,24	0,235	0,235	0,2306	
44	21	Serrurier	Béarnais	1,60	52	0,79	0,215	0,214	0,225	0,2229	
45	31	Tonnelier	Gironde	1,56	»	0,81	0,22	0,2165	0,231	0,2205	
46	23	Instituteur	Gascon	1,765	»	0,835	0,265	0,262	0,28	0,2715	
47	37	Cultivateur	Dordogne	1,67	»	0,86	0,26	0,257	0,263	0,2592	
48	21	Instituteur	Gascon	1,67	38	0,81	0,25	0,2385	0,253	0,2434	
49	21	Charretier	Charente	1,68	63,5	0,88	0,222	0,2114	0,225	0,213	
50	24	Maréchal	Charente	1,66	»	0,805	0,225	0,2185	0,229	0,22	
51	21	Cultivateur	Charente	1,60	56	0,81	0,24	0,23	0,24	0,232	
52	20	Coiffeur	Gironde	1,66	»	0,86	0,235	0,2278	0,24	0,2312	
53	31	Cultivateur	Gironde	1,66	»	0,87	0,25	0,2335	0,256	0,2397	
54	21	Camionneur	Béarnais	1,675	56	0,84	0,25	0,2436	0,25	0,2408	
55	21	Vigneron	Gironde	1,63	57	0,85	0,25	0,2406	0,255	0,244	
56	23	Maréchal	Gironde	1,61	»	0,83	0,23	0,2271	0,235	0,2275	
57	23	Charron	Gard	1,74	»	0,875	0,25	0,2397	0,25	0,2457	
58	22	Employé de com	Vendéen	1,67	»	0,83	0,233	0,227	0,235	0,228	
59	23	Maréchal	Charente	1,57	»	0,82	0,245	0,2415	0,25	0,243	
60	22	Cuisinier	Anglais	1,75	»	0,82	0,255	0,2527	0,26	0,255	
61	22	Maréchal	Landais	1,65	50	0,81	0,255	0,2519	0,26	0,2564	
62	21	Roulier	Vendéen	1,61	59	0,85	0,27	0,2653	0,265	0,261	
63	23	Maréchal	Limousin	1,60	»	0,81	0,235	0,233	0,235	0,23	
64	21	Garçon d'hôtel	Béarnais	1,70	57	0,80	0,215	0,2115	0,22	0,2128	Malingre.
65	21	Cultivateur	Vendéen	1,71	62	0,92	0,27	0,2662	0,27	0,2664	
66	21	Sellier	Gascon	1,59	60	0,81	0,26	0,254	0,265	0,2605	
67	21	Maréchal	Périgord	1,61	54	0,85	0,25	0,236	0,255	0,244	
68	21	Peintre	Gironde	1,70	67	0,84	0,245	0,2342	0,25	0,2381	
69	21	Vigneron	Gironde	1,62	57	0,83	0,26	0,258	0,265	0,261	
70	32	Tonnelier	Gironde	1,69	»	0,845	0,24	0,2358	0,245	0,2412	
71	21	Tonnelier	Gironde	1,67	»	0,89	0,245	8,241	0,245	0,238	
72	21	Cultivateur	Charente	1,665	59	0,95	0,25	0,2417	0,257	0,2486	
73	41	Charron	Dordogne	1,67	»	0,86	0,24	0,2255	0,25	0,2345	
74	21	Cultivateur	Charente	1,61	56	0,87	0,215	0,2095	0,217	0,211	
75	29	Propriétaire	Gironde	1,81	»	0,885	0,25	0,2436	0,255	0,245	
76	21	Forgeron	Landais	1,65	67	0,83	0,25	0,243	0,26	0,2479	
77	21	Charron	Landais	1,65	55	0,80	0,255	0,2524	0,25	0,249	
78	23	Cultivateur	Béarnais	1,61	»	0,89	0,235	0,226	0,245	0,237	
79	22	Forgeron	Landais	1,63	»	8,815	0,242	0,234	0,26	0,235	
80	23	Maréchal	Vendéen	1,80	»	0,86	0,245	0,220	0,253	0,2365	
81	33	Vigneron	Gironde	1,71	»	0,89	0,27	0,260	0,26	0,2565	Epaule droite plus haute que la gauche.
82	30	Cultivateur	Gironde	1,69	»	0,86	0,262	0,2535	0,265	0,2559	
83	22	Mécanicien	Breton	1,68	»	0,88	0,26	0,2402	0,26	0,246	
84	22	Cultivateur	Gironde	1,685	»	0,865	0,250	0,2413	0,25	0,2468	
85	21	Charron	Charente	1,61	61	0,89	0,24	0,2240	0,25	0,2354	
86	21	Charretier	Gironde	1,70	»	0,835	0,27	0,2615	0,28	0,2648	
87	21	Charretier	Gironde	1,635	59	0,86	0,235	0,2365	0,265	0,250	
88	21	Cocher	Vendéen	1,63	50	0,82	0,255	0,246	0,255	0,348	Gaucher.
89	21	Peintre	Toulouse	1,66	»	0,87	0,24	0,234	8,245	0,2346	
90	23	Prévot d'escrime	Béarnais	1,71	»	0,84	0,24	0,2253	0,25	0,234	Prévot d'escrime. Droitier.
91	21	Cultivateur	Gironde	1,69	»	0,98	0,30	0,2833	0,30	0,2884	Obèse.
92	21	Camionneur	Gironde	1,615	61	0,87	0,25	0,245	0,25	0,243	
93	21	Employé de com	Landais	1,70	77	0,86	0,26	0,2593	0,27	0,2645	
94	21	Peintre	Béarnais	1,71	58	0,81	0,255	0,2495	0,263	0,257	
95	21	Berger	Charentais	1,74	»	0,89	0,24	0,225	0,25	0,2352	
96	21	Charcutier	Charentais	1,785	60	0,84	0,25	0,2468	0,26	0,2543	
97	24	Commis	Lot	1,73	»	0,835	0,263	0,261	0,265	0,261	
98	22	Charron	Gironde	1,59	»	0,88	0,28	0,2715	0,28	0,273	
99	21	Voiturier	Basque	1,65	62	0,89	0,26	0,247	0,26	0,251	
100	22	Comptable	Gironde	1,65	»	0,87	0,26	0,2537	0,265	0,2575	
101	23	Cultivateur	Gascon	1,74	»	0,86	0,265	0,2538	0,27	0,2565	
102	22	Employé de com	Vendéen	1,68	»	0,845	0,275	0,2685	0,26	0,2487	Gaucher.

que ce fait pourrait donner le change dans les pleurésies avec épanchement qui, à notre avis, amènent une voussure du thorax avec allongement de la ligne ombilico-mamelonnaire correspondante, mesurée à l'aide d'un pied à coulisse. Après avoir eu connaissance du travail de M. Tchigaïeff, nous lui avons adressé un extrait de notre publication de 1902. Probablement cette publication ne lui est pas parvenue, car dans le travail paru dans le dernier numéro des *Archives*, il n'en est pas fait mention.

Pour démontrer le bien fondé de nos assertions relatives à la longueur des lignes ombilico-mamelonnaires droite et gauche, à l'état normal, chez des soldats sensiblement du même âge, qu'il nous suffise de placer sous les yeux du lecteur la liste de nos déterminations dont nous n'avions, jusqu'à présent, publié que le résultat global. Voici cette liste : pour ne pas compliquer cette publication, nous n'insérerons pas ici un graphique des variations de longueur de ces lignes avec la taille, etc., qui présente cependant un certain intérêt.

On voit que nous connaissions et que nous avons depuis longtemps fait connaître ce que M. Tchigaïeff vient de signaler à propos de ses recherches sur la mensuration de la matité transversale du cœur. Il faut évidemment tenir compte de ces données pour interpréter les modifications de longueur des lignes ombilico-mamelonnaires. C'est pour avoir une sorte d'étalon normal (1) que nous avions dressé dès le début de nos recherches sur la ligne ombilico-mamelonnaire, le long tableau précédent, en recourant parallèlement au ruban métrique et au pied à coulisse — lequel nous sert surtout pour nos recherches de séméiologie pathologique —.

Nous étions donc fixé, bien longtemps, avant M. Tchigaïeff, sur la longueur habituellement plus grande chez les droitiers, de la ligne ombilico-mamelonnaire gauche et nous tenions compte depuis nos premières publications, de ces données pour interpréter nos résultats.

Nous ne bornons pas, du reste, simplement à la pleurésie avec épanchement, l'étude de ces lignes. Elles offrent, en dehors des particularités relatives aux droitiers et aux gauchers, que nous avons été les premiers à établir, bien des variations dignes d'être relevées, et sur lesquelles nous reviendrons

---

(1) Sabrazès. Note sur la valeur séméiologique de la ligne ombilico-mamelonnaire. *Gaz. Méd. des Sc. méd. de Bordeaux*, 6 octobre 1901.

ultérieurement. Ainsi, en faisant, pour le moment abstraction de la pathologie thoraco-abdominale unilatérale (pneumothorax, pleurésie récente avec épanchement, pleurésie ancienne avec rétraction du thorax, péricardites, splénomégalie, etc.), nous avons vu, par exemple, l'atrophie musculaire du membre supérieur droit, jusqu'à l'épaule inclusivement, se traduire par un allongement très marqué de la ligne ombilico-mamelonnaire droite.

En résumé, la ligne ombilico-mamelonnaire, à l'état physiologique et pathologique, n'avait jamais été étudiée avant nos recherches de 1901-1902. Nos constatations, tout au moins en ce qui concerne leur longueur respective à droite et à gauche, dans les conditions physiologiques, ont été confirmées par M. Tchigaïeff, dont les conclusions, sur le point en litige, sont postérieures de cinq ans aux nôtres.

LES PARASITES ANIMAUX CUTICOLES SOUS LES TROPIQUES, LEUR DISTRIBUTION GEOGRAPHIQUE,

Par le Dʳ J. Brault,

Professeur de clinique
des maladies des pays chauds et des maladies syphilitiques et cuta-
neés à l'école de médecine d'Alger.

Au cours de cet exposé, je ne veux m'occuper que des para-
sités réellement cuticoles, c'est-à-dire de ceux qui habitent pour
un temps plus ou moins long notre tégument externe, je laisse-
rai donc de côté tous les parasites accidentels et de surface :
insectes (moustiques (1), réduves divers, mouches (2), chenil-
les, punaises, poux, puces, fourmis) (3), myriapodès, arachni-
des (araignées venimeuses (4), acariens superficiels) (5), sang-
sues (aquatiques, terrestres) (6), crustacés, mollusques, échi-
nodermes (7).

Dans d'autres articles, j'ai parlé des protozoaires pouvant attaquer notre tégument externe : Leishmania Donovani, etc., etc.,
je n'y reviendrai donc pas ici.

Ces réserves faites, étudions maintenant la distribution géo-

---

(1) Anopheles, culex, aedes.

(2) Stomoxes, tabanides, glossina palpalis, mouche du Yunnan (piqûres ortiées), Sarcophaga magnifica, carnaria, Lucilia macella-
ria, etc.

(3) Termites, fourmis blanches, rouges, Guissondés, noires, flamants,
fourmis voyageuses: Eciton hamata, Trépanophora.

(4) Tarentule, mygale, araignée crabe, orange, Vancoho, microm-
mata sparassus, epeira diadema. Ces animaux sont d'ailleurs bien
plutôt nuisibles que parasites, et il n'y a pas de raisons pour s'occuper ici des piqûres de ces animaux, pas plus que de celles des poissons vulnérants et des serpents venimeux.

(5) Galéodes, thalsuates, akamushi, pou d'Agouti, Argas Talaje,
Chinche, Megnini, Ornithodorus Savignyi, turicata, Bicho colorado
(R. Argentine), etc. Quelques auteurs attribuent à des acariens, tyro-
glyphes les accidents du vanillisme, on sait qu'il en a été de même
pour l'Atriplicisme.

(6) Haemadipsa japonica (montagnes), H. Ceylanica, sexpunctata;
Geobidella.

(7) Maladie des pêcheurs d'éponges (côte d'Afrique, Grèce, Turquie),
due à une actinie (congestine, thalassine).

graphique des principaux parasites de l'ordre animal qui habitent la peau des habitants des tropiques et constituent, en somme, un important chapitre de la dermatologie exotique (1).

PUCE CHIQUE

Synonymes : **Dermatophilus, pulex, sarcopsylla penetrans.**

Résumé. — La chique est un peu plus petite que la puce commune, mais son proboscide est aussi long que tout le reste de son corps ; elle vit dans les herbes sèches et surtout dans le sable ; le mâle est un parasite de surface qui abandonne la peau dès qu'il s'est gorgé de sang; mais il n'en est pas de même de la femelle qui se loge à poste fixe dans la peau pour y trouver sa nourriture jusqu'à la fin de sa gestation. Elle se loge de préférence au pied chez l'homme et chez les animaux, et surtout au niveau des ongles (onyxis ulcéreuse de la Guyane).

Au moment où la chique s'enfonce (2), l'individu piqué ressent généralement une vive démangeaison, un point noir marque la tête de l'animal. Plus tard l'animal qui s'est creusé une logette dans le derme et dont l'abdomen s'est considérablement surdistendu (4), détermine de l'inflammation des tissus et une ulcération. Les œufs arrivés à maturité sont expulsés, mais le corps de la chique peut rester plus ou moins longtemps dans la plaie.

La chique n'atteint pas que les pieds, on peut la voir aux doigts, à la verge, au pourtour de l'anus et aux bourses ; le nombre de chiques rencontrées sur le même individu est parfois très considérable, on en a compté jusqu'à 300.

L'introduction du parasite peut être le point de départ d'une foule d'infections secondaires : phlegmons, lymphangites, adénites, érysipèle, tétanos, phagédénisme, etc.

Prophylaxie, traitement. — La prophylaxie consiste surtout dans la propreté corporelle et dans la bonne tenue de l'habitat. Il faut prendre de fréquents pédiluves et ne jamais marcher pieds nus, même à la maison.

Quand la chique est encore sous l'épiderme, on l'enlève facilement, mais il n'en est plus de même lorsqu'elle a pénétré dans le derme, il faut recourir à l'échiquage ; on introduit une aiguille dans le trajet de la chique et on l'énuclée par un mou-

(1) Dans cet exposé, je ne suivrai pas rigoureusement l'ordre zoologique.
(2) L'introduction peut se faire insidieusement.
(3) La démangeaison augmente la nuit.
(4) Il peut atteindre le volume d'un pois.

vement de circumduction ; cette extirpation est pratiquée avec
beaucoup d'habileté par les femmes indigènes des pays infestés.
L'échiquage doit, d'ailleurs, être suivi d'un pansement aseptique, ou même antiseptique.

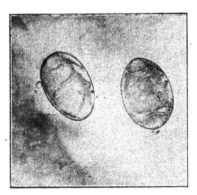

Fig. 1. — Photographie d'œufs de chique faite à notre laboratoire.

DISTRIBUTION GÉOGRAPHIQUE

Très probablement originaire de l'Amérique intertropicale,
la puce chique s'étend sur ce continent depuis environ le 30e
degré de latitude nord, jusqu'au 30e degré de latitude sud.

On la rencontre : en Floride, au Mexique, dans les Républi-
ques du centre Amérique, aux Antilles, en Colombie, au Vénézuéla, aux Guyanes, en maints endroits du Brésil, au Pérou et
au Chili.

Toute la côte occidentale d'Afrique, où l'animal a été transporté, il y a un peu plus d'une trentaine d'années, par un vaisseau portugais, est contaminée, depuis le Sénégal, jusqu'au sud
du Benguela. Les expéditions, les explorations, les caravanes
transafricaines, l'ont répandue et l'ont transportée depuis un
certain temps déjà, jusqu'à l'opposite, sur la côte orientale, où
elle se propage. Elle existe également à Zanzibar, à Madagascar (Clair et Joly (1), à Nossi-Bé. Dans l'île malgache, elle s'observe surtout dans le nord-ouest de notre possession.

L'Asie elle-même est atteinte, la présence de la chique, dans

(1) Ces auteurs ont signalé l'île de Nossi Faly et le cercle d'Ana-
lalova.

l'Inde, ne fait plus de doute pour personne. Le parasite a été introduit à Bombay, il y a bientôt dix ans par des coolies revenant de l'Afrique Orientale (1).

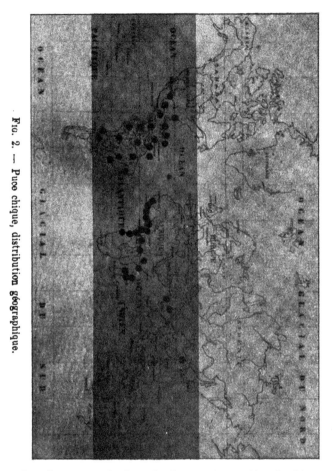

FIG. 2. — Puce chique, distribution géographique.

Avec les communications de plus en plus rapides, la chique devient de plus en plus envahissante ; on devrait prendre des mesures de désinfection sur les navires.

(1) Blandford a signalé la chique des rats à Ning-Po.

Dans les pays où elle règne, la chique se rencontre dans les lieux les plus reculés, à toutes les altitudes; on la voit non seulement sur les bords des cours d'eau, mais encore dans les sousbois, dans l'intérieur des terres, en pleine forêt vierge. Toutefois, il faut le reconnaître, elle affectionne surtout le littoral, les terrains sablonneux.

LARVES CUTICOLES

Les larves cuticoles sont déposées sous nos téguments par diverses mouches (muscides, oestrides). Les femelles ont leurs organes génitaux munis d'une tarière (oviscapte).

Dans toute l'Amérique tropicale, depuis le Mexique, jusqu'au Brésil, on peut rencontrer sous la peau de l'homme la larve de la dermatobia noxialis à laquelle on a attribué plusieurs noms : ver macaque, torcel, ura, ver moyoquil ; le terme le plus usuel est celui de ver macaque. Cette larve blanc grisâtre, piriforme, mesure 2 à 3 centimètres ; elle sort au bout de quelques mois de la tumeur qu'elle a provoquée.

En Afrique, sur la côte occidentale, en particulier dans la Sénégambie, et dans les territoires des rivières du Sud, on rencontre également une larve cuticole provenant de l'ochromya anthropophaga (muscides). On a donné à cette larve le nom de ver du Cayor, c'est là une expression vicieuse, puisque dans le Cayor, le ver en question ne paraît pas exister. Ce ver est plus petit que le ver macaque, de couleur grisâtre, il n'a qu'un centimètre de long, il détermine un petit abcès furonculeux qui s'ouvre en général au bout d'une semaine.

En diverses parties de l'Afrique, l'Ounyamouési notamment, on a signalé d'autres larves se rencontrant soit chez l'homme, soit chez les animaux.

DRAGONNEAU

Synonymes : Filaire de Médine, ver du Sénégal, ver de Guinée, Culébrilla (Portugais), Guinea-Worm (Anglais), Pejunk (Persan), etc.

Draconculose, résumé. — D'après la plupart des auteurs (1), nous nous infectons en avalant de l'eau contenant des cyclopes,

(1) Cortez croit que le dragonneau peut avoir une double existence, une parasitaire chez l'homme, une autre libre, dans les mares (urolabes palustris). Pour d'autres, la maladie nous serait inoculée par les moustiques.

contaminés (1). Le ver peut être solitaire, mais on peut en voir
un grand nombre sur le même individu (30, 40, 50). Les mem-

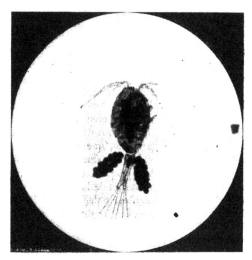

Fɪɢ. 3. — Photographie de cyclope femelle.

bres inférieurs sont les plus souvent envahis : pieds, jambes,
cuisses.

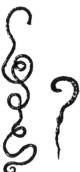

Fɪɢ. 4. — (1) Petit dragonneau femelle réduit deux fois.
(2) Embryon grossi 250 fois.

(1) Les larves contenues dans les cyclopes sont libérées dans l'intestin ; là il y aurait accouplement, les mâles seraient expulsés, les
femelles, au contraire, perforeraient l'intestin et iraient au loin se
loger dans les organes.

Le ver femelle siège dans le tissu cellulaire sous-cutané ; il a une longueur qui varie entre 0,50 centimètres et 4 ou 5 mètres, il a un millimètre de large et ressemble un peu à une corde de violon. Cette femelle, qui présente un écusson céphalique armé de six papilles et un orifice buccal triangulaire avec deux autre papilles, n'est, à proprement parler, qu'un sac bourré d'embryons. Ces embryons mesurent de 5 à 700 p. de long sur 15 à 20 p. de large.

C'est surtout pendant la saison chaude, pendant l'hivernage, que sévit la draconculose; au niveau de l'endroit affecté, le porteur éprouve des sensations de pesanteur et un prurit assez marqué. Ce n'est, en général, qu'au bout de plusieurs semaines, ou au bout de plusieurs mois même, que la région s'empâte et qu'on sent à la palpation un cordon dur. Enfin, la peau rougit, une phlyctène apparaît et lorsque cette dernière est rompue, on aperçoit le ver grisâtre. La rupture de la filaire peut déterminer des complications (lymphangites, phlegmons, gangrène) (1).

Prophylaxie, traitement. — La prophylaxie est facile à résumer, il ne faut boire que de l'eau bien filtrée, il faut aussi se garantir les pieds et les jambes, quand on marche dans l'eau ; reste enfin la préservation contre les moustiques, toutes ces choses, visent les diverses théories pathogéniques propices.

Quant au traitement, deux méthodes : 1° la méthode ancienne ou lente, c'est l'enroulement pratiqué par les indigènes ; 2° la méthode rapide : injection de sublimé au 1.000° dans le trajet du ver ou, au besoin dans le ver lui-même, l'extraction peut avoir lieu dans une seule séance. Béclère s'est servi de la chloroformisation de la filaire ; Roquemaure a remplacé le sublimé par une solution sursaturée de chlorure de sodium, etc.

HISTORIQUE, DISTRIBUTION GÉOGRAPHIQUE

L'histoire du dragonneau se perd dans la nuit des temps, ce serait à ce parasitisme que Moïse ferait allusion, lorsqu'il menace les Hébreux des serpents de feu. Plutarque fait également mention des vers rétractiles qui mangent le gras des jambes. Toutefois, il faut reconnaître que les notions précises sur l'anatomie et l'évolution du dragonneau ne remontent pas très loin.

(1) Signalons, en outre, « L'Meurreu » de Tidjikja (Mauritanie), l'affection est caractérisée par des nausées, de la fièvre élevée et une éruption urticarienne prurigineuse qui se produirait parfois à la suite de la présence de la filaire de Médine dans le tissu cellulaire sous-cutané.

c'est seulement en 1802 que Charles paraît avoir trouvé la
forme adulte du sujet mâle, alors que la femelle était connue
depuis des milliers d'années ; enfin, c'est grâce à Fedschenko

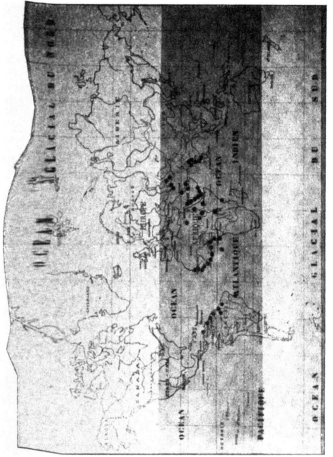

FIG. 5. — Filaire de Médine.

que l'on a pu connaître le cycle évolutif de la dracunculose à
travers le cyclope.

D'une façon toute générale, si l'on envisage la distribution
géographique du dragonneau, on voit qu'il est surtout répandu
dans la zone tropicale avec une prédominance marquée pour

16

l'hémisphère boréal. C'est aussi dans l'ancien, plutôt que dans le nouveau monde, que le parasite en question se rencontre le plus et le mieux.

En effet, s'il a été importé en Amérique très vraisemblablement au moment de la traite des esclaves, il n'y a pas prospéré partout comme en Afrique et dans l'Inde, qui semblent ses pays de prédilection.

A l'heure qu'il est, il a à peu près disparu des Antilles, mais on l'observe à l'état endémique dans les centres suivants : Curaçao, Demerara, Surinam, Bahia, etc. En somme, il est surtout fréquent dans l'île de Curaçao, où le quart de la population est atteint, aux Guyanes et dans le nord du Brésil.

Dans les parties chaudes et tropicales de l'Afrique et de l'Asie, le ver est répandu sur un vaste espace.

En ce qui concerne l'Afrique, la maladie est surtout fréquente dans la partie occidentale du continent. Au Sénégal, on rencontre le dragonneau dans maints de nos postes. On signale également le ver sur la côte de Guinée, au Cap Corse, à St-Georges de Mina et à Mourès, à Cormentin, à Apam, à Sierra Leone. Le dragonneau a été vu aussi sur la côte orientale et à Zanzibar, mais il paraît moins répandu de ce côté. En revanche, on l'observe dans beaucoup de régions de l'Afrique centrale. Une partie de l'Abyssinie, la Nubie, le Kordofan, le Darfour ; on peut même le trouver dans le Sahara et dans le sud de l'Algérie, à Tuggurth. Plus au nord, soit en Algérie, soit en Tunisie, on ne voit plus que des cas égarés, c'est-à-dire ramenés du Soudan.

Passons en Asie. Ici, la dracunculose est très fréquente en Arabie, dans l'Inde, en Perse, dans le Turkestan et le Bokhara.

En Europe, dans l'Amérique septentrionale, aussi bien que dans le nord de l'Asie, le parasite n'a été remarqué que chez des individus revenant de contrées pré et intertropicales.

L'endémie est surtout corrélative d'une forte chaleur alliée à un certain degré d'humidité du sol : endroits marécageux, rivières, etc...

Toutefois, il faut se rappeler que l'embryon du dragonneau peut s'introduire dans le corps de quelques petits crustacés des pays tempérés, ce qui pourrait, jusqu'à un certain point, y faire craindre quelque jour son acclimatement.

Gnathostomum, Filaria volvulus

Gnathostomum. — Je ne ferai que signaler ce ver qui n'a, d'ailleurs, été observé que deux fois chez des Siamoises.

Filaria volvulus (1). — Cette espèce est plus intéressante que la précédente et mérite de nous arrêter un peu plus longtemps.

Le ver mâle, long de 30 centimètres et la femelle deux fois plus longue, ont été trouvés tout d'abord sous la peau de deux nègres de la Côte de l'Or ; puis, plus récemment, MM. Labadie-Lagrave, Deguy et Prout ont publié de nouveaux cas de filaria volvulus provenant du Dahomey et du Sierra Leone (2). La maladie se trouverait également sur l'Ouellé et le Kibali.

Ground-itch. — Synonymes : Pani-ghao ; Water pox, sore feet of coolies, sore feet of Assam.

L'affection est due à la pénétration dans la peau des larves de l'ankylostome.

C'est la macération dans l'eau, dans la boue, qui favorise la

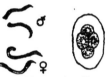

Fig. 6. — Ankylostomes mâles et femelles. — Œuf d'ankylostome.

pénétration du parasite, c'est de mai à octobre que règne surtout cette infestation. Dans la région du Haut Assam et surtout dans un certain district de Dibrugarh durant la saison des pluies, les coolies sont très souvent obligés de chômer de par le Pani-Ghao ; après de fortes ondées, un sur vingt de ces derniers peut rester indisponible. Pendant la saison sèche, l'affection fait beaucoup moins de ravages.

Dans les premières heures, le malade ressent une vive démangeaison, puis le pied gonfle, la marche devient très pénible. Bientôt survient une éruption érythémato-vésiculaire, qui finit par donner naissance à des ulcérations, à des abcès surtout, étendus dans les espaces interdigitaux.

---

(1) Les embryons abondent dans le liquide louche des tumeurs ; gaîne à part, ils sont très semblables aux embryons kystiques diurne et nocturne.

(2) Quant à la Filaria dermathemica, ce n'est probablement pas autre chose que l'embryon de la filaire nocturne.

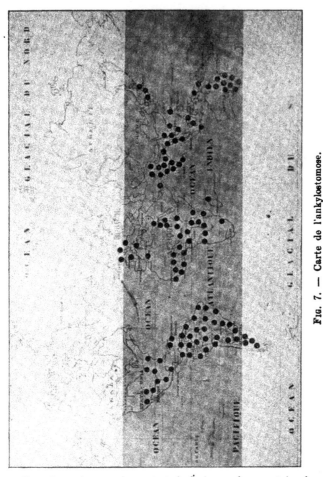

FIG. 7. — Carte de l'ankylostomose.

Pour les préserver du contact de la boue, dans certains jardins de thé, on fournit aux coolies des *kurrams* (semelles en bois, avec deux talons élevés) (1).

(1) Certains pensent qu'il peut exister une oxyurose cutanée avec pénétration des oxyures dans la peau (abcès), c'est à rapprocher de l'histoire du Ground-itch. Enfin, on a pensé également, que c'était par la peau que les Fellahs qui travaillent dans la vase, prenaient la Bilharzic e (Trématodes).

La dermatite papulo-pustuleuse appelée *mazamorra* par les paysans de Porto-Rico n'est pas autre chose que le ground-itch. L'affection se voit aussi aux États-Unis et au Brésil (Necator-Americanus.

La commission de l'uncinariose à Porto-Rico, n'a pu déceler les œufs dans l'intestin de l'homme à la suite de l'infestation cutanée par les larves.

Pour elle, la dermatite pustuleuse serait surtout due à des infections secondes.

En dehors des nématodes que nous venons de passer en revue la filaria loa, qui est la forme adulte d'une filiarose sanguine (filaria diurna), existe non seulement sous la conjonctive, mais encore dans le tissu cellulaire sous-cutané. D'autre part, on sait qu'une autre filiarose sanguine, la filiara nocturna, encore beaucoup plus répandue, a des retentissements sur la peau (éléphantiasis, abcès sous-cutanés à filaires).

Enfin, dans certaines papules probablement étiquetées à tort « craw-craw », on a trouvé des microfilaires et aussi une larve dénommée rabditis Niellyi (1).

GALE DANS LES PAYS TROPICAUX

J'aurai terminé, lorsque j'aurai dit un mot de la gale sous les tropiques. En effet, en dehors des acariens de surface que nous avons énumérés en débutant, nous retrouvons ici l'acarus scabiei.

La gale prend, en général, un développement inusité dans les contrées chaudes (gale de Chine, de Malabar, etc.). En Amérique, en Afrique, chez les nègres, de même que chez les aborigènes de l'Océanie, des gales invétérées, ont pu en imposer, même à des observateurs prévenus.

Auprès de la gale, je ne fais que signaler le *Larbisch*, du Sénégal, sur lequel nous ne sommes pas encore absolument fixés ; il est probable que la gale sénégalaise est due au sarcopte du chameau ; elle sévit, en effet, dans les caravansérails où séjournent les dromadaires.

---

(1) Avant de terminer ce qui a trait aux vers cutanés, je tiens à rappeler que dans l'ordre des cestodes, on peut rencontrer aux pays chauds la ladrerie sous-cutanée du porc (cysticercus cellulosae), et la ladrerie botriocéphalique (Plerocercoïdes Mansoni et prolifer d'Ijima).

Analyses

PATHOLOGIE GENERALE ET EXPERIMENTALE

Existence et importance de l'hypersécrétion en l'absence d'insuffisance motrice. — PFANNENSTILL (*Nordiskt medicinskt Arkiv.*, 7 février 1908).

Les recherches de l'auteur sur les sujets sains ne donnent aucune confirmation à la prétendue existence d'une insuffisance motrice physiologique. Sur 58 cas de troubles digestifs (sans insuffisance motrice), l'auteur a trouvé l'hypersécrétion constante dans 31 0/0, intermittente dans 31 0/0 et pas d'hypersécrétion dans 38 0/0 ; il n'y avait pas de symptôme de Reichmann. 83 0/0 des cas d'hypersécrétion constante doivent être attribués à la gastrite chronique et 17 0/0 à la gastroneurose (dyspepsie nerveuse). Donc, dans la majorité des cas, l'hypersécrétion doit être regardée comme un symptôme d'une gastrite chronique (irritative). Quand cette dernière a évolué, elle ne se transforme pas en formes subacides ou anacides, et il n'y a pas de retour à la normale ; il est possible, bien que l'auteur ne l'ait pas vu, que la survenue d'une sténose du pylore amène la transformation en maladie de Reichmann (gastrosuccorrhée). L'hypersécrétion constante peut exister aussi bien dans l'hyperchlorhydrie que dans l'acidité normale ; l'auteur ne l'a jamais vue dans l'anacidité ou la subacidité. Enfin, les ulcères de l'estomac, sans insuffisance motrice, existent aussi bien avec que sans hypersécrétion.

Action de l'alcool éthylique sur le cœur isolé des mammifères. — BRANDINI (*Lo Sperimentale*, décembre 1907).

L'alcool éthylique provoque une *excitation* du cœur, chez le lapin, aux doses comprises entre 1 p. 50.000 et 1 p. 150.000 ; un arrêt définitif quand les solutions sont égales ou supérieures à 30 0/00 ; une dépression pour les doses comprises entre 30 0/00 et 1 p. 50.000.

Chez le chien : excitation avec les doses comprises entre 1 p. 1.000 et 1 p. 5.000 ; un arrêt, non définitif, pour les solutions égales ou supérieures à 60 0/00 ; une dépression pour les solutions allant de 1 à 40 0/00.

Sur les vaisseaux coronaires du cœur isolé, du lapin, l'alcool éthylique amène une vaso-dilatation considérable, aux doses excitantes et légèrement déprimantes ; une vaso-constriction accentuée, aux doses paralysantes.

Sur la fulguration des cancers. — CZERNY (*Münchener med. Wochenschrift*, n° 6, 1908).

L'auteur a essayé la méthode de Keating Hart (faire agir à 2 ou 4 cent. de distance de puissants faisceaux d'étincelles provenant d'une électrode métallique, cela pendant 5, 10, 40 minutes, le sujet étant endormi. D'après Czerny, la méthode est parfaite pour les cancers superficiels, ulcérés ou non, de la peau et des muqueuses ; elle est préférable aux rayons X et au radium, car elle agit plus sûrement et plus vite. Dans les cancers inopérables ou récidivants, elle fait disparaître souvent la douleur, l'hémorrhagie et la sécrétion. Dans le cas de cachexie ou de métastases profondes, la fulguration est dangereuse. Pour les cancers profonds, il vaut mieux, pour le moment, les traiter chirurgicalement. Peut-être, par l'emploi bipolaire de courants à haute tension et à haute fréquence (fulguropuncture et fulgurolyse), pourra-t-on arriver à agir sur les cancers profonds et sur leurs métastases.

L'influence de la thiosinamine sur les adhérences péritonéales. — GERVINO (*Gazetta degli Ospedali*, 2 février 1908).

Chez les chiens et les lapins, les injections de thiosinamine ne diminuent pas considérablement la formation d'adhérences cicatricielles autour des corps étrangers. Ces injections empêchent aussi la reproduction des adhérences antérieures qu'on a détruites. La thiosinamine n'a pas d'action nuisible manifeste sur les animaux, ni sur leur état général, ni au point de vue anatomo-pathologique. Ces expériences, dit l'auteur, doivent faire essayer la thiosinamine dans les cas où l'on est obligé de laisser un corps étranger dans le péritoine et dans les cas d'iléus mécanique produit par des adhérences péritonéales.

Nouvelle méthode de coloration du glycogène dans les tissus. — VASTARINI-CRESI (*Gazetta degli Ospedali*, 23 février 1908).

Les coupes, après fixation par l'alcool et inclusion dans la paraffine, restent 24 à 48 heures dans une solution alcoolique de fuchsine basique et de résorcine (ou encore de crésofuchsine) acidulée avec l'acide chlorhydrique ; puis, on lave à l'alcool à 90°, on colore de nouveau en une solution alcoolique de vert-lumière ou de carmin d'indigo ; on déshydrate et on monte dans le baume.

Les plaques et grains de glycogène sont colorés en un beau rouge amarante ; les noyaux et les contours cellulaires en vert ou en bleu. Les préparations se conservent pendant longtemps sans altération.

Expériences faites avec le sérum méningococcique. — WASSERMANN. (*Deutsche Medicin Wochenschrift*, n° 39, 1907.)

On sait que Kolle et Wassermann (*D. M. W.*, n° 16, 1906) ont obtenu un sérum méningococcique. Malgré l'envoi gratuit de

1.037 flacons ils n'ont reçu que 102 communications, dont beaucoup sont incomplètes. Les 57 observations précises donnent une mortalité globale de 47,3 °/₀ ; mais la mortalité est d'autant plus faible que l'application de la sérothérapie a été plus précoce. Le sérum est inoffensif tant en injection sous-cutanée qu'en injection intra-veineuse ou intra-rachidienne. La dose utile peut dépasser 130 cc. ; on peut injecter 20 à 30 cc. par jour.

Dans ce mémoire intéressant il ne faut pas se laisser abuser par l'expression de tétanos infectieux — il s'agit ici d'infection cérébrospinale à méningocoque de Weichselbaum.

G. ROSENTHAL.

TUBERCULOSE

Bacillurie tuberculeuse chez les phtisiques pulmonaires

Rapport à la Société scientifique d'études sur la tuberculose). (*Bulletin Médical*, 7 mars 1908).

MM. Léon Bernard et Salomon étudient le problème de la bacillurie tuberculeuse. Foulerton et Hillier ont trouvé des bacilles pendant la vie dans des urines de sujets qui, à l'autopsie, n'avaient pas de lésions des reins. De même, Fournier et Beaufumé, dont la technique n'élimine pas les acido-résistants. Jousset admet la bacillurie sans lésions du rein avec légère albuminurie.

D'après les auteurs, le bacille est rare (1 fois sur 17), en l'absence de lésion du rein, mais il faut suivre une technique rigoureuse (inoculation sous-cutanée au cobaye du culot, dilué dans du sérum, de centrifugation de 5 cc. d'urines prélevées aseptiquement).

GEORGES ROSENTHAL.

Recherche du bacille de Koch dans les urines par examen direct.

MM. Fernand Bezançon et André Philibert préfèrent à l'inoculation intrapéritonéale du cobaye l'inoculation sous-cutanée. Ils n'ont pas obtenu de bons résultats du milieu spécial de Hesse qui, d'après les Allemands, ne laisse pousser que le bacille de Koch. Dans les examens sur lamelles, il faut décolorer deux minutes avec l'acide nitrique au tiers et 5 minutes avec l'alcool absolu, car les bacilles acido-résistants du smegma et des urines ne sont pas alcoolo-résistants.

GEORGES ROSENTHAL.

Prophylaxie de la fièvre typhoïde dans l'armée.

M. Chéron, sous-secrétaire d'Etat à la Guerre vient d'adresser aux généraux commandant les corps d'armée, une circulaire relative à la prophylaxie de la fièvre typhoïde dans l'armée. Cette circulaire admet, en dehors de l'origine hydrique, la possibilité de la contagiosité d'homme à homme ; elle tient compte des formes anormales de fièvre typhoïde, de la persistance du bacille dans les urines des malades guéris, et dans celles du personnel médical ; elle prescrit l'hospitalisation rapide, la surveillance des eaux, du lait, des légumes, l'éloignement de la caserne de tout homme qui aura dans ses selles et ses urines le bacille d'Eberth et, au besoin, sa mise à la réforme (avec le motif ?), la surveillance rigoureuse des cantonnements aux manœuvres, etc...

Cette circulaire a soulevé les protestations cliniques de la *Revue d'hygiène et de police sanitaire*. Il est évident que toutes les mesures qu'elle édicte sont pourtant de grande utilité. Sont-elles d'une réalisation pratique et quel est le bactériologue qui acceptera une telle responsabilité ?

GEORGES ROSENTHAL.

Sur les déviations du larynx et de la trachée et, en particulier sur l'obliquité de la glotte dans la tuberculose pulmonaire. — BAER (*Deutsche med. Wochenschrift*, 27 février 1908).

Dans la tuberculose pulmonaire, on peut constater au laryngoscope et cela, assez souvent, de l'obliquité de la glotte ; il est plus rare d'observer une déviation du larynx. L'obliquité de la glotte fut trouvée dans 27 0/0 des cas, à tous les stades.

Cela s'explique par une traction due à des processus de ratatinement et de rétraction se passant dans les poumons et dans la plèvre ; elle est transmise à la trachée et au larynx par l'intermédiaire du système de leviers formé par l'arbre bronchique : elle a pour conséquence de la rotation et, dans les cas plus marqués, de la déviation latérale de la trachée.

Ces phénomènes peuvent être un symptôme précoce de ce qui se produit dans le poumon.

Remarques sur la précipitation dans la tuberculose. — STORK (*Wiener Klin. Wochenschrift*, 27 février 1908).

Cette réaction pourra, quand elle aura été fixée et étudiée à fond, remplacer l'ophtalmo-réaction. Voici en quoi elle consiste : l'extrait éthéré du filtratum de bacilles de Koch en émulsion dans la solution de chlorure de sodium laisse après évaporation de l'éther un résidu qui, placé dans la solution physiologique de NaCl, additionnée d'acide phénique (à 1/2 0/0), donne une précipitation floconneuse avec le sérum des tuberculeux, tandis qu'il n'y a pas de précipitation avec le sérum du sang de sujets non tuberculeux. La contre-épreuve (inactivité du résidu quand on lui ajoute du sérum de tuberculeux) fut positive.

La congestion paradoxale des poumons chez les phtisiques. — CH. SABOURIN (*Journal des Praticiens*, 7 mars 1908).

Les tuberculeux ne font pas toujours leurs poussées congesti-

ves au niveau de leurs grosses lésions pulmonaires. Les congestions qui se font en territoire supposé sain sont dites paradoxa-
les. Elles s'expliquent sans doute par une lésion minime latente,
au niveau de laquelle la congestion ne peut se résoudre en une
excrétion plus abondante, comme au niveau des lésions ouvertes. Les phénomènes montrent l'existence fréquente de lésions
bilatérales chez les sujets qui, cliniquement, ne semblent atteints
que d'une lésion unilatérale.

G. ROSENTHAL.

Variabilité du bacille de la tuberculose
Pr ARLOING (*Revue de la Tuberculose*, février 1908)

Le mémoire du Pr Arloing est vraiment un mémoire de biologie générale. Sa portée dépasse de beaucoup l'intérêt considérable qui s'attache aux études ayant trait au bacille de Koch.
Tous les médecins, cliniciens ou savants de laboratoire, auront
grand profit à le lire.

L'auteur rappelle comment après la conception uniciste du bacille de la tuberculose par Koch, ce même auteur après Rivolta
et Maffucci admit un bacille aviaire différent du bacille bovo-hu-
main. On sait aussi qu'au Congrès de Londres en 1901, R. Koch
et Schütz séparèrent le bacille de la tuberculose humaine et celui
de la tuberculose bovine. Plus tard une nouvelle espèce est encore créée pour la tuberculose des animaux à sang froid. Arloing va chercher à démontrer que le bacille de la tuberculose
est un, et que les différents types forment des races et variétés
temporaires. Pour cela, il passera en revue d'après ses recherches la variabilité des caractères végétatifs, des caractères
morphologiques, des caractères pathogènes.

1° *Dans les cultures* le bacille des mammifères a été séparé
du bacille des oiseaux, parce qu'il ne pousse qu'à la surface
des milieu nutritifs, en colonies grisâtres sèches écailleuses et
que sa végétation s'arrête à + 40°. Au contraire, le bacille
aviaire pousse en plein milieu liquide, donne des colonies molles et végète encore à + 43°.

Or certaines colonies de mammifères sont molles, grosses,
plissées; certaines colonies aviaires sont sèches et verruqueuses
La limite de température maxima varie aisément par une accou-
tumance progressive; le bacille des mamifères, si on agite deux
ou trois fois par jour le ballon de culture, donne une culture liquide homogène (dite de bacille homogène).

De même le bacille bovin a été séparé du bacille humain par
des caractères de culture. Or sa difficulté première à pousser en tubes est toute temporaire, les différences des voiles sont
superficielles et ne persistent pas dans les cultures en série.
Quant à la différence de pigmentation des cultures, (couleur allant du jaune pâle à l'orangé pour le bacille humain, colonies
non pigmentées du bacille bovin), elle est d'une irrégularité telle
qu'elle est inutilisable. De même pour l'action alcalinisante du
bacille bovin, acidifiante du bacille humain.

Le bacille de la carpe dont les colonies sont d'aspect variable peut être progressivement cultivé à des températures croissantes jusqu'à 42°, alors que sa végétabilité primitive s'arrêtait à + 30°.

2° *La variabilité des caractères morphologiques* conduit à des considérations analogues. Les formes longues, en massue, ramifiées du bacille aviaire ont été décrites par Metchnikoff en 1888 dans des cultures faites à + 43°. Or ces formes se retrouvent dans les cultures humaines faite à + 44°, et même peuvent dans les 17° à 20° génération devenir la forme ordinaire de la culture. Des résultats moins satisfaisants quoique identiques s'obtiennent avec le bacille bovin.

Les cultures à une pression de deux atmosphères et demie produisent d'identiques variations morphologiques. Th. Smith en 1896 et 1898 a insisté sur ce que les bacilles bovins sont plus courts, plus épais, plus irréguliers et plus acido-résistants que les bacilles humains. Il s'agit là d'un caractère inconstant, et de plus, dans les cultures homogènes se trouvent les formes les plus variables. D'un organe à l'autre du même animal (Nocard) le type morphologique du bacille peut changer. Le bacille pisciaire dans les cultures jeunes prend le caractère du bacille des mammifères ou des oiseaux, et dans les cultures vieillies l'aspect d'un streptocoque.

3° *La variabilité des caractères pathogènes* nécessite quelques explications sur le rôle du bacille de Koch, qui peut donner des tubercules histologiques, ou même des septicémies curables chez les animaux vaccinés. Dès 1884 Arloing a attribué la scrofule à une infection tuberculeuse atténuée, et non pas à une infection paucibacillaire (Koch, Nocard). L'étude expérimentale a toujours permis d'obtenir une gamme de virulence des bacilles qui sont capables d'infecter le cobaye ou le cobaye et le lapin, ou cobaye, lapin et bœuf. Dans le lupus, comme dans la tuberculose pulmonaire, le virus a une activité inconstante: le bacille humain peut donner au bœuf une tuberculose confluente ou une septicémie à lésions purement histologiques. De plus, le bacille humain en culture homogène ne tuberculise plus cobaye ou lapin par injection sous-cutanée, et injectée dans les veines du lapin il le tue de septicémie à la façon du bacille aviaire. Cette diminution du pouvoir pathogène du bacille homogène surtout cultivé à + 44° en fait un véritable vaccin.

Il n'est pas jusqu'à l'agglutinabilité qui ne soit variable d'une culture à l'autre (Arloing et Courmont).

Le pouvoir pathogène du bacille bovin est tout aussi variable, ce qui donne l'explication de la théorie dualiste de Koch, aujourd'hui abandonnée. Le bacille bovin, devenu homogène et fixe après une longue série de cultures, forme également un *vaccin*: une injection intraveineuse au veau de 1/2 à 1 c. c., disparaît entièrement sans même laisser des lésions histologiques hépatiques. Le bacille aviaire doit infecter les gallinacés par voie sous-cutanée, veineuse, péritonéale, intestinale. Or, les résultats sont des plus inconstants soit sur les oiseaux, soit sur les mammifères où l'injection donne tantôt le type Yersin, tantôt le type Villemin. Fait de premier ordre, Nocard a donné au bacille humain les caractères du bacille aviaire en le cultivant pendant de longs mois en sac de collodion dans le péritoine de la poule.

D'après les théories classiques l'inoculation sous-cutanée au cobaye et au lapin du bacille piscaire cultivé à la température ambiante ne donne aucun résultat. Or ce bacille peut, quoique péniblement, faire du tubercule vrai, et Aujezky a pu avec du bacille cultivé à 37° tuer le cobaye en trois semaines. La variabilité du pouvoir pathogène s'étend donc au bacille des animaux à sang froid.

La conclusion générale du travail est la suivante :

« Le bacille de la tuberculose est un; les espèces ou types reconnus ou défendus par plusieurs observateurs ne sont que des races ou des variabilités temporaires dont l'apparente fixité ne dure pas plus que les conditions de milieu ayant présidé à leur formation. »

Telle est l'œuvre de synthèse du Pr Arloing. Son importance vient de l'orientation inconsidérée et partielle que d'aucuns vou: draient donner à la prophylaxie. Il faut songer à ces travaux d'ensemble, lorsque l'on voit certains groupes microbiens comme le groupe paratyphique, ou parasitaire comme le groupe des trypanosomes être, par un esprit d'analyse trop rigoureux, divisé en un nombre d'espèces indéfinies.

G. ROSENTHAL.

MALADIES INFECTIEUSES. — MALADIES DE LA NUTRITION

La thérapeutique endoveineuse dans le rhumatisme articulaire aigu (méthode de Bacelli). BAUDEL (*Gazzetta degli Ospedali*, 23 février 1908).

L'auteur a employé à l'hôpital de Pérouse les injections intraveineuses de sublimé (à 0,01 centigr.) dans le rhumatisme articulaire aigu. L'action est très prompte ; la guérison survient généralement dès la troisième injection. Ce traitement, indiqué dans les cas rebelles, aux salicylates, est sans danger ; l'auteur a constaté que les urines n'étaient pas du tout modifiées. L'examen de la formule leucocytaire révèle une augmentation notable des polynucléés.

Sur une propriété bactériolytique intéressante de la lécithine. — BASSENGE (*Deutsche med. Wochenschrift*, 1908. n° 4).

Dans l'émulsion de lécithine à 1 0/0, les bacilles typhiques se désagrègent immédiatement et se ratatinent, en prenant la forme de granulations très réfringentes. Dans l'émulsion à 1 0/00, la transformation, moins complète cependant, se fait en 30-00 minutes. Les solutions ainsi obtenues arrêtent le développement du bacille d'Eberth. Les animaux traités à la lécithine ne résistent cependant pas à l'infection typhique.

En faisant agir des cultures, sur agar, de bacilles typhiques, sur les émulsions de lécithine, on peut obtenir une toxine pou-

vant servir pour l'immunisation. La propriété bactériolytique de
la lécithine semble donc devoir être utile à la création d'une
toxine typhique susceptible d'être employée.

Façon dont se comportent le virus rabique et divers micro-organismes vis-à-vis les filtres de papier Berzélius en plu-sieurs couches. — FERMI (*Giornale della reale Societa italiana d'Igiène*, 31 janvier 1908).

Les expériences montrent que le virus rabique perd de sa qualité infectieuse au fur et à mesure que le papier-filtre augmente
d'épaisseur.

Pour les schyzomycètes, le pyocyanique, le prodigiosus, le bacille du foin, traversent même des épaisseurs de huit couches ;
mais leur nombre est moins considérable qu'après passage à
travers une seule feuille de papier-filtre.

Les blastomycètes (saccharomycètes et oïdiums) traversent
une épaisseur de cinq couches, mais sont retenus presque complètement par une épaisseur de huit couches.

Les spores des hyphomycètes (aspergillus niger), en suspension, soit dans l'eau, soit dans des liquides qui les mouillent totalement (eau avec ammoniaque ou éther et glycérine), ne passent que très peu à travers une seule feuille et sont retenues
presque en totalité par un filtre de huit feuilles.

Les amibes se comportent à peu près comme les blastomycètes.

Traitement de la crise de goutte aiguë. — BECKER (*Deutsche med. Wochenschrift*, 20 février 1908).

Le colchique mérite d'être employé plus souvent dans la goutte
aigu . La colchicine pure est la préparation la plus certaine.
Quand la crise menace, on peut, grâce à elle, couper ou bien
diminuer la crise. On donnera, comme prophylaxie, trois pilules
à un milligr. par jour. Quand l'accès débute ou est à son apogée, donner une pilule tous les quarts d'heure ; en tout, quatre.
Les traitements externes sont à peu près inutiles ; seules les
compresses froides, souvent renouvelées, peuvent rendre quelques services.

L'élimination de l'urée dans les maladies chroniques. — CAM-PANELLA (*Gazzetta degli Ospedali*, 26 janvier 1908).

Toute cause qui vient troubler le métabolisme organique peut
réduire la production journalière d'urée et bien des facteurs
viennent y contribuer. Dans tous les processus déterminant une
disparition des cellules du foie, il y aura réduction de la sécrétion d'urée, mais cette réduction n'est pas un fait pathognomonique d'une affection hépatique. Dans les maladies chroniques,
quelles qu'elles soient, il y a diminution constante de l'élimination de l'urée ; cela doit être attribué à la détérioration de la nu-

trition du malade, les échanges organiques, les processus de combustion, d'oxydation, de réduction sont diminués : la cause n'est donc pas une altération cellulaire des organes destinés à fabriquer l'urée.

La conception actuelle des anticorps. — Leurs rapports avec l'immunité. (*Presse Médicale*, 1er avril 1908.)

MM. Foix et Mallein résument d'une façon claire les théories modernes sur les agglutinines, les précipitines, les bactériolysines, les opsonines et l'immunité. C'est un bon article d'exposition qui ne pouvait naturellement entrer dans les détails de la question.

Bulletin de l'Institut Pasteur (n° du 30 mars 1908).

Le *Bulletin de l'Institut Pasteur* comprend dans son n° 6 tout d'abord des analyses de travaux sur la syphilis et les spirochètes. Après avoir signalé l'atlas de Hoffmann de Berlin, nous trouvons à signaler des travaux sur la multiplication *in vitro* du tréponema Schaudinn (Lebailly), une coloration vitale du tréponème (Wandelbaum).

On sait que Bertarelli a pu inoculer la syphilis au lapin au niveau de la cornée. Galli Vallerio et Vera Salomon confirment ce fait ; Bertarelli montre que l'inoculation à la cornée ne produit pas l'immunisation contre une inoculation postérieure. Fontana obtient des kératites bilatérales par des inoculations simultanées ou successives.

Levaditi et Yamanouchi étudient le développement du tréponème dans la cornée du lapin. Il y a simple développement, un peu lent et non pas cycle évolutif spécial. Une série de travaux étudie le sérodiagnostic de la syphilis. L'application de la réaction de Bordet Gengou permettrait, d'après Wassermann, A. Marie, Levaditi, etc., de révéler une syphilis ancienne sans lésions en activité. Julius Citron déclare que, après un traitement mercuriel bien conduit, la teneur en anticorps peut être réduite à zéro. E. Weil et Braun ne croient pas à la spécificité de la réaction. Landsteiner, Miller et Pötzl soutiennent que la réaction de Wassermann s'obtient avec le sérum des lapins dourinés, trypanosomisés et quelquefois *avec le sérum de lapin neuf* (!). Pour Georg Meier une réaction négative est sans importance. Levaditi et Yamanouchi peuvent utiliser des solutions de taurocholate et surtout de glycocholate de soude et même de lécithine. — il n'est donc pas besoin d'anticorps au sens propre du mot. Les mêmes auteurs avec A. Marie trouvent la réaction 93 fois % dans le liquide céphalo-rachidien des paralytiques généraux et 59 % seulement dans le sérum.

Voici une série de travaux sur le Pian ou frambœsia, maladie tropicale due à un organisme très voisin du tréponema de la syphilis. Son habitat cutané est plus superficiel que l'habitat du treponema syphilitique (Schüffner et Siefert); d'ailleurs aucune différence morphologique (Ashburn et Craig) ; enfin, fait de premier ordre, les singes inoculés (syphilis) sont réfractaires aux inoculations de pian (Nattan-Larrier et Levaditi) ce qui rapproche singulièrement le pian de la syphilis dont il serait une forme atténuée. Passons des travaux de morphologie des spirochètes, pour signaler l'emploi des milieux au taurocholate, pour rechercher le bacille d'Eberth dans les matières (Dunschmann) ou au vert de malachite (Löffler).

Nos lecteurs ont déjà eu l'analyse des beaux travaux de Vincent (*Bull. Acad. Medecine*, 15 oct., 27 nov. 1907, 11 févr. 1908) qui étudie l'étiologie du tétanos et démontre le rôle considérable de l'hématome, du refroidissement local très intense, des lésions hépatiques qui entravent la défense de l'organisme. Canfora, contrairement à l'opinion classique, retrouve des spores dans l'organisme des animaux inoculés.

Buffard et Schneider retrouvent difficilement le trypanosome de la dourine au niveau des lésions. John Rogers et Torrey (de New-York) préparent un sérum antigonococcique par l'inoculation dans le péritoine du mouton, d'émulsions aqueuses de cultures sur agar ascite ; les travaux sur les sérums de la méningite cérébro-spinale sont contradictoires.

Ce numéro, riche comme les précédents en excellentes analyses, contient bien d'autres résumés de travaux dont l'intérêt est plus biologique que médical. Il était intéressant en particulier de signaler la critique de la réaction de Wassermann, appelée à nous donner dans la pratique médicale des renseignements de première importance.

GEORGES ROSENTHAL.

Gonocoque et méningocoque. (*Presse Médicale*, 15 janvier 1908.)

MM. Milhit et Tanon ont observé un malade atteint de blennorrhagie dont l'écoulement s'arrête au moment où surviennent des phénomènes de poliomyélite antérieure aiguë. Une ponction lombaire donne sur lamelles des polynucléaires et quelques microbes qui, d'après les auteurs seraient plutôt du gonocoque que du méningocoque.

Les cultures ont échoué, ce qui enlève malheureusement une grande partie de l'intérêt de cette observation.

G. ROSENTHAL.

La cure atmosphérique de Rickli. — Description et technique. — Bains de lumière et d'air ; bains de soleil. (*Journal de Physiothérapie*, 15 févr. 1908), par le Dr Sandoz.

Excellent article que feront bien de lire et de méditer les médecins qui comptent trop exclusivement sur le laboratoire, dont d'ailleurs, nous voulons moins que tout autre, diminuer le rôle. Il faut être reconnaissant à l'auteur d'avoir rappelé tous les détails de technique et d'application médicale de la méthode de Rikli. La cure atmosphérique utilise des manœuvres réfrigérantes et chauffantes. Le pôle froid est le bain atmosphérique ou bain de lumière et d'air réfrigérant ; le pôle chaud est le bain de lumière et d'air chauffant ou bain de soleil, toujours suivi d'une aspersion tiède.

La cure exclusive de lumière et d'air calme la névropathie.

Le bain de soleil naturel, le bain de soleil systématique de Rikli pris sur une terrasse lutte contre l'hypertension. D'ailleurs un second article précisera les indications.

G. R.

Sur la coloration du bacille tuberculeux, MARTIN HERMAN (Annales de l'Institut Pasteur, 25 janvier 1908).

Le procédé consiste à traiter frottis et coupes par un mordant, solution de carbonate ammoniaque à 1 %, dans l'eau distillée puis par une teinture solution de krystal violet à 3 %, dans l'alcool éthylique à 95°. La décoloration s'obtient par le lavage à l'acide nitrique au 10°, puis à l'alcool et à l'eau.

G. ROSENTHAL.

Arsenic dans la syphilis, PAUL SALMON (Annales de l'Institut Pasteur, 25 janvier 1908).

L'auteur rappelle les travaux antérieurs aux siens sur l'emploi de l'arsenic dans la syphilis. Il limitera ses recherches à l'atoxyl, anilarsinate de soude, qui sera employé par injections sous-cutanées: « C'est le troisième spécifique de la vérole. » L'atoxyl fait avorter la Σ, car Metchnikoff a fait avorter la Σ chez le singe avec une dose de 33 milligr. d'atoxyl par kilog. d'animal. Le chancre induré cicatrise en 5 à 12 jours. Les accidents secondaires peuvent être supprimés ; en tout cas, la céphalée disparaît en 12 heures ; les plaques muqueuses cicatrisent rapidement ; même la leucoplasie au début peut régresser. Des syphilis rebelles au mercure guérissent facilement.

Des cures successives de mercure et d'arsenic peuvent (Ehrlich) avoir raison des lésions rebelles au traitement hydrargyrique intensif. Le traitement simultané arsenico-mercuriel donne de bons résultats.

Quant aux accidents oculaires, sur 1.349 injections faites à 181 malades, l'A. n'en a pas eu, non plus que Hallopeau sur 160 malades. Koch d'ailleurs a montré que les accidents oculaires ne surviennent qu'après injections répétées de 1 gr.

En dernier lieu, il faut se rappeler que proposer l'atoxyl n'est pas détrôner le mercure.

Tous les cliniciens liront avec fruit le travail de Salmon, qui a ouvert un chapitre nouveau de thérapeutique vénérienne.

G. ROSENTHAL.

La méthode de Bier en campagne. RENÉ GAULEJAC (Journal de Physiothérapie, mars 1908).

Avec les bandes d'Esmarck, les rouleaux de flanelle et de gaze et les ventouses, l'A. a pu dans la campagne contre les Beni-Snassen utiliser la méthode de Bier dans les affections aiguës et dans les traumatismes.

Dans les inflammations, la méthode de Bier n'a pas permis d'éviter les incisions larges ; elle a été un adjuvant. Dans les traumatismes on obtient une atténuation rapide de la douleur, une atténuation des ecchymoses et la disparition de la tuméfaction.

G. R.

La tuberculose et les vaccinations antituberculeuses. L. Massol (*Revue médicale de la Suisse Romande*).

Après un exposé très clair de la formation histologique du tubercule, d'après les travaux de Borrel et de son maître Metchnikoff, l'A. rappelle l'innocuité pour l'animal sain des injections de toxine tuberculeuse. La célèbre tuberculine de Koch ouvre l'ère des vaccinations antituberculeuses.D'ailleurs Röm, Büchner Klemperer, Gamaleïa ont noté la production de réactions vives chez les tuberculeux par les injections d'extraits microbiens multiples. Le traitement de Koch après un lancement brillant donne de non moins retentissants insuccès, que n'empêcha pas la purification de la tuberculine. En 1897, Koch étudie sa « Tuberculin Residual » T. R., obtenue par trituration au mortier de bacilles, puis la tuberculine B. E. Parmi tant de tuberculines nouvelles, Massol étudie la tuberculine de Béraneck, simple culture en bouillon de veau glycériné, évaporée jusqu'à consistance sirupeuse additionnée à parties égales d'une macération filtrée de bacilles dans l'acide orthophosphorique à 1 % : elle est employée par le Pr. Sahli.

La tuberculine de Koch n'agit ni en isolant les bacilles dans une zone de nécrose défavorable à leur pullulation (Koch) ni en provoquant la formation d'anticorps. La tuberculine de Beraneck provoque la création de sensibilisatrice, précipitine et agglutinine tuberculeuses. Les tuberculines provoquent une hyperleucocytose avec exaltation de la phagocytose (Metchnikoff).

Maragliano a cherché la sérothérapie de la tuberculose (1908, congrès de Madrid). De même Marmorek a obtenu quelques résultats favorables. Le Pr. Arloing a obtenu des ralentissements sans guérison.

Une maladie chronique comme la tuberculose exigerait d'ailleurs des injections répétées qui provoqueraient de l'anaphylaxie.

Dans d'autres voies, Möller vaccine, avec les bacilles des animaux à sang froid, des lapins et des cobayes ; puis utilise le bacille acido-résistant de la phléole (Thimotée-Bacillus). Les recherches faites à l'instigation de Metchnikoff sur la Galleria, mite qui digère le bacille de la tuberculose, n'ont pas abouti.

Behring injecte à trois mois de distance à des jeunes bovidés indemnes 4 milligr. puis 20 milligr. de culture en émulsion homogène de bacille de Koch. Malheureusement cette bovo-vaccination n'a que des résultats temporaires. Calmette et Guérin essaient d'obtenir la bovo-vaccination par ingestion stomacale et publient des résultats intéressants, malheureusement inapplicables à l'homme à cause des dangers possibles de la méthode, même en substituant aux bacilles vivants des bacilles chauffés à 70°.

C'est encore Behring qui a préconisé la méthode du Rest bacillus, c'est-à-dire des injections d'exsudat provoqué par les inoculations du bacille traité successivement par différents dissolvants. Aucun résultat clinique appréciable n'a été noté.

Le travail se termine par l'indication qui se dégage de tous
ces travaux, de chercher la vaccination par l'emploi du bacille
même.

En résumé, excellente revue générale très intéressante à lire,
remplie de faits qu'il ne faut pas oublier et qui sont de précieuses indications pour les recherches ultérieures.

GEORGES ROSENTHAL.

APPAREIL RESPIRATOIRE

Physiothérapie de l'emphysème pulmonaire. — HOFBAUER
(de Vienne). (*Journal de Physiothérapie*, fév. 1908.)

L'examen clinique démontre dans l'emphysème la difficulté de
l'expiration qui reste incomplète. Il faudra allonger le temps de
l'expiration et la faciliter. L'auteur y arrive par une sonnette
électrique qui commande au malade d'expirer et par un compresseur à l'air comprimé qui, à la fin de l'expiration, la complète en refoulant l'intestin, ce qui soulève le diaphragme.

Il semble bien évident qu'avant l'application de ces procédés
un peu compliqués, il faudra discipliner la fonction respiratoire
par la méthode des exercices physiologiques.

G. ROSENTHAL.

APPAREIL CARDIO-VASCULAIRE

Spasme vasculaire avec issue fatale (angine de poitrine vraie
sans lésions des coronaires). — GALLI (*Gazzetta degli Ospedali*,
2 février 1908).

Il s'agit d'une crise typique d'angine de poitrine chez un sujet,
autrefois alcoolique, mais devenu abstinent. Il était en pleine
santé, il pouvait se promener longtemps sans trouble ; brusquement, après avoir bu un verre de bière sans alcool, il est pris
de la crise : spasme vasculaire, pâleur, douleur caractéristique,
pouls tendu et fréquent. La scène se déroule de la façon tragique, silencieuse et rapide, propre à l'angine de poitrine. A l'autopsie, on ne trouve aucune altération des vaisseaux du cœur.
Ce fait vient ébranler la théorie, trop absolue peut-être, de Huchard, qui attribue tout cas de mort par angine de poitrine (asphyxie du myocarde) à une lésion anatomique des vaisseaux
coronaires.

Sur le rétrécissement aortique pur. — TONDI (*Gazzetta degli
Ospedali*, 23 février 1908).

Voici les conclusions : 1° Il existe des cas de sténose aortique
pure sans élément étiologique dans lesquels les facteurs ordinaires (endocardite, aortite, athérome) ne jouent aucun rôle :
2° la sténose mitrale pure, congénitale (maladie de Durozier), a
pour étiologie la syphilis, la tuberculose, la consanguinité des
parents (ou une association de ces causes) ; elles amènent la

sténose par malformation cardiaque, arrêt de développement de l'appareil valvulaire ; 3° les cas de sténose aortique congénitale, sans étiologie, doivent être dus à une tare se manifestant par un arrêt de développement de l'appareil aortique ; elle demeure latente, puis se manifeste dans la jeunesse, lors de la croissance; 4° donc, d'une part, il existe un type de sténose mitrale pure, congénitale, plus fréquente chez la femme, dû à un arrêt de développement des valvules, d'autre part, nous pouvons admettre un type de sténose aortique pure, congénitale, plus fréquente chez l'homme, pouvant demeurer longtemps latente et se manifestant lors de la croissance. On ne peut dire encore si les mêmes causes jouent un rôle dans la deuxième affection (arrêt de développement du tissu élastique de l'orifice aortique dû à l'hérédité morbide).

Contribution à la question de l'anémie due à l'adrénaline. —
GOLDZIEHER et MOLUAR (*Wiener Klin. Wochenschrift*, 15 février 1908).

Voici les conclusions des recherches des auteurs :

1° Le sérum de néphritiques contient de l'adrénaline ;

2° Dans la néphrite chronique, il y a toujours hypertrophie des capsules surrénales avec prolifération et pénétration de la substance médullaire dans la substance corticale ;

3° L'introduction de parenchyme rénal provoque dans les animaux l'anémie adrénalinique et augmentation de tension sanguine, puis hypertrophie des capsules surrénales ;

4° L'administration et l'injection d'huile de sésame combat l'action de l'adrénaline aussi bien de celle introduite du dehors que de celle que l'organisme élabore en excès.

CHIRURGIE

Désinfection des mains avec l'alcool seul. — SCHUMBURG
(*Deutsche med. Wochenschrift*, 20 février 1908).

Le savonnage et le brossage des mains à l'eau chaude n'enlève pas tous les germes, en revanche, il crée de petites écorchures, qui seront des nids pour les bactéries. L'auteur emploie pour désinfecter les mains, l'alcool à brûler additionné de un demi pour cent d'acide azotique ou de 1 0/0 de formol. Le lavage se fait en frottant les mains à l'aide de petits tampons imprégnés d'alcool dont on emploie 200 cent. cubes environ ; le nettoyage doit durer trois minutes au plus. Si l'on veut faire un surcroît de désinfection, passer les mains dans l'eau oxygénée à 10 0/0 qui ne les abîme pas comme fait le sublimé.

Opération du cancer du plancher de la bouche. — SCHLOFFER
(*Wiener Klin. Wochenschrift*, n° 8, 1908, 20 février).

La méthode de l'auteur qui permet une opération presque extrabuccale est peu connue ,rapide, économise le sang, et supprime le danger de la pénétration de celui-ci dans les voies aériennes. Incision médiane allant de la lèvre inférieure au larynx, dissection et décollement des parties molles qu'on rabat ; la scie de Gigli est introduite par la bouche, ras de l'os (à l'aide d'une aiguille) ; résection de l'os en arrière des molaires ; pincement et ligature des deux maxillaires externes et des deux linguales ; enfin, on sépare la pièce qui ne tient plus qu'à la muqueuse du plancher et à la langue.

Un cas de kyste dentaire du maxillaire inférieur pris pour un sarcome. — PALLARÈS (*Revista ibero-americana de Ciencias medicas*, janvier 1908).

Il s'agit d'un garçon de 12 ans chez lequel une tumeur du maxillaire inférieur progressant lentement, accompagnée de douleurs s'irradiant à l'oreille, de déplacement des dents, et très vascularisé indiquait la résection de l'os. Au moment de pratiquer cette dernière, on eut l'idée de faire une ouverture avec un perforateur à la partie la plus saillante de la tumeur. On tomba dans une vaste cavité pleine d'un liquide épais et clair, renfermant une dent. L'opération fut très simplifiée. L'auteur conseille de recourir à la radiographie qui, dans le cas de kyste, montre une transparence limitée par la bourse du kyste et de l'opacité dans le cas de sarcome.

Kystes hydatiques de l'humérus. Désarticulation de l'épaule, guérison. — GARCIA (*Gaceta médica catalana*, 15 février, 1908).

La localisation humérale des kystes est fort rare ; ce cas est le 17°. Il est intéressant par les détails suivants : évolution lente et insidieuse, sans augmentation du volume de l'os et sans atrophie musculaire ; l'humérus fut fracturé au tiers moyen, non spontanément, mais à la suite d'un violent traumatisme. L'os était en entier infiltré de façon diffuse d'hydatides peu volumineuses, mais innombrables. Dans toutes les hydatides, le microscope montra une génération exclusivement endogène. Les membranes rompues formaient une grande quantité de détritus, placé dans le canal médullaire qui contenait aussi un liquide d'aspect purulent. Il n'y avait pas de séquestres. Les hydatides avaient une localisation strictement humérale, malgré la fracture ancienne qui aurait pu les disséminer dans les parties voisines de la solution de continuité. Il y avait seulement deux ou trois vésicules disposées le long des vaisseaux huméraux et axillaires. La malade avait un chien porteur de ténia. L'origine est donc claire et bien prouvée.

Fracture du scaphoïde de la main. — PELTESOLM (*Allg. med. Zentral Zeitung*, 25 février 1908).

Le diagnostic fut fait avec certitude grâce aux rayons X. Le cas est intéressant par son étiologie. Le blessé, automobiliste, faisait tourner la manivelle de mise en marche ; la manivelle toucha l'avant-bras du côté de la flexion et blessa les parties mol-

les, puis, revenant sur elle-même, elle toucha du côté de l'extension la main qui était en flexion cubitale et l'atteignit au niveau
du scaphoïde. Ces fractures, à l'opposé de celles de la partie
inférieure du radius, n'ont pas encore été décrites ; le mécanisme du traumatisme n'est pas le même dans les deux cas.

Spina bifida sacré. — PERALTA (*Archivos del Hospital Rosales*, n° 23, 1907).

Une femme de 22 ans, présente, à la région sacrée latérale, à
1 cent. 1/2 de la ligne médiane, une tumeur du volume d'une
mandarine ; elle est molle, réductible à la pression qui provoquait des symptômes de compression des centres nerveux ; la
malade ne pouvait s'asseoir pour la raison ci-dessus.

Ce spina-bifida est curieux par son siège ; le liquide et les
membranes sortaient par le deuxième trou sacré postérieur, qui
avait 2 cent. 1/2 à 3 centimètres de diamètre. La tumeur était
congénitale. La malade était, en outre, atteinte de tuberculose
pulmonaire.

Sur la ligature des grandes veines du corps. — LEOTTA (*Il Policlinico, section chirurgicale*, janvier 1908).

Les expériences de l'auteur démontrent que ces ligatures sont
moins graves qu'on ne croyait. La ligature des troncs brachio-
céphaliques est toujours bien supportée. La circulation se rétablit par le tronc brachio-céphalique du côté opposé, par la
grande azigos, la mammaire interne du même côté et par les
veines thyroïdes inférieures du même côté. La ligature de la
veine cave supérieure au-dessus de la grande azigos est bien
supportée dans 75 0/0 des cas ; la circulation se rétablit par la
grande azigos, les troncs communs des intercostales supérieures
des deux côtés, les veines lombaires, anastomosées aux intercostales, les veines tégumentaires superficielles et profondes de
l'abdomen (surtout l'épigastrique, veines iliaques), anastomosées à la mammaire interne. La ligature de la veine cave inférieure au-dessus des veines rénales est mortelle si elle est brusque, quel que soit le niveau où on la fasse (suppression de la
fonction rénale). Entre les deux veines rénales, la ligature est
mortelle dans 33 0/0 des cas (insuffisance rénale). La circulation se rétablit par les deux azygos, par les deux veines lombaires ascendantes, le canal réno-azigo-lombaire de Lejars, du
côté opposé ; par les veines extrarachidiennes ; la mammaire
interne (anastomose avec l'épigastrique, les veines de l'abdomen : par la spermatique ou l'utéro-ovarienne (quand la rénale
gauche est au-dessus de la ligature).

La ligature de la veine cave inférieure entre le confluent des
deux iliaques et l'abouchement des deux veines rénales est toujours bien tolérée. La circulation se rétablit par les deux azygos
(grâce aux deux veines lombaires ascendantes), les veines extrarachidiennes, la mammaire interne (anastomose avec l'épigastrique et les veines de l'abdomen), les spermatiques ou utéro-ova-

riennes, quand la ligature est basse ; la spermatique ou utéro-
ovarienne de gauche quand la ligature est juste au-dessous des
deux veines rénales.

Pathologie de la moëlle osseuse humaine vivante. Ponction exploratrice. — GHEDINI (Gazzetta degli Ospedali, 2 février 1908).

L'auteur emploie un trépan d'acier (2 mill. de diamètre) plan
ou convexe, à pointe en demi-pyramide hexagonale et mû par
le courant électrique, un bistouri, une seringue de verre (5 cent.
cubes), avec aiguille-canule (de 1 mill. de diamètre) à pointe
mousse, ayant 8 cent. de long. D'abord anesthésie de la région
(tiers supérieur du tibia, sur une des extrémités épiphysaires,
face antéro-interne), incision au bistouri (1/2 cent. de long), l'incision ira jusqu'à l'os ; appliquer le trépan (1.000 tours à la minute) ; s'arrêter dès que la résistance cesse : introduire l'aiguille
et aspirer. L'hémorrhagie s'arrête facilement : suturer.

L'auteur espère que cette méthode permettra d'étudier les
états d'aphasie, d'hyperplasie, ou de métaplasie de la moelle,
de diagnostiquer, peut-être, au début, certaines formes de leucémie, d'apprendre à connaître la façon dont la moelle réagit
au cours de nombreuses maladies générales.

Correction de l'épatement du nez après la prothèse paraffi-nique. — M. MENIER (de Figeac). (Archives internationales de laryngologie.)

La prothèse nasale à la paraffine permet une parfaite correction des difformités verticales ; mais, elle est impuissante, ou à
peu près, pour corriger les difformités horizontales et en particulier l'évasement, l'épatement des ailes du nez. Tout au plus,
si, grâce à elle, on arrive à supprimer la trop grande flaccidité
de ces dernières, à faire disparaître leur avalement inspiratoire.

Il serait pourtant désirable, après correction de l'ensellure,
de corriger aussi le trop grand écart des ailes. C'est pour un
cas de ce genre que l'auteur a employé un petit artifice qui ne
mérite même pas, vu sa simplicité, le nom de chirurgical et
qui a dû déjà venir à l'esprit de quelqu'un, bien qu'il ne l'ait
trouvé nulle part mentionné.

Il s'agissait d'un enfant de 6 ans présentant une ensellure
nasale consécutive à un état d'atrophie du squelette cartilagineux. Les injections de paraffine corrigèrent l'ensellure. Mais
il subsistait un évasement disgracieux. L'auteur fit alors, partant de la racine de l'aile du nez en direction parallèle à celle
de la bouche, une incision d'environ 2 centimètres 1/2 dans le
sillon naso-génien ; puis introduisit à plat dans l'incision un
bistouri boutonné (en l'espèce, et faute de mieux, un bistouri de
Weber pour les points lacrymaux). Il décolla les tissus ; l'aile
du nez était ainsi rendue mobile. Tirant alors sur le lobule du
nez, il corrigea l'évasement (d'un côté d'abord). L'aile étant
ainsi mise en sa place normale, l'auteur plaça sur l'incision
pour maintenir le tout, une bandelette de gaze iodoformée im-

prégnée de collodion. Même manœuvre pour l'aile gauche. Puis pour assurer une contention plus exacte et plus solide, une forte monture de lorgnon fut placée de telle sorte que le ressort prenait son point d'appui principal à la naissance du sillon naso-génien. Cet appareil primitif fut porté jour et nuit pendant six jours. Au bout de ce laps de temps, l'ablation du pansement montra la soudure parfaite et la disparition de l'épatement. Il restait à la partie externe de l'incision une petite saillie cutanée rappelant la petite trompe qui persiste après l'opération du bec de lièvre, par le procédé Clémot-Malgaigne. Quatre mois après, la cicatrice est à peu près invisible et le nez a absolument l'aspect d'un nez qui aurait été de tout temps normal.

TUBE DIGESTIF

Les lavements chauds à la gélatine dans les hémorrhagies intestinales. — Michaëlis (*Mediz. Klin.*, n° 2, 1908).

Dans les hémorrhagies intestinales, si terribles et si funestes dans la fièvre typhoïde, l'auteur administre des lavements chauds avec 200, 300, 500 cent. cubes de gélatine à 5 0/0, chauffée à 48°-50° - Le résultat fut excellent dans 11 cas d'hémorrhagie typhique et 2 non typhiques ; l'hémorrhagie s'arrêta complètement. Au cas d'hémorrhagie trop considérable, on pourrait ajouter de l'hydrastinine ou de l'adrénaline. Pour appliquer le lavement, soulever les pieds du lit (et, par suite, le siège du malade), introduire la canule lentement et injecter à faible pression, car sans cela, l'envie de défécation surviendrait. Ce mode d'administration de la gélatine n'exigeant pas une stérilisation du remède semble avoir pour lui de grands avantages.

Pathogénie de la cholélithiase. — Exner et Heyrovsky (*Wiener Klin. Wochenschrift*, 13 février 1908).

Les calculs biliaires sont, on le sait, formés surtout de cholestérine, or, celle-ci est soluble dans les solutions aqueuses de cholate de soude. Les auteurs ont vu qu'en inoculant la bile avec diverses bactéries, les sels d'acides biliaires se décomposent et disparaissent, d'où précipitation de la cholestérine, d'où enfin formation de calculs. Les bactéries peuvent être rangées au point de vue de leur action sur les cholate et taurocholate de soude, en l'échelle suivante de progression ascendante : streptocoque, staphylocoque, bactérie de Friedlander, b. coli, pyocyanique, bact. proteus, bacille d'Eberth.

Sur l'appendicite traumatique. — Exner (*Berliner Klin. Wochenschrift*, 2 mars 1908).

L'étude d'un cas d'appendicite due à un choc d'outil contre la région abdominale droite inspire à l'auteur les réflexions suivantes : 1° l'apparition des troubles après le traumatisme montre bien le rapport de temps de celui-ci avec ceux-là ; 2° l'opération montra qu'il s'agissait d'une périappendicite ; 3° l'absence de tout trouble (digestif ou autre) avant l'accident dépose en faveur de l'absence de l'appendicite avant le traumatisme ; 4° la présence d'un coprolithe dans l'appendice n'indique pas qu'il y ait eu appendicite antérieurement et ne doit pas non plus être considérée comme la cause occasionnelle de l'inflammation de l'appendice ; 5° tous les auteurs reconnaissent la possibilité de l'action nocive d'une contusion abdominale sur un appendice contenant un coprolithe, contusion jouant le rôle de cause occasionnelle d'une inflammation ultérieure ; 6° donc, l'auteur croit être dans le vrai, en considérant l'accident comme cause de l'appendicite.

Les cas d'appendicite traumatique étant rares, ce cas est important au point de vue des conséquences médico-légales.

Sur un nouveau cas de cancer de l'appendice, par R. BELLANTONI (*Gazetta degli Ospedali*, 2 février 1908).

Voici les conclusions de l'auteur :

1° Le cancer de l'appendice se rencontre une fois sur cent parmi les appendicites opérées ; 2° il se manifeste à un âge beaucoup moins avancé que le cancer des autres organes (la malade de l'auteur n'avait que 25 ans) ; 3° il est plus fréquent chez la femme ; 4° ses symptômes cliniques se confondent avec ceux de l'appendicite banale et des abcès de la fosse iliaque droite ; 5° quand l'examen clinique fait dignostiquer un abcès de la fosse iliaque droite, et que l'examen du sang donne un taux de globules blancs inférieur à 750.000 par millimètre cube, il s'agit presque certainement de cancer de l'appendice ; 6° la récidive est rare si on opère à temps ; 7° le chirurgien, dans tous les cas d'opération pour appendicite, doit pratiquer ou faire pratiquer l'examen histologique.

Contribution à l'étude des faux diverticules de l'appendice. — MALATESTA (*Il policlinico, sect. chirurgicale*, février 1908).

Conclusions : 1° Un processus inflammatoire de l'appendice peut amener une rupture de la tunique musculaire, sans rupture de la muqueuse. Un segment entier du cylindre muqueux peut alors faire hernie à travers la brèche de la tunique musculaire ; 2° mais pour cela, il faut les conditions suivantes : contractilité de la couche musculaire, intégrité du cylindre muqueux, augmentation de pression interne, laxité de la couche sous-muqueuse ; 3° une perforation complète peut donner origine à une cavité accessoire, communiquant avec la principale à la façon d'un faux diverticule, privée de tunique musculaire, sans que la face interne soit revêtue d'épithélium ; 4° deux facteurs déterminent cette anomalie : l'épithélium de la muqueuse perd son activité proliférante normale ; le viscère offre une hydropisie grave qui maintient dilatées la cavité accessoire et la principale ; 5° les deux formes anatomo-pathologiques (1 et 3°) sont cliniquement, comme les faux diverticules, des conditions prédisposant aux récidives dont elles aggravent l'issue.

Un cas d'appendicite par oxyure. Paboeuf et Dubois. (*Bulletin médical*, 15 février 1908)

Les auteurs ont trouvé dans un appendice enlevé chirurgicalement une série d'oxyures. Or les deux attaques présentées par le malade s'étaient caractérisées par la courte durée, l'absence de fièvre, la sensation de gêne plutôt que de douleur. Dans ce cas l'oxyure a dû agir par sa présence, et non en permettant l'introduction des microbes dans la muqueuse.

G. Rosenthal.

Entérite aiguë et appendicite. Perforation tardive d'ulcérations intestinales. (*Presse Médicale*, 1ᵉʳ avril 1908.)

Contrairement au Pʳ Dieulafoy, A. Broca estime que nombreux sont les rapports entre les entérites et l'appendicite. Il rapporte l'histoire d'un petit garçon de 13 ans, qui, au cours d'une entérite, fut atteint d'une appendicite qui fut opérée avec succès, sitôt le refroidissement obtenu. Malheureusement une indigestion due à l'absorption de gâteaux provoqua une double perforation punctiforme de l'iléon et du colon ascendant ; et le petit malade succomba en moins de 24 heures à une péritonite suraiguë.

G. Rosenthal.

NEUROLOGIE

Sur un cas de méningite paludéenne. — Caputo (*Gazzetta degli Ospédali*, 26 janvier 1906).

Chez un enfant de 2 ans atteint de malaria, l'auteur vit survenir des phénomènes méningitiques. Le traitement par la quinine arriva à les juguler. La rigidité de la nuque était paroxystique et ressemblait par son type périodique à une névralgie malarique.

L'auteur conclut que l'hémosporidium malariæ peut, comme tous les microbes, être transporté par le sang, au contact des méninges et là par action mécanique ou chimique (cette dernière due à son produit de métabolisme: la mélanine), amener une inflammation aiguë des méninges, méritant à juste titre le nom de méningite malarienne.

Le signe de Kernig dans les affections vertébrales.— Salmoni (*Gazzetta degli Ospedali*, 16 février 1908).

L'auteur a étudié le signe de Kernig sur douze sujets atteints d'affections du rachis (mal de Pott, rhumatisme vertébral); il

a constaté son existence chez six d'entre eux (cinq cas de mal
de Pott, un cas de rhumatisme vertébral chronique). Suivant
lui, il est injuste de rattacher ce signe uniquement à une lésion
du système nerveux central. Il le considère comme un phénomène d'origine musculaire, lié à l'élasticité des muscles, qu'elle
soit diminuée par lésion de leurs fibres ou qu'elle soit devenue
inadéquate à l'état nouveau créé par la raideur articulaire; il
est en relations étroites avec la rigidité vertébrale. S'il se montre aux genoux plutôt qu'ailleurs, c'est que là les muscles n'ont
qu'une élasticité limitée, soit par la prédominance des parties
tendineuses (muscles postérieurs de la cuisse), soit à cause du
peu de mobilité du bassin qui sert de point d'attache aux muscles.

En un mot, le signe de Kernig n'aurait aucune valeur diagnostique spéciale.

Le traitement surrénal dans l'incontinence nocturne d'urine.
— FERRARI (*Rivista veneta di Scienze mediche*, 15 février
1908).

L'atropine paralysant les fibres nerveuses allant aux muscles
à fibres lisses, surtout aux sphincters, abolit les sécrétions et
supprime l'action inhibitrice du pneumogastrique. Mais, ce
médicament, employé par Naud, a ses dangers par son action
sur le cerveau; c'est pourquoi l'auteur a employé l'adrénaline,
qui, prise à l'intérieur à la dose de 20 à 40 gouttes, deux fois
par jour, lui a donné dans douze cas des résultats absolument
parfaits.

Une méthode de démonstration facile et prompte de l'appa-
reil réticulaire interne des cellules nerveuses. — GOLGI
(*Gazzetta medica italiana*, 20 février 1908).

C'est une modification de la méthode à l'argent réduit de Ra-
mon y Cajal. Voici la marche à suivre :
I. Fixation pendant 6-24 heures dans acide arsénieux à 10 %:
50 parties; eau distillée: 40 parties; alcool à 35 %: 20 parties:
formol: 22 parties;
II. Développement au nitrate d'argent à 1 % pendant quelques heures;
III. Développement à l'hydroquinone;
IV. Coupes à la main ou après inclusion dans la paraffine
ou mieux, dans la celloïdine;
V. Virage et fixage des coupes avec le chlorure d'or et l'hyposulfite de soude;
VI. Blanchissement des coupes par la méthode Veratti; puis,
coloration des noyaux.

Sur un phénomène pupillaire particulier : contribution à la
question de l'immobilité pupillaire hystérique. — REDLICH
(*Deutsche med. Wochenschrift*, 20 février 1908).

Il ressort des observations de l'auteur que dans l'hystérie et
l'épilepsie, des actions musculaires puissantes et prolongées

peuvent parfois provoquer une forte dilatation pupillaire ; la réaction à la lumière devient faible ou même disparaît, tandis que la réaction à la convergence subsiste. Ce phénomène pupillaire dû, peut-être, à une excitation du sympathique peut expliquer bien des cas d'immobilité pupillaire hystérique ; bien des cas de dilatation volontaire de la pupille ont, sans doute, le même mécanisme.

DERMATOLOGIE. — SYPHILIS

Un cas rare de pachyonyxis syphilitique totale. — VIGNOLO-LUTATI (*Gazzetta medica italiana*, 6 février 1908).

Il s'agit d'un sujet de 28 ans qui, depuis 18 mois présentait un épaississement considérable des ongles des doigts et des orteils, qui l'obligeait à « effeuiller » ses ongles avec un canif. Aux orteils, l'épaisseur était quadruple de la normale. L'auteur fit le diagnostic microscopique d'avec une mycose unguéale et d'avec des troubles trophiques, d'avec l'intoxication arsénicale chronique (qui provoque l'hyperkératose sous-unguéale). Ici, l'ongle n'était point modifié dans sa forme externe. Le traitement spécifique vint éclairer le diagnostic d'une syphilis ignorée et améliorer l'état des ongles, surtout aux orteils.

Ce cas contraste avec l'opinion de Fournier, qui regarde la pachyonyxis comme une affection relativement passagère.

Traitement de l'eczéma anal. — SUAREZ (*Revista ibero-americana de Ciencias Médicas*, janvier 1908).

La formule suivante donne d'excellents résultats. On applique les poudres avec un lance-poudre et on couvre la région avec de la gaze stérilisée :

Baume du Pérou	10 gr.	—
Formestone	40 gr.	
Talc	50 gr.	

Dissoudre le baume dans deux parties d'alcool et mêler aux poudres.

Cette préparation se conserve très bien.

Nouvelle méthode d'inhalation hydrargyrique dans la syphilis. — Prof. KROMAYER (*Berliner Klin. Wochenschrift*, 25 février 1908).

La méthode est mise en œuvre à l'aide d'un léger masque en mousseline imprégnée de 8 grammes de mercure pur en division excessivement fine. Le port du masque aura lieu pendant la nuit et ne s'accompagne d'aucun inconvénient. L'auteur a constaté que la quantité de mercure absorbée est suffisamment considérable et qu'elle influence rapidement les manifestations syphilitiques, plus rapidement même que les injections. Chaque masque peut durer 10 jours.

L'avantage capital serait l'interruption facile et immédiate du traitement dès que se montre l'intolérance, chose impossible à réaliser avec les autres modes d'administration du mercure.

Traitement du prurit cutané, et en particulier du prurit anal. — Prof. KROMAYER (*Deutsche med. Wochenschrift*, n° 2 1908).

L'auteur badigeonne la région où siège le prurit avec un tampon imprégné de solution officinale de potasse caustique (15 %), puis, il fait un lavage de la région cautérisée (au bout de 4 à 5 secondes pour les peaux délicates). Pansement humide ou applications de pommades. Il ne faut pas cautériser les plaques eczémateuses récentes ou enflammées, les parties suintantes, les excoriations ou les plaies par grattage, ni les muqueuses. L'association de la rœntgenthérapie à la potasse ou même l'emploi isolé des rayons X peuvent donner également de bons résultats.

PARASITOLOGIE

Le traitement de la phthiriase. — OPPENHEIM (*Deutsche med. Wochenschrift*, 20 février 1908).

L'auteur recommande le traitement suivant : pulvériser sur le patient, à 25 centimètres de distance, un spray à l'alcool, puis, avec un éventail, faire arriver de l'air sur la région, jusqu'à évaporation de l'alcool ; recommencer la pulvérisation une seconde fois et dans les cas graves une troisième fois. Le procédé s'appliquera aux vêtements. L'alcool à 92 % ou 90 % détruit aussi les lentes ; on pourrait y ajouter du sublimé (0,50 pour 150), ou des fleurs de soufre dans le cas où la phthiriase se complique de gale ou de favus. La méthode à l'alcool a sur celle aux frictions mercurielles les avantages d'une action prompte, simple, peu désagréable, sûre et peu coûteuse.

Sporotrichose de la muqueuse buccopharyngée, diagnostic clinique et anatomo-pathologique. — MAURICE LETULLE (*Presse médicale*, 18 mars 1908).

L'ulcère sporotrichosique de la muqueuse buccopharyngée est, soit une petite ulcération arrondie grisâtre, à bords relevés, qui paraît pultacée, soit une large ulcération diffuse faisant un relief considérable qui semble dû à une sorte d'enduit comparable à du papier mâché, recouvert lui-même de mucopus. Les régions atteintes gardent leur conformation anatomique ; il n'y a pas d'adénopathie cervicale. L'ensemencement sur milieux de Sabouraud donne de vigoureuses cultures du champignon de Beurmann. L'examen histologique révèle une inflammation végétante et ulcéreuse avec infiltration leucocytaire extrême, abondance de cellules géantes bourrées de sporotricha et absence absolue de caséification.

G. ROSENTHAL.

Un cas de maladie du sommeil traité par l'atoxyl et le mercure. Cessation des symptômes depuis un an. Possibilité de guérison. — (*Revue de Médecine et d'Hygiène tropicale*, 1907.)

MM. Wurtz et L. Nattan-Larrier relatent l'observation d'un

blanc traité à l'hôpital des Dames Françaises, pour une try-panosomiase. Une éruption très intense de craw-craw avait précédé pendant son séjour dans le Haut-Oubanghi des accès fébriles, puis une fièvre bilieuse et un « accès froid ». A son retour en France, la rate est grosse et le liquide de Giemsa montre 4 à 5 trypanosomes par lame. Après des tentatives de traitement au quinquina et à la liqueur de Fowler, un traitement mixte, par l'atoxyl (0,30 *per os* tous les jours),puis par les injec-tions de biiodure d'Hg, amène la disparition des phénomènes auxquels s'ajoutait un début de somnolence.

G. R.

Nouvelle observation dé filaria loa. — (*Revue de Médecine et d'Hygiène tropicale*, 1907).

MM. Wurtz et Nattan-Larrier viennent d'étudier un nouveau cas de filaria loa à l'hôpital des Dames Françaises d'Auteuil. Il s'agit d'un agent commercial au Congo, qui, en mars 1906, vit en se regardant dans la glace, une filaire sur sa scléroti-que, au-dessous de la conjonctive, fut atteint de craw-craw avec cinq ulcérations aux jambes sur le bateau qui le ramenait, et présenta depuis lors aux membres inférieurs des œdèmes en placard, avec petites taches ecchymotiques. Son sang renfermait 52 % d'éosinophiles avant son entrée à l'hôpital.

G. R.

L'éosinophilie chez les malades atteints de filaria loa. — (*Revue de Médecine et d'Hygiène tropicales*, 1907).

L'éosinophilie filarienne souvent considérable peut souvent éclairer un diagnostic obscur. Elle peut atteindre 24 à 70 %.

G. R.

PEDIATRIE

Recherches sur la façon dont se comporte le tissu élastique de la rate dans quelques maladies des enfants. — MENA-BUONI (*Lo Sperimentale*, décembre 1907).

Le tissu élastique n'est pas altéré dans les maladies aiguës. Il y a altération, augmentation, dans tous les cas où il y a augmentation du tissu connectif, c'est-à-dire dans le rachitisme, la syphilis, la tuberculose, la cirrhose du foie et dans quelques cas de stase. Mais dans la tuberculose, à côté de cette augmen-tation, il y a altération et disposition aux points où il existe des néoformations tuberculeuses ou de la dégénérescence amy-loïde. Dans l'anémie splénique infantile, il n'y a d'augmentation du tissu élastique que si la fibro-adéine est accentuée. Dans la leucémie lymphatique aiguë, il n'y a pas d'altérations bien évidentes.

Sur l'emploi du protargol à l'intérieur, en pratique infantile. — HESKY (*Allg. Wiener Med.-Zeitung*, 18 février 1908).

L'auteur a employé le protargol à l'intérieur dans la dyspep-sie gastro-intestinale des enfants nourris au sein et au biberon (fréquents vomissements de lait coagulé on non); dans le catarrhe gastro-intestinal rebelle des nourrissons. Les résultats furent excellents ; il s'agit là de l'effet désinfectant de l'argent et d'une action caustique très légère sur la muqueuse du tube digestif.

Dans les huit premières semaines de la vie, l'auteur ordonne 0.01 à 0,05 de protargol pour 50 grammes d'eau distillée ; une cuillerée à café toutes les trois heures, 10 à 15 minutes avant les tétées ; chez les enfants plus âgés, il ordonne 0 gr. 10 pour 50 grammes d'eau.

Pathogénie de la leucorrhée chez l'enfant. — NETER (*München Med. Wochenschrift*, 1908, n° 2).

Une fillette de 3 ans et demi avait, depuis un an, une leucorrhée rebelle à tout traitement local. En outre, il existait une constipation opiniâtre. Grâce à un régime approprié, on parvint à faire disparaître la constipation, la leucorrhée fut supprimée du même coup. Sous l'influence d'un retour de la constipation, la leucorrhée revint passagèrement.

L'auteur admet un lien entre les deux états ; ce lien serait probablement la stase sanguine abdominale provoquée par la constipation chronique.

Le traitement de la coqueluche. — REYER (*Deutsche mediz. Zeitung*, 2 janvier 1908).

En dehors du traitement hygiénique (air sec et chaud, tout en étant pur), l'auteur recommande les narcotiques. La pertussine (extrait saccharifié de thym) ne lui a donné aucun résultat. Il préconise la formule suivante :

Infusion de racine d'ipéca (à 0,50).... 180 grammes.
Extrait de belladone................. 0,08 centigr.
Bromure de sodium................. 2 à 4 grammes.
Sirop d'althéa...................... q. s. p. 200 gr.

Une cuillerée à café toutes les trois heures.

Diminuer la dose si les enfants sont jeunes.

Dans le cas de convulsions, donner de fortes doses de bromure (1 gr. à 1 gr. 50 par jour, même pour les nourrissons) et des lavements au chloral. Supprimer le lait.

Bibliographie

Notre collaborateur, M. Georges Rosenthal, chef de clinique à la Faculté, dont on connaît la compétence en bactériologie, a soutenu dernièrement sa thèse de doctorat ès sciences, qui a pour titre l'**Aérobisation des microbes anaérobies**; nous tenons à publier les intéressantes conclusions de ce travail qui lui ont valu, sur un élogieux rapport de M. Widal, les remerciements de l'*Académie de médecine*.

1° La culture des microbes anaérobies doit se faire en tubes Liborius-Veillon, tube de séparation (cette séparation devenant facile à effectuer avec la *manœuvre de la boîte de Petri*) ; en tubes d'Achalme, tube de conservation ; et dans *notre tube cacheté*, tube d'étude et de recherche, qui supprime les difficultés inhérentes aux techniques antérieures. Les tubes cachetés étrangles, le ballon cacheté seront employés dans la culture des anaérobies gazogènes.

2° Tous les microbes anaérobies cultivent en *tubes profonds*, c'est-à-dire dans des tubes de diamètre ordinaire, mais dont les grandes dimensions permettent au milieu liquide d'atteindre une hauteur de 12 à 18 centimètres. La hauteur de liquide nécessaire à la culture est en rapport inverse avec la largeur des tubes (principe du tube étroit). L'anaérobiose est une fonction variable susceptible de mensuration. Cette mensuration se fait par des ensemencements dans des tubes remplis de colonnes de liquide de hauteur variable, et dans des tubes d'Achalme fermés à différentes pressions.

3° L'aérobisation, c'est-à-dire l'adaptation à la vie aérobie, s'obtient par la délanolisation des tubes cachetés, par le vieillissement des cultures en gélatine Liborius des anaérobies liquéfiants, surtout par la culture en gamme ascendante de pression sur tubes d'Achalme et en gamme descendante de hauteur en tubes profonds.

4° Les microbes anaérobies évoluent vers l'aérobisation en trois étapes; la première d'intégrité des fonctions biologiques, chimiques et pathogènes; la deuxième de perte progressive de ces propriétés en milieux aérobies avec possibilité de retour en milieux anaérobies; la troisième de perte définitive de ces propriétés. La fonction gangrénigène n'est pas liée à l'anaérobiose.

5° La perte progressive de virulence permet d'obtenir l'immunisation et la vaccination des animaux. On utilisera soit la culture en tube profond, soit la culture du 3° stade.

6° Le bacille d'Achalme, le vibrion septique, le bacille gracile éthylogène, le bacille du tétanos présentent dans leur aérobisation un grand nombre de faits communs ou spéciaux, précisés dans leur étude.

Le bacille du charbon symptomatique, le bacillus putrificus de Bienstock, le staphylococcus parvulus, le bacillus ramosus de Veillon obéissent aux lois générales de l'aérobisation.

7° La sporulation des cultures aérobisées donne naissance à des races nouvelles, les aéro-vibrions septiques, aéro-bacilles du tétanos, etc.; les anaérobies de reconstitution font retour au type primitif.

8° Le bacille dépouillé de ses propriétés différentielles devient un bacillogène. Les bacillogènes sont probablement la source originelle des bacilles; le microbe parasite n'étant que l'adaptation différenciée d'un micro-organisme neutre primitivement indépendant.

9° La théorie du transformisme microbien trouverait un argument dans l'impossibilité de faire faire au bacillogène retour au type bacille, mais on peut toujours passer du bacille au bacillogène. Quelques faits partiels observés mais non reproduits systématiquement nous font simplement considérer comme probable le transformisme microbien; ils appellent d'autres recherches (voir la note p. 91).

Traité clinique des maladies de l'estomac, par le Dr Pron, d'Alger. — Paris, 1908, 1 vol. In-8°, 415 p. Jules Rousset, éditeur, 1, rue Casimir-Delavigne. — Prix: 12 francs.

A l'encontre de la plupart des ouvrages consacrés aux maladies de l'estomac et qui, trop didactiques, semblent surtout viser à faire preuve d'érudition scientifique, ce nouveau traité se recommande à l'attention de tous par les considérations pratiques qu'il contient.

Laissant de côté les discussions théoriques et tenant avant tout compte des faits, et de l'obesrvation directe des malades, l'auteur étudie d'une façon complète toute la pathologie gastrique, qu'il s'efforce de ramener à l'unité, au lieu de la diviser à l'infini.

Mais il ne se borne pas à envisager l'estomac comme une entité à part; il a constamment en vue, tant au point de vue symptômes qu'au point de vue thérapeutique, les rapports de cet organe avec le reste du corps et surtout avec le système nerveux, auquel il est étroitement lié.

Le traité du Dr Pron constitue une étude clinique d'une grande clarté, destinée à rendre les plus grands services aux médecins qui demandent un ouvrage, dans lequel ils trouvent une fidèle image de ce qu'ils observent dans leur vie quotidienne.

Des suppurations prostatiques non tuberculeuses.

L'électrolyse circulaire dans les rétrécissements traumatiques de l'urèthre.

L'anurie dans la tuberculose rénale.

(*Communications faites à l'Association française d'Urologie, Paris*, par le Dr René Le Fur, ancien interne des Hôpitaux de Paris. — Bourges, imprimerie Tardy-Pigelet, 15, rue Joyeuse, 1908.

Clinique du cœur (*d'après l'étude de ses divers rythmes*), par le Dr Arthur Leclercq. — Un volume in-8° écu de 372 pages, avec une planche hors texte, Octave Doin éditeur, 8, place de l'Odéon, Paris (6°). — Prix: 5 francs.

Travaux originaux

DE L'EMPLOI DE LA MORPHINE EN THÉRAPEUTIQUE INFANTILE

PAR MM.

A. LESAGE,   et   MAURICE CLÉRET,
Médecin de l'Hôpital Hérold.   Interne des Hôpitaux.

Depuis longtemps déjà, pour lutter contre le spasme qui accompagne les affections laryngées de l'enfant, nombre d'auteurs ont eu recours aux médicaments antispasmodiques, tels que: belladone, valériane, bromure, antipyrine, codéine, etc., et n'ont obtenu que des résultats peu encourageants, ce qui tient, le plus souvent, à ce que le spasme est trop intense pour céder à ces agents thérapeutiques.

En présence de ces insuccès, nous nous sommes demandé si l'on ne pouvait avoir recours au meilleur des antispasmodiques, la morphine, et attendre de son emploi de meilleurs résultats.

Nous avons hésité longtemps, en égard à l'opinion classique de la nocuité de la morphine chez l'enfant, qui peut, dit-on, provoquer des accidents graves, parfois mortels.

Mais en recherchant d'où provenait cette opinion, nous avons vu que les accidents signalés étaient dus à l'emploi de l'opium, en nature ou sous forme de préparations opiacées, et nous n'avons pu trouver de cas indéniable d'accident grave causé par l'usage de la morphine seule.

Nous avons pensé alors que les accidents étaient dus plutôt aux autres alcaloïdes que renferme l'opium, à doses très variables, et dont certains sont mal connus et d'une toxicité extrême.

La morphine, au contraire, s'obtient à l'état de sel pur, bien défini, et facilement dosable.

En partant de cette idée, nous avons osé son emploi de façon systématique dans tous les cas de spasmes laryngés, en

18

particulier dans le croup, affection où l'intensité du spasme force souvent à intervenir.

Nous avons employé d'abord de très faibles doses, et nous avons été surpris et heureux d'observer que non seulement la morphine était admirablement supportée par tous les enfants, aussi bien par les nourrissons que par les enfants plus âgés, mais que de plus, elle nous rendait de très grands services.

En effet, nous n'avons jamais eu la moindre alerte, et nous avons eu la satisfaction de voir nombre d'enfants, chez lesquels le tubage semblait devoir s'imposer, s'endormir immédiatement après avoir reçu leur injection et se réveiller au bout de quelques heures complètement guéris. Si bien que dans le croup, que nous avons eu surtout en vue, car c'est la plus grave des affections laryngées de l'enfant, et par sa nature, et par l'obligation où l'on est souvent d'intervenir, nous avons pu éviter cette intervention dans plus de la moitié des cas traités par l'injection de morphine, proportion considérable, si l'on songe que le tubage est une intervention souvent grave et par ses suites immédiates, et par ses suites tardives.

Les doses que nous avons employées au début sont les suivantes :

Première année : 1/3 de centimètre cube de la solution au centième de chlorhydrate de morphine.

Deuxième année : 1/2 centimètre cube.

Troisième année : 2/3 de centimètre cube.

Au-dessus de la troisième année : 1 centimètre cube.

Et maintes fois nous avons été étonnés de voir que ces doses étaient insuffisantes, ne provoquant, chez certains sujets, qu'un sommeil de courte durée et qu'une légère rémission des accidents, qui ne cédaient qu'à des doses plus fortes.

Ce sont donc ces doses minima qui montrent combien les enfants sont peu sensibles à la morphine. Aussi, actuellement, nous employons des doses souvent plus fortes, et si la dose initiale n'est pas suffisante, nous n'hésitons pas, même chez de jeunes enfants, à refaire une nouvelle injection, à dose moindre, bien entendu.

Mais nous ne pouvons encore établir de règles fixes. A chacun de faire son éducation, en partant des doses faibles énoncées plus haut.

Lorsque le sommeil est obtenu, le tirage diminue, puis disparaît. L'enfant est calme, et lorsqu'il se réveille, au bout de cinq à six heures en moyenne, le tirage n'existe plus et ne se reproduit généralement pas.

Dans le croup, voici quelle est notre règle de conduite. Tout d'abord, injection massive, en une seule fois, de 80 à 100 centimètres cubes de sérum antidiphtérique. Puis injection de morphine, à dose variable suivant l'âge. Dans le croup au début, avec tirage intense, l'enfant s'endort. Le tirage cesse. Pendant le sommeil, le sérum agit et lorsque l'enfant se réveille, tous les accidents ont disparu et on peut le considérer dès lors comme guéri. Dans la très grande majorité des cas, le tubage a été évité.

Dans le croup datant déjà de trois ou quatre jours, les résultats sont moins bons. Dans ce cas, en effet, le tirage est plus d'origine mécanique que spasmodique. Malgré tout, nous faisons une injection de morphine et ce n'est que si le tirage persiste avec la même intensité, que nous intervenons. C'est une méthode d'expectation armée.

Dans les cas où le tubage a été nécessaire, l'emploi de la morphine permet de diminuer sa durée, que nous avons pu parfois ramener à six heures, en faisant, au moment de la détubation une nouvelle injection de morphine.

Enfin, si le spasme a tendance à reparaître après la détubation, la morphine permet, dans nombre de cas, d'éviter le retubage.

Nous pouvons donc conclure, à la suite des recherches que nous avons poursuivies dans notre service, recherches que résume cette note, que :

1° La morphine chez l'enfant, est très bien supportée et son emploi n'offre aucun danger, même chez les nourrissons ;

2° La morphine permet de diminuer dans une grande proportion le nombre des interventions qui auraient été nécessaires par suite de la présence du spasme au cours des affections laryngées de l'enfant, en particulier dans le croup (à condition bien entendu, que le croup ne soit pas compliqué) ;

3° La morphine, en diminuant les interventions, réduit au minimum les chances d'infection secondaire, de lésions laryngées immédiates et tardives, et abrège la durée de l'affection causale.

Et nous pouvons terminer en disant que, de même que le tubage a supplanté la trachéotomie, de même dans un grand nombre de cas, le tubage peut être supprimé par l'emploi de la morphine.

L'ENTÉRITE ET LA MUQUEUSE NASALE

Par le Dr PIERRE BONNIER.

On connaît aujourd'hui un grand nombre de cas d'entérites chroniques guéries ou disparues pour longtemps, à la suite de l'ablation des végétations adénoïdes du pharynx nasal. Guisez et d'autres auteurs ont bien montré le côté clinique de cette question. Mais les végétations adénoïdes supposent une muqueuse naso-pharyngienne déjà malade, un milieu de catarrhe infectant ; elles entraînent la respiration buccale, le catarrhe guttural, et elles appartiennent ainsi autant à la pathologie du tube digestif qu'à celle des voies respiratoires.

Néanmoins, il est hors de doute qu'elles engendrent beaucoup de troubles réflexes proches ou lointains : mais le point de départ de ces troubles, quels qu'ils soient, est lui-même forcément obscur, si l'on considère la complexité physio-pathogénique du phénomène initial : catarrhe naso-pharyngien, hypertrophie et inflammation du tissu adénoïdien, obstruction, déviation respiratoire et tout ce qui s'ensuit.

Je ne m'occuperai ici que de l'avant-nez, c'est-à-dire du vestibule même des voies respiratoires (1).

La muqueuse nasale semble se prêter aux réflexes à longue portée. Les refroidissements de la face, toujours exposée, ne provoquent guère le coryza, tandis que la moindre sensation de froid sur les parties du corps les plus éloignées du nez produisent facilement l'éternuement et le catarrhe nasal. Inversement, le coryza éveille la frilosité, la sensation de froid et le refroidissement même sur toute la surface cutanée du corps.

Je connais un chanteur chez qui le coryza et l'enrouement sont annoncés régulièrement par une vraie crise d'hyperhydrose plantaire.

Y a-t-il quelques rapports entre la muqueuse nasale et la muqueuse intestinale ? Au premier abord, et *a priori*, on n'en voit guère, si ce n'est ce fait, si connu de tout temps, que certaines irritations intestinales, surtout dans l'helminthiase, déterminent des fourmillements dans l'avant-nez. — « Cet enfant doit avoir des vers, il se frotte constamment le nez. »

(1) Entérite réflexe d'origine nasale. *Société de Neurologie*, 4 juillet 1907, et *Société de Biologie*, 29 février 1908.

Mais il n'y a pas que des troubles sensitifs ; la muqueuse nasale, le nez lui-même et les parties voisines du *facies* sont souvent les témoins indiscrets de troubles intestinaux, hépatiques, rénaux, utérins, qu'ils notent par une grande variété de phénomènes, comme le masque de la grossesse, les éruptions mensuelles, celles des constipés, les pigmentations diverses, le nez froid, le nez de chien du brightique, etc. C'est le trijumeau qui annonce.

Dans d'autres cas, bien plus nombreux qu'on ne le suppose en général, au lieu de réagir, c'est lui qui agit, qui provoque et qui va porter dans les profondeurs du bulbe, et par lui dans l'organisme entier, les réactions les plus variées. Ces réactions générales à l'irritation nasale sont connues depuis l'antiquité, et le poète Martial, cité par Küttner (1), raconte que les esclaves, sur le marché, soupçonnés d'épilepsie, étaient soumis à l'épreuve des parfums violents. L'action grisante de certaines substances, l'action dégrisante de certaines autres, a été exploitée de tout temps et les animaux y sont sensibles comme nous. Et ce n'est pas toujours dans ces cas l'olfaction elle-même qui est en cause, mais la sensibilité spéciale du trijumeau, comme pour l'asthme des foins, comme pour l'aspiration de l'ammoniaque, de la valériane, etc.

Les anciens connaissaient l'asthme nasal ; et les rapports de l'irritation nasale avec certains troubles cardiaques, pulmonaires, gastriques et génitaux, avec le vertige, la céphalée, l'affaiblissement de la mémoire, la toux, la surdité et surtout avec l'épilepsie, étaient notés longtemps avant le XIXe siècle, qui a tant appris de nouveau et tant oublié d'ancien. Ces notions se sont tant soit peu effacées de la clinique contemporaine, que la technique de laboratoire a forcément distraite de la pénétration et de l'induction, mais elles n'avaient pas échappé au tact et à l'attention des vieux cliniciens. La disparition des poudres sternutatoires, autrefois si employées, suffirait à montrer ce que nous avons oublié.

La nomenclature des troubles réflexes d'origine nasale, c'est-à-dire disparaissant comme par enchantement dès que cesse l'irritation nasale, est aujourd'hui considérable et tous les systèmes organiques y sont représentés.

Le trijumeau a des racines bulbaires profondes; il étend la

_____

(1) Les **névroses nasales réflexes et le réflexe nasal normal**, KUTTNER, 1904 (analysé par CHAUVEAU, *Arch. int. de laryngologie*, juillet 1904).

traînée de ses centres du haut de la protubérance jusqu'au bas du bulbe, jusqu'à la moelle. Ses rapports anatomiques avec la majeure partie des centres bulbaires superposés, avec les fibres qui s'en détachent en tous sens, et bien des connexions que l'anatomie ne nous a pas encore livrées, mais que la clinique fait entrevoir, nous expliquent les irradiations les plus diverses, faisant soupçonner chez ce grand nerf de la sensibilité faciale, tant superficielle que profonde, une réelle sensorialité, avec des aptitudes physiologiques que nous ne pouvons encore que vaguement nous définir.

Le trijumeau, dans sa portion intrabulbaire, semble ainsi s'étaler comme les mains d'un pianiste sur le clavier des noyaux bulbaires, prêtes à en tirer des notes isolées, des accords en syndromes variés, ou encore des arpèges, des gammes qui parcourront le clavier dans toute sa hauteur, comme dans l'épilepsie complète, où tout le bulbe résonne cliniquement.

Ces troubles nous montrent, en pendant aux *hyperesthésies en bandes* (Head), des troubles fonctionnels de divers niveaux, comme si le trijumeau pouvait, selon les individus, éveiller des réactions lointaines, dans une foule de *segments bulbaires* superposés, ce que d'ailleurs l'anatomie explique facilement.

Pour mettre un peu d'ordre dans cet exposé de troubles si peu cohérents en apparence, j'ai cherché, dans le schéma suivant (1), à rendre bien lisible la distribution topographique des principaux centres bulbaires, projetés sur un même plan et physiologiquement étiquetés. Presque tous les centres figurés sur ce schéma réduit ont fourni des symptômes, des syndromes à l'irritation de la muqueuse nasale, c'est-à-dire des troubles réflexes qu'on a vu disparaître immédiatement ou rapidement après une intervention, souvent minime, sur cette muqueuse. Je cite sans bibliographie.

Les centres *scoposthéniques*, centres du *regard*, distincts de ceux de la vision, ont donné de la mydriase, du myosis, de la myopie, de l'asthénopie, du strabisme, de l'amaurose, de l'exophtalmie, etc.

Les centres *statisthéniques*, dépendant avant tout du nerf labyrinthique vestibulaire : le vertige, le dérobement, les troubles divers dans le *tonus de sustentation*.

Les centres *hypniques*, en avant de la troisième paire : de l'insomnie ou des somnolences.

---

(1) Schéma bulbaire. Congrès des neurologistes, Pau, 1er août 1904.

Les centres de la *sensibilité*, de la *trophicité* et de la *vaso-motricité encéphaliques* : la céphalée, la migraine, ou plutôt les migraines, la congestion rétinienne, la vasodilatation intense du cerveau par excitation de la membrane de Schneider (François-Franck), l'excitation maniaque ou la dépression mentale, la mélancolie, les amnésies, l'affaiblissement général de la mémoire et de l'idéation, l'inappétence intellectuelle, l'aprosexie (Guye), la neurasthénie, les absences partielles ou l'insensibilité totale de la crise épileptique, etc.

Beaucoup de ces troubles ne nous sont connus que par la réaction cérébrale, consciente, mentale, qui les accompagne, mais leur siège est nettement bulbaire.

Les centres *tonostatiques* et *myosthéniques*, du noyau rouge aux noyaux du pont : l'affaissement musculaire, les convulsions toniques et cloniques, le tremblement, les chorées, la myasthénie, la myatonie, certaines paralysies.

Les *centres d'attitudes de la tête* : la raideur de la nuque, le torticolis, l'oscillation, etc.

Les centres de la *mastication* et de la *salivation* : le ptyalisme, le trismus, les spasmes du voile, du pharynx, etc.

Les centres des *mouvements de la face* : des convulsions de la face, de la langue, le blépharospasme, le tympanospasme, des tics...

Les centres de locution : des spasmes du voile, du nasonnement, du clichement, de la blésité, etc.

Les centres *auditifs* : du bourdonnement, de la surdité.

Les centres de la *déglutition* : de la dysphagie, des spasmes dans la succion, de la sécheresse de la muqueuse pharyngée.

Les centres *hygrostatiques* : des œdèmes de la muqueuse nasale elle-même ou de la muqueuse bronchique, de l'hydrorrhée nasale comme dans l'asthme des foins, de l'œdème pulmonaire, des épanchements séreux, articulaires, des soifs violentes, des hydropisies labyrinthiques, céphalorachidiennes, etc.

Les centres *thermostatiques* : la fièvre des foins, la fièvre réflexe du coryza, le refroidissement des extrémités, si fréquent chez les enfants.

Les centres *angiosthéniques* : des pâleurs ou des rougeurs, des érythèmes locaux de la face, des congestions ou des anémies réflexes de certains centres nerveux, la descente brusque de la pression dans les carotides par irritation nasale (François-Franck).

Les centres de *phonation*, avec les mille troubles de l'appareil vasomoteur, moteur, sécrétoire, l'aphonie brusque par certaines odeurs, etc.

Les centres *pneumosthéniques* : l'éternuement, la toux, les quintes, le spasme glottique, l'asthme nasal, la rhino-bronchite spasmodique, etc.

Les centres *cardiosthéniques* : la cardialgie, la tachycardie, la bradycardie, l'angine de poitrine, les palpitations, l'oppression cardiaque, la syncope, etc.

Les centres *gastrosthéniques* : les vomissements, les crampes d'estomac, la gastrite des ozéneux, etc.

Les centres *eucrasiques* : le diabète, la goutte, les troubles *trophostatiques*, avec amaigrissement ou engraissement brusques ou lents, la faillite des *centres de défense* des divers systèmes organiques (furonculose, tuberculose, herpès, gangrène, sclérose, etc.), les faims violentes, les anorexies, les dystrophies de tout ordre, etc.

Les centres *euthymiques* : les affres, les angoisses, l'anxiété générale, l'hypocondrie.

Les centres *diacritiques* externes et internes : la polyurie, l'oligurie, les émissions inconscientes, l'albuminurie, les sueurs, les troubles de sécrétions internes, thyroïdiennes, les hyper, les hypo, les paracrisies.

Les centres *génitaux* : les pertes séminales, l'impuissance, les douleurs cataméniales supprimées par cocaïnisation ou par cautérisation du cornet inférieur (Fliess, Heyman), les aménorrhées réflexes, métrorrhagies, avortement.

Cette longue énumération ne nous a pas éloignés de la question de l'*entérite réflexe* d'origine nasale; elle nous en rapproche au contraire, car il paraîtra maintenant improbable que des troubles intestinaux ne figurent pas au tableau. Il en est ainsi cependant, et la littérature semble muette sur ce point.

Les quelques observations qui suivent, très réduites, pourront combler ce vide. Toutes sont assez récentes et réellement expérimentales.

Voici ces quelques cas:

1° Mme S..., docteur en médecine, était atteinte depuis 1892, à la suite d'une dyssenterie, d'une entérite muco-membraneuse, qui ne s'améliora que passagèrement, lors d'un séjour en Suisse, en 1902, et s'aggrava dès son retour à Paris, avec 8 à 10 selles glaireuses et douloureuses par jour, et amaigrissement profond, malgré un régime très sévère. S'étant aperçue que toujours les crises s'accentuaient à l'occasion d'un coryza, et que, parfois,

au contraire, les selles se moulaient dans les moments très rares
où le nez était parfaitement indemne, elle me fit part de cette
observation, et me demanda de modifier cet état nasal. Je lui
conseillai les aspirations d'eau chaude salée et iodée, et quatre
jours après, la malade eut des selles moulées, sans glaires et régulièrement une fois par jour. L'entérite disparut ainsi après
4 ans, et peu après le début de ce traitement, la malade se mit
à manger impunément de tout. Depuis cette époque, juillet 1906,
jusqu'à ce jour, elle n'a eu d'entérite que pendant quelques jours,
à l'occasion d'un coryza produit par un lavage de cheveux. Les
deux hivers se sont passés sans coryza. La neurasthénie accentuée qui accompagnait l'entérite disparut presque aussitôt, et
la malade se dit changée autant au moral qu'au physique. Une
légère rechute me fit la cautériser au-dessus des cornets inférieurs, et tout rentra aussitôt dans l'ordre.

2° Mme S. m'adressa, le 20 mars 1907, un malade atteint également d'entérite glaireuse depuis 15 ans, à la suite d'une fièvre
typhoïde. Amaigrissement prononcé, et, malgré la sévérité du
régime, diarrhée persistante avec crises violentes de plusieurs
jours, totalement indépendantes de tout écart de régime, selles
sanguinolentes avec frissons, coliques, sensation de brûlure au
rectum, dans les flancs et au creux épigastrique, congestion hépatique, ictère, le tout affectant une certaine périodicité presque
mensuelle.

Ce malade ne présentait aucun trouble nasal, sauf un peu d'hypertrophie des cornets inférieurs; je cautérisai ceux-ci sur leur
convexité supérieure dans toute leur longueur, c'est-à-dire en
arrière des points dont la cautérisation retentit sur l'asthme et
sur la toux, et parfois aussi sur les troubles génitaux. Cette localisation était toute théorique, mais elle me permit de modifier
l'état du malade, car l'adynamie et l'anxiété disparurent, puis
la neurasthénie ; les selles devinrent normales et régulières en
quelques jours, malgré quelques écarts de régime, encouragés par
l'euphorie dont le malade fut avant tout surpris. Il reprit six ki-
los ces deux premiers mois, résultat qu'il n'avait jamais pu atteindre. Cet état heureux s'est également maintenu jusqu'à ce
jour, à peine troublé par quelques poussées légères qui n'ont jamais dépassé deux selles par jour pendant un à deux jours. Il
semble donc qu'ici encore ces quinze années d'entérite n'aient
été qu'un long trouble bulbaire d'ordre réflexe.

3° M. G., atteint d'entérocolite muco-membraneuse depuis
4 ans, hypertrophie des cornets. Même cautérisation le 26 septembre 1907. Amélioration rapide. Revu le malade le 4 novembre,
il se considérait comme totalement guéri.

4° M. J. G. G. Colite muco-membraneuse, depuis 2 ans, régime sévère. Plombières. Rhinite légère. Même cautérisation.
Amélioration totale dès le lendemain matin, selles normales une
fois par jour, à la même heure. Je revis le malade huit jours
après. Son médecin, qui l'accompagnait en France, et rentrait
avec lui au Mexique, m'affirma que son caractère était mécon-

naissable, et tout à fait redevenu ce qu'il était deux années auparavant. Ce jeune homme avait repris, sans aucun inconvénient, la vie de tout le monde et même un peu plus ; la cuisine la plus incendiaire ne l'entamait pas. Il caractérisait ainsi joyeusement sa métamorphose: « Avant votre cautérisation, les plus mauvais moments de ma journée étaient ceux où je me mettais à table et ceux où j'allais au W.-C. Ce sont maintenant les meilleurs ! » Ce malade, qui me fut envoyé par le prof. Dieulafoy pour une rhino-pharyngite, se laissa cautériser pour sa rhinite hypertrophique, sans soupçonner mes intentions à l'égard de son entérite, qu'une allusion à Plombières et quelques détails m'avaient seuls fait connaître.

5° Mme L. Entérite depuis 2 ans, opérée pour une métrite catarrhale à cette époque, amaigrissement, diarrhée avec selles fréquentes et provoquées par la moindre émotion, urines boueuses, poussées d'hyperthermie, d'œdèmes sous-cutanés, de vertiges, de fatigues profondes, etc. Pas de rhinite. Cautérisation le 13 novembre 1907. Dès le lendemain, amélioration totale; gagne 3 livres le premier mois. L'entérite n'a eu que quelques vagues retours offensifs, mais la malade ne suit plus aucun régime, et a même fait, sur ma demande, quelques repas d'épreuves des plus osés, sans en éprouver le moindre trouble intestinal. Cette malade devait être opérée pour une appendicite, dont tous les symptômes ont disparu.

6° Mme F. Entérite glaireuse depuis plusieurs années, rhumatisme goutteux. Même cautérisation le 18 novembre. Bons résultats jusqu'à ce jour, disparition des phénomènes morbides.

7° Mlle D. En décembre 1906, se heurte violemment à une barre de cuivre horizontale, dans la région cœcale : douleur vive, qui s'accrut irrégulièrement jusqu'à la fin de janvier, où il lui fut impossible de marcher ou de manger sans souffrir atrocement. Deux médecins trouvèrent, l'un une appendicite, l'autre une entérocolite. Même régime, lait, purées, pâtes et repos absolu. Cet état s'améliora légèrement jusqu'en juillet, mais la douleur cœcale restait fixe, souvent pulsatile, et s'exaspérait au moindre écart de régime, qui la forçait à plusieurs jours de repos absolu au lit. Le 29 mai 1907, elle me fut amenée par l'une des deux malades précédentes, sa cousine, et je lui fis exactement la même cautérisation nasale. Quatre jours après, les pulsations cœcales étaient devenues à peine sensibles, et l'état général amélioré, au point qu'elle risqua une soupe aux choux dont elle avait une envie ardente ; le lendemain, elle fêta sa guérison au champagne, et put impunément manger de tout, sans aucune douleur. La constipation disparut peu à peu, et avec elle la douleur cœcale, même au toucher, et la respiration, que l'angoisse refrénait, se refit large et facile. La douleur cœcale fit place pendant plusieurs jours à une anesthésie profonde de la région. « Au point qui me faisait tant souffrir un mois auparavant, m'écrit-elle, il me semble avoir un morceau de bois mort, et il me semble aussi que si j'y avais eu une poche ouverte, et que je puisse y plonger la main, je pourrais très bien prendre à l'endroit donné ce corps insensible et inutile. » Cette *sensation d'insensibilité* a disparu, et la douleur ancienne, provoquée autrefois par la moindre peur, par le moindre mouvement, s'est elle-même effacée au point qu'elle faillit dernièrement se faire écraser, exécuta une série de mouvements brusques, eut ensuite une sorte de suffocation avec palpitations cardiaques, et ne pensa que plus tard à la douleur cœcale qu'elle aurait dû avoir, mais qu'elle n'eut pas. Elle avait failli être opérée d'appendicite.

Le frère de cette malade est également un bulbaire, il a depuis plusieurs années l'anxiété paroxystique nocturne de Brissaud, avec plusieurs reprises pendant la même nuit ; ce trouble s'atténue d'ailleurs sensiblement maintenant sous l'action dépressive de l'ipéca à dose minime.

La malade est aujourd'hui en parfait état de santé, le teint changé, d'une témérité invraisemblable quant aux menus, potages gras, huîtres, choux, boudins, sauces violentes, vin pur, café... et tabac.

8° M. S. Entérite muco-membraneuse, datant de 3 ans, avec début brusque, défaillance, état syncopal, douleurs péricœcales fréquentes, neurasthénie. Cet état intestinal a succédé à de l'asthme, à des crises d'oppression et de suffocation, avec angoisse. Ce malade se laissa cautériser sans conviction aucune le 2 novembre 1907, et ce n'est que deux jours après qu'il se décida à me téléphoner que depuis longtemps il ne s'était senti aussi bien ; la constipation était disparue dès le lendemain, et les selles sont régulières depuis cette époque ; malgré de fréquents écarts de régime le mieux s'est maintenu. Il est plus gai et ne parle plus de ses ennuis intestinaux, dont aucun traitement, dit-il, ne l'a jamais soulagé à ce point.

9° M⁽ˡᵉ⁾ le D. C. 20 ans, entérite dès l'âge de 2 ans, grande émotivité, coliques et flux intestinal à la moindre émotion. Sa santé se maintint assez bonne jusqu'à l'âge de 18 ans, où elle eut la rougeole et la variole, puis une forte furonculose et l'entérite s'aggrava. Elle a facilement des palpitations, des anxiétés, des rougeurs, des nausées, du vertige et de la diplopie ; souvent du tremblement et des faims violentes. Dysménorrhée ; les règles sont particulièrement douloureuses pendant les crises d'entérite ; l'atonie musculaire est remarquable.

Malgré cette généralisation des susceptibilités bulbaires, je l'ai cautérisée à plusieurs reprises, mais assez légèrement.

Une première fois, je fis la même cautérisation que précédemment, sur le cornet inférieur ; pendant la journée, les troubles intestinaux s'accrurent subitement ; mais quatre jours après les selles étaient moulées comme elles ne l'avaient pas été, au dire de la malade, depuis des années. Les cauchemars disparurent, et l'appétit se montra.

Deux semaines après, je fis une seconde cautérisation, mais sur des granulations pharyngées assez saillantes. Il y eut encore une aggravation subite, 18 selles par jour et une douleur au niveau du colon transverse, avec amaigrissement brusque, sensible en peu de temps, à tous les vêtements.

Huit jours plus tard, je cautérisai de nouveau, entraîné moi-même par la confiance que me manifesta la malade, et je touchai l'extrémité antérieure du cornet inférieur gauche. La malade eut le soir même une crise d'oppression, de palpitation, d'anxiété, de diarrhée, et un état syncopal qui s'esquissa plusieurs jours de suite. Depuis le début du traitement, la malade a perdu 4 livres; mais elle n'a nullement souffert pendant sa dernière période menstruelle, ce qui est en contradiction avec ce qui se passe depuis des années.

Après ces violentes réactions, le 6 janvier 1908, la malade se considérait comme très sensiblement améliorée. Depuis, tous les troubles ont disparu et la malade se dit guérie. Son aspect extérieur s'est d'ailleurs étonnamment modifié.

Ces réactions sont opposées à celles de la majorité de mes observations, et elles offrent un très grand intérêt par leur netteté même. J'ajoute que la malade ne présente aucun stigmate d'hystérie, mais un bulbe fortement ébranlé et une sensibilité réflexe exagérée que j'amortis, pour le moment, avec de l'ipéca.

10° **M. V.** Asthme nasal et entérite alternant depuis de longues années. Cautérisation sur la convexité des cornets inférieurs; amélioration de l'entérite, du 25 décembre 1907, jusqu'à ce jour, 17 mai 1908, mais le malade a parfois des périodes d'accalmie spontanée de cette durée.

11° **M. D.** 60 ans. Entérite depuis la jeunesse, aggravée après 1870. Depuis 4 ans, reprise très forte, avec dix selles par jour, diarrhée habituelle avec constipation passagère à chaque écart de régime. Neurasthénique. Même cautérisation, amélioration sensible aussitôt, et quelques jours après, selles régulières et moulées comme elles ne l'avaient été depuis des années; l'appétit est meilleur, ainsi que le sommeil. Le malade se dit infiniment mieux qu'avant la cautérisation. Cet état s'est maintenu.

12° **M. V.** Grand fumeur, rhinite ancienne, constipation opiniâtre depuis de longues années. Trois cautérisations sur le même point sans résultat, la dernière seule produit de l'hyperesthésie intestinale, quelques coliques et des selles moulées.

13° **M. B.** Docteur en médecine. Entérite muco-membraneuse depuis 22 ans, à la suite du choléra. Deux à trois selles, parfois cinq par jour, liquides et pénibles, avec des constipations passagères. Rhinite ancienne. Cautérisation le 8 janvier 1908. Dès le lendemain, une selle bien moulée chaque jour à la même heure. La rhinite a disparu. Le malade ne se rappelle pas avoir jamais eu une telle rémission, et se juge absolument guéri. Il s'est réconcilié avec le persil, qui le rendait toujours malade. Le scatol et l'indican ont disparu des urines.

14° **M. H.** Entérite depuis 8 mois, crampes d'estomac, alternant avec les douleurs intestinales, nausées, pituites, vertige, constipation opiniâtre. Cautérisation nasale à gauche le 3 février. Le lendemain et les jours suivants, douleur vive à gauche de l'ombilic et hyperesthésie de l'hypocondre gauche. Le 7 février, la douleur a disparu, ainsi que les crampes d'estomac, le vertige, la nausée. La constipation persiste un peu, mais le malade peut impunément supporter l'alcool, le café, le vin pur, le tabac, qui lui étaient intolérables auparavant.

15° Mlle G. Docteur en médecine. Constipation dès la jeunesse, accrue il y a deux ans à la suite d'une angine, entérite avec débâcles membraneuses, neurasthénie associée. Cautérisation nasale le 4 janvier. Aucun résultat. Deuxième cautérisation. Hyperesthésie intestinale: la malade *sent* son intestin. Hyperesthésie cataméniale, exceptionnelle chez cette malade.

16° M. C. 10 ans. Constipation depuis la première enfance avec coliques. Dès le lendemain de la cautérisation, la constipation et les coliques disparaissent et ne sont pas revenues, depuis un mois. Le chocolat, qu'il ne tolérait absolument pas, est parfaitement supporté.

17° Mme H. 57 ans. Congestion ophtalmique, éternuement, entérite chronique, palpitations, bouffissure de visage. La cautérisation nasale, cornet inférieur et septum, a fait disparaître tous ces troubles.

18° Dr A. Diarrhée habituelle, entérite glaireuse ancienne avec spasmes douloureux et selles nocturnes. Une cautérisation, dès le lendemain, disparition des selles nocturnes et des spasmes douloureux. Selles moulées. Cet état se maintient plus d'une semaine. Le traitement, interrompu par une scarlatine, n'a pas encore été repris.

19° Mme B... Entérite muco-membraneuse, datant de 15 ans, coliques fréquentes, enteroragies, douleur cœco-appendiculaire, vertige dit stomacal, nausées, vomissements. Une cautérisation au cornet gauche seulement. Le soir vertige intense; dès le lendemain, selles moulées « telles que la malade ne s'en était pas connues depuis quinze ans », disparition de tous les symptômes. Cet état s'est maintenu depuis trois mois.

20° Mme D. N... Constipation depuis la première enfance, insomnies, céphalée sus-orbitaire, vertige des hauteurs, anorexies, anxiétés, mélancolie, exophtalmie gauche, palpitations, rhinite et hydrorrhée nasale. Cautérisation des cornets inférieurs; selles normales tous les trois jours, la douleur frontale a disparu, ainsi que le vertige, la tristesse; le sommeil est réapparu, subit, immédiatement après les deux cautérisations; l'appétit a été excessif les premiers jours; l'exophtalmie s'est presque effacée, les palpitations ont disparu; les règles, qui depuis quelque temps venaient entre trois et quatre semaines d'intervalle, avec crises douloureuses de l'estomac et de l'intestin, sont apparues après vingt-huit jours, sans aucune douleur. La malade me dit sentir nettement que l'estomac et presque tout l'intestin sont libérés, mais que le rectum et le côlon descendant fonctionnent encore mal. Les insomnies ont reparu après quinze jours, et les débâcles membraneuses et glaireuses de même.

21° M. J. B... Rhinite et constipation opiniâtre; cornets très infiltrés. Deux cautérisations sans résultats.

22° Mme J. B... Gastro-entérite ancienne, diarrhée, pyrosis, hyperchlorhydrie. Dysménorrhée. Une cautérisation sans résultats.

23° Dr B... Entérite muco-membraneuse ancienne. Neurasthénie, hyperesthésie généralisée. L'hyperesthésie, l'anxiété, disparaissent sous la cocaïnisation nasale, avec crise d'enthymie; mais la cautérisation ne laisse aucun effet durable jusqu'à ce jour.

24° Mlle D..., 22 ans. Constipation opiniâtre, absolue, pendant cinq à six jours, puis expulsion douloureuse, sans débâcle. Cet état dure depuis la première enfance. Le lendemain de la première cautérisation, une selle moulée, sans douleur aucune. Huit jours après, seconde cautérisation; la malade est réveillée le matin par le besoin; et depuis, il y a plus de deux mois, deux selles normales par jour, parfaitement moulées, régulières et sans douleur.

25° Mlle J. L... Constipation habituelle depuis l'extrême jeunesse, crises de gastro-entérite aiguë depuis huit ans, nausées, douleurs appendiculaires, selles sanguinolentes, sensation de gonflement cœcal, anxiété, insomnie. La première cautérisation a donné dès le lendemain des résultats sensibles, mais l'amélioration n'a pas persisté; une seconde cautérisation quelques jours après a laissé la sensation d'un fort travail intestinal et quelques coliques ; la troisième n'a donné aucun résultat depuis huit jours.

26° Mme X..., Hôtel-Dieu, 59 ans. Douleurs généralisées dans le petit bassin, sensation de ptose intestinale, selles douloureuses, épreintes, entéro-colite muco-membraneuse, barre, colique, selles nocturnes atroces et fréquentes, la malade peut à peine rester assise. Première cautérisation, le lendemain matin, selle abondante moulée, mais mêlée de fausses membranes et de glaires, disparition des épreintes douloureuses. Cette amélioration dure trois jours et les douleurs reprennent. Une seconde cautérisation reproduit les mêmes effets. Puis la malade passe dans un service de chirurgie pour néoplasme du petit bassin. Le traitement nasal, donné à deux reprises, dégage l'hyperesthésie et l'exaspération douloureuse des épreintes.

27° M. J... Entérite ancienne avec constipation opiniâtre. Une cautérisation sans résultat. Un mois après le malade est opéré et le côlon descendant est trouvé étranglé par de fortes brides.

28° Mlle B... En 1900, entérite muco-membraneuse, douleurs cœcales, oppression, palpitation, syncopes; puis une salpingite droite s'ouvre dans l'intestin; diarrhée continue.

25° M. C..., 84 ans. Diabète, constipation opiniâtre; amancose et rhinite. Une cautérisation (11 mars), a nettement dégagé la vue du malade et fini sa rhinite. La constipation persiste.

36° Mme D... Constipation habituelle depuis cinq ans, dyspepsie, congestion et névralgie nasale et auriculaire, bourdonnements à droite. Une première cautérisation nasale droite dégage le nez et l'œil de la névralgie et de la congestion; la seconde dégage l'oreille. La voix s'est également améliorée. Rien du côté de l'intestin.

37° Mme G... Rétroversion utérine, opérée en 1906. Spasmes pharyngés, vomissements glaireux, entérocolite exaspérée par les lavages, spasmes abdominaux, crampes des jambes, prurit anal, hyperesthésie généralisée. Sialorrhée, céphalée, angoisse paralysante et douloureuse de la gorge et des oreilles quand la malade parle. Après la première cautérisation, le 11 mai, insomnie, crises douloureuse de la face, crises de larmes, douleurs abdominales; la diarrhée a disparu, amaigrissement brusque, gaz, émissions inconscientes. Crises d'éternuements. Cette observation, forcément incomplète, semble devoir se superposer à l'observation VII.

38° Mme V... Sinusite ancienne droite, névralgie oculaire et vralgie mammaire, la névralgie nasale et orbitaire profonde. La seconde, sur la paroi externe du nez, dégage la névralgie périorbitaire et l'hyperesthésie droite; à la troisième, tous les névralgies faciales ont disparu.

En résumé, en ne comptant que les résultats positifs formels, plus ou moins immédiats et, selon toute apparence, durables, puisque les plus anciens sont acquis depuis deux ans; nous avons les résultats suivants :

Sur 27 constipés, 14 ont été améliorés.
Sur 11 muco-membraneux, 9 ont été améliorés.

soit une moyenne de 60 0/0 de phénomènes digestifs profondément améliorés, surtout les muco-membraneux.

La proportion des résultats positifs de ce traitement singulier est réellement considérable : 23 cas ont été améliorés, sur 38 traités, et certaines améliorations obtenues se sont maintenues depuis.

Le traitement a consisté, en réalité, à faire taire un peu radicalement un filet nerveux périphérique dont l'irritation, nullement douloureuse, mais fréquente ou continue, éveillait dans certains centres une irritation incommensurablement plus importante, exerçait une action soit d'arrêt, soit d'exaltation, parmi les centres de la défense intestinale, produisant soit la contraction douloureuse des tuniques, soit le balayage incessant de la muqueuse.

C'est au niveau de la muqueuse intestinale, un phénomène
tout à fait comparable à celui que nous montre l'asthme nasal,
où une irritation infime de la muqueuse du nez affole les centres bulbaires de défense de la muqueuse respiratoire, avec paroxysmes d'éternuements ou de toux, hydrorrhée, etc., ou à celui des métrites avec tranchées douloureuses et catarrhe.

Dans certains cas, c'est au contraire une action d'arrêt, une
dessiccation de la muqueuse respiratoire, intestinale ou utérine et contractions douloureuses et inutiles. C'est la *forme sèche* à côté de la forme humide (1).

Quelle que soit la forme, la cautérisation nasale semble jouer
le rôle de la secousse qui fait tomber le grain de sable et permet à la montre de se remettre aussitôt à son petit mouvement
régulier, comme si rien ne s'était passé. Et ici une remarque
s'impose.

Les grands troubles généraux, comme par exemple la crise
épileptique qui, dans sa forme complète, fait successivement
retentir et s'affoler, de bas en haut, la totalité des centres bulbaires et protubérantiels, ou les troubles réflexes durables, con-
tinus et saisissant tout un système organique comme le Basedow, l'asthme, la métrite, l'entérite, la gastrite réflexes, ces
phénomènes à forme clinique étendue ne sont pas provoqués
par de violentes irritations périphériques, nasales ou autres,
mais, au contraire, par la plus minuscule, la plus spécieuse
irritation.

Un violent coup de poing sur le nez ne fait pas éternuer, une
vive égratignure de la plante des pieds ne provoque pas le rire
spasmodique. Il faut, pour déchaîner ces réactions affolées,
le chatouillement le plus léger, le frôlement le plus délicat.
Une irritation vive provoque d'emblée une vive réaction cérébrale sous laquelle le bulbe semble se taire ; une irritation
vive *n'énerve* pas, et, en réalité, ces phénomènes réflexes méritent très exactement le nom d'*énervements*.

Ceci est vrai pour l'homme en équilibre sensitif et réflexe ;
ce l'est bien davantage pour le déséquilibré bulbaire.

L'énervement total du bulbe, qui constitue l'attaque d'épilepsie, est dû, le plus souvent, à une irritation si minime, si spéciale, si spécieuse, si insentie, que même les *auras* les plus
explicites ne nous en montrent pas souvent le point de départ.
Dans l'éternuement, le rire, le frisson, la chair de poule, le

(1) La rhinolaryngite sèche, forme inverse de l'asthme des **foins,**
Arch. gén. de médecine, 14 juillet 1903.

spasme vénérien, dans les réactions viscérales profondes, dans l'asthme, dans l'asthme des foins surtout, c'est bien le *minimum d'irritation* qui semble devoir provoquer le *maximum de réaction*, l'affollement, l'énervement de tel centre, de telle constellation nucléaire. Nous résisterons à de cruelles douleurs, tandis que certains châtouillements dominent impérieusement notre sensibilité.

Le trijumeau nasal, étalé dans les nombreux replis de la muqueuse, présente à l'offense de l'air et de ses poussières une surface aussi considérable que celle de la face, mais bien autrement susceptible et constamment ventilée par un rapide torrent aérien. En aucun autre point de l'organisme la lutte entre le chaud et le froid, entre le sec et l'humide n'est plus ardente; je suis convaincu, surtout par le tableau de ces réflexes si nombreux et si lointains, que la propreté du nez est aussi importante à la santé générale, sinon plus, que celle de la bouche et des dents, et qu'il importe bien plus de *se* débarbouiller des poussières qui encombrent la muqueuse nasale que de celles qui tapissent la peau du visage.

Ces réflexes nasaux à longue portée se produisent sans prurit et notre énumération de tant de troubles répond assez à ce que dit Jacquet : « Peut-être y a-t-il des zones *spasmogènes (nasales)*, en dehors desquelles la sensation pruritique existe seule (1). »

En résumé, l'entérite réflexe d'origine nasale semble, au moins par les résultats de ce traitement, assez fréquente. Ce traitement, d'autre part, n'est pas compliqué, et il se réduit à une cautérisation en balafre, suivant une grande partie de la convexité supérieure du cornet inférieur, d'arrière en avant, destinée à couper le petit filet nerveux qui vient affleurer la muqueuse. Les suites opératoires sont nulles ; les résultats, quand il y en a, sont presque immédiats et se notent dès le lendemain ou dans les quelques jours qui suivent, à moins que l'intervention n'ait lieu dans une période indifférente.

Ces entérites ne sont, d'ailleurs, pas des entérites; c'est un désarroi fonctionnel, un *sabotage* intestinal provoqué par un mot d'ordre nucléaire, par un trouble bulbaire, par un énervement de certains centres dû à une irritation périphérique continue, mais minime. C'est plutôt un malentendu qu'une vé-

---

(1) JACQUET, *Pratique dermatologique*. Troubles de la sensibilité, 350.

19

ritable maladie, et dès qu'il cesse, tout se remet dans l'ordre
instantanément, sous l'action des régulateurs bulbaires reprenant leur équilibre fonctionnel aussitôt que la sollicitation lointaine et périphérique le leur permet. Ces troubles nucléaires,
compromettent toute une fonction, et pendant des années, sont
souvent provoqués, préparés par une lésion périphérique ancienne (1).

Par un trouble aigu, l'intestin est touché, ses centres moteurs, sensitifs, trophiques, de défense, sont surmenés, déséquilibrés: puis, la maladie terminée et chez certains sujets, l'é-
branlement des centres bulbaires les livre à la névrose sous le
moindre prétexte, et nous avons vu que le trijumeau se charge
volontiers de fournir et d'entretenir ces prétextes d'arrêt, d'inhibition, de désarroi ou d'affollement. Cette faillite des centres
de défense crée des « points faibles », des lieux de moindre
résistance périphérique, C'est elle qui fait succéder les formes
chroniques aux formes aiguës. La gêne respiratoire provoquée
par une lésion nasale irrite tout l'appareil respiratoire et
l'asthme s'installe; de même, c'est à la suite de lésions auriculaires quelquefois minimes, ou éteintes, que des ébranlements
profonds, comme le syndrome bulbaire du noyau de Deiters,
que j'ai décrit, ou l'astasie-abasie, ou la surdité verbale, l'aphasie se forment àun moment donné (2). La clinique est pleine de
ces transmutations, chez certains déséquilibrés bulbaires ou cérébraux.

Chez la malade de l'observation 7, la contusion profonde
de la région cœcale détermina une hyperesthésie violente, douloureuse, exaspérée par la marche, par le fonctionnement intestinal lui-même. Puis le traumatisme ayant joué son rôle déterminant, ayant allumé l'incendie, celui-ci continua à s'alimen-
ter de tout et l'épine irritative (Jacquet) nasale suffit à entretenir, du même côté, ce taux énorme du potentiel sensitif ;
maintenant le *tonus sensitif* à son maximum. Puis, l'épine périphérique supprimée, ce tonus subit un effondrement, un dérobement immédiat, au point que l'anesthésie profonde, l'*aschê-
matie* (3), c'est-à-dire la disparition de la région susdite du

(1) *Id, loc. cit.*, p. 386: « Le prurit attaque celui dont les centres
sensitifs ont, héréditairement ou personnellement, subi de multiples
excitations antérieures, et dont l'état d'équilibre sensitif est instable.
(2) Un nouveau syndrome bulbaire, *Presse médicale*, 18 février 1903.
Astasie-abasie labyrinthique (*Revue neurologique*, 15 avril 1906).
(3) L'aschématie, *Revue neurologique*, 30 juin 1905.

champ de la cœnesthésie générale, succéda à l'hyperschéma-lie.Puis l'équilibre se rétablit peu à peu, et rien ne se dérangea plus dans l'économie normale du tonus sensitif.

Chez le malade 14,l'hyperschématie, l'hyperesthésie du même côté fut comme la rançon passagère de la modification périphé-rique.

Ces faits, ajoutés aux observations intéressantes de Leven, de Weil, de Jacquet et de Lebar, aux expériences de Brown-Séquard,si justement rappelées par Jacquet,dans ses belles re-cherches physiopathologiques, ne sont que le commentaire cli-nique des belles conceptions de Brown-Séquard sur la dynamo-génie et l'inhibition, fondent la notion d'un *tonus sensitif*, d'une entente dynamique internucléaire qui fait des centres bulbaires de véritables *compteurs* d'énergie nerveuse. Cette complexion, cette entente organique, qui s'affirme au-dessus des écarts in-dividuels et pathologiques, nous permet de pénétrer davantage dans la compréhension de l'idée si juste de *nœud vital*, de moins en moins gordien,grâce à la superposition, sur le même canevas anatomique, d'une foule d'observations cliniques trop négligées jusqu'ici. Cette conception, qu'on jugera encore bien théorique, est, en réalité, immédiatement et abondamment pratique.

J'ajoute que la suggestion n'a pu jouer aucun rôle dans ces observations, car dans certains cas le malade ignorait qu'en cautérisant sa muqueuse nasale, c'est à son entérite que j'en avais; dans les autres cas je n'ai présenté mon intervention que comme une expérience sans inconvénient, mais sans au-cune certitude de résultat et les rapports cliniques entre le nez et l'intestin sont ignorés des malades au moins autant que des médecins. C'est, d'ailleurs, chez les sujets les plus névrosés que le succès a été le plus retardé.

La morale de ceci, c'est qu'une maladie aiguë, où qu'elle porte, surmène, ébranle les centres bulbaires de la région at-teinte. Ces centres peuvent rester susceptibles ou défaillants, d'où passage à l'état chronique, reliquats hyperesthésiques, dystrophies ultérieures, points faibles, moindre résistance, etc. Cet ébranlement est maintenu, exaspéré par une épine irrita-tive souvent tout à fait étrangère, mais exaltant le tonus bul-baire au niveau de ses centres et entretenant la maladie pour son compte.

Cette épine supprimée, tout rentre dans l'ordre. Le triju-meau, et surtout le trijumeau nasal, fournit volontiers de tel-les épines à tous les centres bulbaires.

Une observation encore. Quand une *aura*, partie d'un point

quelconque de la périphérie nerveuse, ou de l'écorce cérébrale. imperceptible au départ, forme avalanche, grandit de centre en centre comme si, à chaque noyau rencontré elle se grossissait du *tonus* qu'elle lui enlève momentanément, il y a *saisissement* progressif des centres nerveux, attaqué au sens littéral et étymologique du mot, il y a *épilepsie*. Mais quand cette même *aura* exerce, soit sur un centre isolé, soit sur une constellation nucléaire formant syndrome, une action inhibitive ou dynamégénique fixe, continue, constante, il n'y a pas avalanche, sommation, attaque, il y a main-mise, main-tenue d'un point périphérique ou de son noyau sur un autre noyau, et le seul mot qui convienne à cette action est *épistatie*.

Presque toute la pathologie interne, celle des affections chroniques, est constituée d'épistaties de ce genre, et bien des insuccès thérapeutiques viennent de ce que le médecin traite l'effet au lieu de remonter à la cause, la petite épine imperceptible, insensible, d'où vient tout le mal. Le nerf de la muqueuse nasale semble avoir affaire à tous les étages du bulbe et peut ainsi intervenir dans toute la pathologie interne.

PIERRE BONNIER.

ESSAI DE SPHYGMOTONOMETRIE CLINIQUE

APPLIQUÉE AU DIAGNOSTIC

DU RETRECISSEMENT MITRAL

Par le Dr ANDRÉ LAGRANGE

Parmi les problèmes qui intéressent le médecin qui s'occupe de maladies de cœur, il en est un qui, actuellement, occupe beaucoup l'opinion médicale: je veux parler de la sphygmomanométrie clinique.

Depuis Potain, son inventeur en France, elle a fait cliniquement peu de progrès ; depuis quelques années seulement les recherches effectuées avec divers appareils reposant sur des données différentes ont remis cette question à l'ordre du jour.

Après avoir essayé différents appareils, j'ai conclu que celui qui pouvait actuellement donner au point de vue clinique pur, qui nous occupe, les résultats les plus intéressants, était le sphygmotonomètre du Dr P. Bouloumié.

En effet, c'est par sa méthode de comparaison de deux tensions bien différentes que l'on peut arriver à des résultats cliniques.

Quatre pièces composent l'appareil (1): 1° un manomètre métallique ; 2° une ampoule de Potain ; 3° un doigtier de Gärtner; 4° une poire assez grosse pour insuffler de l'air dans les différentes parties de l'appareil.

Ces quatre parties munies de tubes de caoutchouc sont réunies entre elles par un double tuyau métallique brasé en croix latine et muni de trois robinets correspondant, l'un au doigtier, l'autre à l'ampoule, le troisième à la poire de caoutchouc.

L'appareil, une fois monté, la croix étant au centre, nous avons devant nous le manomètre, à droite l'ampoule de Potain, à gauche le doigtier de Gärtner; enfin, à portée de la main, la poire en caoutchouc. Ainsi placé, nous donnerons rapidement la manière de s'en servir.

Pour la tension artérielle : ouvrir le robinet de l'ampoule de

___

(1) Pour les détails de l'appareil, voir Sphygmotonomatrie clinique du Dr Bouloumié et *Thèse Amblard*, Paris, 1907.

Potain, le robinet du doigtier étant fermé: ouvrir alors le robinet de la poire et insuffler de l'air jusqu'à ce que le manomètre
marque cinq divisions. Fermer le robinet de la poire, puis
prendre la tension artérielle à la radiale suivant la méthode
préconisée par Potain.

Un conseil : écrasez bien complètement la récurrence, les erreur de ce chef pouvant atteindre trois à cinq divisions. Placer
bien l'ampoule exactement sur l'artère; enfin, éduquer la pulpe
du doigt à sentir le sens du courant artériel. On y arrive rapidement et les chiffres qu'on obtient alors accusent bien vite
une similitude presque absolue. Ces chiffres seront comparables entre eux pris par le même observateur et quoique non
scientifiquement exacts, ils seront suffisants pour une étude
clinique, et c'est là pour nous l'essentiel.

Quelques mots sur les tensions artérielles maxima et artério-
capillaire, telles que les comprennent la plupart des auteurs.

La tension artérielle maxima serait celle qui correspondrait
à la tension intérieure de l'artère, plus la valeur de la pression déployée pour vaincre l'élasticité de ses tuniques. C'est
le chiffre obtenu par l'écrasement total de l'artère par l'ampoule de Potain.

Quant à la tension artério-capillaire, ce serait d'après le
Dr Bouloumié, une tension mixte; en effet, au point où le doigt
se trouve serré par le doigtier de Gärtner, nous avons la pression capillaire, mais, à laquelle s'ajoute certainement la pression des artères terminales des collatérales des doigts. D'où
utilité de faire porter la compression du doigtier le plus haut
possible sur la phalangine. Nous voyons ainsi combien a été
heureuse la dénomination d'artério-capillaire donnée par le
Dr Bouloumié, à ce genre de tension.

Que peut-on faire de ces tensions ?

La première envisagée seule, a permis et permet de diviser les cardiopathies en deux grandes classes : les cardiopathies avec hypertension (artérielles de Huchard), et celles avec
hypotension ou à tension normale (valvulaires, du même auteur), en se plaçant, bien entendu, au point de vue général.

Quant à la seconde, la tension artério-capillaire, associée à
la tension maxima selon la méthode du Dr Bouloumié, on s'a-
perçoit bien vite, surtout si l'on a soin de construire les courbes de ces deux tensions jour par jour, que là est la clé du problème, que tout l'intérêt clinique est là, et que sous nos yeux
se dessine souvent le diagnostic de la lésion et même la marche de la maladie et l'approche de redoutables complications.

us le verrons dans la suite par l'étude de ces tensions réu-
our le rétrécissement mitral.

sidérée isolément, la tension artério-capillaire frappe d'a-
par sa grande variabilité ; il faut la prendre bien aux
s heures, de la même manière, au même doigt de la même
Des différences sensibles existent parfois entre les doigts,
t s'ils sont porteurs de cicatrices ou de bagues.

lle est, en général, la valeur des deux tensions qui nous
ent ?

a tension maxima oscille entre 15 et 17 chez l'homme sain;
elle est légèrement influencée par la position debout ou couchée (0,5 à 1 division).

Pour la tension artério-capillaire, elle est, en général, les
2/3 de la pression maxima. Donc, pour un chiffre de 15, on aurait une tension artério-capillaire de 10. Ce chiffre est un peu
plus fort dans la grande majorité des cas : il oscille entre 11
et 12 pour une pression maxima de 15.

Un détail intéressant, c'est que souvent chez l'homme sain,
en dehors du temps de la digestion, il existe parfois une haute
tension artério-capillaire. Chez la plupart, je remarquai la présence de varices volumineuses, en particulier aux jambes.

L'un de ces sujets présentait une tension artério-capillaire de
15 à 17 ; porteur de volumineuses, et gênantes varices, cet
homme ayant été opéré, l'oblitération d'une des veines principales de la jambe ayant été obtenue chirurgicalement, la tension artério-capillaire monta et se maintint entre 19 et 20 divisions. Ceci me permit de penser que :

*Toute cause de ralentissement ou même d'oblitération dans
le système veineux, augmente le chiffre de la tension artério-
capillaire.*

Pour vérifier cette hypothèse, j'ai pris la tension artério-capillaire de diverses personnes saines, avant et après le repas ;
au moment où le système veineux et lymphatique se trouve
chargé de l'afflux des substances alimentaires. Dans ce cas la
deuxième de ces tensions est plus élevée de 2 à 3 divisions du
manomètre.

Dans les séries d'expériences effectuées sur des personnes
saines en dehors des repas, chez lesquelles la tension artério-
capillaire se maintenait trop élevée, j'ai toujours ou presque
toujours rencontré des varices. De plus, chez certains de ces
sujets, d'après le chiffre plus ou moins élevé de cette tension,
je pouvais dire, presque à coup sûr si les varices étaient à ce
moment tendues et douloureuses.

En cas d'oblitération presque complète d'une grosse veine, opération de varices, phlébite, embolie veineuse, etc., le chiffre de la tension artério-capillaire se maintenait entre 19 et 20.

Dans les cas de thrombose cardiaque et dans l'insuffisance tricuspidienne, où le ralentissement et la congestion sont à leur maximum, je notai des pressions de 20 et 21, mais qui, dans ce cas, baissent assez rapidement grâce à la médication appropriée.

Il paraît résulter de ces observations que c'est dans le ralentissement du sang veineux et dans les causes qui peuvent le produire, que l'on doit chercher l'explication des chiffres très élevés de la tension artério-capillaire.

Nous verrons l'usage que l'on peut faire de cette hypothèse dans l'étude du rétrécissement mitral et de ses dangereuses complications.

Avant de passer à ce sujet je donnerai en quelques mots les divisions de la cardiopathie qui nous occupe, selon l'enseignement du Dr Huchard.

Le rétrécissement mitral peut se diviser en trois classes bien distinctes :

a) Le rétrécissement mitral congénital.

Ce dernier pouvant être absolument insidieux, le sujet ne se plaignant de rien, l'auscultation seule fait découvrir la lésion cardiaque ; c'est la période d'adaptation. Il peut ensuite passer à une période de compensation. Là, les phénomènes physiques sont apparents quoique bien tolérés: dyspnée, palpitations, etc.

Enfin, la période de décompensation éclatant, le malade vient à vous pour sa maladie de cœur avec tout le cortège symptomatique de cette dernière.

b) Le rétrécissement acquis.

Il se différencie du premier par les antécédents, rhumatisme ou scarlatine en général. La période de compensation est rarement latente ; les crises de décompensation paraissent plus fréquentes ; souvent la maladie n'est pas pure, il existe une association pathologique, insuffisance mitrale le plus souvent.

c) En troisième lieu, *le rétrécissement mitral artério-scléreux.*

Il surajoute aux symptômes du rétrécissement mitral congénital ou acquis, le cortège symptomatique de l'artériosclérose avec son bruit de galop, son hypertension et sa dyspnée toxi-alimentaire.

C'est là le point de plus délicat de cette cardiopathie, la

dyspnée et les palpitations tenant à l'une et à l'autre des deux lésions cardiaque ou périphérique.

Ces notions connues, nous passerons à la partie essentielle de ce travail : « L'étude simultanée des tensions artérielles et artério-capillaires dans les différents modes du rétrécissement mitral. »

II

Les rétrécissements mitraux et les tensions artérielle et artério-
capillaire.
Données générales.
Données particulières : 1° Rétrécissement mitral congénital,
acquis, artério-scléreux. Complications.

Par l'étude très succincte qui a été faite antérieurement, nous avons vu quelle était la manière de prendre les tensions artérielle et artério-capillaire avec l'appareil de Bouloumié.

Au point de vue qui nous occupe, c'est-à-dire la possibilité d'ajouter un élément de diagnostic aux éléments déjà existants, voilà le raisonnement que j'ai suivi.

Que l'on prenne la tension maxima avec le Potain ou le Bouloumié, celle-ci, ne servira jamais que dans des limites restreintes, qui ont déjà été énoncées.

Maintenant, si je me sers de l'appareil de Bouloumié et que, suivant sa méthode j'envisage non plus la tension maxima seule, mais la tension maxima et artério-capillaire, si je m'occupe exclusivement des rapports de ces deux chiffres, alors, mais alors seulement, nous verrons tout le parti que l'on peut tirer d'une semblable manière de faire.

Pour le cas pathologique particulier, qui fait l'objet de cette étude, le rétrécissement mitral, je vais immédiatement démontrer par un exemple l'utilité de la prise simultanée des deux tensions artérielle et artério-capillaire.

Supposons une malade quelconque. Le n° 5 de la salle Monneret (hôpital Necker), faisait le sujet de notre observation n° 5. Chez cette femme, la tension artérielle maxima le 15 mai 1907, était de 17 centim. au Potain. Donc, pour la plupart de ceux qui s'occupent de tension, la tension artérielle de cette malade était normale, ni élevée, ni abaissée. La seule conclusion qu'on pouvait tirer de cette expérience était qu'on avait affaire à un sujet normal, ou sans aucune artériosclérose.

Lorsque simultanément, on vient à prendre la tension capillaire de cette même malade, alors les choses changent. Cette tension, comme nous l'avons déjà signalé, doit être en moyenne les 2/3 de la tension maxima, Donc, pour ce cas particulier, la tension devait être de 11 à 12 ; mais que trouvons-nous au 15 mai chez cette même malade ? une tension capillaire de 18 centim. de mercure au doigtier de Gärtner.

Voilà un fait intéressant, chez une malade dont la tension maxima était normale et ne nous intéressait que modérément, la tension capillaire se trouve élevée au-desssus de la tension maxima.

Qu'est-ce que cela signifie ? Quelles conclusions pourrons-nous tirer d'un pareil fait ?

Si l'expérience est isolée, il est difficile de conclure affirmativement. Mais lorsqu'on possède une série d'expériences sur le ou la même malade, on peut et on doit conclure dans le cas présent à un rétrécissement mitral.

Pourquoi ce diagnostic ? Voilà le raisonnement que j'ai suivi et que l'expérience paraît confirmer. D'abord. nous éliminerons les maladies à tension basse. puisqu'à l'état de pureté le rétrécissement mitral nous donne presque toujours une tension artérielle normale.

Les maladies à tension élevée s'élimineront de même; il ne nous restera plus à envisager que les maladies à tension artérielle semblable à celle que nous avons trouvée; parmi celles-ci nous avons d'abord celle de l'homme sain. Là, la tension capillaire est comme nous l'avons vue, à peu près les 2/3 de la tension maxima. Bien entendu. cette tension capillaire sera prise le malade étant au repos, et assez loin d'un repas.

Dans les autres maladies cardiaques à tension normale, la tension capillaire ne dépasse jamais la tension maxima, *seul, le rétrécissement mitral possède cette particularité.*

Voilà comment j'explique ce fait, m'appuyant sur l'hypothèse que j'ai faite antérieurement:

J'ai remarqué que tous les troubles de la circulation en retour, soit dans les capillaires veineux, soit dans les grosses veines, amènent une élévation plus ou moins considérable de la tension capillaire. Or. le rétrécissement mitral étant la maladie des stases veineuses par excellence, il est normal de trouver dans cette cardiopathie le maximum d'élévation de la tension capillaire par rapport à la tension artérielle maxima.

De fait. toujours ou presque toujours, nous verrons dans les observations qui suivront, cette tension se maintenir au voisinage de la tension maxima et souvent même la dépasser.

Cette élévation, lorsqu'elle devient très exagérée peut être même, nous le verrons plus tard, un signe précurseur de graves complications d'un rétrécissement mitral jusque-là plus ou moins bien supporté.

Maintenant que j'ai donné ces idées générales sur les tensions artérielle et artério-capillaire associées dans le rétrécissement mitral, en général, je vais suivre les fluctuations de ces deux tensions dans les trois rétrécissements mitraux qui ont été décrits plus haut, et montrer le rapprochement étroit qui lie cette étude à la clinique pure.

Nous allons voir dans chaque cas particulier les conclusions que l'on peut tirer des courbes ainsi construites à l'aide de la prise quotidienne de ces deux tensions.

§ 1. — Rétrécissement mitral congénital et acquis.

Les signes cliniques de ces divers modes du rétrécissement mitral étant connus, je n'en parlerai pas ici et j'étudierai la manière dont se comportent les tensions artérielle et artério-capillaire dans ces différentes modalités de cette cardiopathie.

Nous ne ferons qu'un seul paragraphe des rétrécissements mitraux acquis et congénital ; voici pourquoi. Si nous considérons superficiellement les tensions maxima de ces deux types de rétrécissement, dans la plupart des cas, nous verrons que cette tension est un peu plus faible dans le rétrécissement congénital que dans le rétrécissement acquis. Elle variera entre 15 et 16 en dépassant peu ce chiffre. Mais il ne faut pas faire dire à une méthode plus qu'elle ne peut dire en l'état actuel de la question.

Nous verrons bien vite, en effet, que ces chiffres de 15 à 16 sont souvent dépassés en particulier quand on suit jour par jour le malade à l'hôpital.

Donc, je ne crois pas qu'il soit permis actuellement de conclure à une véritable différence de tensions entre les rétrécissements mitraux, congénital et acquis. On peut remarquer, d'ailleurs, que nous ne nous basons absolument pour cela que sur la tension maxima.

Donc, après une étude plus approfondie de la question nous ne pourrons, par les tensions, diviser les rétrécissements mitraux qu'en congénital et acquis d'une part, et artérioscléreux d'autre part.

Mais, c'est dans le cours de la maladie suivie pas à pas au

lit du malade que nous allons voir se dessiner sous nos yeux, par les rapports et les courbes des deux tensions, les différentes modalités de ces maladies que nous pourrons diviser ainsi en

Rétrécissement mitral (acquis ou congénital):

    1° Adapté;
    2° Compensé;
    3° Décompensé.

Il nous sera facile à ce moment, grâce à ce rapport des deux tensions, de donner une idée de la marche de la maladie : partie nouvelle et fondamentale du présent travail.

Si nous suivons une malade pendant le temps qu'elle restera à l'hôpital, nous pourrons constater les différentes phases par lesquelles passe une même lésion. Pour plus de netteté et pour démontrer plus clairement que cette étude scientifique correspond à la clinique, c'est par l'exemple d'observations que nous discuterons, que nous allons déterminer les trois modalités dont nous avons parlé plus haut.

L'observation n° 1 de la nommée Georgette M., âgée de 26 ans, va nous servir d'exemple pour l'adaptation du rétrécissement congénital, seul ce dernier pouvant être adapté.

Que voyons-nous dans cette observation au point de vue clinique ? Cette jeune malade étant enfant était assez facilement essoufflée, mais sans jamais s'en inquiéter ; elle est réglée seulement à 17 ans et assez irrégulièrement.

Nous avons vu dans l'étude clinique que ces signes étaient en faveur d'un rétrécissement mitral.

Actuellement, elle est envoyée à l'hôpital, pour bacillose pulmonaire. Son médecin ayant trouvé dans ses crachats des bacilles de Koch, elle n'entre donc à l'hôpital que pour sa lésion pulmonaire.

Mais en l'auscultant attentivement, quelle n'est pas notre surprise de découvrir fortuitement un dédoublement du deuxième bruit à la base, signe certain du rétrécissement mitral. Voilà donc une malade qui ne se plaint en aucune façon de sa lésion cardiaque ; nous sommes par cela amenés à penser que cette lésion pourrait être compensée, mais qu'elle est parfaitement adaptée. L'organisme s'est accommodé de cette lésion et n'en a pas souffert.

Maintenant, au point de vue des tensions artérielle et artério-capillaire, qu'allons-nous trouver ? Si nous nous reportons à cette observation, voici quels sont les chiffres que nous trouvons :

Les 27, 28, 29 et 30 avril ; 17, 17, 16,5 et 17 de tension maxima prise au Potain du Bouloumié, et 12, 12, 13, 13 de tension artério-capillaire prise au doigtier de Gärtner du même appareil. Que peut-on conclure de cela ? C'est que le rétrécissement mitral est parfaitement adapté. La tension artério-capillaire est sensiblement égale à la normale ou la dépasse de fort peu.

A l'appui de cette assertion, je citerai encore le cas d'une fillette de 9 ans, Germaine A., n° 6 des observations de la consultation. Je n'ai malheureusement pris cette tension qu'une seule fois ; elle m'a donné 17 de tension maxima et 13 seulement de tension artério-capillaire. Cette enfant ne se ressentait absolument de rien, n'avait aucun signe physique à part une légère dyspnée, et c'est une auscultation attentive qui a permis de déceler ce rétrécissement mitral.

Passons maintenant au cas le plus fréquent et qui sera pour le médecin, d'observation absolument courante. La plus grande partie des observations que j'ai pu recueillir se rapportent à ces derniers faits ; je veux parler de la compensation et de la décompensation de la même cardiopathie.

Poursuivant ma même manière de faire, je vais encore m'appuyer sur l'observation clinique. Prenons comme exemple l'observation n° 13 se rapportant au nommé Prosper T., 47 ans, garçon boucher. Nous avons à faire, pour ce malade, à une cardiopathie d'origine rhumatismale.

Il arrive à l'hôpital pour ses rhumatismes, ayant peu de signes physiques de sa lésion cardiaque, des palpitations seulement. Mais à l'auscultation on découvre nettement un roulement présystolique à la pointe et un dédoublement du deuxième bruit à la base. Donc, diagnostic facile et certain. Cette observation est intéressante en ce qu'elle nous permettra par la courbe que j'en ai tracée, de suivre à l'œil la marche de la maladie.

Que voyons-nous tout d'abord ? Du 8 au 31 mai, la tension maxima se maintient entre 13 et 16 ; elle ne variera d'ailleurs pas ou peu, pendant le cours de la maladie. Pourtant je dois insister sur un point important : c'est qu'au moment où la compensation est assurée, la tension maxima qui est, en général abaissée entre 13 et 15, tend à redevenir normale et se maintient alors dans les environs de 16.

Donc, premier point : En cas de compensation d'une lésion de rétrécissement mitral, la tension maxima remonte, après avoir été plus basse au moment de la décompensation.

Que fait, au même moment la tension artério-capillaire et quel enseignement clinique pourrons-nous en tirer ?

Celle-ci, au début, c'est-à-dire du 8 au 30 mai, se maintient presque constamment au-dessus de la tension maxima, c'est ce que je proposerai d'appeler une interversion des tensions. Or, au moment où la compensation s'assure, où le traitement approprié a agi, nous voyons, c'est-à-dire du 8 juin au départ du malade, la tension capillaire se maintenir constamment au-dessous de la tension maxima, frisant même quelquefois la normale, comme le 13 juin, où nous avons noté une tension maxima de 16 et artério-capillaire de 11. Mais ce fait est rare, et si la tension capillaire se maintient au-dessous de la tension maxima il est plus rare qu'elle atteigne un point aussi bas.

Donc, deuxième point : En cas de compensation d'un rétrécissement mitral, la tension artério-capillaire qui se maintenait au-dessus de la tension maxima, dans les phases de décompensation, passe au-dessous et se maintient au-dessous de la tension maxima au stade de compensation.

D'ailleurs, la tension artério-capillaire envisagée seule, est élevée au début des accidents dans le voisinage de 16 à 17 centim., elle s'abaisse dans la convalescence aux environs de 14 centim. Si comme je l'ai fait, on dessine à la fois sur la même feuille de température les courbes simultanées de la tension maxima et de la tension artério-capillaire, il est facile, par un simple coup d'œil, de juger de l'état de la lésion et de la marche de la convalescence.

Un point pourtant rendra cette tâche plus délicate. Si le malade est porteur de varices un peu volumineuses, sa tension capillaire, même avec une excellente compensation, se maintiendra fort élevée, selon l'hypothèse que j'ai énoncée au début de ce travail. Il faudra dans la lecture des courbes ou des chiffres tenir compte de ce phénomène. D'ailleurs, après quelques jours, on notera la valeur de la tension artério-capillaire et l'on pourra, malgré cette cause d'erreurs, se rendre compte de la marche de la maladie.

En résumé : Dans le rétrécissement mitral, acquis et congénital, la tension capillaire est toujours exagérée. S'il est adapté, cette tension se rapprochera de la normale. Si, au contraire, il y a décompensation, il y aura interversion des tensions ; la tension artério-capillaire passant au-dessus de la tension maxima. Enfin, la différence entre l'adaptation et la compensation, c'est que dans cette dernière, la tension artério—capillaire sera toujours plus élevée que dans l'adaptation.

Nous allons passer maintenant au deuxième paragraphe de cette étude ; nous allons voir comment se comportent les tensions artérielle et artério-capillaire au cours du rétrécissement mitral artérioscléreux, le plus rare, il est vrai, mais le plus dangereux peut-être, car sur trois observations recueillies à l'hôpital, j'ai eu à enregistrer deux décès.

§ 2. — RÉTRÉCISSEMENT MITRAL ARTÉRIOSCLÉREUX.

Comme nous l'avons déjà dit au début du paragraphe précédent, c'est la tension maxima seule, qui nous permettra de séparer les rétrécissements mitraux congénital et acquis, du rétrécissement mitral artérioscléreux. Dans ce dernier l'hypertension est la règle comme dans toutes les cardiopathies artérielles, fait si souvent démontré par H. Huchard, depuis de longues années.

Mais si l'hypertension artérielle est un signe constant de ces maladies, il ne faut pas oublier l'importance des signes physiques.

Prenons comme exemple de cette maladie, l'observation numéro 11. Cette malade. Mme S., 43 ans, laveuse, entre à l'hôpital en pleine asystolie, les jambes sont enflées, il y a de la tachy-arythmie, et un bruit de galop. Mais quelques jours après, le galop étant moins intense, il était possible d'entendre un dédoublement du deuxième bruit à la base. Le jour de son arrivée, elle a eu une grosse hémoptysie qui s'apaise ainsi que les autres symptômes. Cette malade n'a pas cessé d'avoir une grosse quantité d'albumine dans les urines, ainsi que sa tachy-arythmie et une dyspnée souvent extrême.

A l'autopsie, il a été possible de se rendre compte de son rétrécissement mitral semé de plaques d'athérôme; de plus, les poumons étaient absolument dépourvus de toutes traces de foyers tuberculeux. L'autopsie confirmait donc le diagnostic fait pendant la vie, c'est-à-dire, rétrécissement mitral artérioscléreux.

Voyons maintenant la marche des deux tensions chez cette malade. Pendant tout le cours de sa maladie, la tension maxima s'est maintenue à un moyenne de 17, mais atteignait souvent 18. Au début même, au moment de sa crise asystolique nous avons noté 26, 25, puis 23 centim. Le repos et le régime abaissèrent un certain temps sa tension artérielle, mais à chaque

dications) et *climatériques ; 4° l'exposé des connaissances essen-
tielles en hygiène et en bromatologie.*

En ce qui concerne le traitement des maladies, le problème du
diagnostic est supposé résolu et les détails cliniques sont réduits
au strict nécessaire. L'étude de chaque médicament comprend non
seulement celle de ses caractères physiques et chimiques, de ses
indications thérapeutiques, de sa posologie, de ses effets utiles,
mais encore celle de ses actions nuisibles et toxiques, de ses effets
physiologiques expérimentaux (s'il y a lieu), des signes traduisant, chez l'homme, l'intolérance ou l'intoxication. A propos de
tous les agents médicamenteux usuels sont donnés des spécimens
de formules applicables aux cas les plus fréquents de la pratique
courante. Du reste, les détails 1ournis sur chaque drogue, les
notions exposées en divers articles (*art de formuler, incompatibi-
lités, intolérance pour les médicaments, potions, pilules, cachets,*
etc., etc.), permettront aisément au médecin de formuler lui-même
des prescriptions variées et appropriées à chaque cas particulier.

Réunissant en un seul et même ouvrage un résumé de clinique
thérapeutique et un formulaire, cet Aide-mémoire, bien imprimé
et élégamment relié, est destiné à devenir le *vade-mecum* indispensable au médecin praticien.

Travaux Originaux

L'ARTERIOSCLEROSE

Nouvelle théorie pathogénique. Traitement par le silicate de soude.

Par le Dr Scheffer (de Saint-Etienne).

L'artériosclérose tient depuis de nombreuses années, sinon le premier rang, mais tout au moins une place marquante sur la scène médicale.

Il faut reconnaître, d'ailleurs, que peu de questions méritent au même degré de fixer l'attention du médecin.

En effet, les rapports étroits de la sénilité normale et de l'artériosclérose font de la pathogénie et du traitement de cette affection deux problèmes d'un intérêt général et pour ainsi dire universel.

D'un intérêt général, disons-nous, car, d'une part, les causes invoqués comme provoquant le développement de l'artériosclérose, sont d'une telle multiplicité que bien rares sont ceux qui peuvent espérer échapper à leur influence, et, d'autre part, après l'âge de 45 à 50 ans, rares également sont ceux qui restent absolument indemnes de lésions scléreuses.

La solution de ce problème pathogénique et thérapeutique, nous préoccupe depuis longtemps déjà.

En 1903, étudiant la valeur thérapeutique du sérum de Trunecek [1], nous émettions l'hypothèse que l'efficacité de ce remède était due à ce qu'il constituait pour l'économie, un élément de reminéralisation organique.

Depuis cette époque, cette hypothèse paraît s'être fortifiée, et trouve, à notre avis, une base nouvelle dans l'efficacité du traitement de l'artériosclérose par le silicate de soude.

Pour bien mettre en lumière la théorie pathogénique nouvelle

[1] **Valeur thérapeutique du sérum de Trunecek**, par le Dr Scheffler, *Médecine moderne*, 1903, n° 51.

22

que nous formulerons, et légitimer le traitement silicaté qui en découle, nous diviserons notre travail en quatre parties.

La première partie sera consacrée à résumer brièvement les données acquises sur l'anatomie pathologique, l'étiologie, les symptômes, l'évolution de l'artériosclérose.

Dans la deuxième partie, nous ferons l'exposé et la critique des différentes théories pathogéniques et nous formulerons celle qui nous est personnelle.

Dans la troisième partie, nous étudierons surtout au point de vue clinique la valeur thérapeutique du silicate de soude.

Enfin, dans un dernier chapitre, nous nous efforcerons de montrer le mode d'action du silicate de soude et de légitimer notre thèse.

PREMIÈRE PARTIE.

Nous n'insisterons pas sur la description anatomopathologique des lésions de l'artériosclérose. Elles se résument en quelques mots : épaississement fibreux des parois artérielles quand il s'agit de vaisseaux de petit et moyen calibre; infiltration calcaire (athérome) de ces mêmes parois, s'il s'agit de vaisseaux de gros calibre (aorte). L'athérome et l'artériosclérose étant, d'ailleurs, deux processus identiques dont les différences tiennent seulement au calibre des vaisseaux (Josué) (1).

Ces lésions scléreuses peuvent être généralisées à l'ensemble du système vasculaire, ou au contraire n'intéresser que certains rameaux de l'arbre circulatoire, et cela, soit dans leur totalité soit, au contraire, partiellement.

Ainsi, Lévine (2) a publié deux cas d'artériosclérose gastrique, démontrés par l'autopsie, en l'absence d'artériosclérose généralisée.

Souvent l'aorte est seule atteinte, ou le rein, ou le cerveau.

On pourrait donc, à la rigueur, décrire séparément l'artériosclérose du rein, du cerveau, de l'estomac... Mais, en réalité, les lésions scléreuses sont rarement uniques et atteignent rarement les vaisseaux d'un seul organe à l'exclusion complète des autres.

Il est plus vrai de dire que, suivant les sujets, leur âge, leur genre de vie peut-être, leurs prédispositions surtout, l'artériosclérose se manifeste avec élection sur un organe plutôt que

(1) Congrès de médecine interne, 1907.
(2) *Roussky-Wrátch*, 1907.

sur un autre, sans pour cela que le reste de l'organisme soit absolument indemne.

Au point de vue clinique cependant, il est légitime d'étiqueter sous la rubrique artériosclérose cérébrale, rénale, cardiaque, les cas qui se manifestent par des symptômes prédominants du côté du cerveau, du rein ou du cœur; si les autres lésions scléreuses dont le malade peut être porteur, ne se traduisent pas objectivement d'une façon suffisamment nette.

Quels sont les résultats de ces lésions scléreuses des vaisseaux ?

En premier lieu, le calibre des vaisseaux est diminué, leur élasticité est amoindrie. Or, nous savons que l'écoulement d'un liquide dans un tube, diminue en même temps que sa section et que, toutes choses égales, d'ailleurs, l'écoulement d'un liquide est plus considérable si le tube est élastique que si les parois sont rigides.

Ces deux causes, diminution de calibre des vaisseaux, perte de l'élasticité de leurs parois ont toutes deux pour effet de restreindre l'irrigation sanguine.

Il en résulte que la nutrition intime des tissus est entravée, non seulement du fait d'un apport insuffisant de substances nutritives, mais surtout parce que l'irrigation sanguine diminuant d'intensité, les produits de déchet de la vie cellulaire sont évacués moins rapidement et tendent à s'accumuler.

Cette dépuration insuffisante de l'organisme s'augmente encore, si, comme cela est pour ainsi dire la règle, le filtre rénal est lui-même altéré par les mêmes lésions. On comprend dès lors que, non seulement les organes atteints par l'artériosclérose, mais que l'économie toute entière subisse ainsi une diminution considérable de vitalité.

Et cette diminution de vitalité se traduit pour l'individu, non seulement par une évolution plus rapide vers la sénilité, mais aussi par une résistance moindre vis-à-vis des différents facteurs de morbidité.

Une autre conséquence des lésions vasculaires ressortissant à l'artériosclérose, c'est l'augmentation du travail du cœur et la fatigue de cet organe, luttant pour lancer l'ondée sanguine dans des vaisseaux de calibre plus restreint et d'élasticité amoindrie.

Quant à l'élévation de la pression artérielle, nous nous réservons de traiter cette question si importante, en étudiant la pathogénie.

Les symptômes de l'artériosclérose sont connus de tous les praticiens.

Ils sont nombreux et éminemment variables suivant les individus et la prédominance des lésions sur les différents appareils.

Les malades ont habituellement la peau sèche, terne, et sont particulièrement sensibles au froid.

On note souvent l'arc sénile, l'alopécie est fréquente, les temporales flexueuses, les artères dures, en tuyau de pipe, suivant l'expression consacrée.

La tension artérielle est souvent exagérée.

Parfois on note des symptômes d'angine de poitrine, dyspnée d'effort, — à l'auscultation du cœur, deuxième bruit éclatant, galop, — quelquefois dilatation de l'aorte.

L'irrigation insuffisante des membres inférieurs peut provoquer des douleurs vagues, indéterminées: tarsalgie, crampes, claudication intermittente et même gangrène des extrémités.

Le rein est le plus souvent atteint de néphrite interstitielle, se traduisant par des crampes, sensation de doigt mort, polyurie avec toxicité urinaire diminuée, et albuminurie nulle ou peu abondante.

L'artériosclérose peut provoquer également des hémorrhagies diverses : épistaxis, hémoptysies et des hématémèses (Levine). dont le diagnostic pathogénique est toujours difficile ou douteux.

Du côté du cerveau, les symptômes morbides varient depuis l'inaptitude légère au travail jusqu'à l'aphasie transitoire; l'ictus apoplectiforme, l'hémorrhagie cérébrale. Le professeur Windscheid, de Leipzig, signale trois signes d'artériosclérose cérébrale qui, associés. ont une grande valeur diagnostique, ce sont : la céphalée, les vertiges et la perte de la mémoire.

Un symptôme accessoire et qui, à notre avis, a aussi une grande importance, c'est l'intolérance surprenante des malades vis-à-vis de l'alcool.

Tel est, sommairement dessiné, le tableau d'ensemble des troubles morbides dus à l'artériosclérose.

Ils peuvent se résumer d'un mot : déchéance vitale, généralisée ou partielle, suivant que les lésions intéressent l'ensemble de l'organisme ou ce qui est le plus fréquent, se localisent surtout sur un organe ou un ensemble d'organes.

Répétons que, suivant les prédispositions héréditaires ou individuelles, suivant le genre d'existence, les maladies antérieures, les lésions scléreuses prédominent le plus souvent au niveau d'un organe: cœur, cerveau, rein..., si bien qu'au point de vue clinique, on peut décrire des types de sclérose rénale, cardiaque, cérébrale...

Le diagnostic est, suivant les cas, ou très facile, ou impossible, certaines lésions scléreuses limitées ne se traduisant par aucun symptôme objectif. Mais, en présence d'un malade de plus de 40 ans, le clinicien doit toujours envisager la possibilité de la présence de lésions scléreuses, et examiner avec soin l'état de la circulation périphérique, l'élasticité des artères accessibles, et surtout mesurer la pression artérielle.

On arrive ainsi bien souvent à la solution de problèmes cliniques qui, à première vue, semblent hérissés de difficultés ; d'autant plus que des lésions scléreuses, même importantes, restent fréquemment latentes pendant de longues périodes, et ne se manifestent cliniquement, qu'à l'occasion d'un surmenage, du froid, ou d'une maladie intercurrente.

La sclérose rénale insoupçonnée peut ainsi, brusquement assombrir le pronostic d'une affection ordinairement sans gravité.

Quant au pronostic de l'artériosclérose, on comprend qu'il est éminemment variable, suivant l'étendue, la localisation, la multiplicité, des lésions.

Il varie également suivant l'âge, la profession, les habitudes hygiéniques et le passé pathologique des malades.

Les mêmes facteurs influent également sur la durée de l'artériosclérose.

Tel malade aura une survie très longue, tel autre, sera brusquement emporté par des accidents cérébraux ou cardiaques.

L'examen minutieux de chaque cas particulier, pourra seul donner quelque probabilité au pronostic.

Quand la mort est le résultat direct de l'artériosclérose, elle termine le plus souvent une période plus ou moins longue d'asystolie ou d'urémie. Ces deux causes étant d'ailleurs, ordinairement associées.

A part l'hémorrhagie cérébrale ou la mort subite par syncope, on peut dire de l'asystolie et l'urémie constituent la fin naturelle des artérioscléreux.

D'après Gouget (1), « la mort des artérioscléreux peut être le résultat d'une sorte de cachexie progressive, sans localisation appréciable, dont la pâleur et l'émaciation constituent les traits principaux. » Cet auteur signale un cas de ce genre, vérifié par

(1) GOUGET, artériosclérose, *Actualités médicales.*

l'autopsie « qui ne montra d'autres lésions qu'une sclérose très marquée de l'aorte abdominale et des artères des viscères abdominaux »,

Etiologie. — Les causes de l'artériosclérose sont multiples. Elles se résument d'après nous en deux mots : intoxication de l'organisme et prédisposition individuelle.

L'intoxication peut être due à l'introduction dans l'économie, de poisons venus du dehors : alcool, tabac, plomb, aliments avariés (gibier faisandé, conserves), ou, au contraire, provoquée par des toxines résultant du fonctionnement normal, exagéré ou défectueux de l'organisme tout entier (surmenage physique ou intellectuel, troubles digestifs, arthritisme). A cet égard, les maladies infectieuses constituent un facteur étiologique important de l'artériosclérose (fièvre typhoïde, diphtérie, paludisme, syphilis).

Enfin, l'intoxication organique peut être le fait d'une dépuration insuffisante par suite de lésions rénales ou hépatiques. Comme on le voit, les causes étiologiques de l'artériosclérose sont nombreuses, mais, à notre avis, ce ne sont que des **causes occasionnelles.**

La véritable cause efficiente est une vulnérabilité particulière des artères, qui résulte, soit de l'hérédité, soit d'une **prédisposition individuelle.**

Cette opinion, qui a été soutenue par Maragliano (Congrès de médecine interne, Rome, 1906), nous paraît renfermer la plus grande part de vérité.

En effet, si les causes de l'artériosclérose sont extrêmement nombreuses et fréquentes, tous ceux qui y sont soumis, ne sont pas fatalement artérioscléreux.

Des fumeurs invétérés, des alcooliques chroniques, ne présentent pas toujours des lésions scléreuses.

Lancereaux conteste même l'influence de l'alcool sur le développement de l'artériosclérose.

Quant aux expériences de laboratoire, consistant à introduire dans les veines d'animaux différents toxiques; alcool, nicotine, adrénaline..., malgré tout l'intérêt qu'elles présentent au point de vue théorique, il faut bien avouer qu'elles ne rappellent que de très loin ce qui se passe chez l'homme dans la vie courante.

De plus, en attribuant à une prédisposition spéciale, le rôle le plus marquant dans la genèse de l'artériosclérose, nous expliquons facilement pourquoi les lésions scléreuses se localisent pour ainsi dire sur un organe (cerveau, rein), différent suivant les sujets. Il s'agit tout simplement, suivant l'expression de

Giovanni (Congrès de médecine interne, Rome, 1906), d'une différence congénitale dans la structure des vaisseaux des différents organes. Cette hypothèse se trouve d'ailleurs vérifiée par des faits d'observation journalière.

Tous les praticiens savent, en effet, que l'hémorrhagie cérébrale est une affection héréditaire, plus héréditaire même que la phtisie et le cancer, d'après Dieulafoy (*Gazette hebdomadaire 1876*).

DEUXIÈME PARTIE.

Pathogénie de l'artériosclérose. — La théorie pathogénique qui rencontre le plus de partisans est, sans contredit, celle qui fait de l'hypertension artérielle la cause des lésions vasculaires.

Cette théorie à laquelle se sont ralliés Traube, Vaquez, Pic, Bonnamour, a été éloquemment exposée et soutenue par Huchard (1).

Pour cet auteur, l'hypertension artérielle précède les lésions vasculaires, souvent pendant une longue période de présclérose. Elle prépare donc et produit les lésions vasculaires.

Cette théorie, basée à la vérité sur de nombreuses observations, explique l'hypertension par un spasme vasculaire, une vasoconstriction généralisée, qui serait le fait de la rétention ou de la surproduction dans l'organisme de poisons ou toxines de diverse nature, poisons ou toxines ayant une action vaso-constrictive.

La théorie de Huchard, pour séduisante qu'elle soit, ne répond malheureusement pas à la généralité des faits.

Tout d'abord, l'élévation de la pression artérielle ne s'observe pas dans tous les cas d'artériosclérose. « Dunin ne trouve d'hypertension que dans 79 0/0 des cas, Grödel dans 65 0/0, Strassburger dans 46 0/0 (2). »

Nos observations personnelles, nous ont montré que l'hypertension faisait défaut dans un tiers de ces observations.

Au Congrès de médecine italien (octobre 1906), Quéirolo (de Pise), signale que les hémorrhagies cérébrales se produisent bien plus souvent chez des sujets ne présentant pas une pression artérielle très élevée, et conclut qu'il n'est pas exact que

(1) Académie de médecine, 15 janvier 1907.
(2) GOUGET, *loc. cit.*

l'hypertension soit toujours inséparable de l'artériosclérose.

Ferranini (Naples) admet que l'artériosclérose est un processus lié aux intoxications et toxi-infections du sang, et que son mécanisme s'explique soit par angiospasme avec hypertension, soit par angiohypotomie avec hypotension artérielle.

Riva, de Parme, estime que l'angiohypotonie de Ferranini est une vérité acquise et signale que le durcissement juvénile des artères qui accompagne certains états neurasthéniques est toujours caractérisé par une pression normale.

Des faits statistiques et des faits d'observation, il résulte donc que, si l'hypertension accompagne fréquemment l'artériosclérose, l'artériosclérose elle-même n'est pas fatalement liée à l'hypertension artérielle. Celle-ci ne peut donc être considérée comme la cause des lésions vasculaires.

Une autre théorie, s'appuyant sur les expériences de Josué obtenant chez les animaux des lésions scléreuses et athéromateuses, en injectant de l'adrénaline dans les veines attribue l'hypertension à une hypersécrétion des capsules surrénales hypertrophiées.

Mais l'hypertrophie des capsules surrénales, quand on l'observe, ce qui est loin d'être un fait constant, porte surtout sur la substance corticale, tandis que l'adrénaline se trouve surtout dans la substance médullaire qui, elle, ne subit pas d'hypertrophie.

De plus, chez l'enfant, où l'artériosclérose est très rare, les capsules surrénales sont proportionnellement plus développées que chez l'adulte.

Quoi qu'il en soit, il est possible qu'il existe une forme surrénale de l'athérome (Josué (1), mais la théorie surrénale ne peut être généralisée.

La théorie soutenue par Huchard a été combattue par Lancereaux, Hayem et Chantemesse (2). Pour ces auteusr, quand on constate chez un sujet de l'hypertension artérielle, celui-ci est déjà artérioscléreux.

En un mot, l'hypertension artérielle est le résultat et non la cause de l'artériosclérose.

La sclérose artérielle ou l'athérome, seraient uniquement le résultat de l'action sur les parois vasculaires des poisons ou toxines diverses contenus dans le liquide sanguin. Tel était également l'avis de Potain, lequel formule ainsi sa pensée :

(1) Congrès de médecine interne, octobre 1907.
(2) Académie de médecine, *loc. cit.*

« Qu'elle (l'hypertension) contribue, à partir du moment où elle existe, à exagérer les lésions des artères auxquelles elle impose un travail et une fatigue exagérés, cela est très vraisemblable et on peut dire même nécessaire, mais cela n'empêche pas qu'à l'origine, l'altération des parois artérielles soit certainement le fait primitif et l'hypertension sa conséquence (1). »

Le même auteur ajoute : « A considérer l'ensembel des faits, on est, ce me semble, bien fondé à présumer que la sclérose athéromateuse à laquelle si peu de gens échappent complètement, en avançant en âge, résulte de l'action sur les parois artérielles des infections et intoxications diverses auxquelles nous sommes si constamment exposés, et par lesquelles nous sommes si souvent touchés pendant toute la durée de notre existence (2). »

Cette théorie, sans contredit, explique l'immense majorité des faits, et c'est à elle que nous nous arrêtons.

Voici, dès lors, comment nous comprenons la pathogénie de l'artériosclérose.

Nous admettons tout d'abord que l'artériosclérose et l'athérome constituent des lésions identiques variables seulement du fait de la différence de structure des parois vasculaires où elles se manifestent.

Ces lésions scléreuses ou athéromateuses, sont exclusivement produites par l'action sur les parois artérielles de poisons ou de toxines diverses.

Indépendamment de leur pouvoir sclérogène, ces poisons ou toxines peuvent, d'ailleurs, avoir des effets vasoconstricteurs (adrénaline, plomb, tabac, toxines alimentaires), ou, au contraire, hypotenseurs (toxines typhique, tuberculeuse), ce qui rend compte des faits observés par Ferranini et Riva. Nous admettons également que l'hypertension quand elle existe, favorise et active la production des lésions scléreuses, et exagère les troubles fonctionnels. Ce qui explique les succès de la médication hypotensive.

Mais nous considérons l'hypertension permanente comme la conséquence et non comme la cause de l'artériosclérose.

Enfin, il ne suffit pas que le torrent sanguin charrie des toxines ou des poisons pour que se développent les lésions de l'artériosclérose. Ces dernières, pour se développer, demandent

(1) POTAIN, la pression artérielle.
(2) POTAIN, *loc. cit.*

un terrain préparé par une prédisposition héréditaire ou individuelle.

En quoi consiste cette prédisposition ?

Pourquoi tel individu, plutôt que tel autre, voit-il ses tuniques artérielles transformées en tissu fibreux ou infiltrées de sels calcaires ?

Voici comment nous répondrons à cette question, quitte à légitimer ensuite par des faits, la théorie que nous allons formuler.

La prédisposition à l'artériosclérose est due à un trouble dans la minéralisation de l'organisme, et ce trouble de la minéralisation consiste essentiellement en un défaut de silice.

Ce déficit siliceux a pour résultat de favoriser la production de tissu fibreux (d'où lésions scléreuses) et de faciliter la fixation des carbonates de chaux dans l'organisme (d'où l'athérome).

En outre, la silice ayant pour fonctions de décomposer les carbonates produits par la réduction de la matière organique en fournissant CO^2 (Gaube, Robin et Binet (1), si cette fonction diminue, il en résulte la production dans l'intimité des tissus, de toxines résultant des réductions incomplètement effectuées.

Enfin, le défaut de silice, diminue la vitalité de ces mêmes tissus, la silice ayant des propriétés vivifiantes vis-à-vis des cellules organiques (Decène) (2).

Nous allons essayer maintenant de légitimer notre hypothèse.

Le déficit siliceux, avons-nous dit, favorise la production de tissu fibreux et la fixation des carbonates de Ca dans l'organisme. Cette hypothèse se trouve confirmée par la comparaison des résultats de l'analyse minérale du tissu musculaire et du tissu fibreux (résultats empruntés à Gaube) :

	Tissu musculaire de l'homme	Tissu fibreux normal
Substances minérales	7,5318 p. 1000	3,56 p. 1000
Silice	0,259 p. —	0,0125 p. —
Chaux	0,309 p. —	0,420 p. —

Si, d'autre part, nous représentons par 1.000, le total de la minéralisation du muscle et du tissu fibreux, la silice et la

(1) GAUBE. Cours de minéralogie biologique, 1904.
(2) DECÈNE-OLIVIER. Les silicates en thérapeutique, 1906.

chaux se trouveront représentées respectivement par les chiffres suivants :

	Silice	Chaux
Tissu musoulaire	34	41
Tissu fibreux	8,5	117

La simple lecture de ces chiffres, semble donc bien prouver que le manque de silice dans un tissu, est lié à la présence d'une grande quantité de chaux. Pour rendre cette affirmation plus plausible encore, comparons les résultats de l'analyse minérale des muscles de deux animaux de même espèce, mais différents cependant, comme le sont le taureau et le bœuf. Nous obtenons les chiffres suivants :

	Taureau	Bœuf
Minéralisation totale	8,626 p. 1000	7,583 p. 1000
Silice	0,401 p. —	0,113 p. —
Chaux	0,410 p. —	0,887 p. —

et, en représentant par mille, la minéralisation totale :

	Taureau	Bœuf
Silice	46,5	14
Chaux	47,5	51

Ici encore, nous constatons que quand la quantité de silice diminue, celle de la chaux augmente, ce qui nous permet de supposer que le manque de silice favorise la fixation de la chaux dans l'organisme.

Il convient maintenant, de nous demander quel est le rôle de la silice dans l'organisme. Grâce aux travaux de Gaube, de Poin et de Binet (1), on peut dire que ce rôle n'est plus absolument hypothétique.

Nous venons de voir que, 1 kilogramme de muscle humain, renferme 0 gr. 259 de silice. Or, on évalue la masse musculaire d'un homme de 68 kilogrammes à 25 kilogrammes environ. La quantité totale de silice, contenue dans la totalité des muscles, serait donc de 6 gr. 47, quantité supérieure à celle du fer contenu dans le sang, laquelle est évaluée à 3-4 grammes environ pour un organisme de 65 kilogrammes (Preyer).

D'autre part, les muscles de la femme renferment 35 0/0 en moins de silice que ceux de l'homme.

(1) GAUBE, *loc. cit.*

Les muscles des taureaux contiennent 72 0/0 de silice de plus que ceux du bœuf, et 67 0/0 de plus que ceux de la vache.

« Il semble donc que la silice musculaire soit destinée à une fonction toute spéciale. La silice, n'aurait-elle pas pour action de chasser une partie de l'acide carbonique résultant d'une activité musculaire plus intense chez les mâles que chez les femelles ou les individus émasculés ?... Cette hypothèse n'a rien d'invraisemblable, si on veut bien se rappeler que l'acide silicique est le grand destructeur des carbonates au sein de la terre, et qu'une même loi générale régit toutes les actions chimiques, soit qu'elles s'effectuent entre minéraux directement, soit qu'elles s'effectuent au sein de la matière organique, au sein de la matière vivante (Gaube) (1). »

Le même auteur ajoute : «... La silice est plus abondante chez les mâles que chez les femelles, et, à ce propos, nous nous sommes demandés si l'acide silicique des muscles n'avait pas pour fonction de décomposer les carbonates, résultant de la réduction de la matière organique, et de fournir ainsi à l'expiration, une partie de l'acide carbonique exhalé à la surface du poumon. Je puis vous dire aujourd'hui que cette hypothèse n'en est plus une, que c'est la réalité. Vous connaissez les intéressants travaux d'Albert Robin et Maurice Binet, sur le chimisme respiratoire, — dans un travail dans cet ordre de recherches, il sera démontré que la silice est bien un destructeur de carbonates, au sein de l'organisme vivant (2). »

On comprend dès lors, toute l'importance de la silice au point de vue du développement de l'artériosclérose.

Le manque de silice dans l'organisme, l'anémie siliceuse, si l'on peut toutefois employer cette expression, se traduira donc par un travail de réduction insuffisant, et une élimination réduite de CO'. Il y aura donc viciation relative de la nutrition cellulaire, et, par conséquent, production anormale de toxines.

D'autre part, nous avons dit que la silice était un destructeur de carbonates au sein de l'organisme. Le manque de silice favorise, par conséquent la rétention, la fixation dans l'organisme, de ces mêmes carbonates de Ca, fait qui nous a été démontré par les analyses citées précédemment.

(1) GAUBE, *loc. cit.*, p. 43.
(2) GAUBE, *loc. cit.*, p. 80-81.

On comprend dès lors quel rôle important joue la silice organique dans la pathogénie de l'artériosclérose.

Enfin, il nous reste à attirer l'attention sur les propriétés vivifiantes de la silice, et dans notre esprit, cette expression signifie élévation de la vitalité, perfectionnement des échanges, stimulus vital.

Le Dr Decène insiste énergiquement sur les propriétés vivifiantes des silicates, qui d'après lui permettent à l'organisme de lutter contre l'infection, sans avoir de propriétés bactéricides (1).

Les vues de cet auteur, récemment confirmées à ce point de vue par le Dr Pascaut (2), nous semblent trouver un nouvel élément de probabilité dans ce fait, que, chez l'individu émasculé (bœuf), la quantité de silice est très inférieure à celle que l'on rencontre chez l'individu normal (taureau), ainsi que nous l'avons déjà signalé au cours de ce travail.

Tels sont les faits, qui à notre avis, militent en faveur de la théorie pathogénique que nous avons formulée relativement au développement de l'artériosclérose.

La légitimité de ces vues théoriques se trouve encore renforcée par l'efficacité du traitement de l'artériosclérose par le silicate de soude, chapitre dont nous allons maintenant aborder l'étude.

TROISIÈME PARTIE.

Le silicate de Na n'est pas encore entré dans la thérapeutique courante. Cependant, Rabuteau et Papillon, Dubreuilh, Sée, Gauthier, l'avaient déjà employé.

Le Dr Decène-Olivier peut être considéré comme le véritable initiateur du traitement silicaté. Il a consacré à l'étude du silicate de Na de nombreux articles et une brochure (3).

Nous-mêmes, depuis 1903, nous avons employé le silicate de Na dans de nombreux cas de dyspepsie, artériosclérose, fièvre typhoïde, et nous avons pu nous convaincre de l'inexactitude des données établies par le Dr Decène.

Tout dernièrement encore, la Société de thérapeutique (4),

(1) Decène-Olivier, Les silicates en thérapeutique, 1904.
Decène-Olivier, _La médication martiale_, janvier 1906.
(2) _Société de thérapeutique_, septembre 1907.
(3) _Echo médical de Lyon_, 15-v-01.
Médication martiale, février 1902, octobre 1903, janvier 1906.
Les silicates en thérapeutique, 1904.
(4) Septembre 1907.

le Dr Pascaut confirmait également les résultats obtenus, surtout vis-à-vis des dyspepsies. Nos observations d'artériosclérose traitées par le silicate de Na dépassent le chiffre de 150.

Pour éviter des redites fastidieuses, nous ne publierons que les plus saillantes, en résumant seulement les faits généraux qui se dégagent de l'ensemble des observations.

I. Nous signalerons tout d'abord l'innocuité absolue du traitement silicaté.

Bien entendu, comme dans tout traitement, il est utile de suspendre de temps en temps le médicament pendant une dizaine de jours, quitte à le reprendre ensuite; mais nous n'avons jamais observé aucun signe d'intolérance, à la condition expresse toutefois de diluer suffisamment la solution.

Le traitement silicaté, depuis plus de trois ans que nous l'employons dans les cas les plus divers, nous paraît tellement inoffensif que nous ne lui connaissons pas de contre-indication formelle.

Bien entendu, il peut y avoir des cas où, par suite d'une susceptibilité individuelle particulière les silicates soient mal tolérés, mais nous n'en avons pas rencontré.

II. Sauf peut-être pour les troubles digestifs qui peuvent être très rapidement améliorés, il est nécessaire de continuer le traitement silicaté pendant 15-30 jours au moins, avant d'en retirer un bénéfice appréciable.

En un mot, c'est un traitement de longue haleine qu'il faut reprendre souvent à titre préventif.

III. Les fonctions digestives, si souvent troublées chez les artérioscléreux, sont, dans l'immense majorité des cas très vite améliorées, sauf la constipation, qui en tant que symptôme isolé, ne nous a pas paru influencée par le traitement siliceux.

IV. Le fait qui attire le plus l'attention chez les malades traités par le silicate de soude, c'est l'abaissement de la tension artérielle quand il y a hypertension.

Après 15 à 30 jours de traitement silicaté, régulier, on peut dire que l'abaissement de la pression artérielle est à peu près constant. Celle-ci reste normale, ou même un peu au-dessous de la normale, tant que l'on continue l'absorption du remède.

L'hypertension ne se reproduit que lentement quand on cesse le traitement, et au bout d'un temps éminemment variable dans chaque cas particulier.

Il ne nous a pas paru, d'autre part, que le nombre des pulsations augmentât quand la pression artérielle diminuait. Mais

ce point d'observation demande à être étudié de plus près; l'é-
motivité des malades rendant difficile l'interprétation des résultats obtenus.

Le tableau suivant précise pour certains cas typiques les variations de la pression artérielle et permet de se faire une idée
générale de l'action des silicates sur l'hypertension artérielle.

MODIFICATIONS DE LA PRESSION ARTÉRIELLE.

Sexe	Age	Pression artérielle avant le traitement	après le traitement	Nombre de jours de traitement	Observations
F.	63	21	19	32 jours	
H.	62	19	17	25 —	angine de poitrine.
H.	57	19	15	20 —	vertiges.
H.	47	22	18	25 —	
H.	48	23	19	40 —	diabète léger.
F.	50	22	19	30 —	asthme.
H.	32	22	14	120 —	néphrite interstitielle et artériosclérose.
H.	64	17	16	60 —	angine de poitrine.
F.	56	21	17	40 —	épistaxis à répétition.
F.	65	24	22	100 —	même cas, artériosclé-
F.	»	»	19	150 —	rose généralisée.
H.	60	19	15	25 —	vertiges.
F.	57	26	19	42 —	épistaxis.

La mesure de la pression artérielle a été faite avec le sphyg-
momètre de Bloch, modifié par Chéron. Nous avons négligé les
fractions, car il ne faut pas demander aux différents sphygmo-
mètres une plus grande précision.

V. Les symptômes ressortissant à l'artériosclérose cérébrale
vertiges, céphalée, sont ceux qui sont le plus rapidement amendés, même si les malades n'ont pas d'hypertension artérielle,
ce qui prouve tout au moins que l'efficacité du remède, ne
tient pas uniquement à son action sur la pression artérielle.

VI. Quand il existe de l'albumine, celle-ci disparaît ou, du
moins, diminue notablement.

VII. L'efficacité du traitement siliceux est très nette vis-à-vis
des crises d'angine de poitrine, la dyspnée d'effort ; mais les
résultats favorables ne s'observent qu'après une assez longue
période de traitement, ce qui oblige à employer comme traitement d'urgence, les médicaments classiques (trinitrine, nitrine
de Na).

VIII. Sous l'influence du traitement siliceux, l'état général se
relève. Dans presque tous les cas, les malades accusent une

sensation de mieux être et une notable augmentation des forces.

IX. Quelle que soit sa remarquable efficacité, il ne faut pas
cependant demander au traitement siliceux de donner des résultats dans des cas absolument désespérés.

Malgré son réel pouvoir vivifiant, le silicate de Na ne va
pas jusqu'à guérir les moribonds, et si nous insistons sur ce
point, c'est que, quand il s'agit d'un traitement nouveau ou
d'une méthode nouvelle, les praticiens les mettent d'abord à
l'épreuve dans les cas radicalement désespérés et concluent ensuite à leur inefficacité. Comme tous les agents thérapeutiques,
le traitement siliceux donne des résultats d'autant plus brillants, qu'il est institué d'une façon plus précoce, et même à
titre préventif, chez ceux que leurs antécédents personnels ou
leur hérédité prédispose à l'artériosclérose.

Au point de vue de la pathogénie de l'artériosclérose, nous
nous sommes nettement séparés des idées de Huchard, — mais
si les théories médicales sont toujours variables, quelquefois
incomplètes, parfois même inexactes, si elles ne constituent pas
des articles de foi, elles servent néanmoins souvent, à mettre
en lumière, à grouper des faits cliniques, constituant à leur
tour des types cliniques d'une indiscutable réalité. L'interprétation de ces faits ou de ces types cliniques peut varier suivant l'esprit critique des différents observateurs, mais tous doivent s'accorder, s'ils sont de bonne foi, à en trouver exacte la
description.

C'est ainsi que dans le cadre cependant hypothétique, étiqueté
presclérose, Huchard groupe toute une catégorie de malades
dont le type clinique très réel se trouve chaque jour sous les
yeux du praticien.

A ceux donc qui acceptent la théorie de Huchard, nous dirons que le silicate de Na est le véritable médicament de la
presclérose. C'est chez les prescléreux que le traitement silicaté donne les résultats les plus brillants, les plus certains et
les plus durables.

D'ailleurs, son inocuité absolue permet d'en prolonger l'u-
sage pour ainsi dire indéfiniment.

Les quelques observations brièvement résumées qui vont suivre, permettront au lecteur, de se rendre compte de l'efficacité
du traitement silicaté dans quelques cas types, particulièrement
choisis comme ayant la valeur démonstrative de véritables ché-
mas.

OBSERVATION I. — N., géomètre, 64 ans, Fièvre palustre et dysenterie à 25 ans, artériosclérose à type cérébral, vertiges allant jusqu'à la lipothymie, aphasie transitoire, palpitations, intermittences, dyspnée d'effort (ni sucre, ni albumine). La pression artérielle tombe de 19 à 16 après 14 jours de traitement silicaté.

Disparition des vertiges et des intermittences.

Après un mois et demi de traitement, la tension est à 15, ni vertiges ni palpitations, sensation de rajeunissement.

OBS. II. — Mme M., 47 ans. Première visite le 13 avril 1905, emphysème pulmonaire, crises d'asthme presque hebdomadaires depuis plusieurs années, dyspnée d'effort, artériosclérose nette, tension 19.

Après 60 jours de traitement silicaté, la tension tombe à 15, les crises sont aussi fréquentes, mais infiniment moins violentes.

Après 8 mois de traitement (interrompu 10 jours par mois), les crises ont presque complètement disparu. Pas de crises depuis le 18 mai 1907, l'emphysème n'a pas été modifié sensiblement.

OBS. III. — M. F., 62 ans, a depuis 6 ans des crises d'angine de poitrine fréquentes, qu'il soigne lui-même (!) soit en respirant du nitrite d'amyle, soit en absorbant de la trinitrine. Artériosclérose très nette. Douleurs vagues dans les membres et le tronc. 2° bruit très éclatant. Tension 20, le 14 septembre 1905. Traitement silicaté. Le 22 octobre 1905, tension 17. Amélioration très nette. Le malade continue l'usage du silicate vingt jours par mois, et n'a plus de crise jusqu'au 10 août 1907. A cette date, le malade ne suivait plus aucun traitement depuis six mois. La tension est remontée à 19.

Reprise du traitement silicaté, le malade est revu le 23 novembre 1907, plus de crise. Tension 17.

OBS. IV. — Mme A., 61 ans. N'a jamais été malade, artériosclérose nette. Tension 24. Vient consulter pour des épistaxis très fréquentes et très difficiles à arrêter. Ni sucre, ni albumine. Traitement silicaté pendant 32 jours, tension 19, les épistaxis n'ont pas reparu.

OBS. V. — Mme T., 52 ans. A des épistaxis fréquents et graves depuis plus de six mois. A subi de nombreux tamponnements et même cautérisation au thermocautère, sans résultat. Artériosclérose, 2° bruit très éclatant, rien au foie, ni sucre, ni albumine. Tension 22.

Le teint est pâle, décoloré, la malade a beaucoup maigri, digestions longues et pénibles.

Après huit jours de traitement silicaté, il se produit un dernier épistaxis, mais de peu d'importance, et qui est facilement arrêté.

Après 30 jours de traitement, la tension est à 18. Le traitement silicaté est continué très irrégulièrement depuis, mais les épistaxis n'ont plus reparu depuis huit mois.

OBS. VI. — M. N., teinturier, 64 ans. Vertiges presque continuels depuis environ un an, rebelles au traitement ioduré, associé à la spartéine, fonctions digestives bonnes, artères en tuyau de pipe, flexueuses, léger œdème malléolaire le soir. Tension 15.

Le malade suit quinze jours par mois le traitement silicaté, et pendant les quinze jours suivants, absorbe 0 gr. 06 de sulfate de spartéine *pro die.*

Après 3 mois de ce traitement mixte, les vertiges ont disparu.

Obs. VII. — M. C., 32 ans. Profession sédentaire, père mort diabétique. Aucune maladie infectieuse antérieure, obésité. 2 gr. d'albumine par litre, artériosclérose. Tension 22. Abcès froid de la nuque du volume d'une orange, troisième récidive.

Les deux premiers abcès, traités par incision et drainage, ont mis plus de 6 mois pour se cicatriser.

L'abcès actuel, le plus volumineux des trois, est incisé et drainé depuis un mois, mais n'a aucune tendance à l'amélioration.

Le traitement silicaté est institué et prolongé pendant six mois avec interruption de six jours par mois.

En deux mois, la cicatrisation est obtenue (pouvoir vivifiant des silicates), au grand étonnement du. malade.

L'albumine n'existe plus qu'à l'état de traces. Tension 15.

Le traitement est suspendu pendant trois mois, la tension remonte à 20. Le traitement est repris à titre préventif 15 jours par mois. Santé excellente depuis 18 mois.

Obs. VIII. — M. C., 43 ans. Vu pour la première fois le 29 novembre 1905. A, depuis quelques mois, des crises d'angine de poitrine tellement fréquentes et intenses que le médecin traitant du malade a prévenu la famille d'une issue fatale, probable à bref délai.

Amaigrissement rapide, artériosclérose, embryocardie, cœur incomptable, dyspnée, dyspepsie, foie gros, la tension ne peut être prise.

Traitement silicaté, spartéine, 15 jours par mois, repos, régime lacto-végétarien.

7 mars 1906, foie normal, digestions bonnes, embryocardie et tachycardie, pas de crise d'angine de poitrine, même traitement.

18 avril 1906, cœur régularisé, encore un peu de tachycardie d'effort, pas de dyspnée, pas de crise.

La spartéine est remplacée par le strophantus Catillon, 2 granules par jour, 3 jours par semaine.

24 juillet 1906, cœur régulier, ni crise, ni dyspnée, tension 19.

Le malade cesse tout traitement et suit imparfaitement le régime, l'embonpoint est redevenu normal.

16 octobre 1906. Etat de santé apparent, mais tension 23, reprise du traitement silicaté seul, 20 jours par mois.

10 mars 1907. Tension 19, santé générale bonne qui s'est constamment maintenue.

Obs. IX. — M. R., 51 ans. Artériosclérose généralisée, gérontoxon très prononcé, pupilles punctiformes, pas de sucre ni d'albumine, crises d'angine de poitrine fréquentes.

Consécutivemnet aux crises, asthénie générale, dyspnée, inap-

complète à tout travail physique ou intellectuel. Ten-22.

Traitement silicaté, prolongé six mois, 20 jours par mois.
Au bout de trois mois, tension 18.

Depuis l'institution du traitement, il ne s'est produit aucune crise, l'asthénie générale a disparu, guérison maintenue, les pupilles sont restées punctiformes, le malade prend du silicate de temps en temps.

Posologie. — Le silicate de Na se présente dans le commerce, sous la forme d'un liquide sirupeux (silicate de soude à 35°), analogue comme aspect au silicate de potasse ou liqueur des cailloux.

Il est miscible à l'eau en toutes proportions.

C'est ce silicate de Na à 35° que nous avons toujours employé et les doses que nous allons indiquer s'entendent pour le silicate sirupeux et non pour le silicate anhydre.

Les solutions silicatées ont un goût *sui géneris* désagréable, aussi est-on obligé pour l'usage interne, de prescrire des solutions très étendues.

On peut, d'ailleurs, absorber le médicament dans du lait, de l'eau ou même du vin, mais de préférence au moment des repas. La dose réellement efficace pour les adultes varie de 1 gr. 50 à 3 grammes *pro die*.

Les doses plus fortes, quoique inoffensives, ne présentent aucun avantage au point de vue thérapeutique.

Plus faibles, elles risqueraient d'être insuffisantes. Nous prescrivons habituellement les formules suivantes :

Silicate de Na ....   30 gr.
Eau distillée .... 300 gr.

Chaque cuillerée *à café* représente 0 gr. 50 de silicate sirupeux, à prendre dans un demi-verre d'un liquide quelconque au moment des repas (2-6 par jour). La formule suivante est peut-être plus commode :

Silicate de Na ....   30 gr.
Eau distillée .... 500 gr.

Une cuillerée *à soupe*, 2-3 fois par jour au moment des repas, dans un peu d'eau (chaque cuillerée à soupe représente environ 1 gramme de silicate à 35°).

Quand les malades ont suivi le traitement siliceux pendant une période variant de 30-60 jours, suivant les résultats thérapeutiques cherchés, il sera utile de suspendre pendant une quinzaine l'usage du médicament. Ensuite, on pourra recommencer le traitement si besoin est, et même surtout à titre préventif.

Bien entendu, le régime habituellement prescrit aux artérioscléreux est un adjuvant utile du traitement siliceux; il en est de même des autres règles de l'hygiène générale (frictions sèches, exercice, hydrothérapie), applicables à cette catégorie de malades.

QUATRIÈME PARTIE.

Nous pouvons nous demander maintenant, de quelle façon agit le silicate de Na et quelles sont les raisons de son efficacité vis-à-vis de l'artériosclérose.

Ce que nous avons déjà dit de la pathogénie de l'artériosclérose, nous permet d'affirmer que la valeur thérapeutique du silicate de soude résulte de plusieurs facteurs.

A. Tout d'abord, nous croyons que l'introduction du silicate de Na dans l'organisme, apporte à l'économie, la quantité de silice qui lui manque, et remédie ainsi au déficit siliceux qui, comme nous l'avons vu, a pour résultat :

1° De favoriser la production du tissu fibreux;

2° De faciliter la fixation du carbonate de Ca dans l'organisme ;

3° De troubler et de restreindre les réductions organiques ;

4° De diminuer la vitalité des tissus.

La reminéralisation siliceuse s'oppose donc à ces quatre causes génératrices de lésions scléreuses.

B. Le silicate de Na jouit de propriétés antizymotiques et antifermentescibles démontrées par Rabuteau et Papillon (1), mais qui n'entravent en rien la digestion normale, aux doses thérapeutiques.

Bien'au contraire, comme nous l'avons constaté, de même que le Dr Decène et le Dr Pascaut, l'usage des silicates améliore notablement les fonctions digestives, si fréquemment troublées chez les artérioscléreux; et s'oppose de ce fait à la formation et à l'introduction dans l'organisme de toxines sclérogènes produites par les fermentations anormales du contenu stomacal.

C. Nous avons vu que dans l'organisme, la silice a pour fonctions de décomposer les carbonates produits par la réduc-

---

(1) Le silicate en thérapeutique, DECÈNE-OLIVIER.

tion de la matière organique, et de faciliter l'élimination de l'acide carbonique.

Le silicate de Na constituant pour l'économie un apport siliceux, favorise donc l'élimination de CO' et perfectionne ainsi les échanges et la nutrition cellulaire.

Il en résulte que le traitement siliceux a pour effet de restreindre la production des toxines provenant d'une viciation ou d'une imperfection des phénomènes intimes de la nutrition organique.

De toutes façons, en somme, le traitement silicaté s'oppose à la formation des toxines sclérogènes, aussi bien de celles résultant de fermentations stomacales, que de celles qui naissent dans l'intimité des tissus et sont la conséquence d'un trouble des échanges organiques.

La plupart de ces toxines ont un pouvoir vasoconstricteur et l'on comprend dès lors qu'un médicament qui, comme le silicate de Na,s'oppose à leur formation,ait également pour effet de combattre l'hypertension artérielle.

De fait, le s.l.cate de Na comme nous l'avons vu, abaisse la tension artérielle et la médication silicatée bénéficie donc de tous les avantages de la médication hypotensive (diminution du travail du cœur, irrigation meilleure des organes, dépuration organique plus complète...).

Enfin, les propriétés vivifiantes de la silice, que nous avons déjà signalées au cours de ce travail, entrent très pro ment pour une part dans l'efficacité du traitement sili vis-à-vis de la cure et de la prophylaxie de l'artérioscléose.

APPENDICE.

Au cours de nos recherches sur la valeur thérapeutique du silicate de Na, nous avons été amenés à prescrire ce médicament dans des cas très nombreux et très dissemblables. Des recherches ultérieures nous permettront probablement plus tard, de préciser de nouvelles indications au traitement silicaté, quand nous aurons groupé un plus grand nombre de faits.

Mais, dès aujourd'hui, nous pouvons signaler l'efficacité du traitement siliceux, vis-à-vis du rhumatisme chronique déformant. A l'égard de cette dernière affection, nous avons obtenu deux succès dans des cas qui, au point de vue de leur évolu tion progressive, paraissaient absolument au-dessus des ressources de l'art.

L'efficacité du silicate de Na dans le traitement de la fièvre typhoïde signalée par Decène-Olivier dès 1901 (1), nous avait incités depuis 1905, à essayer ce médicament contre la fièvre des tuberculeux.

Depuis les recherches de A. Robin, sur la minéralisation pulmonaire chez les phtisiques (2), la question demande à être reprise, à un tout autre point de vue.

Disons seulement pour l'instant que les résultats obtenus quoique donnant lieu à de réelles espérances nous paraissent encore trop peu précis pour pouvoir être publiés.

(1) *Echo médical de Lyon*, 15-v-01.
(2) *Bulletin médical*, 17 février 1907.

Revue Générale

LES PAROTIDITES SUPPUREES

par MM. Worms et Bertein.
médecins aide-majors de l'armée.

Historique. — Longtemps confondues avec les oreillons, les parotidites suppurées n'ont guère été décrites qu'au commencement du siècle dernier.

Leur existence au cours des pyrexies et des états ataxo-adyna miques avait sans doute été notée par les anciens: la division classique d'Hippocrate en parotidites critiques et acritiques, a, pendant longtemps dominé toute l'histoire de cette affection. Mais, dans ces vingt dernières années seulement, la lumière s'est faite sur la topographie exacte des lésions et les rapports qui unissent cette localisation infectieuse aux diverses maladies générales.

Du xvi° au xix° siècle, les pathologistes ont appelé « parotides » du nom même de l'organe, toutes les tuméfactions de la région (Sennert (1), Van Swieten (2), Amb. Paré (3). Boyer (4) parle encore des « parotides » survenues à la suite de la gale, de la syphilis ou de la carie dentaire.

La période anatomo-pathologique commence avec Cruveilhier (5). « Je n'ai observé de parotidites suppurées, dit-il « que dans les périodes avancées des maladies aiguës ou chro- « niques, et j'ignore s'il en existe un seul exemple sans lésion « organique antérieure. »

Les auteurs se divisent, au sujet de la localisation des lésions ; les uns (Bichat (6), Grisolle (7),) font débiter l'inflammation dans le tissu cellulaire, les autres dans l'élément sécréteur de la glande (Cruveilhier, Griesinger).

(1) Sennert. *Opera Omnia*, t. III, p. 714.
(2) Van Swieten. *Abr. des mal. d'armées*, t. I, p. 728.
(3) Amb. Paré. *Ed. Malgaigne*, t. I, p. 379.
(4) Boyer. *Mal. chirurg.*,: t. VI.
(5) Cruveilhier. *Anat., Path.*, 1842, pl. V, liv. XXXIX.
(6) Bichat. *Traité d'Anat. path.*, 1821, t. II, p. 622.
(7) Grisolle. *Traité de Path. interne*, t. I.

Un des premiers travaux d'ensemble est l'article de Delorme
dans le Nouveau Dictionnaire de médecine et de chirurgie pratiques (1878).

Puis viennent les thèses de Curé (1882), Rabec (1883), Mirabel (1883).

Les recherches de Claisse et Dupré (1), méritent une place
à part dans cet historique. Ces auteurs établissent les notions
aujourd'hui classiques sur le mécanisme et la porte d'entrée des
infections parotidiennes.

De nombreuses monographies, citées au cours de ce travail.
sont publiées sur les conditions étiologiques des suppurations
de la parotide. Nous mentionnerons particulièrement les importantes thèses de Ginner (2) et de Morel (3), qui contiennent
une bibliographie copieuse sur la question.

La Société de Chirurgie de Paris (4) vient enfin, récemment,
dans une intéressante discussion sur les parotidites postopératoires, d'envisager le traitement des suppurations parotidiennes
en général.

Etiologie. — Tantôt le processus infectieux dont relève cette
complication est évident : dans ce cas. la parotidite est dite *se-*
condaire. Tantôt la parotidite, survenant en pleine santé, est
le premier indice qui révèle l'invasion microbienne de l'organisme. C'est, à ces cas, de moins en moins nombreux, depuis
que l'on sait mieux dépister les infections et rechercher leur
porte d'entrée, qu'on réserve le nom de parotidites *spontanées.*

Les causes des parotidites suppurées sont ainsi extrêmement
nombreuses et, pour les énumérer, il faudrait passer en revue
presque toutes les maladies infectieuses et les états cachecti-
sants.

La classification la plus simple consiste à diviser les parotidites en deux grandes classes :

1° *Les parotidites de cause locale ;*

2° *Les parotidites de cause générale* (primitives, deutéropathiques de Claisse et Dupré).

I. — A la première catégorie appartiennent :

a) Les parotidites traumatiques, extrêmement rares ;

b) Les parotidites dues à la propagation d'une inflammation
de voisinage, soit par l'intermédiaire des vaisseaux sanguins et

(1) CLAISSE et DUPRÉ. *Archives de médecine expérimentale* 1894, p. 41.
(2) GINNER. *Thèse Paris*, 1903.
(3) MOREL. *Thèse Paris*, 1907.
(4) *Bull. de Soc. de Chir. de Paris* (octobre, nov. et déc. 1907).

lymphatiques, soit par le canal de Sténon : furoncles, anthrax, adénites, otites, arthrites suppurées de l'articulation temporo-maxillaire, gingivites, glossites, stomatite ulcéreuse (Bouillaud), muguet, ulcérations aphteuses de la langue ;

c) Parotidites par oblitération du canal de Sténon, résultant de la ligature, d'un rétrécissement cicatriciel, de l'arrêt et de l'enclavement d'un calcul, de la présence de corps étrangers, ou d'une compression de voisinage (tumeur).

II. — Toutes les affections aiguës ou chroniques peuvent compter la parotidite suppurée au nombre de leurs complications, toutes celles du moins qui réalisent cette condition étiologique supérieure, un mauvais état général de l'organisme.

Les parotidites, rarement spécifique, sont beaucoup plus liées à cette altération générale de l'économie qu'à l'espèce de la maladie.

Parmi toutes les affections aiguës, c'est assurément dans celles qui s'accompagnent de caractères typhiques que l'infection purulente de la glande est la plus fréquente.

Le typhus exanthématique tient le premier rang. La parotidite en serait même un signe distinctif, comme les bubons le, sont pour la peste (Hildebrand (1). Elle en peut être la première et quelquefois la seule manifestation (Pringle, Richter). L'épidémie de typhus qui éclata à Wilna pendant la retraite de Russie fut particulièrement remarquable à ce point de vue.

La fièvre typhoïde mérite une mention toute spéciale. « Cette complication ne s'observe pas, dit Bévalot (2), dans toutes les formes de la fièvre typhoïde. Les auteurs sont généralement d'accord pour n'en signaler le développement que dans les formes les plus sérieuses de la maladie, dans les formes adynamiques et ataxo-adynamiques en particulier. »

Cette gravité de l'état général est signalée dans les observations d'Andral, Mirabel, Loison.

Fièvres intermittentes. — Tous les auteurs qui en ont étudié l'histoire aux différentes époques où elles ravageaient l'Europe, signalent la parotidite purulente comme un symptôme propre à ces maladies.

On la rencontre également dans le *choléra* (Gendrin (3), Du-

---

(1) HILDEBRAND. *Du typhus contagieux.* Trad. par Gate, p. 56.
(2) BÉVALOT. *Thèse Paris*, 1900.
(3) GENDRIN. *Monographie du choléra*, 1832.

play (1), dans la *fièvre jaune* (Franck (2),) dans la *dysenterie*, (Rendu (3), dans la *diphtérie*, etc.

Plus nombreuses sont les suppurations de la parotide qui surviennent au cours ou à la suite de *pneumonies* ou de *pleuro-pneumonies* à forme adynamique (Guéneau de Mussy, Soueix Lancereaux et ʼBesançon (4), Duplay (5), .Testi (6).

Dans les *fièvres éruptives*, la localisation parotidienne est moins fréquente. Curé (7) en a observé plusieurs cas dans la scarlatine. A Paget (8) sur 7.000 cas de scarlatine observés au London Fever Hospital, n'en signale qu'un seul cas.

Rivalti (9), Guéneau de Mussy (10, Soueix (11), en citent au cours de la *variole*.

Le Dentu, Johnson (12), dans l'*érisypèle*.

On ne connaît pas de cas observé au cours de la *rougeole*.

Les différentes *pyohémies* sont aussi une cause fréquente de parotidites suppurées (infection puerpérale (Curé), ostéomyé-lite, etc.).

Ginner (13) a bien montré dans sa thèse quel rôle efficace jouent dans l'apparition des parotidites, les états dyscrasiques, les maladies de longue durée, altérant profondément la nutri-tion. Nous renvoyons au tableau récapitulatif qu'il a dressé, des observations de ce genre.

Signalons surtout la parotidite apparaissant au cours du *cancer de l'estomac* (Barié et Billaudet (14),) de l'*ulcère de l'estomac* (Linossier (15), Reichmann),) de l'aliénation

---

(1) Duplay. *Arch. générales de médecine*, 1832, t. XXIV, p. 365.

(2) Franck. *Traité de méd. pratique*. Traduit par Goudareau, p. 198.

(3) Rendu. *Bull. Soc. Anat.*, 1871.

(4) Lancereaux et Besançon. *Arch. de med.*, 1886, t. II, p. 286.

(5) Duplay. *Gaz. Hebd.*, 31 janv. 1891.

(6) Testi. *Riforma medica*, 4 déc. 1889.

(7) Curé. *Thèse Paris*, 1882-1883.

(8) S. Paget. *Lancet*, 1886, I, p. 732.

(9) Rivalti. *Dissert. sur les parotides*, Vienne, 1702.

(10) Guéneau de Mussy. *Leçons cliniques*, 1875.

(11) Soueix. *Th. Paris*, 1876, t. II, p. 18.

(12) Johnson. *Lancet*, 1896, I, 1056.

(13) Ginner. *Th. Paris*, 1902-1903.

(14) Barié et Billaudet. *Bull. Soc. med. des Hôpit. de Paris*, 23 novembre 1906, p. 1183.

(15) Linossier, Reichmann. *Soc. méd. des Hôpit. de Paris*, 23 novembre 1906, p. 1188.

mentale (M. Rabec (1),) de l'hémiplégie (Gilbert et Villaret (2),)
Dans ces dernières années, enfin, se sont multipliées les observations de *parotidites dites post-opératoires*, survenant de
préférence à la suite d'interventions abdominales, et dont la
pathogénie, encore obscure en certains points, a fait l'objet
de recherches récentes et de discussions à la Société de Chirurgie de Paris (3).

Symptomatologie. — Les symptômes des parotidites suppurées, variables dans leur intensité, sont très accusés, quand l'état
général du sujet n'a pas subi d'atteinte grave : ils s'atténuent,
au contraire, et peuvent passer inaperçus, quand l'organisme
est déjà affaibli par l'infection.

Forme commune. — Une parotidite survient-elle au cours
d'une maladie infectieuse, chez un individu adulte, habituellement bien portant ?

Le *début*, assez net, se caractérise par un redoublement des
manifestations fébriles (élévation de la température, frissons,
fréquence du pouls, turgescence de la face), et bientôt certains troubles fonctionnels attirent l'attention vers la parotide.

Ordinairement, la mastication est douloureuse, la déglutition
pénible, et ce qui frappe, c'est le gonflement de la région, surtout accusé en arrière de la branche montante du maxillaire inférieur. Presque toujours limitée à l'un des côtés de la face, cette
tuméfaction peut atteindre en même temps ou à un intervalle
très rapproché, les deux parotides, et ce caractère de bilatéralité ne doit pas nécessairement imposer le diagnostic d'oreillons. M. Picqué cite le cas d'un étudiant, où pareille erreur eut
pour conséquence fâcheuse de retarder l'heure d'une intervention utile.

En quelques jours, le gonflement remonte jusqu'au niveau
de l'apophyse zygomatique, déborde en avant sur la joue, qui
s'œdématie, devient rouge, luisante, tendue. La paupière elle-
même se boursoufle, et l'aspect du malade rappelle assez bien
celui de l'érisypélateux.

Dès le deuxième jour, et parfois plus tôt (Picqué), le pus est
déjà formé, et l'expression du canal de Sténon en fait sourdre
une gouttelette au niveau de son orifice buccal : signe précieux

(1) *Th.* RABEC, Paris, 1882-1883.
(2) GILBERT et VILLARET. *Bull. Soc. de Biol. de Paris*, 24 février 1906.
(3) *Bull. de Soc. de Chirurgie*, Paris, oct., nov. et déc. 1907.

qui permet à lui seul de trancher le diagnostic, bien avant l'apparition de la fluctuation, sur laquelle il ne faut pas trop compter.

Pendant toute cette période d'augment, le mouvement fébrile est accentué, l'insomnie, l'agitation et même le délire, sont fréquents.

Ces troubles locaux et généraux peuvent rétrocéder spontanément, et la résolution se faire complètement dans un ou deux septénaires, mais cette évolution est relativement rare.

Généralement le gonflement s'accroît, tout en devenant circonscrit, la peau perd sa mobilité, et bientôt on perçoit au centre de la tumeur phlegmoneuse une fluctuation d'abord obscure et profonde. Il faut toujours se hâter d'inciser. Le pus contenu dans le foyer est ordinairement bien lié ; mais il peut être grisâtre et fétide, comme celui des collections qui avoisinent le tube digestif. Des fistules salivaires peuvent succéder à l'évacuation du foyer.

Abandonnées à elles-mêmes, les suppurations de la parotide peuvent donner lieu à de nombreuses *complications :*

1° *Propagation de l'infection aux organes contenus dans la loge parotidienne ;*

Hémorrhagies graves par ulcération de la carotide ;

Thromboses veineuses de la jugulaire, de la faciale ;

Parésies ou paralysies faciales par lésion du nerf.

2° *Propagation de l'infection aux régions avoisinantes.*

Les abcès parotidiens ont une tendance naturelle à se porter vers la peau ; mais les collections profondes n'arrivent pas toujours à vaincre la résistance des tissus qui les séparent de l'extérieur. Elles font irruption dans le conduit auditif externe à travers les incisures de Santorini (Toubert (1), envahissent l'articulation temporo-maxillaire, pénètrent dans la gaîne du sterno-cléido-mastoïdien pour se répandre dans la région sus-claviculaire, et jusque dans la cavité thoracique (plèvres, médiastin), s'infiltrent autour des organes creux et les ulcèrent (pharynx), ou se propagent aux sinus caverneux et aux méninges (Hanot (2).

Parfois apparaît la *gangrène,* à laquelle s'attache une signification extrêmement grave.

Après un début qui rappelle celui des inflammations paro-

---

(1) Toubert. *Revue hebd. de laryngologie,* 1903.
(2) Hanot. 1873, *Bulletin de la Soc. Anat.*

tidiennes communes qui tendent à la suppuration, se montre une rougeur livide, avec infiltration pâteuse, au-dessous de laquelle existe une suppuration profonde. Après l'évacuation de ce pus fétide, on constate au fond de la plaie, un tissu sphacélé brunâtre, qui s'élimine les jours suivants, en entraînant des hémorrhagies souvent formidables.

Les *variétés étiologiques* sont assez bien connues depuis les nombreuses monographies qui leur ont été consacrées (Curé (1), Rabec (2), Mirabel (3), Bévalot (4), Ginner (5), Gilbert et Villaret (6), Remouchamp (7), Benoit (8), Pellé (9), Morel (10) :

I. — *Parotidite des cachectiques* (Ginner).

Les symptômes généraux sont à peine appréciables. Le malade accuse seulement une sensation de malaise, de la courbature, ou des douleurs névralgiques occupant la face et le cou.

On peut même noter l'absence complète de phénomènes réactionnels.

II. — —— *Parotidite des hémiplégiques* (Bernard, Gilbert et Villaret).

Unilatérale, elle apparaît de préférence du côté paralysé, coexistant avec divers autres troubles, œdème. arthralgie ; elle présente une évolution généralement rapide, peu douloureuse et peut rester ignorée du malade lui-même.

III. — *Parotidite muco-purulente chronique.*

Par suite d'une atténuation spontanée du processus infectieux, l'évolution de la parotidite peut être très insidieuse. C'est ce qu'on observe dans le cas, rapporté par Remouchamp, d'un vieillard de 86 ans, qui présentait depuis l'enfance un gonfle-

(1) Curé. *Th. Paris*, 1882. Parot. dans les maladies graves et suites de couches.

(2) Rabec. *Th. Paris*, 1883. Parot, dans les maladies mentales.

(3) Mirabel. *Th. Paris*, 1883. Parot, dans la fièvre typhoïde.

(4) Bévalot. *Th. Paris*, 1900. Parot, au cours de la fièvre typhoïde.

(5) Ginner. *Th. Paris*, 1903. Parot, dans les états cachectiques et les affections chroniques.

(6) Gilbert et Villaret (*loc. cit.*).

(7) Remouchamp. Sur la parotidite chronique muco-purulente. *Sem. méd.*, 1906, p. 49.

(8) Benoit. Parot. consécutive à l'ovariotomie. *Th. Paris*, 1902.

(9) Pellé. *Thèse Bordeaux*, 1907. Parotidite et laparotomie.

(10) Morel. *Thèse Paris*, 1907. Etude clinique et expérim. sur les parotidites postopératoires.

ment bilatéral des parotides avec sécrétion abondante d'une salive louche muco-purulente, sans douleurs ni fièvre.

De même dans le cas de Levraud (1) (1905) où la tuméfaction se réduisait par intermittences, mais qui, un jour, se réchauffa au point de nécessiter l'ouverture du foyer purulent.

De même aussi dans la parotidite fibrineuse, *sialochitis fibrinosa* de Küssmaul (2), caractérisée par l'expulsion périodique de bouchons, fibrineux, suivie d'un écoulement abondant de salive purulente et d'un affaissement de la tuméfaction.

IV. — *Parotidite post-opératoire.*

A la suite de certaines interventions chirurgicales, on observe parfois des parotidites suppurées que l'on dit « post-opératoires », parce qu'elles se développent à la suite ou sous l'influence de l'opération primitive. La connaissance de ces accidents est de date relativement récente. Jusqu'à Benoît, qui, dans sa thèse inaugurale (1902), l'a décrite et nettement classée parmi les complications de l'ovariotomie, cette variété de parotidites n'avait jamais été en France l'objet d'études particulières.

Schrœder (3) (de St-Pétersbourg) (1877) paraît l'avoir signalée le premier. Puis suivent les observations de Bantock (4), Mattweff (5), Macdonald (6). En 1903, Le Dentu (7) (*Archives générales de médecine*), lui consacre une clinique. Un assez grand nombre de mémoires sont publiés en Amérique, en Angleterre. En France, paraissent les travaux de Condamin (8), Chavannaz, de Pellé (9), enfin de Morel (10) (1907), qui en fait une remarquable étude clinique et expérimentale. Dans ces derniers mois (novembre et décembre 1907), la question portée à la tribune de la Société de Chirurgie de Paris par M. Morestin, est le point de départ d'une importante discussion, où sont particulièrement envisagés le traitement et la pathogénie des parotidites suppurées. Cette complication est extrêmement rare.

(1) Lavraud. *Arch. intern. de laryngologie, d'otol. et de rhin.*, 1905, p. 512.

(2) Küssmaul. In art. Remouchamp (*loc. cit.*).

(3) Schrœder. In *thèse Pellé* (*loc. cit.*).

(4) Bantock. Med. Times and Gazette, nov. 1878.

(5) Mattweff. *Annales de gynécologie*, 1885, p. 105.

(6) Macdonald. *Edimburg med. Journal*, 1885, p. 1023.

(7) Le Dentu. *Arch. générales de méd.*, mars 1903.

(8) Condamin. *Soc. de Chir. de Lyon*, 26 févr. 1903.

(9) Pellé. *Thèse Bordeaux*, 1907.

(10) Morel. *Thèse Paris*, 1907.

Cette rareté ressort de l'expérience des chirurgiens, ayant une longue pratique. M. Picqué (1), sur un total de 7.200 opérations, ne l'a relevée que deux fois chez des malades infectés. MM. Potherat (2), Mauclaire (3), ne l'ont pas observée davantage.

Toutes les opérations sont susceptibles d'y donner lieu, mais toutes n'y prédisposent pas avec la même fréquence.

Il y a sous ce rapport comme une échelle de gravité à établir.

« La parotidite suppurée se présente surtout, dit Legueu, à
« la suite des opérations abdominales ; dans celles-ci, elles suc-
« cèdent volontiers à des opérations pelviennes, et parmi celles-
« ci, aux opérations génitales. »

On trouve souvent noté le mauvais état général des malades (Picqué) en proie à des accidents septiques locaux ou généraux, capables de les mettre en état de moindre résistance devant l'intervention. Mais parfois aussi, la parotidite vient frapper au hasard un opéré « en dehors de tout phénomène inflammatoire voisin et distant » (Morel).

L'époque à laquelle ces accidents se développent varie avec chaque cas en particulier. Ils apparaissent, en général, dans les 4 ou 5 jours qui suivent l'opération, débutant par une élévation brusque de la température, qui, jusque-là était normale, et tous les phénomènes qui indiquent l'invasion d'une phlegmasie franche. Le délire est assez fréquent.

L'évolution ultérieure se fait suivant trois modes : la résolution s'observe dans presque 1/3 des cas ; la suppuration dans 2/3 des cas ; la forme gangréneuse exceptionnellement (Morel).

Diagnostic. — Ordinairement fort simple, il ne laisse pas que d'être malaisé à établir dans quelques cas.

Avant l'apparition du gonflement parotidien, les phénomènes généraux, la dysphagie peuvent en imposer pour une angine, mais tous les autres symptômes de cette affection font défaut.

Quand la tuméfaction est évidente, il faut rechercher si l'expression fait sourdre une goutte de pus au niveau de l'orifice buccal du Sténon. La présence de ce signe élimine l'adénophlegmon parotidien. Certaines adénites profondes sont, il est vrai, à l'origine, des parotidites véritables, quand l'infection se propage par voie lymphatique.

(1) Picqué. Bull. Soc. Chir., nov. 1907.
(2) Potherat. Bull. Soc. Chir., nov. 1907.
(3) Mauclaire. Bull. Soc. Chir., nov. 1907.

Il faut distinguer aussi la parotidite des autres tuméfactions parotidiennes à marche aiguë, telles que :

1° Fluxion, qui est indolente et apyrétique ;

2° Oreillons, épidémiques, à début rapide, sans fièvre élevée, ni douleurs ou désordres graves ;

3° Erisypèle caractérisé par sa courbe thermique et son bourrelet cutané ;

4° Arthrite temporo-maxillaire, où la douleur est nettement localisée à l'articulation.

La forme gangréneuse est souvent cliniquement impossible à diagnostiquer (Picqué).

Le chirurgien doit encore élucider plusieurs points : quelle est la maladie générale ou locale dont relève la localisation parotidienne ? Quelles sont les complications actuelles ou probables ?

Anatomie pathologique. — La suppuration peut se présenter sous divers aspects, et c'est ici le mode d'invasion de la glande, la donnée pathogénique, par conséquent, qui détermine la variété anatomique.

S'agit-il d'une parotidite par infection générale, on observe alors soit de petits abcès multiples : c'est la forme pyohémique, indiquant une virulence assez considérable des germes infectieux, soit de gros abcès, peu nombreux, communiquant souvent ensemble.

Mais le type le plus intéressant, le plus fréquent aussi, est celui qu'on observe lorsqu'au lieu d'être comme précédemment une infection générale, envahissant la parotide par voie sanguine, celle-ci se fait par voie ascendante. gagnant la glande en suivant ses conduits excréteurs. Au début, l'infection reste limitée à une faible portion du canal de Sténon, en partie obstrué par les produits inflammatoires, leucocytes et cellules épithéliales desquamées ou par un véritable bouchon muqueux.

A un degré plus avancé, le canal tout entier est le siège de l'inflammation qui ne tarde pas à envahir la glande elle-même. On trouve alors la variété d'abcès dits *péri-canaliculaires*, petits abcès branchés sur les ramifications des canaux excréteurs et communiquant ou non entre eux.

L'étude des *lésions histologiques*, bien faite en France, par Hanau (1), Pilliet (2), Claisse et Dupré (3), répétée récemment

---

(1) HANAU. Analyse in *Centralbl. f. Bacteriologie*, 1889.
(2) PILLIET. *Bulletin de la Soc. Anat. de Paris*, 1890, p. 182.
(3) CLAISSE et DUPRÉ (*loc. cit.*).

chez les animaux par Morel et Verliac, à propos des parotidites post-opératoires, a bien mis en évidence la localisation primitive de ces lésions au centre du lobule, dont les cellules sont remplacées par une quantité de leucocytes polynucléaires. Plus tard, les alvéoles, remplies de pus, ne sont plus bordées que par quelques cellules glandulaires tassées contre le tissu conjonctif, qui est lui-même secondairement infiltré de polynucléaires.

Bactériologie. — L'infection de la parotide relève généralement de bactéries non spécifiques, appartenant à la flore habituelle de la bouche. Mais le rôle de ces microorganismes est loin d'être exclusif.

D'autres bactéries ont été trouvées :

Le bacille d'Eberth (cas d'Antin et Futterer, de Janowski) peut, dans certaines conditions, acquérir un pouvoir pyogénique.

Le pneumocoque a été le premier microbe signalé dans les parotidites suppurées : il fut rencontré par Toupet (1) (1886) dans une parotide provenant d'un sujet mort de pneumonie. Puis viennent les cas analogues de Testi, de Prior (2), de Duplay. En 1899, Ménétrier (3) le retrouve dans le pus d'une parotidite survenue au cours d'une cirrhose atrophique du foie.

Hanau détermine, dans cinq cas, le staphylocoque, nettement localisé dans la lumière des canaux excréteurs.

Puis les observations s'accumulent au profit du staphylocoque blanc ou doré, qui tient la tête comme fréquence.

Le streptocoque occupe le second rang.

Enfin viennent en très petit nombre le tétragène, le pneumobacille de Friedlander. Nous renvoyons à la thèse de Morel (1907) où se trouve la statistique la plus complète des documents bactériologiques concernant les parotidites suppurées. Constatons seulement que l'immense majorité de ces parotidites sont monomicrobiennes.

Pathogénie. — Théoriquement, l'infection peut envahir la parotide suivant quatre voies d'apport :

a) Voie directe, par contiguité d'un organe primitivement infecté ;

b) Voie sanguine ;

c) Voie lymphatique ;

(1) Toupet. Cité par Lancereaux et Besançon (*loc. cit.*).
(2) Prior. *Münch. med. Woch.*, 1890, nᵒˢ 10 et 15.
(3) Ménétrier. *Soc. méd. des Hôp.*, 1899.

24

d) Voie canaliculaire.

Ces différentes voies ont été incriminées d'autant plus logiquement qu'elles répondent toutes quatre à des cas différents, avec une fréquence relative, très variable, il est vrai.

a) *Voie directe.* — L'extension de contiguïté au tissu parotidien d'une lésion d'un organe voisin n'est qu'assez rarement réalisée. On l'a signalée à la suite de suppuration de la paroi inférieure du conduit auditif, d'otite moyenne aiguë phlegmoneuse (Toubert (1). d'arthrite temporo-maxillaire, d'anthrax, d'adénite suppurée.

b) *Voie sanguine, descendante.* — Claisse et Dupré eux-mêmes, partisans convaincus du mécanisme de l'infection canaliculaire, ne la rejettent pas complètement. Admise par Bosquier (2), conforme à l'hypothèse séduisante de Bouchard (décharge bactérienne par les glandes salivaires au déclin des fièvres graves), elle se conçoit fort bien dans les parotidites, dites autrefois par *sympathie* ou par *métastase*, qui surviennent au cours de la dothiénentérie, de l'infection puerpérale, de la pneumonie, de tous les états septico-pyohémiques. Elles ne sont alors que la manifestation locale d'un état général (Curé (3), Bosquier (4), Toubert (5). Certaines observations, sont, à cet égard, très démonstratives : Observation de Robert (6) :

La parotide présentait à la section un semis de gouttelettes de pus provenant uniquement des veines qui se distribuent dans la glande ; obs. de Sabrazés et Faguet (7) : Le canal de Sténon ne contenait pas trace d'inflammation, non plus que le prolongement antérieur de la glande, alors que la portion principale montrait des amas de globules de pus et de staphylocoques ; obs. de Testi (8) : véritable infection pneumococcique diffuse avec abcès multiples sous-cutanés à pneumocoques et parotidite de même nature ; obs. d'Autin et Futterer (9), de Janowski (10) :

---

(1) Toubert. *Revue hebdomadaire de laryngologie,* 1903.
(2) Bosquier. *Journal de sciences médicales de Lille,* 1900-1901, p. 553.
(3) Curé. *Thèse Paris,* 1882.
(4) Bosquier (*loc. cit.*).
(5) Toubert (*loc. cit.*).
(6) Obs. de Robert (in thèse Curé).
(7) *Gaz. des Hôpitaux,* sept. 1894, p. 1039.
(8) *Riforma medica,* 4 déc. 1889.
(9) Autin et Futterer. In *Précis de Bactériologie clinique de Würtz,* 1893.
(10) Janowski. *Centralb. für Bacteriol.,* 1895.

Parotidites à bacille d'Eberth au cours de la typhoïde ; obs. de Chavannaz (1), de Reboul (2) : Parotidites chez des opérés présentant à la fois une tuméfaction du mollet, une arthrite passagère et une phlébite nettement caractérisée ; obs. analogues de Potherat (3) : parotidite chez une femme atteinte de hernie étranglée ; observation de Mauclaire (4) : parotidite chez un individu atteint d'ostéomyélite. Teebs, d'après Pellé (5), va même jusqu'à dire que « les parotidites constatées après les interventions chirurgicales sur l'abdomen sont toutes d'origine infectieuse sanguine ».

c) *Voie lymphatique.* — Cette théorie a eu d'assez nombreux défenseurs. Admise déjà autrefois par Bouillaud (6), Duplay (7) lui donne l'appui de son autorité. Toubert (8) l'invoque pour expliquer les parotidites consécutives à certaines variétés d'otites.

Dans ces cas de propagation de l'infection par les lymphatiques (stomatites, ulcérations de la cavité buccale, pincement de la langue, excoriation des muqueuses génienne et gingivale, au cours de l'anesthésie), les lésions peuvent avoir comme siège de début les ganglions superficiels ou profonds intraparotidiens et l'atmosphère celluleuse de la glande. Cet adénophlegmon, très difficile à distinguer de la parotidite proprement dite, se propage ultérieurement au tissu glandulaire lui-même.

d) *Voie canaliculaire.* — L'infection ascendante, qui répond à l'immense majorité des faits, a été soutenue depuis longtemps déjà. Chassaignac (9) (1859), Piorry (10), Cruveilhier (11), s'en firent les premiers défenseurs.

Les recherches de Hanau (12) (1889), lui fournirent de sérieux appuis bactériologiques et anatomopathologiques. Enfin les cli-

---

(1) CHAVANNAZ. *Journal de médecine de Bordeaux*, 1905, I, p. 717.
(2) REBOUL. *Bull. de la Soc. de Chirurgie*, 1903.
(3) POTHERAT. *Bull. de la Soc. de Chirurgie*, 1907.
(4) MAUCLAIRE. *Bull. de la Soc. de Chirurgie*, 1907.
(5) PELLÉ. *Thèse Bordeaux*, 1906-1907.
(6) BOUILLAUD. *Cliniques de la Charité*, 1857.
(7) DUPLAY. *Gaz. Hebd.*, 31 janvier 1891.
(8) TOUBERT (*loc. cit.*).
(9) CHASSAIGNAC. *Traité pratique de la suppur. et du drain. Chirurg.*, t. II.
(10) PIORRY. *Traité de médec. pratique.*
(11) CRUVEILHIER. *Atlas d'An. path.*, pl. V.
(12) HANAU. *Beitr. z. Pathol. Anat. und z. Allg. Path.*, t. IV, p. 485,

niciens, en faisant sourdre du pus par l'orifice du canal de Sténon, lui donnèrent une consécration physique.

Depuis, de nombreux travaux sont venus étayer cette théorie, parmi lesquels nous citerons ceux de Pilliet (1) (1890), Girode (2) (1894), et surtout ceux de Claisse et Dupré (3) (1894), de Bucknall (4) (1905), Morel (5) (1907).

Les recherches histo-bactériologiques de ces derniers auteurs démontrent nettement la systématisation canaliculaire primitive de l'infection glandulaire et l'identité de formule microbienne pour la bouche, le canal de Sténon et le pus parotidien.

Mécanisme de l'infection canaliculaire. — Trois questions se posent :

D'où viennent les germes ?

A la faveur de quelles conditions envahissent-ils les conduits glandulaires ?

Quelles y sont les conditions de résistance ?

Le parenchyme parotidien est normalement aseptique (Duclaux (6), Claisse et Dupré (7), ainsi que la salive qu'il sécrète. Le canal de Sténon lui-même est exempt de microorganismes dans la plus grande partie de son trajet. Sa portion antérieure seule, abouchée dans la cavité buccale, est infectée sur une étendue de 2 cm. En outre, la salive offre un certain pouvoir antiseptique (Sanarelli (8), Charrin (9), et par un balayage constant, s'oppose à l'ascension des microorganismes dans les canaux excréteurs. Certaines dispositions anatomiques même sont un obstacle à l'infection : le rétrécissement de l'ouverture du canal de Sténon, son mode oblique d'abouchement à la muqueuse génienne, sa brusque coudure au niveau du buccinateur.

La parotide saine est si bien organisée pour résister à l'envahissement des germes que Claisse et Dupré n'ont pu réaliser aucun phénomène pathologique par l'injection de culture de staphylocoques dans son canal excréteur.

---

(1) PILLIET. *Bull. de Soc. Anat. de Paris*, 1890, p. 182.
(2) GIRODE. *Soc. de Biologie*, 13 janv. 1893.
(3) CLAISSE et DUPRÉ (loc. cit.).
(4) BUCKNALL. *Soc. royale médicale et chir. de Londres*, 1904, *Presse médicale*, 1904, p. 750.
(5) MOREL. *Thèse Paris*, 1907.
(6) DUCLAUX. *Chimie biologique*, p. 85.
(7) CLAISSE et DUPRÉ (loc. cit.).
(8) SANARELLI. *Centralb. f. Bacteriologie*, X, 25.
(9) CHARRIN. *Sem. méd.*, 10 déc. 1892.

Il n'en va plus de même lorsque la résistance organique est affaiblie par une maladie générale, aiguë ou chronique, voire même une intervention chirurgicale. Dans ces conditions, la sécrétion salivaire est pervertie, modifiée dans sa composition chimique. Les microbes pathogènes de la bouche acquièrent une virulence plus grande. Jawein (1), a montré qu'au cours des fièvres graves et des affections de longue durée, la salive perdait en partie son pouvoir amylolytique, et par là même, sa puissance antiseptique. Coronedi (2) est arrivé aux mêmes conclusions pour la période cachectique des gastropathies ; enfin Fenwick (3) a trouvé une diminution du sulfo-cyanure de potasse dans tous les états chroniques s'accompagnant d'un mauvais état général.

La sécrétion salivaire subit, en outre, une diminution notable dans sa quantité (Letulle (4), Villemin (5), G. Robin (6), soit du fait de déperditions aqueuses considérables (choléra, dysenterie, diabète, hydropisies des cachexies), soit en raison de l'altération chimique du sang (Gautraud (7), soit par la suppression de l'alimentation par la bouche (Rabec (8), Barié et Billaudet (9), Linossier (10), Prautois et Jacques (11).). Tout récemment encore, Legueu et Morel (12) ont, par l'expérimentation chez les animaux, bien mis en évidence, au moyen de l'atropine, cette influence favorable des causes qui diminuent la chasse salivaire normale (jeûne, chloroforme, absence de mastication).

L'acidité du milieu buccal (Wright (13), Sticker (14), l'apparition de stomatites, de gingivites, de muguet, facilitant, d'un autre côté et au plus haut degré, les pullulations microbiennes, permettent à l'infection d'envahir de proche en proche le canal de Sténon.

---

(1) JAWEIN. Wiener med. Presse, avril 1892.

(2) CORONEDI. Bull. del Sc. med. di Pologna, 1889.

(3) FENWICK. Brit. med. J., 1882, I, 461.

(4) LETULLE. Art. salivation, in Nouv. Dict. de méd. et chir. prat., 1882.

(5) VILLEMIN. Art. salive, in Dict. des Sc. méd., 1876.

(6) G. ROBIN. Th. Paris, 1899-1900.

(7) GAUTRAUD. Th. Lyon, 1894-1895.

(8) RABEC. Thèse Paris, 1883.

(9) BARIÉ et BILLAUDET. Soc. méd. des Hôpit., 1906, p. 1183.

(10) LINOSSIER. Soc. méd. des Hôp., 1906, p. 1188.

(11) PRAUTOIS et JACQUES. Rev. méd. de l'Est, Nancy, 1893, p. 663.

(12) LEGUEU et MOREL. Bull. de Soc. de Chirurgie, 1907.

(13) WRIGHT. Lancet, mars 1842.

(14) STICKER. Deutsch. med. Zeitung, n° 1, 1889.

Notons enfin que les éléments glandulaires altérés par l'élimination de décharges toxiques ou par suite d'un trouble trophique d'ordre nerveux (Gilbert et Villaret (1) : parotidites des hémiplégiques), offrent eux-mêmes un excellent terrain de culture aux microorganismes pathogènes.

La même interprétation s'applique aux parotidites post-opératoires, puisqu'il s'agit d'infections absolument superposables à celles qui surviennent au cours de maladies aiguës ou d'états cachectiques. Ce qu'il y a de spécial, dans le cas particulier, c'est uniquement le point de départ de l'infection constituée ici par des manœuvres chirurgicales.

Certains considèrent, il est vrai, comme mal établie encore, la relation causale entre la parotidite et l'opération (Picqué (2). Les autres, au contraire, estiment que la complication résulte directement de l'acte opératoire, sans pouvoir toujours en élucider l'étiologie directe et donner l'explication de son excessive rareté.

Il n'est pas démontré qu'elle soit d'autant plus à redouter que l'intervention est plus longue et plus pénible. On ne peut davantage accuser la « sympathie » physiologique et pathologique qui relie la glande parotide aux organes génitaux (Stephen Paget (3), Matweff (4), Macdonald (5), etc.), puisqu'on observe la parotidite à la suite d'opérations pratiquées en dehors de la sphère génitale ou même de l'abdomen. Les expériences de Legueu et Morel n'ont d'ailleurs pas permis d'enregistrer le moindre trouble sécrétoire ou la moindre lésion glandulaire imputable « à la mise en jeu d'une relation génito-salivaire ou d'un « réflexe à point de départ abdominal ».

Il ne reste donc qu'une hypothèse plausible : c'est d'admettre que les accidents doivent être spéciaux à certains individus prédisposés, cette prédisposition se trouvant réalisée par ces états d'infection latente locale ou générale, qui trouvent dans le traumatisme opératoire et les multiples incidents de l'anesthésie, les conditions voulues pour s'aggraver et se propager.

Pronostic. — La parotidite, surtout dans sa forme phlegmoneuse ou gangréneuse, constitue une complication toujours sérieuse, et nous sommes loin de lui attribuer aujourd'hui, comme

(1) GILBERT et VILLARET. *Soc. de Biologie*, 24 février 1906.
(2) PICQUÉ. *Bull. de Soc. de Chirurgie*, 13 nov. 1907.
(3) PAGET. *Lancet*, 1886.
(4) MATWEFF. *Annales de Gynécologie*, 1885, XXIV, p. 105.
(5) MACDONALD. *Edimburgh. med. Journal*, 1885, I, p. 1022.

le faisaient les anciens, une signification favorable (parotidite critique). Sa gravité est intimement liée à l'état général du sujet, et Claisse et Dupré ont, à juste titre, appelé « parotidites terminales », ces parotidites évoluant à la dernière période des infections graves ou des maladies cachectisantes.

Traitement.

1° *Traitement prophylactique.* — Il est de première importance. La parotidite est, en général, sous la dépendance d'une altération du milieu buccal : on cherchera donc à éviter la propagation de l'infection; en ayant recours aux désinfectants usuels de la bouche : eau chloralée, sublimé à 1/5000 ; dans les états fébriles, où la sécrétion salivaire tend à se tarir, Claisse et Dupré ont montré qu'il y avait intérêt à relever la tension sanguine par des injections de sérum artificiel.

De même, chez les opérés, M. Legueu recommande, pour activer la sécrétion salivaire, la mastication d'une balle stérilisée en caoutchouc, et surtout la reprise rapide de l'alimentation solide.

2° *Traitement curatif.* — Il ressort de la discussion récemment soulevée par M. Morestin à la Société de Chirurgie de Paris, « une tendance à recourir aux moyens de douceur dans le traitement des parotidites », du moins dans les formes les plus bénignes, purement catarrhales.

Dans les premières heures, la temporisation opératoire peut être de mise: nombre de parotidites guérissent par résolution ou grâce à l'emploi d'enveloppements chauds et humides.

L'évacuation du contenu septique de la parotide peut être assurée « par le drain naturel » de la glande, le canal de Sténon, au moyen de l'*expression*, manœuvre déjà ancienne, mais assez peu répandue (Morestin).

Mais si les phénomènes locaux et généraux ne s'amendent pas, il faudra se hâter de donner issue au pus par une incision large, aussi esthétique que possible, assez basse pour éviter la section du facial et assurer le meilleur drainage, complétée par un débridement à la sonde cannelée, des foyers profonds et cachés.

Le précepte doit être suivi plus rigoureusement encore quand la suppuration est diffuse, les abcès volumineux et multiples, l'incision étant le meilleur moyen de conjurer les accidents redoutables qui résulteraient d'une transformation gangréneuse ou d'une ulcération des gros vaisseaux.

Recueil de Faits

UN CAS DE MYOSTEOME TRAUMATIQUE

Par M. Louis Sencert.

Les ostéomes musculaires traumatiques ou myostéomes traumatiques, sont d'une observation assez rare dans la pratique civile, pour qu'il me soit permis d'en rapporter une observation. Observation d'autant plus intéressante, que le malade qui en fait l'objet présentait des particularités anatomo-cliniques de nature à intéresser le pathologiste, en mal de théories pathogéniques.

Il s'agit d'un homme de 34 ans, exerçant la profession de maçon, marié et père d'un enfant de 6 ans bien portant. Aucun antécédent héréditaire ou personnel digne d'être noté, sauf une luxation (?) du poignet gauche à l'âge de 6 ans et la fièvre typhoïde à 21 ans.

Le 11 mai 1907, cet homme fut atteint, à la suite d'une chute, d'une luxation du coude gauche en arrière. La réduction fut facilement obtenue sous chloroforme par le simple procédé de la traction en extension forcée. Le médecin qui l'avait pratiquée se contenta de placer le membre traumatisé dans une écharpe. Au bout de dix jours d'immobilisation, il commença à faire la mobilisation progressive. Mais déjà à cette époque la flexion est limitée à l'angle droit ; l'extension n'atteint pas la rectitude.

De jour en jour, les mouvements provoqués deviennent plus difficiles ; l'ankylose du coude semble devoir se prononcer et le médecin amène le malade à l'hôpital le 11 juin 1907.

On constate alors, à la partie inféro-antéro-interne du bras gauche, dont les téguments à ce niveau sont souples et de coloration normale, l'existence d'une tumeur ovoïde, de forme un peu irrégulière, s'étendant du pli du coude sur tout le quart inférieur du bras. Elle semble située en arrière et en dehors du biceps, qui glisse devant elle ; elle fait corps avec le brachial antérieur et ne se laisse pas mobiliser sur l'humérus.

Elle est surtout adhérente et immobile à son extrémité inférieure. D'une dureté ligneuse à la palpation, elle n'est pas douloureuse à la pression, même forte.

Les mouvements du coude son entravés. La flexion ne dépasse pas l'angle droit, l'extension est presque complètement impossible.

La radiographie montre les contours nets de l'humérus et des os de l'avant-bras qui ont, l'un par rapport à l'autre, leur situation normale. En avant de l'humérus, on constate l'existence d'une ombre, très accusée à sa partie inférieure, plus floue à sa partie supérieure. Cette ombre est nettement adhérente en bas à l'apophyse coronoïde du cubitus ; elle mesure en hauteur environ 8 centimètres.

Le diagnostic de myostéome traumatique semble évident d'après les commémoratifs, l'évolution de l'affection et les données de la radiographie. Mais avec le peu de temps qui nous sépare de l'accident initial, vu aussi le peu de netteté des contours de la tumeur sur sa partie supérieure, nous pensons que ce myostéome n'est pas « mûr » et nous proposons d'attendre deux mois avant d'en tenter l'extirpation.

Le 13 août, le malade nous est ramené, l'état fonctionnel et physique du coude n'a pas changé ; il y a une légère atrophie musculaire au niveau du bras, mais aucun trouble circulatoire ou trophique. La tumeur a pris une consistance osseuse uniforme et sa délimitation supérieure est plus nette. Une seconde radiographie nous montre l'existence d'une tumeur osseuse de 8 centimètres de longueur, à contours bien nets et rattachée en bas à l'apophyse coronoïde du cubitus par un pédicule de un centimètre de largeur.

L'extirpation de cette tumeur osseuse, qui entrave complètement les mouvements du coude, nous semble indiquée. Nous la pratiquons le 14 août 1907.

Par une incision verticale de 8 à 10 centimètres, le biceps est mis à nu et récliné en dedans avec le paquet vasculo-nerveux. La dissociation longitudinale des fibres superficielles du brachial antérieur nous conduit sur la néoformation osseuse, adhérente au muscle, sans capsule d'enveloppe. Après avoir largement libéré l'extrémité supérieure et les parties latérales de la tumeur en coupant les fibres musculaires loin d'elle, nous sectionnons le pédicule au ciseau et au maillet et la tumeur est extirpée en bloc. La tranche de section sur l'humérus est régularisée à la pince-gouge et à la rugine. Hémostase soignée et suture sans drainage. Réunion par première intention sans aucune complication ultérieure.

A peine le pédicule de la tumeur a-t-il été coupé, que nous essayâmes de mobiliser l'avant-bras et, à notre grande surprise, les mouvements d'extension sont restés difficiles. On a eu l'impression, pendant ces mouvements, qu'on rompait des stalactites osseuses postérieures et le doigt, introduit dans la plaie vers la partie postérieure de l'article, a senti de nombreuses néoformations osseuses très ténues et très fragiles. On eût dit une ankylose cerclée du coude au début.

Huit jours après l'opération, la mobilisation du coude est reprise. On rompt chaque fois de nombreuses stalactites osseuses, qui se reproduisent quotidiennement, et, le résultat fonctionnel n'est pas celui qu'on était en droit d'attendre. La tumeur ne présente d'ailleurs aucune trace de récidive.

Actuellement, six mois après l'opération, il y a une légère amélioration dans le fonctionnement du coude ; la flexion dépasse légèrement l'angle droit, mais l'extension reste très limitée. Aucune trace de récidive de l'ostéome. Le résultat est, on le voit, fort imparfait.

L'intérêt de cette observation réside précisément dans l'imperfection des résultats obtenus par une opération qui fut complète, puisqu'il n'y eut pas de récidive locale. Et cette imperfection des résultats est la conséquence de néoformations osseuses péri-articulaires siégeant en avant. Il y avait là, en somme, une ossification partielle des muscles, brachial antérieur, triceps, anconé, des ligaments articulaires, en partie des ligaments huméro-olécraniens, et de la capsule articulaire dans sa partie postérieure. Comment ne pas rattacher toutes ces productions osseuses à un même processus pathogénique ? Faut-il admettre qu'il y a eu, en avant de l'article, des arrachements périostiques par les fibres du brachial antérieur et formation d'un myostéome traumatique par ce procédé ? Mais la première radiographie nous a montré que ce myostéome a été *primitivement adhérent* à l'apophyse coronoïde et secondairement comme il arrive pour ces myostéomes par arrachements périostiques. Et admettre qu'à côté de ce processus pathogénique en a évolué un autre à la partie postérieure du coude, qui s'est caractérisé par l'ossification de tous les tissus mésenchymateux péri-articulaires ? Y a-t-il eu au niveau de ce coude arrachements périostiques en avant et myosite ossifiante en arrière ? Une telle interprétation des faits nous semble peu plausible. Nous sommes au contraire tentés de nous ranger dans la catégorie des auteurs qui font de la myosite ossifiante la cause de la plupart des myostéomes traumatiques. Sous l'influence de l'irritation traumatique, les cellules mésenchymateuses, qui ont évolué vers le type musculaire, conjonctif, ou cartilagineux, pouvant évidemment revenir à leur type primitif indifférent, et évoluer vers le type osseux.

L'observation que nous venons de rapporter, en nous permettant de rappeler cette question de pathogénie, nous semble apporter un argument sérieux aux partisans de l'ossification péri-articulaire primitive, comme cause des myostéomes traumatiques.

Analyses

NEUROLOGIE

Une manifestation morbide rare de l'épilepsie. — NEGRO (*Ré vista Neuropatologica*, n° 1, 1908, et *Révista di critica medica*, 25 avril 1908).

Chez un épileptique, en dehors des traumatismes et même après une simple absence psychosensorielle, on constate de petites hémorrhagies sous-cutanées localisées à la région périorbitaire du côté gauche, (et parfois à la conjonctive bulbaire) ; elles se terminent par une large ecchymose régionale, disparaissant à la façon des ecchymoses traumatiques.

Il n'y a ni hystérie, ni tabès ; l'épilepsie est seule coupable. Il s'agit sans doute d'un trouble local lymphatique vaso-moteur indépendant de toute altération névritique et lié probablement à des troubles fonctionnels des voies sympathiques centrales.

Le fait peut être très important au point de vue médico-légal.

Injections endoveineuses de chlorure de magnésium chez des choréiques. — CALCATERRA, (*Gazzetta degli Ospedali*, 19 avril 1908).

Chez deux choréiques, l'auteur pratiqua des injections endo-veineuses de chlorure de magnésium (1 à 2 centicubes d'une solution avec 20 gr. de chlorure pour 30 gr. d'eau). Si les mouvements sont trop forts, commencer par les injections hypodermiques plus faibles. Dans le premier cas, on fit 38 injections (dont 5 hypodermiques) et dans le second, 25 dont 8 hypodermiques.

Il s'agissait là d'une action antitoxique du magnésium, laquelle appartient du reste aussi aux autres sels alcalins et alcalino-terreux.

Maladie de Friedreich chez une enfant. — CRISPOLTI, (*Il Policlinico*, section médicale, avril 1908).

Nous résumons les points par lesquels cette longue observation est rendue intéressante : jeune âge de la malade (début à 14 mois)°; absence du caractère familial ; absence de tare nerveuse chez les parents ; hérédité nerveuse atavique ; intense ataxie dynamique et statique du type cérébello-spinal, mais surtout cérébelleux ; altération marquée particulière de la parole (parole scandée) ; altérations musculaires (réaction de dégénérescence) trophiques des membres supérieurs et inférieurs ; altération de la forme des mains (en griffes et creuses) et des pieds (en hyper-extension) ; conservation parfaite et même développement précoce de l'intelligence ; enfin marche relativement rapide et progressive du syndrome morbide.

Le lait de chèvre thyroïdectomisée dans le traitement du goître exophtalmique. — CAVAZZANI (*Révista critica di clinica médica*, 18 avril 1908).

L'auteur est d'avis que les substances extraites du sérum ou du lait d'animaux privés du corps thyroïde n'ont pas la même efficacité que ce lait. Une observation clinique a pu l'en convaincre. Une basedowienne de 32 ans traitée par les méthodes ordinaires y compris la galvanisation du sympathique au cou, n'avait pas été améliorée ; l'auteur fit enlever le corps thyroïde d'une chèvre et donna le lait à la malade. L'amélioration fut rapide et progressive. En moins d'un an, les symptômes morbides ont disparu.

La discussion sur l'hystérie à la Société de Neurologie. — CHARLES LAUBRY (*Tribune Médicale*, 25 avril 1908).

Grâce au rapport de Dupré qui au lieu de conclure a divisé la question en quelques questions nettes, la Société a pu se mettre d'accord sur les points principaux. Il en ressort une marche en avant très accentuée des idées de Babinsky. L'hystérie semble devoir se décomposer en plusieurs groupements morbides dont l'essentiel sera le Pithiatisme, groupe spécial de troubles qui peuvent être reproduits, disparaître, apparaître, s'atténuer ou s'aggraver par la seule suggestion et par la persuasion.

G. R.

La diarrhée prandiale des biliaires, d'après Linossier. — (*Tribune Médicale*), 25 avril 1908.

Chez les sujets atteints de cholémie, un flux bilieux excessif provoque au milieu du principal repas une douleur épigastrique suivie de tranchées intestinales et d'une selle impérieuse. Le traitement consiste à modérer l'excitabilité réflexe gastrointestinale, et à soigner la cholémie.

G. R.

Prophylaxie des maladies nerveuses fondée sur la diététi-que. — LONDE, (*Presse Médicale*, 29 avril 1908).

En dehors de la syphilis et de la tuberculose, même dans la pneumonie, les syndromes nerveux de l'enfance viennent de troubles digestifs. La poliomyélite et la paralysie infantile sont d'origine digestive. L'épilepsie peut être évitée par un régime sévère dans l'enfance. Une chorée légère guérit rapidement par le régime lacté et le repos au lit. Le goitre exophtalmique, le myxœdème sont justiciables d'un régime d'où la viande est exclue. De même l'asthme et l'angine de poitrine. La prophy-laxie de l'artérite cérébrale est presque toute entière dans le régime frugal. Les manifestations mentales les plus complexes sont prévenues ou améliorées par le régime.

Cet article très intéressant appelle la publication de nom-breuses observations précises pour entraîner les convictions ; il est à opposer à l'article de Dejeune du même journal inti-tulé *Les Faux gastropathes*.

G. ROSENTHAL.

Traitement de la névralgie faciale par l'alcoolisation locale. — SICAUD (*Presse Médicale*, 6 mai 1908).

Excellent article d'ensemble ou sont décrites indications et surtout technique précise de la méthode de Pitres-Verger-Schlösser. On emploiera l'alcool à 80° après anesthésie locale à la stovaïne. L'injection doit être faite avec exactitude ; elle doit entraîner l'anesthésie persistante dans le domaine cutanéo-muqueux de la branche nerveuse. La douleur réelle provoquée par l'injection au niveau du trou ovale, les sensations de prurit, de carton, d'enflure sont sans inconvénient. La blessure pos-sible d'artères ne saurait être grave, si on se sert de fines ai-guilles. En cas d'interventions chirurgicales antérieures, les résultats sont moins bons ; sinon, ils sont excellents. La mé-thode ne s'applique pas aux névralgies des nerfs mixtes.

En cas d'échec, il faudrait recourir à l'alcoolisation locale du ganglion de Gasser, qui ne nécessiterait pas les délabrements, par conséquent les dangers de la résection.

G. ROSENTHAL.

APPAREILS CARDIO-VASCULAIRES

Action locale de la bile et du glycocholate de soude sur les vaisseaux sanguins. — BERTI (*Gazzetta degli Ospedali*, 26 avril 1908).

Conclusion : 1° La bile et le glycocholate de soude ont sur

les vaisseaux une action directe et à peu près égale ; 2° Tous
deux, à petite dose, déterminent une vaso-dilatation modérée.
d'une certaine durée, qui, à la longue, peut être suivie de vaso-
constriction ; 3° A hautes doses, tous deux provoquent une vaso-
constriction intense et progressive, souvent précédée d'une
légère et fugace vaso-dilatation ; 4° La concentration de la bile
qui commence à provoquer la vaso-constriction oscille entre
20 et 25 0/00 ; la concentration du glycocholate aux environs
de 0,75 0/00 ; 5° Après l'établissement d'une vaso-constriction
intense, il n'est plus possible par lavage que de déterminer une
vaso-dilatation modérée ; 6° L'action sur les vaisseaux musculo-cutanés et sur ceux du foie, fut qualitativement égale ; cependant l'effet vaso-dilatateur est plus intense sur les vaisseaux hépatiques que sur les musculo-cutanés ; 7° Les expériences de circulation avec la bile et le glycocholate donnent
lieu à la production d'œdèmes ; 8° L'action de la bile et du
glycocholate sur les vaisseaux peut s'expliquer par la prédominance dans la fibre musculaire, selon les doses, des effets
d'assimilation sur ceux de désassimilation et de ceux-ci sur
ceux-là.

Contribution à l'action de l'iode sur les processus pathologi-ques expérimentaux provoqués par l'adrénaline dans les vaisseaux sanguins. — LAVREVA (Archives russes des Scien-ces biologiques, 1908, n° 3).

De tous les lapins intoxiqués par l'adrénaline et traités ensuite par l'iode, un seul succomba et encore tout au début du
traitement iodé, c'est-à-dire après la première injection d'iodure
de potassium.
Les lapins ayant reçu l'adrénaline, sans iode, présentèrent
une mortalité de 62,5 0/0 par rupture de l'aorte.
L'injection sous-cutanée de petites doses d'adrénaline ne provoque pas d'effets bien nocifs ; l'injection intra-péritonéale et
surtout l'injection intra-veineuse aux mêmes doses provoquent
dans le système vasculaire des modifications bien accusées.

Les points de pulsation et le diagnostic d'artério-sclérose. — MINERVINI (Il Morgagni, 28 mars 1908).

En dehors des lignes diagnostiques de l'artério-sclérose, on
note les points de pulsation que l'auteur divise en deux groupes :
1° Points principaux : Aorte, à la crosse ; carotide : point
de bifurcation, carotide primitive ; sous-clavière : triangle sus-
claviculaire ; humérale : région moyenne du bras ; radiale :

au coude ; fémorale : triangle de Scarpa ; poplitée : losange poplité.

2° *Secondaires.* Humérales : Vers le bord interne du biceps ; radiale : partie antérieure de l'avant-bras ; pédieuse : dos du pied.

Leur valeur consiste dans la manifestation extérieure des troubles du système artériel : hypotension et hypertension.

Généralement, les points se trouvent à la division et à la bifurcation des artères : car là le sang frappe avec plus de violence ; ordinairement, il y a inégalité entre les points de pulsation des deux côtés avec prédominance à droite, très marquée si l'artério-sclérose amène l'ectasie de la crosse aortique ; le cas contraire existe dans l'ectasie du tronc brachio-céphalique. Les points de pulsation demeurent évidents tant que le myocarde est fort et disparaissent, en commençant par les secondaires, au fur et à mesure que le cœur s'affaiblit.

Influence de la viscosité sur le courant sanguin et loi de Poiseuille. — Du Bois-Raymond, Brovie et Fr. Müller (*Berliner Klin. Wochenchrift*, 30 mars 1908).

La quantité de liquide coulant dans l'unité de temps à travers un tube capillaire dépend de la pression du liquide qui y entre et des résistances périphériques du système tubulaire. La valeur de ces résistances suit la loi de Poiseuille : la quantité v traversant une conduite capillaire donnée, dans l'unité de temps est directement proportionnelle à la pression p et au rayon élevé à la 4° puissance et inversement proportionnelle à la viscosité ; d'où $v = p \times r^4$. Les auteurs ont pu vérifier l'exactitude de cette loi pour la circulation sur le vivant. Leurs expériences nous enseignent aussi que les modifications du frottement intérieur (par rapport aux variations de la tension ou des valeurs vasculaires) ne jouent un rôle que dans les cas extrêmes et quand la paroi vasculaire est pathologiquement modifiée.

Frottements péricardiques dans le cas d'adhérence du péricarde. — Fichter (*Berliner Klin. Wochenschrift*, 27 avril 1908).

D'après les auteurs, quand il y a adhérence des deux feuillets du péricarde entre eux il n'existe pas de bruits de frottements. Or, chez un malade, ce bruit existait ; on sait qu'il est produit par le déplacement l'un contre l'autre de deux feuillets séreux enflammés ; cependant à l'autopsie du sujet on constatait l'oblitération complète du péricarde ; au milieu des adhérences on constatait six à huit épanchements sanguins.

C'est grâce à ceux-ci que l'auteur explique le bruit chez le sujet en question ; par un mécanisme semblable à ce qui se produit dans le cas d'hématomes sous-cutanés ou intramusculaires dans lesquels il est facile de produire la crépitation neigeuse.

Contribution à l'étude de la myocardite rhumatismale. —
GALLAVARDIN (*Lyon Médical*, 5 avril 1908).

Il s'agit d'un fait de myocardite interstitielle rhumatismale avec douleurs précordiales atroces, accès de tachycardie paroxystique et mort rapide sans asystolie chez un enfant de 7 ans. A ce propos l'auteur examine la valeur des myocardites présumées c'est-à-dire décrites cliniquement. La myocardite à lésion parenchymateuse est nettement décrite ; la myocardite graisseuse et interstitielle peut entraîner la faillite du myocarde. Les Allemands ont décrit une myocardite interstitielle avec formations nodulaires microscopiques, ayant à leur centre du tissu fibrillaire en voie de dégénérescence.

L'observation est précédée d'un résumé clinique anatomique et histologique qui en facilite la lecture.

G. ROSENTHAL.

TUBE DIGESTIF

Un cas de torsion intra-abdominale de l'épiploon. — KOTHE
(*Deutsche med. Wochenschrift*, 23 avril 1908).

Dans le cas en question, il n'y avait point de hernie, ce qui constitue une rareté. Au point de vue du diagnostic, il y a grande ressemblance avec la perforation de l'appendice ; de là fréquente confusion (sensibilité à la pression, défense musculaire, vomissements ; début brusque, comme dans l'appendicite). Mais, dans l'appendicite, la leucocytose va en augmentant, alors que dans le cas décrit, elle diminua (diminution qui est due à une délimitation ou à la rétrogradation d'une inflammation) ce qui met à l'abri d'une erreur.

Le traitement sera rapide pour prévenir la gangrène de l'épiploon et la péritonite ; il consistera en laparotomie ; résection de l'épiploon.

L'opération des cancers étendus de l'estomac. — RIESE
(*Deutsche med. Wochenschrift*, 23 avril 1908).

Vingt-quatre résections larges et extirpations ont démontré à l'auteur que l'opération radicale est possible dans les cas étendus, que le chiffre de guérisons est considérable, que la guérison radicale est possible et que la survie est en moyenne plus

grande qu'après une anastomose. L'auteur voudrait voir restreindre les gastro-cutéro-anastomoses et augmenter le nombre
d'opérations radicales. L'amélioration de la technique augmen-
tera les chances de succès. C'est le médecin des familles qui
aussi peut beaucoup en envoyant au chirurgien même les cas
avancés, pour décider s'il y a lieu ou non d'opérer.

SYPHILIS DERMATOLOGIE

**Le contrôle de Wasserman dans le traitement des accidents
parasyphilitiques.** — A. MARIE (de Villejuif) (*Société de Médecine de Paris*, avril 1908).

La réaction de Wassermann (application au diagnostic de la
syphilis de la réaction Bordet-Gengou) permet de séparer dans
la parasyphilis les cas où le traitement spécifique peut agir ; ce
sont les cas où la réaction existe dans le sérum sanguin tout en
étant faible dans le liquide céphalorachidien. Quand la réaction
devient forte dans le liquide céphalo-rachidien et tend à disparaître du sérum, le mercure ne saurait être que dangereux.

Si ces faits se confirment voici une règle de conduite des plus
remarquables que la clinique aura retirée une fois de plus des
sciences dites accessoires.

GEORGES ROSENTHAL.

**Sur la stase hyperhémique dans quelques maladies véné-
riennes et cutannées.** — MAUTEGAZZA (*Il Morgagni*, 21 mars
1908).

L'hyperhémie exerce, dans le lupus tuberculeux, une action
sûre, prompte, proliférative, mais non bactéricide. Elle sera
indiquée dans les formes lupiques, torpides, ulcérées, très
étendues et siégeant aux membres.

Dans les tuberculides (érythème induré de Bazin et tuber-
culide papulo-nécrotique) l'hyperhémie a donné d'excellents
résultats qui s'expliquent par la nature tuberculeuse atténuée
de ces lésions.

Ulcères varriqueux : le succès a été complet et rapide dans
les ulcères de jambe, même très étendus.

Dans l'eczéma aigu et subaigu, l'hyperhémie est contre-in-
diquée : elle aggrave l'épudation et empêche la réformation de
l'épithélium. Son action est presque nulle dans le psoriasis.

Dans la teigne, le résultat fut peu concluant.

Dans les orchites, arthrites blennorrhagiques, adénites vénériennes le résultat fut très satisfaisant.

25

Traitement de la maladie de Werlhoff. — Bott (*Allg. Wiener med. Zeitung*, 28 avril 1908).

Une tuberculeuse de 15 ans eut, à la suite d'une affection intestinale fébrile, des hémorrhagies sous-cutanées qui envahirent la peau des membres, celle du dos et du ventre. L'urine et les selles contenaient du sang et il survint des hématémèses. Tout traitement avait été inutile, lorsque l'auteur eut l'idée de donner à l'intérieur de l'adrénaline (2 gr. 50 d'une solution à 1 0/00 pour 100 gr. d'eau : une cuillerée à café toutes les heures. Tous les symptômes énumérés ci-dessus disparurent rapidement et l'état général fut favorablement influencé. On continue à donner l'adrénaline pendant 8 jours à la dose de six à sept cuillerées à café par jour.

Sur l'érysipéloïde. — Reich (*Wiener Klin Wochenschrift*, 12 mars 1908).

L'érisipéloïde fréquent chez les sujets qui manient des viandes et qui se font de légères blessures est caractérisé par des démangeaisons, brûlures : la peau devient rouge-bleuâtre et s'œdématie. L'endroit blessé ne présente pas de réaction. L'érysipéloïde ne se termine pas par suppuration. L'affection est bien limitée et tranchée, par rapport à la peau saine, par un petit liseré bleu-rougeâtre. Ces signes ainsi que le peu d'intensité des phénomènes de réaction permettent de faire le diagnostic d'avec les inflammations phlegmoneuses.

L'érysipéloïde se distingue de l'érysipèle par les signes suivants : l'érysipéloïde se montre en plaques isolées (érysipèle forme un tout continu) : ourlet léger dans l'érysipéloïde, rebord en forme de rempart dans l'érysipèle ; peau rouge dans ce dernier ; pas de fièvre dans l'érysipéloïde ; troubles de l'état général dans l'érysipèle.

Le traitement de l'érysipéloïde consiste, dans les cas de l'auteur, en l'emploi local de l'air chaud pendant 1/2 heure à une heure. La guérison fut complète et rapide.

Une nouvelle méthode de traitement de la syphilis. — Lenzmann (*Deutsche mediz. Wochenschrift*, 5 mars 1908).

L'auteur a essayé avec succès les injections intra-veineuses de chlorhydrate de quinine (0,50 à 0,80 centigr.) dans les cas où le mercure ne donnait pas de résultat. Il s'agissait là d'une action directe sur le protozoaire de la syphilis, protozoaire véhiculé dans le sang qu'il désorganise (pour preuve : anémies syphilitiques). Sur les 14 cas traités il y avait 5 cas de manifestations secondaires. 2 cas de récidive de ces manifestations. 2 cas de tertiarisme ; 3 cas de chancre dur sans phé-

Les résultats furent excellents surtout dans la syphilis secondaire et dans les formes malignes.

La solution injectée est la suivante : chlorhydrate de quinine 10 gr. ; chlorure de sodium 0,75 ; eau distillée 100 gr. ; Chauffer et agiter avant chaque usage. On injecte chaque fois 4 gr. de cette solution ; en tout 4 gr. 50 à 5 gr. 50 de chlorhydrate pour une cure. Il a associé avec succès les injections intramusculaires d'émulsion huileuse de nucléinate de quinine.

Sur la typhose syphilitique. — VIGNOLO-LUTATI (*Gazzetta medica italiana*, 12 mars 1908).

L'auteur a eu occasion d'observer un cas de fièvre syphilitique essentielle chez une femme de 24 ans. Cette fièvre dura pendant 4 septinaires et baissa vers le 26e jour grâce à l'emploi des injections mercurielles. Cette affection que Fournier appelle fièvre syphilitique continue est d'un diagnostic difficile en tant que fièvre spécifique ; ici, le diagnostic avait des difficultés particulières parce que la température atteinte fut de 40° ; alors que Fournier dit qu'il est rare de lui voir atteindre un degré élevé. Un fait particulier c'est aussi le peu d'intensité des troubles généraux et dans l'intégrité des fonctions digestives. Ces signes et les symptômes de spécificité permettront de faire le diagnostic d'avec l'infection éberthienne.

Traitement interne et précoce de la syphilis (traitement dit abortif). — CARLE (*Lyon Médical*, 19 avril 1908).

Les sujets sains, non tarés, récemment contaminés doivent être traités de la façon suivante. Au début, tous les deux jours, injection de 4 centigr. de sel soluble de mercure jusqu'à 20 injections. Un mois de repos. Huit injections hebdomadaires d'huile grise à 40 0/0 (dix centigr.): 2 mois de repos et recommencer jusqu'à la fin de la première année. En seconde année séries de six injections séparées par deux mois de repos. En troisième année, trois séries. En quatrième, deux.

La période secondaire est atténuée au maximum, le tertiarisme annulé. Après 3 ans, le mariage est permis et les enfants procréés sont sains.

G. ROSENTHAL.

Façon dont se comporte la peau humaine vis-à-vis de certaines toxines bactériennes. — R. ENTZ (*Wiener Klin Wochenschrift*, 19 mars 1908).

Sans répéter le détail des expériences de l'auteur, nous dirons que pour lui les efflorescences cutanées produites par l'inoculation des toxines n'ont qu'un caractère purement local et ne se rattachent en rien aux processus d'immunité de l'organisme (typhus, paratyphus, diphtérie, choléra-charbon). Pour la réaction cutanée à la tuberculine, la même explication est, *peut-être*, valable, sauf, peut-être aussi, chez les nouveau-nés et il n'y aurait, dans ce cas, pas lieu de lui accorder la spécificité allergique que von Pirquet veut bien lui attribuer.

APPAREIL RESPIRATOIRE

Sur un cas de pneumonie lobaire. Peut-on diagnostiquer la fonte purulente du poumon ? — Zoja (*Il Morgagni*, 18 avril 1908).

Dans un cas de pneumonie lobaire, les signes classiques de fonte purulente firent défaut (apparition brusque de gros râles dans les zones où il y avait eu du souffle ; pas de râles de retour ; crachats couleur jus de pruneaux), la ponction (au niveau du 9ᵉ espace intercostal ramène un liquide épais, couleur jus de pruneaux, avec de nombreux globules blancs et des diplocoques. A l'autopsie, fonte purulente du lobe inférieur droit.

L'auteur considère la présence de liquide de couleur jus de pruneaux vers les 6, 7 ou 8ᵉˢ jours de la maladie, comme très important pour le diagnostic de l'infarctus purulent du poumon.

Broncho-pneumonie continue à entérocoque. Oculo-diagnostic positif. Guérison. — Georges Rosenthal et P. A. Marcorelles (*Société de Médecine de Paris*, avril 1908).

Les auteurs relatent une observation de la forme prolongée de broncho-pneumonie décrite dans la *Revue de Médecine* en 1902 par G. Rosenthal et simulant la pneumonie caséeuse. L'examen des crachats permit de rapporter la maladie à l'entérocoque et d'éliminer la possibilité d'une lésion locale tuberculeuse. L'oculo-diagnostic positif indique seulement que le malade portait en un point quelconque, sans doute au niveau des ganglions médiastinaux une lésion spécifique.

A. NIGAY.

Pronostic des pleurésies séro-fibrineuses. — André Jousset (*La Clinique*, décembre 1907)

L'A. n'accepte pas la division classique en pleurésie à frigore primitive et pleurésie secondaire. Il n'attache que peu d'importance aux signes du sommet décrits par Grancher et considère le cyto-diagnostic comme indiquant plus l'allure que la nature de la pleurésie.

Le pronostic se déduit à l'examen du poumon opposé, de

l'absence de tout passé tuberculeux, de l'évolution franche ou torpide, de la régularité de la courbe thermique dans les cas bénins opposée à son irrégularité dans les cas graves. La pression intra-pleurale moyenne doit rester constante pendant la thoracentèse, qui doit se faire aisément de même que la ponction exploratrice a dû se faire sans la double aiguille de Mosny et Harvier. La fibrine en petite quantité, des bacilles peu nombreux et peu acido-résistants, une agglutination au moins à 1/5 sont d'un bon pronostic.

L'A. n'a pas parlé des modifications de pronostic dues au traitement. L'aérothérapie, la surveillance respiratoire, l'emploi des exercices physiologique de respiration jouent cependant un rôle considérable.

G. ROSENTHAL.

PARASITOLOGIE

Action hémolytique des extraits d'ankylostome duodénal. — L. PRETI (*Gazzetta medica italiana*, 27 février. *Deutsche med. Zeitung*, 19 mars 1908).

L'auteur est partisan de la théorie toxique de l'anémie par ankylostome. Il a étudié les poisons du parasite et leur action hémolytique. La substance hémolytique de l'ankylostome agit sur les globules rouges des diverses espèces animales (homme, chien, lapin, bœuf, cobaye) ; elle est insoluble dans la solution physiologique de sel marin ; seul le résidu resté sur le filtre est actif ; la substance hémolytique est soluble dans l'éther et l'alcool ; elle supporte très bien la chaleur (100° pendant 3 heures) ; à 0° son activité n'est que peu modifiée. L'addition de lécithine augmente son action sans qu'il y ait formation de lécithide. La cholestérine ne la neutralise pas. La pancréatine au bout de 24 heures, met l'hémolipine en liberté et la rend soluble dans l'eau. Pour dissoudre 1 centicube de globules rouges en suspension, il suffit de 2 milligr. 1/2 d'ankylostome humide.

Cette substance qui n'a ni propriétés tryptiques, ni antitryptiques rentre dans le groupe des lipoïdes et semble voisine de celle que Tallgvist a découverte dans le bothriocéphale.

Le trichomonas hominis dans le contenu stomacal, chez l'homme. — HENNING (*Hygiea*, mars 1908).

Chez un malade de 61 ans, atteint de troubles digestifs faisant penser au carcinome de l'estomac, bien qu'on ne put trouver de tumeur à la palpation, l'auteur constata dans les matières vomies ou retirées par lavage, la présence du *trichomonas intestinalis*. Il est probable que dans le cas en question, la réaction neutre ou faiblement alcaline du contenu gastrique favorisait le développement du flagellé. Le malade mourut ; à l'autopsie on trouva un cancer faisant adhérer la grande courbure avec le colon transverse et ayant créé une communication entre l'estomac et l'intestin. Il est probable que c'est par ce passage que le trichomonas était remonté dans l'estomac. Cependant on ne le trouva ni dans les matières fécales, ni dans le contenu de l'intestin grêle.

Technique microscopique appliquée à la Médecine Coloniale. — LANGERON (*Archives de Parasitologie*, 20 mars 1908).

Excellent article pratique contenant des renseignements précieux pour les étudiants et les médecins qui ignorent trop la parasitologie.

G. R.

Le trichophyton à culture acuminée et le trichophyton à culture cratériforme. — SABOURAUD (*Archives de Parasitologie*, 20 mars 1908).

Dans cette étude à la fois botanique et expérimentale l'A. démontre la stabilité et l'hétérogénéité fondamentale du type à culture cratériforme et du type à culture acuminée. De plus il a pu inoculer pour la première fois la maladie aux cobayes.

G. R.

Obstruction intestinale et ascaridiose. — MARCEL POISOT (*Bulletin Médical*, 18 avril 1908).

Très intéressante observation d'un enfant de 4 ans 1/2 qui eût été opéré pour occlusion intestinale sans l'étude clinique attentive. les commémoratifs de rejet de vers par la bouche et l'éosinophilie (7 0/0). Cet enfant est mort quelques semaines après de méningite tuberculeuse. A propos de son observation, l'auteur passe en revue les travaux similaires et présente une étude à lire avec profit.

G. ROSENTHAL.

Société d'études scientifiques sur la tuberculose (*Bull. Médic.*, 18ᵉ avril).

M. Louis Renon, malgré les faits signalés par Jules Lemaire et Calmette, croit que l'ophtalmo-réaction ne contre-indique pas, par la crainte de reviviscence de la réaction, un traitement tuberculino-thérapique. Il est vrai qu'il utilise des doses de 1/500 de milligramme avec une prudence de mettre des plus expérimentés.

G. ROSENTHAL.

TUBERCULOSE

Mode d'action des procédés employés dans le traitement des des hémoptysies des tuberculeux. — L. Guinard (*Bulletin Médical*, 6 mai 1908).

Très intéressante mise au point et revue critique de l'action de médicaments que tout le monde prescrit, bien que peu aient fait leur preuve. Le chlorure de calcium, les injections gélatinées, les coagulants locaux sont à abandonner ; les vasoconstricteurs, comme l'ergot, ne peuvent qu'amener la congestion pulmonaire ; l'adrénaline n'a pas d'action générale. Par contre le nitrite d'amyle, en dilatant la circulation périphérique, l'ipéca par son action contro-stimulante, la morphine par son action calmante et par la régularisation de la circulation et de la respiration sont de bons médicaments.

Il faut faire ressortir l'emploi du nitrite d'amyle que sur l'avis de notre maître, nous employons depuis longtemps chez Hayem pour combattre toute congestion pulmonaire.

Georges Rosenthal.

Réaction de l'organisme tuberculeux sous l'influence de la paratoxine. — Lemoine (de Lille) (*Société Médicale des Hôpitaux*, 8 mai 1908).

L'utilité de l'opothérapie hépatique dans la tuberculose est confirmée par les travaux récents sur la cholestérine (Iscovesco, Pr Vincent). Chez certains bacillaires, la paratoxine provoque certains accidents analogues à ceux de l'état pléthorique (congestion autour des foyers, au visage, flux hémorrhoïdaire, etc.) ou quelques réactions thermiques. Toujours on constate l'assèchement de l'expectoration et la diminution du nombre des bacilles dans les crachats.

M. Lemoine nous a toutefois déclaré qu'il n'obtenait rien dans les salles de tuberculeux. L'isolement de ces maladies n'est autre chose qu'un parcage dangereux qui protège les autres malades et annihile toute thérapeutique.

G. Rosenthal.

Contribution à l'étude de l'ophtalmo-réaction de Calmette. — Finzi (*Gazzetta degli Ospedali*, 12 avril 1908).

Dans un cas de méningite tuberculeuse, la réaction de Calmette permit de porter le diagnostic qui fut confirmé par l'autopsie. En effet, cette forme était très insidieuse : la céphalée fut toujours légère, peu de douleur au rachis, pas de signe de Kernig, pas de raideur de la colonne vertébrale. De sorte que sans l'ophtalmo-réaction, on aurait pensé surtout à de la myélite.

HISTOLOGIE BACTERIOLOGIE

Sur un nouveau mode de coloration des coupes et des pièces hématologiques. — LEFAS (*Lo Spérimentale*, janvier-avril 1908).

Notre compatriote, le Dr Lefas, publie, dans le *Sperimentale*, un article original sur un nouveau mode de coloration, réglé de la façon suivante.

Après inclusion à la paraffine et solution de celle-ci, laver les coupes à l'eau ; colorer pendant 30 secondes dans le mélange suivant :

Vert d'iode .... |
Fuchsine acide .... | ââ 1 gr.
Eau distillée .... 100 centicubes.

Stériliser le mélange pour le conserver ; pas de filtration.

Après coloration, laver à l'eau ; différencier à l'alcool à 90° (contenant 1 pour 100 d'acide picrique). Sans laver, faire disparaître l'acide picrique par l'alcool absolu ; puis : xylol ; monter dans le aume.

Le tissu conjonctif et la fibrine sont rouges, les noyaux vert foncé ; la mucine et le protoplasma verts ou verts jaunâtres ; les granulations protoplasmiques sont visibles.

Pour colorer les granulations neutrophiles du sang ou de la moelle, faire des frottis, fixer à l'alcool phéniqué (à 1 pour 100) ou dans la solution simple ou acide de sublimé pendant 1/4 d'heure. Laver à l'eau ; colorer avec le mélange vert-fuchsine indiqué plus haut (2 à trois minutes). Laver, essuyer au buvard. Huile de cèdre et examiner. Les granulations neutréphiles sont brun-violettes ; les noyaux : vert clair ; les globules rouges : brun clair.

Bulletin de l'Institut Pasteur. — n° 8, 30 avril 1908.

Revue : L'autolyse des organes et les ferments endocellulaires.
LÉON LAUNOY.

L'isolement des enzymes autolytiques se fait en traitant le filtrat d'une macération chloroformée d'organes par un corps précipitant : sulfate d'ammoniaque, alcool, acide acétique, etc... Il faut distinguer le *ferment coagulant* (Okunew) qui agit surtout en milieu neutre ou de faible réaction ; il serait cause de la nécrose de coagulation. *Les ferments hydrolytiques* exercent leur action sur les hydrates de carbone et sur les graisses ; ce sont d'abord le ferment amylolytique du foie de Claude Bernard, puis le ferment lipolytique du foie qui causerait la dégénérescence graisseuse de cet organe. Les ferments agissant sur les protéides et nucléo-protéides sont complexes. La protéase autolytique est incapable de désintégrer l'acide nucléinique ; elle s'associe à la nucléase, à la désamidase qui conti-

nuent son action. La xanthinoxydase transforme l'hypoxan-
thine en xanthine et celle-ci en acide urique. Le ferment urico-
lytique détruit l'acide urique en donnant du glycocolle, allan-
toïne et urée. L'arginase est un des modes de production de
l'urée.

Tous ces ferments agissent surtout vers 38 à 40°: leur action
favorisée par le chlorure de calcium, le nitrate de potasse, est
inhibée par le citrate de sodium et surtout le sérum sanguin.
Leur spécificité n'est pas absolue. Il est difficile de savoir s'ils
agissent et même s'ils excitent pendant la vie.

Très intéressante revue, qui a l'utilité de tous les travaux
sur les ferments destinés à jouer un grand rôle dans la biologie
moderne. *Analyse des travaux :*

D'après Hata, le bacille de la diphtérie cultivé sur gélose à
4 0/0 de Ca Cl' prend des formes sphériques et en fuseau, de
même le bacille de la peste et de la dysenterie. Fernand Gul-
guen a isolé dans deux cas de pelade un *nouveau bacille*, le
bacillus endothrix.

Prowazek réunit sous le nom de *Chlamydozoa* les microorganismes de la variole, vaccine, scarlatine, rage, peste aviaire,
trachome, molluscum contagiosum, épithélioma contagieux des
oiseaux, maladie des jeunes chiens et fièvre aphteuse. Ce sont
des microbes intracellulaires, donnant l'immunité, capables
d'adaptation selon l'espèce parasitée. Volpino trouve dans la
cornée du lapin inoculé de vaccine des corpuscules de 0 mm. 2
mobiles et spécifiques. Casagrandi a la même opinion ; il montre que par la réaction Bordet Gengou, vaccin variolique et vaccin bovin sont identiques. L'immunité contre la vaccine s'obtient
par inoculation de filtrats de pulpe vaccinale à la bougie Ber-
kefeld : Greef, Frœsch et Clausen ont vu dans la sécrétion
lacrymale de trachomateux de tous petits coccus à peine
visibles, entourés d'une auréole, épars ou réunis par couple. Ces
corpuscules du trachome sont identiques aux Chlamydozoaires
de Prowazek. L'inoculation à l'homme du trachome est positive.

De nombreux travaux sur le cancer chez la souris, spontané
ou par inoculation et greffe, notons la difficulté d'avoir des races à hérédité cancéreuse, l'influence empêchante d'injections
de tissu cancéreux chauffé (Flexner et Jobling), les variations
des tumeurs et l'obtention de tumeurs par injection d'éther dans
le cristallin de la salamandre. *Les recherches sur les champignons pathogènes* comportent les observations de Greco sur
un cas de sporotrichose nodulaire végétante du pied, les travaux de Lesné et Monier-Vinard sur la sporotrichose sous-
cutanée. Monier Vinard trouve du sporotrichum dans un crachat de bacillaire. Rubens Duval et Fage, Aubry et Esmein, de
Beurmann et Gougerot, Vacher, Dominici, Brodier, Gastou,

Danlos, Blanc, de Massary, Letulle, étudient la sporotrichose. Les lésions des muqueuses, l'infection généralisée par le sporotrichum sont décrites ainsi que l'inoculation au chat. Clerc et Sartory déterminent une levure isolée d'une angine chronique.

La présence des acides organiques et inorganiques favorise, d'après Azinkin, l'autolyse du foie. L'arginase, d'après Dakin, dédouble l'arginine en urée et ornithine. D'après Gley, le sérum d'anguille injecté directement dans le liquide céphalo-rachidien à travers la membrane occipitoalloïdienne est dix fois plus toxique que par la voie veineuse et l'immunisation ne peut pas se faire par cette voie. Tiffeneau et Marie étudient la fixation par le cerveau de la toxine tétanique. Bassenge soutient que le cobaye inoculé avec une forte émulsion bacillaire dans la lécithine est vacciné après 24 h. contre plusieurs doses de bacilles typhiques vivants.

Dans cette revue trop rapide, je signale en terminant la véritable revue générale faite par l'ensemble des analyses sur la sporotrichose.   G. ROSENTHAL.

Le sort de la toxine tétanique dans le tube digestif. — VINCENT (*Annales de l'Institut Pasteur*, 25 avril 1908).

La toxine tétanique introduite dans l'estomac est détruite en moins d'une heure[*]; elle est d'ailleurs susceptible de perdre son activité après un séjour très bref dans l'une quelconque des régions de la portion sous-diaphragmatique du tube digestif. Les macérations d'intestin additionnées de toxine tétanique restent tétanigènes ; les bactéries de l'intestin altèrent mais ne détruisent pas la toxine tétanique. Mais l'innocuité de la toxine tétanique introduite dans le tube digestif s'explique par l'action neutralisante puissante de tous les sucs digestifs sans doute par digestion de la toxine.

Ce mémoire doit être lu, tant à cause des faits nouveaux qu'il apporte, qu'en raison de la méthode rigoureuse et précise qui se retrouve dans toutes les recherches de ce maître.
                                    G. ROSENTHAL.

Vaccination contre la peste par le tube digestif. — GUISEPPE FORNARIO (*Annales de l'Institut Pasteur*, 25 avril 1908).

L'ingestion par les animaux de petites doses successives de bacilles virulents, ou de la culture chauffée à 53° pendant 90 minutes et non morte vaccine les 2/3 des animaux. Les anticorps, la réaction de Bordet-Gengou, les variations de l'index opsonique, la réaction spécifique de la congestion de l'intestin en cas de mort par inoculation d'épreuve permettent de démontrer la réalité de la vaccination.
                                    G. R.

Recherches relatives à la résistance des bovins vaccinés contre la tuberculose par le procédé de von Behring en présence d'une infection naturelle virulente et répétée. — Prof. Eber de Leipzig (*Revue de Pathologie comparée*, mars 1908).

Voici les conclusions de ce travail ; elles rappellent de tous points les conclusions du Pr Vallée, d'Alfort : « La réaction positive d'une tuberculination pratiquée au moins neuf mois après la dernière vaccination parle sûrement en faveur d'une infection tuberculeuse, tout aussi sûrement que chez des animaux non vaccinés, tandis que la réaction négative ne saurait indiquer sans autre preuve l'absence de toute lésion tuberculeuse.

Le moment ne semble pas venu encore où l'on pourra, grâce à la seule vaccination préventive combattre efficacement la tuberculose bovine. »

G. R.

Recherche du vibrion cholérique dans les mollusques et l'eau de mer. — Férid Ibrahim (*Presse Médicale*, 25 avril 1908).

Au cours d'une petite épidémie de choléra, l'A. trouve dans l'eau de mer, dans les huîtres et les taraks (mollusques, genre cardium) deux vibrions ayant sans exception tous les caractères morphologiques tinctoriaux, culturaux du vibrion du choléra asiatique type, même l'action pathogène pour le cobaye. Mais ils s'agglutinaient avec les immunsérums de Gaffky et Krause seulement à 1 0/0 et à 1 pour 20.

Rien n'est plus troublant que ces microbes, de race différente selon les auteurs et qui forment une pente ininterrompue du saprophyte banal au pathogène le plus virulent.

Georges Rosenthal.

Les anticorps et la déviation du complément. — Hallion (*Presse Médicale*, 25 avril 1908).

Il faut être reconnaissant à l'auteur d'avoir dans un article d'une grande limpidité exposé le mécanisme de la réaction Bordet-Gengou, dont une application constitue la réaction de Wassermann et s'applique au diagnostic de la syphilis. L'alexine, substance contenue dans tous les sérums, est détruite à 56°, elle n'est pas spécifique. Grâce à la sensibilisatrice ou ambocepteur, substance spécifique non détruite à 56°, elle peut se fixer sur les antigènes, principes étrangers vivants ou toxiques introduits dans l'économie. La fixation de l'alexine ne se

fait qu'en présence d'un mélange de sensibilisatrice et d'anti-
gène spécifiques l'un par rapport à l'autre. Cette fixation empêchera l'hémolyse d'un mélange de globules rouges et de sérum hémolytique chauffé à 56°. Ces notions abstraites s'éclai-
rent dans l'article de Hallion, encore simplifié par des schéma
et des exemples bien choisis.

G. Rosenthal.

Bulletin de l'Institut Pasteur. — 30 mai 1908.

Physiologie et morphologie des microbes. — Wasiliewsky
étudie les parasites du sang surtout chez les oiseaux ; Casagrandi et Barbagallo inoculent à la poule réfractaire l'infection
haltéridienne des moineaux et pigeons. Hartmann, à la suite
de Schaudinn, réunit les flagellés et les hématozoaires endo-
globulaires dans le groupe des binucleata. D'après Comes, l'appareil chromidial des grégarines, n'est pas d'origine nucléaire.
Müller trouve dans une angine à fausse membrane le bactérium cœlicolor, bactérie chromogène à culture bleue. Volpino
considère comme spécifiques les corpuscules situés à l'intérieur des corps de Negri, dans la rage.

Biologie générale. — Manouélian croit que les corpuscules
des corps de Negri sont des produits résiduels.

Actions pathogènes exercées par certains microbes. — Test
isole le bacille typhique par les milieux au vert de malachite
(1/10.000). Schüffner utilise la gélose à la bile, sur laquelle les
cultures du bacille d'Eberth sont polymorphes. Hilgermann
pour la séro-réaction de Widal prend des bouillons ensemencés avec diverses races d'Eberth. Exner et Heyrowsky, comme
Barmeister détruisent les sels biliaires par les ensemencements
en milieu biliaire ce qui précipite la cholestérine. Lorey décrit
une cholécystite à paratyphique. Le bacille paratyphique B peut
(Le Count et Batty) donner un purpura hémorrhagique. Babes
divise le groupe des paratyphiques B ou salmonelloses d'après
leur pouvoir de décolorer les milieux au vert malachite ou à
l'orcéine. Burk refuse toute utilité à la séro-réaction dans la
diagnose des coli. Pour Blumenthal et Hamm les piélonéphrites
colibacillaires sont fréquentes chez les femmes enceintes. Ribadeau-Dumas et Ménard, dans le sang des nourrissons atteints de diarrhée trouvent le colibacille et un typhimorphe.
Scheller attribue une grande importance aux porteurs de bacille dans la propagation de la fièvre typhoïde. La fièvre grave
de Carrion est due (Biffi) au microbe de Barton qui est un paratyphique.

Sacquepée décrit des intoxications alimentaires à entéroco-
ques. Vecchi obtient des endocardites expérimentales par injection de streptocoque ou de toxine après injection d'extrait de
capsules surrénales. Tizzoni étudie chez les pellagreux un germe
qu'il a déjà trouvé dans le liquide céphalo-rachidien des malades et dans le maïs avarié. Klumenke retrouve dans la coqueluche la bactérie de Bordet-Gengou et l'inocule au singe.
Ucke relate un cas de bio-septicémie à bacilles d'Eberth. Ta-
basso dans la pneumonie infectieuse du cheval retrouve la pas-
teurella equi de Lignières.

Toxines, cytotoxines, diastases. — Tschirkowsky étudie l'action des toxines sur la conjonctive oculaire et obtient avec
les toxines diphtériques, gonococcique, etc., des irritations intenses. Madsen trouve de la toxine tétanique dans le sérum du
cheval, cinq jours avant l'éclosion du tétanos. D'après Roger,
l'adjonction des œufs crus ou cuits favorise la digestion des
amylacés ; mais dans l'intestin les aliments même digérés semblent sans action sur le ferment pancréatique. La muqueuse
de l'intestin grêle (Læper et Esmonet) résorbe presque totalement les ferments des albuminoïdes.

Phagocytose, immunité, vaccination, sérothérapie. — D'après
Ledingham le pouvoir phagocytaire augmente avec la température ; un sérum normal, d'après Geine, peut agglutiner le coli
à 1 : 300. La pyocyanase dissout la plupart des microbes y compris le bacille diphtérique (Emmerich).

Remlinger vaccine contre la rage par voie intrapéritonéale.
Flexner traite la méningite cérébrospinale, comme Kolle et
Wassermann, par injection intrarachidienne de sérum spécifi-
que. Lévy confirme l'utilité de cette méthode.

Hygiène, prophylaxie, désinfection. — Bruns et Hohn trouvent dans les voies pharyngées des parents des malades le méningocoque de Weichselbaum. Do Amaral et Paranhos décrivent
la contagion de la lèpre par cohabitation, relations sexuelles,
vaccination, piqûres d'insectes. Brault trouve la symbiose furo-
spirillaire dans 3 cas d'ulcère phagédénique des pays chauds.
Cao établit la perméabilité aux microbes de la coquille de
l'œuf. Sampietro garde dans la terre de jardin stérilisée des coli
vivants 21 mois.

Etiologie de la maladie du sommeil. — D'après Kudicke la
maladie du sommeil peut se transmettre par les rapports
sexuels. La glossina-palpalis a des relations étroites (Feldmann)
avec le crocodile ou le lézard géant. Minchin étudie la morphologie du trypanosome, et décrit les formes multiplicatives,
minces et en herpetomonas. Les trypanosomes pathogènes
(Roubaud) cultivent en rosace dans la trompe des mouches

tsé-tsé. L'humidité prolongée fait périr les nymphes de même
que l'action du soleil ou même la chaleur humide prolongée,
d'où l'utilité du débroussaillement.

G. ROSENTHAL.

Bulletin de l'Institut Pasteur. — 15 juin 1908.

Travaux sur la peste. — La Société Royale de l'Institut Lis-
ter a envoyé une Commission d'études pour étudier la peste :
il y a coïncidence entre la peste humaine et les épidémies des
rats — à Bombay les puces des rats jouent un rôle indéniable
— *mus rathus* dans les maisons, *mus decumanus*, rat d'égout,
propagent l'affection grâce à l'hygiène déplorable, l'absence de
latrines, etc... Le cobaye n'est infesté que par les puces des
rats (Pulex Cheopis) d'ailleurs souvent transportées avec les
effets des malades. Le laboratoire bactériologique de Bombay
publie une brochure générale de lutte contre la peste. Billet
en Algérie, Nicolle en Tunisie confirment le rôle des rats. Ga-
nendra-Nath-Nittra, de Calcutta, fait connaître la peste à forme
charbonneuse. Fornario vaccine contre la peste par le tube digestif ; mais les selles deviennent virulentes. Chokspy dit les
bons effets de la vaccination antipesteuse aux Indes. Dans le
sérum antipesteux les anticorps, d'après Penteado, précipitent
avec la globuline.

Chimiothérapie. — Yakimoff recommande de ne stériliser
l'atoxyl qu'au moment de s'en servir. Castellani a guéri et prévenu les lésions du pian avec l'atoxyl et le cacodylate de soude.
Löffler et Rühs guérissent le nagana par l'absorption per os et
intra-musculaire d'acide arsenieux et d'atoxyl. Laveran et Thi-
roux conseillent le traitement mixte par l'atoxyl et l'orpiment
dans les trypanosomiases humaines ; Castellani emploie le sublimé en injection intraveineuse et le cacodylate de quinine per
os ; Mesnil et Brimont étudient le rôle de l'émétique, et l'action préventive de l'atoxyl. Patrick Manson donne émétique
et atoxyl. Mesnil et Brimont obtiennent des races de trypanosomes résistantes à l'atoxyl et à l'émétique et mesurent la résistance.

Technique microbiologique. — Martin Hermam donne une
technique simple de coloration du bacille tuberculeux ; Duclaux applique à l'étude des réactions lentes la méthode calo-
rimétrique. Bing proscrit chez les enfants scrofuleux l'ophtalmo-réaction ; Lignières préfère à la cuti-réaction la dermo-
réaction obtenue en frottant la peau intacte avec la tuberculine.
Lafite, Dupont et Molinier étudient la rhino-réaction, c'est-à-
dire l'action de la tuberculine sur la muqueuse nasale ; Martel
utilise la malléine en cuti et en ophtalmo-réaction de la morve.

Morphologie et physiologie des microbes. — L'éosine empêche la sporulation (Noguchi). Georges Rosenthal transforme le vibrion septique en un diplocoque : c'est le 4e stade de l'aérobisation des anaérobies.

Actions chimiques exercées par les microbes. — Effront décrit l'action de la levure de bière sur les acides amidés. D'après Trillat, l'aldéhyde acétique résulte de l'oxydation de l'alcool dans la fermentation du vin ; mais cette formation s'arrête (Kayser et Demolon) par addition d'antiseptiques. Kayser et Manceau décrivent les ferments de la graisse des vins.

Actions pathogènes. — Pace décrit dans la rage des formations éosinophiles ; da Costa trouve dans la surrénale rabique des corpuscules de Négri ; Babes insiste sur le diagnostic histologique de la rage par la recherche des nodules miliaires périvasculaires. Carré et Bigoteau attribuent au bacille de Preisz-Nocard le mal rouge et la cachexie aqueuse du mouton.

Toxines, venins, etc. — Lesné et Dreyfus montrent les variations de toxicité de l'abrine et des toxines pour les animaux chauffés ; London et Nemser expérimentent sur la digestion stomacale. Sörensen donne les études enzymatiques ; Briot identifie la parachmosine et la pepsine ; Brocq-Rousseu et Gain trouvent de la péroxydiastase dans des graines de 200 ans; d'après Wolf une solution colloïdale de ferro-cyanure ferreux peut jouer le rôle de ferment.

Phagocytose, immunité. — Neporojni vaccine des chiens contre la tuberculose et guérit des cobayes tuberculeux ; Moreschi établit que les sérums précipitants activent l'hémolyse.

Hygiène et prophylaxie. — Remlinger et Osman-Nouri ne croient pas que les poissons cuits puissent transmettre fièvre typhoïde ou choléra ; contrairement aux huîtres et aux moules. Cantani identifie la fièvre de Malte et la fièvre de Naples. Zammit trouve une certaine immunité contre la fièvre de Naples chez les chevreaux fils de chèvres infectées.

De nombreux travaux déjà analysés n'ont pas de ce fait été cités dans ce rapide coup d'œil.

GEORGES ROSENTHAL.

Bibliographie

Année 1908. — **Consultations et formulaire de thérapeutique obstétricale**, par les Dʳˢ ·P. RUDAUX, accoucheur des hôpitaux de Paris et P. CARTIER, chef de laboratoire de la Faculté à la Maternité de Beaujon. Volume de 340 pages in-18, imprimé sur beau papier et relié avec couverture souple. Prix : 4 fr. 50 ; net, 4 francs. S'adresser à l'éditeur, 9, rue d'Assas, Paris.

Indiquer au praticien la ligne de conduite à suivre dans les principaux cas se rapportant à l'obstétrique, soit en utilisant les moyens classiques, soit en recourant à des moyens de fortune, tel est le but de ce livre.

La distance qui sépare la pratique hospitalière de la pratique urbaine est considérable, nous nous en sommes tous rendu compte dans nos débuts professionnels. Le plus souvent, en effet, les praticiens sont obligés de tout organiser dans les milieux où ils pénètrent, aussi ont jugé nécessaire d'entrer dans des questions de détail. Le médecin doit posséder les connaissances dès le jour où il exerce, et ne pas attendre de les acquérir par l'expérience.

Après avoir rappelé dans le style le plus concis la conduite à tenir pendant la grossesse, l'accouchement et les suites de couches normales, les auteurs ont envisagé les cas pathologiques ou dystociques qui se présentent en clinique obstétricale. Ils en ont exposé la thérapeutique en se rapprochant le plus possible de la forme « Consultations ».

Ils ont cru utile de terminer un livre de ce genre par un formulaire renfermant un grand nombre de formules applicables à la femme enceinte ou nouvellement accouchée.

L'adénopathie trachéo-bronchique dans ses rapports avec la tuberculose pulmonaire chronique chez les enfants, par le Dʳ CH. LEROUX, médecin en chef du Dispensaire Furtado-Heine. — Paris, Asselin et Houzeau, éditeurs, place de l'Ecole-de-Médecine, 1908.

Traitement pratique de la tuberculose pulmonaire, par le Dʳ LOUIS RÉNON, professeur agrégé, médecin de la Pitié. — Paris, Masson et Cie, éditeurs, 120, boul. St-Germain, 1908.

Etude des produits des colonies françaises. *Eaux minérales*, par HENRI BOCQUILON-LIMOUSIN. — Paris, J.-B. Baillière et fils, 19, rue Hautefeuille, 1908.

Travaux originaux

LES ACCIDENTS
DUS AUX ANTISEPTIQUES EN CHIRURGIE
Par M. Salva Mercadé,
Ancien interne, médaille d'or des Hôpitaux de Paris.

À mesure que l'ère aseptique fait des progrès, les accidents dus aux antiseptiques s'observent plus rarement. Tant à cause de l'emploi plus restreint de ces agents chimiques, que du titre plus approprié des solutions employées, les accidents observés jadis ne sont plus signalés qu'à titre d'exceptions.

Brun dans sa thèse de 1886 étudie les accidents imputables à l'emploi chirurgical des antiseptiques et passe successivement en revue l'acide phénique, l'iodoforme, le sublimé, le bi-iodure de mercure, le sous-nitrate de bismuth, l'acide borique, l'acide salicylique, le chloral, l'alcool, l'iode, le chlorure de zinc.

Notre but n'est pas de faire ici le procès de l'antisepsie (elle a eu ailleurs ses illustres défenseurs) mais de rappeler les accidents auxquels expose l'emploi immodéré des principaux agents antiseptiques encore en usage courant.

1° L'ACIDE PHÉNIQUE était jadis la pierre de touche du pansement antiseptique. Sous forme de spray, de gaze, de lavages, elle présidait à toutes les opérations et il n'était pas rare de la voir occasionner des accidents souvent mortels.

Aujourd'hui on ne l'emploie plus guère que dans les opérations septiques nécessitant quelque lavage étendu, et encore s'en garde-t-on dans les cavités séreuses. Cependant, il garde toute sa valeur, sous forme de pulvérisations, pour le traitement des anthrax, et sous forme de bains locaux après l'incision des phlegmons des membres. Il préside encore à la conservation des drains dans beaucoup de services et de ce fait peut occasionner des accidents; témoin cette observation que M. le professeur Dentu communiquait à la Société de Chirurgie en août 1882 : il s'agissait d'un enfant qu'il draina après incision d'un kyste du cou. Le lendemain, la mère constatait que le petit opéré avait rendu des urines noires.

26

Dans d'autres cas c'est la gaze phéniquée qui est la cause des accidents comme dans le cas de Dreyfous (1) où on vit des symptômes d'empoisonnement se développer après une circoncision dont la plaie avait été pansée avec une bandelette de gaze phéniquée.

Enfin, dans la majorité des cas, c'est l'application même de la solution antiseptique qui détermine l'apparition des accidents qui, suivant leur intensité, seront les uns locaux, les autres généraux, sans qu'il y ait une relation directe entre le titre de la solution et l'importance des accidents observés.

a) *Localement*, il faut signaler la possibilité d'un érythème, d'un eczéma, d'une gangrène, à la suite d'une application inopportune ou trop consciencieuse de la solution phéniquée.

L'érythème phéniqué simple débute brusquement avec des phénomènes généraux : inappétence, anorexie, agitation; le pouls est rapide, la température monte de un à deux degrés le soir. Du côté de la plaie se manifestent des démangeaisons, des douleurs, du gonflement, de la rougeur qui peuvent s'étendre aux parties voisines. Dans certains cas, c'est une éruption de vésicules du volume d'un grain de millet, donnant à la plaie l'aspect d'une surface sur laquelle on aurait posé un vésicatoire. En général tout s'amende en trois à quatre jours par suppression de la cause.

L'eczéma et la gangrène sont plus rares. Et cependant en dehors des cas ignorés ou cachés, ne voyons-nous pas encore parfois des gangrènes partielles nécessitant souvent l'amputation.

M. Morestin (2) observe une gangrène digitale à la suite d'un pansement phéniqué fait vingt-quatre heures auparavant.

M. Cotte (3), dans une note sur une observation de gangrène phéniquée du médius droit survenue après une application d'acide phénique pur reconnaît qu'il s'agit là d'un accident moins rare qu'on paraît le supposer. Il rappelle les mémoires de Brun, Secheyron, les discussions à la Société de chirurgie de Paris en 1889 et 1894, les travaux allemands de Leusser (1898), Czerny (1897), Frankenbürger (1898), Fischer (1901) et américains de Husson (1891) et Harrisson (1900).

La gangrène phéniquée est cliniquement une gangrène sèche.

(1) DREYFOUS. Empoisonnement phéniqué chez des nouveau-nés. *France médicale*, 1885.

(2) MORESTIN. *Bull. Soc. Anat.*, janvier 1897.

(3) COTTE. Gangrène phéniquée. *Presse médicale*, 5 juillet 1905, p. 418.

Elle apparaît sans douleurs, en altérant les téguments qui deviennent jaunes, bruns, noirs. Les tissus sont secs et racornis et au bout de deux à trois semaines le mort se sépare du vif.

Tillaux pensait que c'était au contact des petits cristaux d'acide phénique avec les tissus qu'étaient dûs les accidents.

Pour Harrisson, le titre de la solution phéniquée n'aurait qu'une importance secondaire, la majorité des accidents s'étant produits avec les solutions inférieures à 5 p. 100. Levai admet même que les solutions faibles seraient plus dangereuses que l'acide phénique pur, car elles épaississent moins les téguments et leur permettent ainsi d'absorber plus facilement l'acide.

La durée de l'application et la compression trop forte favorisent l'apparition de la gangrène.

Mais la véritable cause est encore discutée : trouble circulatoire, thrombose veineuse, disent les uns (Frankenbürger); troubles nerveux, trophonévrose toxique, disent les autres (Max Kortüm); troubles locaux, réaction chimique produisant la coagulation de l'albumine, affirment Levai et Harrisson en se basant sur l'examen histologique des tissus.

Le traitement de ces accidents peut être efficace s'il est institué tout à fait au début. On a conseillé de combattre l'intoxication locale par des solutions alcalines, mais il faudra le plus souvent recourir à l'intervention chirurgicale, car quand le malade vient nous consulter la gangrène est déjà établie.

b) *Intoxication générale.* — Elle peut débuter brusquement (forme aiguë) immédiatement après une opération, quelquefois même au cours de celle-ci, ou au contraire n'apparaître que lentement dans la suite (forme chronique) lorsqu'on a abusé de lavages phéniqués. Elle se manifeste par des symptômes nerveux, digestifs, respiratoires, vaso-moteurs.

La céphalalgie est violente. On note des convulsions. L'inappétence est rapidement suivie de nausées, de vomissements. La respiration est modifiée. Le pouls est petit. Les urines sont noires. La pâleur de la face, les sueurs, le refroidissement des extrémités, l'abaissement de température à 36°, 35° et même 34° se manifestent en moins de quelques heures et la mort survient très rapidement.

La guérison peut s'observer, mais elle est lente en huit à dix jours. A côté de ces faits d'intoxication grave il faut signaler les deux cas de paralysie de l'accommodation observés par Prat (1)

---

(1) DOMINGO PRAT. *Archives latino-américaines de pédiatrie*, février 1907, in *Thèse de Zimmer*, Paris, 1907.

chez des enfants opérés de kyste hydatique du foie. Dans le premier cas la guérison survint trois semaines après la cessation
des lavages phéniqués ; dans le second, dès qu'on cessa l'usage
de l'eau phéniquée.

Le traitement est surtout prophylactique ; il ne faut à aucun
prix laisser stagner de l'acide phénique sur les plaies. Une fois
l'intoxication déclarée il faudra supprimer immédiatement le
pansement en cause.

Dans les cas d'intoxication aiguë, on combattra le collapsus
par des injections d'éther, de caféine, des frictions, des boules
chaudes ; on activera la sécrétion rénale par des boissons abondantes et des injections de sérum. On a également beaucoup
conseillé, à l'intérieur, le sulfate de soude à 5 p. 100. On pourra
aussi administrer du sulfate de magnésie ; on espère ainsi transformer le phénol en phénolsulfates inoffensifs.

2° L'IODOFORME. — Nous ne sommes plus au temps où après
l'ovariotomie on recouvrait d'iodoforme les surfaces cruentées.
Nous n'insufflons plus d'iodoforme au fond des plaies par les
tubes à drainage. Mais l'iodoforme n'en reste pas moins un
très bon antiseptique auquel nous aurons quelquefois recours
avec succès dans certaines suppurations spéciales et dont il nous
faut connaître les méfaits.

Erythème, eczéma sont encore ici les lésions locales causées
par l'antiseptique. Nous n'insisterons pas sur ces lésions banales
que la suppression de l'iodoforme suffit à écarter.

Mais il est des accidents généraux qui peuvent survenir même
après complète guérison de la plaie et qui, suivant les circonstances, déterminent une intoxication légère ou grave.

L'intoxication légère se traduit par de l'inappétence, du dégoût
des aliments, voire même des nausées et des vomissements.

Puis éclatent des phénomènes nerveux : insomnie, agitation,
quelquefois même délire. La température ne se modifie pas. La
plaie cicatrise bien, mais néanmoins on voit à son pourtour apparaître un érythème ressemblant à de l'urticaire. L'examen des
urines révèle la présence d'iodures.

L'intoxication grave est plus brusque. Après une courte période de troubles digestifs, apparaissent subitement les symptômes nerveux sous forme de phénomènes d'excitation (hallucinations, délire). Le pouls est très fréquent .Les urines présentent les mêmes caractères que dans la forme légère.

Ces symptômes peuvent ne durer que deux à trois jours ou
persister assez longtemps. Ils sont cependant amendés par l'u-

sage de l'opium et de la morphine. Dans les cas où l'intoxication s'accentue, aux phénomènes d'excitation succèdent les phénomènes de dépression et le malade meurt dans le collapsus. Tels sont les deux cas de Caselli, rapportés par Zimmer dans sa thèse (1).

Brun a signalé à côté de cette forme, deux autres types cliniques qui s'observent surtout chez l'enfant : une forme méningitique et une forme comateuse.

Le traitement comporte, avec la suppression de l'iodoforme bien entendu, l'administration de diurétiques, de bromures et une solution aqueuse de 5 à 10 p. 100 de bicarbonate de potasse ou de soude.

On lavera la plaie avec une solution de bicarbonate de potasse.

L'HUILE IODOFORMÉE, L'ÉTHER IODOFORMÉ peuvent produire des accidents de même nature. C'est ainsi que chez une malade de Dresman (2) soignée pour une tumeur blanche du genou par des injections d'huile iodoformée pendant plusieurs mois et présentant des troubles psychiques, on trouve au moment de la résection un foyer de la grosseur d'un noyau de cerise plein d'iodoforme. Tous les troubles disparurent à la suite de cette opération.

M. Moty (3) a observé également des accidents graves et même un cas de mort.

M. Delbet (4), étant interne de M. Trélat, a vu mourir subitement un enfant à la suite d'une injection d'éther iodoformé dans une arthrite tuberculeuse du coude ; M. Championnière (5) signale également des accidents graves d'intoxication.

Mais M. Kirmisson (6) ne s'explique ces cas que par une mauvaise technique.

3° LE SUBLIMÉ. — Avec le sublimé nous entrons dans un groupe d'antiseptiques dont la généralisation est à l'heure actuelle universelle. Ce n'est qu'à la longue que le sublimé produit des phénomènes d'irritation. On voit alors les téguments s'épaissir à son contact, la peau se racornir ; rarement se déclare un érythème pâle pouvant dans quelque cas se couvrir de vésicules.

---

(1) ZIMMER, *Thèse de Paris*, 1907.
(2) DRESMAN. *Beitrage f. Klin. Chir.*, IX, 1892, cité par Zimmer.
(3) MOTY. *Bull. Soc. Chir.*, 18 mai 1904.
(4) DELBET. *Bull. Soc. Chir.*, 18 mai 1904.
(5) CHAMPIONNIÈRE. *Bull. Soc. Chir.*, 18 mai 1904.
(6) KERMISSON, *Bull. Soc. Chir.*, 18 mai 1904.

Les accidents généraux produits par le sublimé semblent appartenir à la médecine légale et à l'obstétrique plutôt qu'à la chirurgie.

Rarement en effet l'absorption a été suffisante au niveau d'une plaie pour produire l'intoxication. Brun cependant raconte l'histoire d'une malade « qui opérée par Bakelman d'un prolapsus du rectum et du vagin, et traitée par des lavages et des injections au sublimé à 1 p. 1000 ressentit au sixième jour un sentiment de brûlure dans la bouche et présenta de la salivation avec gingivite, symptômes toxiques qui disparurent au bout de trois jours ».

Longuet, cité par Zimmer (1), constate un goût métallique, du ptyalisme, de l'hydrargyrisme, après immersion des mains pendant cinq minutes dans une solution mercurique. Dans des cas plus graves tout le tube digestif réagit : salivation, liseré gingival, ulcérations, plaques gangréneuses, vomissements, coliques, diarrhée. Les phénomènes généraux sont très graves. Le pouls est petit. On trouve de l'albumine dans les urines. Souvent des éruptions étendues accompagnent ces symptômes. Maurer (2) en signale trois exemples à la suite d'une résection de la hanche, d'une ostéotomie du tibia et d'une résection de métacarpien. Reichel (3), les voit survenir après une ostéotomie pour genu valgum, le pansement ayant été fait avec de la gaze au sublimé.

M. Ruggi (de Bologne) (4) voit une malade opérée de fibrôme, mourir de collapsus rapide ; les compresses avaient été par mégarde trempées dans le sublimé.

Ces cas sont rares. En général les accidents ne se produisent que lorsqu'on lave au sublimé des cavités naturelles ou des plaies anfractueuses ; il y a alors rétention de liquide et les accidents se déclarent consécutivement. Aussi a-t-on abandonné aujourd'hui le sublimé pour le lavage de ces plaies.

Dans tous les cas il faudra éliminer le poison au plus vite par les diurétiques, combattre la stomatite par le chlorate de potasse et en cas de collapsus relever le malade par des injections d'éther et de caféine.

4° EAU OXYGÉNÉE.—Avec la connaissance chaque jour plus pro-

(1) ZIMMER. *Thèse de Paris*, 1907, p. 18.
(2) MAURER. *Centr. f. Gynæk.*, 1884, n° 17, cité par Brun.
(3) REICHEL. *Berlin. klin. Wochenschrift*, 1884, cité par Brun.
(4) RUGGI (de Bologne). 6ᵉ réunion de la Soc. Ital. de Chirurgie, avril 1889, *in Th. de Zimmer*, Paris, 1907, p. 32.

fonde des microorganismes l'eau oxygénée tend à prendre une place de plus en plus grande dans les pansements antiseptiques, d'autant que ses méfaits sont exceptionnels. L'absorption de l'eau oxygénée n'est en effet possible qu'en injection directe dans le système circulatoire. Aussi les accidents locaux auxquels elle expose sont tout à fait bénins et dûs toujours à l'impureté du produit. Ce sont des rougeurs, des érythèmes, des ulcérations. Parfois il se développe autour des plaies un emphysème sous-cutané, mais cet emphysème est nécessaire, dit Malet (1) ; sous l'action de la distension gazeuse, en effet, les trabécules se rompent et le pus s'écoule plus facilement.·

Dans les plaies en contact avec le cuir chevelu ou des régions pileuses, il faudra se rappeler que l'eau oxygénée a une action décolorante.

Dans les cavités naturelles, l'eau oxygénée peut produire certains troubles pénibles, en déterminant une distension douloureuse. C'est ainsi qu'après avoir été conseillés dans les cystites rebelles, les lavages à l'eau oxygénée sont aujourd'hui abandonnés.

Dans les cavités anfractueuses, à la suite de plaies contuses, dans les poches à parois faibles, la distension produite par l'eau oxygénée ouvre des espaces dans lesquels peut fuser l'oxygène entraînant avec lui des microbes qui vont porter plus loin l'infection. C'est là une complication à l'appui de laquelle Coudrain (2) apporte une observation. Il s'agissait d'une appendicite opérée et drainée qui se compliqua d'abcès secondaires à la suite de lavages à l'eau oxygénée.

Enfin on a accusé l'eau oxygénée d'exercer une action désorganisatrice sur le catgut et de faciliter les hémorragies secondaires.

C. Moreau (3) ayant observé une hémorragie secondaire foudroyante à la suite d'une amputation de cuisse, huit jours après l'opération, avait accusé l'eau oxygénée avec laquelle on avait lavé la plaie. Mais Thiriar (4) et Moreau lui-même (5), ont reconnu que l'eau oxygénée qui ne renferme pas trop d'HCl n'a aucune action sur le catgut.

En injections enfin, l'eau oxygénée pourrait produire des accidents emboliques.

(1) MALET. *Th. de Bordeaux*, 1902.
(2) COUDRAIN. *Th. de Paris*, 1904.
(3) C. MOREAU. *Presse médicale belge*, t. LIII, 1901, p. 99.
(4) THIRIAR. Acad. de Méd. de Belgique, 23 février 1901.
(5) MOREAU. Acad. de Méd. de Belgique, 30 mars 1901.

Paul Bert pensait qu'au contact du sang l'eau oxygénée se détruisait immédiatement et que l'oxygène mis en liberté pouvait dès lors produire des embolies mortelles.

Pour Laborde et Quinquaud (1) les embolies ainsi observées étaient dues à la rapidité de l'injection dans la veine; quand on a soin d'injecter lentement l'eau oxygénée, on trouve bien des bulles d'oxygène dans les vaisseaux, mais elles sont rapidement résorbées.

5° L'ACIDE BORIQUE passe en général pour un antiseptique anodin ; aussi, s'il est peu employé dans l'antisepsie chirurgicale, jouit-il au contraire d'une assez grande faveur dans la thérapeutique ménagère. Il expose cependant parfois à des accidents assez graves d'empoisonnement.

En 1882 Molodenkow (2) voit mourir d'intoxication boriquée en quatre jours un malade à qui on faisait des lavages de la cavité pleurale avec une solution boriquée à 5 0/0.

En 1904 Chevalier (3) signale une observation également funeste. Il s'agissait d'un homme opéré d'adénite inguinale; on avait bourré la plaie avec de l'acide borique pulvérisée. Le troisième jour apparaît un érythème diffus, accompagné de cyanose, sueurs, vomissements, refroidissement des extrémités. La température monte à 38°2 et le malade meurt dans le délire. A l'autopsie on trouve des ecchymoses sous-péricardiques et de la dégénérescence graisseuse du foie et des reins.

6° LE NAPHTOL CAMPRÉ si fréquemment employé en injections interstitielles et intra-cavitaires peut aussi produire des accidents. Les premiers cas signalés sont réunis dans la thèse de Robbaz (4), qui reconnaît après de nombreuses expériences que les préparations anciennes ont un pouvoir toxique plus grand que le même médicament fraîchement préparé et que le naphtol camphré est un poison convulsivant du système nerveux, pouvant déterminer en outre des embolies du côté de l'appareil respiratoire.

A la suite d'une observation rapportée par M. Guinard (5) à la Société de chirurgie en 1904, où, après une injection de 25 cc. on vit se déclarer des crises épileptiformes multiples qui

(1) LABORDE et QUINQUAUD. Soc. de Biologie, 1885, p. 126.
(2) MOLODENKOW. *Vratch*, 1881, in *Th. de Brun*.
(3) CHEVALIER. Soc. thérapeutique, 1904, in *Th. de Zimmer*.
(4) ROBBAZ. *Th. de Montpellier*, 1901.
(5) GUINARD. *Bull. Soc. Chir.*, séance du 11 mai 1904.

déterminèrent la mort en moins d'une heure, la question des intoxications par le naphtol camphré fut soulevée à la Société de chirurgie.

M. Guinard en réunit 5 cas mortels. Dans 14 autres observations qu'il a rassemblées, les accidents ont été moins graves.

M. Périer (1), cherchant à expliquer les cas signalés par M. Guinard, pense qu'il ne s'agit pas là d'une absorption simple, car le naphtol camphré est très peu diffusible, mais d'une pénétration par effraction dans le torrent circulatoire par les veines pariétales de la poche rompues. Et M. Quénu (2) ajoute que les accidents consécutifs à la pénétration par effraction des gouttelettes huileuses de naphtol camphré dans le torrent circulatoire, doivent s'expliquer par le mécanisme des embolies. Des accidents de collapsus excessivement graves sont encore signalés par MM. Lucas-Championnière (3), Peyrot (4).

Dans tous les cas, dès que l'intoxication sera reconnue, il faudra inciser largement la poche, la vider et la laver à l'eau bouillie.

7° SOUS-NITRATE DE BISMUTH. — Le sous-nitrate de bismuth, appliqué en chirurgie en 1881 par Kocher, pour le pansement des plaies opératoires ou accidentelles est à peu près délaissé aujourd'hui. Aussi nous faut-il remonter à 1882, 1886 et 1895 pour trouver des cas d'intoxication dûs à son emploi.

En 1882 Kocher (5) en publiait 4 cas. M. Dalché (6) en rapporte un nouveau et rappelle celui de Petersen (7). Enfin MM. Gaucher et Balli (8) font une excellente étude de la question à propos de 4 cas qu'ils eurent l'occasion de soigner.

Le sous-nitrate de bismuth, inoffensif à l'intérieur, même à haute dose, provoque parfois en pansement des symptômes d'intoxication grave, probablement, d'après MM. Dalché et Villejean, parce qu'au contact des matières albuminoïdes il devient plus facilement absorbable.

Quoi qu'il en soit l'intoxication se manifeste quelques jours

(1) PÉRIER, *Bull. Soc. Chir.*, séance du 18 mai 1904.
(2) QUÉNU. *Bull. Soc. Chir.*, séance du 18 mai 1904.
(3) L. CHAMPIONNIÈRE. *Bull. Soc. Chir.*, séance du 18 mai 1904.
(4) PEYROT. *Bull. Soc. Chir.*, séance du 18 mai 1904.
(5) KOCHER, *Sammlung, Klin. Vortrage*, 1882.
(6) DALCHÉ. *Annales d'hygiène*, 1886, XVI, p. 358-362.
(7) PETERSEN. *Deutsch. Med. Woch.*, 1883.
(8) GAUCHER et BALLI, *Bull. et Mém. de la Soc. Méd. des Hôpitaux*, 29 novembre 1895, p. 773-788.

après l'application du pansement par un liseré gingival noirâtre et des plaques violacées disséminées sur la muqueuse buccale. Les gencives deviennent douloureuses. Des symptômes généraux apparaissent souvent : ce sont des vomissements, de la diarrhée. du hoquet, de la fièvre, des urines noires.

Il ne suffit pas de supprimer le pansement pour voir les accidents disparaître. Ils persistent souvent quelque temps encore et il faudra pendant ce temps relever l'état général du malade.

8° PERMANGANATE DE POTASSE.— Employé surtout pour la désinfection des mains et en lavages urétraux ou vaginaux, le permanganate de potasse ne présente guère d'inconvénients. Ce n'est qu'en dépassant les doses normales qu'on s'expose à voir survenir des accidents. Il devient alors caustique pour la peau et les muqueuses.

9° CHLORURE DE ZINC. — Le chlorure de zinc est employé en cautérisations ou en injections. Dans le premier cas il donne rarement lieu à des accidents. A moins de badigeonnages trop énergiques ou de stagnation de liquide dans la plaie, on n'observe pas d'escharres. Les hémorragies secondaires sont également un accident dû au contact de la solution caustique avec les vaisseaux.

Quant aux injections interstitielles de chlorure de zinc elles sont inoffensives si on ne s'écarte pas des règles établies par notre maître, M. le professeur Lannelongue. Avec une solution au 1/10 pour les grandes articulations, au 1/20 pour les petites (doigts, pied) et une bonne technique, on est à peu près à l'abri des accidents, tels que les escharres.

LE TRAITEMENT ACTUEL DE LA GOUTTE

Par Louis-Albert AMBLARD
(de Vittel)

Ancien interne des Hôpitaux de Paris.

A la suite de récents et importants travaux français et étrangers, sur le mode de formation dans l'économie de l'acide urique, et son élimination, une nouvelle théorie de l'origine de la goutte a vu le jour, entraînant certaines modifications dans l'ensemble du traitement de cette affection.

Ces modifications portent, non pas tant seulement sur la médication prescrite au moment de l'accès aigu, que sur le régime à instituer pour entraver le développement ultérieur d'altérations cardio-rénales et artérielles, et pour prévenir l'apparition de nouveaux accès articulaires douloureux.

C'est ce nouveau traitement que nous exposons ici, en nous inspirant surtout des leçons et ouvrages de MM. Huchard, A. Robin, A. Mathieu et Luff, nous bornant à ne donner qu'un rapide aperçu de la partie théorique, pour insister sur les quelques modifications que les notions nouvelles ont introduites dans la pratique médicale.

1° TRAITEMENT DE L'ACCÈS AIGU.

Le remède spécifique de l'accès douloureux aigu c'est le colchique; il amène une amélioration rapide et indiscutable. Mais, doit-on le prescrire, et dans quel cas ? Ne risque-t-on pas, comme on l'a soutenu, de provoquer par une médication intempestive malgré l'amélioration apparente consécutive des accidents articulaires, l'apparition ou l'aggravation des phénomènes abarticulaires par une sorte de métastase ?

M. le professeur Robin ne le croit pas, et ordonne le colchique dès le second jour de l'accès, à la condition expresse que les reins du malade soient en bon état, et que les examens de l'urine antérieurs à l'accès n'aient pas décelé une albuminurie habituelle, indice de ces lésions rénales.

Dans ce cas, le premier jour de l'accès, on ordonnera :

1° Le repos absolu, et la diète hydrique, ou lacto-hydrique ; une purgation (soit 30 gr. de sulfate de soude, soit 0 gr. 40 de

calomel, en quatre paquets de 10 centigrammes, à une heure
d'intervalle).

2° Le membre sera tenu horizontal ; seulement, on usera
simplement d'applications chaudes d'une solution sursaturée de
borate de soude chauffée à ébullition. On y trempe un mouchoir
qu'on exprime, on couvre de taffetas gommé, et on laisse en
place vingt-quatre heures (A. Robin).

On peut aussi (Luff) entourer le membre malade d'ouate
chaude imbibée de :

Carbonate de soude	12 gr.
Teinture d'opium	60 gr.
Liniment belladonné	60 gr.
Eau	250 gr.

On mêle d'eau chaude à parties égales ; on verse sur l'ouate,
et on enveloppe de taffetas gommé. Changer toutes les quatre
heures.

Le deuxième jour de l'accès, on prescrira (A. Robin) :

Teinture de fleurs de colchique	40 gr.
Teinture de digitale	12 gr.
Teinture de fraxinus ornus	14 gr.
Teinture de quinine	8 gr.
Teinture de belladone	6 gr.
Teinture de glycerrhyzine	XX gouttes

Une cuillerée à café (150 gouttes), dans quatre cuillerées à
soupe d'eau, Une cuillerée toutes les heures. Les jours suivants,
diminuer de XX gouttes, en cas de mieux ; sinon, continuer
la médication jusqu'à cessation des douleurs.Parfois des sueurs
profuses et une diarrhée abondante avec épreintes devront faire
suspendre le traitement.

Au vin de colchique qu'il préfère employer, Luff associe le
citrate de potasse qui est diurétique et diminue l'acidité urinaire. A. Mathieu conseille la teinture de semence, comme plus
constante et plus active.

RÉGIME DES GOUTTEUX.

Mais le médecin s'efforcera surtout de modifier dans la mesure du possible, la vie du malade, de régler son alimentation,
d'administrer quelques médicaments pour favoriser l'élimination de l'acide urique. Dans ces dernières années, la lithine était
considérée comme le dissolvant par excellence de l'acide urique ; la chair des animaux jeunes, les viandes blanches étaient

jugées préférables ; actuellement, ces prescriptions semblent
devoir être modifiées.

Basée sur d'intéressants travaux de Schmoll et de Fauvel,
une nouvelle théorie de la nature, du lieu de production et du
mode d'élimination de l'acide urique, tend à remplacer avantageusement celles, plus anciennes et reconnues inexactes, de
Liebig, qui considérait l'acide urique comme un produit de désassimilation des aliments azotés, et celle de Bouchard, pour
qui la formation de l'acide urique était due à un ralentissement
des combustions et à un défaut d'assimilation; pour ne citer
que les principales.

Nous ne faisons que signaler de toutes récentes recherches,
faites particulièrement en Allemagne, qui tendent à faire considérer la goutte somme une maladie en grande partie sous la
dépendance d'une altération du foie, cette théorie n'étant pas
encore assez bien établie, et n'entraînant pas actuellement de
conclusions pratiques suffisantes pour que nous croyions devoir les développer ici.

D'après Schmoll, Fauvel, Haig, Fischer, H. Labbé et Morchoisne, etc., on peut considérer l'acide urique comme provenant « du dédoublement des nucléines de l'organisme et des
aliments sous des influences biochimiques ; c'est finalement un
produit d'oxydation des bases xanthiques ou purines » (Fischer). La principale source de l'acide urique excrété serait due,
pour Horbaczewski, à la desassimilation de la nucléine des globules blancs.

Des diverses sortes d'albuminoïdes, les albumines proprement dites, et les paranucléines ne donnent parmi les produits
de dédoublement ni d'acide nucléinique, ni de bases xanthiques,
et Hess et Schmoll n'ont pas vu augmenter la quantité d'acide
urique par adjonction d'albumine pure à la ration alimentaire
normale d'individus sains. Ce sont les nucléines seules qui lui
donnent naissance. Après une série de transformations, elles
aboutissent à la production d'acide urique et d'acide thyminique (Horbaczewski, Weintraub, Meyer), ainsi que le montre ce
tableau :

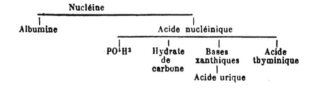

Cet acide thyminique est l'agent qui tient en dissolution l'acide urique dont il dissout son poids à 20°; et Golo a constaté que le mélange d'acide thyminique et d'une solution d'acide urique forme, *in vitro*, une combinaison dans laquelle l'acide urique n'est plus précipitable ni par les acides, ni par les sels métalliques.

Dans la goutte, écrit Schmoll, « le symptôme morbide ne dérive pas de la présence de l'acide urique, mais du fait qu'il est accessible à nos réactifs et qu'il nous devient possible de le précipiter dans un milieu dans lequel, à l'état physiologique, il nous est caché par l'acide thyminique. »

L'acide urique a donc une origine double, l'une endogène, surtout due à la destruction des leucocytes et des noyaux cellulaires; l'autre, exogène, produite par l'hydrolyse des acides nucléiques dans l'intestin, et la transformation diastasique des bases puriques des aliments (Fauvel).

L'excrétion urique présente dans le cas où une alimentation privée de purines supprime l'apport alimentaire exogène, un minimum constant, au-dessous duquel il est impossible de descendre, 0 gr. 30 environ par vingt-quatre heures. L'urine traitée par l'acide chlorhydrique ne donne alors aucun précipité. Si, à ce régime alimentaire, on substitue un régime carné, contenant des purines, une certaine quantité d'acide urique est précipitée dans l'urine par l'acide chlorhydrique.

C'est que la désintégration des nucléines de l'organisme, « s'accompagne normalement d'une production d'acide thyminique qui maintient l'acide urique en solution, et ne le laisse plus précipiter par l'action de l'acide chlorhydrique; comme, d'autre part, l'ingestion des albumines et les paranucléines ne donne lieu à aucune élimination d'acide urique, dans le cas d'un régime sans purines, l'urine ne renferme que l'acide urique maintenu en solution parfaite par l'acide thyminique et ne donnera pas de précipité par l'acide chlorhydrique ».

La part d'acide urique qui provient des nucléines vraies est dissoute par l'acide thyminique, qui accompagne sa production ; l'autre part, provenant des purines des aliments, précipite facilement, ces dernières n'ayant pas donné l'acide thyminique nécessaire à sa dissolution.

Il résulte donc pratiquement de cet exposé que le régime à prescrire aux goutteux est strictement régi par la richesse en purine de chaque variété d'aliments. On conseillera les aliments pauvres en purines ; on défendra l'emploi des autres.

Voici des tableaux (d'après Hall), qui fournissent la richesse
en purine (pour 100), des divers aliments :

Aliments d'origine animale:

Ris de veau	1,2075	Jambon	0,1386
Bœuf (foie)	0,3303	Bœuf (côtes)	0,1365
Bœuf (beafteack)	0,2478	Mouton	0,1158
Bœuf (filet)	0,1566	Lapin	0,1140
Poulet	0,1554	Plie	0,0954
Dindon	0,1512	Veau (cou)	0,0900
Porc (filet)	0,1458	Morue	0,0699
Saumon	0,1398	Tripes	0,0687
Veau (filet)	0,1395	Porc (cou)	0,0681

Aliments végétaux:

Thé	3,58 à 1,85	Pommes de terre	0,0024
Chocolat	1,43	Oignons	0,0093
Cacao	1,30	Riz	pas trace
Café	1,24	Pain blanc	»
Haricots	0,0765	Tapioca	»
Lentilles	0,0750	Choux-pomme	»
Farine d'avoine	0,0636	Choux-fleurs	»
Asperges	0,0258	Laitue	»

Boissons:

Tasse de chocolat	0,5720	Pale ale	0,0177
Café	0,2500	Bière	0,0159
Tasse de cacao	0,1300	Bordeaux	pas trace
Thé de Ceylan	0,0805	Volnay	»
Thé indien	0,0700	Scherry	»
Thé de Chine	0,0460	Porto	»
Porter	0,0186		

Quelques modifications notables se trouvent ainsi apportées
dans l'institution des régimes des goutteux, si l'on croit devoir
accepter cette théorie séduisante de la production de l'acide urique aux dépens des purines alimentaires.

C'est ainsi que cette différenciation généralement acceptée
des viandes en viandes rouges, prohibées, et viandes blanches
conseillées, ne repose pas sur une base bien solide. MM. Huchard, Robin, conseillant la viande rouge en petite quantité, à
un repas par jour ; celui du matin. Les viandes rouges sont
reconnues depuis longtemps comme moins putrescibles que les
viandes blanches; le veau notamment, dont l'absorption chez
certains sujets est toujours suivie de digestion pénible.

Les températures élevées détruisant les combinaisons de l'a-
cide thyminique avec les bases puriques, en les mettant en li-

berté, ils s'ensuit que l'on devra éviter les viandes trop cuites, contrairement à ce qui généralement était conseillé.

Quant au bouillon, et aux extraits de viande, ils seraient à rejeter complètement, contenant des quantités considérables de purines. Strauss et Eitner ont signalé une augmentation considérable de l'acide urique et des bases alloxuriques sous l'influence de l'extrait de viande de Liébig.

Le lait, qui ne contient qu'une quantité infime de purines, 0 gr. 006, le beurre et le fromage frais, seront conseillés ; on évitera (Huchard), les fromages faits (brie, camembert). Les œufs n'auraient aucune influence sur l'excrétion de l'acide urique et pourraient être autorisés. A. Mathieu les considère comme un bon aliment pour le goutteux. P. Bouloumié conseille de ne les employer que rarement, en tenant compte de la susceptibilité particulière du malade.

Les purines des légumineuses se comportant comme celles de la viande, on peut donc, tout en s'astreignant à un régime végétarien mal réglé, absorber une quantité de purines aussi considérable qu'en suivant un régime carné. Ceci explique peut-être ce fait, constaté par Pfeiffer, au cours de ses expériences, que l'institution d'un régime végétarien peut être suivie d'une excrétion plus considérable d'acide urique que celle d'un régime carné ou mixte, résultat exactement contraire à ceux obtenus par Reinke et A. Hermann. D'où la nécessité de choisir parmi les végétaux, et d'éviter les haricots, lentilles, asperges et la farine d'avoine.

Le vin et l'alcool, bien que ne renfermant pas de purines, peuvent modifier indirectement l'excrétion de l'acide urique (Fauvel). Il sera donc préférable, sauf parfois dans le cas de goutte atonique, de les éviter. On se rappellera que le « vin de Bourgogne contient la goutte dans chaque verre » (Scudamore), et on permettra de préférence le Bordeaux étendu d'eau. La bière est, par excellence, l'aliment essentiel de la goutte, disait Todd. Cette opinion est actuellement encore acceptée; le goutteux devra s'abstenir complètement de bière et d'eau gazeuse (Robin). Par contre, le cidre est assez souvent toléré.

Il est à noter que malgré leur richesse en purines, le café et le chocolat ont une action moins pernicieuse pour l'organisme que la viande et les légumineuses (Fauvel). On peut tolérer une tasse de café léger au repas de midi (A. Mathieu).

TRAITEMENT MÉDICAMENTEUX.

Le traitement médicamenteux devra être subordonné à l'action soit précipitante, soit dissolvante des divers médicaments sur l'acide urique (Haig). On déconseillera l'usage des précipitants : acides, fer, plomb, argent, manganèse, et leurs sels ; la lithine, le chlorure de calcium et autres sels de chaux, le phosphate acide de soude, l'opium, la morphine, la strychnine, la cocaïne, les iodures, ll'antipyrine ; les sels ammoniacaux, etc.

On prescrira les dissolvants : les alcalins (à l'exception de l'ammoniaque et de la lithine), l'acide salicylique et les salicylates, le salol, la pipérazidine, la quinine, la belladone, l'atropine, l'aspirine.

Le salicylate de soude devra être employé à assez fortes doses, 3 grammes par jour au moins ; les petites doses diminuant l'excrétion urique au lieu de l'augmenter (Fauvel).

M. le professeur Robin conseille la quiniformine (2 à 4 gr. par jour), combinaison d'acide quinique avec l'urotropine. L'acide quinique forme avec le glycocolle de l'acide hippurique soluble, et la formine donne également avec l'acide urique des combinaisons assez solubles. On retirera également de bons résultats (E. Sergent), de l'emploi de l'uraseptine.

Mais on ordonnera surtout l'acide thyminique, qui est le dissolvant physiologique de l'acide urique: Ne devant agir que sur cette variété d'acide urique libre qui est due aux purines et se trouve en excédent dans le sang, et non sur l'acide urique provenant de la destruction des nucléines et déjà combiné avec l'acide thyminique, car l'acide thyminique absorbé comme médicament n'aura que peu d'action sur l'homme sain. Au contraire, chez le goutteux, il augmente considérablement l'excrétion urique (Schmoll, Fenner). Notre maître, M. Huchard, prescrit :

> Théobromine .... 0 gr. 30
> Acide thyminique .... 0 gr. 15

pour 1 cachet. Deux cachets par jour.

Des cures de fraises, de raisins (Huchard), de citron seront aussi conseillées. On devra rejeter les fruits dont l'acidité est due à l'acide oxalique. La tomate, longtemps prohibée, ne contient que des traces de cet acide (A. Gauthier), et pourrait être tolérée. Plusieurs gravelleux nous ont pourtant affirmé que l'usage immodéré de cet aliment avait déterminé chez eux des

du régime alimentaire antitoxique, conseillé depuis longtemps par M. Huchard. Le malade, soumis à un régime pauvre en chlorure, devra éviter tous les aliments excitants : le piment rouge, les champignons, surtout les champignons blancs; les salaisons; saumures et fumures « qui ne servent qu'à dissimuler la nocivité des aliments défraîchis », le gibier, les viandes avancées, substances dont l'injection à des lapins, « animaux réactifs en quelque sorte de l'athérome », a permis à M. Lœper de provoquer chez eux des lésions artérielles manifestes. Enfin, MM. Sicard et E. Brissaud ont apporté également l'appoint de l'expérimentation au lien clinique depuis longtemps observé entre la goutte et l'athérome, en montrant l'augmentation notable, sous l'influence de l'acide urique, des lésions d'athérome obtenues chez le lapin par l'adrénaline.

En dehors de l'accès aigu, où la médication devra rester prudente, il faudra toujours surveiller l'état du cœur, des artères et des reins. Il faudra savoir dépister l'artério-sclérose latente (Huchard). En dehors des « petits signes du brigthisme », céphalée, sensation de doigt mort, etc., qui pourront attirer l'attention, on recherchera surtout l'albuminurie, non pas cette albuminurie abondante, transitoire, et sans gravité que l'on note parfois (Dieulafoy) chez les goutteux, mais l'albuminurie légère de la sclérose rénale et l'hypertension artérielle signal d'alarme d'une importance extrême, sa constatation durant plusieurs examens répétés à quelques jours d'intervalle décelant à elle seule l'artério-sclérose latente. Si à ces deux signes s'adjoint la dyspnée d'effort, plus de doute, il faut « courir au plus pressé » et instituer le traitement rénal (régime lacté, théobromine) des cardiopathies artérielles (Huchard), que l'on maintiendra provisoirement, en attendant l'amélioration qui ne saurait manquer de se produire sous l'influence antitoxique et diurétique du lait. A ce moment, l'institution d'un régime lacto-végétarien, ou mixte hyperchloruré (viande le matin seulement en petite quantité), empêchera l'affaiblissement du malade, tout en maintenant l'amélioration acquise.

Comme conclusion, chez le goutteux, même avant l'apparition des signes évidents d'altérations rénales, il est utile d'instituer un régime alimentaire dont la sévérité doit être en rapport avec le degré de la maladie. Des cures hydrominérales répétées à Vittel, ou à Evian, favoriseront l'élimination des produits toxiques accumulés ; enfin, l'élimination des médicaments prescrits le cas échéant, toujours avec prudence, devra être

surveillée, pour ne pas provoquer, par une intoxication sura-
joutée, l'aggravation des lésions rénales.

Mais on se rappellera qu'il est toujours mauvais de modifier
trop brusquement le régime d'un malade, que la sévérité trop
grande des prescriptions peut faire qu'elles soient suivies trop
à la lettre, ou, au contraire, complètement négligées. On ne
supprime pas sans danger, du jour au lendemain, chez un gros
mangeur, toute nourriture carnée, et le régime lacté, ou lacto-
végétarien absolu, devra être réservé aux malades dont le rein
se sera montré manifestement insuffisant. « Malgré ces précautions, comme le dit M. Lœper, l'organisme vivant s'intoxiquera
encore par le seul fait qu'il vit, qu'il lutte, et qu'il se nourrit.
L'athérome ne sera pas vaincu ; mais il est indispensable, dans
cette lente et fatale intoxication qu'est la vie d'essayer, par tous
les moyens en notre pouvoir, d'en diminuer la fréquence, ou
tout au moins d'en reculer l'échéance. »

BIBLIOGRAPHIE

G. BLUTH. *Medizinische Klinik*, décembre 1905.

BOUCHARD. Maladies par ralentissement de la nutrition, Paris,
1882.

BRETON. *Presse médicale*, 1906.

P. BOULOUMIÉ. De la goutte, Soc. de médecine de Paris, 1875. —
Artério-sclérose et arthritisme, Paris, 1907.

CLIN. *Annales des laboratoires Clin*, décembre 1906.

CRITZMANN. La goutte. Paris, Masson, 1899.

FAUVEL. Influence du régime alimentaire sur l'acide urique (Congrès de Cherbourg). — Sur l'excrétion des purines et de
l'acide urique endogène (Acad. Sc. Paris, 1906). — Alimentation et acide urique (Congrès de Lyon, 1906). — Physiologie de l'acide urique, Masson, Paris, 1908.

FENNER. *The Lancet*, juillet 1905.

GAUTRELET et RAYMOND, 1907. *Revue Mal. de la nutrition.*

A. GAUTHIER. Acad. de Médecine, 1907.

GARROD. Reynold's system of Medicine, London, 1866.

GOTO. *Zeitschrift für physiol. Chemie.*

W. HALL. The purin bodies of food stuffs, London.

HAIG. Uric acid as a factor in the Causation of disease, Londres.

HORBACZEWSKY. *Monatschefte für Chemie*, 1889.

HESS et SCHMOLL. *Archiv. für experimentelle Pathologie und
Pharmakologie*, V. XXXVII.

Huchard. Consultations médicales. — Article goutte atonique. — Traité clinique des maladies du cœur et des vaisseaux. — Leçons inédites de l'hôpital Necker, 1908.

H. Labbé et Morchoisne. *C. R. Soc. Biol.*, 4 février 1905.

H. Labbé et Furet. *C. R. Soc. Biol.*, 28 juillet 1906.

H. Labbé. Acide urique. *Actualités médicales*, Paris, 1908, Baillière.

Lœper. *Archives des maladies du cœur, des vaisseaux et du sang*, n° 1, 1908.

Lambling. *Revue générale des sciences*, 15 juin 1904.

Luff. Traité de la goutte. Traduit par François, Paris, 1908.

A. Mathieu. Hygiène des goutteux.

Minkowski. *Arch. für Exper. Path.-u. Pharm.* Vol. XXI.

Monneyrat. La purine et ses dérivés. *Scientia*, Paris, C. Naud, 1904.

A. Robin. *Journal des Praticiens*, mai, 1908.

Strauss et Eitner. *Berliner Klin. Wochenschrift*, n° 32, 1896.

Schmoll. *Arch. Gén. Méd.*, 1904. — *Zeitschrift für Klin. Med.*, V. XXIX. — *American Journal of Medical Sc.*, 1904.

Smith. *Journal of physiology*, 1899.

Wiener. *Beitrage zur Chemi.-Phys.-u. Path.*, 1902.

Weintraub. *Berlin. Klin. Wochenschrift*, 1893.

Wolffberg. *Wochenschrift für Therapie-u. Hyg. des Aug.*, numéro 47, 1906.

Zucker. *Therapeutische Monatschefte*, 1905.

L'INÉGALITÉ PUPILLAIRE
DANS LA PARALYSIE GÉNÉRALE. — SA VALEUR
DIAGNOSTIQUE.

Par le Dr A. RODIÉT.

Médecin de l'Asile Saint-Yon.

L'inégalité pupillaire est le symptôme de la première période de la paralysie générale auquel certains auteurs attachent la plus grande importance. C'est le signe le plus fréquemment observé et le premier qui attire l'attention. Ce trouble peut même précéder l'apparition des autres prodrômes de la périencéphalite diffuse. « Tout au début, dit Raviart (1), l'inégalité pupil- « laire est presque constante. Elle s'installe lorsqu'apparaissent « les paralysies motrices transitoires. Elle peut persister, de- « meurant le seul signe observé chez le malade et sa valeur « diagnostique est alors très grande. »

Fôrster rapporte l'histoire d'un de ses collègues, qui lui raconta en riant qu'il s'était aperçu d'une inégalité de ses pupilles et qu'il avait, par conséquent, des chances de devenir fou. Quelque temps après, cet homme dont l'intelligence n'avait jamais donné lieu au moindre soupçon, entrait dans une maison de santé où il mourut au bout de peu d'années. Ballet cite le cas d'un malade chez lequel l'inégalité pupillaire a précédé de plusieurs années les symptômes de la maladie confirmée. Toutefois, Georget (2), qui le premier a signalé l'existence de l'inégalité pupillaire dans la paralysie générale, Parchappe et surtout Baillarger dans ses leçons de 1846, avaient attribué à ce signe pris isolément une valeur diagnostique exagérée. Tous les auteurs qui ont traité la question de la périencéphalite diffuse ont insisté sur ce symptôme, mais avec des divergences qui s'expliquent par ce fait que tous ne l'ont pas étudié aux mêmes périodes de l'affection, et que des irrégularités apparaissent souvent en dehors de toute intervention lumineuse,

---

(1) RAVIART, PRIVAT DE FORTUNIÉ et LORTHIOIS. Symptômes oculaires de la paralysie générale. *Revue de Médecine*, décembre 1906.
(2) GEORGET. Paralysie musculaire chronique, 1820.

ainsi que l'ont remarqué Graefe et Sœmisch. Il faut tenir **grand**
compte, en effet, dans la réaction des pupilles, de la situation
de la source de la lumière. Chez certains individus, à pupilles
très mobiles, les réactions se produisent, même lorsqu'il y **a**
des différences très faibles d'éclairage. L'inégalité pupillaire **se**
produit chez eux alternativement, à volonté, en modifiant la·lu-
mière. Si on fait porter l'éclairage de façon égale sur les deux
yeux, l'inégalité disparaît.

La même observation a été faite par Pick (1). Les expériences de cet auteur sur « l'inversion expérimentale de l'inégalité
pupillaire de la P. G. » (2), expériences qu'on peut reproduire
facilement, aboutissent aux conclusions suivantes :

1° Il y a une inégalité pupillaire congénitale qui peut être
intervertie expérimentalement, parce que la réaction à la lumière ou à l'accommodation n'est pas la même pour les deux
yeux ;

2° Dans la paralysie générale, il y a des cas où l'inégalité
pupillaire peut être intervertie.

a) Par changement d'éclairage quand la pupille dilatée reste
sensible à la lumière, l'autre étant insensible ou peu sensible ;

b) Par changement d'accommodation, quand les pupilles insensibles ou peu sensibles à la lumière réagissent à l'accommodation d'une manière différente ;

c) Par des mouvements volontaires des orbiculaires, quand
la pupille dilatée, ou même l'autre pupille est insensible à la
lumière, à la condition que la réaction d'accommodation soit
plus marquée pour la pupille dilatée, et encore impressionnable à la lumière.

On observe des réactions consensuelles sur la pupille insensible à la lumière, en agissant sur l'autre pupille, de même
qu'en faisant varier l'éclairage sur la pupille insensible, on produit une action consensuelle sur la pupille restée impressionnable. De sorte que si le signe le plus frappant et le plus fréquent du syndrome oculaire de la P. G. est l'inégalité pupillaire, il importe, comme le dit Dupré (3), de ne pas s'en tenir

---

(1) PICK. Des inégalités pupillaires produites par l'action différente de l'éclairage direct et de l'éclairage indirect. *Neurologie centralblatt*, 1900.

(2) PICK. Inversion expérimentale de l'inégalité pupillaire dans la
P. G., *Neurolog. centralblatt*, 1904.

(3) DUPRÉ. Paralysie générale du Traité de pathologie mentale,
Gilbert-Ballet.

à sa constatation, mais de rechercher les réactions de l'iris à la lumière et à l'accommodation, en même temps que les autres phénomènes présentés par le sphincter irien. En réalité, on peut dire avec Mignot (1), que l'inégalité pupillaire, à cause de « sa banalité dans les psychoses n'offre pas « de valeur séméiologique véritable ».

Du reste, l'inégalité pupillaire s'observe fréquemment dans des affections très diverses. Même à l'état physiologique, on peut constater une légère inégalité des pupilles avec intégrité parfaite de leurs mouvements chez des sujets auxquels il est impossible de trouver une tare nerveuse. Si on attribue à ce signe son importance particulière au début de la P. G., c'est à la condition de rechercher ses caractères si variables d'un moment à l'autre et de ne pas séparer l'inégalité pupillaire du signe d'Argyll Robertson, ou des autres réactions à la lumière et à l'accommodation. L'inégalité pupillaire a été observée dans l'anémie, le goître exophtalmique, les excitations douloureuses des nerfs sensitifs, etc., etc., aussi bien que dans la tuberculose ganglionnaire. Dans ce cas, ce symptôme, qui a été indiqué par Dastre, et reproduit expérimentalement chez les animaux, peut servir au diagnostic précoce de la tuberculose en révélant l'existence d'une adénite trachéo-bronchique. Plus récemment, Babinsky et Vaquez (2) ont établi les relations existant entre l'inégalité pupillaire et les ectasies aortiques (syndrome de Babinsky).

Il ne peut donc être question d'attacher une grande valeur à ce signe pris isolément, puisqu'on le retrouve ainsi dans des maladies très différentes. L'inégalité pupillaire n'a d'intérêt, au cours de la P. G., que si on constate en même temps que les modifications du côté de la forme et des dimensions de la pupille, des modifications du côté des réflexes pupillaires.

Le trouble capital, en effet, dans la P. G., c'est l'ophtalmoplégie interne à marche progressive, et comme le dit Jocqs (3), l'inégalité pupillaire tient uniquement à la marche de l'ophtalmoplégie dans les deux yeux. Le symptôme qui apparaît d'abord, c'est la parésie allant jusqu'à la paralysie complète du muscle accommodateur. Cette ophtalmoplégie interne ou intrinsèque qui se caractérise par une mydriase moyenne avec abolition plus ou moins complète du réflexe lumineux et du réflexe accom-

---

(1) MIGNOT. *Thèse de Paris*, 1900.
(2) BABINSKY et VAQUEZ, Société médicale des Hôpitaux, 1902.
(3) JOCQS. Congrès de Rennes, 1905.

modateur. Elle peut être unilatérale ou bilatérale et s'accompagne ou non d'inégalité pupillaire.

Ainsi que la plupart des observations le démontrent, les réactions à la lumière dans la P. G. ne sont presque jamais normales, si on fait plusieurs examens du malade. Cette constatation est en accord avec une remarque de Marandon de Montyel : « Dans la P. G. à évolution complète, le réflexe irien à « la lumière ne reste jamais toujours normal (1). »

Les anomalies peuvent être les mêmes aux deux yeux ou bien être différentes à droite et à gauche. Tantôt, il y a simple parésie, tantôt il y a inertie totale. Chez un de nos malades, nous avons trouvé le réflexe à la lumière exagéré. (Obs. VI.) Toujours, ainsi que le fait remarquer Marandon, l'abolition a été précédée, chez nos malades, d'un affaiblissement dont la durée est plus ou moins longue. L'affaiblissement fait place d'autant plus vite à l'inertie que la paralysie générale est plus avancée. Toutefois, ce n'est pas une règle absolue qu'à la dernière période le réflexe lumineux soit toujours aboli. Il est possible que la réaction ne soit qu'affaiblie : quelquefois même elle est normale. Quant à la diminution de la vision de près, elle ne se produit, en général, que plus tard, lorsque la pupille en même temps qu'elle est dilatée devient immobile, c'est-à-dire non seulement lorsqu'elle n'est plus sensible à la lumière, mais encore ne réagit plus à l'accommodation. C'est déjà ce qu'avait signalé Vincent, lorsque après les recherches d'Argyll Robertson, en 1869, sur la dissociation des mouvements pupillaires dus au réflexe lumineux et des mouvements pupillaires dus au réflexe accommodateur, il conclut que dans la P. G. il arrive que le réflexe lumineux est aboli, et que le réflexe à l'accommodation persiste. C'est le signe d'Argyll Robertson.

Ce signe s'observe le plus souvent au cours du tabès. On peut le constater à la première période de la P. G., aussi bien qu'à la période d'état. Toutefois, à cette période d'état, on note plus fréquemment encore le signe que l'on peut appeler le faux Argyll Robertson (2) ; absence de réaction à la lumière et, en même temps, diminution du réflexe accommodateur. Cet état

(1) MARANDON DE MONTYEL. Le réflexe lumineux dans la P. G., Archives de Neurologie, 1905.
(2) DUBOS. Du diagnostic de la paralysie générale. Thèse de Montpellier, 1905.

s'observe dans tous les cas où il existe une mydriase paralytique, mais on peut aussi l'observer avec une pupille étroite.

Pas plus que les autres symptômes oculaires, le signe d'Argyll Robertson n'est pathognomonique de la paralysie générale. On sait qu'il est plus fréquent chez les tabétiques et a été
observé aussi dans d'autres affections, en particulier, dans la
syphilis cérébrale. Ainsi que l'a bien démontré le professeur
Joffroy, le signe d'Argyll Robertson s'établit d'une façon progressive et de plus, une fois installé, il est immuable, sauf dans
certains cas rares de rémission. C'est ainsi que Mignot (1) cite
un premier cas dans lequel il y eut disparition du signe d'Argyll
Robertson et *restitutio ad integrum*, et un deuxième cas dans
lequel les pupilles redevinrent sensibles à la lumière, mais restèrent inégales.

La mydriase unilatérale symptomatique d'une ophtalmoplégie
interne unilatérale est, d'après Brun et Morax (2), « presque cons-
« tamment spécifique et se rencontre chez des sujets dont la
« syphilis date de plusieurs années. Elle ne paraît pas le si-
« gne avant-coureur d'une syphilis cérébrale grave, d'une pa-
« ralysie générale ou d'un tabès; elle est susceptible d'amélio-
« ration par le traitement spécifique. Toutefois, comme elle,
« révèle l'existence d'une lésion centrale, son pronostic doit
« toujours être réservé. »

La mydriase double, symptomatique d'une ophtalmoplégie
interne bilatérale, relève d'une lésion nucléaire : son pronostic
est généralement grave, parce que le processus peut s'étendre
aux autres noyaux moteurs de l'œil et déterminer une ophtalmoplégie complète, de même que des phénomènes bulbaires.
De sorte qu'avec le développement des lésions nucléaires, ce
qui est le cas dans la P. G., le muscle ciliaire accommodateur
est paralysé quelque temps après le sphincter de la pupille, et
cela parce que les noyaux d'origine sont très rapprochés.

Aussi bien pour les symptômes pupillaires que pour les autres troubles habituels de la P. G., le passage de la période de
début à la période d'état ne se caractérise par aucun signe particulier. Le diagnostic s'affermit cependant par l'aggravation
générale des symptômes déjà constatés et parce que l'évolution
si lente qu'elle soit, est fatalement progressive. On retrouve

(1) Mignot. Valeur diagnostique des troubles oculaires dans la paralysie générale. Schrameck et Parrot. L'Encéphale, 27 juin 1907.
(2) Brun et Morax, Article : Trouble de la vision. Traité de pathologie générale (Ch. Bouchard).

donc l'inégalité pupillaire avec les variations que nous avons étudiées, et aussi l'irrégularité pupillaire et la déformation pupillaire. Avec plus de soin encore qu'au début, il importe de rechercher à cette deuxième période l'état des réactions de l'iris à la lumière et à l'accommodation. Si le signe d'Argyll Robertson n'est pas aussi constant que dans le tabès, tout au moins sa fréquence est telle qu'il compte parmi les meilleurs éléments de diagnostic.

Souvent à cette période, la marche de l'affection s'affirme ainsi : d'abord, parésie; ensuite, paralysie du mouvement de réaction à la lumière : puis parésie, et ensuite, paralysie à l'accommodation. Ce qu'il faut signaler encore, c'est qu'à ce moment et avec les progrès de l'affection, les troubles pupillaires deviennent définitifs. A la première période, ces troubles peuvent être passagers et présenter une intermittence, une variabilité qui dépend très probablement, ainsi que le veut Dupré, d'influences toxiques, elles-mêmes intermittentes, ce qui les distingue des troubles analogues, observés dans les psychoses toxiques, le délire aigu, l'alcoolisme, etc. A la période d'état, se vérifie d'ordinaire l'observation de Tanzy, que les troubles pupillaires et psychiques suivent souvent une marche parallèle. Mais si les troubles pupillaires sont parfois caractéristiques chez les malades, au début de l'évolution de la paralysie générale, c'est surtout à la deuxième période qu'on note un affaiblissement très-marqué du réflexe lumineux.

Le plus souvent, vers la fin, à la troisième période, l'abolition de ce réflexe est complète. A cette période, il y a diminution du réflexe accommodateur, quelquefois même, mais plus rarement disparition absolue. Aussi bien à la période terminale qu'au début ou à la période d'état, une rémission même courte dans la marche de la maladie s'accompagne d'un arrêt d'évolution et même d'une amélioration des phénomènes oculaires. (Obs. XX.) En revanche, les ictus ne s'accompagnent pas seulement de phénomènes oculaires nouveaux mais encore laissent après eux une aggravation des symptômes précédemment constatés.

En même temps que modifié dans ses dimensions, l'iris peut être modifié dans sa forme. Ainsi que M. Gilbert Ballet et M. Joffroy l'ont constaté, ce symptôme est très fréquent et il peut précéder l'apparition du signe d'Argyll Robertson. D'accord avec MM. Briand, Antheaume et Trénel, nous pensons que l'irrégularité pupillaire est presque aussi fréquente que l'inégalité pupillaire. La déformation qu'on observe le plus souvent modifie l'orifice pupillaire par segments, qui deviennent rectilignes. Du reste, de même que le signe d'Argyll, ce symptôme n'est pas particulier aux paralytiques généraux et on le retrouve aussi chez les tabétiques et les syphilitiques. Joffroy et Schramcck (1), qui ont insisté sur la précocité, la constance et la haute valeur séméiologique de la déformation des pupilles, sont d'avis que ce symptôme marque le début de l'iridoplégie progressive, dont le signe d'Argyll Robertson ne représente qu'un stade avancé.

En même temps que l'inégalité pupillaire, nous avons recherché les déformations pupillaires et les altérations des réflexes. Pour ne pas multiplier les exemples, nous choisissons, aux trois périodes de la paralysie générale, les observations les plus démonstratives :

OBSERVATION I.

Fab... Féliciie, divorcée, 44 ans, entre à l'asile le 10 décembre 1904. Alcoolisme et paralysie générale à la première période. Diagnostic confirmé par la ponction lombaire.

Inégalité pupillaire. La pupille gauche est plus dilatée que la droite ; cette dernière a les dimensions normales. Parésie à la lumière et à l'accommodation des deux côtés.

22 *mai* 1905. — La malade ayant eu, la semaine précédente, un ictus sans température et sans hémiplégie consécutive, les pupilles deviennent irrégulières ; les bords en sont légèrement déformés.

Elles sont inégales ; la droite est plus grande que la gauche ; toutes les deux sont en mydriase (la droite a 6 m/m ; la gauche 4 m/m 1/2). Elles sont absolument insensibles à l'action de la lumière, mais réagissent à l'accommodation. La convergence paraît produire un léger myosis, mais le phénomène est assez difficile à observer, ce qui indiquerait peut-être (sans qu'il nous soit possible de l'affirmer), une dissociation entre le réflexe à l'accommodation et à la convergence.

OBSERVATION II.

G. R..., 30 ans, ménagère, conduite à l'asile pour violences et excès alcooliques, est atteinte de paralysie générale au début. Diagnostic confirmé par la ponction lombaire.

6 *mai* 1905, *premier examen.* — Pupilles irrégulières ; la droite est excentrique, plus rapprochée du côté nasal que du côté temporal de l'iris. Elles sont inégales, la droite est plus grande que

(1) JOFFROY et SCHRAMECK. Les signes oculaires de la paralysie générale. *Archives de Neurologie*, 1904.

la gauche, qui est normale. Toutes deux réagissent bien à l'accommodation. La réaction à la lumière, normale à gauche, est conservée à droite, mais lente et paresseuse, Le réflexe consensuel, normal à droite, est très faible à gauche. Le réflexe à la douleur est aboli; le pincement ne provoque aucune réaction pupillaire.

10 *octobre* 1906. — Inégalité pupillaire; la droite est plus grande que la gauche. Persistance du réflexe à l'accommodation aux deux yeux. Le réflexe lumineux direct, bien conservé à gauche, est presque aboli à droite. Le réflexe consensuel présente des caractères inverses.

L'atropine dilate immédiatement et énergiquement la pupille gauche. Son action sur la pupille droite est beaucoup plus lente et plus faible (1).

OBSERVATION III.

V. H..., propriétaire, a fait des excès vénériens et alcooliques et a eu une syphilis ayant provoqué en 1895 une neurorétinite, améliorée par le traitement spécifique.

Actuellement (juin 1906), à son entrée à l'asile, symptômes de P. G. au début (la ponction confirme le diagnostic), à forme dépressive.

Lors du premier examen, les deux pupilles sont en mydriase très prononcée, elles sont inégales, la gauche plus grande que la droite; cette dernière est excentrique, placée en dehors; aplatie de haut en bas.

La gauche est à peu près concentrique, nettement ovalaire, à grand axe horizontal et à grosse extrémité externe.

Le réflexe lumineux, direct et consensuel, est aboli aux deux yeux. Le réflexe accommodateur persiste aux deux yeux avec une égale intensité, mais il est paresseux et lent. A l'occlusion forcée des paupières (signe de Piltz), on n'observe aucune modification dans le diamètre des pupilles.

OBSERVATION IV.

B... Emile, 42 ans, employé de chemin de fer, alcoolique et paralytique général au début. L'examen cytologique du liquide céphalo-rachidien confirme ce diagnostic.

Pupilles inégales; la gauche est plus grande que la droite, qui a conservé ses dimensions normales. La gauche est à peu près régulièrement circulaire. La droite est allongée dans le sens horizontal.

(1) Il y a intérêt à signaler que la réaction de la pupille dilatée à l'instillation d'atropine est faible et s'accompagne de troubles, du réflexe consensuel, parce que si l'atropine agit plus lentement chez les paralytiques généraux que les individus non paralytiques géné-

raux soumis aux mêmes instillations, cet effet se maintient beaucoup plus longtemps (parfois huit ou dix jours). Ces faits ont été mis en valeur par Toulouse et Vurpas. *Journal de Neurologie*, n° 3, 1904.

Le réflexe à l'accommodation présente un caractère inverse, c'est-à-dire que la pupille se contracte pour la vue au loin, tandis qu'elle se dilate pour la vision des objets rapprochés. L'action de la lumière est faible ; les pupilles se rétrécissent lentement ; la réaction lumineuse directe paraît plus paresseuse à la pupille gauche. L'occlusion forcée des paupières provoque la constriction pupillaire. La douleur, en revanche, reste sans effet sur le diamètre des pupilles.

OBSERVATION V.

N... Bern., 48 ans, choriste de théâtre. Symptômes de P. G. au début.

Premier examen, juillet 1906. — Pupilles égales, mais punctiformes, concentriques et régulières. Elles réagissent parfaitement à l'accommodation. La douleur provoque une mydriase très nette, égale aux deux yeux.

L'action de l'atropine est très marquée des deux côtés ; la mydriase est rapide et au maximum. Les deux réflexes lumineux, direct et consensuel, sont absolument abolis aux deux yeux.

Deuxième examen, octobre 1905. — Les pupilles sont inégales ; la droite normale, plus grande que la gauche punctiforme. Les réflexes à la lumière, direct et consensuel, sont abolis, le réflexe à l'accommodation, bien conservé à gauche, est très paresseux à droite. L'occlusion forcée des paupières et la douleur ne provoquent aucune modification dans le diamètre pupillaire.

OBSERVATION VI.

Fi. J..., 33 ans, gendarme, paralytique général au début, et alcoolique.

Examen 3 mai 1904. — Inégalité pupillaire ; la pupille droite est légèrement plus grande que la gauche. Pas d'Argyll Robertson ; les deux pupilles réagissent bien à l'accommodation et à la convergence. Le réflexe photomoteur est légèrement aboli à l'œil droit, *exagéré, au contraire*, du côté gauche.

Examen 11 juillet 1905. — Les pupilles sont inégales ; la droite à 4 m/m tandis que la gauche n'en mesure que 3. Toutes les deux sont concentriques, la droite est inclinée suivant un grand axe vertical. La gauche est aplatie de bas en haut, principalement dans sa partie inférieure. La piqûre, le pincement ne provoquent aucune modification dans leur diamètre ; l'occlusion forcée des paupières provoque une légère contraction pupillaire plus accentuée à gauche. Le réflexe lumineux, direct, redevenu normal à droite, est, au contraire, très paresseux à

gauche. Il est à noter que cet affaiblissement du réflexe pour
l'œil gauche avait été précédé de l'exagération du réflexe à la
lumière de ce même côté.

Le réflexe lumineux consensuel a des caractères inverses (c'est-
à-dire qu'il est normal à gauche et paresseux à droite).

Le réflexe à l'accommodation reste normal aux deux yeux.

Examen le 22 août 1905. — L'état reste sensiblement le même;
l'atropine dilate également les deux pupilles, mais son action
est beaucoup plus lente sur la pupille droite.

Examen le 5 novembre 1905. — L'inégalité persiste et les troubles fonctionnels se sont accentués. Le réflexe de Piltz est aboli
aussi bien que celui à la douleur. Les deux pupilles réagissent
à la lumière, la droite normalement, la gauche un peu plus
vivement qu'à l'état normal. Le réflexe accommodateur est normal des deux côtés.

OBSERVATION VII.

L. Louis, 35 ans. P. G. à la période d'état.

Examen le 12 avril 1905. — La pupille gauche est plus grande
que la droite; cette dernière est ovalaire, irrégulière. Les réactions à la lumière et à l'accommodation sont affaiblies.

Examen le 10 juillet 1905. — Les pupilles sont inégales; la
gauche, 4 m/m est plus grande que la droite (2 m/m 1/2). Toutes deux sont concentriques. La gauche est ovalaire à grand axe
horizontal et à grosse extrémité externe; les contours sont assez
régulièrement circulaires. La droite est fortement allongée dans
le diamètre vertical, qui mesure 3 m/m au lieu de 2 m/m 1/2 au
diamètre horizontal. Elle a une forme irrégulièrement rectan-
gulaire aux angles arrondis. La douleur ne provoque aucune
manifestation pupillaire. Les réflexes lumineux direct et consensuel sont abolis aux deux yeux. A l'accommodation et à la
convergence, la pupille droite réagit correctement, la gauche
à peine. En somme, on observe de l'Argyll Robertson vrai à
l'œil droit, du pseudo Argyll Robertson à gauche.

OBSERVATION VIII.

G..., 45 ans, paralysie générale à la période d'état.

Pupilles inégales; la gauche est plus grande (4 m/m), que la
droite (3 m/m); toutes deux sont concentriques et irrégulièrement circulaires. La gauche est allongée et son extrémité inférieure est légèrement effilée. La droite est circulaire dans ses
deux tiers supérieurs; son tiers inférieur est aplati, la courbe
est presque remplacée par une droite. L'atropine dilate bien
et rapidement les deux pupilles, mais son action est plus énergique sur la pupille droite. L'occlusion forcée des paupières et
la douleur restent sans effet sur l'état des pupilles. Les deux

pupilles sont paresseuses à la lumière et à l'accommodation. A la convergence, elles se rétrécissent manifestement.

OBSERVATION IX.

L. G... Syphilis probable. Symptômes classiques de P. G., à la période d'état. La pupille gauche (5 m/m), est plus grande que la droite qui est normale. Le réflexe lumineux est affaibli aux deux yeux; le réflexe consensuel n'est visible qu'à la pupille gauche; toutes deux réagissent à l'accommodation, et à la convergence. Le réflexe à la douleur et le réflexe de Piltz ont à peu près disparu.

OBSERVATION X.

B. J..., 34 ans, comptable, entré à l'asile de Mondevergues, le 30 mai 1905. P. G. à la période d'état; éthylisme.

Du côté des pupilles: la gauche est légèrement déformée (aplatie en haut), mesure 1 m/m de plus environ que la droite. Elles réagissent bien toutes deux à la lumière et à l'accommodation.

Le 20 septembre 1905. — Les troubles pupillaires se sont accentués ; on constate les mêmes déformations et la même position excentrique. De plus, le réflexe lumineux direct, encore bien conservé à droite, est presque aboli à gauche. Le photomoteur consensuel présente des caractères inverses.

A l'accommodation, on observe une réaction paradoxale; la pupille se contracte pour la vision éloignée, elle se dilate au contraire pour la vision rapprochée. Cette réaction est beaucoup plus nette à l'œil droit. La recherche du signe de Piltz est impossible. Le réflexe à la douleur est totalement aboli aux deux yeux.

OBSERVATION XI.

Sal. J..., 41 ans, syphilitique, alcoolique. P. G. à la période d'état.

Pupilles immobiles et dilatées. La gauche (5 m/m 1/2) est plus grande que la droite (3 m/m 1/2). La droite est concentrique et à peu près régulièrement circulaire; elle est toutefois aplatie de haut en bas, ellipsoïde à grand axe horizontal. La gauche est excentrique (en bas et en dehors). Elle est ovoïde à grosse extrémité inférieure.

Le réflexe lumineux direct est paresseux à la pupille droite; il est complètement aboli à gauche (Argyll Robertson, en voie d'évolution). Le réflexe photomoteur consensuel, légèrement conservé à la pupille gauche, a complètement disparu à droite. Le réflexe à l'accommodation existe des deux côtés. L'occlusion forcée des paupières et la piqûre ne provoquent aucune modification dans la forme et les dimensions pupillaires.

28

OBSERVATION XII.

D. Jules, peintre, 33 ans, alcoolique et probablement syphilitique, P. G. à la seconde période.

Premier examen à l'entrée à l'asile le 12 avril 1905, la pupille droite est plus grande que la gauche; cette dernière a conservé les dimensions normales (3 m/m), elle est peu déformée et concentrique. La droite est très dilatée (5 m/m 1/2), elle est excentriquement située en haut et en dehors. Elle est piriforme (à grosse extrémité inféro-interne); de plus, sa moitié externe est aplatie, la courbe est remplacée par un trait presque rectiligne. La pupille gauche réagit normalement sous l'influence de la lumière; la droite, au contraire, est très paresseuse et elle réagit très lentement. Le réflexe photomoteur consensuel existe à droite, il est presque aboli à gauche.

A l'accommodation, les pupilles réagissent correctement. Le myosis est très accentué à l'occasion du mouvement de convergence. Sous l'influence de la douleur (piqûre, pincement, faradisation), on observe, au contraire, une mydriase très nette. Le réflexe paraît toutefois plus marqué à la pupille gauche. Le signe de Piltz est absent, c'est-à-dire que l'occlusion forcée des paupières n'amène aucune modification appréciable dans le diamètre des pupilles.

Examen. — Le 25 juin 1905, les pupilles sont en mydriase, la droite a cependant encore un diamètre plus grand que la gauche; la pupille droite conserve sa déformation, son aspect piriforme et sa position excentrique. Le réflexe lumineux direct, très affaibli à la pupille gauche, est totalement aboli à l'autre œil; le réflexe lumineux consensuel est à peine sensible à la pupille droite; il a disparu à la pupille gauche. Le réflexe à l'accommodation est normal et bien conservé aux deux yeux; le réflexe à la douleur a disparu.

OBSERVATION XIII.

C. R..., 49 ans, P. G. à la troisième période.

Pupilles irrégulières, en mydriase, et la gauche, excentrique, est plus grande que la droite. Le réflexe lumineux direct et consensuel est aboli aux deux yeux. Le réflexe accommodateur persiste aux deux yeux, mais est paresseux à gauche.

Cette pupille gauche se contracte très lentement, mais ne peut pas soutenir l'effort et revient presque aussitôt à sa position normale, l'œil regardant à la même distance.

Le réflexe à la douleur est complètement aboli.

Le 17 juin 1905. — Les pupilles sont inégales, la gauche plus grande que la droite; elles sont irrégulières. Les réflexes à la lumière restent totalement abolis. Le réflexe accommodateur, abtn 45 —

sent à gauche, est à peine sensible à droite. L'atropine dilate
les pupilles très lentement (une demi-heure environ); la dilatation est inégale. Elle est à peu près complète à droite; à gauche, au contraire, elle est moins accusée.

OBSERVATION XIV.

M. Louis, 40 ans, palefrenier, excès alcooliques. P. G. à la
troisième période.
Premier examen en septembre 1906. — Pupille droite plus
grande que la gauche; peu sensibles à la lumière; les deux pupilles réagissent correctement à l'accommodation.
Le 4 avril, même état des pupilles.
Janvier 1907. — Le sens d'inégalité des pupilles a varié, la
gauche étant plus grande que la droite, qui présente de l'hippus. Le réflexe lumineux est aboli aux deux pupilles: le réflexe
accommodateur existe des deux côtés, mais est très paresseux.
Déformations pupillaires très accusées; l'ophtalmoplégie interne est complète; on constate l'abolition de tous les réflexes
pupillaires.

OBSERVATION XV.

P.A...,31 ans, agriculteur, syphilitique, alcoolique à hérédité
mentale chargée. P. G. à la troisième période. La pupille droite
est plus grande que la gauche; toutes deux sont déformées. Le
réflexe lumineux n'existe plus ni à droite ni à gauche. Le réflexe accommodateur est aboli à l'œil droit, il persiste, mais
affaibli, à gauche.

OBSERVATION XVI.

A. L..., 32 ans, excès alcooliques et vénériens; syphilitique.
Paralysie générale à la troisième période.
Myosis et Argyll Robertson aux deux yeux. Pas d'inégalité.
L'atropine dilate lentement les pupilles, mais après une action
d'un quart d'heure environ, elles sont toutes deux largement
mydriatiques, *égales*, et leur forme est régulièrement circulaire.

OBSERVATION XVII.

G. M..., 34 ans, P. G. à la troisième période; excès alcooliques avoués, syphilis probable. Entre à l'asile en juillet 1906.
La pupille gauche est plus grande que la droite; toutes deux,
du reste, sont en myosis. Elles réagissent toutes deux, mais faiblement, à la lumière et à l'accommodation.
Février 1907. — Inégalité pupillaire et parésie de tous les
réflexes pupillaires.

OBSERVATION XVIII.

L. J..., 40 ans; P. G. à la troisième période.

15 *mai* 1906. — Les pupilles très rétrécies paraissent égales; elles réagissent très paresseusement à la lumière mais bien à l'accommodation.

10 *septembre* 1906. — Les pupilles sont en myosis, et leurs réactions aussi bien à la lumière qu'à l'accommodation sont paresseuses.

Janvier 1907. — Les pupilles excentriques ont une forme ellipsoïdale; hippus bilatéral modifiant incessamment le rapport de leurs dimensions qui paraissent à peu près normales. Les réflexes lumineux ont disparu. Le réflexe à l'accommodation et à la convergence est conservé à gauche.

Juillet 1907. — Les pupilles, immobiles à la lumière et excentriques (rapprochées du côté nasal) sont inégales; la gauche est plus grande que la droite; le réflexe à l'accommodation et à la convergence est affaibli pour les deux yeux.

OBSERVATION XIX.

D. G..., 36 ans; entré à l'asile avec le diagnostic de P. G. à la deuxième période; syphilis non soignée. La pupille droite, plus grande que la gauche, réagit à peine à la lumière; la gauche réagit à peu près correctement. Toutes deux réagissent assez bien à l'accommodation et à la convergence.

Examen le 10 juillet 1905. — Le malade est en rémission; la pupille droite (4 m/m) est plus dilatée que la gauche, qui est normale. Le réflexe lumineux direct est à peu près normal à gauche; un peu affaibli à droite; elles réagissent assez correctement à l'accommodation. Les pupilles se dilatent très nettement sous l'influence de la douleur; quelques gouttes d'atropine provoquent également une mydriase rapide.

Examen le 5 novembre 1905. — L'état du malade se maintient satisfaisant, les pupilles sont dans le même état.

OBSERVATION XX.

B. J..., 30 ans, alcoolique et syphilitique, entré à l'asile, P. G. au début.

Deux mois après son entrée en mars 1905, rémission au cours de laquelle disparaît l'inégalité pupillaire qu'on avait notée; les pupilles réagissent à toutes les actions; le diagnostic est alors hésitant entre alcoolisme chronique et paralysie générale.

En juillet 1905, ictus épileptiforme; la pupille droite est plus grande que la gauche; elles sont à peu près insensibles à l'action de la lumière; impossible de rechercher les autres troubles pupillaires.

Le 5 novembre 1905, nouvelle rémission; les pupilles sont égales et réagissent correctement à la lumière et à l'accommodation.

On pourrait multiplier les faits. Ce qu'il importe de retenir de ces examens, c'est que l'examen des pupilles, aux trois périodes de la paralysie générale est d'autant plus intéressant qu'il est répété plus fréquemment. On constate ainsi : 1° la progression presque constante des troubles pupillaires au cours de l'évolution de la maladie (dans nos observations, nous avons choisi des cas à évolution rapide) ; 2° les différentes combinaisons réalisées par la diminution ou l'abolition de l'un ou de l'autre ou des deux réflexes lumineux et accommodateur, en même temps qu'on observe l'inégalité. Très rarement, on ne constate pas l'inégalité alors que les réflexes sont troublés ; 3° la régression, quand elle existe, des troubles pupillaires, coïncidant avec des rémissions dans la marche de la paralysie générale ; 4° l'importance séméiologique des altérations à la lumière d'abord, du réflexe à l'accommodation ensuite, et même du réflexe à la douleur, s'associant au symptôme : inégalité pupillaire.

On a donc exagéré l'importance du symptôme isolé ; l'iné-galité pupillaire dans la paralysie générale. Ce signe n'a de valeur que parce qu'il s'accompagne chez les paralytiques généraux d'altérations des réflexes, soit à la lumière, soit à l'accommodation ou même très rarement, il est vrai (observation XIV), d'immobilité pupillaire complète. C'est en cela que l'inégalité du paralytique général est toujours pathologique et révèle l'existence du trouble oculaire essentiel de la maladie, l'ophtalmoplégie à développement graduel et progressif. Ainsi considérée dans ses relations avec les réflexes, l'inégalité pupillaire donne d'utiles renseignements pour le diagnostic.

C'est ainsi que, au début du tabès, les deux pupilles résistent à la contraction, à degré égal et qu'il y a myosis double, tandis que dans la P. G. il y a inégalité et la pupille *dilatée réagit moins bien*. Au début du tabès, diminution de la contractilité pupillaire; au début de la P. G. d'abord *inégalité* et ensuite *contractilité pupillaire diminuée*. Le symptôme *inégalité pipillaire* par rapport aux modifications de la contractilité ne prend toute sa valeur diagnostique qu'à la première période de l'une ou de l'autre affection. Plus tard, en effet, à la période terminale de la paralysie générale ainsi qu'à la période terminale du tabès, on note souvent la diminution et parfois l'abolition des réflexes pupillaires à la lumière et à l'accommodation.

L'inégalité est aussi un excellent élément de diagnostic entre l'alcoolisme chronique et la méningo-encéphalite diffuse, car d'ordinaire, les pupilles de l'alcoolique sont en myosis, réagissent paresseusement, mais sont égales.

Les modifications dans le diamètre pupillaire ont encore leur importance, lorsqu'il s'agit de distinguer une crise d'épilepsie ou d'hystérie, d'un ictus au début de la P. G., en l'absence de tous renseignements. On sait aussi que la pupille résistera à l'action de l'atropine dans le cas de myosis paralytique et que son action sera, au contraire, rapide, dans le cas de contraction spasmodique (hystérie). Toutefois, pendant les ictus de la paralysie générale, la dilatation et l'immobilité des pupilles ne donnent pas à l'œil un aspect différent de l'état présenté au cours d'une apoplexie ordinaire.   •

L'association de l'inégalité pupillaire avec les troubles réflexes de la pupille aussi bien que son évolution sont donc l'un des signes qu'on recherchera le plus utilement pour établir le diagnostic de paralysie générale. Toutefois, ces modifications pupillaires ne peuvent servir avec certitude aussi bien dans la paralysie générale que dans le tabès et la syphilis cérébrale. qu'à la condition de les associer aux autres symptômes de la maladie.

Analyses

PATHOLOGIE GENERALE ET EXPERIMENTALE

Caractères de l'immunité passive conférée par la sérumthé rapie. — WEILL et LEMAIRE. (*Presse médicale*, 20 mai 1908.)

La durée habituelle clinique de l'immunité prophylactique est d'environ 25 jours ; l'expérimentation plus précise montre que le lapin perd son immunité du 9ᵉ au 12ᵉ jour. La quantité de sérum injecté n'influe pas sur la durée de l'immunité.

Après une injection de sérum, il faut étudier la présence et la disparition du sérum étranger, l'apparition de l'anticorps précipitogène et la disparition de l'immunité. Une deuxième injection faite avant la disparition du sérum injecté la première fois, ne modifie en rien les phénomènes ; faite après cette disparition, elle provoque une courte évolution.

L'immunité semble liée à la présence du sérum étranger. Sa disparition n'est pas liée à l'apparition des précipitines.

G. ROSENTHAL.

Dilatation bronchique expérimentale. — THIROLOIX et DEBRÉ. *Bulletin médical*, 20 mai 1908.

Mémoire de premier ordre qui crée une maladie expérimentale nouvelle. L'injection intra-péritonéale au rat de cultures de staphylocoque blanc retiré des néoplasies ulcérées (micrococus néoformans de Doyen) est souvent bien tolérée encore que l'animal succombe tardivement à un syndrome asphyxique et très vigène. Elle provoque des phénomènes morbides thoraciques qui vont de la péribronchite nodulaire à la péribronchite annulaire et à la bronchite disséquante ; il en résulte un développement de cavités kystiques bronchiques, entourées de lésions de pneumonie blanche. Histologiquement, les lésions vont de l'infiltration lymphatique péribronchique à la dissociation des faisceaux musculaires et élastiques. Les cavités kystiques sont tapissées, soit uniquement de l'épithélium bronchique, soit également de l'endothélium ballonné des alvéoles pulmonaires. Il faut noter la colonisation dans les cellules lymphatiques de cellules épithéliales.

G. ROSENTHAL.

Bulletin de l'Institut Pasteur, 15 mai 1908.

Traités généraux. — Diagnostic microbiologique. — Louste
étudie la technique de l'érythrocytolise. Zambaco Pacha relate
des cas héréditaires de lèpre. Une série de travaux étudient la
cutiréaction et l'oculoréaction. Moro emploie des onctions de
lanoline tuberculinée à 50 %. Wolff-Eisner distingue les infections bovine et humaine selon que la réaction est obtenue avec
une tuberculine bovine ou humaine. Détré confirme ces travaux.
Cohn a trouvé l'oculoréaction chez 66 % des typhiques convalescents ; Calmette insiste sur l'innocuité de sa réaction qui n'est
parfois positive qu'à la 3ᵉ recherche. Morelli compare l'oculo
et la cutiréaction et conclut en faveur de cette dernière. Citron
s'oppose à l'oculoréaction comme méthode générale ; Arloing
ne la croit pas spécifique non plus que Sakerraphos. D'après
Vallée, la réaction positive provoque une sensibilisation de
l'œil.

Braga utilise l'oculoréaction typhique de Chantemesse. Lié-
naux, avec la morve, n'obtient pas toujours l'orchite du cobaye.

Physiologie et morphologie des microbes. — Nombreux travaux sur la spore des Microsporidies, sur les Myxosporidies,
les Flagellés, le genre Copromonas qui se cultive dans l'eau albumineuse salée (Dobell).

Action chimique exercée par les microbes. — Les points rouges du fromage d'Emmenthal sont due (Thöni et Alleman) à un
petit coccobacille anaérobie. D'après Luensen et Kuhn, il y
a dans le Yoïghoust trois espèces de bactéries, le bacillus bulga-
ricus, un bacille granuleux et un diplostreptococcus. Le Masum
arménien contient un bacille non encore décrit. L'oxygène à
haute dose (Köstler) nuit aux ferments lactiques. Les bacilles
lactiques (Belonowsky) entravent la vitalité du bact. coli.

Actions pathogènes exercées par les microbes. — L'infection
tuberculeuse d'origine intestinale est confirmée par Herman,
Ceradini et Fiorentini, etc. Rodet et Jeanbrau n'obtiennent pas
de localisation tuberculeuse après les traumatismes. Des vaches saines en apparence (A. de Jong) peuvent donner un lait
fort dangereux. A. Marie et Tiffeneau anaphylactise des lapins
à la tuberculine intracérébrale par des injections sous-cutanées.
Moussu n'obtient ni sérothérapie, ni vaccination par les cultures *in vivo* de bacilles tuberculeux.

Travaux sur les leishmanioses. — Nicolle, Cummius, etc., étudient le Kala Azar ; Patton décrit l'évolution du piroplasma dans
le tube digestif du Cumex. Marzinowsky s'inocule le parasite
du bouton d'Orient. Nattan-Larrier et Nicolaïdiès étudient remarquablement le piroplasme du bouton d'Orient. Nattan-Lar-

rier èt Bussière décrivent l'histologie du bouton de Bouchir.
Ellermann et Bang obtiennent une leucémie expérimentale chez
la poule.

Toxines. Venins. Diastases. — Nombreux travaux de biologie pure.

Immunité et sérothérapie. — Le lait cru (Moro) exerce une action bactéricide certaine, mais la perd par chauffage à 56°.
D'après Bergal, la fibrine possède des propriétés antitoxiques,
bactéricides, fermentatives, etc. Weill-Hallé et Lemaire
pour anaphylactiser les animaux, doivent injecter le sérum
de cheval et le sérum anaphylactique en certaines proportions.
Lewis tue le cobaye anaphylactisé avec 1/100 cc. de sérum en
injection intracardiaque faite après 3 semaines. Ascoli obtient
avec le sérum anticharbonneux une immunité antiblastique, qui
paralyse spécifiquement les échanges nutritifs des parasibacilles.

G. ROSENTHAL.

Transmission de la syphilis au chat. — LEVADITI et YAMANOUCHI
(*Académie des Sciences,* 25 mai 1908)

En introduisant dans la chambre antérieure de l'œil du chat
un fragment de kératite spécifique au lapin obtenue par la méthode de Bertarelli, on obtient une inflammation spécifique riche
en Treponema pallidum.

G. ROSENTHAL.

**Injections préventives de sérum antitoxique dans la prophy-
laxie du tétanos.** — VAILLARD (*Académie de médecine,* 26 mai
et 2 juin 1908).

Rappelant les travaux de Roux et Vaillard, de Nocard. L'auteur rappelle que l'injection préventive de sérum est presque
infaillible chez l'animal. D'où vient le découragement et l'abandon de la méthode par quelques-uns (Delbet, Reynier) chez
l'homme ? De l'insuccès dans quelques cas rares, où l'injection
préventive a été insuffisante, tardive ou non renouvelée. D'ailleurs, même en suivant des règles précises, aucune méthode
biologique n'est infaillible. Pourquoi refuser aux malades le
bénéfice d'une injection inoffensive et salutaire ?

G. ROSENTHAL.

Cholécystites expérimentales. — THIROLOIX et DEBRÉ (*Revue
de Médecine,* 10 mai 1908).

En badigeonnant aseptiquement la face externe de la vésicule
biliaire de chiens avec des solutions de formol, les auteurs ob-

tiennent des cholécystites d'origine externe avec formation de
boue biliaire, épaisissement considérable de la paroi vésiculaire,
et adénopathie notable capable de comprimer les canaux pancréatiques. Des recherches de contrôle bactériologique faites
avec le tube de gélose profonde et le tube cacheté ne leur ont
pas donné dans la bile des espèces anaérobies aussi nombreuses qu'à Gilbert et Lippmann.

G. ROSENTHAL.

Botryomycose. — LETULLE (*Presse médicale*, 27 mai 1908).

Dans les lésions botryomycosiques de l'homme et du cheval,
se trouve un élément spécial, la cellule botryomycogène, à propriété phagocytaire, à protoplasma hyalin, qui, en se conglo-
nérant, forme les amas mûriformes et les grains jaunes. Cette
cellule est une amibe pathogène pour le tissu conjonctivo-vascu-
laire.

En fondant la théorie amibienne du champignon de castratrion,
Letulle retourne donc à la théorie primitive de Poncet et Dor.
Espérons que de nouvelles confirmations établiront définitive-
ment la conception si intéressante de l'auteur.

G. ROSENTHAL.

**L'argent colloïdal électrique et son emploi thérapeutique dans
les diverses infections.** — AUBIGER (*Thèse de Paris*, 1908).

L'argent colloïdal employé sera l'argent colloïdal électrique
à petits grains préparé selon la méthode de Bredig. Étant donnés les succès et les échecs, la médication colloïdale, toujours
inoffensive, ne devra pas exclure les autres thérapeutiques (salicylate de soude dans le rhumatisme, etc.). On injectera 20 à
30 cc. par voie intra-musculaire, ou rarement 15 cc. par voie
intra-veineuse, ou 10 à 20 en injection intrapleurale dans les
pleurésies. La voie intrarachidienne sera réservée aux ménin-
gites. En somme, malgré les travaux cités par l'auteur de Charrin, Victor Henry, Monier, Vinard et Chirié, l'action des colloïdes demeure au moins irrégulière, ainsi que nous l'avons
constaté à la Société de l'Internat.

G. ROSENTHAL.

**Sur les substances contenues dans le sérum sanguin et fa-
vorisant la phagocytose.** — MEYER (*Berlin. klin. Wochensch.*,
18 mai 1908).

Conclusions. — Les opsonines du sérum normal possèdent la
même structure que les bactériolysines, c'est-à-dire qu'elles sont

formées d'une composante résistant à la chaleur et directement absorbable par les bactéries même à 0°, et d'une composante ne résistant pas à la chaleur et ayant une action complémentaire. Les opsonines ne se combinent pas quantitativement à 37°, soit que l'union entre l'amboceptcur et le complément demeure lâche, soit que l'union entre les bactéries et l'amboceptcur soit facilement dissociable. Des recherches ultérieures devront établir si, pour ces motifs, on n'a pas le droit d'identifier les opsonines aux bactériolysines.

Recherches expérimentales sur les modifications de la crise sanguine dans l'hémostase préventive des membres par la méthode d'Esmarck-Silvestri. — CASONI (*Il Policlinico, section chirurgicale*, mai 1908).

Disons tout d'abord que l'auteur ajoute au nom d'Esmarck celui de Silvestri, parce que dix ans avant le chirurgien de Kiel, l'auteur italien avait, en 1862, proposé et exécuté l'application du lien constricteur.

Casoni a observé que l'application de la bande pendant une ou deux heures provoque une parésie du membre ; il s'agit là de compression prolongée sur les troncs nerveux.

Au point de vue du sang, il se produit (15 à 30 minutes après l'enlèvement du lien) une augmentation de globules blancs, une augmentation de globules rouges et une diminution de l'hémoglobine. Enfin, la compression élastique stimule la moelle osseuse au point de la faire entrer en hyperactivité (augmentation de globules rouges à noyau, de grands mononucléés, des formes de passage, de polynuclées et de myélocytes).

Ces phénomènes s'expliquent par l'ondée sanguine puissante qui vient succéder à la paralysie des vaisseaux, causée par le lien et supprimée dès qu'on enlève ce dernier.

TUBERCULOSE

Le lait des vaches et la tuberculine de Jong. — LEYDE (*Deutsche med. Zeitung*, 1908, 14 mai).

L'auteur s'occupe de la question suivante : le lait de vaches non tuberculeuses cliniquement, et réagissant à la tuberculine, peut-il contenir des bacilles de Koch vivants et virulents ? Il ne trouva pas de bacilles virulents chez 7 de ces vaches et en trouva chez trois. Si donc, on veut avoir une absolue sécurité, il ne faut prendre que le lait d'animaux ne réagissant pas à la tuberculine.

Portes d'entrée de la tuberculose. — GEORGES RAILLET (*Revue de la tuberculose*, avril 1908).

La revue générale de Raillet est à mettre en note par tous ceux qui s'intéressent à la médecine. Avec une érudition profonde et un esprit critique impartial, il résume et discute tous les travaux depuis ceux de Chauveau, qui, bien avant Behring, soutint la théorie de la contagiosité intestinale. La porte d'entrée génitale est peu importante ; la porte d'entrée cutanée rare mais réelle (Chauveau) n'a pas besoin toujours d'une lésion cutanée mais elle est négligeable. La tuberculose par inhalation fut jadis classique et universellement admise (Villemin, Tappeiner, Weichselbaum, Koch, etc.).

Cornet soutient le rôle des poussées sèches, que Flügge nie, en démontrant l'importance des gouttelettes de salive bacillifères projetées par les malades. Küss et Lobstein s'attachent à prouver la contagiosité par l'inhalation chez des cobayes à estomac plein, pour éliminer la possibilité d'une ingestion. Mais Vallée, Roux, Calmette, ne peuvent tuberculiser les animaux par inhalation. Cependant Hutinel insiste sur le chancre respiratoire du poumon, Comby sur la rareté de la tuberculose chez le nourrisson nourri au lait.

La théorie de l'ingestion est la théorie de Chauveau. Reprise à la suite des recherches de Dobroklowsky, d'Arloing, etc., elle est mise en valeur par Behring qui insiste sur le rôle de l'âge et de la race, et en France par Vallée qui détermine par ingestion des lésions prépondérantes des ganglions trachéobronchiques, par Calmette et Guérin qui obtiennent après un seul repas infectant une tuberculose curable.

Les viscères d'animaux et le lait sont plus dangereux que la viande. L'œsophage est rarement le siège de lésions ; de même l'estomac ; les lésions de l'intestin sont souvent peu marquées.

La théorie pharyngo-amygdalienne de Diculafoy avec atteinte descendante lymphatique du médiastin a été soutenue par Weichselbaum, Heckel et Boulay. Enfin Bory a soutenu la migration transœsophagienne vers les sommets des bacilles. Il faut, en résumé, placer des sentinelles à toutes les portes (Guinard).

Une bibliographie très complète termine ce remarquable travail de mise au point.

G. ROSENTHAL.

Cuti-réaction à la tuberculine chez l'enfant. — COMBY (*Bulletin médical*, 20 mai 1908).

Pour éviter les critiques adressées à l'oculo-réaction, l'auteur pratique la cuti-réaction avec la tuberculine-test à 1 % de l'Institut Pasteur à la façon de la vaccination, sur la région deltoïdienne. Les résultats sont précis ; la méthode est sans inconvénient. L'absence de résultat dans les cas de tuberculose avancée n'a pas d'importance, puisqu'il s'agit surtout de dépister les infections latentes à bacille de Koch.

G. ROSENTHAL.

Formes cliniques des hémoptysies tuberculeuses. — F. BE ZANÇON et DE JONG (*Bulletin médical*, 16 mai 1908).

Il faut distinguer d'abord les hémoptysies dites de début, première manifestation d'une infection encore latente. Ces hémoptysies d'alarme, nom heureux, peuvent n'être suivies d'aucune évolution tuberculeuse ou au contraire accompagner une poussée d'évolution variable. Il y a forme hémoptoïque de la tuberculose pulmonaire, quand l'hémoptysie devient un symptôme ordinaire de la maladie. Il faut alors distinguer les formes à étapes éloignées sans évolution intercurrente appréciable des lésions pulmonaires, ou avec évolution. Les formes à étapes rapprochées sont les formes éréthiques de la tuberculose fibro-caséeuse. Les hémoptysies rares de la tuberculose banale, et les hémoptysies ultimes des cavernes doivent être décrites séparément.

Parmi les facteurs incriminés dans la genèse de ces accidents, il faut citer le séjour à la mer, l'insolation, la suralimentation, l'influence menstruelle et l'hypertension. Cette revue est un travail de bonne clinique avec classification limpide de ces faits souvent si difficiles à interpréter.

G. ROSENTHAL.

Administration d'eau silicatée dans les sanatoria. — ZICKGRAF (*Zentralblatt für innere. medizin*, n° 20, 1908).

Robert avait déjà démontré le rôle important joué par l'acide silicique dans les processus de cicatrisation du poumon. L'auteur a fait administrer aux malades de son sanatorium une eau minérale naturelle riche en acide silicique. Il a pu se convaincre que les éléments minéraux de la source et en première ligne l'acide silicique ont eu sur l'organisme une influence favorable en rendant le sang plus résistant dans sa lutte contre l'infection tuberculeuse.

Traitement non opératoire des ganglions tuberculeux. KRAUSE (*Therapeutische Rundschau*, 24 mai 1908).

L'auteur propose d'employer l'émulsion de bacilles tuberculeux préparée suivant la technique de Koch. On l'administrerait soit en injection sous-cutanée, soit en capsules gélatinées. Le premier mode d'administration exige une grande prudence et la surveillance attentive des malades ; la seconde forme, plus économique, donnerait avec moins de danger d'aussi bons résultats.

Suivant l'auteur, les ganglions durs, les paquets ganglionnaires, les ganglions suppurés eux-mêmes, seraient guérissables par ce traitement.

La frigothérapie précordiale chez les tuberculeux. — BADUEL (*Rivista critica di clinica medica*, 30 mai 1908).

Le professeur de Florence a fait des recherches sur la question et conclut que l'application d'une vessie de glace à la région précordiale chez les tuberculeux, vessie laissée en permanence, provoque, pendant tout le temps de l'expérience, un abaissement non négligeable de la température ; elle est très bien supportée, même parfois avec grand plaisir, car elle soulage le malaise général dû à la fièvre. En plein accès, elle amène une rapide défervescence ; vers la fin de l'accès, elle calme celui-ci plus promptement.

La résistance de la fièvre à l'application de la glace varie d'individu à individu, et chez le même sujet dans les diverses périodes du mal. L'auteur conseille l'application permanente.

L'action est complexe : partant du facteur : soustraction de chaleur, elle arrive à un ensemble de phénomènes réflexes nerveux et circulatoires, activant et régularisant la circulation générale, amenant une meilleure nutrition du cerveau et des organes nerveux, ainsi que des tissus, et par suite d'une meilleure défense de l'organisme contre les toxines fébrigènes produites par l'infection.

La mensuration thoracique. — DANGLE (*Thèse Paris*, 1908).

L'auteur passe en revue dans sa thèse un certain nombre de travaux anciens et modernes sur la mensuration. Laënnec crée la mensuration et compare les deux côtés de la poitrine. Chomet démontre l'importance des diamètres qui peuvent augmenter, malgré l'invariabilité du périmètre, Bouvier reproduit sur papier la section thoracique. Voiller avec le cystomètre, Fourmentin avec les indices thoraciques et en pesant le graphique du périmètre, Maurel par sa technique impeccable de la section thoracique, G. Rosenthal par le centimètre symétrique, font faire de grands progrès à cette question. Les différentes techniques sont décrites avec soin. La mensuration éclaire la valeur de l'obscurité respiratoire des sommets, elle permet de suivre l'évolution de la pleurésie et d'apprécier l'imminence de la tuberculose qui guette les poitrines étroites et immobiles, si on n'intervient pas par la méthode des exercices physiologiques de respiration.

G. Rosenthal.

SYPHILIS

Sur l'action de la lécithine dans la syphilis. — Oppenheim
(*Weiner klin. Wochenschrift*, 7 mai 1908).

La lécithine ne donne pas, dans la syphilis, de réaction cutanée, percutanée ou sous-cutanée pouvant servir pour le diagnostic différentiel. Les injectinos d'huile lécithinée (à 1 cent. cube) sont sans action thérapeutique dans la syphiils. Au contraire, il semble même qu'elles renforcent les éruptions spécifiques et puissent même faire se manifester des foyers latents. La même constatation fut faite également par Müller, à la clinique du Prof. Finger.

Le traitement électrique de la syphilis. — Schramm
(*Allgemeine Wiener med. Zeitung*, 12 mai 1908).

Il s'agit ici de la fulguration du chancre induré. Dans trois cas, l'auteur vit rapidemen guérir le chancre ; mais, chose plus curieuse encore, il n'y eut pas de manifestations secondaires ; deux des malades sont mariés ; il n'y eut pas d'infection dans la famille et l'un d'eux eut un enfant sain. Cette question mérite d'ê:tre étudiée de près.

La fulguration a aussi sur les gommes cutanées une heureuse influence.

Quant au chancre mou, la fulguration l'aggrave et le fait augmenter ; fait intéressant au point de vue du dualisme.

APPAREIL CIRCULATOIRE.

Sur la contraction discontinue, bi-temporale du ventricule gauche (bisystolie) et sur les manifestations artérielles dans l'insuffisance aortique. — Obrastzowo (*Berliner klin. Wochenschrift*, 1ᵉʳ juin 1908).

Conclusions : 1° Dans l'insuffisance aortique le ventricule gauche se contracte en deux périodes (bisystolie). Cette contraction se manifeste par le choc en dôme, par le redoublement systolique du premier bruit du cœur, perceptible à la région précordiale, par le tracé du choc cardiaque montrant deux ascensions, et par la production de deux ondées dans les gros vaisseaux, ondées perceptibles grâce à la palpation et au sphygmographe.

2° Le pouls rapide des artères périphériques doit son origine à la disparition du premier soulèvement de l'onde dissociée, soulèvement qui se fond dans le deuxième soulèvement ou dans la seconde ondée ou vague. Cette deuxième « vague sanguine » est lancée par le ventricule gauche avec la force maxima de contraction et par suite, dans le système artériel, elle acquiert une plus grande rapidité que la première vague plus faible, de telle sorte qu'elle rattrape cette dernière, se fusionne avec elle pour former enfin le pouls rapide.

3° Le souffle systolique au niveau de l'aorte dans l'insuffisance aortique dépend souvent, vraisemblablement, de la contraction discontinue du ventricule gauche (bisystolie) ; par là le sang allant dans les grandes artères est placé en équilibre instable et forme avec le sang qui y est déjà une série de mouvements de tourbillon produisant le souffle. Cette explication semble être aussi valable pour la cause de l'origine des souffles septiques de l'aorte et de l'artère pulmonaire dans les anémies graves.

Les altérations du sang chez les fileuses de soie. — Correnti. (*Giornale della R. Societa italiana d'Igiene*, 30 avril 1908.)

L'auteur a observé chez les fileuses de soie les phénomènes suivants : pâleur, palpitations, céphalée, abattement, parfois léger œdème cutané facial et périmalléolaire, anorexie, douleurs gastriques à jeûn ; menstruations tardives et irrégulières, hypertrophie thyroïdienne, état anémique. Chez celles qui dévident les cocons, on trouve des lésions cutanées des espaces interdigitaux, de la face radiale de l'index, de la paume de la main ; parfois, il peut survenir des panaris.

L'auteur croit devoir attribuer ces phénomènes au surmenage, au manque d'air ; ce dernier est vicié par l'odeur des cocons, à la température et à l'humidité. Le travail, débutant aussi à l'âge de la croissance et de la menstruation, a sur celles-ci une funeste influence.

Sur la teneur en chaux de l'aorte. — Selig (*Wiener klin. Wochenschrift*, 21 mai 1908, p. 782, 25° Congrès de médecine à Vienne).

L'auteur a analysé chimiquement des aortes ; dans les aortes légèrement calcifiées il trouve les moyennes suivantes : chaux 23,7 à 44,2 % ; magnésie 2,7 à 5,4 % ; acide phosphorique

25,7 à 31,3 °/₀. Dans l'aorte très calcifiée d'une vieille femme de 82 ans, il a trouvé les chiffres suivants : chaux 53 %; magnésie 1,62 °/₀; fer 0,25 °/₀; sodium 0,72 %; acide phosphorique 40,19 °/₀. Les cendres des aortes contiennent du phosphate et non, comme on croyait, du carbonate de chaux ; toutes renferment du fer. L'auteur arrive à se demander, en terminant, s'il faut combattre le dépôt calcaire de l'aorte ou le respecter en le considérant comme un revêtement protecteur du vaisseau malade.

Sur une complication particulière de la leucémie myélogène.
— Frugoni (*Berliner klin. Wochenschrift*, 8 juin 1908).

Dans deux cas de leucémie myélogène à une période avancée, l'auteur a constaté l'existence d'hématomes intra-musculaires étendus. Ces tumeurs ne dépendent point de la diathèse hémorragique, mais ont leur origine dans des conditions locales particulières c'est-à-dire dans une métastase myéloïde intra-musculaire (myélome musculaire) et n'ont rien à faire avec les petites hémorrhagies intra-musculaires qui se rencontrent parfois dans la leucémie.

Ces hématomes surviennent brusquement, avec grande douleur, gonflement ; ce dernier augmente ; la consistance est pâteuse ; la peau prend peu à peu une teinte bleuâtre (modification de l'hémoglobine); les régions voisines s'œdématient. Si l'on n'intervient pas, l'affection gagne peu à peu ou par à-coups, les muscles voisins; si l'on intervient, il y a hémorrhagies et très grandes chances d'infection. Le diagnostic différentiel se fera facilement d'avec un abcès.

SYSTEME NERVEUX

Un cas de paralysie agitante avec tremblement intentionnel.
— Schroder (*Hospitalstidende*, 13 mai 1908).

La combinaison de la maladie de Parkinson avec le tremblement intentionnel est assez rare. L'auteur en publie un cas chez un maçon de 69 ans. Le diagnostic différentiel doit être fait d'avec la sclérose en plaques (dans celle-ci il y a nystagmus, troubles de la parole, contracture des membres inférieurs, signe de Babinski), d'avec le tremblement sénile.

Dans le cas en question l'auteur ayant pris les températures axillaire et rectale trouva une différence de 4/10, ce qui contredit l'opinion d'Hallager suivant laquelle la maladie de Parkinson est (sauf l'hystérie) la seule maladie nerveuse où la différence manquerait.

Comme traitement, on employa les injections de 1/5 de mil-

ligr. d'hyoscine (solution de bromhydrate d'hyoscine à 1 pour
1.000), tous les deux jours à doses lentement progressives. Au
bout de 3 mois 1/2 (on était arrivé à 2/6 de milligr.) le malade
avait pu reprendre son travail ; le tremblement avait considérablement diminué.

Fractures précoces du pied comme symptôme initial du tabès. — TROMNER et REISER (*Therapeut-Rundschau*, 7 juin 1908).

Un homme de 39 ans se tord le pied dans un escalier et continue ses occupations malgré un gonflement et une douleur légers. Au bout de 5 semaines, les douleurs deviennent plus vives
et la radiographie montre un écrasement de presque tous les
os de la racine du pied ; il n'y avait aucun signe de tabès. Mais,
un an après, on constate absence des réflexes et d'abord du
côté blessé.

Les fractures, quand l'insignifiance de la cause et des douleurs malgré une grave lésion peut être constatée, doivent être
suspectes et regardées comme d'origine tabétique, même si au
moment du traumatisme, il n'y avait aucun symptôme du côté
du système nerveux.

Rhumatisme cérébral à évolution subaiguë chez un alcoolique. — Biosepticémie en ballon cacheté à entérocoque et à bacille rhumatismal d'Achalme. Le cycle bactérien. Rapport des entérococcies et du rhumatisme aigu (*Société médicale des Hôpitaux*, mai 1908).

Notre collaborateur Georges Rosenthal et Mlle Joffé publient
un 3e cas de rhumatisme cérébral. Malgré une température peu
élevée, sans doute à cause de l'alcoolisme, le jeune malade a
présenté des troubles mentaux faits d'angoisse et de confusion mentale, qui ont menacé de persister au moment de la
convalescence. La ponction lombaire a produit un bon résultat.
Deux hémocultures ont été pratiquées ; la première a donné de
l'entérocoque, la deuxième a donné du bacille d'Achalme en
ballon cacheté. Les auteurs discutent le rapport de ces deux
germes. Peut-être y a-t-il eu deux maladies, peut-être le bacille
d'Achalme a-t-il échappé à la première mise en culture. Peut-
être, hypothèse hardie mais en rapport avec la démonstration
du transformisme microbien par Thiroloix et G. Rosenthal,
l'entérocoque dans un cycle bactérien est-il devenu le bacille
d'Achalme. Le transformisme morbide doit suivre le transformisme microbien.

NICAY.

Conception du tabès. — Pʳ BERNHEIM (de Nancy). — *Revue médicale de l'Est*).

D'une étude critique des symptômes trophiques et douloureux du tabès et de leur rapprochement avec les myélites qui ne donnent ni douleurs fulgurantes ni arthropathies, l'A. conclut que le tabès est une maladie générale toxi-infectieuse souvent parasyphilitique, qui se localise essentiellement sur les bandelettes extrêmes, mais peut agir directement sur les articulations, la peau, le cerveau, etc... La myélite des cordons postérieurs n'est qu'une localisation du tabès.

G. ROSENTHAL.

Troubles psychiques et maladie de Basédow. — BATTISTESSA (*Gazzetta medica italiana*, 28 mai 1908).

Dans le cas étudié par l'auteur, la malade présentait un état de dépression, avec recrudescences et rémissions ayant toujours le même caractère. Les manifestations psychopathiques avaient débuté à peu près en même temps que le goître exophtalmique ; la coexistence des symptômes de ce dernier avec la période de dépression la plus intense, la durée de l'état de dépression qui dépassa celle des accès ordinaires de mélancolie, la marche par poussées, l'union intime des troubles psychiques avec les autres symptômes basedowiens, montrent le rapport étroit des deux groupes de manifestations morbides.

S'il n'est pas possible d'affirmer que les troubles psychiques sont toujours directement en rapport avec le goître exophtalmique, il n'est pas non plus possible de nier, de façon absolue, que ce dernier puisse être la cause *directe* des troubles tétaniques. Le cas de l'auteur en est une preuve.

Contribution à l'étude du pouvoir toxique et hémolytique du sérum du sang des basedowiens ; vues nouvelles sur la sérothérapie dans cette affection. — SEBASTIANI (*Rivista critica di Clinica medica*, 30 mai 1908).

Les expériences de l'auteur faites avec le sérum du sang d'une basedowienne (forme fruste) lui ont montré que ce sérum, à la différence du sérum normal, possède un pouvoir hémolytique marqué pour les globules rouges de sujets sains et que, autant que le peuvent démontrer les moyens ordinaires d'investigation, le dit sérum n'a pas de propriétés toxiques.

Sans se permettre des hypothèses trop hardies, l'auteur espère que ces recherches pourront servir de base à une sérothérapie (autosérothérapie) chez les basedowiens.

Rôle du corps thyroïde dans le développement de l'eczéma.
— Parhon et Ureche (*Spitalul*, n° 7, 1908).

L'insuffisance de la fonction thyroïdienne amène un ralentissement des échanges organiques ; elle peut donc jouer un rôle dans la production de l'eczéma. Cette hypothèse est appuyée par le bénéfice retiré par les eczémateux de l'administration de corps thyroïde. De plus, cette insuffisance provoque un défaut dans l'assimilation de la chaux par les organes, ce qui amène des troubles de l'osmose des tissus, une forte imbibition de ceux-ci, du prurit et de la formation d'eczéma. Cela explique les bons effets du chlorure de calcium sur le prurit et sur l'eczéma.

La maladie de Basedow dans l'enfance. — Schkarin (*Therap. Rundschau*, 24 mai 1908).

L'auteur a observé chez une fillette de 4 ans 1/2 la maladie de Basedow. Il considère comme caractéristique de cette affection chez les enfants : la rapidité de la marche beaucoup plus grande chez eux que chez les adultes ; la rareté de l'arythmie du pouls; le goître est petit, souvent bilatéral, siégeant parfois à droite, jamais à gauche. L'exophtalmie est le premier symptôme et est peu marquée; les symptômes de Græfe, Stellwag, Möbius, font le plus souvent défaut. Enfin, la croissance chez les enfants est très rapide.

Le sérum antithyréoïdien de Möbius ne lui a donné aucun résultat ; on pourra, cependant, l'essayer le cas échéant. L'auteur recommande un régime pauvre en hydrates de carbone.

CHIRURGIE

Sur un nouveau bouton anastomotique résorbable. — Lieblein (*Wiener klin. Wochenschrift*, 4 juin 1908).

Ce bouton fait en *galalithe* (paracaséine durcie à l'aide du formol) a tous les avantages du bouton de Murphy ; il n'est pas pourvu du ressort spiral, ni de la plaque élastique ; les deux ressorts latéraux de la partie mâle sont en alliage d'argent. Le maniement du nouveau bouton est le même que celui du bouton de Murphy sur lequel il a l'avantage d'un moindre poids et d'une grande facilité de résorption.

Sur l'anesthésie lombaire totale. — Gilmer (*Wiener klin. Wochenschrift*, 4 juin 1908).

L'anesthésie lombaire ne va guère que jusqu'au cou et encore pastoujours. L'auteur ajoute à la tropacocaïne, 15 0/0 de muci-lage. L'anesthésie monte jusqu'à la tête et dure pendant 5 heures.

Pour l'homme il combine une solution gommeuse à 3 0/0 avec la solution de tropacocaïne à 0,10 0/0. L'anesthésie, comme il a pu s'en assurer sur lui-même d'abord, est totale ; on peut grâce à elle extirper des ganglions cervicaux et opérer des goîtres. Les douleurs de tête qui surviendraient ultérieurement sont facilement vaincues par de petites doses de morphine.

Stérilisation du catgut. — CHLANUSKI (*Deutsche med. Wochenschrift*, 7 mai 1908, 37ᵉ Congrès de Chirurgie, Berlin).

Le chirurgien de Varsovie emploie la solution suivante : camphre pulvérisé à 60 gr.; phénol pur 30 gr.; alcool 5 gr.Le catgut y est plongé à l'état brut. Au bout de deux ou trois heures, il est complètement stérilisé et on peut l'employer directement. Pour les opérations aseptiques, on pourra le laver auparavant dans de l'eau stérilisée. Le catgut ainsi préparé aurait, en outre, la propriété d'être très durable.

Sur l'opération des abcès profonds de la langue. — BRUNK (*Deutsche med. Wochenschrift*, 4 juin 1908).

Il y a à la partie postérieure de la langue des abcès profonds dont la situation rend la localisation exacte impossible ; l'ouverture opératoire par voie buccale est très difficile. Dans ces cas, il vaut mieux atteindre l'abcès par le dehors. La voie sûre et simple·consiste à mettre à nu le muscle hyo-glosse et à séparer ses fibres en les écartant à l'aide d'un instrument mousse. Cette méthode convient aussi bien aux abcès latéraux qu'aux abcès médians de la langue. Pour ces derniers quand la saillie est visible au dehors, il pourra être avantageux de faire une incision des parties molles dans le plan médian au niveau de l'os hyoïde.

Contribution à la question de la parotidite secondaire. — KULKA (*Wiener klin. Wochenschrift*, 7 mai 1908).

Un soldat reçoit un coup de pied de cheval à l'hypochondre gauche. Il se remet au bout d'environ trois jours. Le sixième jour : gonflement inflammatoire brusque des glandes parotides et sous-maxillaires gauches ; cette inflammation disparaît en laissant un noyau dur et infiltré ; mais, subitement, il survient de la suppuration et de la nécrose. A noter que l'urine contint du sucre pendant quelques jours.

Le traitement consista en une unique incision, courte, parallèle au bord du maxillaire inférieur et à 2 centimètres au-dessus

de l'angle de cet os ; on fit une autre incision dans la région
rétro-auriculaire ; stase de Bier ; pansements à l'eau oxygénée.
Guérison rapide.

Ce cas démontre la relation des organes abdominaux (relation
réflexe partant peut-être du pancréas) avec la parotide. Les
expériences de Pawlow avaient déjà attiré l'attention sur ce
point. Disons qu'à la date où le malade fut observé, il n'y avait
pas d'épidémie d'oreillons, ni dans la garnison, ni dans la population civile.

Un symptôme des perforations appendiculaires. — Pierre Delbet (*Presse Médicale*, 3 juin 1908).

Une poussée douloureuse et fébrile survenant sans motif chez
un malade calmé par un traitement simple sans narcotique indique une perforation de l'appendice.

G. Rosenthal.

Sur une complication rare après laparotomie. — Clivio (*Gazzetta degli ospedali*, 28 mai 1908).

Après l'extirpation d'un cysto-sarcome de l'ovaire avec grand
épanchement libre endo-péritonéal, il y eut une ptose gastrique
marquée qui amena avec occlusion du pylore avec vomissements
persistants. On rouvrit l'abdomen et on réduisit l'estomac ; on
constata un état spasmodique de l'intestin grêle à travers lequel
on évacua les gaz. On obtint ainsi la diminution et la cessation
du vomissement. Grâce à un bandage approprié on chercha à
maintenir en place le plus possible l'estomac. La femme fut
guérie.

Abréviation de la convalescence chez les laparotomisés. — Kummel (*Allgem. Wiener med. Zeitung*, 12 mai 1908).

On peut abréger la convalescence, après laparatomies, en
faisant lever les opérés le plus tôt possible. Plus tôt le sujet
se lève, moins grand est le danger d'embolie ou de thrombose.
Le premier jour, le malade sera assis sur son lit, le lendemain
sur une chaise, les jours suivants on lui fera faire quelques
pas. Il est nécessaire que la plaie soit aseptique ; même avec
un drain le sujet peut se lever. Il est bon que les sutures soient
solides et à quatre plans : péritoine, musculature, aponévrose,
peau. Surtout veiller à la suture aponévrotique. Hartog (de
Charlottenbourg) arrive aux mêmes conclusions dans un article du *Zentralblatt für Gynäkologie*, rapporté dans l'*Allgemeine med. Zentral-Zeitung* du samedi, 9 mai 1908.

L'opération précoce dè la cholécystite grave aiguë. — Riedel (*Deutsche med. Wochenschrift*, 28 mai 1908).

Les statistiques un peu anciennes sur la mortalité par lithiase biliaire ne doivent être employées qu'avec prudence, car, autrefois, on n'envoyait pas dans les hôpitaux des malades avec cholécystite aiguë grave suivie de perforation, dans l'abdomen, de la vésicule biliaire. Depuis que les médecins ont pris l'habitude d'adresser aux chirurgiens les cas de processus inflammatoires aigus de l'abdomen, on a vu que la cholécystite aiguë est souvent une maladie grave mettant la vie en danger. Il faut donc enlever la vésicule, tendue, pleine d'un liquide séreux et, cela, avant qu'elle se rompe ou avant qu'un petit calcul logé au col de la vésicule ou dans le canal cystique soit envoyé dans le cholédoque, dans le cas où il n'y a pas un gros calcul occlusif (environ 40 0/0 des cas). L'extirpation immédiate de la vésicule biliaire ne pourra être faite avec succès que dans de bonnes conditions (bon éclairage, opérateur expérimenté, assistants bien stylés). Les malades avec légère cholécystite peuvent être traités par les procédés conservateurs, jusqu'à ce que le diagnostic soit bien assuré. Si l'état général est bon, on peut et doit proposer l'opération immédiate, parce qu'à toute minute peut survenir la cholécystite grave.

Extirpation d'une vésicule biliaire calculeuse, sécrétion hépatique. — Hollander (*Deutsche med. Zeitung*, 14 mai 1908).

On avait fait une laparotomie pour vider un épanchement de bile dans l'abdomen (2 litres); le calcul était aussi dans l'abdomen. On constata en réséquant une partie du foie, à cause d'adhérences, que sur la surface de section de l'organe sourdait de manière continue un flot de pulpe cholestérinée. Cautérisation de la section à l'aide de l'air chaud.

Cette observation tendrait à montrer que la cholestérine peut se former dans le foie, alors que Naunyn admettait que cela se produisait exclusivement dans la vésicule biliaire.

Le traitement par l'aspiration dans les affections du rectum. Ogata (*Wiener klin. Wochenschrift*, 21 mai 1908).

Dans les affections douloureuses de l'anus, l'auteur employa la ventouse de Bier ; l'effet analgésique fut très marqué dans la fissure anale ; la guérison survenait en 8 ou 15 jours sans aucune intervention chirurgicale. Dans le gonflement inflammatoire des nodules hémorrhoïdaux ou prolapsus, l'action analgésique fut aussi considérable ; le traitement par l'aspiration fit disparaître en deux ou trois jours les hémorrhagies d'origine hémorrhoïdaire. L'auteur a eu aussi quelques bons résultats dans un certain nombre de cas d'ulcérations tuberculeuses de l'anus.

Traitement chirurgical de l'emphysème pulmonaire. — Goodman et Wachsmann (*Medical Record*, 26 mai 1908).

Les auteurs sont arrivés aux conclusions suivantes : L'opération de Freund est indiquée dans les cas d'emphysème s'accompagnant de rigidité thoracique. Cette opération rend de la souplesse au poumon qui se contracte. Les côtes redeviennent mobiles. On peut n'opérer que sur un seul côté. L'insuffisance cardiaque, l'asthme, la bronchite chronique ne sont pas toujours des contre-indications.

P. L.

Un cas de tarsalgie. — Garcia Hurtado (*Revista ibero-americana de Ciencias médicas*, mai 1908).

Il existe des tarsalgies dans lesquelles la douleur se limite au talon, soit à la partie inférieure de l'appui de la voûte plantaire, soit à la partie postérieure à l'insertion du tendon d'Achille. L'examen objectif ne présente aucune particularité notable. Dans des cas de ce genre (où il y eut fracture anciennes du calcaneum, ou blennorrhagie, ou arthrite lente due à la profession), on trouve, à la radiographie, des saillies à la partie inférieure du calcanéum surtout vers l'insertion du tendon d'Achille.

Il faut alors enlever ces protubérances qui viennent blesser la partie antéro-inférieure du tendon. C'est ce que fit l'auteur dans le cas en question où la profession debout (chauffeur de machine à vapeur) était responsable de la prolifération de la couche ostéogène périostique et de l'apparition des saillies osseuses dont l'ablation amena la guérison.

La ligne de Roser-Nélaton : causes et signification de l'élévation du grand trochantèr. — Preiser (*Une brochure de 80 p. avec radiographies.* Vogel, éditeur, Leipzig, 1908).

Par de nombreuses mensurations l'auteur a constaté que chez plus de la moitié des sujets, il existait une élévation du trochanter de 3 à 4 centimètres, allant parfois à 5 ou 6, avec un maximum de 9 centimètres.

La radiographie ne montre qu'un raccourcissement du col fémoral. La cause serait donc dans le bassin. L'auteur fit des mensurations exactes au sujet de la position de la cavité cotyloïde sur 103 squelettes de femmes. Chez 29 %, (rachitisme), il y avait une cavité plane, en direction frontale; chez 43 0/0, le bassin était normal ; la ligne de Nélaton passait par le centre de la cavité. Chez les autres, 28 0/0, la cavité était complètement latérale en direction sagittale ; par suite, le centre de la cavité était dorsal et correspondait au milieu de la ligne de Nélaton. Dans les deux groupes, il y avait élévation du trochanter.

Par conséquent, quand il n'y a pas *coxa-vara*, l'élévation du trochanter se base : 1° sur la position dorsale de la cavité cotyloïde ; 2° sur la position médiane de la ligne de Nélaton ; 3° sur un raccourcissement du col fémoral. Les deux positions, frontale et sagittale, de la cavité amènent une rotation de la jambe pour que le pied puisse être posé droit, en avant. Pour ce motif, une partie de la surface articulaire sort de la cavité, ce qui sera l'origine d'une arthrite déformante ultérieure. Donc, dans l'arthrite déformante l'élévation du trochanter serait un phénomène primitif et non secondaire.

Pour confirmer cela, l'auteur fait remarquer que sur 24 cas d'arthrite coxale sénile, il a trouvé une élévation du trochanter à la hanche saine.

Sur la myosite ossifiante traumatique. — Tognetti (*Il Morgagni*, 9 mai 1908).

A propos d'un cas de myosite traumatique ossifiante des fléchisseurs du coude, l'auteur étudie les diverses théories de cette affection : *théorie hématique,*, (sang extravasé,, s'organisant, se transformant en cartilage, puis en os) ; *théorie des sésamoïdes aberrants ; théorie des tumeurs* (germes ostéogènes aberrants); *théorie du tissu conjonctif anormal; théorie de la transplantation d'un fragment du périoste; théorie inflammatoire.*

Pour l'auteur, il y aurait ossification du muscle (sans intervention du périoste); à l'occasion d'un traumatisme, le tissu musculaire, qui est un tissu mésoblastique, comme l'os est un tissu mésoblastique adapté à une fonction spéciale, le muscle, dis-je pourrait, sous des influences mal connues, reprendre la faculté ostéogénique et produire du tissu osseux.

Le cas de l'auteur semble confirmer cette théorie ; il n'y eut pas de lésion du périoste, ni ce tissu ne fut même pas irrité ; le traumatisme n'avait porté que sur le muscle seul qui réagit en produisant de l'os. Il va sans dire que de toutes les théories énumérées plus haut, successivement éliminées par l'auteur, restaient en présence, seules, celles de la transplantation périostique et de l'ossification musculaire. Nous voyons que c'est cette dernière qu'il a adoptée.

Traitement des fractures des doigts. — EWALD (*Deutsche med. Wochenschrift*, 4 juin 1908).

Pour éviter les déformations quand il y a fracture de la phalange, on réduit la fracture, on fléchit le doigt fracturé et on le fixe dans cette situation ; la paume de la main est garnie d'un tampon d'ouate ; la main est fermée en poing et fixée par une bande qu'on enlève au bout de huit jours pour faire pratiquer des exercices destinés à éviter la raideur. On évite par la *méthode du poing* le déplacement des fragments ; les doigts voisins servent d'attelles et empêchent la torsion de la phalange fracturée.

Traitement de la maladie de Dupuytren. — SCHWALBACH (*Deutsche med. Wochenschrift*, 28 mai 1908).

Dans un cas de maladie de Dupuytren, l'auteur eut recours aux injections de thiosinamine (injections de 0,023 centicubes en 9 semaines) ; le résultat fut excellent ; la rétraction de l'aponévrose palmaire disparut, les doigts reprirent leur souplesse et leur mobilité. Il est bon d'adjoindre aux injections des bains locaux et du massage. La contracture dans le cas en question remontait à 18 ans.

Il est à noter, chose remarquée déjà par Jellinek, que les injections de fibrolysine (thiosinamine) n'agissent que sur le côté du corps où l'injection est faite ; le côté non traité reste tel quel.

Hydarthrosè chronique migratrice. — FORNACA (*Il Morgagni*, 30 mai 1908).

Le malade, sans antécédents et sans causes, a depuis la 20e année un gonflement non douloureux de l'articulation du genou droit ; celui-ci atteignit 52 centimètres 1/2 de circonférence ; peu à peu, il diminua et en 9 mois revint au volume normal.

Cependant le poignet droit avait augmenté de volume et ne reprenait ses dimensions normales qu'au bout de trois mois, tandis que le genou gauche, se gonflant à son tour, atteignait des proportions énormes.

L'examen du liquide articulaire fut absolument négatif. Suivant l'auteur, cette hydarthrose ne lésant pas les extrémités osseuses ne dépend ni de tuberculose, ni de traumatisme, ni également, sans doute, de la syphilis, car le traitement mercuriel fut tout à fait inefficace.

Rupture du long extenseur du pouce. — MATTANSCHECK (*Wiener klin. Wochenschrift*, 21 mai 1908).

Il s'agit d'un capitaine de 43 ans, occupé à des relevés car-

tographiques. Alors qu'il tenait de la main gauche sa planche
à dessin (poids : 500 grammes) un coup de vent la fit basculer.
Rupture du long extenseur par effort musculaire. Il n'y eut
qu'un léger gonflement au niveau du poignet et pas de douleurs. On constate : suppression de la limite cubitale de la
tabatière anatomique, impossibilité d'extension de la phalange
terminale ; la portion périphérique du tendon est mobile et
sinueuse, la partie centrale renflée en massue. La rupture a dû
se produire à l'union du muscle et du tendon. En raison du peu
de gêne, l'officier s'est refusé au seul traitement utile qui était
la suture opératoire.

Nouveau procédé d'anesthésie locale des membres. — BIER
(Allg. med. Zentral-Zeitung, 30 mai 1908).

L'auteur amène l'analgésique aux nerfs par voie sanguine à
la faveur de l'ischémie. Pour le bras, on place au-dessus de
la région une bande en caoutchouc (les tours ne doivent pas se
couvrir) ; une seconde bande est placée au-dessous.
Mise à nu de la veine médiane dans laquelle on injecte
100 centicubes d'une solution à 1/4 0/0 de novocaïne. A la jambe,
ce sera la saphène. On peut, au bras, prendre la médiane, la
basilique ou la céphalique. Ce procédé est surtout indiqué pour
les amputations.
Le danger d'intoxication est minime ; si celle-ci se présentait,
enlever la bande inférieure et relâcher la supérieure, jusqu'à
forte hémorrhagie par la plaie ; le toxique est ainsi entraîné.
Si l'on redoute une intoxication, on peut, par excès de précaution, injecter dans la veine une solution de sel marin, une fois
l'opération faite.

ORGANES GENITO-URINAIRES

Un procédé simple pour la division des urines. — MULLER
(Folia Urologica, mars 1908, n° 7).

La méthode, qui remplace les cystoscopes ou les séparateurs
d'urine, consiste à exercer une pression sur l'uretère à travers
la paroi abdominale, à l'endroit où il s'incurve pour pénétrer
dans le petit bassin et où il repose sur le psoas. A cet endroit,
on place une bande élastique bien roulée, ou un morceau de
caoutchouc pourvu d'une poignée et ayant une forme demi-
elliptique, sur la paroi abdominale antérieure. Le malade est
allongé, le bassin un peu relevé. On exerce une pression puissante et régulière, en direction verticale, pendant 20 à 30 minutes. On lavera la vessie jusqu'au moment où la compression
débutera ; vider l'intestin. L'anesthésie est inutile.

Un nouvel uréomètre. — Genové (*Revista de Ciencias médicas de Barcelona*, mai 1908).

L'uréomètre en question est inspiré, quoique l'auteur ne le dise pas, de celui du prof. Denigès (de Bordeaux) ; il utilise la décomposition de l'urée en eau, acide carbonique et azote au contact de l'hypobromite de soude. Les avantages seraient les suivants : simplicité, rapidité, exactitude, automatisme du fonctionnement ; dégagement total de l'azote, car il fonctionne par expiration ; facilité de réfrigération, on évite ainsi l'élévation de température qui, amenant la dilatation de l'azote, fausse les résultats ; l'urine et l'hypobromite ne sont jamais en contact avec le mercure ; enfin, la lecture du volume de l'azote dégagé est d'une extrême facilité.

Le traitement de la tuberculose vésicale par la méthode de Rossing. — Rosenstein (*Therapeut. Rundschau*, 3 mai 1908).

Dans le cas où la tuberculose vésicale persiste après traitement de la tuberculose rénale qui la cause le plus souvent, ou dans le cas où elle est isolée, le chirurgien danois, fait injecter dans la vessie une solution chaude d'acide phénique à 5 %, après avoir, par des lavages boriqués, débarrassé l'organe du pus qu'il pourrait contenir. On laissera dans la vessie l'eau phéniquée pendant 30'4 minutes, puis on la laisse s'écouler par le cathéter. Il ne faut pas faire ensuite un lavage boriqué. Les douleurs consécutives, le ténesme seront calmés par des suppositoires à la morphine. On ne fera après l'injection de lavage boriqué que s'il survient des symptômes d'intoxication par l'acide phénique.

Traitement post-opératoire de la cystotomie sus-pubienne. — Martin Gil (*Revista ibero-americana de Ciencias medicas*, mai 1908).

Pour le drainage de la vessie au lieu du tube-syphon de Perrier (modifié par Guyon), l'auteur emploie l'appareil d'Hamilton Irwing qui isole et entraîne l'urine sans souillure possible pour le malade ou pour le lit.

C'est un « chapeau » en celluloïd qui s'applique sur la plaie hypogastrique et est fixé à l'aide d'une ceinture de caoutchouc ; l'urine ne peut passer entre le « chapeau » et la peau. A l'extérieur deux tubulures peuvent recevoir deux tubes de caoutchouc allant à l'urine. Le sommet du chapeau fait fonction de couvercle mobile pour la surveillance et le traitement de la plaie ; son centre porte un orifice servant à l'introduction d'un tube pour lavages intravésicaux sans qu'il soit nécessaire d'enlever l'appareil. Ce dernier sera enlevé et lavé tous les trois jours à la solution phéniquée à 5 % ou avec la solution boriquée saturée.

Les résultats obtenus par l'auteur avec l'appareil anglais ont été excellents. A son travail sont annexées deux figures explicatives.

Prostatectomie en deux temps avec anesthésie locale. — LANZ (*Deutsche med. Wochenschripft*, 28 mai 1908).

Il faut éviter et proscrire le cathétérisme chez le prostatique, car, c'est « le commencement de la fin ». Tôt ou tard, on arrive fatalement à l'infection. Il faut faire la prostatectomie transvésicale. Faite avec l'anesthésie lombaire, elle n'est pas plus dangereuse que le cathétérisme et a sur lui l'avantage de procurer la guérison radicale ; bien réglée et, s'il le faut, faite en deux temps, la prostatectomie transvésicale est une opération non dangereuse chez les sujets très vieux ou très affaiblis, le premier acte (la cystotomie sus-pubienne) se fera très bien avec l'anesthésie locale à la cocaïne (un pour cent). Le second acte (énucléation de la prostate) est merveilleusement toléré sans aucune espèce d'anesthésie.

Endothélioma du testicule simulant la tuberculose de l'épididyme. — GINO PIERI (*Il policlinico*, section chirurgicale, mai 1908).

Le cas présentant beaucoup de difficultés, au point de vue du diagnostic. Les antécédents héréditaires et domestiques (mère et femme du sujet atteintes de lésions chroniques de nature tuberculeuse) rendaient le diagnostic de tuberculose logique et probable. La longue durée, l'âge du malade (33 ans), l'absence de ganglions faisaient exclure l'épithélioma ; la participation du cordon éliminait les tumeurs bénignes ; restaient donc les sarcomes, contre lesquels témoignait la lenteur du développement et l'endothéliome. Les nodules du cordon pouvaient faire penser à une funiculite tuberculeuse.

Donc, toutes les fois qu'un sujet d'aspect sain et robuste (comme c'était le cas) sans lésions tuberculeuses en d'autres régions, se présentera avec induration, augmentation partielle, bossèlement de l'épididyme, avec nodules d'induration du cordon, on devra, bien que ces caractères soient ceux de l'épididymite tuberculeuse, penser à la possibilité d'un endothéliome et agir en conséquence.

OBSTETRIQUE ET GYNECOLOGIE

Diagnostic des présentations de l'épaule. — KOCKS (*Allg. med. Zentral-Zeitung*, 9 mai 1908).

Cette méthode de diagnostic est simple ; voici la manière de

l'exécuter. On s'est assuré qu'il n'y a présentation ni de la
face, ni de la tête ; on veut savoir quelle est l'épaule : on attire
un bras au dehors ; puis la main, ainsi amenée hors de la vulve,
est mise en supination maximum ; c'est-à-dire qu'on la tourne
de façon que son pouce soit amené le plus possible vers le dos
de la main (rotation supinatoire). Dans ces conditions, le pouce
indique le côté de la mère où se trouve la tête de l'enfant ; le
dos de la main correspond au dos du fœtus. Donc : dos de la
main en avant, dos du fœtus en avant ; dos de la main en arrière, dos du fœtus en arrière. Dans le premier cas : présentation dorso-antérieure, dans le second : présentation dorso-pos-
térieure de l'épaule. Si le pouce est dirigé vers le côté droit
de la mère : tête à droite ; s'il est dirigé vers le côté gauche :
tête à gauche. Le diagnostic fait on replie le bras, ou on fait
la version, comme si le bras était venu naturellement en pro-
cidence. Cette méthode permet de faire le diagnostic sans faire
séjourner les doigts de l'accoucheur dans le vagin.

Un cas de gangrène du mamelon après emploi de l'ortho-forme. — WAKART (*Therap. Rundschau*, 3 mai 1908).

Une secondipare atteinte de crevasses du mamelon fut traitée
à l'aide d'une solution alcoolique, saturée d'orthoforme. La
guérison eut lieu, mais elle ne fut que passagère ; il survint
une gangrène qui envahit aussi l'aréole. La malade n'avait pas
pris d'ergot de seigle, ni n'avait rien au cœur°; pas d'infection
puerpérale. L'auteur se demande à quelle cause attribuer la
gangrène et si l'orthoforme n'en serait pas responsable.

Valeur des injections intra-veineuses de solution physiolo-gique et d'adrénaline. — MEISSL (*Wiener klin. Wochensch.*, 4 juin 1908).

L'injection se fait à la veine médiane ou à la saphène ; on
injecte 10, 12 ou 15 gouttes d'adrénaline (à 1 pour 1.000) pour
un litre de solution de sel marin. L'effet est surtout marqué
dans les anémies aiguës (par exemple : après hémorrhagies
post-partum) ; le résultat serait meilleur que dans les maladies
infectieuses ; cependant on ne doit pas hésiter à l'essayer dans
ces dernières.

Pathogénie de l'éclampsie. Théorie combinée (*Insuffisance thyroïde et poison de Veit*). — SLAMES MASSINI (volume de 200 pages, publié chez Etchepareborda, éditeur, Buenos-Ayres, 1908).

L'auteur se proposait d'étudier dans ce travail (thèse d'agré-
gation) l'influence de l'insuffisance anti-toxique du système thy-

ro-parathyroïdien et celle du poison sanguin de Veit, qui est, suivant lui, le résultat de la pénétration des éléments des villosités choriales dans le sang maternel.

Massini étudie les diverses théories pathogéniques de l'éclampsie : théories nerveuse, rénale, urémique, ammonihémique, urinhémique, chimique, auto-intoxication, hépatotoxhémie, microbienne, fœtale, ovulaire, insuffisance placentaire, théorie de Veit. Massini n'a pu, faute de temps, qu'étudier la question de l'insuffisance thyroïdienne.

Voici les conclusions générales auxquelles ses expériences l'ont conduit :

1° L'absence, la dégénérescence ou l'extirpation de la moitié de l'appareil thyroïdien chez les chiennes en gestation ne produit, dans les conditions normales, aucune altération pathologique.

2° L'extirpation des trois quarts de cet appareil, bien supportée chez la chienne non gravide, produit chez la chienne pleine des troubles fonctionnels importants.

3° L'extirpation totale dudit appareil qui produit au bout de trois ou quatre jours des phénomènes strumiprives chez la chienne non pleine, provoque chez la chienne en état de gravidité avancée des crises convulsives violentes, avec symptômes prémonitoires apparaissant 12 heures après l'opération avec des graves lésions anatomo-pathologiques. L'animal meurt environ 24 heures après l'ablation des glandes.

4° Les crises convulsives produites par la thyro-parothyroïdectomie chez les chiennes en état de gravidité avancée est une ressemblance très évidente avec l'éclampsie spontanée de la chienne.

5° Les lésions anatomo-pathologiques trouvées après thyro-parathyroïdectomie chez les chiennes gravides sont les mêmes que celles constatées dans les organes des femmes mortes d'éclampsie.

6° Sans prétendre identifier la symptomatologie de l'éclampsie canine aux accès convulsifs de l'autointoxication gravidique de la femme, nous devons admettre une similitude plus ou moins grande qui rappelle l'éclampsie de l'une (femme) quand on assiste à l'éclampsie de l'autre (chienne) et *vice versa*.

7° De même, on ne doit pas identifier les phénomènes d'autointoxication gravidique de la chienne, obtenus par la thyro-parathyroïdectomie, aux accidents convulsifs survenant chez la femme enceinte après ablation du goître (accidents qu'on n'observe pas en dehors de l'état de grossesse) ; cependant, on doit admettre que leur similitude est visible ; chez la femme, comme chez la chienne, après l'accouchement, les phénomènes disparaissent ou se calment.

8° L'appareil thyroïdien est indispensable durant la gestation et son absence ou son insuffisance occasionne l'éclampsie gravidique chez les chiennes pleines.

Un cas de grossesse abdominale secondaire avec enfant vivant et à terme. Laparotomie. — Hornemann (*Hospitalstidende*, 6 mai 1908).

Chez une malade de 25 ans, secondipare, le diagnostic hésitait entre grossesse extra-utérine et grossesse compliquée par tumeur ovarienne. On se décida à opérer. La laparotomie montra que l'enfant, vivant et bien développé, était librement placé dans la partie gauche de l'abdomen, et environné par l'intestin et l'épiploon. L'enfant présentait des malformations craniennes, un pied varus, et à gauche un pied valgus-talus. Mort au bout de 4 heures. La mère fut renvoyée guérie 34 jours après l'intervention.

Le nom de grossesse abdominale secondaire employé dans les pays de langue germanique est donné aux cas, comme celui-ci, où les villosités de l'œuf ont conservé assez de relations et d'attaches avec la trompe pour que la nutrition dudit œuf continue à se faire.

Contribution à la connaissance du carcinome de la trompe de Fallope. — Kehrer (*Monatschrift für Geburtshilfe und Gynäkol.*, tome XXVII, fasc. 3, 1898).

Le cancer des trompes, au point de vue de la situation, de la forme, du volume, de la consistance et des adhérences ne se distingue en rien du pyo-salpynx. Mais, sa croissance rapide, constatable en 2 ou 3 semaines, l'augmentation des adhérences de la tumeur le plus souvent située dans la cavité de Douglas, la ponction exploratrice par le vagin permettent le diagnostic. L'exsudat hémorrhagique est caractéristique du carcinome. Dans le liquide rouge-brunâtre retiré par la ponction, on peut trouver des débris carcinomateux, friables et blanchâtres. Le cancer de la trompe a une malignité extraordinaire supérieure à celle du cancer utérin (causes : minceur des parois de la trompe et propagation lymphatique double). Il faut donc opérer de bonne heure et largement. Les modifications inflammatoires peuvent précéder ou parfois même provoquer le cancer de la trompe.

Travaux originaux

LES TROIS GRANDES PANDEMIES DES PAYS CHAUDS, LEUR DISTRIBUTION GEOGRAPHIQUE, LEURS PRINCIPAUX FOYERS.

Par le Dr J. Brault,

Professeur de Clinique des maladies
des pays chauds et des maladies syphilitiques et cutanées,
à l'Ecole de Médecine d'Alger.

Choléra.

Synonymes : *Typhus indien, maladie bleue, Vedi-Vandi, Morde-chi (Indes),Oueleb (Perse),Heida (Turquie),Ho-Louan (Chine)* etc., etc.

Résumé. — Incubation quelques heures à 5 ou 6 jours ; maladie due au vibrion cholérique agglutiné par le sang des malades. Le choléra se diffuse par contagion directe et indirecte et par l'eau, trois périodes : 1° *diarrhée prémonitoire* ; 2° *choléra confirmé*, principaux symptômes : selles abondantes, séreuses ou bilieuses et riziformes (choléra roth), vomissements, hoquets, crampes, voix éteinte, cyanose, faciès grippé, algidité, anurie; 3° *réaction. — Complications*, emphysème gangrène, accidents pulmonaires, suppurations diverses, ictère.

Prophylaxie locale. — Isolement (1), désinfection, éviter les crudités et les excès du côté du tube gastro-intestinal, *stériliser l'eau potable.*

Diagnostic bactériologique. — Coloration des grains riziformes au Ziehl étendu, ensemencements sur pepto-gélatine sel (Metchnikoff), réaction de l'indol, séro-diagnostic. Inoculation intrapéritonéale (cobaye).

---

(1) A terre, l'isolement ici, comme pour la peste, doit être assuré soit dans des lazarets, soit dans des camps d'assainissement (contact camps), parfois dans les villes on a dû instituer des commissions de recherches (search parties), chargées de dépister les cas.

Diagnostic clinique. — *Ingestion de graines toxiques* (euphor-
biacées) (1). **Examens des selles,** débris végétaux. — *Aliments
avariés :* commémoratifs surtout. — **Empoisonnements.** —
Champignons : troubles oculaires (myosis, amblyopie, strabisme). — *Tartre stibié.* — *Arsenic :* en dehors de l'analyse clinique; sensation de brûlure (bouche, pharynx, œsophage). —
Choléra herniaire : arrêt des matières, vomissements fécaloïdes,
examen des anneaux. — *Accès pernicieux cholériforme :* absence de grains riziformes, hématozoaire. *Dysenterie à forme
algide :* apparition de selles muco-sanglantes.

Pronostic. — Basé sur la température et l'état des réflexes
(rotulien et pupillaire); grave au début de l'épidémie va en s'a-

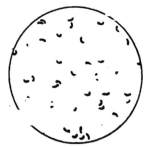

Fɪɢ. 1. — Vibrion du choléra (eau peptonée).

méliorant; mortalité 60 0/0 au début, 25 0/0 à la fin. Les formes
graves, le choléra sec, le choléra foudroyant, sont plus fréquents aux colonies. — *Anatomie pathologique.* — État pois-
seux des séreuses (péritoine, plèvres); (chute épithéliale). Aspect
hortensia de l'intestin grêle, qui contient un enduit visqueux.
muqueuse vascularisée, ecchymotique, folliculites, chute de l'é-
pithélium. — Néphrite, ecchymoses sous-séreuses (péricarde,
endocarde) et sous-muqueuses (vessie, vésicule biliaire, etc.).
— Sang gelée de groseille.

Traitement. — Pas de vaccination efficace, calomel et opium
contre la diarrhée prémonitoire ; à la période d'état, traitement
symptomatique : frictions, chaleur, boissons frappées, anti-émé-
tiques stimulants, injections de sérum.

Historique et distribution géographique. — Le principal foyer

_____

(1) **Hura crépitans, jatropha multifida, curias.**

du choléra est l'Inde. Il sévit à l'état endémique au Bengale (Calcutta) et aussi à Madras et à Bombay. En outre, il se montre à l'état épidémique dans beaucoup de villes hindoues où il reparaît à de plus ou moins longues intermittences (Conjeverum, Poorée, Tripetty, Mohadeo, Trivellore, etc.). On reconnaît deux autres grands foyers d'endémicité cholérique : la *Malaisie* (Java) et l'*Indo-Chine* (1), (*Tonkin*, Annam, Cochinchine).

Les villes ouvertes de la Chine, la Corée, le Japon; peuvent être également considérés comme des foyers d'endémicité cholérique.

Depuis le commencement du siècle, le choléra asiatique a régné six fois sous forme pandémique.

La première épidémie sortit de l'Inde par ses deux ports de prédilection, que nous venons de signaler : Calcutta et Bombay. De Calcutta, le fléau gagna l'Indo-Chine et se répandit

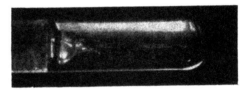

Fig. 2. — Photographie d'une culture du choléra (piqûre en gélatine), prise dans notre laboratoire.

par la voie de Singapour dans tout l'Extrème-Orient, 1821 (Siam, Cochinchine, Tonkin, Chine, Japon, Philippines, Célébes; Moluques); en partant du même point, il gagna également les îles africaines de l'Océan Indien. De Bombay, au contraire, le choléra fut transporté à Bassorah, de l'autre côté du golfe Persique, d'où il prit la voie de terre pour s'arrêter à Astrakan en 1823.

La deuxième épidémie dura de 1827 à 1837 ; venue du Bengale par l'Afghanistan en 1828, elle ravagea la Perse en 1829 ; là elle bifurqua pour suivre deux courants bien distincts : l'un septentrional, gagna l'Europe par Astrakan; l'autre méridional, se réfléchit sur La Mecque, pour en repartir et envahir ensuite l'Egypte et l'Afrique du Nord.

Je dois ajouter que l'Amérique du Nord fut contaminée par des émigrants venus d'Angleterre.

---

(1) Le fléau cholérique a été l'objet de relations dès l'époque de Confucius, la maladie portait le nom « d'Ho-Luan ».

Le troisième exode du choléra indien date de 1844, l'épidémie avait commencé dans la province de Dally, elle s'éteignit une première fois en Algérie en 1850, pour reparaître en Silésie en 1851 et ne s'éteindre qu'en 1855. Dans cet exode le choléra gagna l'Extrême-Orient par Calcutta, et la Mésopotamie par Bombay; de là, il se rabattit sur La Mecque et suivant la route des caravanes, envahit l'Egypte et l'Afrique septentrionale jusqu'au Sénégal. En même temps, le fléau sorti de l'Inde par voie de terre, gagnait l'Afghanistan, la Perse et la Russie.

L'Amérique du Nord fut atteinte grâce à l'exode d'émigrants irlandais; enfin l'Amérique du Sud se vit touchée pour la première fois.

La quatrième pandémie (1865-1874) était encore de provenance hindoue; parti de l'Inde, le choléra gagna ensuite La Mecque (deuxième foyer), puis Alexandrie; de là, la diffusion se fit un peu partout en Europe, en Asie-Mineure et dans l'Afrique du Nord.

L'Amérique du Nord fut contaminée par des émigrants allemands et l'Amérique du Sud ne fut pas épargnée.

Le cinquième exode du choléra asiatique 1883-1887 n'a pas des origines aussi nettes que les épidémies précédentes; toutefois, il semble bien que ce fût encore l'Inde qui fut le foyer initial. La maladie éclata à Damiette, d'où elle envahit toute l'Egypte. La France fut atteinte par Toulon, le fléau s'étendit en France, en Algérie, en Italie, en Espagne et en Autriche-Hongrie. La Roumanie et l'Herzégovine furent touchées. Enfin en 1890, il y eut une sorte de reviviscence dans la province de Valence (Espagne).

Reste la sixième et dernière grande épidémie (1892). A cette époque, il y eut deux courants. L'un parti d'Hurdwar envahit le Hérat, la Perse et pénétra en Europe par la route des bords de la Caspienne. Ce grand courant parcourut en quelques mois des milliers de kilomètres, ravageant la Russie où il visita 61 provinces ; l'autre courant, tout petit parti de l'asile de Nanterre (Seine), et s'étendit tout doucement à la rencontre de son congénère jusqu'en Belgique (1894-1895). L'extinction de l'épidémie ne s'opéra qu'en 1896.

Enfin, depuis quelque temps, le choléra nous menace par voie de terre (Russie, Allemagne); l'émigration vers l'Amérique à travers l'Europe constitue un danger. Les épidémies qui débutèrent en 1817, 1827, 1844, 1892 sont généralement reconnues comme de provenance hindoue. Quelques auteurs, au contraire, émettent des doutes pour les pandémies de 1865 à 1874 et de 1883 à 1887. La première serait d'origine malaise (1) (pèlerins de Java); la deuxième d'orginie indo-chinoise (2), (navires revenant d'Extrême-Orient).

Quoi qu'il en soit, lorsque le choléra devient pandémique, il emprunte soit la voie de terre, soit la voie maritime, il peut même prendre les deux à la fois (choléras de 1817 et de 1844).

Les épidémies de 1827 et 1892 sont venues par voie de terre, les épidémies de 1865 et 1884, nous ont au contraire atteints, par voie de mer, avec relai en Egypte.

La voie de terre du fléau cholérique prend son origine dans le centre endémique du Bengale, dans les alentours de Calcutta principalement; elle traverse le Nord de l'Inde, l'Afghanistan. Ici deux courants : l'un passe par le Turkestan et la Sibérie pour gagner la Russie ; l'autre traverse la Perse et pénètre en Europe par la route de la Caspienne (Recht, Bakou, Astrakan) (1827, 1837, 1892). Sur terre, le choléra suit de préférence les voies fluviales. En dehors de ce courant direct, il est une autre voie détournée. Arrivé dans la Perse, le fléau peut descendre par la route des caravanes de Mésopotamie jusqu'à La Mecque et se réfléchir pour ainsi dire, en suivant ensuite les différentes routes des caravanes, notamment celle du Caire, qui lui livre l'Afrique septentrionale et celle de Syrie, qui le mène jusqu'à Constantinople; choléra de 1844-1850. Le nouveau chemin de fer de Médine à Damas (4 jours), viendra encore faciliter la diffusion du fléau, si cette voie n'est pas très surveillée.

La voie de mer s'ouvre dans deux grands ports : Calcutta et Bombay. Le premier de ces foyers maritimes, qui est considéré comme primordial avec juste raison, fournit: à l'Extrême-Orient viâ Singapour à l'Europe, viâ Suez, et aux îles africaines de l'Océan Indien. Bombay diffuse également dans trois directions vers Madagascar et l'Afrique orientale, vers l'Europe par la Mer Rouge et vers les ports du golfe Persique, où il peut être repris par les routes des caravanes.

La même voie maritime que nous venons de signaler pour les foyers hindous est un chemin également toujours ouvert

---

(1) Ce sont là les deux autres foyers principaux de l'endémicité cholérique. Le choléra a été signalé à Java par Boutius dès 1629. Les troupes coloniales furent éprouvées par le choléra dans leur expédition d'Atchin 1873.

(2) Pour ce qui est de l'Indo-Chine, Proust a démontré que le choléra y est endémique depuis de longs siècles.

pour le choléra d'Extrême-Orient, qu'il vienne de l'Indo-Chine
ou de l'Archipel malais (1).

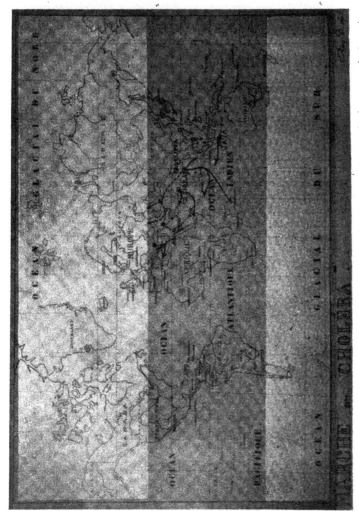

Fig. 3. — Carte n° 1. — Le choléra, sa distribution, ses voies de propagation : voie de mer, voie terrestre.

(1) A côté du choléra d'importation, nous devons signaler le choléra de réviviscence (choléra d'Espagne 1890 : choléra de la Seine 1892).
Dans certaines contrées même froides, le choléra asiatique peut longtemps persister (Russie, Scandinavie, Bretagne).

Peste.

SYNONYMES : *Typhus d'Orient, fièvre du Levant. Plague (Anglais). Pest (Allemands), Lao-Chou-Ping (maladies des rats) (Chine), Pestilenza (Italiens), Waba (Hindoustan), Yeki (Japon), etc.*

Résumé. — D'origine probablement animale (arctomys, rats, animaux domestiques), et non hydrique ou tellurique ; *due au cocco-bacille de Yersin. Incubation* : quatre jours en moyenne ; se propage surtout par inoculation (insectes), principalement par les espèces de puces qui peuvent vivre à la fois sur le rat et sur l'homme. Pulex chéopis, ctenocephalus felis, canis, pulex irritans, cératophyllus fasciatus, par les poussières, les crachats et le pus desséchés. Plusieurs formes : 1° foudroyante (24 à 36 heures), allures d'une septicémie, phase délirante, phase adynamique ; 2° forme bubonique, phlyctène précoce, adynamie, fièvre, bubons, charbons, pétéchies; gangrènes. Le bubon est l'adénite spécifique la suppuration est la règle, souvent le ganglion s'élimine en entier par sphacèle; 3° forme ambulatoire ou atténuée ; 4° forme pulmonaire primitive, signes de pneumonie pesteuse ; 5° forme gastro-intestinale (évacuations bilieuses et hémorrhagiques). *Prophylaxie locale.* — *Diagnose bactériologique précoce*, isolement des malades et des suspects, désinfection rigoureuse, sérothérapie antipesteuse, destruction des rats (toxiques,pièges,virus,chasse primée,gaz asphyxiants). *Diagnostic bactériologique* : frottis (sérosité, sang, crachats) coloration simple, puis Gram ; culture sur gélose en dehors de l'étuve : inoculations (rat, cobaye, lapin), séro-diagnostic. *Diagnostic clinique.* — *Forme bubonique.* — Siège de l'adénite (aine surtout et chaîne verticale) (1), zone ecchymotique périganglionnaire. Signes généraux très graves, début très brusque, prostration extrême, langue (raie rouge foncé, signe de Van-Heine), se méfier de certaines septicémies avec manifestations ganglionnaires. — *Charbons.* — Surtout diagnostic bactériologique avec pustule maligne (2). *Forme pneumonique.* — Crachats non visqueux et rouillés, mais aqueux, spumeux, rosés. — *Forme sep-*

---

(1) **Voici** les chiffres pour les principales localisations : aine, 710 cas, aisselle 406 cas, cou 98 cas.

(2) **Quant** au diagnostic de l'accident initial, il est très délicat puisque cet accident qui se voit surtout aux membres inférieurs peut être: vésicule, pustule, escharre, etc.

ticémique. — Diagnostic très difficile cliniquement avec septicémies chirurgicales, plus facile, typhus récurrent, typhoïde,où
la prostration est moins brutale et moins accentuée avec le typhus exanthématique (faciès, éruption, avec la malaria (stades
de l'accès), avec la Dengue (éruption, douleurs articulaires. —
Forme gastro-intestinale. — Peut être confondue avec la dothiénentérie, qui débute cependant moins brutalement même
dans les pays chauds. — *Forme ambulatoire.* — Insidieuse, difficile à séparer cliniquement, des bubons climatiques, des adénites banales ou spécifiques.

Pronostic. — D'une façon générale, les Européens résistent

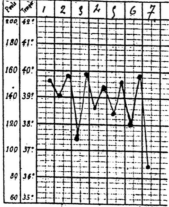

Fɪɢ. 4. — Courbe de peste bubonique terminée par la mort.

mieux que les indigènes ; dans certaines épidémies, la mortalité
est montée jusqu'à 90 0/0, les enfants et les vieillards succombent beaucoup plus que les adultes ; le pronostic varie surtout
beaucoup suivant les formes ; la forme pneumonique d'emblée,
ainsi que la forme septicémique sont à peu près fatales.

Anatomie pathologique. — Ganglions tuméfiés, rouge foncé,
gorgés de sang et de bacilles, parfois réduits en putrilage, le
tissu périganglionnaire est infiltré de sérosité sanguinolente ; la
rate est hyperhémiée, ramollie, le foie est hyperhémié; on peut
y trouver des petits foyers gangréneux, reins congestionnés,
poumons également congestionnés, parfois broncho-pneumonie
(forme pneumonique, primitive ou secondaire); ecchymoses des
séreuses et des muqueuses internes (vessie, utérus, intestin).

Le cerveau est vivement congestionné (parfois hémorrhagies méningées). Sous la forme septicémique les lésions viscérales présentent tantôt le caractère hémorrhagique, tantôt le caractère pyohémique. Le sang présente les altérations des grandes infections (sérum rouge groseille); le cœur est pâle et ne contient pas de caillots organisés.

Traitement. — 1° *Préventif.* — 1° Se faire injecter du sérum de Yersin (10 c.c.), qui immunise immédiatement pour une quinzaine environ ; 2° se faire vacciner quarante-huit heures après avec le lymphe de Haffkine, à 2 cc. ce qui donne dans la grande majorité des cas une immunité beaucoup plus longue, au bout d'une douzaine de jours, se faire injecter une

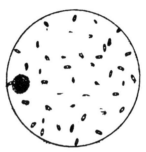

Fig. 5. — Bacille de la peste (frottis de bubon).

nouvelle dose de lymphe 3 cc. (1). 2° *Curatif.* — On tend à abandonner les injections sous-cutanées de sérum de Yersin et on préconise les injections intra-veineuses de 40 à 60 centimètres cubes dans les cas graves. Je n'insiste pas sur le sérum de Lustig Galeotti et Polverini, qui a, d'ailleurs, donné des résultats (57 0/0 de mortalité au lieu de 83 0/0, à l'hôpital Arthur Road).

En dehors du traitement sérothérapique, on peut faire un traitement médical symptomatique : balnéation, toniques, excitants (2).

HISTOIRE ET GÉOGRAPHIE. — La Peste est la maladie la plus

---

(1) Il y a aussi le sérum de Terni et Baudi, la réaction est moins vive qu'avec la lymphe d'Haffkine et l'immunisation est plus prompte.

(2) Une première atteinte de peste confère l'immunité d'une façon à peu près certaine, les gens immunisés, les « mortis », furent autrefois chargés de donner leurs soins aux pestiférés.

anciennement connue, depuis les temps les plus reculés jusqu'à nos jours, elle s'est perpétuée avec ses mêmes caractères d'extrême gravité.

La plupart des auteurs, conteste la nature des épidémies dites : d'Athènes, 430 avant Jésus-Christ, d'Antonin 166 de l'ère chrétienne, de Carthage Saint-Cyprien, 255-265.

Si l'on en croit l'histoire, la maladie semble être originaire d'Afrique et l'Egypte paraît avoir été son berceau; elle y régnait, à n'en point douter, deux ou trois siècles avant notre ère. C'est de Péluse dans le delta du Nil, que partit la fameuse peste de 542, qui ravagea la Perse et toutes les rives de la Méditerranée.

Au moyen âge, la première épidémie de peste qui laissa des traces fut la *Peste noire*, la mort noire de 1347. La maladie, cette fois, était partie de l'Extrême-Orient. Après avoir ravagé l'Inde, la Perse et la Russie, elle s'étendit à travers l'Europe jusqu'en Norvège. D'après la statistique du pape Clément VI, le chiffre approximatif des décès fut de : 42.836.846.

Pendant les xive, xve, xvie et xviie siècles, la peste fit de nombreuses apparitions (épidémies de Nimègue 1635, de Londres 1665, d'Irlande 1688). Elle ne quitta la partie septentrionale et occidentale de l'Europe qu'en 1688.

Une trentaine d'années plus tard, la peste éclata de nouveau à Marseille 1720. L'épidémie qui ravagea toute la Provence fit près de 90.000 victimes et ne s'éteignit qu'en 1732.

Pendant tout le reste du xviiie siècle, le fléau se contonna surtout dans l'Europe orientale, l'Asie et l'Afrique (1). De la fin du siècle dernier, au milieu du xixe, l'Egypte ne compte pas moins de 21 épidémies (1783-1844). On sait que la peste qui suivit l'armée jusque sous les murs de Saint-Jean-d'Acre, tua 2.000 soldats à Bonaparte. Au Maroc, en Algérie, en Tunisie; la peste qui a sévi dans ces derniers siècles et au début du xixe, ne s'est plus montrée à l'état épidémique depuis 1837. On a seulement relevé des cas sporadiques surtout dans les ports. En Tripolitaine, au contraire, elle a régné de 1856 à 1859, puis en 1874, et enfin tout près de nous en 1893.

Dans la Mésopotamie (Irak-Arabi, Al-Djezireh), la peste qui sévit cruellement à Bagdaden en 1773, s'est montrée maintes

---

(1) Il nous faut cependant citer les épidémies de **Messine 1743**, **Malte 1813**, Noja 1815. — En Europe, on la vit apparaître également à **Constantinople**, sur le **Danube**, en ,**Russie et en Transylvanie**.

fois surtout dans cette dernière moitié de notre siècle. Il faut signaler là surtout les villes saintes de Nedjef et de Kerbela.

Il est, en outre, un district très montagneux de l'Arabie : l'Assyr, situé à quelques jours de marche de La Mecque, qui est très souvent visité par le fléau (épidémies de 1853, 1874, 1879, 1889).

En Perse, la peste est signalée d'une façon certaine depuis le xvi° siècle, chose digne de remarque, les provinces du Sud Est ont été épargnées, tandis que les provinces du Nord ont toujours été ravagées par le fléau importé d'Arménie et du Caucase, d'après Tholozan ; la province la plus touchée est la plus occidentale : l'Aderbaïdjan. Dans la province du Ghilan, la ville de Recht qui a d'importantes relations commerciales avec la Russie, en particulier avec Astrakan, a été ravagée par la peste en 1877 et c'est probablement là la clef de l'épidémie de Wetlianka en 1878. La femme qui mourut la première dans cette dernière localité venait de faire un voyage à Astrakan.

Dans l'Inde et dans l'Extrême-Orient, la peste règne sans doute depuis l'antiquité et les foyers pesteux asiatiques sont peut-être plus anciens que le foyer supposé originel de l'Egypte; malheureusement, ce n'est là qu'une hypothèse fondée sur ce que nous observons aujourd'hui, car l'histoire ne relève pas d'une façon précise d'éclosion de peste en Asie, avant la mort noire de 1334.

Au cours du xvii° siècle, signalons les pestes d'Ayra (1611-1618) et d'Ahmedabad (1683).

Pendant le xix° siècle, la peste a été bien étudiée par les médecins anglais, en particulier par Morehead; la plupart des épidémies sont parties des deux foyers : de Pali (1815-1819 et 1836-1838), et de Gurhwol (1836, 1847, 1858, 1859, 1860, 1870, 1876, 1877).

Au mois de juillet — d'autres disent au mois d'août 1896 — la peste éclata à Bombay (2), en même temps que le fléau se

---

(1) La récente épidémie de Kolobovka à 8 verstes de Tsarev, dans le département d'Astrakan (juillet-août 1899) ; reconnaît probablement une origine semblable. Quelques-uns comme Zabolotny, accusent, au contraire, les nombreux Kalmouks, nomades, qui parcourent le pays et viennent de Mongolie. La peste très sévère en cette circonstance, a occasionné 23 décès, sur 24 cas.

(2) Certains considèrent que Bombay, cette fois n'a été qu'un foyer secondaire, émanation du foyer du Yunnam

répandait par voie de terre il faisait un véritable bond grâce aux transactions maritimes et frappait cruellement Kurachee, le grand port, situé aux bouches même de l'Indus.

La peste s'est également étendue principalement dans la direction sud-nord en suivant les voies ferrées ; c'est ainsi qu'elle a pénétré à Surat, Baroda, Ahmedabad, Palampare, Hurdwar, etc., etc.

En mai 1898 Calcutta fut à son tour envahi.

La maladie qui dure encore a subi des alternatives diverses (1); dans la seule ville de Bombay elle a fait d'effroyables ravages.

De l'Inde, la peste s'est répandue, on peut le dire, dans les cinq parties du monde.

En Asie, la ville de Kandahar (Afghanistan), le Turkestan, (Anzob) ? les ports de Guadar et de Djiviani dans le Béloutchistan ont été successivement atteints. Le pèlerinage de La Mecque a permis au fléau de gagner outre les ports de la Mer Rouge : El-Hadarmah, El-Dokharich, Djeddah. Le port de Bender-Bouchir, sur le golfe Persique et le port de Mascate en Arabie furent également touchés (1897-1899).

En Afrique, un navire chargé de riz importait la peste à Tamatave dans les derniers jours de novembre 1898 (2). Déjà la « Gironde » s'était présentée avec des pesteux à bord devant le port de Diégo-Suarez (octobre 1898). Un peu plus tard, on signalait des cas de peste à Saint-Louis (Ile Maurice), à Saint-Denis-de-la-Réunion, et aussi à Magude dans le Mozambique (3), tout près de Lourenço-Marquez.

Dès le mois de mai 1899, le fléau avait fait son apparition à Zagaziz, à Ismaïlia et à Alexandrie.

En Europe, il y eut une première contamination qui s'arrêta dans le lazaret de Londres (3 cas, septembre 1896).

La seconde atteinte fut beaucoup plus importante et frappa Oporto en Portugal. La maladie vraisemblablement importée par le « City of Cork » a tout d'abord atteint les débardeurs du quai, puis les populations misérables des quartiers infects de la douane et surtout de Foate-Taurina (4). Cette épidémie

(1) Voir le tableau de Netter pour Bombay. *Presse Médicale*, 1899.
(2) La peste de Madagascar a été assez sévère comme pronostic, puisque les statistiques accusent une mortalité de 75 0/0.
(3) Au fond de la baie de Delagoa. — L'origine de cette épidémie est douteuse, d'après Bourges. *Monographies cliniques*, 1899.
(4) Comme toujours, les rats de ces quartiers ont commencé par périr en grand nombre.

a duré six mois, de juin à décembre 1899. Il y eut 305 cas et 110 décès, soit une mortalité de 35,06 pour 100.

L'épidémie de laboratoire observée à Vienne et qui a coûté la vie au professeur Muller, a eu pour origine des cultures de peste indienne rapportées par ce dernier. Le professeur Muller et deux de ses aides ont succombé à la forme pneumonique.

Au cours de la guerre sud-africaine, la peste se montra à diverses reprises dans l'Afrique australe.

L'Amérique du Sud a été touchée à son tour et des cas de peste ont été signalés dans la ville d'Assomption (Paraguay), à Santos, dans le Brésil; enfin, à Montévidéo et à Buenos-Ayres, etc., etc.

Enfin l'Océanie elle-même a payé son tribut, en décembre 1899, la peste a été signalée dans les îles Hawaï (Honolulu) et quelques jours plus tard, à Nouméa (Nouvelle-Calédonie); enfin à Sydney. Il est probable que ces foyers océaniens ne reconnaissent pas une origine hindoue, mais sont bien plutôt des émanations de la peste de Chine, dont nous allons nous occuper maintenant.

En Chine, on a suivi très nettement les apparitions de la peste dans la province du Yunnam depuis 1871. — D'après les constatations faites surtout depuis cette époque, la maladie est nettement endémique dans la ville de Lienchu et le port de Pakkoï. C'est de là que la maladie qui menace notre colonie du Tonkin, paraît surtout rayonner ; c'est de là qu'elle est partie pour envahir Canton et Hong-Kong (Victoria, 1894). A la fin de cette même année, la peste était signalée à Amoy en face de l'île Formose. D'ailleurs, pendant la guerre sino-japonaise, les médecins japonais ont constaté la présence de la peste dans cette île.

En 1898-1899, la peste est toujours à Hong-Kong et dans cette même année elle est signalée à Nha-Trang, à Kuang-Tchéou et dans l'île d'Haïnan (1).

Il doit y avoir d'autres foyers dans la Chine, qui reste toujours une énigme et le fléau, surtout en temps de guerre, peut prendre une extension considérable parmi ces populations misérables et arriérées.

La peste après avoir continué dans l'Empire du Milieu, à atteint le Japon; en raison de ses relations, ce dernier est, d'ail_

(1) **Penang, près de Singapour,** a été également le siège d'une petite épidémie en 1899.

leurs, très exposé aux incursions de la peste indo-chinoise. Le
2 novembre 1899, on signala un premier cas à Hiroshima, chez
un malade venant de Formose. Les jours suivants, c'est une
ville de 230.000 habitants Kobé, qui est prise du 3 novembre
au 21 décembre 1899, on note 23 cas avec 19 morts. Quelques
jours plus tard, c'est le tour d'Ōsaku, 750.000 habitants; on y
observe 39 cas avec 37 morts, du 18 novembre au 11 janvier
1900.

Je termine là l'histoire géographique de la peste, le fléau
n'est nullement éteint dans ses foyers asiatiques et favorisé par
les transports à grande vitesse, menace toujours les ports des
cinq parties du monde ; heureusement, grâce aux mesures prises, la plupart du temps les atteintes sont enrayées. (Ports anglais, Marseille, Tunisie, Algérie, Alger, Blidah, Oran; Philip-
peville, Bône, etc.); Madagascar (Majunga). Il me reste
maintenant à donner le bilan actuel des principaux foyers d'endémie pesteuse.

Foyers asiatiques.

Les foyers pesteux d'Asie sont les plus nombreux et les plus
intenses, les Asiatiques semblent (2), d'ailleurs, présenter parmi
les peuples, le meilleur terrain au cocco-bacille pesteux. On au
rait, en effet, remarqué aux Indes que les Européens étaient
frappés mortellement dans une proportion beaucoup moindre
que les Hindous ; à Madagascar, les Indiens ont payé également un plus lourd tribut que les Malgaches et les Créoles.

Hindoustan. — Parmi les foyers asiatiques, le foyer des Indes est celui qui doit tout d'abord nous occuper et nous préoccuper. Dans cette contrée, on reconnaît deux centres principaux : le centre de Pali, qui a donné son nom à la maladie
(peste Pali), et le centre de Gurhwal. La ville de Pali est un
centre de transactions commerciales assez important, elle relie
Gujerat à l'Inde centrale. Le foyer des districts de Gurhwal et
de Kumaon, qui est considéré par certains auteurs comme le
foyer primordial de l'Inde est situé assez loin du centre de
Pali à près de 800 milles, au pied même de l'Himalaya. Ce
dernier foyer qui a donné lieu à près d'une trentaine d'épidémies depuis le début du siècle est heureusement placé dans une

(1) Je dis « semblent », car il faut peut-être tenir compte de la
misère physiologique de la plupart des populations hindoues et chi-
noises.

région difficilement accessible, ce qui réduit beaucoup les chances de dissémination du fléau.

Foyers chinois.

Le principal foyer est ici, avons-nous dit, la province du Yunnam; c'est du haut des plateaux de cette province que la peste descend presque tous les ans jusqu'à la mer de Chine, et contamine de préférence les villes déjà signalées de Lien-chu et de Pakkoï, et rayonne dans les îles et pays d'alentour; je ne saurais revenir sur ce que j'ai déjà dit.

Ce n'est pas tout : en Chine, il est d'autres foyers jusqu'ici d'importance secondaire, mais quand même toujours menaçants, c'est ainsi que je citerai le foyer de Mongolie (vallée de So-Lenkô), où l'on a constaté la peste depuis bientôt dix ans. Dans cette vallée, les indigènes très misérables, habitent de véritables taudis; la peste importée dans le pays par des ouvriers venus du Sud, a trouvé là un terrain de prédilection.

Enfin, M. Favre a signalé aux limites de la Chine septentrionale, sous le nom de peste des « sarbagans » (1), une maladie en tout point semblable à la peste. Je n'ai pas marqué ce foyer sur la carte parce que ce centre est déjà très éloigné des pays chauds. Toutefois, je ne puis le passer sous silence en raison de sa situation même; en effet, les territoires de la Transbaïkalie russe, qui sont surtout atteints, se trouvent sur le trajet du Transsibérien et constituent une menace des plus sérieuses.

Foyers persans et arabes.

Perse. — La plupart des auteurs s'accorde à reconnaître qu'à notre époque, la peste a des foyers d'endémicité : dans le Kurdistan et le Khorassan ; pour certains même, le foyer d'Anzob signalé, en 1898, dans le Turkestan russe, est considéré comme ayant cette dernière provenance.

Arabie. — *Mésopotamie.* — L'ancienne Mésopotamie, qui constitue aujourd'hui les provinces arabes de l'Irak-Arabi et de l'Al-Djezireh, est un foyer de peste important. Les exigences re-

---

(1) Sorte de rongeurs (arctomys bobac), qui passeraient la peste à l'homme sans l'intermédiaire du rat; certains voient dans l'enzootie de ces animaux, la cause de la pérennité de la peste qu'ils communiqueraient au rat (*épidémies*).

ligieuses des Chiites ont fait là des deux villes saintes de Nedjef et de Kerbela, de véritables charniers.

Les fervents de cette secte de l'Islam tiennent particulièrement à être enterré dans la première de ces villes, qui renferme le tombeau d'Ali. L'industrie macabre des habitants de ces villes sacrées, consiste à inhumer les cadavres qu'on leur apporte à dos de chameau de toutes les contrées du monde chiite. Dans ces singulières villes nécropoles, les maisons elles-mêmes servent de tombeaux et la terre retirée pour faire place aux morts, se débite sous forme de gâteaux, qui servent ensuite de talismans.

D'après une statistique, la moyenne des corps persans ainsi transportés chaque année dans la ville de Nedjef s'élève à 4.000. En 1874, après la famine qui désola la Perse, on ne compta pas moins de 12.202 cadavres importés.

En face de ces détails, on comprend aisément l'affection toute particulière de la peste pour de semblables charniers.

Assyr. — Toujours en Arabie, pour ainsi dire à la porte d'une autre ville sainte, se trouve un autre foyer toujours menaçant (1) celui de l'Assy, situé en plein massif montagneux, à quelques jours de marche de La Mecque, dans la partie méridionale de l'Hedjaz.

Foyers africains.

En Afrique, nous ne sommes déjà plus aux sources vives de la peste actuelle et l'on ne trouve plus sur ce continent que des foyers de deuxième grandeur. Beaucoup plus modestes, beaucoup moins redoutables, jusqu'à présent du moins, que les foyers d'Asie, ils sont au nombre de deux : l'Ouganda et la Cyrénaïque.

Ouganda. — Ce foyer ne nous est connu que depuis l'expédition récente du professeur Koch dans l'Afrique orientale, mais de l'aveu même de ce dernier, il est probable que son origine remonte à un temps immémorial. La région contaminée située dans l'Ouganda (Afrique orientale anglaise), se trouve exactement entre les lacs Albert et Victoria. D'après le médecin allemand Zupitza, qui a repéré le foyer en personne, la peste est apparue assez récemment encore dans les environs de cette contrée. Il y a huit ans, paraît-il, une épidémie s'est

(1) Surtout en raison des pèlerinages annuels.

déclarée à Kiziba, à l'angle formé par le Kagera-Nil et le
lac Victoria, elle y avait été importée par un indigène de retour de Buddu dans l'Ouganda. Il y eût à cette époque une
épidémie assez sévère qui gagna tout le pays. D'après les médecins allemands, les examens bactériologiques, les inoculations au rat, ne laissent aucun doute sur la nature de la maladie ; il s'agit bien de la peste bubonique à laquelle les aborigènes réservent le nom de Rub-Wunga. Ici, comme dans les
pestes asiatiques, le fléau s'annonce d'abord en sévissant sur
les rongeurs ; lorsque les habitants s'aperçoivent du fait, ils
s'empressent de quitter leurs cases. Les missionnaires (pères
blancs), qui habitent l'Ouganda racontent qu'une épidémie sérieuse y a régné, il y a quelques années. Le fléau ne se propage pas vers le Sud, mais il doit, au dire de Koch, remonter
vers le Nord. Emin-Pacha aurait, en effet, constaté des cas de
peste dans la province équatoriale. Le savant allemand pense
que certaines épidémies constatées en Égypte et en Tripolitaine au cours du siècle, ont dû être importées de ce foyer par
des convois d'esclaves. Jusqu'ici l'Ouganda qui n'avait pas de
débouchés n'avait pu contaminer les régions voisines, mais le
danger commence à se révéler, maintenant que l'on a construit
un chemin de fer de Monbasa sur l'Océan, jusqu'au Nord du
lac Victoria: et surtout en raison du passage du grand transa-
fricain d'Alexandrie au Cap, qui passe dans la région contaminée.

Cyrénaïque. — Reste la Cyrénaïque, il n'y a peut-être là
qu'une émanation du foyer équatorial dont nous venons de
parler ; toutefois, comme la chose n'est pas assise d'une façon
irréfutable, nous pensons devoir compter à part la Tripolitaine, centre probablement encore mal éteint d'endémie pesteuse.

Prophylaxie générale du choléra et de la peste.

L'histoire et la géographie des deux grandes pandémies, surtout originaires d'Asie, qui désolent à certains moments l'hu-
manité, en se répandant à travers le monde, comme autrefois
les grandes invasions, mènent tout naturellement à la prophylaxie de ces divers fléaux.

Bien que nous fassions ici exclusivement une étude géographique, je tiens à dire quelques mots des mesures prophylactiques qui découlent pour ainsi dire de ce que nous venons

31

décrire en effet, ici la prophylaxie internationale est intimement liée à la géographie médicale (1).

D'une façon générale, on peut dire que la prophylaxie des maladies qui nous occupent en ce moment a fait d'immenses progrès dans ces derniers temps et cela en s'éclairant aux nouvelles lumières apportées par les découvertes bactériologiques; mais nous devons toujours être sur la défensive.

En effet, il existe en Asie deux grandes pierres d'achoppement qui permettront encore longtemps au choléra et à la peste de menacer la sécurité du monde, ce sont :

1° Le misérable abrutissement des populations de l'Inde et de la Chine, qui crée les foyers (famines);

2° Les religions brahmanique et islamique et leurs schismes. qui organisent pour ainsi dire la dissémination. (Pèlerinage du Gange, de La Mecque; caravanes de mort cheminant vers les villes saintes de la Mésopotamie.)

Toutefois, ainsi que nous l'avons dit ailleurs, il y a encore bien des lacunes dans la défense (Mer Rouge, golfe Persique, Méditeranée).

Actuellement, pour l'Algérie, l'administration supérieure assure les conditions matérielles du voyage et le fait surveiller, ceci diminue beaucoup les déchets; mais il reste toujours des dangers :

1° La rencontre avec les pèlerins de l'Inde et de l'Extrême-Orient ;

2° L'hygiène défectueuse de l'Hedjaz et les pratiques religieuses auxquelles se livrent les pèlerins.

Je sais bien qu'au Congrès colonial de 1904, Ali-Zaky a proposé de faire surveiller les pèlerins et assainir l'Hedjaz par un Conseil international musulman; je ne pense pas qu'une semblable proposition ait chance d'aboutir; mais fût-elle mise à l'épreuve, nous ne pouvons savoir ce qu'elle donnera. Il me reste à dire un mot des mesures prises à l'arrivée en Europe: les navires sont classés en indemnes, suspects, infectés. Les premiers reçoivent la libre pratique, les seconds subissent la désinfection de la cale et des objets contaminés, l'équipage et les passagers sont l'objet d'une surveillance spéciale; les derniers débarquent leurs malades qui sont isolés, les passagers

---

(1) Ici, dans ces quelques mots nous ne viserons que la France et l'Afrique du Nord, et je laisse de côté le détail des mesures internationales prescrites par les grandes conférences (Dresde, Venise, Paris).

et l'équipage sont également isolés et mis en observation cinq jours pour le choléra, dix jours pour la peste ; le navire est désinfecté (linge, objets, cabines, cales) (1).

Ici, on doit faire remarquer que la désinfection du navire importe surtout pour la peste (rats); pour le choléra, au contraire, c'est l'élément humain qui monte le navire qui doit être surtout mis en suspicion (l'homme en apparence sain, véhicule le germe).

Chemin faisant, j'ai indiqué la prophylaxie locale pour chacune des deux maladies, je n'y reviens pas ici ; en ce qui concerne la prophylaxie nationale, en France et en Algérie, la police sanitaire maritime régie autrefois par la loi du 3 mars 1822 et par le décret du 22 février 1876, a été remaniée par le décret du 4 janvier 1896 et par les décrets du 15 juin 1899, du 23 septembre 1900, du 9 novembre et 13 décembre 1901, du 21 septembre 1903 (2).

Fièvre jaune.

SYNONYMES : *Homanhitune (Caraïbes), fièvre pestilentielle, mal de Siam, typhus amaril, typhus bilieux, typhus ictéroïde ou encore typhus d'Amérique, pestilence hémogastrique, fièvre matelotte (France).* — *Vomito négrgog, calentura ou fièrrge amarilla (Espagne).* — *Febbre gialla (Italiens).Bilious remittent, Yellow fever, Yellow Yack, black vomit, ictéroïd typhus (Anglais), Gele Koorts (Hollandais). Gelle fieber (Allemands).*

Résumé. — Incubation : Quatre jours en moyenne, incubation expérimentale de quarante heures à cinq jours. La maladie est due, pour les uns, au bacille ictéroïde (Sanarelli); pour la plupart, à un microbe invisible qui aurait pour hôte intermédiaire le stegomyia calopus (3), chargé de nous l'inoculer ;

---

(1) Les linges et les objets sont désinfectés à l'étuve. — La désinfection des cabines se fait à l'aide des pulvérisations de sublimé ; la désinfection des cales a lieu à l'aide de la carbonification,la sulfuration le claytonnage, qui présente de grands avantages.

(2) Ces règlements sur lesquels je ne veux pas insister outre mesure ont pour traits caractéristiques: l'inspection, la mise en observation, la désinfection, tendant de plus en plus à remplacer les quarantaines; les avantages faits au navire possédant des moyens de désinfection, l'institution des médecins sanitaires maritimes.

(3) Le cycle du stegomyia colopus (Blanchard), pour arriver à l'état adulte, est de douze à dix-huit jours en moyenne après la ponte.

les recherches de Finlay, Reed, Lazear, Carroll, Agramonte
ont été confirmées par les expériences à l'hôpital de San-Paulo,

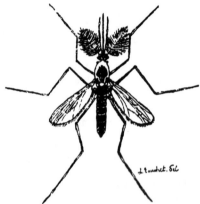

FIG. 6. — Stegomyia mâle.

par la mission anglaise de Liverpool et par la mission de l'Institut Pasteur. Le moustique ne devient dangereux que douze à

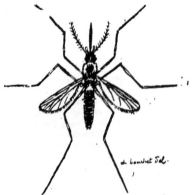

FIG. 7. — Stegomyia femelle.

dix-huit jours après avoir piqué un malade atteint de vomito;
une atteinte due à la piqûre du stegomyia infectant met à l'abri
contre l'inoculation de sang amaril, également infectant ; la
fièvre jaune peut être enrayée par la destruction des stego-

myia et la protection des malades contre les moustiques; les effets des malades ne jouent aucun rôle dans la transmission du vomito. *Symptômes.* — Trois périodes : *Première période dite congestive.* La maladie débute brutalement, par un frisson intense, hyperthermie 40 à 41°; coup de barre, face rouge, vultueuse; douleur en coup de barre (rachialgie); douleur épigastrique, vomissements. *Deuxième période, rémission.* — Les douleurs, les vomissements et la fièvre cèdent momentanément, l'ictère commence à apparaître. — *Troisième période, ataxo-adynamique :* fièvre continue, dissociation du pouls et de la température, ictère surtout hémaphéique, vomissements noirs (marc de café), hémorrhagies variées, diminution de l'urée, albuminurie.— Le vomito peut être abortif,moyen ou foudroyant, l'anurie est un signe de la plus haute gravité. Les rechutes sont rares. Les complications sont : suppurations diverses.gangrènes, néphrite, invagination intestinale. *Mortalité.* — En moyenne elle est d'un tiers, elle peut aller jusqu'à 97 0/0 ; elle est plus élevée sur la côte d'Afrique qu'aux Antilles. — *Diagnostic.* — *Bilieuse hémoglobinurique,* frappe les vieux paludéens, la fièvre, l'ictère et les vomissements bilieux apparaissent en même temps que l'hémoglobinurie; il s'agit de cas sporadiques survenant surtout à la saison fraîche. Dans l'ictère grave les phénomènes sont insidieux, le foie est atrophique; il y a un ictère biliphéique, marqué d'emblée; la rachialgie n'existe pas. La *rémittente bilieuse* se reconnaît au défaut de coup de barre, à la présence de l'hématozoaire. La *fièvre récurrente* se distingue par la rareté des hémorrhagies, par l'augmentation de la rate, par la persistance de la fièvre pendant cinq à dix jours ; la rechute qui ne vient qu'au bout de quelques jours, la présence du spirille. Il y a bien aussi ce qu'on a appelé la *typhoïde bilieuse,* mais il ne s'agit là que d'une forme de fièvre récurrente. La stupeur presque soudaine et profonde, l'absence d'albumine et d'hématémèse, caractérisent suffisamment l'*insolation grave.* — *Anatomie pathologique.* — Lésions dégénératives dominent; il s'agit d'une affection stéatogène. *Tube digestif.* — *Estomac :* lésions de gastrite aiguë; *intestin :* muqueuse hyperhémiée, ulcérée, parfois soulevée par des hémorrhagies sous-muqueuses; il y a de la psorentérie. *Rate,* le plus souvent normale. — *Foie* couleur chamois, feuille morte,sec,cassant,foie de canard,dégénérescence graisseuse.Les *ganglions mésentérilques* sont parfois tuméfiés. *Reins.* — Néphrite aiguë, dégénérescence granulo - graisseuse,

de l'épithélium. — *Le sang*, caillot mou diffluent, sérum
coloré, leucocytose. — *Prophylaxie locale.* — Autrefois, on
isolait les malades, on désinfectait les objets et les locaux et
on stérilisait l'eau potable; aujourd'hui, il faut tenir compte
des nouvelles doctrines, tenir compte du moustique comme
pour la malaria. Les maisons et les navires doivent être protégés mécaniquement ainsi que les individus ; les malades doivent être non seulement isolés, mais encore protégés. On doit
pétroler, combler les mares, couvrir les récipients et couper
les arbres et arbustes autour des habitations. La désinfection
comprend comme autrefois, la sulfuration, le claytonnage,
l'inhumation rapide dans un lit de chaux. *Prophylaxie internationale.* — On admet les mêmes prescriptions que pour la peste
et le choléra; *il faut y ajouter surtout la destruction des moustiques à bord*, l'isolement est de sept jours. — *Traitement.* —
Le traitement symptomatique est le suivant : le régime lacté
combat l'ictère et l'anurie, on peut y joindre l'entéroclyse (lavements froids), les ventouses sèches et scarifiées sur la région
lombaire ; contre les vomissements on emploie la thérapeutique anti-émétique (eau chloroformée, glace, etc.); pour combattre l'intoxication on emploie le lavage du sang. — A un
moment donné, cette thérapeutique symptomatique avait cédé
le pas à la sérothérapie de Sanarelli; les nouvelles doctrines
l'ont remise en faveur. Dans ces derniers temps, on a même
essayé l'inoculation par les moustiques ayant piqué des cas
bénins. Bien que la piqûre ait été surveillée, afin qu'elle fût
unique, bien que le malade ait été soigné de suite, on a eu
des déboires et la méthode n'est pas à préconiser.

Ictéroïdette (1).

Synonymes : *Fébricule amarile. — Fièvre inflammatoire. —
Fièvre rouge.*

Au Mexique, au Vénézuéla et aux Antilles, on admet qu'il
existe une « ictéroïdette », comme il y a une « typhoïdette ».
Les épidémies de cette fébricule amarile s'observent dans les
mêmes conditions que la fièvre jaune; elles atteignent surtout
les enfants, et les Européens qui ont déjà un assez long séjour;
l'affection immunise contre le vomito.

_____

(1) Voir *Fièbre biliosa inflammatoria.* Alfred MACHADO. Caracas,
1902.

HISTORIQUE ET DISTRIBUTION GÉOGRAPHIQUE.

Il n'y a aucun doute à avoir, avant les incursions européennes dans le Nouveau-Monde, la courbe d'ictéroïdette (fièvre jaune), exerçait déjà ses ravages sur le littoral du Mexique et dans les Antilles, où elle était parfaitement connue de la population autochtone; au Mexique on l'appelait « cocolitzle », les Caraïbes la dénommaient « homanhatina ».

D'autre part, avant la découverte de l'Amérique, avant les

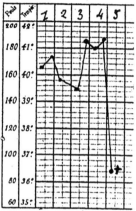

FIG. 8. — Courbe de fièvre jaune, avec ses trois périodes. Le cas s'est terminé par la mort.

expéditions dirigées vers cette partie du globe, les navigateurs qui fréquentaient assidûment la côte occidentale d'Afrique n'avaient jamais fait la moindre mention concernant la maladie. Il semble donc que ce soit une grosse erreur de croire avec Pym, que le vomito est d'origine africaine.

Il faut, toutefois s'empresser de reconnaître que les relations précises d'épidémies de fièvre jaune ne remontent pas très loin et datent tout au plus du début du XVII° siècle.

Quoi qu'il en soit, il semble bien prouvé par ce que nous venons de dire, que le vomito est d'origine américaine et que les rivages du golfe du Mexique ont été son berceau, sans que l'on puisse préciser d'une façon certaine si c'est sur la côte du Mexique même, aux Grandes Antilles, ou sur la côte orientale des États-Unis que la maladie a pris tout d'abord naissance.

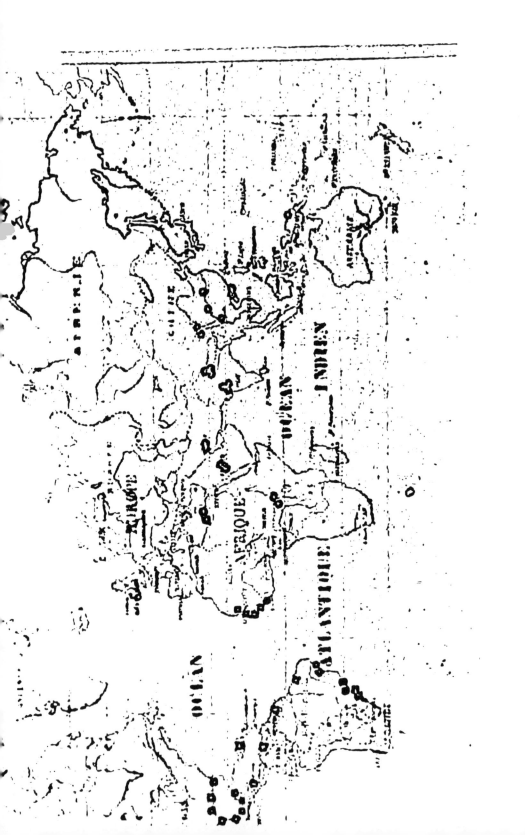

ritimes étaient plus fréquentes et que les transports devenaient plus rapides. Cette marche envahissante est bien figurée dans le saisissant schéma publié par Sanarelli (1).

C'est de là qu'elle est partie au xviii⁰ siècle, pour visiter les pays où elle a été signalée à cette époque : côtes orientale et occidentale de l'Amérique, côte occidentale d'Afrique. Dans ces diverses contrées elle a fini par devenir endémique et nous devons voir là autant de foyers secondaires d'où sont sorties une partie des épidémies constatées sur le continent européen.

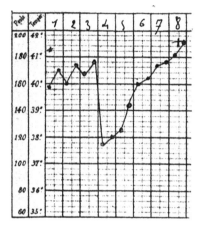

Fɪɢ. 10. — Courbe d'ictéroïdette (fièvre jaune).

La zone d'endémicité de la fièvre jaune est assez limitée quand même ; elle règne dans tout le golfe du Mexique, dans les Antilles, à la Guyane, sur la côte du Brésil depuis 1849 et surtout depuis 1861 (Barata); au Pérou depuis 1854, au Chili, dans la République Argentine et dans l'Uruguay; sur la côte occidentale d'Afrique, principalement dans la Sénégambie et dans la colonie anglaise de Sierra-Leone. C'est à Saint-Louis-du-Sénégal que la maladie mit pour la première fois le pied en Afrique en 1778. D'après pas mal d'auteurs, le vomito serait également endémique à Fernando-Po et aussi à San-Paulo-de-Loanda.

Dans toute cette zone d'endémicité, la fièvre jaune subit de

(1) Sᴀɴᴀʀᴇʟʟɪ. *La fiè vre jaune*, 1898, p. 3.

fréquentes exacerbations; puis elle fait des incursions et pousse des prolongements lointains.

On l'a vue ainsi remonter jusqu'à 48°5 de latitude nord en Amérique (Québec), et jusqu'à 51° de latitude nord en Europe (Swansea); elle descend, par contre, jusqu'au 55° de latitude sud en Amérique et par 9° dans l'hémisphère sud-africain.

On pourrait croire, *a priori*, que les apparitions de la fièvre jaune sur le continent européen constituent d'extrêmes exceptions ; il n'en est rien pourtant. On les ignore volontiers parce que la plupart du temps, elles se sont montrées plutôt bénignes. En effet, à part quelques épidémies espagnoles, elles se sont toutes éteintes assez rapidement.

C'est tout à fait au début du xviii° siècle que le vomito fut importé des Antilles dans le port de Cadix. De nouveau, des épidémies ont atteint Cadix en 1731, 1733, 1734, 1780, 1800 et 1870. L'épidémie la plus sévère fut celle de 1800.

Au commencement du xix° siècle Gibraltar et Carthagène ont été contaminées. Citons encore : les épidémies de 1819-1821, dans l'Espagne méridionale et à Majorque; celles de Passages en 1823, de Gibraltar en 1828, de Barcelone en 1870, de Madrid en 1878 ; dans cette dernière ville, la maladie fut importée par un régiment de retour de Cuba. Il y a quelques années, lors de la guerre hispano-américaine, les mêmes circonstances auraient pu se présenter; on n'ignore pas combien les troupes espagnoles et américaines ont été éprouvées par le fléau. Le vomito négro a pris plus de 30.000 soldats espagnols pendant les trois années qu'a duré l'insurrection dans la grande île.

La fièvre jaune a été importée plusieurs fois du Brésil à Lisbonne en 1723, en 1857 en 1860, 1864, 1879. L'épidémie de 1857 fut surtout cruelle à Lisbonne. En trois mois, sur 16.000 cas environ, il y eut plus de 5.000 décès.

En 1804, l'Italie a été touchée très légèrement à Livourne, la maladie avait été importée d'Espagne.

Je signalerai en France les épidémies de Brest (1802, 1815, 1839, 1856), et de Saint-Nazaire (1843, 1851, 1861), qui se sont d'ailleurs rapidement circonscrites.

Je laisse de côté les importations qui se sont éteintes dans nos lazarets.

En Angleterre, on a observé trois épidémies; Wight (1845), Falmouth (1864), Swansea (1865).

Il y a en somme dans le monde trois grands foyers de fièvre

jaune : le Mexique, le Brésil, l'Afrique occidentale, qui poussent de plus en plus des prolongements lointains.

On a accusé sans raison plausible les tremblements de terre d'avoir une part active dans la génèse des épidémies de vomito; il ne faut voir là que de pures coïncidences.

Certains auteurs ont voulu faire du Gulf-Stream une sorte de courant vecteur de la fièvre jaune et croient avoir trouvé là le trait d'union entre les épidémies africaines et américaines; c'est là une opinion qui ne repose sur aucune base sérieuse ; les transactions maritimes constituent une menace autrement rapide et autrement directe.

C'est là qu'est le danger, maintenant surtout qu'on admet la propagation par le moustique, il y a aussi lieu de craindre avec Manson, que les Philippines, les îles de la Malaisie, et même le continent asiatique, soient contaminés après le percement de l'isthme de **Panama**.

Malgré les écarts que nous venons de signaler plus haut, le vomito n'aime pas, en général, les latitudes froides, ni les hautes altitudes ; il ne dépasse guère 150 à 200 mètres aux Etats-Unis et 700 mètres au Brésil (1). C'est ainsi que les habitants des terres froides et tempérées du Mexique ne contractent la fièvre jaune que lorsqu'ils descendent dans les terres chaudes et basses du littoral. On connaît, d'autre part, le fait signalé par Sanarelli, qui nous montre les gens non acclimatés de Rio, traversant impunément les épidémies de vomito pourvu qu'ils aillent coucher sur la hauteur à Pétropolis (1.000 mètres).

Même dans les foyers endémiques, la fièvre jaune affectionne de préférence les périodes de grande sécheresse, les saisons chaudes, où soufflent les brises équatoriales. C'est à la période d'hivernage et quand l'hivernage n'est pas très pluvieux, qu'éclatent surtout les épidémies meurtrières de typhus amaril.

Toutes ces données cadrent admirablement avec la théorie du moustique : la chaleur joue, en effet, un grand rôle dans les conditions d'existence des stegomyia, qui vivent à une température minima de 16° et maxima de 38° ; en outre, ces insectes ne peuvent facilement vivre à une certaine altitude, non pas qu'ils soient surtout gênés par la diminution de pression, mais bien plutôt parce qu'ils trouvent à ces hauteurs une température par trop fraîche pour eux.

---

(1) Kermorgant a cependant signalé l'evomito à Orizaba et Jalopa, 1.264 et 1.730 m,

Pour les partisans de la propagation du vomito par le stégomyia, les pays peuvent être divisés de la façon suivante : pays chauds à stégomyia infectés (foyers primordiaux), à stégomyia non infectés, pays susceptibles de devenir des foyers secondaires; pays tempérés à stégomyia pouvant présenter des épidémies d'importation, sans stégomyia pouvant tout au plus voir survenir des épidémies de lazaret; pays froids réfractaires d'une façon absolue.

Il faut, d'ailleurs, reconnaître que la distribution géographique des stégomyia correspond bien avec ce que nous savons de l'épidémiologie du vomito.

Ce moustique, plus citadin que rural, se rencontre : dans le sud-est des Etats-Unis (Georgie, Louisiane, Floride); au Mexique, aux Antilles, dans l'Amérique centrale (Honduras); à l'isthme de Panama, au Vénézuéla, aux Guyanes, au Brésil, dans la République Argentine : en Europe (Portugal, Espagne, Sardaigne; Sicile; Grèce, Crète); en Afrique (Maroc, Algérie, Egypte, canal de Suez, Sénégal, Sierra-Leone, Guinée, Nigeria, Zanzibar; Natal; Maurice; Réunion; Madagascar; en Asie (Palestine, Inde, Indo-Chine, Annam, Japon); en Océanie (Célèbes, Nouvelle-Guinée, Tahiti; Nouvelle-Calédonie; Queensland.

Même dans ses foyers endémiques, la fièvre jaune, avons-nous dit, affectionne de préférence la saison chaude; lorsqu'elle vient à prendre une extension épidémique, importée par les navires, elle s'installe dans les estuaires et remonte les grands fleuves (Mississipi, Saint-Laurent, Amazone, Paraguay). Sur une même côte, c'est surtout par voie de mer que se contaminent les différentes localités maritimes. Dans un même port on doit considérer comme en danger les vaisseaux placés sous le vent d'un navire contaminé (moustiques).

La fièvre jaune qui épargne relativement les vieillards et les enfants (1), ne s'attaque pas avec la même violence à toutes les races.

Guyane, on peut dire que la race nègre jouit d'une très large

En dépit de quelques exceptions signalées au Sénégal et à la immunité, même en expédition, cette chose bonne à retenir quand il s'agit des armées coloniales, a été dûment constatée pendant la guerre du Mexique et pendant la guerre de Cuba.

---

(1) Pour la fièvre jaune chez les enfants, lire José Maria TEIXEIRA, Rio-de-Janeiro, 1900; chez eux l'ictère et les troubles urinaires, ainsi que les vomissements noirs sont moins marqués.

Au cours de l'expédition du Mexique le bataillon égyptien (nègres du Darfour et du Kordofan), ainsi que le génie colonial recruté à la Martinique et à la Guadeloupe ont été indemnes pendant la campagne.

Les métis sont déjà beaucoup plus sensibles; viennent ensuite les blancs du Midi et enfin les blancs du Nord, les moins résistants. Les indigènes algériens qui sont si souvent nos auxiliaires dans nos expéditions coloniales, il faut bien le retenir, ne sont pas réfractaires ; nos régiments de tirailleurs ont été décimés au Mexique.

Une première atteinte confère une immunité presque absolue, c'est ainsi que les Américains ont mis largement à profit cette donnée lors de leur campagne à Cuba et ont employé de préférence dans leurs troupes de débarquement des gens immunisés de cette façon.

L'immunité se conserve surtout si on demeure dans la zone contaminée ; le séjour prolongé dans les pays d'endémicité amarile agit de la même manière, toutefois cette immunité se perd assez rapidement par le séjour dans les pays tempérés.

SUR LES VARIATIONS DE VOLUME DE LA RATE AU COURS DES CIRRHOSES DU FOIE (1)

Par le Dr **Maurice Perrin** (de Nancy).

L'hypertrophie splénique au cours des cirrhoses du foie est connue depuis les premières descriptions des diverses variétés de cirrhoses. Dans ces dernières années, M. le professeur Gilbert et M. P. Lereboullet ont montré que parmi les éléments essentiels de la splénomégalie qui accompagne rapidement les cirrhoses du foie, et surtout les cirrhoses avec stase portale, la congestion passive tient la première place. « Sans doute, disent MM. A. Gilbert et P. Lereboullet (2), la cholémie, l'infection, peut-être aussi l'anémie, interviennent dans la production de lé-sions réactionnelles de la pulpe splénique et ont une part dans l'hypertrophie de l'organe. Mais leur rôle reste secondaire et à eux seuls ces éléments pathogéniques n'expliqueraient pas la splénomégalie. La congestion passive en est la cause fonda-mentale. L'évolution clinique le prouve, notamment par la ré-trocession de la rate après les hémorrhagies, et par l'associa-tion de la splénomégalie avec d'autres symptômes dus à l'hyper-tension portale ; l'aspect macroscopique et surtout l'état histolo-gique démontrent également l'importance de la congestion. L'examen du foie apporte des arguments convaincants, en montrant, même alors qu'il paraît objectivement normal, des lésions témoignant de la gêne apportée à la circulation portale, qu'il y ait espace-portite totale ou seulement angiocholite ; dans ce dernier cas, en effet, le canal biliaire hypertrophié peut, dans l'espace, comprimer la ramification veineuse voisine et y gêner le cours du sang... » Peu à peu des lésions de sclérose se sura-joutent aux lésions congestives ; elles peuvent, si l'évolution de la cirrhose est longue, devenir prédominantes.

Parmi les arguments apportés par les auteurs précités à l'ap-pui de cette interprétation de l'hypertrophie de la rate des hépa-

---

(1) Travail de la Clinique médicale de M. le professeur Spillmann (Communication à la Société de médecine de Nancy, 6 mai 1908).
(2) La rate hépatique, *Société de Biologie*, 12 novembre 1904. C. R., p. 370.

tiques, deux sont basés sur l'examen clinique ou anatomique de la rate elle-même. Aux faits observés par ces auteurs, je puis joindre des faits personnels (relatifs à des malades de la Clinique de M. le professeur P. Spillmann), qui sont une nouvelle confirmation du rôle de la congestion passive.

MM. A. Gilbert et P. Lereboullet ont observé cliniquement des malades chez lesquels après des hémorrhagies, la rate subissait une diminution de volume notable. Dans plusieurs cas de splénomégalie, associée à la lithiase biliaire ou symptomatique d'une angiocholite anictérique, ou encore sous la dépendance d'une cirrhose biliaire ou veineuse avérée, ils ont vu des rates qui, atteignant l'ombilic avant l'hémorrhagie, débordaient ensuite à peine le rebord costal. Dans un cas de cirrhose biliaire hypersplénomégalique (1), la rate tomba jusqu'au quart de son volume primitif après des hémorrhagies gastro-intestinales. Les hémorrhagies hémorrhoïdaires ont produit le même effet, notamment chez un malade atteint de lithiase biliaire dont la rate tombait ainsi de 26 à 20 et 18 cm. de hauteur verticale, ou remontait à 26 cm. suivant que ses hémorrhoïdes saignaient ou non (2).

Dans un cas observé en 1905, j'ai constaté le même phénomène, quoique moins accentué, chez une femme de 54 ans, atteinte de cirrhose de Laënnec depuis deux ans. L'opothérapie hépatique avait amené une amélioration et la cessation d'épistaxis abondantes lorsque cette malade, après une interruption de traitement, présenta des hématuries. Or, la rate s'est montrée diminuée de volume vingt-quatre heures après le début des hémorrhagies, pour reprendre ses dimensions primitives le lendemain ou le surlendemain de la disparition du sang des urines. Il n'était pas possible de mesurer les dimensions totales de la rate en raison d'une ascite assez abondante, mais la pho-

---

(1) P. LEREBOULLET. Les cirrhoses biliaires (*Thèse de Paris*, 1902), obs. XXXI, p. 317. — A. GILBERT et P. LEREBOULLET. Les causes de la splénomégalie dans les cirrhoses biliaires. *Société de Biologie*, 30 mars 1901. — La maladie de Banti existe-t-elle. *Revue de Médecine*, 10 décembre 1904, p. 904.

(2) GILBERT et LEREBOULLET. L'origine hépatique des hémorrhoïdes. *Société de Biologie*, 11 juin 1904.

nendoscopie combinée à la percussion (1) permettait de faire le départ entre la matité de l'ascite et la matité splénique au-dessus de l'ascite, et d'apprécier très exactement les dimensions de cette portion de matité splénique, portion qui correspondait à un peu moins de la moitié de l'organe. Pour certaines raisons qu'il est inutile de redire ici, tous les autres éléments restant constants, la zone réniforme de matité splénique accessible devait être considérée comme traduisant par ses variations toutes les variations de volume de la rate. Or, la hauteur verticale de cette zone était de 8 cm. 1/2 avant les hématuries, de 7 centimètres vingt-quatre heures après leur début, pour revenir à 8 cm. 1/2 après leur cessation.

Bien que ces dimensions n'aient point impliqué des différences de volume aussi accentuées que celles signalées par MM. Gilbert et Lereboullet, (sans doute parce que les hématuries n'ont jamais été extrêmement abondantes et parce qu'il existait évidemment déjà des lésions de sclérose splénique surajoutées), ce fait clinique peut être rapproché des autres, et confirme comme eux le rôle de la congestion passive dans la production de la splénomégalie.

II

Les faits cliniques trouvent, d'ailleurs, leur confirmation dans l'anatomie pathologique. « Lorsqu'un malade, porteur d'une splénomégalie marquée, disent Gilbert et Lereboullet (2), est mort d'hémorrhagie gastro-intestinale, sa rate sur la table d'autopsie non seulement a perdu parfois le tiers ou la moitié de son volume primitif, mais a un aspect qui prouve bien qu'elle est vidée de sang ; sa capsule est plissée et comme ridée, semblant trop grande pour l'organe ; elle offre à la section une consistance assez molle, bien différente de celle qu'on s'attendait à lui trouver... La saignée portale a donc suffi à changer complètement son volume et ses caractères. »

L'autopsie de la malade chez laquelle j'avais constaté cliniquement les variations de volume après des hématuries, et celle de deux autres cirrhotiques de la Clinique de M. Spillmann

---

(1) M. PERRIN. Variations du volume de la rate chez une cirrhotique présentant des hématuries, procédé d'appréciation. *Réunion biologique de Nancy*, 20 juin 1905. *C. R. de la Soc. de Biologie*, p. 1078.

(2) GILBERT et LEREBOULLET. La maladie de Banti existe-t-elle ? *Revue de médecine*, 1904, p. 905.

m'ont permis de vérifier par une épreuve facile à reproduire, la réalité de cet *état de vacuité* de la rate. J'en ai rapproché le cas d'une rate congestionnée chez une pneumonique morte avec des accidents cardiaques (1).

Obs. I. — La malade précitée a en effet succombé par gastrorrhagie, cinq mois et demi après la constatation clinique de ses variations spléniques. A l'autopsie j'ai trouvé une rate flasque et ratatinée, nonobstant l'épaississement de sa capsule. Tous les organes étaient absolument exsangues, la rate comme les autres. Elle mesurait 19 × 12 × 5 cent. (alors que les dimensions moyenne d'une rate d'adulte ont 13 × 8 × 3, d'après Testut). *En introduisant de l'eau par l'artère splénique*, doucement et jusqu'à déplissement seulement, l'organe reprenait une consistance ferme et ses dimensions devenaient 19 1/2 × 12 1/2 × 6 centimètres. En laissant écouler l'eau elle reprenait ses dimensions primitives. Les coupes de l'organe ont montré que l'eau n'avait pas fait d'effraction dans le parenchyme dont la replétion s'était bien faite par voie vasculaire. Notons que l'écart des dimensions n'est pas aussi considérable que pouvait le faire espérer la constatation clinique faite cinq mois et demi avant la mort; mais pendant cet intervalle les lésions de sclérose splénique ont certainement évolué.

Obs. II. — Un infantile (taille 1 m. 54) âgé de 54 ans, meurt de bronchopneumonie avec ictère et melœna, sans autres renseignements cliniques. Le foie présentait des lésions d'angiocholite et de cirrhose biliaire et un kyste hydatique en voie de nécrose aseptique spontanée (2). La rate ratatinée pesait 210 gr. et mesurait 15 × 8 × 3 cm. Gonflée par l'eau dans les conditions précitées elle pesait 265 gr. et mesurait 15 × 9 1/2 × 5 cm. Comme dans dans l'obs. I, la rate reprend ses dimensions antérieures quand on laisse l'eau s'écouler (constatation faite également dans les cas suivants.

Obs. III. — P..., âgé de 66 ans (3), atteint de cirrhose de Laënnec à évolution rapide, meurt dans le coma après avoir eu de la diarrhée profuse et présenté des symptômes d'anémie séreuse. La rate flasque et plissée pesait 250 gr. et mesurait 13 1/2 × 9 1/2 × 10 1/2 cm. Après réplétions par l'eau elle pèse 420 gr. et mesure 14 × 5 cm.

Obs. IV. — A titre de comparaison j'ai fait la même épreuve à l'autopsie d'une jeune femme morte de pneumonie avec accidents

(1) M. Perrin. Variations du volume de la rate chez les cirrhotiques (constatations nécropsiques). *Réunion biologique de Nancy*, 9 mars 1908, *R. de la Soc. de Biologie*, p. 565.

(2) P — ésentation à la *Société de médecine de Nancy*, 1906. Voir aussi Richon et Jeandelize. Sur l'origine testiculaire de certains cas d'infantilisme. *Province Médicale*, 1906.

(3) M. Perrin. L'anémie des cirrhotiques. *Congrès de Paris*, 1907, obs. XV, I.

cardiaques. La rate, tuméfiée, s'est vidée de son sang grâce à l'absence de coagulation. Elle pesait alors 260 gr. et mesurait 13,3 × 10 1/2 × 3 1/2 cm. Après réplétion par l'eau elle pèse 300 gr. et mesure 14 × 11,5 × 4 cm.

Cette *épreuve de la réplétion par l'eau*, que j'ai réalisée pour trois rates hépatiques et pour une autre rate congestionnée, en rendant à la rate sa fermeté et des dimensions plus grandes, montre bien que son état de flaccidité avec plissement de la capsule est un *état de vacuité* consécutif à l'hémorrhagie (ou dans l'obs. III, à l'anémie séreuse).

On pourrait, à vrai dire, objecter que la rate a des variations physiologiques et qu'à l'état normal son volume n'est pas constant : certaines recherches encore inédites de M. le professeur Meyer (de Nancy), mettent en évidence ce fait intéressant dont elles préciseront l'étendue. Si ces variations étaient reconnues aussi grandes que celles signalées plus haut, cela ne détruirait pas la conclusion ci-dessus car les variations normales, à l'état vivant, comportent un élément qui fait défaut dans l'épreuve cadavérique ; c'est précisément la vie elle-même ; la rate vivante possède évidemment une certaine vaso-tonicité qui lui permet de *se contracter* et d'atteindre ainsi un minimum de dimensions auquel une rate de cadavre, privée de ce moyen de réduction de volume, ne saurait jamais parvenir.

On est donc en droit de considérer l'épreuve de la réplétion hydrique de la rate flasque comme la vérification nécropsique des variations observées cliniquement par MM. Gilbert et Lereboullet, et par moi-même, et aussi comme la confirmation de l'opinion de ces auteurs, à savoir: que l'aspect de la rate flasque est celui d'un organe « vidé ».

L'anatomie pathologique est donc d'accord avec la clinique pour confirmer le rôle capital joué par la congestion passive dans la production initiale de l'hypertrophie splénique des cirrhotiques, rôle qui n'exclut d'ailleurs pas celui d'autres facteurs associés.

LE MECANISME DE L'ACCOUCHEMENT PHYSIOLOGIQUE

ET LE

FONCTIONNEMENT DU FORCEPS TARNIER

Par le Dr J. Berthaut, de Saint-Pons (Hérault).

Ancien interne des hôpitaux de Paris.

Entre le mécanisme de l'accouchement physiologique et le fonctionnement de tous les forceps, il existe deux relations très différentes : 1° une relation que l'on peut appeler opératoire, et qui est caractérisée par les manœuvres que l'opérateur exécute pour extraire la tête ; 2° une relation que l'on peut appeler automatique, et qui est caractérisée par les mouvements que la tête peut imprimer à l'instrument. L'importance de ces deux relations varie avec l'opérateur et avec la nature du forceps.

Depuis l'invention du forceps on a expliqué de diverses manières le mécanisme de l'accouchement physiologique, et ces explications ont eu successivement une influence plus ou moins grande sur le manuel opératoire.

Après que Levret eut attribué un axe courbe au canal pelvi-génital, considéré au moment de la plus grande distension du plancher périnéal, on a cherché à déterminer géométriquement la forme de l'axe de la cavité pelvienne. Malgré l'exactitude que paraissait devoir donner au tracé de l'axe pelvien l'intervention d'une science aussi exacte que la géométrie, on est arrivé à des résultats notablement différents. Pour les uns, cet axe avait une forme circulaire, tandis que pour les autres il avait une forme plus ou moins parabolique. Mais la courbe était prolongée au-delà du détroit inférieur du bassin avec la forme que l'on avait déterminée, et ce prolongement constituait l'axe de la partie molle ou terminale du conduit pelvi-génital, considéré au moment de la plus grande distension du plancher périnéal.

On fut naturellement amené à mettre en accord le mécanisme de l'accouchement avec cette conception de canal courbe, et, sans bien savoir si cet accord était justifié, on conclut qu'il fallait faire suivre à la tête saisie par le forceps la direction de l'axe courbe du canal pelvi-génital. Depuis l'invention du forceps jusqu'au mémoire publié par Tarnier en 1877, on a géné-

ralement mis en pratique le manuel opératoire décrit par Levret pour l'extraction de la tête. On saisissait les manches avec
les deux mains, et on tirait dans leur direction, d'abord en les
portant en arrière autant que le périnée pouvait le permettre,
puis en les relevant de plus en plus de bas en haut vers le
ventre de la parturiente à mesure que la tête progressait ; en
même temps que l'on tirait, on imprimait à l'instrument des
mouvements latéraux analogues aux oscillations du pendule, en
portant l'extrémité des manches alternativement vers l'une ou
l'autre cuisse de la femme.

Cependant quelques accoucheurs avaient reconnu que, en tirant dans la direction des manches du forceps de Levret, on ne
pouvait faire les tractions, ni suivant l'axe de la cavité pelvienne,
ni suivant l'axe de la tête régulièrement saisie par les cuillers.
Pour faire disparaître cette fâcheuse imperfection du forceps
de Levret, on imagina des procédés de traction qui ne nécessitaient aucun changement dans la forme générale de l'instrument. Ces procédés peuvent tous être ramenés à une manœuvre
qui consiste à immobiliser plus ou moins d'une main les extrémités des manches, tandis que l'autre main, saisissant les branches au niveau ou en avant de leur articulation, tend à abaisser
les cuillers dans une direction plus ou moins parallèle à l'axe de
la cavité pelvienne.

D'autres accoucheurs, constatant que le périnée empêchait,
même en employant ces procédés, de faire les tractions dans la
direction de l'axe pelvien, cherchèrent à tourner l'obstacle périnéal, et, pour réussir dans cette entreprise, ils modifièrent la
forme de l'instrument. Bien que ces modifications instrumenta-
les n'aient pas toutes donné de bons résultats, on peut les résumer dans une nouvelle courbure donnée au forceps de Levret :
la courbure périnéale. Les manches furent recourbés en bas,
de telle sorte que leurs extrémités devaient se trouver dans le
prolongement de la ligne d'axe des cuillers. Lorsqu'un forceps
ainsi construit était régulièrement placé par rapport au bassin, c'est-à-dire lorsque la concavité de sa courbure pelvienne
était directement tournée vers les pubis, il était possible, en
saisissant avec les mains les extrémités des manches, de tirer
dans la direction de l'axe pelvien.

Ces modifications dans le manuel opératoire et dans la forme
de l'instrument n'eurent pas grand succès, et elles ne furent
guère utilisées que par ceux qui les avaient imaginées.

Avec la direction des tractions, on n'avait en vue, tout d'abord, que la direction générale du trajet à faire suivre à la tête dans le canal pelvi-génital : mais lorsque l'on eut appris que dans l'accouchement spontané la tête exécutait un mouvement de rotation intérieure avant d'être expulsée au dehors, il fallut bien se préoccuper de ce mouvement dans l'extraction de la tête saisie par le forceps. Il arrivait bien parfois que la tête tournait spontanément entre les cuillers, soit pendant les tractions, soit pendant la suspension des tractions ou bien qu'elle tournait spontanément entraînant l'instrument, sans que l'opérateur eût rien fait pour produire ce mouvement. Mais le plus souvent, elle se laissait entraîner par le forceps en conservant la position qu'elle avait au moment où elle avait été saisie par les cuillers, et parfois on la voyait sortir dans une attitude peu favorable au dégagement. On fut naturellement conduit, tantôt à favoriser la rotation intérieure de la tête, tantôt à la produire artificiellement.

Quel que soit le procédé de traction, que l'on se serve du forceps de Levret ou d'un forceps à courbure périnéale analogue à celui de Hubert, la relation automatique entre le mécanisme de l'accouchement physiologique et le fonctionnement de l'instrument est presque nulle. La tête, maintenue par un forceps sur les manches duquel l'opérateur exerce des tractions ne peut pas exécuter les mouvements qu'elle exécute lorsque l'accouchement se fait spontanément, et elle est obligée de suivre la direction bonne ou mauvaise, que lui impose l'opérateur. Elle n'exécute spontanément le mouvement de rotation intérieure que si l'opérateur sent ce mouvement et ne fait rien pour l'entraver. Souvent, si elle tourne entre les cuillers pendant les tractions, la rotation n'est pas spontanée, et elle est due à ce que les cuillers mal appliquées la produisent par la compression qu'elles exercent. Certains opérateurs, voulant laisser à la tête la mobilité nécessaire à la production de la rotation spontanée, cessent de serrer les manches et vont même jusqu'à désarticuler les branches dans l'intervalle des tractions. Les autres, à un moment qu'ils jugent opportun, manœuvrent le forceps de manière à produire la rotation artificielle de la tête.

Chassagny est le premier accoucheur qui ait réussi à laisser à la tête une mobilité suffisante pour lui permettre d'exécuter les mouvements qu'elle exécute lorsque l'accouchement se fait spontanément. On a reproché à son appareil de traction de ne pas tirer dans la direction de l'axe pelvien. Ce reproche est exact, mais il n'a pas toute l'importance qui lui a été attribuée. Les

lacs, insérés plus ou moins au niveau du centre de figure de
l'ellipse céphalo-instrumentale, ne tirent pas évidemment dans
la direction de l'axe pelvien, mais ils ont un défaut beaucoup
plus grave ; ils ne peuvent tirer dans la ligne d'axe des cuillers
qu'à la fin de l'extraction, alors qu'il est plutôt indiqué de retenir la tête que de la tirer.

Après que Tarnier eut publié son mémoire de 1877, toutes les
discussions sur le forceps ont principalement visé les tractions
dans l'axe du bassin. On a généralement considéré cette direction des tractions comme plus importante que les tractions dans
la ligne d'axe des cuillers, et ceux qui ont voulu décrire le fonctionnement du forceps Tarnier ont, pour la plupart, reproduit
la partie du mémoire dans laquelle Tarnier démontre que le
forceps de Levret ne peut jamais tirer dans l'axe du canal pelvi-
génital. Mais ce mémoire avait pour but de décrire un forceps
dont les branches de préhension étaient munies d'une courbure
périnéale, et de montrer sa supériorité sur les forceps qui l'a-
vaient précédé. Lorsque ce forceps était appliqué, de telle sorte
que les cuillers fussent placées aux extrémités du diamètre
transverse de la cavité pelvienne l'opérateur devait pouvoir
faire toute l'extraction de la tête en tirant dans l'axe du canal
pelvi-génital. Malheureusement le forceps, ainsi transformé, ne
fonctionnait pas aussi bien lorsque les cuillers devaient être placées aux extrémités d'un diamètre oblique de la cavité pelvienne. La partie convexe, engendrée par la courbure périnéale des branches de préhension, formait alors une saillie, qui
venait heurter une des branches ischio-pubiennes, et qui faisait dévier les manches de l'instrument du côté opposé, de telle
sorte que les tractions faites sur la barre transversale du tracteur ne pouvaient plus être dirigées suivant le plan médian antéro-postérieur du bassin. C'est pour cette raison que Tarnier
abandonna la courbure périnéale des branches de préhension,
en la reportant sur l'appareil de traction, et qu'il revint à la
courbure pelvienne de Levret.

Avec les lacs de Chassagny, la relation automatique, entre le
mécanisme de l'accouchement physiologique et le fonctionnement du forceps, tient déjà une plus grande place que la relation opératoire. Mais ces lacs, quel que soit le niveau de leur
insertion sur les cuillers ne permettent de tirer, ni dans l'axe
du bassin, ni dans la ligne d'axe des cuillers.

Avec le forceps Tarnier, dont les branches de préhension
sont dépourvues de courbure périnéale, la relation automati-

que, entre le mécanisme de l'accouchement physiologique et le fonctionnement de l'instrument, tient beaucoup plus de place que la relation opératoire.

Les accoucheurs, qui avaient une grande habitude du forceps de Levret, et qui le considéraient comme un excellent instrument, ont précisément reproché au forceps Tarnier son fonctionnement automatique, et ils l'ont accusé d'enlever ainsi toute initiative à l'opérateur.

On comprend très bien qu'avec un forceps, dont le fonctionnement n'a rien d'automatique, on ne puisse compter que sur l'initiative opératoire. Mais on comprend moins, et même on ne comprend pas du tout, que tant d'opérateurs, parmi ceux qui se servent du forceps Tarnier, accordent encore une si large place à l'initiative opératoire. La prétention à diriger le forceps, d'après la conception, que l'on croit exacte, du mécanisme de l'accouchement, n'est pas nouvelle. Toutes les générations d'accoucheurs ont cru que, à leur époque, le mécanisme de l'accouchement était exactement connu dans ses moindres détails, et leur initiative opératoire a été dirigée en conséquence. Cependant, l'histoire de ce mécanisme montre que jamais on n'est arrivé à l'expliquer d'une manière absolument satisfaisante, et encore actuellement il y a bien des incertitudes qui ne sont peut-être pas près de disparaître.

La conception de canal courbe, avec axe circulaire ou plus ou moins parabolique, n'a plus de raison d'être depuis que Fabbri a démontré que la cavité pelvienne est une petite cuve grossièrement cylindrique, largement ouverte en haut, fermée en bas par un cul-de-sac sans issue, et percée d'une petite ouverture vers le bas de sa paroi antérieure. L'axe de cette cavité est représenté par l'axe du détroit supérieur prolongé en bas jusqu'au milieu du coccyx. Avant la distension du plancher périnéal, il n'y a pas encore de canal courbe, et la tête qui a exécuté son mouvement de rotation intérieure, se trouve au fond de cette cavité grossièrement cylindrique, ayant devant elle l'ouverture de la paroi antérieure. Lorsque le plancher périnéal a acquis sa plus grande distension, la tête se trouve dans une gouttière recourbée au-devant de l'arcade et de la symphyse des pubis.

L'axe courbe de cette gouttière vient croiser, à angle à peu près droit, l'axe du détroit supérieur prolongé jusqu'au coccyx. — Il en résulte que l'axe général du conduit pelvi-génital est constitué par deux lignes qui se coupent à peu près à angle droit vers le bas de l'excavation. La première de ces lignes est droite, c'est l'axe de l'excavation pelvienne ; la seconde est courbe, c'est l'axe de la gouttière que forme la tête, pour sortir du bassin, en distendant le périnée postérieur et en poussant devant elle le périnée antérieur. L'observation clinique montre que la description suivante du mécanisme de l'accouchement physiologique est en parfait accord avec cette disposition du conduit pelvi-génital :

Dans l'accouchement vraiment physiologique, la tête se présente plus ou moins fléchie en position oblique, et elle descend dans l'excavation en glissant derrière la moitié antérieure des parois pelviennes. Aucun axe du bassin n'impose cette direction, et c'est la contraction utérine qui, poussant la tête en avant et en bas, la force à suivre la gouttière incomplète que forme la moitié antérieure des parois pelviennes. Pendant cette progression, la tête conserve la même position oblique, et c'est avec cette attitude qu'elle arrive au fond de l'excavation, où elle rencontre la résistance de l'extrémité inférieure du sacrum et celle du périnée postérieur: Ces résistances dévient complètement en avant la direction de la force utérine qui la poussait en bas et en avant. Il en résulte que la tête est projetée contre la paroi antérieure du bassin, sur laquelle se trouve l'orifice de sortie de la cavité pelvienne. Mais, sur cette paroi du bassin osseux, elle rencontre l'espace vide circonscrit par l'arcade des pubis, et l'intervention passive de cette arcade la fait tourner dans le sens favorable au dégagement.

Après cette rotation, elle a encore devant elle l'arcade des pubis, dont le vide est comblé par le périnée antérieur, et au-dessous d'elle, le périnée postérieur ainsi que l'extrémité inférieure du sacrum. Le segment céphalique, qui est en avant, étant immobilisé dans la forme évasée de l'arcade des pubis et les forces expulsives le poussant en bas et en avant, la tête n'a aucune tendance à changer de position ; la partie inférieure du sacrum arrêtant toute progression directement vers le bas, elle ne peut trouver une issue qu'en distendant le plancher périnéal en bas et en avant ; et comme le périnée antérieur, sur lequel se trouve d'ailleurs l'ouverture d'issue, a une résistance moindre que le périnée postérieur, il devient évident que, pour sortir du bassin, elle doit passer sous l'arcade des pubis. Mais pour qu'elle puisse passer sous l'arcade des pubis, il faut que le diamètre bi-pariétal, qui est devenu le grand diamètre de présensation par rapport à la porte de sortie du bassin, descende jusqu'à ce qu'il trouve devant lui un espace assez large pour le laisser passer. Ce résultat est obtenu par la distension progressive du plancher périnéal, et, lorsque les bosses pariétales ont franchi les tubérosités ischiatiques, la tête traverse l'orifice vulvaire dilaté, après avoir parcouru, non un véritable canal, mais plutôt une large gouttière, qu'elle a constituée par sa progression même, et qui est recourbée au-devant de l'arcade et de la symphyse des pubis.

Cette conception, peu classique il est vrai, du mécanisme de l'accouchement physiologique, fait comprendre mieux que tout autre le fonctionnement du forceps Tarnier. Le forceps ne devant pas être un agent de réduction, lorsqu'il s'agit d'intervenir dans un accouchement jusque-là physiologique, on ne peut lui demander que de saisir efficacement la tête et de l'extraire. sans préjudice et sans danger pour la mère et pour l'enfant. Comme agent de préhension, le forceps Tarnier ne diffère essentiellement du forceps de Levret que par l'existence d'une pièce supplémentaire, la vis de pression, destinée à fixer les cuillers sur la tète. Comme agent de traction, il possède en plus un appareil de traction à courbure périnéale, qui permet toujours de tirer dans la ligne d'axe des cuillers.

Le forceps Tarnier, ainsi que le manuel opératoire que l'on doit suivre, pour introduire les branches de préhension dans la cavité pelvienne et pour disposer les cuillers de manière à saisir efficacement la tête, ayant été surabondamment décrits dans plusieurs ouvrages d'obstétrique, il est inutile de reproduire ces descriptions.

Lorsque, les branches de préhension étant articulées, on a serré à fond le pivot, il faut de toute nécessité serrer suffisamment la vis de pression, avant d'introduire les tiges de traction dans la douille carrée du tracteur. Si, ayant négligé de prendre cette précaution, on soulève les branches de préhension pour fixer le tracteur sur les tiges de traction, les cuillers glissent en arrière, et une prise régulière peut devenir défectueuse. De plus, si la vis de pression n'est pas suffisamment serrée, on est très exposé à voir déraper l'instrument, et il vaut encore mieux qu'elle soit trop serrée que pas assez.

Vis de pression ne veut pas dire vis de compression, et cette pièce du forceps Tarnier, destinée à fixer les cuillers sur la tête de manière à conserver la prise obtenue, remplace avantageusement la main qui serre les extrémités des manches lorsque l'on se sert du forceps de Levret. Quand on opère avec ce dernier instrument, la main qui serre les extrémités des manches agit sur la tête avec une grande force, parce qu'elle est appliquée aux extrémités de deux longs leviers. La force compressive est proportionnelle à la longueur des manches, ou plus exactement à la distance qui sépare l'articulation du point où la main est appliquée, et la compression est d'autant plus forte que les tractions sont plus énergiques. Au contraire, la compression que peut produire la vis de pression du forceps Tarnier n'augmente pas, quelle que soit l'énergie des tractions. Si pendant les tractions il se produit une réduction de volume de la tête suivant les diamètres comprimés par les cuillers, on constate que la vis de pression est devenue trop lâche, et l'on est obligé de la serrer à nouveau.

Pour serrer suffisamment cette vis de pression, il faut saisir les manches des branches de préhension et faire de légères tractions. On s'assure ainsi que les cuillers suffisamment rapprochées tiennent solidement la tête, et il ne reste plus qu'à serrer la vis de pression de manière à conserver la prise que l'on a obtenue.

Lorsque l'on a fixé les tiges de traction dans la douille carrée du tracteur, on peut commencer l'extraction. Presque tous les ouvrages d'obstétrique recommandent expressément de ne faire les tractions que pendant les contractions utérines. Cette recommandation si formelle paraît absolument paradoxale, si on considère que souvent l'on intervient dans un accouchement jusque-là physiologique, précisément parce que les contractions utérines ont complètement cessé. Il est vrai que les mêmes ouvrages d'obstétrique croient, pour la plupart, que l'introduction des branches du forceps ne peut guère manquer de réveiller les contractions utérines endormies, et ils complètent ce prétendu rôle ocytocique de l'instrument par une sorte de massage du globe utérin. Mais ces moyens ne réussissent pas toujours, et l'on ne peut pourtant pas attendre indéfiniment des contractions qui n'arriveront peut-être pas.

D'ailleurs, ces tractions intermittentes, faites seulement au moment des contractions utérines, n'ont quelque importance que si on se sert du forceps de Levret ou de tout autre forceps analogue, et l'on peut les ranger à côté de ces mouvements de latéralité que l'on imprime alors aux manches de l'instrument, dans le but de faciliter l'extraction. C'est que tous les forceps qui entravent la mobilité de la tête ont besoin d'être aidés par les contractions utérines qui, non seulement renforcent l'énergie des tractions, mais encore peuvent, en imprimant à la tête un mouvement indépendant de la volonté de l'opérateur, indiquer à ce dernier la direction qu'il doit donner à ses tractions. Le forceps Tarnier, en raison de sa puissance et de la mobilité qu'il laisse à la tête, n'a aucun besoin d'être aidé par les contractions utérines, et le meilleur moyen de les faire apparaître, c'est encore de commencer les tractions. Les branches de préhension indiquent à tout moment de l'extraction dans quelle direction les mains, qui tiennent la barre transversale du tracteur, doivent agir pour tirer dans la ligne d'axe des cuillers.

Pour tenir compte des indications fournies par cette aiguille indicatrice, il faut de toute nécessité tirer sur le palonnier, sans toucher aux manches, et maintenir constamment le coude du tracteur à un centimètre des branches de préhension. Si on laisse cette distance devenir plus grande, on tire trop en arrière, et si on laisse le coude du tracteur arriver au contact des branches de préhension, on transforme l'instrument en un levier, qui prend un point d'appui sur les branches ischio-pubiennes, et qui ne tarde pas à déraper.

En général, on classe les applications de forceps sur la tête de la manière suivante :

1° Application à la vulve et au détroit inférieur ; 2° applications dans l'excavation ; 3° applications au détroit supérieur.

Les deux premières espèces d'applications de forceps se font toutes dans l'excavation. Dans les applications de forceps dites à la vulve, la tête, au moment où l'on introduit les branches de l'instrument, est encore contenue toute entière dans l'excavation. puisque cette introduction ne peut se faire que dans l'intervalle des contractions utérines et alors que la tête, si elle s'est montrée à la vulve, est complètement rentrée dans le bassin. Il ne viendrait à l'idée d'aucun opérateur instruit de tenter l'introduction des branches du forceps, alors que la tête, distendant le plancher périnéal, resterait immobilisée dans l'arcade des pubis. Dans ce cas, qui doit être très rare, et qui ne peut guère s'observer que lorsque la parturiente meurt subitement à ce moment de l'expulsion, une intervention manuelle doit pouvoir terminer l'extraction.

Cependant, si on est obligé de reconnaître que toutes ces applications de forceps doivent être rangées dans la catégorie des applications dans l'excavation, on doit établir dans cette catégorie une subdivision très importante, qui dépend de la position de la tête. Lorsque l'on a à intervenir par une application de forceps dans l'excavation, on trouve la tête orientée, tantôt

obliquement ou transversalement, tantôt directement d'avant en
arrière. Dans le premier cas, la rotation intérieure n'est pas
encore commencée ou complétée ; dans le second cas, elle est
complètement terminée. A chacun de ces deux cas correspond un
manuel opératoire différent. Il est donc nécessaire de subdivi-
ser les applications de forceps dans l'excavation, en applications avant la rotation et en applications après la rotation.

Pour étudier la relation automatique si importante, qui existe
entre le mécanisme de l'accouchement physiologique et le fonctionnement du forceps Tarnier, l'on n'a pas à s'occuper des applications de cet instrument au détroit supérieur. Dans les cas
où l'on a à intervenir avec le forceps au détroit supérieur, alors
qu'il n'y a pas de disproportion entre le volume de la tête fœtale et les dimensions du bassin, il existe une cause de dystocie,
qui rend pour ainsi dire pathologique le mécanisme de l'accouchement physiologique. Il reste donc seulement à examiner
comment fonctionne le forceps Tarnier, lorsque l'on en fait l'application dans l'excavation.

Ordinairement, au moment où l'on va intervenir par une application de forceps dans l'excavation, on trouve la tête complètement engagée, et l'on n'atteint pas facilement le col utérin,
qui est remonté plus ou moins au-dessus de la partie la plus
large de la tête. Tant que l'on sent les bords du col utérin au-
dessous de la zone céphalique qui se présente, la dilatation
n'est pas complète, et l'on doit attendre que le col ait disparu,
à moins qu'il n'y ait une indication formelle d'intervenir immédiatement. Dans ces conditions, la tête a son grand diamètre de
présentation orienté, tantôt dans le sens d'un diamètre oblique
ou d'un diamètre transverse de l'excavation, tantôt dans le sens
du diamètre antéro-postérieur du détroit inférieur. Dans le premier cas, elle est en position oblique ou transversale, et elle n'a
pas commencé ou terminé le mouvement de rotation intérieure ;
dans le second cas, elle est en position antéro-postérieure ou
directe, et sa rotation intérieure est complètement terminée.

Après la rotation, la tête fléchie est en contact avec le plancher périnéal, et la suture sagittale, qui indique la direction du
diamètre occipito-frontal, est plus ou moins exactement orientée dans le sens du diamètre antéro-postérieur du détroit inférieur. Mais elle peut se trouver dans deux positions différentes,
bien qu'elles soient toutes les deux antéro-postérieures. Ces deux
positions sont cliniquement distinguées, l'une de l'autre, par la
situation de la fontanelle postérieure dans la cavité pelvienne.

Si la fontanelle postérieure est en avant dans l'arcade des pubis, la tête est en position occipito-antérieure directe ou occipito-pubienne. Si au contraire la fontanelle postérieure est en arrière au-dessus du coccyx, la tête est en position occipito-postérieure directe ou occipito-sacrée.

En position occipito-pubienne, la tête se trouve dans une situation qui permet de faire l'application de forceps la plus simple et la plus régulière. Elle peut facilement être saisie de telle manière que la courbure pelvienne du forceps, bien placée par rapport au bassin, ait sa concavité tournée vers l'occiput, et que la ligne d'axe des cuillers concorde à peu près exactement avec le diamètre sus-occipito-mentonnier. On arrive à réaliser cette prise idéale en conduisant les cuillers sur les côtés de la tête, et en faisant coïncider le grand diamètre de leur fenêtre avec la ligne qui part de la bosse pariétale pour aboutir à la région malaire.

Pendant l'extraction, l'ellipse céphalo-instrumentale, qui conserve toute la mobilité nécessaire, décrit, en contournant le bord inférieur de la symphyse pubienne, une courbe à concavité supérieure très analogue à celle que décrit la tête, lorsque l'accouchement se fait spontanément. A cette courbe correspond une autre courbe décrite par les manches, qui se relèvent peu à peu vers le ventre de la parturiente, en passant de la position à peu près horizontale, qu'ils ont au moment de l'articulation des branches, à la position presque verticale, qu'ils acquièrent lorsque la nuque est arrivée sous le bord inférieur de la symphyse pubienne.

Pour obtenir la facilité d'extraction si surprenante que donne le forceps Tarnier, il est absolument nécessaire de faire suivre cette courbe au tracteur. Dans ce but on doit, en tirant sur le palonnier, maintenir le coude du tracteur à un centimètre des branches de préhension. Si on ne suit pas de cette manière les mouvements des manches de l'instrument, qui jouent le rôle d'une véritable aiguille indicatrice, on sent immédiatement que la force et l'on déployée pour tirer devient manifestement insuffisante. doit s'arrêter la progression de la tête. Si on laisse augmenter la distance qui sépare le coude du tracteur des branches de préhension, on peut bien voir les manches s'élever davantage, mais on peut aussi voir les cuillers glisser en arrière et l'ellipse céphalo-instrumentale sortir brusquement à vide en déchirant plus ou moins largement le périnée.

(A suivre.)

Analyses

PATHOLOGIE EXPERIMENTALE

Expériences sur la transplantation de tissu embryonnaire. —
BOGOLJUBOFF et ORODSCHINIKOFF. (*Virchow's Archiv*, 2 juin
1908.)

Dans les premiers temps qui suivent la transplantation de tissu embryonnaire dans l'organisme d'animaux adultes, les tissus des trois feuillets embryonnaires conservent leur vitalité et
leur résistance même dans les endroits ou régions où les conditions de nutrition ne sont pas très favorables. D'après les auteurs, la vitalité est dûe à ce qu'ils se produit des formations
semblables à celles des organes. On constate aussi un fait important, c'est la faculté que possède par endroits le tissu épithélial, de subir une prolifération progressive (manifestations de
prolifération dans l'épithélium de certains kystes).

Recherches expérimentales sur quelques ferments de la bile.
— ZUCCARI et BONANNO. (*Gazetta degli Ospedali*, 17 mai 1908.)
(*Berliner Klin. Wochenschrift*, 22 juin 1908.)

La bile du veau, du porc, du mouton, du chien possède toujours une action amylolytique et lipolytique, plus ou moins marquée. Cette action est très prompte; en quelques minutes on peut
avoir grâce à la bile, transformation d'amidon et séparation
de la monobutyrine en glycérine et en graisse. L'ébullition fait
disparaître les deux actions. La filtration (filtre Chamberland)
atténue mais n'annule pas les pouvoirs amylolytique et lipolytique. La bile des animaux étudiés n'a jamais manifesté d'action
protéolytique. L'addition de fragments de muqueuse duodénale
dans les matras où l'on étudie l'action peptique ou trypsique
éventuelle de la bile, ne modifie en rien l'inactivité de la bile
vis-à-vis de la fibrine. La bile obtenue par fistule biliaire chez
un chien, examine à jeun et après divers régimes (hydrocarboné,
gras, protéique) présente une quantité de ferments amylolytique et lipolytique oscillant toujours aux environs des mêmes
chiffres.

Sur la glycosurie expérimentale par brûlure et cautérisation de la face internè de l'intestin. — EICHLER et SILBERGLEIT. (*Berliner Klin. Wochenschrift*, 22 juin 1908.)

Les auteurs ont constaté la réalité expérimentale du fait cliniquement observé que la destruction de la muqueuse du duodénum provoque la glycosurie. Suivant eux, il n'y a pas là un diabète pancréatique, mais simplement une glycosurie hépatique Il y a une forte irritation qui oblige le foie à lancer son glycogène dans la circulation; une fois l'excitation calmée, la glycosurie doit cesser et cesse; c'est l'irritation des nerfs sensitifs du duodénum qui est seule en cause. On sait que d'une façon analogue, le traumatisme du sciatique, du tronc central du pneumogastrique, de certaines régions d ucerveau provoque la glycosurie.

Contribution à l'étude de l'action cancérigène des rayons X. — CASTIGLIONI. (*Gazzetta degli Ospedali*, 28 mai 1908.)

Conclusions : 1° Les rayons X agissant pendant longtemps sur les tissu peuvent avoir une action cancérigène. 2° Leur action cancérigène n'est pas spécifique; on peut la comparer à celle de la lumière et des agents irritants en général. Leur action désagrégeante mérite de les faire compter au premier rang des facteurs étiologiques du cancer. 3° L'action cancérigène des rayons X vient soutenir les théories basées sur la métaplasie des tissus et ébranle les théories parasitaires et embryologiques du cancer. 4° Les ulcérations rebelles ou suspectes se développent sur des tissus frappés de radiodermite devront largement excisées le plus tôt possible, car le curettage, ainsi que le démontre un cas de l'auteur, n'est pas toujours suivi de résultats satisfaisants.

BACTERIOLOGIE

Mécanisme de l'anaphylaxie vis-à-vis du sérum de cheval. — BESSEDKA. (*Annales de l'Institut Pasteur*, juin 1908.)

Mémoire fort remarquable, bien que sa rédaction rigoureusement scientifique en rende la lecture un peu difficile aux praticiens.

L'inoculation d'hématies, d'hémolysine et d'antihémolysine est suivie de production d'hémolysine, si la dose d'antihémolysine est faible, elle n'en est pas suivie si l'anti hémolysine se trouve injectée en quantité notable.

L'A. suppose que l'anaphylaxie s'explique par un processus semblable. Le sérum normal peut être supposé contenir deux substances : a) le sensibilisogène substance thermostabile, donc l'injection fait naître la sensibilisine (toxogénine de Ch. Richet).

b) l'antisensibilisine, substance thermolabile, qui est caractérisée par sa propriété de se combiner avec la sensibilisine.

Le choc anaphylactique n'est rien autre chose que la combinaison brutale de la sensibilisine et de l'antisensibilisine. Il sera diminué si chez l'animal sensibilisé on introduit de l'antisensibilisine, soit pendant la narcose, soit lentement, soit après un chauffage qui retarde l'action de l'antisensibilisine, soit encore avant la période d'anaphylaxie, de manière que la sensibilisine soit neutralisée dès sa formation.

L'anaphylaxie est surtout à craindre avec les faibles doses de sérum; car dans les doses un peu fortes, l'excès d'antisensibilisine neutralise au fur et à mesure de sa production la sensibilisine formée.

G. ROSENTHAL.

Anaphylaxie et toxogénines. — CHARLES RICHET. (*Annales de l'Institut Pasteur*, juin 1908.)

L'A. donne d'abord la technique précise de la préparation de l'actino-congestine ; puis il étudie les effets toxiques généraux ; agitation suivie de calme, hypothermie, mort avec une certaine dose à la suite de torpeur progressive et de diarrhée sanguinolente. Ces effets sont lents, tandis que chez l'animal déjà injecté, la nouvelle dose injectée produit, par anaphylaxie, des effets immédiats et foudroyants. Ces effets morbides différents des premiers, sont dûs à une combinaison de la *toxogénine* (substance restant dans le venin des animaux inoculés) avec la nouvelle dose d'actino-congestine; il y a là une toxine nouvellement formée dérivant de la première, soit une *apotoxine*. Il faut une dose suffisante d'actino-congestine à la deuxième injection pour provoquer les phénomènes ; il faut opérer dans un certains laps de temps, soit après la formation de la toxogénine et avant son élimination.

L'étude de la dose émétisante synthétise bien exactement la brusquerie de l'anaphylaxie. *In vitro* même l'actino-congestine paraît se modifier et former de la toxogénine.

Devant l'importance considérable que prend le *Phénomène de Richet*, nous recommandons à tous les vrais médecins de lire ce mémoire de lecture agréable, de compréhension facile, qui nous consolera du déchiffrage ardu de bien des travaux difficultueux et illisibles.

G. ROSENTHAL.

Bulletin de l'Institut Pasteur, 15 juillet 1908).

Traités généraux: Bourrey et Marquet publient un traité d'analyse chimique industrielle, commerciale, agricole des plus pratiques; *R. Blanchard* donne son glossaire allemand-français de termes d'anatomie et de zoologie. *Nonotte* et *Demanche* décèlent

dans les cultures, l'indol à 1 pour 4 million à chaud, avec
l'Azo'K et le So'H' concentré; ils le dosent. *Pittaluga* utilise pour
le même but l'acide oxalique. *Kala* cultive les anaérobies dans
les conditions d'aérobiose (ce qui est tout naturel depuis la description non citée de mes procédés de culture). *Nattan Larrier*
décrit cetaines formes d'hématoblastes. *Sabrasès* et *Murattet* insistent sur les granulations des hématies de la torpille, qui si-
mulent des hématozoaïres.

Physiologie et morphologie de microbes: *Mary Leach* recherche
l'immunité contre le bactérium coli en partant de trituration des
bacilles. *Beijerinck* décrit l'autoagglutination de certaines levures et l'agglutination de levures vivant en symbiose avec certaines bactéries. *Sabouraud* n'observe plus le pléiomorphisme
des Trichophytoses dans les cultures sur milieux peptonés. *Sartory* et *Clerc* trouvent l'Aspergillus, les Penicillum, le Staphy.
doré, etc., chez les orthoptères.

Actions pathogènes. Dans l'eczéma marginatum d'Hébra, *Sabouraud* décrit un trichophyton confiné dans l'épiderme et n'atteignant pas le poil; il identifie le microsporum lanosum de la teigne infantile et le microsporum caninum. *Pœnaro* décrit chez le
perroquet la pseudo-tuberculose à Aspergillus fumigatus. *Sion* et
Alexandrescu décrivent dans le maïs avarié l'Aspergillus Alpha,
nouvelle espèce. *Nicolle et Pinoy* dans un cas de Mycétome à
grains noirs décrivent un Oospora. *Letulle* soutient la théorie
amibienne de la botriomycose sur des arguments histologiques.
Apell trouve dans le sang de trois pneumoniques le diplobacille
de Friedlander. *Wolf* publie un cas de bactériurie à bacilles de
Friedlander. *Garnier et Simon*, chez des animaux maintenus
immobiles, observent des septicémies anaérobies passagères.
Ricketti récume le rôle des tiques dans la fièvre des Montagnes
Rocheuses ; avec *Gonez* il étudie la vaccinatia du cheval. Cette
fièvre serait (*Ashburn et Craig*) différente de la fièvre fluviale du
Japon.

Toxines, cytotoxines et diastases : D'après *Ford* l'empoisonnement par l'Amanita phalloïdes « vient de l'action d'une amanita
toxine et d'une amanita hémolysine. *Goodman* étudie l'action leu-
cotoxique des sérums normaux. Le streptocoque (de *Veulie*)
augmente d'abord, puis fait baisser la pression artérielle. *Bour-
quelot et Hérissey* étudient les dérivés de l'arbutine. *Olier* obtient
une hémolysine de globules refroidis. *Noguchi* inactive et régénère le complément avec certaines substances chimiques. *Landsteiner* et *Raubitschek* extraient des trypanosomes une substance
hémolytique probablement un lipoïde; de même ils retirent des
bactéries par lavage à l'alcool une hémolysine. *Calmette, Massol*
et *Breton* par l'activation du venin de Cobra démontrent que
le sérum des tuberculeux renferment de la lécithine absente chez
l'individu sain.

Phagocytose et sérothérapie: D'après *Takaki*, dans le traitement de la substance cérébrale séchée par l'alcool chaud, le résidu insoluble a perdu tout pouvoir absorbant, alors que la partie soluble fixe abandonne la toxine tétanique. Pour *A. Marie* et *Tiffeneau*, il s'agirait au contraire d'une combinaison avec un composé albuminoïde; pour *Breton* et *Massol* le venin de Cobra s'absorbe très bien par le rectum, de même (*Calmette* et *Breton*) pour la tuberculine. La voie rectale permet même la vaccination antidiphtérique (*Breton* et *Petit*). *Calmette* et *Massol dédoublent* les mélanges de venin de Cobra et d'antixine. *Crux de Wexel* soigne avec succès les pneumonies par le sérum antipneumococciques de *Römer*, *Barucello* vaccine contre la gourme avec les agressines. *Tsuda* détaille les modification morphologiques des germes de la vie parasitaire.

Hygiène et désinfection: Le battage de l'eau par les rames peut (*Remlinger*) être l'origine d'infection par absorption de gouttelettes de Flüge.

Sur le paludisme: Klüz précise les cas de paludisme, avec examen négatif du sang, et ceux d'examen positif sans paludisme. *Marchoux* observe six cas de paludisme à manifestations pulmonaires (véritables pneumonies) et six cas avec selles « lavures de chair ». *Cropper* a noté dans un cas l'infection de 45 0/0 des hématies; *Blüml* et *Merz* croient que la division parthénogénétique des macrogamètes est la règle. Les corps en demi-lune du paludisme sont pour Brumpt des altérations, des globules géants; la cachexie palustre,même précédée d'attaques d'hémoglobinurie, guérit (*Schellong*) par la quinine à haute dose. *Conto* utilise contre le paludisme les injections endo-veineuses de bleu de méthylène. Le *Myzomia ludlowiia* est aux Philippines (Banks). l'anophèle le plus répandu et la cause de paludisme. *Howard* résume les indications prophylactiques de la lutte contre le paludisme. *Foby* et *Yvernault* trouvent dans l'eau salée des mares des larves de Pyretophorus vivant en général dans l'eau douce. *Blin* estime que le trou-piège est un bon procédé de destruction des moustiques.

GEORGES ROSENTHAL.

De l'anaphylaxie. (*Revue générale. L'OEuvre Médico-Thérapeutique*, juin 1908.)

En 1888 Arloing suppose que l'infection modifie quelquefois les organismes de façon à les rendre plus sensibles à une nouvelle attaque. Malgré quelques travaux de Courmont, Brieger, Knorr, l'étude de l'*Anaphylaxie* date de Richet qui créa ce mot pour préciser l'étude de la sensibilité croissante à certains poisons. Le venin des actinies ou actino-congestine tue les animaux déjà injectés par inoculation d'un vingtième de dose mortelle.

Le sang d'un animal anaphylactisé contient une substance anaphylactisante ou *toxogénine*. Pirquet et Schick en Allemagne décrivent la maladie du sérum, et Pirquet croit utile de créer un mot nouveau l'*Allergie*. Lemaire et Arthus précisent un grand nombre de points ; Arthus a obtenu des phénomènes de nécrose au niveau de la deuxième injection.

Les phénomènes nouveaux produits par la deuxième injection indiquent que le poison inoculé se combine à cette deuxième injection avec la toxogénie pour former un rédivé, ou *apotoxine de Richet*. Les rapports de la substance anaphylactisante et des précipitines, ont été bien étudiés par Marfan et ses élèves ; il n'y a pas identité (Lemaire).

Pirquet et Wolf Eissner ont montré que les phénomènes de la fièvre des foins relèvent de l'anaphylaxie. La vaccine et la variole présentent de nombreux faits d'anaphylaxie (réaction plus rapide des revaccinations). La variole hémorrhagique même « n'atteindrait (Pirquet) que des adultes vigoureux vaccinés dans la jeunesse ». Arloing. Courmont, Bail, Détré ont vu des cobayes tuberculeux mourir d'une quantité petite de tuberculine. La réaction à la malléine des animaux morveux, peut-être la néphrite des scarlatineux (?) (par infection nouvelle et intolérance de cette infection (Schick), toutes les idiosyncrasies relèvent du phénomène de l'hypersensibilité.

On voit donc quel champ immense et nouveau s'étend devant la conception de l'anaphylaxie de Richet.

Examen du pus à l'aide du réactif de Millon. — DREGER.
(*Münch. med. Wochenschrift*, n° 14, 1908.)

Une goutte de pus ordinaire qu'on laisse tomber dans le réactif de Millon (azotate de mercure), forme un disque mobile facile à désagréger à l'aide d'une anse de platine; le pus tuberculeux forme, au contraire, une membrane solide; si cette goutte de pus est plongée dans le réactif elle prend la forme d'un pois ou d'un haricot; le réactif ne se colore pas. Avec le pus ordinaire, par contre, le réactif prend une couleur rouge vive passant bientôt au jaune.

Conservation du bacille pesteux dans le corps des punaises. JORDANSKY et KLADINTSKY. (*Annales de l'Institut Pasteur*, mai 1908.)

Le coccobacille de la peste reste vivant et pullule dans le corps de la punaise six à dix jours, en moyenne, quelquefois trente-cinq. La punaise joue donc un rôle dans la transmission de cette maladie.

G. ROSENTHAL.

Causes d'insuccès du traitement antirabique. PAMPOKIS (Annales de l'Institut Pasteur, mai 1908.)

Les écarts de régime et le refroidissement favorisent l'éclosion de la rage chez les mordus traités, il faudra généraliser l'emploi des injections mixtes.

GEORGES ROSENTHAL.

Leucocidines et hémolysines chez les anaéroblés. EISENBERG. (Annales de l'Institut Pasteur, mai 1908.)

Pour se défendre contre la leucocytose, les microbes sécrètent un poison destructeur de leucocytes ou leucocidine. Un mélange de globules blancs et de culture après deux heures d'étuve montre à l'examen des altérations surtout des polynucléaires. La leucocidine est thermolabile; elle se rapproche des agressines de Bail. Les microbes anaérobies sécrètent également in vivo et in vitro une hématoxine détruite à 55°. L'hémolysine semble différente de la leucocidine. Au cours de ses recherches l'A. a utilisé notre tube cacheté et vérifié la culture des anaérobies en tube étroit que nous avons décrite.

G. ROSENTHAL.

Sur la présence dans le monde extérieur de bactéries du groupe paratyphus. B. — HUBENER. (Deutsche med. Wochenschrift, 11 juin 1908.)

Les bacilles du groupe paratyphus B auquel appartiennent le bacille du choléra (peste) des porcs, du typhus des rats, de la psitaccose et une certaine variété de bactéries de l'intoxication par la viande existent non seulement chez les sujets malades, mais sont aussi très répandus dans le monde extérieur. Normalement on les trouve dans l'intestin de porcs sains, dans les charcuteries propres à la consommation et parfois dans les excrétions d'hommes sains.

Ces constatations ont une importance capitale au point de vue de la police sociale, de la clinique et sous le rapport médico-légal.

Diagnostic microscopique de la trypanosomiase humaine. — GUSTAVE MARTIN et LE BŒUF. (Annales de l'Institut Pasteur, juin 1908.)

Il faut examiner le sang sur lamelles, puis ponctionner les ganglions, de préférence, les cervicaux et examiner la lymphe. En cas d'échec, examiner le culot de centrifugation du sang et du liquide céphalo-rachidien.

La formule leucocytaire du sang, la cytologie du liquide céphalorachidien ne donnent pas de renseignements décisifs. L'agglutination des hématies (phénomène de Christy), se voit dans tous les cas de maladies du sommeil.

G. Rosenthal.

Le bacille de Bang et sa biologie. — Jules Nowak. (*Annales de l'Institut Pasteur*, juin 1908.)

Bonne étude du bacille de l'avortement épizootique des vaches, décrit par Bang en 1897. En tube de gélose droite, ce bacille qui semble appartenir aux groupes des Pasteurelloses, pousse au milieu de la colonne de gélose. Mais il pousse aussi à une pression de 3 atmosphères, tant est variable avec l'adaptation au milieu, ainsi que nous l'avons démontré, l'aérophilie des germes.

MEDECINE

Troubles de la déglutition et de la respiration dans le tétanos. Harras. (*Allg. med. Zentral-Zeitung*, 20 juin 1908.)

De deux cas communiqués par l'auteur et bien que tous deux aient eu une terminaison fatale, il ressort que dans le tétanos la trachéotomie peut rendre des services non seulement contre le spasme de la glotte, mais aussi contre celui des muscles de la respiration.

Contre la paralysie de la déglutition ou la dysphagie spasmodique du tétanos, il est très utile d'introduire, dans l'anesthésie, une sonde œsophagienne qu'on laissera longtemps en place.

La myalgie. — John Keith. (*British med. Journal*, 13 juin 1908.)

Sous ce nom l'auteur comprend seulement la douleur musculaire causée par l'effort ou le surmenage. La douleur peut être très aiguë et faire penser à une lésion grave (rhumatisme, maladies inflammatoires aiguës, maladies des viscères); l'appendicite peut être simulée par la myalgie siégeant dans les muscles de la fosse iliaque droite.

Le diagnostic se fera à l'aide des commémoratifs (profession surtout), du siège de la douleur (insertions et origine des muscles), de la température qui est normale.

Le traitement consistera dans le repos : au lit dans les cas de myalgie abdominale grave; des bandages contensifs ou des bandes de diachylon pour les autres régions. On examinera en même temps l'état général du sujet (anémie, leucorrhée, métrorrhagie, etc.), et on instituera un traitement approprié.

**De l'hyperplasie surrénale dans ses rapports avec l'hyperten-
sion permanente, la néphrite chronique et l'athérome.** —
J. GAILLARD, ancien interne des hôpitaux (*Thèse de Paris,*
1908.)

Voici un excellent travail présentant avec un éclectisme rai-
sonné de grandes qualités de recherches consciencieuses et bien
suivies. Quarante trois observations se divisent en quatre groupes : *a*) Les lésions rénales par la réplétion vasculaire provoquée
nécessitent une hypertension compensatrice que réalise l'hyperplasie surrénale. *b*) Les intoxications lentes provoquent l'hyperplasie surrénale avec hypertension secondaire. *c*) Les toxi-infections ont produit de l'athérome primitif ; l'hyperplasie surrénale
maintient la tension artérielle à so nchiffre primitif. *d*) Quel que
soit le début clinique, la marche des événements finit par compléter le syndrome, hypertension, hyperplasie surrénale, gros
cœur, athérome variable, sclérose rénale, mais ce syndrome est
secondaire.

Toute hypertension est influencée par la rétention chlorurée,
de brusques décharges d'adrénaline ou des influences nerveuses.
Histologiquement l'hyperplasie hypertensive des surrénales est
corticale et médullaire. Elle est fort bien décrite dans le chapitre III, qui discute la question des faux adénomes, de l'adénome pigmentaire et de l'hyperplasie médullaire. Tel est ce travail méthodique que liront avec profit tous les médecins désireux
de suivre le progrès de leur art.

GEORGES ROSENTHAL.

Etude sur l'Aspergillus flavus Wilhem. — BROCQ ROUSSEU.
(*Revue de pathologie comparée*, juin 1908.)

C'est un modèle d'étude de parasitologie. La présence de sclé-
rotes noirs, à chair rougeâtre, chez un aspergillus flavus, permet l'identification à l'aspergillus flavus de Willem. L'A. étudie
les cultures, les caractères morphologiques et biologiques; il insiste sur les variations considérables de sa coloration, le pouvoir
de digérer les albumines, la sécrétion d'amylase; il décrira prochainement le pouvoir\pathogène. Par sa précision, ce travail
fait honneur à notre camarade de la Sorbonne.

GEORGES ROSENTHAL.

Le cœur tabagique. — C. DE MORAES. (*Gazeta medica de Bahia,*
(Brésil), avril 1908.)

En dehors des symptômes connus, l'auteur a constaté chez les
fumeurs ce qu'il appelle la dysrythmie intermittente, non encore décrite. Voici en quoi elle consiste : Les mouvements lents,
vibrants, au nombre de 12 à 16, sont suivis de pulsations plus

rapides, qui augmentent en vitesse, tout en devenant plus brèves, brèves, de façon qu'on ne peut plus distinguer les uns des autres les bruits cardiaques; on dirait qu'il y a dédoublement ou une sorte de *delirium cordis;* enfin, le cœur se repose, s'arrête, puis reprend son rythme de 12 à 16 mouvements lents pour recommencer bientôt son arythmie. Les tracés sphygmographiques de l'auteur confirment et appuient ses observations.

Claudication intermittente et continue. Ses rapports avec la sénilité. — FERRANINI. *(Révista reneta de Sc. mediche,* 30 mai, 1908).

L'auteur expose la théorie ordinaire; modifications endartérielles de l'aorte abdominale et des artères iliaques et crurales; il se produit des spasmes vasculaires ayant pour conséquence des spasmes de toute la musculature du membre inférieur.

Au point de vue du traitement, l'auteur rejette complètement la strychnine; il recommande l'électricité sous toutes ses formes, le massage, les frictions à l'alcool camphré; les eaux iodo-bromurées à l'intérieur, le lait, le régime végétal, la surveillance des selles. La malade qu'il traita de cette façon fut très améliorée au bout d'un mois.

Les troubles laryngiens dans le béri-béri. — KANATUGI (de Tokio). *(Berliner klin. Wochenschrift,* 8 juin 1908.)

On peut rencontrer dans le béri-béri des paralysies des cordes vocales et des œdèmes du larynx. On trouve plus souvent la paralysie unilatérale, surtout gauche; la paralysie totale est rare. Pour le moment, il est encore impossible de dire si ces paralysies sont dues à une polynévrite inflammatoire ou s'il s'agit d'une dégénérescence toxique.

Le béri-béri provoquant des œdèmes des cavités (hydropéricarde, dilatation cardiaque) on peut admettre que, dans certains cas, la paralysie est due à la compression, mais, dans d'autres, on est obligé de penser à des dégénérescences périphériques des nerfs et muscles du larynx.

Quant à l'œdème, on doit le considérer comme provoqué par la stase et non d'origine inflammatoire. On ne peut guère savoir s'il est dû à la faiblesse cardiaque ou s'il y a en même temps une affection vasculaire (endartérite) particulière.

Contribution à l'étude de la pathogénie de la goutte. — SILVESTRI. *(Gazzetta degli Ospedali,* 31 mai 1908.)

Les recherches expérimentales de l'auteur, en harmonie avec des données cliniques, lui font croire que la goutte dépend d'al-

térations foctionnelles ou anatomiques, des organes lymphopoié-
tiques et surtout de la moelle osseuse.

Il s'agit le plus souvent d'anomalies congénitales, auxquelles
peuvent plus tard s'adjoindre les effets de causes toxiques, toxi-
infectieuses, déterminant l'apparition des attaques aiguës chroniques; cependant, ces dernières, tant est grande l'action de l'hérédité, n'ont souvent besoin d'aucun facteur auxiliaire pour leur
production.

L'analyse des faits, faite sans prévention, est favorable à l'idée
que l'attaque de goutte n'est pas liée nécessairement à la goute
par un rapport de cause à effet, mais qu'elle représente un épi-
phénomène, et suivant le mot de l'auteur, « *un épisode favori
de la diathèse urique* » auquel celle-ci donne un cachet tout spécial.

L'argent colloïdal dans les maladies infectieuses. — NETTER.
(*Presse Médicale*, 20 juin 1908.)

Le point intéressant de l'article est la comparaison de l'argent colloïdal chimique ou collargol et de l'argent colloïdal électrique ou électrargol. L'opposition entre les deux produits « ne
repose sur aucun fondement ». Les solutions de collargol ont
la teinte rouge brun des solutions d'argent électrique à petits
grains. L'électrargol titre un quart de milligramme par centimètre cube tandis que les solutions de collargol renferment 1 à
5 centigrammes pour le même volume.

Nous ajouterons à cette analyse que, ayant été un des premiers
à vérifier les beaux travaux de Netter, nous avons noté avec le
collargol, comme avec l'électrargol, de beaux succès et des échecs
non expliqués. Pour nous, le point capital de la question repose
dans la détermination non faite des conditions précises d'action
des colloïdes.

GEORGES ROSENTHAL.

Sur un cas d'angine à muguet. — LÉON COLLIN. (*Bulletin Médical*, 13 juin 1908.)

Angine observée chez un soldat, caractérisée cliniquement par
des plaques ulcéreuses ovalaires à fond sanieux, à bords dé-
chiquetés, bactériologiquement, par du muguet associé à des
cocci et à du bacille pseudo-diphtérique.

Hémorrhagles dans la leucémie myéloïde. Danger des injec-
tions hypodermiques. — BARIÉ et LION. (*Bulletin médical*, 13 juin 1908.)

L'importance clinique des hémorrhagies jadis admise dans la
leucémie myéloïde est diminuée dans les descriptions récentes;

d'où l'utilité de publier un cas où la mort fut amenée par des épistaxis abondantes et répétées, des hématomes intramusculaires, en particulier du grand droit de l'abdomen, des hématémèses et des hémorrhagies intestinales. Certains de ces hématomes ont été la conséquence des injections hypodermiques.

GEORGES ROSENTHAL.

TUBERCULOSE

Mercure et tuberculose. — BERNART. (*New-York Medical Journal*, 27 juin 1908.)

Parmi les nombreux malades syphilitiques de l'auteur, quelques-uns étaient en même temps tuberculeux. Chez eux, Bernart a pu faire les constatations suivantes : 1° chez bon nombre de tuberculeux le traitement de la syphilis dite active, semble pendant quelque temps améliorer la tuberculose ; 2° chez ceux à lésions pulmonaires, une fois la syphilis enrayée, si l'on continue le traitement, on voit survenir au bout de quelques mois une aggravation graduelle de la tuberculose ; 3° chez ceux à tuberculose génito-urinaire, en dehors de l'amélioration de leur syphilis, il n'y eut pas d'amélioration de leur tuberculose ; 4° chez deux sujets avec tuberculose oculaire, il y eut amélioration. Cela n'a rien de surprenant, car les injections intraveineuses de sublimé exercent, comme on sait, une action favorable sur les infections et ulcérations oculaires; 5° les malades avec tuberculose pulmonaire, souffrant de résorption des toxines (sans doute infection secondaire), sont améliorés jusqu'à un certain point ; après quoi, si le traitement mercuriel est continué, la rétrogression, c'est-à-dire l'aggravation était rapide.

Forme subaiguë de septicémie tuberculeuse. — LANDOUZY et LŒDERICH. (*Presse Médicale*, 29 juillet 1908.)

A côté de la phtisie aiguë caséeuse, de la maladie d'Empis, de la typhobacillose, les auteurs individualisent une nouvelle forme de septicémie tuberculeuse, la *phtisie septicémique*. Des phénomènes généraux constants, fièvre, amaigrissement, consomption, forment le cadre que remplissent tour à tour les diverses localisations: pleurales, péricardique avec symphyse, cutanée avec purpura et érythème noueux. A l'autopsie, à peine quelques follicules, mais des lésions inflammatoires banales au sein desquelles on trouve de rares bacilles de Koch. L'inoculation au cobaye provoque une cachexie mortelle sans lésion spécifique.

Ce type se rapproche des faits d'endocardite de Jousset et

Braillon. Il montre à nouveau la multiplicité des formes de l'infection tuberculeuse.

G. ROSENTHAL.

La tuberculinisation percutanée au moyen d'onguent à la tuberculine. — MORO. (*Presse médicale*, 29 juillet 1908.)

Pour éviter les inconvénients de l'ophtalmo-réaction, Moro utilise dans le diagnostic précoce de la tuberculose des onctions à la lanoline-tuberculine. En cas d'infection par le bacille de Koch, l'onction provoque l'apparition de 1 à 10 papules pâles en 24 à 48 heures ; il n'y a pas de réaction générale.

G. ROSENTHAL.

L'ophtalmo-diagnostic de la fièvre typhoïde et de la tuberculose. — PREVEL. (*Thèse de Paris*, juillet 1908.)

Après examen des statistiques de divers auteurs portant sur 5.000 cas d'ophtalmo-réaction à la tuberculine et sur 500 cas d'ophtalmo-réaction à la toxine typhique, on peut conclure qu'une certaine spécificité doit être attribuée à ces réactions. Spécificité seulement quantitative, qui permet de comprendre pourquoi les sujets malades étant en général beaucoup plus sensibles que les sujets sains à l'action de ces toxines, on puisse dans une certaine mesure utiliser l'instillation oculaire comme procédé de diagnostic.

L'emploi de la toxine typhique a donné jusqu'ici de bons résultats en clinique ; et mérite d'être continué ; celui de la tuberculine entraîne des résultats trop variables, des inconvénients trop fréquents, quelquefois même sérieux, pour que le procédé entre dans la pratique journalière avec assez de garanties.

La nature de l'ophtalmo-réaction se réduirait, pour Citron, de Berlin, à une formation locale d'anticorps; pour F. Arloing, à une vaso-dilatation locale provoquée par la toxine sur un sujet dont les centres nerveux seraient déjà sensibilisés à ce mode d'action. Il est permis de supposer, en outre, que la teneur du sang en polynucléaires n'est pas étrangère à l'intensité très variable de l'ophtalmo-réaction suivant les sujets.

Comme les autres réactions, agglutinante, précipitante, l'ophtalmo-réaction est, sans doute, susceptible de généralisation au moins au point de vue théorique : les essais faits avec la malléine, la toxine diphtérique et la lépioline, n'autorisent pas encore à émettre une opinion ferme à ce sujet.

G. ROSENTHAL.

Pathogénie des lésions non-folliculaires de la tuberculose. — Léon Bernard et Gougerot. (*Bulletin Médical*, 8 juillet 1908.)

La notion de lésions bacillaires sans tubercules, qui a comme point de départ la description de la typhobacillose de Landouzy est devenue classique. Les lésions notées sont des réactions vasculaires (congestion), des réactions du tissu conjonctif (infiltration lympho-conjonctive, scléroses). Au niveau des séreuses, l'exsudation séro-fibrineuse; au cœur, l'endocardite fibrineuse ; aux ganglions et à l'amygdale, l'hyperplasie simple; les dégénérescences cellulaires des parenchymes, différentes tumeurs conjonctives ou épithéliales relèvent du même processus.

Il ne faut invoquer ni l'infection secondaire, ni les toxines qui même, par les cultures en sac de collodion, ne donnent que des lésions peu marquées. *La lésion non folliculaire* relève du bacille même et de ses toxines adhérentes (Auclair). La nature folliculaire ou non folliculaire de la lésion ne vient ni du terrain, ni de la virulence spéciale du bacille, mais de leur voie d'apport et surtout de leur groupement et de leur nombre.

Voilà un mémoire à lire pour tous ceux qui veulent comprendre ce qu'ils font, et que trouveront inutile ceux qui, trop nombreux, hélas ! veulent faire du médecin un barbier de village sans instruction.

G. Rosenthal.

L'acido-alcoolo-résistance et l'idèntité du bacille dè Koch. — Auclair. (*Presse Médicale*, 8 juillet 1908.)

Il faut être sûr du pouvoir tinctorial de son colorant, et laver la préparation à l'alcool, après action d'un acide minéral dilué. Le bacille acido-alcoolo-résistant ne sera considéré comme un bacille de la tuberculose que s'il a l'aspect morphologique et les groupements ordinaires des bacilles de Koch.

Que sont les bacilles non tuberculigènes quoique acido-alcoolo-résistants ? Il serait important de les isoler et de les cultiver pour démontrer l'absence de toute parenté.

G. Rosenthal.

Quelques réflèxions sur la pathogénie et la prophylaxie dè la tuberculose. — Kelsch. (*Bulletin Médical*, 17 juin 1908.)

Il faut revenir à la doctrine vraie de Pasteur, à la génèse spontanée des maladies, dont nous portons en nous la graine. La prophylaxie consiste à supprimer les causes secondes qui font germer la graine.

60 à 70 0/0 des jeunes soldats sont bacillifères, mais non tuberculeux ; ils se fortifieront à la caserne sous la direction des

médecins militaires. Cessons de faire uniquement la guerre au
bacille et sachons enrayer la tuberculophobie.

G. Rosenthal.

**Constatations histologiques dans la cuti-réaction à la tuber-
culine.** — Vallardi. (*Gazetta Medica italiana*, 18 juin 1908.)

1° La réaction *typique* à la tuberculine est fournie par une
exsudation périvasculaire, plasmocellulaire et lymphocytaire:
les *plasmazellen* proviendraient de la tunique adventice des
vaisseaux. Il n'y a à aucune période ni cellules géantes, ni cellules épithélioïdes, ni bacilles ; rien qui fasse donc penser à
la formation d'un tubercule typique. Les processus inflammatoires n'intéressent que le derme. On trouve une structure semblable dans quelques formes de tuberculides cutanées (toxi-
tuberculides d'Hallopeau).

2° Les réactions *atypiques* à la tuberculine sont différentes,
même microscopiquement, des précédentes ; elles ressemblent
à celles obtenues avec des corps irritants (glycérine). L'auteur
croit donc qu'on doit les regarder comme étrangères à l'action
spécifique de la tuberculine.

3° Les réactions *négatives* à la tuberculine ont des caractères
histologiques téls qu'on les reconnaît sans plus comme telles.

Sous le nom d'intradermo-réaction à la tuberculine, nous désignons les réactions provoquées par l'injection dans l'épaisseur du derme d'une quantité dosée de tuberculine.

Pathologie. Intradermo-réaction à la tuberculine. — Note de
Ch. Mantoux (Cannes, Le Cannet), présentée par M.E. Roux.
(*Académie des Sciences*, 10 août 1908.)

Sa technique est d'une extrême simplicité. L'instrumentation
se réduit à une seringue de Pravaz stérilisable à tige graduée et
munie d'un curseur, c'est-à-dire du modèle courant, et à une aiguille fine. Nous employons une solution de 1 pour 5000 obtenue en diluant une ampoule de 1 centimètre cube de solution
mère de tuberculine de l'Institut Pasteur dans 49 centimètres
cubes d'eau physiologique. Nous en injectons une goutte, soit
1/100 de milligramme à la face antérieure de la cuisse. Après
avoir plissé la peau, on enfonce l'aiguille presque parallèlement à sa surface ; on a soin que le côté biseauté de sa pointe
soit tourné vers le haut et regarde, par conséquent, vers l'épiderme non vers l'hypoderme quand l'aiguille est en place. Chez
les sujets à tégument très fin, il faut enfoncer franchement l'aiguille; puis, sa pointe étant dans l'hypoderme, la relever légèrement et aborder le derme par sa face profonde; on risque autrement de le traverser de part en part.

A ce petit tour de main près, l'opération est absolument ana-

logue à une injection traçante de cocaïne ; l'aiguille biseautée
fixée, on pousse le liquide qui forme une petite boule d'œdème,
rapidement résorbée.

La réaction quand elle est positive est d'une extrême netteté.
Elle apparaît au bout de quelques heures sous forme d'une infiltration seulement perceptible au palper, ou déjà visible et de
couleur blanche ou rosée. Au bout de vingt-quatre heures l'infiltration, très accrue, est rose ou rouge vif, parfois blanche,
œdémateuse, avec une surface légèrement granitée. Tout autour
apparaît un halo rosé d'érythème. Au bout de quarante-huit
heures la réaction atteint son acmé; nodule central et halo
périphérique se sont encore développés ; parfois une zone intermédiaire les sépare et accentue encore l'aspect en cocarde
de la réaction.

Les dimensions de la région infiltrée rarement inférieures à
une pièce de 50 centimes, dépassent souvent celles d'une pièce
de 1 franc. Avec le halo périphérique la réaction peut atteindre
la surface d'une paume de main. A son niveau la peau est
chaude et un peu sensible à la pression.

La réaction regresse dès le deuxième jour ; le halo disparaît
vite ; le nodule infiltré prend une teinte violacée ou bistre et se
résorbe lentement. Il est souvent encore visible au bout de
plusieurs semaines. Parfois l'épiderme desquame à son niveau.

Les phénomènes généraux sont habituellement nuls : deux
de nos malades ont cependant présentés une réaction thermique
à 39° et à 38°3 le surlendemain de l'injection.

Quand la réaction est négative on observe parfois au niveau
de la piqûre une légère vaso-dilatation, un petit point d'induration. Surtout perceptibles quelques heures après l'injection, ces
phénomènes s'atténuent rapidement et ont presque toujours disparu au bout de deux jours, alors que la véritable réaction est
à son acmé ; il n'est donc guère possible de les confondre avec
celle-ci.

Nous avons pratiqué l'intradermo-réaction chez 62 sujets âgés
de 5 mois à 15 ans, dans le service de notre maître, le professeur Hutinel, à la Clinique des Enfants-Malades ; elle a été
comparée chez 52 à la cuti-réaction.

Tous les enfants au nombre de 27 qui avaient réagi à la cuti,
ont réagi à l'intradermo ; chez 8, dont la cuti avait été négative
ou douteuse, l'intradermo s'est montrée positive. Un de ces sujets était un tuberculeux pulmonaire, un autre un tuberculeux
péritonéal ; un troisième, atteint de néphrite a fait une réaction ·
thermique de 38°3 à l'injection sous-cutanée de tuberculine.
Par contre, l'intradermo a fait défaut, comme la cuti, chez deux
tuberculeux pulmonaires cachectiques et chez un méningitique
moribond.

Nous sommes donc en droit de conclure que l'intradermo-

réaction présente sur a cuti-réaction, à simplicité d'exécution
et à innocuité égales, l'avantage d'une netteté bien plus grande
et plus d'une vive sensibilité.

En présence de ces résultats, nous avons entrepris à l'Ecole
d'Alfort avec le professeur Moussu, des expériences sur les
animaux qui les confirment entièrement. Elles feront l'objet
d'une prochaine note.

CHIRURGIE

Thérapeutique chirurgicale dans l'ulcère de l'estomac. — A. JIANU. (*Thèse de Bucharest*, 1908.)

Conclusions : 1° Dans l'ulcère de l'estomac, la pylorectomie
est l'opération de choix ; 2° quand cette résection est impossible, il faut avoir recours à l'exclusion du pylore. Celle-ci met
l'ulcère à l'abri des irritations produites par le contact du contenu stomacal et on arrive ainsi à dominer efficacement les
douleurs, l'hémorrhagie, éviter la perforation et à modifier
profondément le chimisme stomacal ; 3° l'exclusion pylorique
est sans danger et efficace ; 4° la gastro-entérostomie est une
opération de nécessité et seulement palliative. On y recourt toutes les fois que la résection ou l'exclusion sont impossibles à
faire à cause de l'étendue des lésions et des adhérences.

Péritonite aiguë gonococcique diffuse. — CHIAVARELLI. (*Rivista Veneta di Scienze Mediche*, 30 août 1908.)

Pour l'auteur, le gonocoque est capable de produire le plus
souvent des péritonites et des septicémies mortelles que, seule,
l'intervention chirurgicale peut prévenir. Ce n'est que dans des
cas très rares que la péritonite gonococcique se termine par la
guérison.

Au point de vue opératoire : on fera une simple laparotomie
avec toilette du péritoine, du bassin et drainage, quand rien
n'indiquera que les organes génitaux ont été les voies conduc-
trices de l'infection. Mais, si les organes reproducteurs sont
très intéressés, on n'hésitera pas à soumettre les malades (femmes), à la salpingectomie et même à l'hystérectomie totales.

Genèse des fistules médianes du cou. — ROMUALD (*Wiener Klin. Wochenschrift*, n° 18, 1908.)

L'examen de 32 embryons, 92 cadavres d'enfants et 25 d'a-
dultes conduit l'auteur aux conclusions suivantes : 1° quand
l'involution n'est pas complète, il arrive que dans plus de 30
pour 100 des cas le lobe médian du corps thyroïde conserve
son canal primitif, soit sous forme de lacune dans le paren-

chyme, soit sous forme de canal ou de kyste ; 2° les résidus, généralement, ne provoquent pas de phénomènes capables d'attirer l'attention du malade ou du médecin ; mais il peut se former des goitres ectopiques et des kystes, qui peuvent être regardés comme le stade préparatoire des fistules ; 3° La complexité de la structure microscopique des kystes permet de comprendre comment leur origine peut être ramenée jusqu'à la muqueuse linguale dont les éléments spéciaux sont repoussés en bas lors du développement du lobe moyen du corps thyroïde.

Un cas de tumeur abdominale guéri par injections d'atoxyl. JUST. (*Deutsche med. Wochenschrift*, 18 juin 1908.)

Une femme de 40 ans (5 enfants, pas d'avortement, ni de fausse couche), avait une tumeur abdominale, limitée en haut à l'apophyse xiphoïde, mobile, mais ayant probablement une origine rétropéritonéale ; la tumeur avait à peu près le volume « d'un gros mollet » (einer Starken Wade). On injecta l'atoxyl, d'abord 0,05 et bientôt 0,10; un mois après la tumeur était très réduite et trois mois plus tard elle avait disparu (entre temps on avait injecté 0,20 d'atoxyl et en tout 3 gr. 50). Les injections furent intraveineuses, toujours au même endroit (veine parallèle à la ligne du carpe et faisant communiquer deux veines longitudinales).

Rappelons qu'en 1906 Sick avait recommandé l'atoxyl dans le traitement des sarcomes des os.

Chirurgie de la tuberculose cœcale. — FIORI. (*Rivista critica di Clinica medica*, 13 juin 1908.)

Sur onze cas, l'auteur pratiqua six résections totales, deux partielles, trois entéro-entérostomies. 90 0/0 des cas étaient du sexe féminin. Il eut deux cas de mort (résection totale).

Suivant lui, la tuberculose cœcale est fréquemment primitive et d'origine hématique. Elle se manifeste cliniquement par une saillie bosselée, mobile ou non (suivant qu'il y a ou non infiltration ganglionnaire) siégeant au segment inférieur droit de l'abdomen. La constipation ou l'obstruction intestinale appellent souvent l'attention. Parfois, la marche est très longue (quinze ans dans un cas), avec fréquentes rémissions. La fièvre manque généralement à moins qu'il n'y ait des lésions pulmonaires de quelque étendue. Le diagnostic devra être fait avec l'appendicite subaiguë ou chronique avec rémissions et avec le carcinome.

Sur l'iléus duodénal post-opératoire. — L. LANDAU. (*Berliner Klin. Wochenschrift*, 15 juin 1908.)

Malgré l'asepsie la plus rigoureuse on voit souvent après les

laparotomies, de l'iléus et de la péritonite. Il est difficile de
trouver le siège de l'obstacle. L'atropine et la physostigmine
donnent peu de résultats. Mais, on a fait ces temps-ci de grands
progrès. Schnitzler croit que souvent il s'agit d'occlusion duodénale par tension de l'artère mésentérique supérieure (qui
passe derrière le pancréas, le segment inférieur transversal du
duodénum et se rend à l'insertion du mésentère). Dans un cas
de ce genre, où la péritonite semblait devoir être fatale, Landau mit à profit l'expérience de Schnitzler et fit coucher la malade sur le ventre. Ce traitement très simple eut pour résultat
l'évacuation de gaz par la bouche et l'anus et la prétendue péritonite fut guérie du coup.

Bibliographie

**Des applications des eaux de Vichy dans les maladies utérines
et dans la grossesse pathologique,** par le Dr THERRE, médecin
chef de la Maternité de Vichy (Maloine, éditeur).

Dans cet ouvrage inspiré par une longue pratique thermale
l'auteur s'est attaché à préciser avec compétence les indications
du traitement thermal de Vichy dans les applications de l'appareil génital de la femme et dans la grossesse pathologique.

Dans la première partie l'auteur indique l'action du traitement thermal dans les maladies utérines et passe en revue cette
action.

1° Dans la congestion chronique de l'appareil utéro-ovarien ;
2° Les kystes ovariens.
3° L'aménorrhée et la dysménorrhée ;
4° Le catarrhe utéro-vaginal et la stérilité.

La 2° partie a trait aux états morbides associés à la grossesse,
l'auteur s'occupe spécialement de la colique hépatique associée à
la grossesse et de son traitement par les eaux, de même des ictères gravidiques.

Enfin l'auteur termine en donnant les indications générales
de la cure thermale à Vichy.

A. N.

Travaux Originaux

ANEVRYSME DE L'AORTE THORACIQUE

DEMEURÉ LATENT MALGRÉ LES RECHERCHES LES PLUS MINUTIEUSES
ET DONT L'UNIQUE MANIFESTATION SYMPTOMATIQUE FUT UNE PARA-
LYSIE RÉCURRENTIELLE GAUCHE, SUIVIE SECONDAIREMENT D'UNE
PARALYSIE DE LA CORDE VOCALE DROITE,

Par Jean Anglada,

Interne des hôpitaux de Montpellier.

Fargues (Antoine), 66 ans, entre dans le service de M. le Professeur Hamelin le 21 décembre 1907 ; le malade était traité à
l'hôpital suburbain pour bronchite chronique et on l'a hospitalisé comme vieillard à l'hôpital général. Il se plaint qu'aux
phénomènes catarrhaux et dyspnéiques dont il souffre depuis
longtemps se soient ajoutés des troubles vocaux d'intensité du
reste très variable, qui donnent à sa voix un timbre enroué, désagréable et pénible.

On retrouve dans ses antécédents des traces nettes d'éthylisme. Il a exercé toute sa vie le métier de maçon et en a rempli
les conditions extra-professionnelles qui comprennent souvent
le champoreau du matin et les apéritifs répétés. Pas de maladies
importantes dans sa vie, d'après lui ; pourtant il aurait eu, à
26 ans, sur le repli balanopréputial un chancre induré qui a, du
reste, laissé une cicatrice très visible. Le malade n'y a pas attaché une très grande importance et ne s'est pas soigné. Il n'a
pas remarqué l'apparition d'accidents secondaires ou tertiaires.
Evidemment le malde a fait du rachitisme dans sa première en
fance, car il a des déformations portant particulièrement sur la
cage thoracique : les côtes sont modifiées de courbure et le sternum déformé. La tête est enfoncée entre les épaules et rapprochée ainsi du sternum par suite d'une certaine gibbosité de la
colonne vertébrale. On trouve enfin de la déviation des deux ti-
bias.

Depuis quatre ans, il a commencé à tousser et à cracher progressivement sans phénomènes aigus, en même temps, la respi-

84

ration se faisait plus difficile ; le malade ne s'est aperçu que
depuis peu des troubles de la voix. Il fait remonter approximativement le début de son enrouement à trois mois.

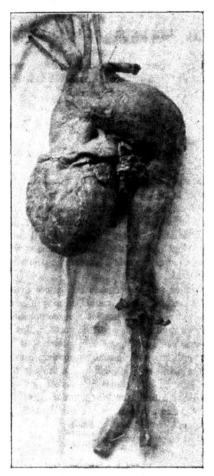

M. le Professeur Hamelin procède à un nouvel examen mé_
thodique de Fargues.

12 janvier : l'aspect de son thorax permet de distinguer fa_
cilement les traces de son rachitisme ancien ; en avant les pre

mières côtes sont aplaties, le sternum en saillie, les dernières côtes sont au contraire très évasées, le thorax du malade semble avoir été fortement ligaturé à sa partie moyenne. En arrière, toutes les côtes bombent et il y a à gauche une scoliose dorsale à convexité droite. Pas de troubles tégumentaires, la peau est un peu terreuse, sans circulation complémentaire. On constate de la dyspnée, peu intense du reste, bien que la figure du malade soit légèrement cyanotique, de la toux quinteuse se produisant par accès, et s'accompagnant d'expectoration blanchâtre, sans caractères particuliers ; jamais d'hémoptysies.

La symptomatologie pulmonaire est difficile à bien déterminer, faussée qu'elle est par les déformations thoraciques et un bruit de sifflement laryngé. La percussion et la palpation méthodiquement pratiquées ne fournissent aucun renseignement précis. Le murmure vésiculaire est en partie masqué par le sifflement ; pourtant, on trouve disséminés dans le territoire pulmonaire de gros râles muqueux et des signes légers de congestion aux deux bases; la respiration est assez fortement soufflante à gauche. Il est mpossible de déterminer nettement le volume du cœur ; rien à la palpation ni à l'auscultation ; les claquements valvulaires sont normaux, sauf un retentissement diastolique à l'orifice aortique. Le pouls radial est bien frappé des deux côtés, régulier, battant 92 à la minute. Les artères sont dures, la temporale sinueuse, les fémorales indurées.

Il ne semble pas qu'il y ait rien de particulier du côté des systèmes nerveux, digestif, urinaire. La vue et l'ouïe sont à peu près normales, et leur diminution légère peut se mettre sur le compte de l'âge du malade ; l'intégrité du territoire psychique est complète, aucun trouble moteur ni sensitif ; le malade garde le lit parce que debout les quintes de toux sont plus pénibles. Il se lève la nuit pour uriner mais ne présente pas de symptomatologie rénale ; la composition chimique de l'urine est normale ; la prostate est un peu grosse.

L'attention est plus particulièrement attirée du côté du larynx par le malade qui supporte en somme depuis longtemps sa bronchite chronique mais est inquiété par cet enrouement persistant et les troubles de sa voix. En examinant la région laryngée, on ne trouve pas de circulation complémentaire, de tuméfaction ni de troubles douloureux spontanés ; de sensibilité à la pression; le larynx est mobile sous la peau et sur les plans profond ; il subit son ascension normale dans les mouvements de déglutition et n'est pas animé de battements artériels appréciables à la palpation ou visibles

à jour frisant. Sa forme n'est pas changée ; pas d'augmentation
de volume, de modifications anatomiques, de points particulièrement ramollis ou indurés. Malgré la brièveté du cou, l'état de
maigreur du malade permet d'apprécier les contours du cri-
coïde, du thyroïde, de la trachée ; cette palpation est indolore. On ne trouve pas de ganglions dans la région ; pas d'hypertrophie du corps thyroïde.

Les carotides battent fortement, pas de thrill ou de souffle ;
pulsations régulières et synergiques assez violentes. Il n'y a pas
de battements au niveau de la fourchette sternale, on en perçoit
en plongeant profondément le doigt en arrière et ils sont peu
marqués.

En recherchant les causes locales de l'altération de la voix et
de la toux, on ne trouve rien du côté de la région bucco-pharyngée : la coloration et la forme du voile du palais sont normales, de même que celles de la langue, dont la mobilité est
d'ailleurs complète. L'articulation des mots se fait sans aucune
gêne, c'est simplement la tonalité du son qui est modifiée. La
voix est basse, enrouée, éraillée, et cela constamment.

L'examen au laryngoscope, pratiqué dans le service de M. le
Prof. Mouret, donne comme résultat des constatations « *la
présence d'une paralysie de la corde vocale gauche, paralysie
récurrentielle* devant être attribuée probablement à un anévrysme de l'aorte » *La corde droite était saine* et se mobilisait normalement. La corde gauche était relâchée en position cadavérique.

Comme, malgré nos investigations réitérées, nous n'avions
rien trouvé d'anormal du côté de la région aortique sur laquelle
notre attention avait été ainsi attirée, nous voulûmes, par un
examen minutieux, éliminer successivement tous les facteurs
pouvant, en dehors d'une ectasie de l'aorte, déterminer les troubles vocaux et les signes laryngoscopiques constatés.

Il n'y avait rien qui pût légitimer l'hypothèse d'une affection
laryngée primitive. L'examen laryngoscopique ne montrait que
l'existence d'une paralysie gauche, sans végétation, ulcération, polypes, ou tout autres altérations muqueuses ou cartila-
gineuses. Pas même de modification de la coloration. Macroscopiquement, on ne trouvait non plus rien de particulier dans
la région laryngée.

Pouvait-on penser à une compression déterminée par un organe de voisinage ? Il y avait bien, en faveur de cette hypothèse, la présence d'un léger souffle bronchique à gauche, avec
une certaine obscurité respiratoire. Mais ce souffle était peu

net, masqué qu'il était en partie par le ronflement laryngé. Et puis c'eût été le seul témoin d'une compression médiastinale. Pas de phénomènes douloureux, de circulation complémentaire ou d'œdème, de troubles pupillaires ; pas de signes non plus d'inflammation,de lésion pleurale ou péricardique pouvant expliquer la paralysie vocale. La déglutition se faisait sans peine, le passage des aliments sans difficultés. Du reste, le cathétérisme œsophagien avait permis d'éliminer un néoplasme demeuré latent.

L'hypothèse d'une affection générale, telle qu'alcoolisme ou syphilis, ayant frappé le territoire nerveux du larynx, disparaissait devant le fait de la paralysie unilatérale.

Restait le diagnostic, difficile à préciser, d'une lésion centrale, cérébrale ou bulbaire ; lésion probablement prédominante au niveau du centre phonateur, à la partie antérieure de l'extrémité inférieure de la frontale ascendante et au pied de la troisième frontale comme le veulent Garel et Déjerine. L'hypothèse d'une atteinte du centre respiratoire laryngé était moins importante à rechercher puisque le malade n'avait jamais présenté de dyspnée intense, ou de phénomènes spasmodiques, et que les troubles constants de sa respiration pouvaient certainement se mettre sur le compte de sa bronchite chronique.

Mais rien ne décelait à l'examen le plus minutieux une atteinte si légère fût-elle de l'intégrité du territoire nerveux. Point de signes de localisation pathologique corticale ni centrale. A aucun moment, on ne put retrouver dans les antécédents ou dans l'examen actuel du malade quelque chose qui pût faire penser à un ramollissement, à une hémorragie. Chez cet individu dont l'unique symptomatologie se traduisait par une paralysie laryngée unilatérale gauche, on ne constatait pas d'hémiplégie, pas d'aphasie, pas de manifestations protubérantielles ou bulbaires.

Dans les observations peu nombreuses, du reste, où l'on rencontre une lésion cérébrale ou bulbaire pouvant expliquer la paralysie laryngée unilatérale, on trouve toujours, en effet, un ensemble de manifestations symptomatiques qui pouvaient, pendant la vie du malade, faire penser à une altération des méninges, de la substance blanche, de la substance grise. Le malade avait une hémiplégie simple dans les cas rapportés par Gerhardt, Gibb, Tiemssen, Garel, une hémiplégie double dans le cas de Rebillard.

Il y avait en plus de l'aphasie, comme dans les observations de Cartaz, Garel, Déjerine, une paralysie de la face ou de la

langue (Rosbach, Garel, Schrœtter). Dans un seul cas, celui de
Roques et Chalier, il avait été impossible pendant la vie de mettre en évidence quelques symptômes d'altération nerveuse centrale, et le diagnostic n'avait pu se faire qu'à l'autopsie après la
constatation d'un ramollissement pariétal inférieur cortical
gauche inattendu.

Donc, sans nier la possibilité d'une laryngoplégie centrale, il
fallait bien admettre que rien ne justifiait cette hypothèse, et la
nature pathogénique de l'affection restait en suspens.

C'est alors que M. Hamelin pria M. le Prof. Mouret de vouloir bien procéder à un nouvel examen laryngoscopique, trois
semaines après le premier ; 3 février 1908. Il demandait tout
particulièrement à son collègue de rechercher l'existence d'une
lésion, d'une ulcération laryngée assez réduite pour être passée
inaperçue lors de l'examen précédent, suffisante pourtant à
déterminer une inflammation de la muqueuse et une paralysie
des muscles sous-jacents. En même temps, on examinait les
crachats par la méthode de Ziehl, par le procédé de Gram et
on éliminait toute hypothèse d'une affection de nature tuberculeuse.

Le résultat du nouvel examen laryngoscopique confirma le
premier en ce sens qu'il n'y avait ni infiltration, ni ulcération,
ni périchondrite laryngée. Mais alors qu'on n'avait observé la
première fois qu'une paralysie vocale gauche, *on trouvait cette
fois une paralysie bilatérale, d'intensité du reste très différente.
A gauche, aucun changement, l'aspect paralytique n'a pas subi
de modifications, mais à droite, le Prof. Mouret constate la
présence d'une paralysie de l'abducteur.* Les mouvements de
la corde vocale droite sont très restreints, limités, l'incursion
de l'arythénoïde du même côté se borne à une mobilisation extrêmement réduite.

Ce phénomène n'avait point été noté trois semaines auparavant ; il était donc d'origine récente.

L'apparition de cette atteinte de la corde vocale droite, transformant une affection unilatérale en affection bilatérale rendait
plus discutable encore l'hypothèse d'une cause cérébrale. Il ne
s'était rien passé, en effet, d'anormal depuis, dans la symptomatologie de notre malade. L'intégrité du domaine psychique,
des territoires sensoriels et sensitivo-moteurs, semblait démontrer la persistance du fonctionnement normal des centres nerveux. Le malade maigrissait pourtant assez rapidement, son
teint devenait blafard et il se cachectisait de façon assez in-

quiétante. La dyspnée demeurait la même, c'est-à-dire peu intense, elle s'accompagnait de quintes de toux banale. La voix pourtant avait quitté son timbre grave et enroué ; le malade, sans être complètement aphone, parlait à voix basse, mais toujours sans bitonalité aucune.

L'examen des urines fait par M. le Dr Florence n'indiquait rien qui pût particulièrement attirer l'attention de ce côté.

Quantité	2.250 p. 24 h.
Densité	jaunâtre.
Couleur	1.023
Réaction	neutre.
Urée	16 gr. par litre.
Chlorures	4 gr. en NaCl par litre.
Phosphates	1,20 en P'O' par litre.
Albumine	Néant.
Sucre	Néant.

Il y avait toujours absence de phénomènes de suffocation paroxystique, de crises spasmodiques laryngées, de dysphagie douloureuse ; pas de signes témoins d'un processus inflammatoire, néoplasique, d'un agent de compression pouvant agir sur le spinal, le pneumogastrique, le récurrent.

Et pourtant il s'était passé quelque chose de nouveau depuis ces trois dernières semaines, puisqu'il y avait extension de la paralysie à la partie droite du larynx. Si la cause était générale, il était étonnant d'en voir les manifestations étroitement localisées aux muscles du larynx, sous la forme d'une paralysie primitivement unilatérale et finalement bilatérale. Avec une allure pareillement extensive, l'hypothèse d'une ectasie de l'aorte méritait une discussion sérieuse, mais quels arguments cliniques pouvaient être invoqués en sa faveur ? Nous étudiâmes d'une façon toute spéciale, tout ce qui pouvait symptomatiquement déceler un anévrysme.

Nous insistons sur ce point que cet *examen était particulièrement rendu difficile par les déformations thoraciques de notre malade*, par la saillie du sternum, par la dépression de certaines côtes, par la convexité exagérée de quelques autres, modifications osseuses dont les unes relevaient étroitement du rachitisme ancien, dont les autres se rattachaient à la scoliose dorsale très étendue.

Rien dans la symptomatologie fonctionnelle ne pourrait servir à une orientation définie dans la voie du diagnostic. Au point de vue physique, nous trouvions simplement des signes probables de compression bronchique gauche, de la surélévation des sous-clavières, et la sensation des battements artériels sans caractères spéciaux perçus par le doigt plongeant profondément derrière la fourchette sternale. Rien de plus. A maintes reprises, nous cherchâmes la présence de souffles, des bruits anormaux aortiques ; les claquements valvulaires étaient bien frappés et exigeaient une attention soutenue pour être analysés.

Il n'y avait ni voussure thoracique décelable à la percussion ou à l'inspection, ni modifications appréciables de la sonorité de l'aire de projection de l'aorte comparativement aux parties voisines ; les deux régions sous-claviculaires, avec leurs côtes déformées et irrégulièrement épaissies, présentaient un certain degré de submatité avec diminution de l'élasticité, sans rien de net sous le rapport des vibrations vocales.

Soit en avant, soit au niveau de la colonne vertébrale, il était impossible, par l'auscultation, d'entendre un bruit d'expansion, un thrill, un claquement.

Les deux pouls radiaux battaient synergiquement à 90, la tension demeurait entre 16 et 18 ; il n'y avait pas de retard, d'irrégularité de rythme. Les deux tracés sphygmographiques pris avec l'appareil du professeur Hamelin étaient exactement superposables. Les pulsations fémorales étaient peut-être légèrement en retard sur celle du poignet, mais cette différence n'était pas nette ; il était impossible de tabler sur elle.

Tracé du côté gauche.

Donc, s'il y avait ectasie de l'aorte, elle ne se présentait certainement pas sous l'allure classique de l'anévrysme récurrentiel de Dieulafoy. Il importait donc de rechercher des signes particuliers qui ont été donnés comme plus décisifs en cas d'anévrysme demeuré latent, comme par exemple celui d'Oliver ou choc laryngé systolique, celui de Hall ou choc diastolique. On constatait leur absence et l'auscultation « positive » du larynx préconisée par Grecco ne donnait pas non plus de résultat positif.

Les caractères de la voix et de la toux n'offraient, eux aussi,

rien de pathognomonique qui pût guider, sinon permettre complètement le diagnostic. La voix était grave, enrouée surtout,
sans qu'il y ait à un moment quelconque variation de son timbre et de sa tonalité basse. Elle n'offrait pas ce type d'apho-
nisme décrit par James. Quant à la toux, c'était la toux des
bronchitiques chroniques, sans véritables crises de dyspnée
spasmodique ; prédominante le matin, au réveil avec rejet d'expectoration banale quinteuse ; rien par conséquent de la toux
bovine de Wylis, de la toux rauque de Newmann, de la toux
de compression de Garel, Varay, Nau, qui est profonde, intense et violente.

Nous ne retrouvions point non plus ces sensations douloureuses opiniâtres, insolites que Huchard a décrites en 1901, cette
douleur cervico-occipitale étudiée par Lewachow, ces névralgies qui peuvent pendant un certain temps être l'unique signe
révélateur d'une ectasie énorme (Collet et Gruber, *Lyon médical*, 1905), ces manifestations pleuro-pulmonaires bien connues
depuis Potain et dont Cave donnait, il n'y a pas bien longtemps, une bonne étude (*Lyon médical*, janvier 1907).

L'anévrysme, tout en demeurant obstinément caché, en tant
que signes artériels, aurait pu s'accompagner de compression
médiastinale. Comme nous l'avons vu, cette dernière recherche
était infructueuse, car il eût fallu uniquement tabler sur la
compression probable de la branche gauche dont la symptomatologie était rendue difficile à apprécier par la transmission au
poumon du ronflement laryngé, par les déformations costales,
par la présence de bronchite chronique.

Il est certain que dans le cas actuel, un examen radioscopique aurait pu déterminer un diagnostic sûr. Mais le service
d'électricité médicale n'existe pas à l'hôpital général : il fallait envoyer le malade à l'hôpital suburbain et il s'y refusait
jusqu'à ce que la fraîcheur de la température eût commencé à
décroître. Nous n'eûmes pas le temps d'attendre cette époque :
le 18 février 1908, alors que je m'apprêtais à prendre un tracé
parallèle des inpulsions cardiaques et radiales, le malade fut
pris d'une angoisse subite. Il s'accrocha à mon bras en es-
sayant de crier, puis, comme suffoqué, mais très pâle, il retomba mort sur son lit.

Autopsie. — L'autopsie pratiquée vingt-six heures après la
mort, en présence de M. le Prof. Hamelin, devait donner la clef
du diagnostic. Après incision de la peau et résection du plastron thoracique, j'examinai les organes en place. Rien ne sem-

blait anormal au premier abord. Les poumons étaient congestionnés à leur base, le péricarde présentait quelques plaques
fibreuses. On écarte les poumons en avant du hile, la base du
cœur paraît normale, l'origine des gros vaisseaux un peu élevée, le diamètre de l'aorte nettement élargi. Mais en reclinant
latéralement les faces internes des sommets pulmonaires, on
trouve plus profondément une masse solide arrondie, qui n'est
autre qu'un volumineux anévrysme.

On incise alors le sac fibreux du péricarde que l'on résèque,
on sépare les deux poumons au niveau du hile, on enlève l'estomac et les principaux viscères abdominaux de façon à avoir
de l'aorte une vue d'ensemble.

Le cœur est globuleux, de volume normal; 11 c. 2 de heuteur
sur 10,9 de largeur ; le ventricule gauche en occupe la plus
grande partie. Les oreillettes sont peu développées ; l'oreillette
gauche est pourtant un peu hypertrophiée. Sur la paroi externe du cœur, on trouve quelques plaques laiteuses, les vaisseaux sont nettement athéromateux, il y a par place de l'infiltration graisseuse localisée. Le poids du cœur est de 325 gr.

L'aorte comprend une portion dilatée, une portion considéra-
ment ectasiée. Du reste, sur tout son parcours, jusqu'à sa division iliaque, on remarque que son diamètre est plus étendu
qu'il ne l'est ordinairement. C'est dans l'ensemble, à part les
régions véritablement anévrysmales, un vaisseau de calibre anormal.

L'anévrysme s'est développé au niveau de la partie descendante de la crosse, mais il a tellement modifié sa courbure qu'il
paraît au premier abord formé aux dépens de la portion transversale; si bien qu'il semble former une crosse volumineuse, de
proportions extrêmement exagérées. L'aorte devient ensuite
brusquement verticale, présente une ectasie bien plus légère
jusqu'au tronc cœliaque ; là elle reprend son volume normal
qui appartient du reste, nous l'avons déjà constaté, à un type
uniformément dilaté.

En somme, c'est une aorte généralement dilatée, avec une
forte ectasie qui va de la sous-clavière gauche jusqu'au niveau
de la bifurcation bronchique, la bronche gauche étant, du reste,
très abaissée par elle.

L'aorte thoracique dilatée comprend la portion ascendante et
la portion transversale qui s'est relevée et se rapproche légèrement du type vertical grâce au refoulement qu'exerce sur elle
l'anévrysme.

Dans son ensemble, l'artère est assez souple, mais on per

çoit à la pression des points beaucoup plus durs et on a la sensation de concrétions calcaires disséminées sur toute son étendue. Sa longueur prise de la base du cœur au bord interne de l'anévrysme est de 9,4 centimètres, quant à sa largeur elle est de 5 cent. au point maximum.

Les vaisseaux carotidiens et sous-claviers sont plus larges que d'ordinaire. Ils donnent, eux aussi, l'impression de renfermer des concrétions calcaires et sont nettement en dedans de la portion ectasiée.

L'aorte ectasiée comprend un volumineux anévrysme qui va de la sous-clavière gauche à une ligne horizontale passant par la base du cœur, il forme avec l'aorte dilatée un angle légèrement aigu en descendant obliquement de dedans en dehors vers la portion aortique verticale. Il y a encore une ectasie assez régulière jusqu'au tronc cœliaque, mais de dimensions bien moindres.

L'anévrysme, du type ampullaire, décrit dans son ensemble une courbe qui s'étend de la portion ascendante du vaisseau jusqu'à sa portion descendante, sa dilatation, globuleuse, est à peu près régulière ; à son niveau, les parois artérielles sont d'une très grande dureté, homogène dans tous les points. Il donne la sensation d'être bourré de caillots organisés. Il est délimité en dedans par un sillon légèrement oblique qui s'étend de la sous-clavière gauche au point de bifurcation de l'artère pulmonaire où l'on constate la présence d'une véritable encoche. Cette ligne de démarcation est beaucoup plus sensible à la palpation qu'à la vue ; on sent très bien le passage d'une paroi assez souple bien qu'avec des foyers d'incrustations localisées, à la coque dure et épaisse de l'ectasie. En bas, il y a un sillon beaucoup plus net qui rétrécit en un point bien limité le diamètre du vaisseau. Les deux extrémités sont réunies par deux courbes convexes régulières, celle du haut décrit un véritable arc de cercle. Son volume est celui d'un poing de petit enfant; dans le sens de sa longueur, il mesure 12 c. 1/2 ; 9 c. en hauteur, 19 c. de circonférence à son tiers moyen.

La portion verticale de l'aorte qui lui fait suite en est séparée par un léger étranglement. L'ectasie est beaucoup plus réduite, on sent encore de nombreux caillots sanguins, mais les parois sont beaucoup moins épaissies. Elle affecte la forme d'un cône à sommet cœliaque inférieur ou, pour parler plus exactement, d'une sorte de fuseau. Sa longueur est de 16 c. 1/2; son diamètre maximum de 4 c. 3. On trouve, comme sur le cœur, de l'infiltration graisseuse et des lésions athéromateuses.

Quant à la partie qui réunit le tronc cœliaque à la bifurcation illiaque, elle est dilatée mais très régulièrement, sauf toutefois, un peu au-dessus de la bifurcation même, où il y a un léger renflement. Les vaisseaux de la crosse participent naturellement au processus de dilatation générale.

Le pneumogastrique et le récurrent gauche épaissis sont englobés dans la paroi même de la poche anévrysmale où ils semblent disparaître, et où leur dissection est rapidement rendue impossible. A droite, au contraire, le pneumogastrique et le récurrent ont leur coloration et leur volume normal ; ils sont libres de toute adhérence. Au point où le récurrent contourne la sous-clavière, il y a une induration artérielle localisée et très prononcée.

Le cœur fut incisé de manière à examiner sa surface interne; plus particulièrement les valvules, ainsi que l'aorte sur toute sa longueur.

Le ventricule gauche est manifestement développé aux dépends du ventricule droit; il est très épaissi sur sa surface de section. La valvule mitrale ainsi que l'endocarde, du reste, présentent quelques foyers restreints de sclérose, mais les piliers et la face interne des valvules sont souples, lisses, indemnes, il n'y a pas d'insuffisance. L'oreillette du même côté est un peu hypertrophiée.

Le cœur droit est sain, la tricuspide normale.

L'examen de la portion préanevrysmale de l'aorte la montre revêtue sur toute sa longueur de plaques d'athérome assez étendues, surtout à la base, au point d'émergence du cœur. Il y a même sur l'orifice coronarien une plaque qu'il traverse comme à l'emporte-pièce et le calibre du vaisseau paraît rétréci. Les sigmoïdes sont touchées par le processus athéromateux, mais d'une manière légère. Bien que l'aorte soit à ce niveau manifestement dilatée, il n'y a point d'insuffisance comme on peut facilement s'en assurer par l'épreuve de l'eau. Ce qui porterait à croire que la dilatation est congénitale. Mais le processus calcaire d'infiltration semble s'être affirmé principalement à la base des valvules où il y a un véritable anneau assez épais du côté qui regarde le cœur. A ce niveau, il semble qu'il y ait un certain degré de rétrécissement vasculaire par le fait de la présence de la matière calcaire.

On retrouve quelques caillots sanguins récents dans l'intérieur du vaisseau, comme dans les cavités cardiaques du reste.

L'incision de l'anévrysme proprement dit exige une certaine force: Il est, en effet; intérieurement garni par une coque d'apparence fibreuse, très épaisse, de un centimètre 1/2 d'épaisseur. Cette coque se laisse facilement énucléer, car elle est très peu adhérente aux parois vasculaires. Elle épouse dans son ensemble la forme arrondie et globuleuse du vaisseau qui la recouvrait et est traversée par un canal dont le diamètre est sensiblement égal, un peu inférieur peut-être, au calibre de l'aorte descendante et ascendante. Cette coque est formée de stratifications fibrineuses blanchâtres, recouvertes en regard de la lumière du canal par des caillots rouges dont l'origine est plus récente ; ces stratifications sont dures, imbriquées les unes sur les autres. Somme toute, à la dilatation vasculaire énorme de l'anévrysme, répond intérieurement un canal régulier dont le calibre est plutôt réduit.

La portion de l'aorte ectasiée qui va de l'anévrysme volumineux jusqu'au tronc cœliaque présente aussi un rétrécissement fibreux dur, à la face interne de ses parois. Mais il n'est pas homogène, ne fait pas régulièrement le tour des parois vasculaires et son épaisseur est très variable; beaucoup moins grande que celle de la tumeur anévrysmale et progressivement amincie, du reste, à mesure que l'on s'éloigne d'elle.

L'aorte, une fois débarrassée de son contenu fibrineux sous un courant d'eau froide, montre sur toute la longueur de sa tunique interne des infiltrations calcaires. Les plaques d'athérome prédominent au niveau de l'aorte ascendante et de la portion ectasiée, mais il en existe aussi sur tout son parcours, jusqu'aux fémorales, qui sont indurées. Pas de traces de ruptures. Au niveau de la sous-clavière droite, il y a une large plaque calcaire avec de la bouillie athéromateuse.

Les deux poumons sont assez fortement emphysémateux, on y trouve macroscopiquement le processus anatomique des bronchites chroniques avec des zones dures de sclérose pulmonaire. La plèvre est dépolie et adhère sur de nombreux points.

Le poumon gauche a été comprimé à sa partie interne par l'anévrysme qui adhère à ce niveau à la colonne vertébrale mais sans avoir déterminé de raréfaction du tissu osseux. Il a une coloration rougeâtre assez accentuée ; à ce niveau, la plèvre est très épaissie, scléreuse et dure. Du reste, l'empreinte laissée par l'anévrysme est assez légère. La bronche gauche est abaissée, mais sa déviation n'est pas très grande, il y a de l'aplatissement peu marqué.

L'intégrité de la muqueuse et des cartilages laryngés est telle qu'elle avait été deux fois de suite constatée au laryngoscope, la musculature n'offre au simple examen aucune modification saillante. L'œsophage est normal, dans le médiastin antérieur, on trouve de nombreux ganglions, mais en dehors de l'ectasie, il n'y a point d'agent de compression dans le domaine pneumo-gastrique ou spinal.

Les côtes sont toutes soudées à leur base, surtout dans la concavité de la scoliose, mais elles n'ont pas été lésées par l'anévrysme.

Le foie et la rate ont leur aspect habituel, les reins sont plu-tôt petits, un peu scléreux.

Le cerveau, l'isthme de l'encéphale, le bulbe et la moelle sont enlevés.

Après quelques jours de séjour dans le formol, on pratique sur eux une série de coupes parallèles qui ne montrent aucune altération macroscopique du tissu nerveux.

Nous avons prélevé, dans le but d'en recueillir des renseigne-ments histologiques une portion symétrique des cordes vocales droite et gauche, un fragment du pneumogastrique et récurrent gauche englobés dans la masse périanévrysmale. Le récurrent droit était macroscopiquement sain, mais comme il contournait la sous-clavière en un point où il existait intérieurement une pla-que d'athérome large et profonde, nous avons sectionné à cet endroit la partie correspondante du vaisseau.

M. le Dr Bosc, professeur d'anatomie pathologique à la Fa-culté de Montpellier a bien voulu examiner les tissus prélevés et voici quels sont les résultats de son examen, résultats qu'il nous a obligeamment communiqués.

EXAMEN ANATOMOPATHOLOGIQUE

a) *Cordes vocales gauches.* — Au milieu des cordes vocales gauches, il existe une dégénérescence atrophique du muscle, qui est diffuse. Les faisceaux musculaires de la profondeur sont ré-duits à un réseau dans lequel les fibres musculaires ont pour la plupart disparu ; les autres, gonflées, sont en voie de dégéné-rescence plus ou moins avancée.

Cet état d'atrophie s'accuse à mesure que l'on s'avance dans l'épaisseur de la corde vocale inférieure ; les faisceaux sont complètement dissociés et se réduisent bientôt à quelques res-tes plus ou moins volumineux de fibres musculaires presque to-talement décolorées.

b) *Cordes vocales droites.* — L'examen des cordes vocales droites permet de constater que dans la profondeur, si les fibres musculaires subissent un processus de dégénérescence évident, cette dernière est bien moins marquée que du côté gauche, et les faisceaux musculaires apparaissent nets avec leurs champs de Conheim à peu près normaux.

Mais bientôt, à mesure que l'on avance vers le centre de la corde vocale inférieure, les faisceaux musculaires subissent une désaggrégation peut être plus intense que du côté gauche. Les fibres sont dissociées et très rapidement réduites à des fibres dégénérées.

c) *Artère sous-clavière* au niveau de la plaque athéromateuse rendant la paroi rigide.

Au niveau de l'artère, il existe une pustule athéromateuse ouverte dans la cavité artérielle, s'accompagnant d'infiltration par foyers diffus, surtout dans la tunique moyenne. Ces foyers s'anastomosent, ils sont constitués par de petites cellules rondes, entourant des capillaires avec endopéricapillarité ; processus qu'il faut considérer comme d'origine syphilitique.

C'est en somme de l'artérite syphilitique avec foyers athéromateux.

d) *Récurrent et pneumogastrique gauche.* — Le récurrent présente un processus d'inflammation chronique, pénétrant de la périphérie au centre, aboutissant à une sclérose prononcée. Il y a une disparition à peu près totale des filets nerveux. Le pneumogastrique est à peine lésé ; par comparaison, on voit une différence très sensible.

Cette observation nous montre donc la *présence chez un malade d'un volumineux anévrysme développé aux dépens de la portion descendante de la crosse de l'aorte, et qui ne fut qu'une découverte d'autopsie. Malgré les recherches les plus minutieuses pratiquées chez le malade pendant sa vie, on ne put constater qu'une paralysie vocale gauche complète, suivie d'une paralysie de l'abducteur à droite.*

Il semble qu'il y ait surtout deux faits intéressants à noter : *la latence extraordinaire de l'anévrysme, la bilatéralité de la paralysie.*

A. — « Il n'y a pas d'anévrysme latent »,dit Destot dans le *Lyon médical*, 1906. Il est certain que dans notre observation, l'ectasie s'était bien manifestée par une paralysie récurrentielle, mais rien dans sa symptomatologie ne permettait de l'y rattacher.

« Beaucoup d'anévrysmes de l'aorte, écrit Griner (*Thèse de*

Paris, 1898), sont appelés latents; ils ne l'auraient pas été si un examen laryngoscopique avait été fait à temps. » C'est là une doctrine devenue classique ; bien des diagnostics d'ectasie ont comme origine un examen du larynx pratiqué par un spécialiste. On découvre une paralysie laryngée ; c'est là le point de départ de la recherche minutieuse de tous ses facteurs pathogéniques possibles et il est fréquent, somme toute, de dépister ainsi un anévrysme dont les signes trop peu bruyants pour attirer l'attention apparaissent pourtant lorsqu'on se met à les rechercher. Les annales des maladies du larynx renferment de nombreux cas de ce genre.

Mais dans notre observation, nous avons soigneusement cherché un symptôme qui fût révélateur direct de l'anévrysme, d'autant qu'aucune cause raisonnable ne pouvait être considérée comme le point de départ de la paralysie. Nous avons employé les moyens d'investigations les plus précis, répétés à maintes reprises. Nous voulions découvrir cette ectasie que nous soupçonnions. Et tout cela, sans résultats. Sans doute, l'examen radioscopique eût été pour nous d'un puissant secours. « Cet examen, dit Garel, ne fait pas le diagnostic, mais le confirme » ; mais il n'en serait pas moins resté bien net que l'anévrysme avait évolué sans aucune manifestation symptomatique, sans signes, même légers.

Les médecins se basent pour diagnostiquer des cas semblables sur l'ensemble des phénomènes cardiaques et circulatoires. Les spécialistes sont moins exigeants ; ils font du cœur « un oubli volontaire » ; quelques battements du larynx, les battements de la trachée observés dans la position de Killian (nous n'avons point recherché ces derniers), le signe d'Oliver, les troubles de la voix, la toux de compression, suffisent (Garel). Comment expliquer que, dans notre cas, notre examen poussé aussi profondément que possible n'ait pas eu de résultats probants.

La cause en appartient d'une part à la *déformation de la cage thoracique*, d'autre part *à la nature même de l'anévrysme et à son siège*.

Cet homme était rachitique ; il y avait des déformations anormales de tout son thorax, l'anévrysme reposait sur la colonne vertébrale et, à ce niveau, il répondait à des côtes à convexité exagérée par la scoliose ; ses côtes étaient soudées à leur base sur une assez grande étendue. Rien d'étonnant, par suite, que la recherche de la matité postérieure eût été couronnée d'insuccès, de même que la recherche d'une voussure appréciable ou de battements à jour frisant.

En avant, l'anévrysme était vraiment trop éloigné de la région sternale pour qu'on pût le diagnostiquer.

Pourquoi n'avons-nous pas retrouvé d'autres signes ? Par le siège et la nature même de l'anévrysme. Les vaisseaux sous-claviers et carotidiens étaient en dehors de la zone d'ectasie ; l'afflux sanguin se faisait très facilement, l'ondée sanguine arrivait verticalement dans leur lumière vasculaire. On comprend donc qu'ils pouvaient présenter une impulsion peut-être plus grande, mais aucun des troubles circulatoires ou autres, dont ils relèvent lorsqu'ils sont intéressés par l'ectasie. De même les sygmoïdes aortiques n'étaient pas influencées, et l'athérome des tuniques et des valvules était, à lui seul, capable d'exagérer l'intensité de leur bruit.

Cette aorte ascendante était dilatée ; congénitalement, c'est probable, puisqu'il n'existait aucune insuffisance aortique et que tout le système vasculaire était aussi dilaté. Donc, l'ectasie de la partie voisine du vaisseau devait paraître d'autant moins intense. Mais ce qui explique que l'affection demeura muette, c'est qu'un processus fibrineux avait, par sa présence, compensé la dilatation pathologique de l'anévrysme. Le sang passait par un canal artériel artificiel, comme creusé à l'emporte-pièce dans le bloc fibrineux régulièrement lisse à son intérieur, et la lumière de ce canal ne s'éloignait pas sensiblement du diamètre de l'aorte descendante. Les parois étaient constituées par une coque épaisse et dure, qui ne transmettait point les mouvements d'expansion imprimés à la tumeur, mouvements très réduits puisqu'il n'y avait pas de différence notable de calibre; pour cette dernière raison, il n'y avait pas non plus de souffle et de thrill perceptibles. Donc, les signes de l'anévrysme devaient être anatomiquement aussi légers que possible ; comme ils correspondaient d'autre part à une cage thoracique extrêmement déformée, il n'est point étonnant qu'ils soient restés inaperçus. Il est probable qu'à un moment donné, alors que le malade n'était pas encore à l'hôpital, l'anévrysme formé par une paroi relativement souple et extensible non modifiée par l'apport successif de stratifications fibrineuses qui corrigeaient la dilatation de l'ectasie, aurait présenté un ensemble de signes locaux plus intenses et qui pouvaient se déceler. Mais sa formation avait été latente, insidieuse, sans réactions extérieures, sans phénomènes douloureux ou fonctionnels, au moment où ils auraient pu pourtant se manifester. Rien d'étonnant alors qu'au moment même où nous examinions le malade, ces mêmes manifestations symptomatiques soient restées dans le silence.

35

De même pour l'ectasie bien moindre qui s'étendait du volumineux anévrysme thoracique jusqu'au tronc cœliaque ; le revêtement fibrineux qui recouvrait sa face interne en diminuant, du reste, d'épaisseur, à mesure qu'on s'éloignait de la grosse poche artérielle, compensait la dilatation. On s'explique alors que l'afflux du sang ait continué à se faire de façon normale, que sa distribution aux viscères, aux glandes, se soit effectuée sans troubles et qu'il n'y ait pas eu de retard véritablement net aux fémorales.

Quant à l'intégrité du rythme et de la synergie des deux pouls radiaux, cela se comprend aisément, puisque les vaisseaux de la crosse étaient en dehors de l'anévrysme.

La bronche gauche était abaissée par la tumeur, mais sans déformation aucune, c'est pour cela qu'il y a eu simplement respiration légèrement soufflante et non souffle véritable, qui eût indiqué une compression.

Les exemples de latence semblables sont rares dans la clinique : les uns sont des trouvailles d'autopsie, alors qu'on n'avait pas songé pendant la vie à l'hypothèse d'un anévrysme ; dans cet ordre d'idées, signalons les malades qui présentaient surtout des phénomènes douloureux, des symptômes d'irritation pleuro-pulmonaire. Ils ne se rapprochent pas de notre observation. Chez les autres, l'attention s'était particulièrement portée vers la possibilité d'une ectasie aortique, soit à l'occasion d'une radioscopie, soit à l'occasion d'un signe anormal qui semblait pouvoir s'y rattacher. Malgré les examens répétés, on n'a rien trouvé qui, cliniquement, décela sa présence. Ce sont des cas très rares ; il faut un concours de circonstances toutes spéciales comme on les rencontre dans notre observation, pour rendre vaines toutes les recherches.

Laennec, Traube, Potain et tant d'autres, ont insisté sur les difficultés parfois énormes qui rendent souvent impossible à faire le vrai diagnostic. Nau (*Thèse de Lyon*, 1903) rapporte qu'il a trouvé dans les Bulletins de la Société anatomique depuis 1856, 70 cas d'anévrysmes de l'aorte latents. Mais, depuis on a découvert toute une série de signes un peu spéciaux, qui ont presque complètement éliminé les chances d'erreur, et Nau signale de très nombreux cas d'anévrysmes latents qui furent ainsi diagnostiqués.

Il n'en est pas toujours ainsi pourtant. Collet et Gubler ont publié dans le *Lyon médical* (année 1905), l'observation d'un énorme anévrysme thoracique latent. La symptomatologie était absolument négative, à part pourtant la présence de quelques névralgies intercostales.

Mais l'attention n'avait point été spécialement attirée du côté de l'aorte par une paralysie récurrentielle ; on n'avait pas, comme dans notre cas, recherché par suite, grâce à toute une série d'investigations précises, à éliminer ou accepter l'hypothèse d'une ectasie ; on comprend donc que l'affection avait pu demeurer latente.

Il n'en est pas de même dans les observations de Ziemssen et de Revol, qui se rapprochent ainsi beaucoup de la nôtre. Là, on a recherché l'anévrysme, car il y avait une affection laryngée qui était un signe de présomption en sa faveur. L'observation de Ziemssen rappelle le cas que nous publions par le concours de circonstances particulières qui ont empêché la découverte clinique de l'ectasie.

Ziemssen (*Archiv Klin med.*, IV, 1867). Il s'agit d'un malade qui présentait une paralysie double du larynx, de ce fait, l'attention avait été attirée du côté de l'aorte que l'on avait soigneusement examinée. Mais, dit l'auteur, il y avait des troubles pulmonaires tellement prédominants qu'ils ont empêché l'examen aortique de se faire dans les conditions normales. C'étaient des symptômes de bronchite chronique à gros râles disséminés dans tout le territoire des poumons, des signes de ramollissement tuberculeux en certains points du sommet. « La paralysie récurrentielle pouvait faire penser à l'anévrysme, mais c'était en somme, un facteur étiologique dont les autres signes s'imposaient trop vaguement. Il y avait au thorax de l'emphysème très prononcé, le cœur était tout entier recouvert par le poumon, tous les points de repère de l'auscultation pourtant si importants faisaient défaut. » L'ectasie masquée par l'intensité des phénomènes pulmonaires ne fut qu'une trouvaille d'autopsie, elle intéressait tous les gros troncs artériels.

Dans l'observation de Revol, même absence de signes anévrysmaux qui furent pourtant recherchés. Le malade était atteint de paralysie récurrentielle double et l'examen radioscopique avait décelé l'existence d'une dilatation cylindrique occupant la portion horizontale et descendante de l'aorte. Revol insiste particulièrement sur ce fait que, à aucun moment, il ne se produit de symptômes témoignant d'un anévrysme aortique, on ne put trouver aucun signe permettant de poser un diagnostic sûr et ferme. Le malade mourut subitement d'une hémoptysie foudroyante, ramenée par l'auteur à une rupture d'anévrysme. L'autopsie ne fut pas faite.

Il n'explique pas les raisons qui ont rendu cette ectasie probable impossible à découvrir.

Il semble donc qu'en de pareils cas, lorsque, par suite d'une paralysie récurrentielle, on a l'esprit naturellement porté vers l'hypothèse d'un anévrysme aortique, il faille tout un concours de circonstances particulières pour empêcher la vérification et la constatation clinique de cette hypothèse. Il nous a paru que dans notre observation, il fallait particulièrement incriminer les déformations considérables de la cage thoracique, l'intensité de la bronchite chronique, le ronflement laryngé, le siège et la nature anatomique de l'anévrysme, dont la compression n'intéressait ni les vaisseaux, ni les nerfs à droite.

B. — Un autre point très intéressant, nous semble-t-il, *fut la présence de la paralysie récurrentielle gauche, suivie secondairement d'une parésie de la corde vocale droite.* De telles manifestations sont rares, si l'on consulte les quelques cas qui en ont été publiés, si l'on écoute les spécialistes en laryngologie. Tous s'accordent à considérer la paralysie droite comme une affection bien peu fréquente, la paralysie complète des deux cordes comme une rareté, et, lorsqu'elles existent, il est parfois bien difficile d'en donner une interprétation pathogénique qui soit sans conteste.

« En principe, dit Deygas (Thèse de Lyon, 1902), l'aorte affecte difficilement le récurrent droit.» « Dans cette forme d'anévrysme, écrit Garel, on doit considérer comme exceptionnelles les paralysies droites : encore plus les paralysies bilatérales. »

Pour Griner (*Thèse de Paris*, 1899). « le récurrent droit n'est qu'exceptionnellement comprimé dans les anévrysmes de l'aorte. Il faut, pour qu'il soit lésé, ou qu'il y ait un anévrysme de la sous-clavière droite, ou qu'il s'agisse d'un anévrysme de la crosse aortique suffisamment volumineuse pour atteindre le récurrent droit et le comprimer. Les deux récurrents peuvent être atteints à la fois par l'existence d'un volumineux anévrysme aortique. Mais des faits de ce genre sont tout à fait exceptionnels et ne peuvent être affirmés que par l'autopsie. »

Et cette exception devient encore plus rare dans un cas comme le nôtre, où la limite interne de l'ectasie ne dépassait pas en dedans le bord externe de la sous-clavière gauche.

Nous avons recueilli dans la littérature médicale toutes les observations où l'on mentionne de pareilles manifestations. Elles sont très peu nombreuses. Il y a toujours paralysie récurrentielle gauche ; à droite, les phénomènes diffèrent. Chez les unes il y a paralysie récurrentielle bilatérale complète. Il est probable, étant donné la marche rapide de l'affection, que ce stade aurait été atteint par notre malade, s'il n'avait été brusquement enlevé par une mort subite, que nous avons attribuée, du reste, à sa coronarite. Chez les autres, à la paralysie récurrentielle gauche, s'ajoutait une paralysie partielle de la corde vocale droite. Notre cas en était le prototype, et il a cela d'intéressant et de caractéristique que l'examen laryngoscopique a pu suivre le passage de la paralysie complète gauche à la paralysie de l'abducteur à droite.

1. MUNK. *Deutsche Klin.*, 1861. — Paralysie de la corde vocale gauche, parésie de la corde vocale droite. Signes nets d'anévrysme de la crosse. Pas d'autopsie.

2. ZIEMSSEN. *Deutsche Archiv*, 1867. — Paralysie complète laryngée du côté gauche, paralysie incomplète à droite. Ectasie double de l'aorte ascendante découverte à l'autopsie. Aplatissement léger des récurrent et pneumogastrique droits ; adhérence intime anévrysmale des récurrent et pneumogastrique gauches.

3. BAUMLER. *Dutsche Archiv fur Klin. med.*, 1867. — Observation qui reproduit identiquement l'allure symptomatique de celle de Munk, et où il n'y eut pas non plus d'autopsie.

4. FRAENKEL. *Deutsche med. Wochenschrift*, 1890. — Paralysie complète de la corde vocale gauche, suivie plus haut d'une parésie de la corde vocale droite qui, quelques semaines avant la mort, se transforme en paralysie complète. Anévrysme siégeant entre la carotide et la sous-clavière gauches et s'étendant en hauteur jusqu'à l'isthme de la thyroïde. Le récurrent gauche intimement soudé au sac était atrophié en partie. Il en était ainsi du récurrent droit et du vague.

5. BOLWY. *Centralblatt fur Laryngologie*, 1895. — Paralysie récurrentielle gauche associée à une paralysie de l'abducteur à droite. Anévrysme de la crosse en avant de la sous-clavière gauche. Compression et adhérence du vague et du récurrent à la partie antérieure de l'anévrysme. Le vague et le récurrent droit sont intacts et, à une certaine distance de l'anévrysme.

6. LERMOYEZ. *In Thèse Griner*, 1898. — Paralysie complète gauche, position cadavérique de la corde vocale droite. Anévrysme formé aux dépens de la paroi postérieure de la portion transversale de la crosse de l'aorte et comprimant à la fois à gauche le récurrent et le vague qui sont aplatis et enflammés. Le sac anévrysmal de la grosseur au moins d'un poing d'adulte se prolonge en haut et à droite, comprimant également le ré-

current droit au niveau de son anse, autour de la sous-clavière droite.

7. Mouisset. *In Thèse Deygas*, 1902. — Paralysie récurrentielle complète ; anévrysme cupuliforme développé aux dépens de l'aorte ascendante. Récurrent droit perdu dans la masse péri-anévrysmale, récurrent gauche refoulé.

8. Revol. *Archives de laryngologie*, 1905. — Paralysie récurrentielle bilatérale, cordes vocales immobilisées en position cadavérique. Examen radioscopique en faveur d'un anévrysme aortique de la portion transversale. Mort avec la symptomatologie d'une rupture d'anévrysme. Pas d'autopsie.

On pourrait ajouter à ces huit observations, les deux cas rapportés par Schvitzer (*Wiener med. Presse*, 1882), et Cartaz (*Archiv. de laryngologie*, 1891), mais il n'y avait pas de paralysie récurrentielle à gauche, seulement de la paralysie bilatérale des abducteurs. Enfin Cassassa (*Bulletin med. de Turin*, 1904) a publié un cas de paralysie récurrentielle double par anévrysme de l'aorte, mais nous n'avons pas à nous procurer de cette observation.

Nous ne discuterons pas ici la façon dont un récurrent peut agir pour produire une paralysie, puisque l'on n'est pas encore d'accord sur son mode d'action. Mais il est un point sur lequel les divers auteurs s'entendent parfaitement, c'est qu'en cas d'ectasie aortique, le nerf doit être ou simplement irrité, ou véritablement lésé.

Lorsque, et c'est le cas habituel, la laryngologie est gauche, on trouve en général, soit de la compression nerveuse exercée par la masse anévrysmale, soit un englobement scléreux périanévrysmal.

Mais, dans les paralysies droites, ou encore dans les paralysies bilatérales complètes ou non, on retrouve deux processus différents.

Ou bien le nerf est plus ou moins intéressé par l'ectasie en des modalités anatomopathologiques qui sont les mêmes que plus haut et identique est la pathogénie de la paralysie. Ce sera une compression simple (Lermoyez), une déformation, un aplatissement (Ziemssen), de la névrite et de l'atrophie intense par extension de la lésion vasculaire (Frænkel, Mouisset).

Ou bien il est en dehors de la zone d'influence ectasique (Bolwy) et les explications sur la manière dont il est atteint sont très hypothétiques.

Dans notre observation, nous trouvons à gauche des lésions

suffisantes à expliquer la paralysie homologue. Le nerf plongé dans une athmosphère fibreuse est intimement accolé à la tumeur. Il disparaît en quelque sorte dans le tissu péri-anévrysmal. C'est la banale paralysie laryngée unilatérale par anévrysme de l'aorte.

Mais à droite, le nerf a son aspect, son volume normaux ; il ne semblait point macroscopiquement atteint. Il est pourtant probable que la plaque athéromateuse qui transformait la paroi souple du vaisseau en paroi enflammée et surtout rigide au niveau même du point où le nerf le contourne, a dû jouer un rôle irritant. Cette irritation exercée sur le nerf a pu amener l'atrophie des muscles qu'il innervait.

Le degré d'atrophie musculaire était, du reste, différent. A gauche, l'atrophie était, en bloc, diffuse, prenait toutes les fibres musculaires de la corde. Le processus semblait répondre à une inflammation, lente, chronique, progressive. Ce qui explique la paralysie totale de la corde.

A droite, cliniquement et histologiquement, l'affection, plus tardive, a évolué plus rapidement. Ce ne sont pas tous les groupes musculaires qui sont frappés en totalité. Au centre, la dégénérescence est intense, plus forte, mais dans la profondeur, la désintégration fasciculaire est bien moins marquée. Il y a encore tout un rideau de fibres musculaires qui sont indemnes, ou légèrement altérées. C'est ce qui expliquerait la raison de la paralysie seulement partielle de ce côté. Il est, du reste, à peu près certain que, par l'extension rapidement complète de l'atrophie musculaire, la paralysie fût bientôt devenue totale.

LE MECANISME DE L'ACCOUCHEMENT PHYSIOLOGIQUE

ET LE

FONCTIONNEMENT DU FORCEPS TARNIER

(Suite et fin) (1)

Par le Dr J. Berthaut, de Saint-Pons (Hérault).

Ancien interne des hôpitaux de Paris.

———

Lorsque, l'intervention étant nécessitée par la résistance du plancher périnéal, on pense qu'il doit survenir des contractions utérines, on peut profiter de ces contractions pour faire les tractions. Mais on doit tirer d'une manière continue, sans secousses, en se servant seulement de la force déployée par les bras. Que l'on ait saisi la barre transversale du tracteur avec une seule main ou avec les deux mains, la force nécessaire doit être peu énergique, parce qu'elle est alors aidée par les contractions de l'utérus et des muscles de la paroi abdominale. On peut se demander si, lorsque la douleur a complètement cessé, on doit interrompre les tractions pour les reprendre à la douleur suivante, et même si, pour reproduire ce qui se passe dans l'accouchement spontané, on peut abandonner le tracteur et permettre à l'ellipse céphalo-instrumentale de rentrer dans l'excavation. Lorsqu'il n'y a pas une indication formelle de terminer rapidement l'extraction, on peut se contenter de tirer pendant les douleurs, mais il vaut mieux, dans l'intervalle des douleurs, ne pas abandonner le tracteur et maintenir la situation acquise par l'ellipse céphalo-instrumentale. S'il y a inertie utérine, il faut tirer lentement et d'une manière continue, jusqu'à ce que la nuque soit arrivée sous le bord inférieur de la symphyse pubienne.

Au commencement des tractions, on voit parfois les manches de l'instrument s'abaisser légèrement. Cet abaissement peut indiquer une augmentation de la flexion, mais il peut indiquer aussi une dépression du périnée postérieur et une descente de la tête derrière l'arcade des pubis.

En tout cas, on doit tirer lentement et sans toucher aux manches, de telle sorte que la tête s'avance peu à peu dans l'arcade

(1) V. *Arch. G. de M.*, n° d'août 1908.

des pubis, en distendant progressivement le plancher périnéal. En même temps que le périnée se distend de plus en plus, les manches du forceps se relèvent, indiquant que l'occiput se dégage au-devant du bord inférieur de la symphyse pubienne. Lorsque la nuque est bien directement au-dessous du ligament triangulaire des pubis, la zone la plus saillante de l'ellipse céphalo-instrumentale a franchi l'arcade des pubis. A ce moment, le fonctionnement automatique du forceps Tarnier est terminé, et, si on croit pouvoir compter sur les forces expulsives, on peut, en retirant l'instrument, leur confier la fin de l'expulsion.

Pour retirer le forceps Tarnier, il faut d'abord dégager les deux tiges de traction de la douille carrée du tracteur et appliquer chacune d'elles contre le tenon de la branche correspondante ; il faut ensuite désarticuler les deux branches de préhension et les retirer successivement en commençant par la branche droite, sans oublier de relever le manche en lui imprimant un mouvement de traction légèrement spiroïde. Il n'est pas toujours possible d'exécuter cette manœuvre, sans être surpris par une poussée utéro-abdominale, qui peut déterminer une sortie brusque de l'ellipse céphalo-instrumentale et une déchirure du périnée plus importante que celle que l'on a cherché à éviter en voulant enlever le forceps.

Comme l'épaisseur des cuillers n'ajoute pas beaucoup au volume de la tête, il vaut mieux saisir de la main droite les branches de préhension et les tiges de traction, pour diriger la déflexion de la tête. Il est souvent inutile de tirer sur le forceps ainsi maintenu, et, au moment des contractions utéro-abdominales, on doit ordinairement retenir la tête pour l'empêcher de sortir trop rapidement. Cependant, dans l'intervalle des douleurs, on peut tirer légèrement sur le forceps, et même faire de petits mouvements de latéralité pour préparer et amener le dégagement successif des deux bosses pariétales, tandis que le pouce de la main gauche presse ferme sur le crâne en avant du périnée. Si rien n'oblige à agir rapidement, il faut procéder lentement, veillant à ce que la distension du périnée se fasse avec une lente progression. En relevant les manches de l'instrument, il faut éviter de prendre un point d'appui sur les branches ischio-pubiennes, et ne pas oublier que les cuillers doivent sortir de telle manière que leur ligne d'axe suive l'axe de l'orifice vulvaire. Après le dégagement des bosses pariétales, il faut encore surveiller le dégagement des bosses frontales. C'est à ce moment que la plus grande circonférence de la tête passe sur le bord aminci du périnée. Après le passage du front, le péri née glisse facilement sur la face, pour se retirer en arrière du menton. La tête étant alors complètement dégagée, il suffit de desserrer la vis de pression pour pouvoir désappliquer l'instrument.

La position occipito-sacrée permet d'introduire les branches de préhension dans la cavité pelvienne et de conduire les cuillers sur les côtés de la tête aussi facilement que la position occipito-pubienne, mais la courbure pelvienne du forceps, bien placée par rapport au bassin, a sa concavité tournée vers le front, et le périnée empêche de faire concorder la ligne d'axe des cuillers avec le diamètre sus-occipito-mentonnier. Le diamètre céphalique, que l'on peut faire coïncider avec la ligne d'axe des cuillers, est un diamètre vertical allant de la partie antérieure de la suture sagittale vers la région sus-hyoïdienne. C'est ce diamètre qui dans l'accouchement spontané parcourt l'axe de la gouttière périnéo-vulvaire. C'est aussi ce diamètre qui doit parcourir le même axe, lorsque la tête est entraînée au dehors par le forceps. Cette prise est donc plus favorable pour l'extraction qu'elle ne le paraît au premier abord.

Lorsque la tête est en position occipito-sacrée au bas de l'excavation, la suture sagittale est orientée plus ou moins directement d'avant en arrière, et l'occiput est en arrière dans la concavité du sacrum, tandis que le front est en avant derrière les pubis, débordant par en bas le sommet de l'arcade pubienne. La tête a été amenée dans cette situation, parce que, au moment où le mouvement de rotation intérieure s'est produit, elle était insuffisamment fléchie. L'occiput a tourné en arrière, au lieu de tourner en avant, parce que le front, étant trop abaissé et n'étant pas arrêté par la paroi antérieure du bassin, a pu glisser en dedans dans le vide de l'arcade pubienne.

Bien que la position occipito-sacrée ne soit pas très favorable pour l'expulsion, l'accouchement peut se faire spontanément. Le crâne poussé en bas et en avant par les forces expulsives déprime et distend le plancher périnéal, tandis que le front descend derrière les pubis et s'engage de plus en plus dans l'arcade pubienne. Lorsque les bosses frontales ont dépassé le bord inférieur de la symphyse pubienne, le front s'applique contre le sommet de l'arcade des pubis, et l'occiput avance jusqu'à ce qu'il ait dépassé le bord libre du périnée. Ce dégagement de l'occiput est à peine terminé, que la tête se défléchit, et que la face se déroule sous la symphyse des pubis.

Le fonctionnement automatique du forceps Tarnier reproduit dans ses grandes lignes le mécanisme de cette expulsion. Sous

l'influence de tractions bien dirigées, on voit le plancher périnéal se distendre progressivement et le front apparaître sous les
pubis. Lorsque les bosses frontales ont dépassé le bord inférieur
de la symphyse pubienne, le fonctionnement automatique de
l'instrument est terminé, et il est prudent de ne pas continuer les
tractions. Saisissant de la main droite les branches de préhension et les tiges de traction, on maintient la tête pour l'empêcher de sortir trop rapidement. Lorsque l'occiput a franchi la
commissure postérieure de la vulve, on abaisse le forceps vers
le périnée, et ce mouvement , qui défléchit la tête, fait dégager
complètement la face sous les pubis.

En raison de la puissance des tractions faites dans la ligne
d'axe des cuillers, cette extraction est presque aussi facile que
l'extraction d'une tête en position occipito-pubienne. Mais elle
est beaucoup plus dangereuse pour le périnée, parce qu'il
faut faire passer la circonférence occipito-frontale, qui
est plus grande que la circonférence sous-occipito-fron-
tale, qui est plus grande que la circonférence sous-occipito-
tale. C'est pour cela que quelques accoucheurs cherchent à
ramener l'occiput en avant, à l'aide du forceps, pour extraire
la tête en position occipito-pubienne. En agissant ainsi, ils ont
pour but d'éviter une déchirure étendue du périnée et d'imiter la
nature.

Il est bien probable que les contractions utérines n'ont jamais pu, par elles-mêmes, faire tourner l'occiput en avant, alors
qu'elles l'avaient déjà fait tourner en arrière. La rotation artificielle de la tête, occiput en avant, dans les cas de position occipito-sacrée, va donc plutôt à l'encontre du mécanisme naturel
de l'accouchement. Cette objection n'aurait aucune importance,
si la manœuvre faite avec le forceps, pour amener l'occiput en
avant, était facile et sans danger pour la parturiente. La flexion
d'une tête en position occipito-sacrée étant ordinairement insuffisante, il s'agit de faire tourner, sur elle-même et dans le bas
de l'excavation, la circonférence occipito-frontale, c'est-à-dire
une circonférence plus grande que celle qui tourne sur elle-
même dans les grandes rotations spontanées de la tête. Aussi
cette manœuvre est-elle le plus souvent impossible, à moins que
l'on ne déploie une force suffisante pour surmonter les difficultés que l'on rencontre, ce qui ne doit pas être mis en pratique,
en raison des lésions que l'on peut produire sur les organes pelviens. Il vaut donc mieux accepter la position occipito-sacrée et
procéder à l'extraction avec lenteur, de manière à limiter la
déchirure périnéale qui peut se produire.

On pourrait cependant, pour éviter les inconvénients du dégagement de la tête en position occipito-sacrée, transformer la présentation du crâne en présentation de la face. On imiterait ainsi ce que peut faire la nature, puisque dans quelques cas, très rares il est vrai, les forces utérines ont pu par elles-mêmes, opérer cette transformation. Le manuel opératoire est très simple et peut souvent réussir. On insinue l'index de la main droite entre les pubis et le front, et on le conduit en haut jusqu'à ce que l'on ait pu atteindre la bouche de l'enfant. A l'aide de ce doigt introduit dans la bouche on presse sur le bord gingival de la mâchoire supérieure et sur la voûte palatine, pour faire descendre le front. A mesure que le front descend, la bouche s'ouvre de plus en plus, parce que le menton s'attarde derrière les pubis. Lorsque le bord gingival de la mâchoire supérieure apparaît dans l'arcade des pubis, la bouche se referme brusquement et le menton se trouve sous la symphyse pubienne. La position occipito-sacrée est transformée en position mento-pubienne.

La longueur du plus grand diamètre longitudinal de la tête fœtale, le diamètre sus-occipito-mentonnier, ne paraît pas pouvoir permettre une pareille mutation dans un bassin de dimensions normales. Mais dans la manœuvre qui vient d'être indiquée, ce n'est pas le diamètre sus-occipito-mentonnier que l'on fait évoluer, c'est un diamètre plus petit qui passe par le bord gingival de la mâchoire supérieure. Le diamètre sus-occipito-mentonnier s'amoindrit à mesure que l'écartement des mâchoires augmente, parce que l'une de ses extrémités se déplace par rapport à l'autre. C'est lorsque cette diminution de longueur est suffisante, que le menton se décroche pour ainsi dire, et que la bouche se referme brusquement. De plus, la mutation se fait dans le plus grand diamètre antéro-postérieur de l'excavation, et, si on fait fléchir la colonne vertébrale sur le bassin, attitude que prennent instinctivement les parturientes au moment de l'expulsion, le mouvement de bascule du sacrum peut encore agrandir ce diamètre de cinq millimètres.

L'extraction en position mento-pubienne est beaucoup moins dangereuse pour le périnée que l'extraction en position occipito-sacrée. L'attitude de la tête indique que l'on ne peut pas faire concorder la ligne d'axe des cuillers avec le diamètre sus-occipito-mentonnier, mais il est facile de la faire concorder avec le diamètre de la présentation qui doit suivre l'axe de la gouttière périnéo-vulvaire. Cette concordance est suffisante, pour rendre l'extraction facile et permettre régulièrement le fonctionnement automatique du forceps Tarnier.

On recommande de tirer un peu en bas pour amener le menton sous les pubis. Cette recommandation, bonne pour les forceps qui entravent la mobilité de la tête, n'est pas applicable au forceps Tarnier. Sans se préoccuper du résultat que peuvent donner les tractions, on doit tirer sur le palonnier, sans toucher aux manches, et en maintenant le coude du tracteur à un centimètre des branches de préhension. C'est encore en tirant exactement dans la ligne d'axe des cuillers, que l'on amène le plus aisément le menton dans le haut de l'arcade pubienne. Lorsque le menton est arrivé au-devant des pubis et que le cou est bien sous le bord inférieur de la symphyse pubienne, le fonctionnement automatique du forceps Tarnier est terminé. Il ne reste plus qu'à guider prudemment le relèvement des manches pour favoriser la flexion et le dégagement de la tête.

Avant la rotation, lorsque le col utérin est complètement dilaté, on trouve ordinairement la tête au bas de l'excavation et en position oblique ou transversale. On ne la trouve plus ou moins haut dans l'excavation que si elle est défléchie ; dans ce cas, il y a plutôt une présentation du front qu'une présentation du sommet, et l'intervention est un peu en dehors des relations qui existent entre le mécanisme de l'accouchement physiologique et le fonctionnement du forceps.

L'extraction en position oblique ou transverse diffère de l'extraction en position antéro-postérieure, en ce que la tête doit exécuter un mouvement de rotation avant de franchir la porte de sortie du bassin. Pendant ce mouvement, l'ellipse céphalo-instrumentale tourne autour d'un diamètre vertical qui passe par l'articulation de l'occipital avec la colonne vertébrale, et cette rotation intérieure est marquée à l'extérieur par un mouvement de circumduction qu'exécutent les extrémités des manches du forceps.

Lorsque la tête est en position oblique dans l'excavation, la suture sagittale est orientée plus ou moins exactement dans le sens de l'un des diamètres obliques de la cavité pelvienne. Mais la tête peut se trouver dans deux positions différentes bien qu'elles soient toutes les deux obliques. Ces deux positions sont cliniquement distinguées l'une de l'autre par la situation de la fontanelle postérieure dans l'excavation. Si la fontanelle postérieure est en avant et manifestement en dehors du plan médian antéro-postérieur du bassin, la tête est en position occipito-antérieure oblique. Si, au contraire, la fontanelle postérieure est en arrière et aussi manifestement en dehors du plan médian antéro-postérieur du bassin, la tête est en position occipito-postérieure oblique.

Lorsque la tête est en position occipito-antérieure oblique, il arrive assez souvent que l'introduction de la main guide ou de la branche postérieure du forceps détermine un mouvement de rotation, qui amène l'occiput en avant sous les pubis. La position primitive est alors transformée en position occipito-pubienne, et l'extraction se fait directement sans rotation.

Lorsque la position reste oblique antérieure, on doit, pour saisir la tête d'une bosse pariétale à l'autre, placer les cuillers aux deux extrémités d'un diamètre oblique pelvien perpendiculaire à la direction de la suture sagittale. Si la prise obtenue est régulièrement bi-pariétale, la suture sagittale doit, après l'articulation des branches de préhension se trouver dans la direction de l'axe du pivot. Avant de commencer les tractions, on doit s'assurer que les manches sont suffisamment obliques de dedans en dehors pour que l'extrémité du tracteur, c'est-à-dire le milieu de sa barre transversale, se trouve bien exactement dans le plan médian antéro-postérieur du bassin. Dans ces conditions, comme la courbure pelvienne de l'instrument a sa concavité tournée vers l'occiput, la ligne d'axe des cuillers doit concorder avec le diamètre céphalique vertical, qui se trouve dans le plan médian antéro-postérieur du bassin, et qui coïncide plus ou moins exactement avec le diamètre sus-occipito-mentonnier.

Le manuel opératoire de l'extraction est très simple, bien qu'il soit très important. Il suffit de tirer lentement et d'une manière continue sur le palonnier, en suivant bien exactement l'évolution des manches, et en maintenant constamment le coude du tracteur à un centimètre des branches de préhension. Si la vis de pression est suffisamment serrée, les manches ne s'abaissent au commencement des tractions que lorsque la descente doit être complétée. Le plus souvent, dès le commencement des tractions, les manches se relèvent en se portant à la fois en haut et en dedans vers le pubis. Ce mouvement, qui se fait spontanément, sous la seule influence des tractions, et qui indique la rotation de la tête, se continue jusqu'à ce que le pivot de l'articulation des branches de préhension se trouve directement en face du pubis, dans le plan médian antéro-postérieur du bassin. L'occiput est alors en avant sous les pubis, comme le prouve la direction antéro-postérieure de la suture sagittale, et la position occipito-antérieure oblique est transformée en position occipito-pubienne. Il ne reste plus qu'à continuer l'extraction, comme on le fait lorsque l'on applique le forceps dans cette dernière position.

Lorsque la tête est en position occipito-postérieure oblique, on peut réaliser une prise bi-pariétale en conduisant les cuillers sur les côtés de la tête aux deux extrémités d'un diamètre oblique pelvien perpendiculaire à la direction de la suture sagittale. Lorsque l'on a articulé les branches de préhension et orienté les manches obliquement, de manière à placer le milieu de la barre transversale du tracteur dans le plan médian antéro-postérieur du bassin, il faut, pour que la prise bi-pariétale soit réalisée, que la suture sagittale soit exactement dans la direction de l'axe du pivot. Mais la courbure pelvienne du forceps a sa concavité tournée vers le front et le diamètre vertical céphalique qui se trouve dans le plan médian antéro-postérieur du bassin, celui qui coïncide avec la ligne d'axe des cuillers, est d'autant plus voisin du diamètre sus-occipito-mentonnier que la flexion de la tête est plus accentuée.

Il est rare que la tête soit complètement fléchie et le plus souvent, la flexion est incomplète ; quelquefois même, il y a un commencement de déflexion, et le front est tellement bas derrière les pubis que le doigt arrive facilement à sentir le bord supérieur de l'orbite antérieure. Dans ce dernier cas, il est rare que les tractions amènent l'occiput en avant, et elles ne produisent ce résultat que lorsqu'elles ont pu fléchir la tête à un degré suffisant. Si la tête reste défléchie malgré la bonne direction des tractions, cette rotation ne peut pas se faire spontanément, parce qu'à ce niveau et en raison de l'attitude céphalique, les épines sciatiques arrêtent les mouvements de l'occiput en avant et ce du front en arrière. Il peut arriver alors que la tête ne bouge pas, mais il peut arriver aussi que l'occiput tourne en arrière dans la concavité du sacrum. Lorsque la tête reste immobile, il est rare que l'on puisse facilement amener l'occiput en avant, et, si on éprouve quelque difficulté dans le mouvement de circumduction que l'on doit faire exécuter aux manches du forceps pour produire cette rotation artificiellement, il vaut mieux renverser le mouvement et amener l'occiput en arrière dans la concavité du sacrum. On transforme ainsi la position primitive en position occipito-sacrée, mais on exécute une manœuvre plus facile, et on évite le risque de léser les organes pelviens.

Quel que soit le degré de la flexion, pourvu que la circonférence céphalique qui doit tourner sur elle-même dans l'excavation soit plus petite que la circonférence occipito-frontale, les tractions doivent suffire pour amener l'occiput en avant sous les pubis. Le plus souvent, c'est le diamètre sous-occipito-frontal qui est le grand diamètre de présentation, et c'est la circonférence correspondante qui évolue pendant la rotation.

Le manuel opératoire de l'extraction est tout aussi simple que pour les positions occipito-antérieures obliques. Il faut tirer lentement, sans secousses, en suivant bien exactement l'évolution des manches, et en maintenant constamment le coude du tracteur à un centimètre des branches de préhension. Assez souvent, dès le commencement des tractions les manches se relèvent un peu, et leurs extrémités se portent en même temps un peu en dehors. Cette évolution des manches du forceps indique parfois que la flexion a augmenté, mais elle indique plus souvent que la tête, repoussée en avant par la résistance du périnée postérieur vient s'appliquer contre la moitié antérieure des parois pelviennes. Sans qu'elle ait lieu, ou bien après qu'elle s'est produite, les manches commencent à s'abaisser et leurs extrémités se portent en dehors, jusqu'à ce que la position du crâne soit devenue transversale, ce que l'on reconnaît facilement par l'orientation franchement transversale de la suture sagittale.

Les tractions continuant dans la ligne d'axe des cuillers et dans le plan médian antéro-postérieur du bassin, les manches du forceps continuent à s'abaisser, mais leurs extrémités descendent en se portant de dehors en dedans et en décrivant un grand arc de cercle. Ce mouvement de circumduction est terminé lorsque, dirigés presque directement en bas, les manches pendent au-devant du coccyx. Alors l'occiput est arrivé sous les pubis, mais le forceps est inversé et la concavité de sa courbure pelvienne, au lieu d'être tournée vers la symphyse pubienne, regarde du côté du sacrum. Il n'y a aucun inconvénient à continuer l'extraction avec le forceps inversé, et l'on n'a qu'à tirer sur le palonnier, mais sans toucher aux manches, qui constituent l'aiguille indicatrice, et en maintenant toujours le coude du tracteur à un centimètre des branches de préhension, jusqu'à ce que la nuque soit arrivée sous le bord inférieur de la symphyse pubienne. Saisissant alors à pleine main les branches de préhension et les tiges de traction, on maintient la tête pour l'empêcher de sortir trop rapidement, et on dirige la progression de l'ellipse céphalo-instrumentale, en s'efforçant de faire suivre à la ligne d'axe des cuillers l'axe même de l'orifice vulvaire.

Pour éviter le dégagement avec le forceps inversé, on a conseillé de désarticuler l'instrument et de le retirer lorsque l'occiput est arrivé en avant sous les pubis. Les uns veulent que l'on abandonne l'expulsion aux forces de la nature, les autres veulent que l'on réapplique le forceps sur la tête en position occipito-pubienne, de telle sorte que le bord concave des cuillers soit tourné vers la symphyse des pubis. Il est souvent imprudent de suivre ce manuel opératoire. Par suite du défaut de rotation des épaules, la tête peut revenir à sa position primitive aussitôt que, retirant le forceps, on lui a rendu la liberté, et, tout est à recommencer.

Les opérateurs, qui veulent avant tout saisir la tête d'une bosse pariétale à l'autre, et qui n'admettent pas le dégagement en position occipito-pubienne avec le forceps tourné à l'envers, se comportent dans les cas de position occipito-postérieure oblique comme si la tête était orientée transversalement. Ils commencent par transformer la position occipito-postérieure oblique en position transversale à l'aide de la main qui doit guider la première branche à introduire. Cette transformation opérée, ils appliquent les cuillers l'une directement en avant du sacrum et l'autre directement en arrière des pubis, en ayant soin de tourner leur bord concave vers l'occiput.

Il est souvent facile de transformer la position occipito-postérieure oblique en position transversale, mais il est rare que l'on puisse maintenir cette transformation, et, lorsque l'on a articulé les branches de préhension, l'on s'aperçoit que la tête est revenue à sa situation primitive. Si les cuillers sont bien appliquées, l'une en avant du sacrum, l'autre en arrière des pubis, on a réalisé une prise fronto-mastoïdienne au lieu de la prise bi-pariétale que l'on voulait obtenir. Il vaut donc mieux accepter la position occipito-postérieure oblique, et appliquer les cuillers sur les côtés de la tête, en tournant leur bord concave vers le front.

Lorsque la tête est en position transversale dans l'excavation, quelques opérateurs, voulant avant tout tirer dans la direction de l'axe pelvien, conduisent les cuillers aux deux extrémités du diamètre transverse de la cavité pelvienne et saisissent la tête du front à l'occiput. Cette prise occipito-frontale est souvent, par suite de la flexion insuffisante de la tête, une prise occipito-faciale, et la cuiller qui est appliquée sur la face peut produire des lésions graves du nez ou des yeux. En outre, au moment du dégagement, la cuiller, devenue postérieure, par suite de la rotation, est très menaçante pour le périnée.

D'autres opérateurs, voulant avant tout saisir la tête d'une

36

bosse pariétale à l'autre et tourner la concavité de la courbure pelvienne du forceps vers l'occiput, conduisent les cuillers aux deux extrémités d'un diamètre antéro-postérieur du bassin, la postérieure directement au-devant du sacrum, l'antérieure directement en arrière de la symphyse pubienne. La réalisation de cette prise est souvent difficile et demande une habileté opératoire qui n'est pas à la portée de tous les praticiens. La cuiller antérieure introduite en arrière et en dehors, du côté du bassin qu'elle doit parcourir pour venir en avant, doit être poussée très haut et décrire un arc de cercle de 135° pour arriver derrière la symphyse des pubis. Ce mouvement de spire si étendu, dans l'espace étroit qui sépare le crâne des parois pelviennes, rencontre parfois des difficultés que des opérateurs même très habiles ne peuvent pas surmonter. De plus, la branche postérieure est rarement introduite assez haut, parce que le périnée empêche le manche d'être abaissé suffisamment, pour que le bec de la cuiller puisse parvenir, sur les côtés de la tête, jusqu'au niveau du bec de la cuiller antérieure. Il en résulte que le plus souvent les becs des cuillers ne sont pas au même niveau sur les côtés de la tête et que la prise est asynclitique.

De nombreux opérateurs préfèrent conduire les cuillers du forceps aux deux extrémités de l'un des diamètres obliques de l'excavation, et saisir la tête de l'apophyse mastoïde d'un côté à la bosse frontale du côté opposé. Pour réaliser cette prise fronto-mastoïdienne de telle sorte que la courbure pelvienne du forceps ait sa concavité tournée vers l'occiput, on doit introduire la première et en arrière la branche homonyme de la position ; la branche gauche si l'occiput est à gauche, la branche droite si l'occiput est à droite. En somme, on doit se comporter comme s'il s'agissait d'une position occipito-antérieure oblique homonyme et l'on a parfois l'agréable surprise de constater que la tête a pris cette position au moment où, après avoir articulé les branches de préhension, l'on veut se rendre compte du résultat obtenu. Dans ce cas, tout en se résignant à une prise fronto-mastoïdienne, on a saisi la tête d'une bosse pariétale à l'autre, et la rotation ne peut guère manquer de se faire spontanément.

D'ailleurs, la prise fronto-mastoïdienne ne complique pas le manuel opératoire des tractions. Il faut encore tirer lentement et sans secousses sur le palonnier, en suivant exactement l'évolution des manches, et en maintenant le coude du tracteur à un centimètre des branches de préhension. Si on a eu le soin de donner aux manches une obliquité suffisante, les tractions se font à la fois dans la ligne d'axe des cuillers et dans le plan médian antéro-postérieur du bassin. Comme la ligne d'axe des cuillers concorde avec le diamètre vertical céphalique qui se trouve dans le plan médian antéro-postérieur du bassin, les tractions appliquent le crâne contre la moitié antérieure des parois pelviennes et attirent le pôle occipital dans l'espace vide de l'arcade pubienne. Il n'est pas étonnant que la rotation intérieure de la tête se fasse sans que l'on ait besoin de toucher aux manches de l'instrument. Dès les premières tractions, les manches se relèvent d'eux-mêmes et se portent en dedans vers le pubis. Ce mouvement continue et le pivot dépasse le plan médian antéro-postérieur du bassin, en se portant en bas et en dehors, jusqu'à ce que l'occiput soit arrivé sous les pubis, ce que l'on reconnaît en constatant la direction antéro-postérieure de la suture sagittale.

A ce moment où la rotation est terminée, les cuillers ne répondent pas aux extrémités du diamètre transverse de l'excavation, bien qu'elles soient toutes les deux en dehors de son plan médian antéro-postérieur. Elles sont placées obliquement, en diagonale, la postérieure en avant, l'antérieure en arrière. Quoique la pince constituée par le forceps soit plus ouverte qu'avec la prise bi-pariétale, il n'y a pas grand inconvénient à extraire la tête en position occipito-pubienne avec des cuillers ainsi placées. Le périnée risque moins d'être déchiré que si on faisait le dégagement en donnant aux cuillers l'attitude directe, mais en faisant sortir la tête en position occipito-antérieure oblique. Cependant, si la cuiller frontale devenue postérieure menaçait de léser le périnée, on pourrait enlever le forceps, soit pour le réappliquer en position directe, soit pour abandonner l'expulsion aux forces de la nature.

Si dans une application de forceps on ne considère que l'extraction, et si on compare entre elles les relations qui existent entre le mécanisme de l'accouchement physiologique et le fonctionnement du forceps Tarnier, on voit que la relation automatique tient beaucoup plus de place que la relation opératoire. Evidemment, il faut savoir tirer dans la bonne direction, c'est-à-dire dans la ligne d'axe des cuillers ainsi que dans le plan médian antéro-postérieur du bassin, et, lorsque le dégagement va se faire à l'orifice vulvaire, lorsque l'on fait jouer au forceps Tarnier le rôle d'un forceps quelconque, il faut savoir diriger la sortie de la tête et ménager le périnée. Mais le rôle de l'opérateur, quelle que soit son importance, est bien réduit, si on le compare au fonctionnement automatique de l'instrument pendant la plus grande partie de l'extraction.

Cependant, cette action prédominante du fonctionnement automatique du forceps Tarnier n'a pas été suffisamment mise en relief, et elle a même été en grande partie méconnue dans les ouvrages d'obstétrique les plus récents et les plus classiques. Le lecteur de ces ouvrages peut croire que l'opérateur, tirant d'une main sur la barre transversale du tracteur, doit être constamment prêt à saisir de l'autre main les manches ou leurs extrémités, tantôt pour les relever, tantôt pour leur imprimer un mouvement de circumduction plus ou moins étendu. Il y a donc grand intérêt à déterminer les conditions qui permettent ce fonctionnement automatique, et à examiner si on a raison de le remplacer si souvent par l'intervention opératoire.

Le fonctionnement automatique du forceps Tarnier dépend absolument des mouvements que l'appareil de traction peut permettre à la tête saisie par les cuillers. La mobilité des branches de préhension sur les tiges de traction n'existe que dans le sens antéro-postérieur, et ne permet à la tête que des mouvements de flexion et de déflexion. Mais ces mouvements de flexion et de déflexion sont suffisants pour permettre à la tête de s'adapter à la forme de la cavité pelvienne, et de parcourir la gouttière périnéo-vulvaire, en contournant le bord inférieur de la symphyse pubienne. La mobilité en tous sens de la barre transversale du tracteur laisse à la tête la possibilité d'exécuter, dans l'excavation, les grandes et les petites rotations, sans que l'opérateur qui tire sur le palonnier, en se gardant bien de toucher aux manches, puisse mettre obstacle à l'exécution de ces mouvements.

Ceux qui ont trouvé insuffisante cette double mobilité de l'appareil de traction, et ont regretté que les tiges de traction ne pussent pas avoir une mobilité latérale sur les branches de préhension, ont été fatalement conduits à revenir aux lacs insérés plus ou moins exactement au niveau du centre de figure de l'ellipse céphalo-instrumentale. Et Tarnier, pour donner satisfaction à ceux qui reprochaient à son forceps de ne pas toujours tirer dans l'axe du bassin, dut se résigner à ajouter au niveau du coude du tracteur une articulation permettant à la partie verticale de tourner autour de la partie horizontale.

Si on regardait comme exactes les critiques qui ont été adressées au forceps Tarnier, il resterait encore à cet instrument une précieuse qualité que ses adversaires les plus irréductibles ont été forcés de reconnaître : il permet de faire l'extraction avec une facilité extraordinaire, qui contraste singulièrement avec les difficultés que l'on rencontre, même dans les cas les plus simples, lorsque l'on se sert du forceps de Levret. Cette facilité si remarquable de l'extraction tient à ce que le forceps Tarnier permet toujours de tirer dans la ligne d'axe des cuillers et dans le plan médian antéro-postérieur du bassin.

Avec les lacs, quelle que soit leur insertion sur les cuillers, on peut tirer dans le plan médian antéro-postérieur du bassin, mais on ne peut pas tirer dans la ligne d'axe des cuillers. Il en résulte que, pour permettre à l'ellipse céphalo-instrumentale des mouvements de latéralité dont l'utilité n'est nullement démontrée, l'on perd la plus grande partie de la facilité d'extraction.

L'articulation supplémentaire du tracteur ne vaut guère mieux que les lacs. Si on fait jouer cette articulation pour amener le milieu du palonnier dans l'axe du détroit supérieur, on ne tire plus dans la ligne d'axe des cuillers, la facilité d'extraction disparaît en grande partie, et l'on transforme le forceps en un levier qui peut devenir dangereux pour les organes pelviens de la mère et pour la tête de l'enfant. Si, pendant les tractions, un déplacement de la partie verticale du tracteur se produit et passe inaperçu, l'on ne tire plus dans la ligne d'axe des cuillers, et l'on éprouve des difficultés qui conduisent à augmenter, tout au moins inutilement, la force de traction. Il vaut donc mieux qu'il n'y ait aucune articulation au niveau du coude du tracteur ; ainsi l'on n'est pas tenté d'en faire usage, et avec un tracteur rigide on est plus certain de tirer toujours dans la ligne d'axe des cuillers. Il est juste d'ajouter que Tarnier ne tenait pas autrement à cette articulation supplémentaire, et qu'il ne l'avait proposée que comme une concession à ceux qui croyaient qu'il fallait, avant tout, tirer dans l'axe du détroit supérieur.

D'ailleurs, si on reste dans les limites des relations qui existent entre le mécanisme de l'accouchement physiologique et le fonctionnement du forceps Tarnier, l'on n'a pas à s'occuper des tractions dans l'axe du détroit supérieur. La tête étant arrivée plus ou moins fléchie et en position oblique au fond de l'excavation, le mécanisme de son expulsion se trouve réduit à deux temps principaux : la rotation intérieure et le dégagement. Les ouvrages d'obstétrique les plus récents et les plus classiques ne sont pas d'accord sur la conduite à tenir, au point de vue de la rotation, ainsi que l'on peut en juger par les citations suivantes :

I. — Extraits de l'*Introduction à l'étude clinique et à la pratique des accouchements*, par FARABEUF et VARNIER (1891) :

1° Tête en position occipito-antérieure oblique. « Alors, seulement alors que la descente est complète et que le périnée bombe, la traction étant soutenue, imprimez au forceps un petit mouvement de rotation, s'il ne se fait de lui-même, afin d'amener la nuque derrière le pubis, l'occiput sous la symphyse. »

2° Tête en position occipito-postérieure oblique. « Si, en achevant la descente et en appuyant la tête au détroit inférieur à l'aide du forceps Tarnier qui laisse la tête libre, vous voyez les crochets vous indiquer que la rotation s'amorce, soit en avant, soit en arrière, vous devez obéir. S'il n'en est rien, si l'instrument employé ne l'a pas permis ou bien si la tête est restée indifférente, choisissez l'un des trois partis indiqués plus haut. Quoi que vous décidiez, n'oubliez pas que vous devez toujours soutenir la traction pendant l'exécution de la rotation. »

II. — Extraits du quatrième volume du *Traité d'accouchements* de TARNIER (1901) :

1° « La tête arrivée sur le plancher périnéal, en position oblique gauche antérieure, va maintenant exécuter son mouvement de rotation. Il se fait quelquefois spontanément et on n'a qu'à continuer à tirer. Ordinairement on a à l'opérer artificiellement.»

2° Application oblique gauche sur la tête en position occipito-iliaque gauche transversale. « Comme toujours, la tête doit d'abord être abaissée sur le plancher périnéal ; puis la rotation est entreprise de gauche à droite et d'arrière en avant pour amener l'occiput sous la symphyse. »

3° Pour la position occipito-iliaque droite postérieure, on ne trouve rien qui indique la possibilité d'une rotation spontanée, et il est seulement dit que « l'engagement terminé, on procède à la rotation ». Cette phrase est immédiatement suivie de la description de la manœuvre à exécuter.

Il est bon de faire remarquer que Tarnier n'est pour rien dans la rédaction de l'article Forceps, puisque le quatrième volume de son *Traité d'accouchements* a été publié au moins trois ans après sa mort.

III. — Extraits du *Manuel d'accouchements*, par Budin et De-melin, les auteurs de l'article Forceps contenu dans le quatrième volume du *Traité d'accouchements* de Tarnier (1904) :

1° Tête en position occipito-iliaque gauche antérieure.« Quand la tête arrive au contact du plancher pelvien, elle exécute en général spontanément un mouvement de rotation par lequel l'occiput se trouve ramené en avant sous le pubis. Si ce mouvement ne se produit pas, on l'exécutera artificiellement. »

2° Tête en position occipito-iliaque droite postérieure.« Quand la tête arrive au contact du plancher pelvien, elle exécute parfois spontanément, son mouvement de rotation, par lequel l'occiput se trouve ramené en avant sous le pubis. Si, ce qui est le cas le plus général, ce mouvement ne se produit pas, on l'exécutera artificiellement. »

IV. — Extraits du *Précis d'obstétrique*, par Ribemont-Des-saignes et Lepage (1904) :

1° Tête dans l'excavation et en position occipito-iliaque gauche antérieure. « Si l'on se sert du forceps de Tarnier, on exerce les tractions en maintenant les tiges de traction à un bon travers de doigt au-dessous du forceps. Les manches du forceps aiguillent peu à peu, montrant que la tête tourne d'elle-même. »

2° Tête dans l'excavation et en position occipito-iliaque droite transversale. « Les tractions font d'abord fléchir la tête ; l'occiput décrit ensuite un quart de circonférence de droite à gauche et d'arrière en avant ; la tête est successivement en variété antérieure puis en variété directe ; les manches décrivent un grand mouvement de bas en haut. »

3° Tête dans l'excavation et en position occipito-antérieure oblique. « Les mouvements imprimés aux manches diffèrent suivant qu'on veut exécuter un petit mouvement de rotation ramenant l'occiput directement en arrière ou suivant qu'on le ramène en avant par un mouvement de rotation étendu. »

V. — Extraits de la *Pratique de l'art des accouchements*, publiée sous la direction de Bar de Brindeau et de Chambrelent (1907) :

1° Tête en position occipito-iliaque gauche antérieure. « Commencez par tirer pour amorcer la tête à la boutonnière du releveur, aidez à la rotation en amenant les manches en haut vers la symphyse pubienne ; puis pratiquez le dégagement comme nous l'avons indiqué en étudiant l'application du forceps sur la tête en position occipito-pubienne. »

2° Tête en position occipito-iliaque droite antérieure « L'extraction se fait après rotation. Il suffit, pour obtenir cette rotation,de porter les manches au-devant de la symphyse pubienne.»

3° Tête en position occipito-iliaque droite postérieure. « Allez-vous faire tourner la tête de manière à dégager en occipito-pubienne ? Allez-vous la faire tourner en occipito-sacrée et la dégager dans cette position ? Tout ce que nous avons dit du dégagement en occipito-sacrée et de la rotation, quand nous avons étudié l'application du forceps sur la tête en occipito-sacrée est applicable ici. Le plus souvent vous tenterez de faire la rotation en occipito-pubienne, mais pour peu que vous rencontriez de la résistance, vous tournerez la tête en occipito-sacrée et la dégagerez dans cette position. Si vous tentez la rotation en occipito-pubienne, exercez d'abord une légère traction sur la barre de traction. Cette traction amorcera la tête que les manœuvres nécessitées par l'intervention du forceps ont soulevée. Vous demanderez aussi à cette traction de fléchir un peu la tête. Vous y aiderez en reportant en haut et vers la cuisse gauche les manches de l'instrument. Puis vous ferez par le mouvement de vielle dirigé du côté gauche la rotation que vous contrôlerez à tout moment avec le doigt; l'extraction de la tête en occipito-pubienne se fera comme il a été dit. Si vous optez pour la rotation en occipito-sacrée, tirez légèrement sur le tracteur, puis portez les manches en avant et en haut devant le pubis, vérifiez par le doigt que la tête a bien tourné et faites l'extraction comme il a été dit. »

En comparant ces citations extraites d'ouvrages aussi classiques, on voit diminuer progressivement une des plus précieuses qualités du forceps Tarnier, et on la voit diminuer tellement qu'elle finit par disparaître complètement. Il y a là certainement une exagération opératoire, et pour la mettre en évidence, je n'ai qu'à reproduire, avec une légère variante, ce que j'ai écrit en 1907, dans le n° 24 du *Journal de médecine de Paris* :

« Pour ma part, j'ai toujours compté sur la rotation spontanée, et je m'en suis bien trouvé. Que la position du crâne fût une occipito-antérieure ou une occipito-postérieure, mes tractions ont toujours suffi pour faire tourner la tête, occiput en avant, excepté dans un cas, que j'ai publié en 1904 dans les *Archives générales de médecine*.

Dans ce cas, la tête était en position occipito-iliaque droite postérieure et insuffisamment fléchie. Je n'ai pu obtenir, ni spontanément, ni artificiellement, la rotation de l'occiput en avant, et, lorsque j'ai eu retiré le forceps, l'occiput s'est placé spontanément en arrière dans la concavité sacrée. Redoutant pour le périnée un dégagement dans cette position, j'ai transformé la présentation du crâne en présentation de la face, la position occipito-sacrée en position mento-pubienne. Le forceps Tarnier réappliqué sur cette tête en position mento-pubienne, m'a permis de l'extraire avec facilité et sans autre lésion qu'une déchirure peu étendue de la fourchette. Les confrères qui exercent dans ma région et qui, se servant du forceps Tarnier, suivent scrupuleusement mes indications sur le fonctionnement de cet instrument, n'ont jamais eu à faire tourner la tête artificiellement, quelle que fût la présentation, crâne ou face, et quelle que fût la position, antérieure ou postérieure. Leur expérience venant s'ajouter à la mienne embrasse un assez grand nombre de cas, pour que l'on puisse l'opposer à la manière de faire qui est recommandée dans les ouvrages d'obstétrique les plus récents et les plus classiques. »

Comme il n'est pas probable qu'il n'y ait eu pour nous que des cas exceptionnellement favorables, on peut en conclure que ceux qui recommandent tant l'initiative opératoire, en matière de rotation, interrompent beaucoup trop tôt le fonctionnement automatique du forceps Tarnier, pour lui substituer le mouvement de circurduction destiné à produire la rotation artificielle.

Les interventionnistes à outrance ne mentionnent même pas la possibilité de la rotation spontanée, et ils veulent que l'on fasse la rotation artificielle, avant que l'aiguille indicatrice ait pu faire un mouvement. C'est tout au plus si, après l'articulation des branches de préhension et la fixation des tiges de traction dans la douille carrée du tracteur, ils permettent de tirer légèrement pour augmenter la flexion céphalique ; et encore, faut-il avoir déjà une main sur les extrémités des manches, pour aider l'instrument, en leur imprimant un mouvement précisément en sens inverse de celui qui pourrait indiquer que la tête veut bien tourner spontanément. Après quoi, et sans plus attendre, on doit exécuter le mouvement de circumduction des manches destiné à produire la rotation artificielle. Procéder ainsi, c'est vouloir empêcher la rotation spontanée, et c'est aussi méconnaître complètement le fonctionnement du forceps Tarnier.

Les autres interventionnistes conseillent de n'exécuter le mouvement de circumduction des manches que si la rotation ne se fait pas d'elle-même, mais ils n'indiquent, pour la plupart, ni à quel moment de l'extraction il faut intervenir, ni à quels signes on reconnaît que l'intervention est devenue utile ou nécessaire. Et ils ne sont pas suffisamment précis, ceux qui disent qu'il faut tirer jusqu'à ce que le périnée postérieur bombe. D'une part, la rotation spontanée peut se faire sans que le périnée postérieur soit réellement distendu, et d'autre part, la rotation spontanée, quoique possible, peut tarder à se faire, alors que le périnée postérieur a déjà subi une distension très appréciable.

D'ailleurs, le mécanisme de la rotation, dans l'accouchement normal, n'est pas suffisamment connu, pour permettre d'indiquer à quel moment de l'extraction l'on doit faire tourner la tête artificiellement. Il y a incertitude sur le niveau auquel se fait la rotation intérieure de la tête, incertitude aussi au sujet des agents qui interviennent pour la produire ; et ces incertitudes persistent malgré les nombreuses théories qui ont été imaginées pour expliquer ce mouvement si curieux. Mais c'est précisément en raison de ces incertitudes qu'il paraît tout au moins imprudent de chercher à faire tourner la tête artificiellement, avant d'avoir suffisamment tiré sur la barre transversale du tracteur. En intervenant trop tôt, surtout s'il s'agit d'une position occipito-postérieure, on risque de tenter la rotation artificielle à un moment où elle ne peut être obtenue qu'avec difficulté et où elle peut même être impossible, alors que, si on avait simplement continué à tirer, la tête aurait pu tourner spontanément, occiput en avant. Sans compter encore que, pour amener en avant un occiput qui est en arrière, on peut déterminer des lésions graves des organes pelviens, et que, s'il y a erreur de diagnostic, on peut transformer une position occipito-antérieure en position occipito-sacrée.

Quoiqu'elle soit la plus vraisemblable, la théorie de l'arcade pubienne ne permet pas, si on la considère isolément, d'indiquer, plus exactement que les autres théories de la rotation, à quel moment de l'extraction l'on doit faire tourner la tête artificiellement. L'étude attentive de la rotation, exécutée spontanément par l'ellipse céphalo-instrumentale, fournit des indications plus précises et les interventionnistes radicaux ou opportunistes seraient probablement arrivés à conseiller un manuel opératoire beaucoup moins actif, s'ils avaient eu la patience d'examiner, avec soin et indépendamment de toute théorie, le mécanisme de cette rotation.

Cependant, il n'est pas inutile de comparer la rotation exécutée par la tête pendant l'accouchement normal avec la rotation exécutée spontanément par l'ellipse céphalo-instrumentale, Dans les deux cas, le levier crânien vient heurter par ses deux bras la porte de sortie du bassin, et la rotation a lieu parce que le levier doit, pour passer, présenter ses petits diamètres à l'ouverture de la porte. Le bras de levier, qui vient en avant, est celui qui peut contourner le plus facilement la branche ischio-pubienne correspondante. Ces deux rotations présentent quelques caractères différentiels, bien qu'elles se fassent l'une et l'autre sur l'arcade des pubis, mais elles se contrôlent réciproquement. D'une part, le mécanisme de la rotation exécutée par la tête sur l'arcade des pubis, pendant l'accouchement physiologique, permet de comprendre le fonctionnement automatique du forceps Tarnier, lorsque les tractions suffisent pour faire tourner la tête dans l'excavation. D'autre part, le mécanisme de la rotation, exécutée spontanément par l'ellipse céphalo-instrumentale, rend plus vraisemblable encore la théorie de l'arcade pubienne.

Dans l'accouchement physiologique, la tête, arrivée au fond de l'excavation en position oblique et plus ou moins fléchie, est poussée en bas et en avant par les contractions utérines. La résistance de l'extrémité inférieure du sacrum et celle du périnée postérieur déviant complètement en avant la force utérine, le crâne est fortement appliqué contre l'arcade des pubis et sa région occipito-pariétale fait une saillie relative dans l'espace vide circonscrit par cette arcade osseuse. Le front est arrêté par la paroi antérieure du bassin, tandis que l'occiput peut glisser sur les parois pelviennes et arriver dans l'espace vide de l'arcade pubienne. Ordinairement cette rotation ne se fait, ni tout d'un coup, ni d'une manière continue, mais elle ne devient complète qu'à la suite de mouvements alternatifs de l'occiput, d'arrière en avant pendant les contractions utérines, d'avant en arrière, dans l'intervalle de ces contractions. Chez la plupart des primipares et chez beaucoup de multipares, le périnée postérieur résiste si bien à la poussée utérine qu'il ne subit pas de distension appréciable pendant la rotation intérieure de la tête. Mais, lorsque la résistance du plancher périnéal est amoindrie, on constate que le périnée postérieur subit une distension plus ou moins grande au moment des contractions utérines. Cette distension, lorsqu'elle n'est pas poussée trop loin, favorise la rotation, et c'est alors que ce mouvement peut se faire sans interruption et plus ou moins rapidement. Le segment occipito-pariétal du crâne, rencontrant un espace plus large de l'arcade des pubis, y devient plus saillant, et le glissement du crâne contre la paroi antérieure du bassin, étant mieux amorcé, amène plus facilement et plus rapidement l'occiput sous les pubis.

Arrivée au bas de l'excavation en position oblique et régulièrement saisie d'une bosse pariétale à l'autre par les cuillers du forceps Tarnier, la tête est tirée par en bas au lieu d'être poussée par en haut. La direction des tractions a une très grande importance au point de vue de la rotation spontanée de l'ellipse céphalo-instrumentale. Si on maintient le milieu du palonnier dans le plan médian antéro-postérieur du bassin et le coude du tracteur à un centimètre des branches de préhension, on tire à la fois dans ce plan médian et dans la ligne d'axe des cuillers. Etant donnée l'application oblique du forceps, il est bien probable que le milieu de la barre transversale du tracteur n'est pas alors sur le prolongement de l'axe du détroit supérieur. Mais on tire suffisamment en arrière, pour faire descendre facilement la tête derrière la paroi antérieure du bassin, jusqu'à ce qu'elle soit en contact avec le plancher périnéal. Ces tractions n'attirent pas la tête directement en bas vers le fond de l'excavation, mais elles l'attirent en même temps en avant contre la paroi antérieure du bassin. Elles ne sont pas plus mal dirigées pour cela, et l'instrument ne fait qu'imiter l'action des contractions utérines, qui poussent la tête en bas et en avant. La résistance de l'extrémité inférieure du sacrum et celle du périnée postérieur dévient encore en avant les tractions, et le crâne est fortement appliqué contre l'arcade des pubis. Mais le résultat produit sur le périnée postérieur par les tractions est plus appréciable que celui que produisent les contractions utérines. Il faut distinguer la distension réelle de la distension apparente.

La dilatation de l'orifice vulvaire par les branches de préhension permet de voir prématurément la partie du crâne qui répond à l'espace vide de l'arcade pubienne, et on peut croire à une distension périnéale qui n'existe pas, ou bien à une distension périnéale plus grande que celle qui existe réellement. Il est vrai que les tractions faites dans la ligne d'axe des cuillers produisent, plus souvent que les contractions utérines, une distension périnéale plus ou moins importante, parce que la tête, attirée en bas et en avant d'une manière continue, cesse bientôt de rencontrer l'extrémité inférieure du sacrum et agit avec plus de force sur le périnée postérieur. Cette distension, d'ailleurs, favorise la rotation, parce qu'elle permet au crâne de se trouver au niveau d'un espace plus large de l'arcade pubienne. La rotation spontanée est plus facile que lorsque les contractions utérines agissent seules sur la tête. Les tractions bien dirigées attirent pour ainsi dire directement le pôle occipital du crâne dans l'arcade des pubis et, tandis que le front arrêté par la paroi antérieure du bassin ne peut pas se porter en dedans, l'occiput glisse facilement sur les parois pelviennes et est amené tout aussi facilement sous les pubis.

Cette évolution normale de l'ellipse céphalo-instrumentale a des conséquences importantes au point de vue du manuel opératoire. Il faut tirer d'une manière continue, sans toucher aux manches, et les deux mains sur la barre transversale du tracteur. On est plus assuré ainsi de maintenir le milieu du palonnier dans le plan médian antéro-postérieur du bassin et le coude du tracteur à un centimètre des branches de préhension. De plus, quand on a les deux mains sur la barre transversale du tracteur, on est moins tenté de toucher aux manches de l'instrument.

Dans les positions occipito-antérieures, la rotation se fait presque toujours, pour ne pas dire toujours, spontanément et sans que le périnée postérieur soit notablement distendu. Dans les positions occipito-postérieures, on doit continuer à tirer, sans toucher aux manches de l'instrument, alors même que le périnée se distend de plus en plus. Tant que la tête avance, la rotation spontanée peut se produire. Parfois le périnée est tellement distendu que l'on peut croire à un dégagement de l'occiput sur le côté de la commissure postérieure de la vulve. Mais si on continue les tractions, on voit l'occiput se relever le long de la branche ischio-pubienne correspondante et arriver sous les pubis, tandis que les manches décrivent un mouvement étendu de circumduction, qui les amène à pendre directement en bas, au-devant du coccyx. Il est bien évident que ceux qui font toujours prématurément la rotation artificielle n'ont jamais l'occasion d'observer une pareille évolution de l'ellipse céphalo-instrumentale.

Lorsque l'on a pu réaliser une prise bi-pariétale synclitique sur la tête en position transversale dans l'excavation, le forceps Tarnier est transformé en forceps droit, et l'on ne tire pas dans une bonne direction, bien que la traction sur le palonnier puisse être faite à la fois dans la ligne d'axe des cuillers et dans le plan médian antéro-postérieur du bassin. Le périnée repousse l'instrument trop en avant, et les deux segments du crâne viennent buter de niveau contre les deux branches ischio-pubiennes. Si la tête n'est pas suffisamment fléchie, les deux segments du crâne sont aussi bien arrêtés, l'un que l'autre, et il n'y a aucune tendance à la rotation. Cependant les accoucheurs, qui ont préconisé cette prise bi-pariétale, prétendent que les premières tractions déterminent généralement la flexion de la tête en même temps que sa rotation. En tout cas, la possibilité de la rotation spontanée paraît dépendre du degré de flexion acquis par la tête, au moment où l'on commence à tirer sur la barre transversale du tracteur. Les premières tractions peuvent augmenter la flexion d'une tête déjà fléchie, mais elles ne peuvent pas toujours déterminer la flexion d'une tête qui a pour diamètre de présentation le diamètre occipito-frontal.

Lorsque le périnée postérieur ne se distend pas, on doit arrêter les tractions et faire la rotation artificielle, si les manches du forceps n'exécutent aucun mouvement appréciable dans le sens de la rotation spontanée, et si la tête paraît immobilisée dans sa situation. Lorsque le périnée postérieur bombe, on ne doit interrompre les tractions et faire la rotation artificielle que si la progression de la tête paraît complètement arrêtée. Dans ce cas, on peut avoir à choisir entre la rotation en position occipito-sacrée et la rotation en position occipito-pubienne.

Après la rotation, les tractions font décrire à la tête un trajet courbe autour du bord inférieur de la symphyse pubienne, jusqu'à ce que la nuque soit arrivée sous le ligament triangulaire des pubis. Pendant ce trajet, la tête constitue par sa progression même la gouttière périnéo-vulvaire qu'elle parcourt. On peut admettre, sans erreur appréciable, que l'extrémité antérieure du diamètre vertical de la tête, qui concorde avec la ligne d'axe des cuillers, décrit l'axe même de cette gouttière. On peut admettre aussi que, en tirant dans la ligne d'axe des cuillers et dans le plan médian antéro-postérieur du bassin, on tire en même temps dans l'axe de la gouttière périnéo-vulvaire.

Toutes les conditions qui peuvent faciliter la progression automatique de l'ellipse céphalo-instrumentale se trouvent alors réunies, et les opérateurs les plus interventionnistes consentent cependant à ce que, la tête étant arrivée en position occipitopubienne, l'on tire sur la barre transversale du tracteur, sans toucher aux manches, jusqu'à ce que la nuque soit arrivée sous le bord inférieur de la symphyse pubienne. Les premières tractions appuient le vertex sur le périnée postérieur, et amorcent l'occiput à l'ouverture de l'arcade pubienne. A mesure que le périnée se distend, l'occiput s'engage de plus en plus dans l'arcade des pubis, et les manches se relèvent de plus en plus vers le ventre de la parturiente. Lorsque la nuque est arrivée sous le bord inférieur de la symphyse pubienne, les manches du forceps sont dirigés presque verticalement en haut, et l'on doit interrompre le fonctionnement automatique de l'instrument pour diriger le dégagement de la tête à travers l'orifice vulvaire.

L'étude des relations qui existent entre le mécanisme de l'accouchement physiologique et le fonctionnement du forceps Tarnier a une grande importance pratique. C'est dans l'excavation des bassins normaux, ou presque normaux, que l'on a le plus souvent l'occasion de faire les applications de forceps. C'est pour ces cas, qui se présentent le plus fréquemment, que le praticien a le plus besoin de connaître le fonctionnement automatique de l'instrument et les moyens de l'utiliser complètement.

Ce fonctionnement automatique a fait dire que le forceps Tarnier était le forceps des ignorants. L'intention était évidemment maillante, mais on ne voit pas pourquoi cette appellation, qui n'est pas tout à fait exacte, pourrait nuire à la réputation de l'instrument. D'une part, il ne suffit pas qu'un instrument fonctionne pour ainsi dire tout seul ; il faut encore savoir s'en servir d'autre part, un forceps qui a pu rectifier des erreurs de diagnostic, et qui semble fait pour des ignorants, devrait faire merveille entre les mains des opérateurs les plus instruits et les plus expérimentés.

CONCLUSIONS

Si dans une application de forceps on ne considère que l'extraction, et si on compare les relations qui existent entre le mécanisme de l'accouchement physiologique et le fonctionnement du forceps Tarnier, on voit que la relation automatique tient beaucoup plus de place que la relation opératoire.

Le fonctionnement automatique du forceps a été atteint, aussi complètement que possible, lorsque Tarnier a fait construire son forceps à courbure pelvienne avec appareil de traction à courbure périnéale. La mobilité, dans le sens antéro-postérieur, des branches de préhension sur les tiges de traction, et la mobilité, en tous sens, de la barre transversale du tracteur, laissent à la tête toute la mobilité nécessaire, pour qu'elle puisse parcourir le canal pelvi-génital, en exécutant les mouvements qu'elle exécute lorsque l'accouchement se fait spontanément.

Pour que le fonctionnement automatique du forceps ne soit pas entravé, l'opérateur doit, non seulement faire les tractions à la fois dans la ligne d'axe des cuillers et dans le plan médian antéro-postérieur du bassin, mais encore maintenir les tractions dans cette double direction, jusqu'à ce que ce fonctionnement automatique soit terminé. Il suffit pour cela de suivre les mouvements des manches, en maintenant le coude du tracteur à un centimètre des branches de préhension et le milieu de sa barre transversale dans le plan médian antéro-postérieur du bassin. Mais il faut bien se garder de toucher aux manches, qui constituent une véritable aiguille indicatrice, et montrent par leurs mouvements la direction que l'on doit donner aux tractions.

Si l'on suit exactement ces prescriptions, le forceps Tarnier entraîne la tête dans la direction qu'elle doit suivre, et la laisse complètement libre d'exécuter les mouvements qu'elle exécuterait si l'accouchement se faisait sans intervention instrumentale. Le plus important de ces mouvements, la rotation intérieure, se fait le plus souvent spontanément, quelle que soit la position du crâne, si, en tirant sur la barre transversale du tracteur, on se garde bien de toucher aux manches de l'instrument.

Quant à la facilité si remarquable de l'extraction, le forceps Tarnier la doit à ce qu'il permet de tirer constamment dans la ligne d'axe des cuillers et dans le plan médian antéro-postérieur du bassin.

Recueil de Faits

FISTULE BORGNE INTERNE DE L'ANUS PAR CORPS ETRANGER

Par M. Jacoulet.
Interne des hôpitaux.

Le rôle des corps étrangers du rectum dans le développement des fistules anales borgnes internes a été signalé par la plupart des auteurs qui ont traité des maladies du rectum et de l'anus.

Il nous a semblé intéressant à ce propos de publier l'observation suivante :

Mme G... Angèle, 53 ans, entre à l'hôpital Dubois, le 18 août 1908, dans le service de M. le Dr Mauclaire, suppléé par M. Cunéo.

Depuis le mois d'avril 1908, la malade se plaint de sensations de plénitude rectale, de ténesme ; puis la défécation est devenue douloureuse et les douleurs persistent plusieurs heures après que la malade a été à la selle.

Depuis le mois de juillet, sont apparues des pertes purulentes.

La malade a vu plusieurs médecins ; elle a été soumise sans succès au traitement mercuriel ; des lavages ont déterminé une légère amélioration.

Rien à signaler dans les antécédents.

Pas de constipation habituelle.

Au toucher rectal, on sent, à peu de distance de l'anus, immédiatement au-dessus du sphincter une induration douloureuse de la paroi postérieure du rectum ; le doigt pénètre dans une petite cavité irrégulière et revient enduit d'une petite quantité de pus.

On fait le diagnostic de fistule borgne interne.

Opération, le 27 août. Chloroforme.

L'anus est dilaté à l'aide du spéculum de Trélat, et on voit entre les deux branches de l'instrument un large orifice conduisant dans un clapier purulent peu profond.

37

En explorant ce clapier, on en fait tomber un petit corps étranger qui n'est autre qu'un pépin de poire.

Incision et curettage de la fistule ; cautérisation.

Suites opératoires normales.

Parmi les aliments ingérés, certaines parcelles telles que pépins de fruits, fragments d'os, de cartilage, etc., réfractaires à la digestion, viennent se loger dans les replis formés par les valvules de Morgagni.

Là, elles déterminent des lésions ulcéreuses, puis suppuratives de la muqueuse rectale qui finissent par aboutir à la production d'une fistule borgne interne.

Analyses

PATHOLOGIE EXPERIMENTALE. — BACTERIOLOGIE

Bulletin de l'Institut Pasteur, n° 12, 30 juin 1908.

Travaux sur le cancer : Mac Connell espère pouvoir greffer une tumeur humaine sur le rat ; Apolant obtient par inoculation de carcinome et de sarcome le *carcinoma sarcomatodes* de Hansemann. Le chondrome ne donne pas de tumeurs mixtes à cause de son exigence vasculaire ; le refroidissement atténue la prolifération des tumeurs et permet d'obtenir des tumeurs mixtes. Léo Loeb obtient expérimentalement la substitution du sarcome au carcinome. Lewiz étudie une tumeur qui passe expérimentalement de l'adéno-carcinome au sarcome à cellules fusiformes et au cancroïde ; il note des faits curieux d'immunité et de plus grande résistance après les inoculations restées sans résultat. Calkins insiste sur les différences entre la cellule cancéreuse et la cellule embryonnaire qui a tendance à se différencier. Il existe, d'après Gierke, une panimmunité (Ehrlich) après échec d'inoculation. Wade étudie les tumeurs lymphosarcomateuses du chien transmissibles par coït, et décrit les lésions rénales provoquées par la tumeur ou le filtrat. Bolognino remet en honneur l'érésypèle salutaire. Dauthuile n'a pas trouvé à Lille de maisons à cancer.

Spirochètes ; syphilis ; pian ; spirilloses : Krzyslalowicz et Siedleki étudient la morphologie du spirochète pallida ; l'espace clair est un noyau, la division est longitudinale, les formes en boucle et en bâtonnet sont des formes de repos de ce protozoaire. Mayer range le spirochète pallida dans les flagellés ; Borrel en fait un type de passage des flagellés aux bactériacés, Levaditi et Rosenbaum comme Sieben par l'action de toxines les rangent dans les protozoaires ; Levaditi et Yamanouchi décrivent la division longitudinale de la cornée du lapin et obtiennent des kératites spécifiques chez le chat. Porgès fait le séro-diagnostic de la syphilis par la précipitation de la lécithine par les sérums syphilitiques. Weil et Braun ne croient pas que les albuminoïdes soient sans action dans la réaction de Wassermann. Klausner, Sachs et Altman, Michaelis et Lesser, Bruck et Stein étudient et modifient la réaction de Wassermann. De même Blaschko, Müller, Hofman et Blumenthal, ont eu une réaction de Wassermann positive avec un psoriasis et un cas de pian. Levaditi, Laroche et Yamanouchi montrent que le séro-diagnostic est négatif tant que le syphilome est inoculable au porteur. Levaditi, Ravaut et Yamanouchi ne trouvent une réaction de Wasermann dans le liquide céphalo-rachidien qu'en cas d'accident nerveux syphilitique. Raviart, Breton et Petit, pensent que les cas d'idiotie donnant la réaction de Wasermann sont d'origine syphilitique. Pour Albert Neisser, contrairement à Nattan-Larrier, il n'y a aucune vaccination croisée entre le pian et la syphilis. Castellani prouve l'unité des types divers de Frambœsia (coco, pian, boubas), et ne trouve pas d'immunité croisée avec la syphilis. Mathis étudie le spirille de la fièvre récurrente. Edmond Sergent et Foley reconnaissent dans la fièvre récurrente l'importance du Pediculas testimenli. Pour Rohne, le spirille récurrent traverse la peau saine.

Trypanosomiase : G. Martin et Lebœuf étudient des cas nombreux de trypanosomiase fruste ; Nattan-Larrier et Mouthez décrivent l'iritis au cours des trypanosomiases. Manteuffel compare l'agglutination des trypanosomiases et des bactériacés. Yakimoff dans les trypanosomiases expérimentales trouve de la leucopénie avec pourcentage élevé des lymphocytes.

Morphologie des microbes : Travaux remarquables de Zettnow, Menel, A. Meyer etc.

Actions pathogènes : Uhlenhuth, Hübener, Nylander et Bohtr attribuent la peste du porc à un agent ultramicroscopique et filtrable, et non au bacille suipestifer. Carré, Leclainche et Vallée confirment. Ferrarini décrit des polyadénites chroniques à B. subtilis et reproduit la maladie avec le germe. Saltykoff obtient athérome et artériosclérose par inoculation de produits bactériens. Léger sépare l'abcès tropical du foie et la congestion hépatique par l'examen du sang ; il trouve chez tous les distomés de l'éosinophilie.

Toxines et diastases : Weinberg et Léger obtiennent de l'anémie avec éosinophilie par les extraits de sclérostomes. Abderhalden et Rym, etc., étudient l'autolyse du foie.

Vaccination et sérothérapie : Sabrasès décrit la macrophagie spontanée, mais peu marquée, de la lymphocytémie non traitée par les rayons X. Thiroloix et G. Rosenthal vaccinent des lapins contre le bacille anaérobie du rhumatisme par les cultures aérobisées. Calmette et Massol notent le parallélisme des actions antitoxique et préventive des sérums antivenimeux, mais leur pouvoir curateur bien inférieur. Schlippe n'a pas obtenu de résultats concluants dans le traitement local ou général de la diphtérie par la pyocyanase qui laisse exister le bacille et se poursuivre la toxi-infection.   G. ROSENTHAL.

Action des rayons X sur le sang et la moelle osseuse. — Aubertin et Beaujard. (*Archives de médecine expérimentale*, mai 1908.)

Il y a deux sortes de leucopénie produites par les rayons X ; les doses énormes altèrent à la fois le tissu lymphoïde et myéloïde, elles donnent de la leucopénie par insuffisance formatrice. Les doses thérapeutiques détruisent le tissu lymphoïde et provoquent une hyperplasie médullaise notable ; il y a alors leucopénie par hyperdestruction et non par insuffisance formatrice.

G. Rosenthal.

Granulations neutrophiles et procédé nouveau de coloration. — Lefas. (*Archives de médecine expérimentale*, mai 1908.)

« Les désignations de basophile, amphophile, neutrophile, acédophile, représentent quatre stades successifs d'une même granulation évoluant dans l'organisme ; l'acidophilie représentant le stade physiologique ultime de cette formation. »

G. Rosenthal.

Lésions du rein dans l'intoxication aiguë expérimentale par le sublimé. — Castaigne et Rathery. (*Archives de médecine expérim.*, mai 1908.)

Il faut opérer sur des pièces fraîches pour éviter les boules sarcodiques, lésions artificielles que donnent également les fixations brutales. Au niveau des tubes contournés, les auteurs retrouvent les trois degrés de la *cytolise protoplasmique*, par contre, lésions légères des anses de Henle et des tubes droits, et congestion simple du glomérule. La fixation au liquide de Laguesse avec coloration de Galeotti met certains détails en relief : dans le tube contourné, on trouve successivement la transformation en granulations des bâtonnets de Heidenhain, puis la cytolise cellulaire ou l'homogénéisation avec fragmentation du protoplasma.

Les lésions sont toujours vasculaires et jamais généralisées.

G. Rosenthal.

L'épidémiologie et la bactériologie dans la lutte scientifique contre la fièvre typhoïde. — Tanon. (*Presse médicale*, 24 juin 1908.)

Le bacille d'Eberth est partout, la distinction entre le bacille d'Eberth et le bactérium Oli n'est pas intangible. L'encom-

brement, le surmenage, les hautes températures, sont des facteurs importants de production de fièvre typhoïde ; l'origine
hydrique n'est qu'un des facteurs. Donc, restons cliniciens et
n'allons pas, oubliant les travaux français, nous lancer à la
suite de la prétendue lutte scientifique allemande.

Nous avions déjà protesté contre les tendances trop exclu-
sives de l'Ecole allemande. Voilà un bon article qui nous ramène à la vraie médecine, qui sait, tout en restant clinique,
utiliser les données du laboratoire.

G. ROSENTHAL.

Action du chlorate de sodium sur la circulation. — ABE-
LOUS et BARDIER. (*Journal de physiologie et de pathologie générale.*)

Le chlorate de soude, toxique à 1 gr. 40 par kilog., élève
la pression, ralentit le cœur, renforce les systoles par une
excitation du noyau modérateur cardiaque bulbaire, comme
le prouve la section ou la cocaïnisation des pneumogastriques.

G. ROSENTHAL.

Insuffisance pluriglandulaire endocrinienne (individualisa-
tion clinique). — CLAUDE et GOUGEROT. (*Journal de physiol.
et de pathol. générale.*) (1er et 2e mémoires.)

Un tuberculeux, après une poussée de néphrite aiguë, est
atteint d'abolition des fonctions génitales avec disparition des
caractères sexuels secondaires, d'insuffisance thyroïdienne
(asthénie, état épais des téguments, chute de la barbe, atrophie du corps thyroïde), et d'insuffisance surrénalienne (hypotension, pigmentations diffuses). L'autopsie confirme le diagnostic en montrant une destruction incomplète des parenchymes glandulaires.

Le syndrome de l'insuffisance pluriglandulaire doit forcément varier selon l'âge des malades, le nombre et l'intensité
de l'atteinte des glandes. Les auteurs passent en revue les diverses combinaisons cliniques; ils repoussent la conception d'après
laquelle l'insuffisance thyroïdienne provoquerait les autres in-
suffisances glandulaires.

Dans l'observation étudiée, l'autopsie a montré un corps thyroïde atrophié, envahi par un tissu de sclérose déjà ancien, parsemé de follicules tuberculeux, des lésions difficiles à inter-
prêter des parathyroïdes, une atrophie de la lignée séminale
avec persistance de la glande interstitielle du testicule, une sclérose périphérique avec atrophie centrale des surrénales, etc.

Tout ce syndrome est dans le cas présent d'origine tuberculeuse, bacillaire et toxinique. G. ROSENTHAL.

Contribution expérimentale à la connaissance de la cirrhose biliaire (sténose ou oblitération du cholédoque).— Tsunoda. (*Virchow's Archiv*, 1ᵉʳ août 1908.)

Par suite de la stase biliaire, le foie augmente beaucoup de volume. Cet état ne peut persister longtemps, mais se transforme tôt ou tard en ratatinement de l'organe. Ce ratatinement se fait par destruction du parenchyme et par sclérose du tissu cicatriciel néoformé. Cette hypophasie conjonctive doit être regardée comme venant suppléer aux cellules parenchymateuses détruites ; mais, il faut aussi l'attribuer à l'irritation inflammatoire de la nécrose du tissu cellulaire. Cette hyperplasie conjonctive paraît à l'auteur très caractéristique et le plus important symptôme de la cirrhose hypertrophique avec ictère.

Recherches expérimentales sur l'influence de la morphine sur les résistances des globules rouges. — Bonanno. (*Gazzetta degli Ospedali*, 19 juillet 1908.)

Injectée aux animaux, la morphine détermine une légère diminution de la résistance globulaire ; la diminution a lieu à peu près dans le même temps que se déroule l'intoxication par l'alcaloïde. *In vitro*, la morphine mise au contact des globules rouges ne modifie en rien leurs résistances. L'abaissement des résistances constaté sur le vivant, n'est pas dû à l'accumulation de CO' dans le sang, mais, il semble qu'il est provoqué par les produits d'oxydation en lesquels la morphine injectée se transforme partiellement.

Comment se comporte le tissu élastique dans l'hypertrophie des muscles lisses ? — Scarlini. (*Gazzetta med. italiana*, 16 juillet 1908.)

Dans les hypertrophies fonctionnelles, le contenu élastique des faisceaux, tant que ceux-ci conservent leur élasticité, ne change pas ou diminue très peu, ou est déplacé en étant repoussé vers la périphérie ou vers le centre du faisceau où il forme des épaississements élastiques. Quand la fibre musculaire perd le degré d'élasticité nécessaire à son fonctionnement, il y a, comme compensation, augmentation du nombre des fibrilles élastiques. Cette néoformation est due au retour à l'activité des éléments *élasto-formateurs* qui, jusqu'alors, non stimulés, étaient demeurés pour ainsi dire à l'état potentiel. Dans les faisceaux musculaires frappés de sclérose interfasciculaire, en plus de la néoformation de tissu élastique, on voit que celui-ci présente de rapides phénomènes régressifs. Dans le tissu conjonctif de soutien, hyperplasié, qui se trouve presque toujours dans la vessie en même temps que l'hypertrophie de la tunique musculaire, il y a des phénomènes de destruction de l'élément élastique, ainsi que des phénomènes de néoformation, surtout autour des vaisseaux dont le contenu élastique présente des altérations.

Contribution à la connaissance des corpuscules de Russell. — TICK. (*Virchow's Archiv*, 1er juillet 1908.)

Les corpuscules de Russell (sphères hyalines, granulations ou corpuscules fuchsinophiles), doivent, selon l'auteur, se former dans les cellules du plasma (*Plasmazellen*), car on les trouve dans tous les processus où l'on rencontre celles-ci. Il n'y a pas de corps de Russel ni dans les *Mastzellen*, ni dans les leucocytes, ni dans les endothélia, ni les fibroblastes.

Ces corps de Russell proviennent des granulations des *plasmazellen* et se forment avec la participation d'une substance originaire du sang. En effet, on les trouve à côté de l'hémosidérine et dans quelques cas on a vu qu'ils renfermaient du fer.

Dans les cas rares où ces corpuscules ont été trouvés dans les tissus normaux, on doit les considérer comme le reliquat d'un processus pathologique terminé.

Il faut bien les distinguer des produits de la dégénérescence hyaline, et on fera bien de leur conserver le nom de « corpuscules de Russell » qui a l'avantage de ne rien préjuger.

Nouvelle méthode de conservation des pièces disséquées avec coloration permanente des muscles, vaisseaux et organes. — ED. SOUCHON (de la Nouvelle-Orléans). (*Medical Record*, 27 juin 1908.)

La solution à injecter est composée d'arsenic, phénol, formol, glycérine. On injectera dans les veines du suif et du bleu d'outremer qui, pour les artères, sera remplacé par du vermillon. Cela se fera un à dix jours avant la dissection. Puis, on laissera la partie se débarrasser de l'eau en excès. Après dissection, plonger la pièce dans la solution de phénol à 1 % : on changera la solution toutes les fois que la pièce la colorera par le sang. La pièce est placée ensuite dans un vase de verre, vide, et on couvre. Elle restera là quatre à six semaines. On peindra alors les veines et les artères avec des couleurs à l'eau et on laissera sécher. Enfin, la pièce demeurera, pour toujours dans une solution d'alcool (600 gr. pour 4 litres 1/2). Les pièces qui pâliraient dans cette solution, ou n'auraient pas été bien coloriées, seront placées, jusqu'à ce qu'elles présentent une bonne coloration, dans une solution faible de phénol. Si les tendons et autres tissus blancs prenaient une cou-

leur rouge dorée, les enlever et les mettre à demeure dans
une solution alcoolique faible.

MEDECINE

La question du rétrécissement mitral. — HAMPELN. (*Deutsche
med. Wochenschrift*, 23 juillet 1908.)

La sténose mitrale, pure, aussi bien cliniquement qu'anatomiquement, est relativement fréquente (10 à 20 % des affections
mitrales). Ses signes principaux sont, renforcement du premier bruit mitral, souffle présystolique à la pointe. Ce dernier
peut être marqué ou même absent. Le deuxième bruit pulmonaire est généralement renforcé. Mais souvent on ne le perçoit pas à l'endroit habituel (deuxième espace intercostal gauche), mais plus en bas, insertion de la 3e ou 4e côte, ou au
bord inférieur du sternum, ou sur le bord du sternum.

La sténose mitrale pure est la plus bénigne et la mieux supportée des affections valvulaires et, à cause de cela, comme à
cause des souffles peu marqués, elle est souvent méconnue.

**Sur l'obtention de toxine typhique par la lécithine ; son ac-
tion immunisante.** — BASSENGE. (*Deutsche med. Wochenschrift*, 16 juillet 1908.)

De la lécithine ancienne en émulsion à 1 % est un dissolvant des bacilles typhiques : les émulsions de lécithine récente
ont la même propriété, mais à un degré moindre. En agitant
les bacilles typhiques dans l'émulsion de lécithine à 1 %, tous
les éléments des membranes cellulaires, du contenu cellulaire
des bacilles, sont dissous et la dissolution est si parfaite qu'elle
a une teneur en toxine inconnue jusqu'à ce jour. Cette toxine
a un pouvoir immunisant considérable qui permet, en supprimant la phase négative, d'obtenir l'immunisation des petits
animaux en 24 heures, vis-à-vis de doses jusqu'alors fatales.
Il est probable que la toxine typhique ainsi obtenue peut exercer chez l'homme son pouvoir immunisant : elle sera donc
précieuse dans le traitement de la fièvre typhoïde. Par agitation avec le chloroforme et filtration consécutive sur le filtre
de Pukall, on pourra débarrasser la toxine de la lécithine.

**Sur les diverses localisations du souffle d'insuffisance or-
ganique de la valvule mitrale.** — GOGGIA. (*Gazetta degli
Ospedali*, 5 juillet 1908.)

Le siège d'intensité maximum du souffle systolique d'insuffisance mitrale ne coïncide pas invariablement avec celui du

choc de la pointe, mais bien avec le point où le prolongement de la résultante obtenue en composant géométriquement les courants sanguins intraventriculaires de reflux, vient couper la paroi thoracique.

D'où trois corollaires : 1° Le souffle systolique à la pointe indique une lésion endocardique intéressant les deux parties valvulaires de la mitrale. 2° Le souffle plus ou moins en dedans et en haut du choc du cœur indique une lésion intéressant la valve postérieure. 3° Le souffle intense surtout à la région interscapulaire indique une lésion intéressant particulièrement la valve antérieure de la mitrale.

TUBERCULOSE

Anémie pernicieuse d'origine tuberculeuse. — MARCEL LABBÉ et AGASSE LAFONT. (*Société des Hôpitaux*, juin 1908.)

Il s'agit d'une femme de 36 ans, qui présentait les symptômes cliniques de l'anémie pernicieuse (pâleur, affaiblissement, œdèmes, anorexie, dyspnée). Le nombre des globules rouges était de 380.000 ; les myélocytes et les globules rouges nucléés nombreux ; la résistance globulaire augmentée. L'ensemencement du sang fut négatif aussi bien en milieux aérobie qu'anaérobie. On ne trouvait aucune cause pour expliquer cette anémie (ni cancer, ni syphilis, ni paludisme, ni helminthiase). Mais la malade avait de la fièvre, des signes pulmonaires prédominants aux sommets, une toux fréquente, des crachats abondants. La tuberculose paraissait vraisemblable, malgré l'absence de bacilles dans les crachats.

On trouva à l'autopsie une réaction myéloïde nette de la rate et de la moelle fémorale. Il y avait en outre de la tuberculose pulmonaire, ganglionnaire, hépatique et péritonéale.

G. ROSENTHAL.

Sur le sérum de Marmouk. — GASSNER. (*Deutsche med. Wochenschrift*, 16 juillet 1908.) — **Soixante cas de tuberculose traités par le sérum de Marmouk.** — KOHLER. (*Ibidem.*)

L'auteur du premier article reconnaît au sérum de Marmouk une action spécifique qui a donné des améliorations frappantes. Il le recommande surtout pour les cas de tuberculose osseuse et articulaire.

L'auteur du second article déclare que les effets du sérum sont irréguliers, et que, pour la tuberculose pulmonaire, on ne peut pas compter sur lui. Il n'amène qu'une légère amélioration de l'état du poumon et n'empêche pas les affections locales (intestins, tumeurs blanches du genou, etc.).

Nous répéterons, en présence de ces deux jugements si absolus et si contradictoires, le mot de Pilate, en le modifiant un peu : *Ubi veritas ?*

Procédé rationnel pour la recherche des bacilles de Koch dans l'urine. — ELLERMANN et ERLANDSON. (*Hospitalstidende*, 22 juillet 1908.)

L'urine recueillie avec le cathéter est placée dans un verre à pied ou cylindrique. Quand le sédiment s'est un peu déposé, on décante l'urine. Puis 10 à 15 centicubes du sédiment sont prélevés et centrifugés ; auparavant, on chauffe un peu pour faire disparaître les urates. Après centrifugation, on enlève l'urine qu'il pourrait y avoir ; on lit le volume du sédiment et on le mêle à 4 volumes de la solution de carbonate de soude à 0.25 % et on le laisse 24 heures dans l'étuve à 370. On ajoute alors 25 à 50 centigr. de pancréatine avec quelques gouttes d'alcool thymolé. Si la réaction du liquide est acide, mettre encore avec précaution du carbonate et laisser continuer la « digestion » pendant quelques heures. Enlever la couche supérieure du liquide et centrifuger de nouveau.

Le résidu (sédiment) sera mêlé à 4 volumes de soude (Na OH) à 0.25 % ; agiter avec une baguette de verre, pour bien répartir tous les flocons ; chauffer au bain-marie jusqu'à ébullition. Après refroidissement, centrifuger encore une fois. Le dépôt de centrifugation servira à faire des frottis.

Le pneumocoque de Frankel dans le sang des individus atteints de tuberculose pulmonaire. — PANICHI. (*Gazzetta degli Ospedali*, 9 août 1908.)

1° Le pneumocoque peut être en état de circulation latente dans le sang de sujets atteints de tuberculose pulmonaire.

2° On peut le retrouver dans le sang très longtemps (des mois même) avant que le sujet ne succombe.

SYPHILIGRAPHIE

Sur la fièvre mercurielle au commencement de l'infection syphilitique. — Dr PÉREZ-CANTO (*Revista Médica de Chile*, février 1908).

Il est un fait connu, quoiqu'il ne soit pas fréquent, à savoir qu'il se produit une réaction fébrile plus ou moins intense au commencement du traitement mercuriel. Un cas de ce genre, aux allures parfaitement caractéristiques, donne à l'auteur l'occasion d'étudier ce qu'il appelle la fièvre mercurielle.

Une jeune femme bien constituée fut victime d'une syphilis conjugale, avec localisation dans la langue du chancre primitif. Vingt jours après l'infection survint la roséole accompagnée d'un vif mouvement fébrile. Ce traitement fut commencé quinze jours après avec l'hermophényl en injections hypodermiques à la dose de 5 centigrammes tous les deux jours.

Quatre heures après la première injection, se produisit une fièvre violente (39°5), qui persista six heures, accompagnée de malaises et de douleurs profondes généralisées. Trois jours après la première, une seconde injection fut faite. suivie dans les sept heures dune réaction fébrile (39°) pendant quatre heures, avec des phénomènes généraux plus atténués que la première fois. Deux jours après, on pratiqua la troisième injection et trois heures plus tard la température monta à 40° avec des phénomènes congestifs qui se terminèrent en quelques heures par une diaphorèse abondante. En présence de tels accidents. les injections furent supprimées et le traitement continua par la voie gastrique sans aucune difficulté.

Après une critique très serrée des conditions physio-pathologiques de la fièvre mercurielle dans le cas rapporté. l'auteur arrive à la conclusion suivante :

« En résumé, nous croyons que la fièvre mercurielle dans le commencement de l'infection syphilitique dépend, dans une large mesure, sinon absolument, de l'action cystolique exercée par lui, sur les leucocytes, et les cellules lymphoïdes. Ces cytases nucléaires, résultantes de cette destruction, gênent la régulation thermique commandée par le système nerveux et produisent une brusque stimulation de la thermo-génèse. »

Syphilis et arthropathies. — Carruccio (*Il Morgagni*, 1er août 1908.)

L'auteur a vu deux cas d'arthro-synovites syphilitiques, l'un chez un sujet qui avait été traité soigneusement par les médicaments spécifiques. l'autre, chez une femme qui n'avait suivi aucun traitement.

Il parvint, à l'aide d'un petit nombre d'injections, à faire disparaître les douleurs et les manifestations objectives. Voici comment il procède pour les dites injections hydrargyriques. Dans une seringue de 2 centicubes, il aspire, de deux flacons différents, 1 centicube d'huile de vaseline contenant 5 centigr. de calomel et 1 centicube de solution de sublimé à 1 p. 1000. Cette méthode donne de meilleurs résultats que les injections ordinaires de calomel.

Sur le diabète grave consécutif à l'infection syphilitique. — EHRMANN. (*Deutsche med. Wochenschrift*, 23 juillet 1908.)

Chez un sujet sans tare nerveuse, ni héréditaire, apparut en même temps que l'exanthème secondaire, un diabète grave avec forte acétonurie. Dès que les frictions furent suspendues, on traita le diabète qui guérit en quelques jours. Il ne s'agit pas là d'une glycosurie passagère, comme on l'a constaté quelquefois, mais bien d'un vrai diabète. On est obligé d'admettre ici une réaction de cause à effet, et de supposer que peut être la sécrétion interne du pancréas fut passagèrement tarie par les produits des échanges organiques des spirochètes.

CHIRURGIE

Observations sur la symptomatologie de l'abcès hépatique et sur l'importance du triangle de Grocco dans le diagnostic différentiel entre l'hépatite suppurée et la pleurésie droite avec épanchement. — CASTELLANI (de Ceylan). (*Rivista critica di clinica medica*, 13 juin 1908.)

Dans le cas d'incertitude entre l'abcès du foie et la pleurésie droite avec épanchement, on devra toujours rechercher le triangle paravertébral de Grocco. Quand la zone de matité à droite est assez vaste, l'absence du triangle de Grocco à gauche exclut la pleurésie et est ainsi indirectement un symptôme important en faveur de l'abcès hépatique ; la présence du triangle de Grocco à gauche parle contre abcès du foie, sauf dans les cas où l'abcès est accompagné, phénomène peu fréquent, d'un épanchement pleurétique assez abondant.

Nouvelle instrumentation pour la laryngoscopie directe et pour la bronchoscopie. — DOYEN. (*Société de l'Internat*, juin 1908.)

L'auteur met d'abord en évidence l'orifice du larynx à l'aide d'un premier tube, qui présente sur une de ses faces une encoche oblique et disposée de manière à retenir l'épiglotte; ce tube est introduit dans l'œsophage.

Pour pénétrer dans le larynx et dans les bronches, on introduit un deuxième tube laryngo-trachéal à extrémité incurvée.

Cette intrumentation semble de nature à simplifier considérablement l'endoscopie trachéo-bronchique.

G. ROSENTHAL.

L'aérocautérisation. — DOYEN. (*Société de l'Internat*, juin 1908.)

Les cellules saines sont détruites au-dessus de 60° par la chaleur rayonnante, l'eau chaude, la vapeur surchauffée, l'air chaud, etc. Au contraire, les cellules pathologiques; surtout les cellules cancéreuses sont détruites entre 55 et 58°. L'aérocautère de l'auteur permet par un éloignement plus ou moins grand du jet de tenir compte de cette nouvelle notion histologique.

La guérison des anévrysmes artériels. — DOYEN. (*Société de l'Internat*, séance du 23 juillet 1908.)

La guérison des gros anévrysmes artériels est, jusqu'ici, impossible, en dehors des cas rares d'extirpation du sac, suivie de succès.

L'auteur, dans un cas d'anévrysme grave du creux poplité, où l'amputation de la cuisse était la seule ressource, a imaginé de diminuer cette tension sanguine, en faisant une ligature incomplète de l'artère, au-dessus de l'anévrysme.

Le résultat de cette ligature partielle étant mathématique. M. Doyen a tenté de rétablir la circulation en reconstituant l'artère poplitée ; il a ouvert le sac de l'anévrysme, il en a enlevé les caillots, et, après avoir extirpé longitudinalement les parois exubérantes, il a reconstitué l'artère sur une longueur de 10 centimètres par une double suture.

Le malade a conservé sa jambe.

Cette nouvelle méthode de traitement des anévrysmes est d'autant plus intéressante qu'elle peut s'appliquer à toute une catégorie d'anévrysmes absolument incurables, comme les anévrysmes des grosses artères du cou et de l'abdomen.   G. R.

Un cas d'hydronéphrose avec symptomatologie très obscure. PIRIA. (*Gazzetta degli Ospedali*, 28 juin 1908.)

Il n'y avait aucun symptôme rénal de la tumeur, ni hématurie, ni coliques néphrétiques ; urines à peu près normales qualitativement et quantitativement. Un seul symptôme, à savoir: le déplacement en avant du côlon ascendant, permettait de diagnostiquer une tumeur du rein droit. La tumeur était mobile pendant les phases respiratoires; or, la plupart des auteurs déclarent que les tumeurs du rein sont immobiles. Piria dit que les tumeurs du rein droit *doivent* être mobiles ; en effet, l'extrémité supérieure du rein est, on le sait, en contact avec la face inférieure du lobe droit du foie. Les mouvements que subit ce dernier pendant la respiration doivent se transmettre à l'organe si intimement uni, c'est-à-dire au rein. Si ce dernier est augmenté par la tumeur, le déplacement respiratoire sera plus considérable encore, puisque la surface déplacée est plus étendue. Enfin, le volume énorme, la fluctuation de la tumeur, l'absence de fièvre et de douleur à la palpation, le bon état général permirent d'arriver au diagnostic d'hydronéphrose. Le diagnostic fut confirmé pour la laparotomie exploratrice (l'auteur condamne la ponction); le malade, opéré, guérit.

Bibliographie

Traité de l'alimentation et de la nutrition. — (Prof. MAUREL, de Toulouse.)

Tous les étudiants apprennent les complications les plus rares de maladies qu'ils n'auront pas à soigner, tous auront des régimes à ordonner ; peu cependant ont étudié ou même entrevu les problèmes de la nutrition. Le deuxième volume du *Traité* du Prof. Maurel fait honneur à notre maître ; il peut se comparer au *Traité* si remarquable du Prof. A. Gauthier. En unissant la mise au point des diverses questions à la relation d'expériences originales, l'auteur a fait une œuvre utile et agréable à lire. Toutefois, le fait de rapporter les rations au kilogramme nécessite forcément de prendre pendant la lecture la plume à la main. Que le lecteur sache ne pas se rebuter, il sera largement récompensé de son effort.

D'abord l'auteur étudie les rations en général. Après avoir envisagé le dosage des excreta et des ingesta, il décrit son intéressant procédé de *l'alimentation partielle insuffisante*. Ce procédé consiste à abaisser dans la ration alimentaire un des éléments jusqu'au moment où les excreta correspondants ne diminuent plus, parce que l'organisme use ses propres matériaux. Pour calculer la *ration moyenne d'entretien*, l'auteur rapporte les besoins d'un adulte au kilogramme de poids normal ; avec 2 litres 3/4 de lait non sucré, un adulte garde son poids. Il faut donc un total de 35 à 40 calories, formé de 1 gr. 50 d'azote, 1 gramme de corps gras, 0,50 d'alcool et 4 gr. 50 d'hydrate de carbone pour un homme adulte actif. Les quantités d'oxygène et de matières salines sont également calculées, ces dernières en partant de ce principe que le lait en contient en quantité suffisante. Il suffit comme eau d'absorber 20 à 25 gr. par kilogramme ; car nos aliments en contiennent également 15 à 20 grammes par kilogr. de notre poids. Sur ce total de 35 à 40 grammes, 20 grammes s'éliminent par la voie pulmonaire, 2 par l'intestin, 8 par le poumon, 5 à 10 par la peau.

Après avoir déterminé la ration (albumine, hydrates de carbone, corps gras, etc.), de l'adulte, il faut étudier la croissance. Dans *la ration du nourrisson*, il faut séparer les aliments nécessaires à l'entretien, qui dépendent du poids, et la dose nécessaire à la croissance qui dépend de l'âge. Il suffit de donner à l'enfant une quantité de lait correspondant au dixième de son poids pour assurer tous ses besoins. Il s'agit naturellement du poids normal, c'est-à-dire du poids que l'enfant doit avoir d'après sa taille (tableau, p. 419). Les tableaux p. 424, 429, donnent les accroissements des enfants en poids. Le tableau de la page 438 indique par mois l'accroissement calculé par kilog. et en totalité et le besoin supplémentaire de calories correspondant.

On peut aussi calculer les besoins de l'enfant d'après la surface cutanée de l'enfant (p. 445). Or, chez l'adulte, deux tiers des calories sont dépensées par la radiation cutanée ; on peut admettre que l'enfant comme l'adulte perd 13 calories par décimètre carré de surface cutanée. Le tableau de la page 451 indique les besoins de l'enfant calculés d'après le rayonnement, les dépenses organiques et les nécessités de l'accroissement. Toutes ces recherches amènent à confirmer que 100 grammes de lait par kilogr. forment une alimentation suffisante pendant la première année, cette dose étant trop faible au début, un peu forte à la fin de la première année. L'enfant à la naissance n'a besoin que de 90 calories par kilogr. (100 gr. de lait = 72 calories ; 125 gr. = 90 calories).

Les applications pratiques de ces données scientifiques sont soigneusement étudiées ; les dangers de la surnutrition et ceux de la suralimentation sont mis au point. Il ne faut pas considérer l'obésité de l'enfant comme le meilleur signe de santé. Au sevrage, il faudra maintenir l'équilibre des calories et garder le rapport des azotes aux ternaires. Nous recommandons le *tableau capital de la page* 564 qui indique les quantités des *aliments simples pouvant suppléer* 100 *gr. de lait.*

De même, le lecteur trouvera page 576 la taille et le poids normal de 1 jour à 12 mois, et page 577 de 13 à 24 mois ; p. 579, l'augmentation par kilog. et par jour du nourrisson.

La ration de l'enfant et de l'adolescent est ensuite soumise à une discussion serrée. Le tableau de la page 596 indique les calories nécessaires pour les différents âges et les divers poids. A 5 ans, l'enfant pèse 15 kilogr. et a besoin de 61 calories par kilog., etc. Jamais le kilog. d'enfant n'aura besoin de plus de 2 grammes d'albumine.

Signalons les régimes types de la page 620, 622, 623. 625, etc., pour les différents âges, les recherches de contrôle. et les régimes des gens âgés et des vieillards qui terminent cet important volume.

Espérons que bientôt paraîtra le 3e volume, application à la pathologie des données physiologiques.

Le deuxième volume du Dr Maurel est un beau livre.

G. ROSENTHAL.

Travaux Originaux

FORMES CLINIQUES DE LA SEPTICÉMIE PNEUMOCOCCIQUE

PAR MM.

A. Pic,
Professeur à la Faculté de médecine
de Lyon.

S. Bonnamour,
ex-interne des Hôpitaux
de Lyon.

La pneumonie est la localisation la plus commune du pneumocoque de Talamon-Frænkel. Les différentes formes de congestion pulmonaire: maladie de Woillez, congestion pleuro-pulmonaire de Potain, splénopneumonie de Grancher, sont également considérées aujourd'hui depuis les recherches microbiologiques de Bernheim, Rendu, Macaud, Grasset et Carrière, etc., comme, le plus souvent, de nature pneumococcique.

Le pneumocoque dans tous ces cas reste localisé aux poumons. Cependant, comme le premier le montra Talamon, il peut passer dans le sang. Mais cette pneumococcémie n'a pas, d'une façon générale, pour conséquence fatale la production d'une septicémie. De nombreuses recherches microbiologiques, qui ont été condensées dans la thèse de Lemaire (Paris 1903, *L'Ensemencement du sang pendant la vie*), ont montré que la constatation du pneumocoque dans le sang, si elle est un indice de gravité, est loin d'être fatale. En effet, septicémie n'égale pas bactériémie et le diagnostic de septicémie est plus clinique que bactériologique.

La septicémie pneumococcique est donc caractérisée, non seulement par le passage du pneumocoque dans le sang, mais par des allures cliniques particulières : état général grave, fièvre à grandes oscillations, intensité des phénomènes généraux, localisations multiples et variées du microbe.

Bien que depuis plusieurs années, il soit souvent question de cette septicémie pneumococcique, les études d'ensemble en sont rares, comme en témoigne la thèse de M. Jeandin, faite sous notre inspiration (*Thèse de Lyon*, 1906-1907). Nous citerons la thèse de Prestrelle (Paris, 1901, *Des Pneumococcies à localisations multiples*), entreprise à propos d'une observation de

38

service de Launois et l'article du professeur Landouzy dans le *Traité de médecine* de MM. Brouardel et Gilbert (1).

Cette septicémie peut être consécutive à une pneumonie, se manifester par une ou plusieurs localisations extrapulmonaires. ou par une infection généralisée. Elle peut être consécutive à une congestion pulmonaire. Elle peut débuter sans pneumonie initiale; ou bien la pneumonie peut être la localisation ultime du pneumocoque. Enfin, dans quelques cas plus rares, l'infection peut se produire après pénétration du pneumocoque par le tégument externe. D'où l'existence de plusieurs formes étiologiques et cliniques que nous nous proposons d'envisager,soit d'après des observations personnelles, soit d'après celles que nous avons rencontrées dans la littérature médicale, en insistant surtout sur la forme moins connue, celle qui évolue sans pneumonie initiale.

* *

Le plus souvent, c'est à la suite d'une pneumonie ordinaire que se développe la septicémie. Tantôt, après la défervescence. la température remonte, et l'on assiste au développement d'une ou de plusieurs localisations extrapulmonaires du pneumocoque, localisations dont la nature a été déterminée par de nombreux auteurs. en particulier par Netter (2) : pleurésie, péricardite, endocardite, arthrite, méningite, etc.; c'est la *pneumococcie à localisations multiples*, bien décrite par Prestrelle. Tantôt la pneumonie a d'emblée des allures graves, la température est très élevée, la doéfervescence ne se fait pas, le slocalisations extrapulmonaires semblent se faire en même temps que la localisation pulmonaire ; celle-ci passe en quelque sorte au second plan : c'est *la pneumonie infectieuse infectante*, de G. Sée, la pneumonie infectieuse des auteurs.

Nous n'insisterons pas davantage sur l'évolution des symptômes dans cette première forme ; la description en est classique. Nous ferons simplement remarquer la constance dans ces cas de la formation du pus, d'abcès en quelque point de l'or-

(1) Depuis la rédaction de ce mémoire nous avons eu connaissance de la communication de M. Desguin à l'Académie royale de médecine de Belgique (1er février 1908), et du travail de MM. Lemaire, Abranie et Joltrain, sur les pneumococcémies avec localisation pulmonaire tardive dans la *Gazette des Hôpitaux* du 29 septembre 1908.

(2) NETTER. Le pneumocoque. *Archives de médecine expérimentale*, 1890.

ganisme,la netteté des complications pneumococciques, chacune évoluant en quelque sorte pour son propre compte par à-coup, indiquant toujours une atteinte très marquée de l'organe lésé par le pneumocoque. Nous en rapporterons quelques observations à titre d'exemple :

OBSERVATION I. (Personnelle). — Pneumococcie généralisée à la suite d'une pneumonie du sommet droit : abcès pulmonaire, endocardite ulcéreuse des valvules aortiques, arthrite scapulo-humérale droite, épididymite suppurée, méningite.

D..., Jean, 49 ans, représentant, entre à l'Hôtel-Dieu de Lyon, salle Sainte-Marie, n° 26, le 24 septembre 1906, parce que depuis cinq jours après un refroidissement, il a eu des frissons, un point de côté à droite, une expectoration rouillée et une vive oppression.

Pas d'antécédents héréditaires. Nie la syphilis. Ethylisme très marqué. Plusieurs attaques de rhumatisme articulaire aigu. Phlébite à 31 ans.

A son entrée : léger degré de cyanose de la face, langue saburrale, oppression très marquée : 44, pouls rapide : 120, régulier.

Cœur : bruits normaux.

On trouve très peu de signes du côté de l'appareil respiratoire : respiration soufflante aux deux sommets, râles sibilants et soufflants disséminés, submatité aux deux bases.

L'expectoration est abondante, aérée, visqueuse, adhérente, teintée de sang.

Foie et rate : normaux.

Température : 40°3.

28 septembre. Depuis l'entrée, la température a oscillé autour de 40°. Cependant, pendant deux jours, pas d'autres signes d'auscultation que ceux notés précédemment. Le troisième jour, on a commencé à percevoir au sommet droit, des râles crépitants, d'abord limités, puis s'étendant de plus en plus. L'expectoration a persisté à être rouillée ; le point de côté a disparu.

1er octobre. A partir du 28 septembre, la température s'est abaissée à 38°2. Râles crépitants de retour au sommet droit

Il y a trois jours, gonflement du testicule droit, sans douleur, qui a duré quarante-huit heures. Ce matin, épididymite gauche avec gonflement de la bourse du même côté.

Depuis deux jours, douleur assez intense au niveau de l'épaule droite ; aujourd'hui, gonflement sans rougeur de l'articulation, douleur à la pression et pendant les mouvements.

4 octobre. Hier, dans la soirée, le malade, qui semblait aller mieux, s'est mis brusquement à délirer. Aujourd'hui, il est dans le coma : strabisme, raideur de la nuque et du tronc, irrégularité du pouls et de la respiration, Kernig net, ventre rétracté.

Mort le 5 octobre.

AUTOPSIE. — *Poumons :* au sommet du lobe supérieur droit : véritable caverne des dimensions d'un gros œuf, limitée à l'intérieur par une membrane pyogénique jaunâtre, friable, contenant dans son intérieur, au milieu d'un liquide sanieux, roussâtre, un grelot de parenchyme pulmonaire nécrosé, relié à la paroi par des brides faciles à déchirer. Tout autour, hépatisation nette. Dans le reste du poumon droit, de même que dans tout le poumon gauche : congestion et œdème ; aucune lésion de tuberculose.

Cœur : petite quantité de liquide hématique dans le péricarde. Au niveau de l'orifice aortique : endocardite ulcéreuse récente : ulcérations du bord libre des valvules interne et postérieure avec perforation des deux valvules en leur point de réunion. Rien aux valvules mitrales, ni aux autres orifices.

Foie gros et congestionné.

Rate diffluente, très hypertrophiée.

Reins : volumineux, cyaniques, très congestionnés, contenant tous les deux plusieurs infarctus récents blancs.

Cerveau : œdème très marqué de la convexité avec exsudat séro-purulent verdâtre en mince couche à la surface ; peu de lésions à la base. Rien dans l'intérieur du cerveau.

Epididymite suppurée gauche.

Suppuration de l'articulation scapulo-humérale droite.

OBS. II. (PRESTRELLE, Thèse Paris, 1900-1901.)

B... François, charron, 46 ans, entre le 18 novembre à l'hôpital Tenon.

Le 14 novembre, il a pris brusquement des frissons, un point de côté, une fièvre intense avec agitation. Le 15, apparaissent de la toux et une expectoration teintée de sang.

Actuellement, facies grippé, langue sèche. Dyspnée. R. : 42. P. : 100, sans défaillance. Expectoration rouillée, adhérente. Aux poumons, on trouve, à la percussion, de la matité dans le tiers inférieur du poumon droit ; à l'auscultation, un souffle tubaire, des râles crépitants et quelques frottements à la partie inférieure. Le foie est un peu gros, douloureux à la palpation. La rate n'est pas perceptible. Rien au cœur. Les urines sont rouges, peu abondantes, riches en phosphates, avec une trace d'albumine. La température est à 39°5-40.

Pas d'antécédents héréditaires. Personnellement, léger alcoolisme ; a eu une forte contusion de la main droite quelques mois auparavant.

On prescrit 0,40 centigrammes de feuilles de digitale ; une potion de Todd.

20 novembre. Pouls rapide. Bruits du cœur réguliers, mais un peu sourds, surtout à la base. La pneumonie s'est étendue vers le sommet. Foie, très douloureux, déborde de trois doigts.

21 novembre. Même état, mais aggravé. Délire.

24 novembre. Défervescence de la température avec crise urinaire et sudorale. La température remonte et demeure à 38°, parce que, le 26 novembre, apparaît une arthrite de la main droite avec impotence absolue.

29 novembre. T. : 37°2. Urines : 2.500 cc. La douleur de l'arthrite est moins vive. Le poumon est rempli de râles sous-crépitants. Pouls régulier, mais mou. Les bruits du cœur sont sourds et mal frappés.

30 novembre. Etat général grave, quoique les signes de la main et du poumon rétrocèdent de plus en plus. Facies pâle. Sueurs abondantes. Bruits du cœur, sourds, avec claquement du deuxième bruit à la base.

1ᵉʳ décembre. Délire dans la nuit. Dyspnée. On trouve, au cœur, un souffle au deuxième bruit à la base, avec pouls de Corrigan. T = 39°9, puis 40°1. Le malade est pâle, haletant, agité de tremblements. Pas d'infarctus d'aucun organe.

2-3 décembre. On constate du sub-délire, des secousses fibrillaires dans les muscles. Pas de Kernig. Pas de vomissements. Dyspnée. Pouls irrégulier à 160.

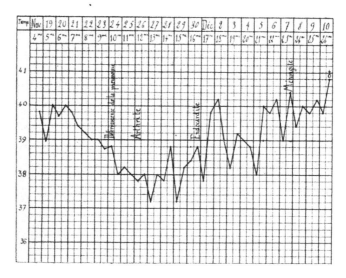

Obs II. — Septicémie pneumococcique avec pneumonie initiale.

10 décembre. Délire. Coma. Soubresauts tendineux. Contracture des membres supérieurs. Mort avec 41°.

Autopsie. — *Thorax.* Pas de liquide. Adhérences au sommet droit. Fausses membranes molles à la base droite. Les deux poumons présentent une congestion intense, noir violet, avec hépatisation des lobes moyen et inférieur du côté droit.

Péricarde : pas de liquide.

Cœur : feuille morte, mou. 320 grammes. Enormes végétations polypiformes, du volume d'un noyau de cerise, sur la face ventrale des sigmoïdes aortiques.

Foie : 1.700 grammes. Mou. Rouge brun. *Rate :* 250 grammes. Molle et diffluente. Les deux *reins* pèsent 225 grammes et sont **congestionnés.**

Cerveau : fausses membranes jaune-verdâtres à la convexité, mais surtout au bord supérieur des deux hémisphères, au lobe frontal et au lobe occipital. Ces fausses membranes sont faites de pus concret et épais.

Poignet : Les articulations intercarpiennes et carpo-métacarpiennes ont une synoviale dépolie, à piqueté bleuâtre. On trouve du pus le long des gaînes des fléchisseurs, au niveau de l'articulation des troisième et quatrième métacarpiens entre eux.

EXAMENS BACTÉRIOLOGIQUES. — Les cultures et les inoculations sont demeurées négatives, mais ce résultat est imputable à la mauvaise organisation matérielle uu laboratoire.

OBS. III (DOMINICI. *Bull. Soc. Anat. de Paris*, 1895, p. 664).

Nicolas P..., maçon, 44 ans.

Antécédents personnels. — Il a manié pendant quelques années des caractères d'imprimerie (liseré gingival caractéristique). Depuis un an il tousse : bronchite chronique et emphysème.

Début le 24 octobre par des frissons, des douleurs thoraciques, de la dyspnée, de la toux.

Etat actuel. — Le 29 octobre. Les phénomènes précédents persistent : on constate de plus, l'existence d'une expectoration formée de crachats muqueux, sanglants, fibrineux. Ces derniers sont identiques à ceux de la pneumonie franche aiguë.

A l'examen. — Poumon : inflammation des grosses et des petites bronches, foyers de pneumonie et de congestion pulmonaire. Ces lésions sont disséminées à gauche ; à droite, outre les râles de bronchite diffuse, il existe au niveau de l'angle inférieur de l'omoplate du souffle et des râles muqueux et crépitants. Frottements pleuraux concomitants à la base droite.

Foie : un peu gros. Subictère. *Rate* volumineuse.

Rein : oligurie et albuminurie considérables.

Appareil circulatoire : pouls dépressible, 115, 120.

Phénomènes généraux : adynamie. T. 39-40°. Diminution des sécrétions. Peau et langue sèches.

Marche : les lésions broncho-pulmonaires se généralisent des deux côtés. Des frottements pleuraux apparaissent à la base gauche. Les crachats prennent l'aspect de « jus de pruneaux ». La dyspnée, l'oligurie, l'albuminurie, la sécheresse des muqueuses et de la peau, la dépressibilité du pouls s'accentuent.

Le thermomètre marque 39-40° jusqu'au 5 novembre, jour où il s'élève à 41°. Alors on soupçonne l'existence d'un frottement péricardique et on diagnostique l'apparition d'une arthrite scapulo-humérale droite (douleurs spontanées, douleurs provoquées par la palpation de l'interligne articulaire et la mobilisation de l'humérus, fixé par la contracture des muscles de l'épaule. Fluxion de la région sans œdème véritable ni exagération de la circulation veineuse et collatérale).

Le *7 novembre,* T. 41°. Un délire incoordonné, de la contracture légère des muscles des membres et de la nuque, de la carphomanie apparaissent.

Le *8 novembre.* Mort dans le coma.

AUTOPSIE. — *Symphyse* presque intime des feuillets, sauf au niveau de la région externe de la base du poumon à droite et de la zone de Traube à gauche. Pas d'exsudat apparent.

Poumons : Nombreuses ecchymoses sous-pleurales punctiformes. Emphysème disséminé, prédominant à la face antérieure du viscère. A la coupe, congestion intense généralisée, formant un fond rouge, sur lequel se détachent des noyaux sombres, dont le volume peut dépasser celui d'une noix. Ils sont disséminés à droite, confluent en vastes placards à gauche. Des fragments isolés, plongés dans l'eau, les uns surnagent, les autres tombent au fond.

Péricarde : à son ouverture, s'écoule un liquide teinté de rouge. Péricardite généralisée. Etat granuleux de la surface. Pas d'exsudat fibrineux visible à l'œil nu.

Endocarde : endocardite végétante de la grande valve mitrale. Volumineuses végétations des sigmoïdes aortiques.

Le *foie,* les *reins,* la *rate* sont très gros et congestionnés.

Articulations de l'épaule : liquide dense et peu abondant. Synoviale épaissie.

EXAMENS BACTÉRIOLOGIQUES. — Ils ont tous abouti à la mise en évidence du pneumocoque. Les cultures, les inoculations, les recherches dans les coupes histologiques des différents organes ont toutes été positives.

OBS. IV. (MOUTIER, *Gazette des Hôpitaux,* 1906, n° 28, p. 327.)

T..., âgée de 26 ans, entre à l'hôpital le 27 février 1905. Bien portante jusqu'à il y a douze jours, lorsque, brusquement, l'affection débute, le 15, par un point de côté sous-mammaire, à droite, sans frisson. Fièvre. Toux légère, sans expectoration.

Il y a quatre jours, exacerbation violente du point de côté ; un autre est apparu au niveau des fausses côtes. Cette algie violente et atroce attire l'attention. Les points phréniques sont extrêmement nets et la malade pousse de véritables hurlements de souffrance à leur pression.

A l'examen : matité de bois à la base droite. Pas de vibrations. Le murmure vésiculaire n'est pas perçu. On entend un souffle amphorique.

Le cœur est rapide ; les bruits sont à 120, mal frappés.

Température 40°2. Tachypnée 64.

Le *foie* déborde de deux travers de doigt.

Du 1er au 8 mars, même situation : mais la dyspnée est moins intense. Le 8, on trouve à l'auscultation des signes nets de pleurésie ; malgré cela, toutes les ponctions pratiquées demeurent négatives. Le 10 (23e jour de la maladie), l'expectoration, jusquelà muqueuse et peu abondante, devient purulente. Le lendemain, 40°2. La malade a une vomique de 500 grammes, contenant de nombreux pneumocoques. Le 21 mars, on observe une défervescence et une nouvelle vomique de 200 grammes.

Le 14. T. 38°6. On fait trois ponctions négatives. Le sang, ensemencé, donne du pneumocoque en culture pure. Le 16, trois nouvelles ponctions, toujours négatives. Le 18, l'état général devenant de plus en plus mauvais, on fait une série de ponctions avec un très long trocart et on atteint enfin le pus, dont on retire 400 grammes. Il est vert jaune, bien lié.

Au cœur : éréthysme. Adynamie très prononcée.

Le *19* et le *20 mars*, les bruits du cœur sont assourdis ; on entend un souffle aortique, intermittent. La fièvre reprend, plus intense. Le 21 mars (34ᵉ jour), la malade accuse une violente céphalée ; la nuque est un peu raide ; il y a une ébauche de Kernig. Le lendemain, on retire, par ponction lombaire, 1 cc. 5 de liquide céphalo-rachidien : véritable purée d e polynucléaires avec un grand nombre de pneumocoques.

Les phénomènes méningés augmentent d'intensité.

Le *24 mars* (37ᵉ jour), dyspnée à 72; coma; opistothonos. Mort.

Autopsie. — Poumon gauche normal. Au poumon droit, n trouve une pneumonie banale du lobe inférieur.

Pleurésie diaphragmatique, limitée par de grosses adhérences, avec une poche du volume d'une orange.

Au *cœur :* une grosse végétation aortique.

Le *foie* adhère au diaphragme ; il est séparé de lui, en un point, par une vaste poche, renfermant 300 grammes de pus, et communiquant par un étroit pertuis avec la cavité pleurale. Autour de cette grosse poche, on trouve trois ou quatre petits abcès gros comme une noix. Partout on voit du pus, jaune verdâtre, bien lié.

Le *cerveau* et la *moelle* baignent dans un liquide céphalo-rachidien extrêmement louche ; mais nulle part on ne rencontre de pus proprement dit.

Les *reins* sont pâles.

La *rate* est un peu grosse, 250 grammes.

Examens bactériologiques. — Dans les crachats, le liquide céphalo-rachidien avant et après la mort, le liquide de la ponction pleurale ; dans les cultures du pus hépatique, du sang pendant la vie, de la végétation endocardique ; dans l'inoculation à la souris, le pneumocoque s'est montré constamment très abondant et très virulent.

Obs. V. (Duflocq et Lejonne, *Soc. méd. des Hôp.*, 1898, 25 nov.)

X..., 59 ans, charbonnier, entre à l'hôpital le 7 octobre.

Antécédents héréditaires et personnels nuls. Pas d'éthylisme.

Quinze jours auparavant, il a reçu un coup sur le côté gauche de la poitrine. Depuis, il s'est mis à tousser et huit jours après, frisson, point de côté, fièvre, qui l'ont fait s'aliter pendant une semaine.

A l'entrée, toux quinteuse, sans expectoration. Dyspnée marquée. Température à 39°. On constate dans l'aisselle gauche un foyer étendu de pneumonie ; au poumon droit, bronchite généralisée. Pouls à 110. Urines rares, sans albumine.

Le *3 octobre*, deuxième foyer congestif à la base gauche. Le malade expectore deux crachats épais et grisâtres. Il n'a pas craché avant et il n'a plus craché par la suite.

Etat stationnaire les jours suivants.

Le *13 octobre*, troisième foyer à la base droite. Légère albuminurie. Gonflement très marqué de toute la région de l'épaule gauche. Il s'établit à ce niveau deux collections purulentes que l'on draîne après une incision le lendemain. L'état général est très grave ; on fait 250 grammes de sérum artificiel.

Le *15 octobre*, état général meilleur. Le 16, quatrième foyer congestif dans les fosses sus et sous-épineuses gauches. Le 20, cinquième foyer dans l'aisselle gauche, au niveau du premier dont la résolution avait été complète. Le 23, on note un œdème dur de la cuisse droite, surtout marqué au triangle de Scarpa. Le 26, septième foyer à la base gauche ; le 28, huitième foyer dans la fosse sous-épineuse gauche ; le 29, il y a un mieux marqué : l'épaule gauche va bien ; dans les poumons, on entend partout des râles de retour.

Le *1er novembre*, cependant, bien que l'état pulmonaire n'ait pas changé, le malade va très mal. Il a eu de l'agitation la nuit. Raie méningitique très nette. Pupilles égales, réagissant bien à la lumière. A quatre heures du soir, on incise une tuméfaction arrondie, du volume d'un œuf de poule, située au devant du cou ; il s'en échappe un verre de pus jaune, épais, crèmeux et bien lié. Nombreux ganglions inguinaux, très augmentés de volume à droite. A cinq heures du soir, état excessivement grave ; T. à 40°9 ; pouls à 132 ; prostration. On note un neuvième foyer à la base gauche. Fosse iliaque très douloureuse. Mort le 3 novembre à quatre heures du matin. .

Autopsie. — *Poumon* gauche a hérent dans toute sa hauteur et se déchirant par morceaux quand on essaye de l'enlever. Poumon droit rouge et congestionné. Pas de foyers de suppuration.

Rate, foie et *reins* augmentés de volume. A l'ouverture du *crâne*, exsudat méoingé, surtout marqué dans la région pariétale gauche. Rien au cerveau.

A l'épaule gauche, pas de liquide ; surfaces articulaires saines.

L'incision de la gaine du psoas laisse s'écouler deux grands verres de pus. Articulations de la hanche saines.

Enfin l'abcès du cou n'est pas d'origine thyroïdienne, il a eu pour point de départ l'aile gauche du cartilage thyroïde.

Examens bactériologiques. — Dans l'expectoration, le pus de l'épaule, de l'abcès du cou ; dans les cultures faites avec le sang, l'exsudat méningé, toujours le pneumocoque se révèle très net et très abondant.

Obs. VI. (Siredey et Coudert, *Société médicale des Hôpitaux,* 1902.)

Jeanne J..., 25 ans, ménagère, entre à l'hôpital le 2 novembre.

Pas d'antécédents héréditaires, ni personnels. Deux enfants vivants.

Malaise généralisé depuis le 20 octobre quand, le 26, brusquement, douleur dans la région fessière droite, se transportant le lendemain du côté gauche, et se fixant finalement en arrière du sein droit, vers la partie antérieure de l'abdomen.

A l'*entrée*, adynamie intense. Dyspnée violente. Faciès violacé. Point de côté très violent dans la région lombaire droite avec irradiation en avant vers l'hypocondre droit. Rien de particulier à l'examen de toute cette région aouloureuse.

La malade est enceinte de cinq mois et demi. Fœtus vivant.

Matité absolue dans le tiers inférieur du poumon droit. Vibrations exagérées, Râles sous-crépitants. Frottements dans la région axillaire. Rien sur le trajet du phrénique. Expectoration peu abondante.

Rien au cœur. Pouls à 140. Urines rares, sans albumine. T. 40°2.

L'articulation métacarpo-phalangienne de l'index gauche est douloureuse : gonflement et impotence du doigt.

4 novembre. Mêmes signes stéthoscopiques. T. 39°4. Etat général plus mauvais. Dyspnée. Douleur lombo-abdominale aussi vive. L'articulation de l'index est plus douloureuse : collection purulente incisée, communiquant avec l'articulation proprement dite.

5 novembre. On perçoit des signes nets de pneumonie (râles et souffle). Pouls à 130. Rien au cœur. Pas d'albumine.

6 novembre. Sans douleurs expultrices, la malade accouche de deux fœtus vivants, parfaitement distincts. Deux placentas. Pas d'hémorragie. Pouls à 140. Etat général de plus en plus mauvais. L'utérus étant vide, on explore facilement l'abdomen ; défense musculaire, foie légèrement abaissé.

7 novembre. Coma. Pouls petit à 140. Foyer de pneumonie dans les deux tiers inférieurs du poumon droit.

Mort à dix heures du soir.

AUTOPSIE. — *Poumons :* Nombreuses fausses membranes de pleurésie récente sur les deux plèvres. Congestion très accentuée du poumon gauche. Hépatisation rouge des lobes inférieur et moyen du poumon droit.

Le *péricarde* renferme une notable quantité de liquide louche ; nombreuses fausses membranes sur les deux feuillets. L'endocarde est absolument sain.

Foie : 2.300 grammes, congestionné, légèrement graisseux.

Reins et *rate :* gros et congestionnés.

Un peu de pus dans l'articulation métacarpo-phalangienne. Rien aux méninges ni au cerveau.

EXAMENS BACTÉRIOLOGIQUES. — L'examen du pus et du sang pendant la vie a montré des cultures pures de pneumocoques. Le sang de la veine ombilicale des fœtus n'en contenait pas.

OBS. VII (résumée). (DELESTRE, *Société de Biologie*, 5 fév. 1898.)

On amène à la Maternité une femme enceinte de sept mois, dans le coma, avec hémiplégie gauche.

33 ans. Bonne santé antérieure, 4 grossesses.

Elle est dans le coma depuis le matin.

A l'examen, on note une hémiplégie gauche. Pas d'albumine. Rien au cœur. T. 39°. L'enfant est vivant. On pratique l'accouchement en dilatant le col à la main. Présentation du siège ; extraction par la manœuvre de Mauriceau. Poids : 2.050 grammes. On fait la délivrance immédiate, parce que la femme se cyanose. Malgré tout, l'asphyxie s'accentue et la malade meurt, une heure après l'entrée.

L'enfant va bien le 1ᵉʳ jour ; il refuse de têter le lendemain. Il prend quelques convulsions ; la peau est subictérique. Mort le matin du 3ᵉ jour.

AUTOPSIE. — *Mère :* hépatisation rouge des deux lobes inférieurs de chaque poumon. Fausses membranes verdâtres sur les plèvres, sans liquide. Ni endocardite, ni péricardite. La pie-mère cérébrale est congestionnée ; on trouve un exsudat louche, puriforme, à la convexité comme à la base. Cet exsudat ainsi que le liquide céphalo-rachidien renferment de nombreux pneumocoques.

Enfant : hépatisation de la base du poumon droit. Pie-mère cérébrale très vascularisée. Exsudat gélatiniforme légèrement louche à la surface des hémisphères, surtout marqué à la scissure de Sylvius.

EXAMENS BACTÉRIOLOGIQUES- — On trouve du pneumocoque pur dans le sang du cœur, l'exsudat cérébral, le liquide céphalo-rachidien, les coupes histologiques du poumon, du foie et de la rate.

Ces deux dernières observations se rapportent, comme on le voit, à des femmes enceintes. La grossesse qui entraîne toujours un pronostic grave en cas de pneumonie, a été ici la cause favorisante de l'envahissement de l'organisme par le pneumocoque, puisque celui-ci a été trouvé en culture pure dans le sang, le pus, le liquide céphalo-rachidien.

A la gravité particulière de cette forme clinique, il s'ajoute donc en cas de grossesse, l'avortement fatal, et le passage du pneumocoque dans le sang du fœtus (Delestre), comme Netter en avait montré la possibilité expérimentalement.

Dans ces différents cas, les allures de l'infection pneumococcique ont été nettement celles d'une pyohémie. Parfois elle peut être plus traînante, la fièvre est plus rémittente, et l'état rappelle plus celui d'une fièvre typhoïde que d'une septicémie ordinaire : c'est *la forme typhique.*

OBS. VIII (personnelle). — M. X..., âgé de 15 ans, d'excellente santé antérieure, né de père et mère bien portants, n'ayant eu lui-même aucun antécédent pathologique digne d'être noté, est soumis le 25 juillet 1906, à une cause brusque de refroidissement, au cours d'un long voyage ; le 29, frissons intenses, point de côté sous le sein droit, élévation de température à 40° ; bientôt la température oscillant entre 40° et 40°8, les signes fonctionnels et physiques de la pneumonie sont au complet : toux fréquente, quinteuse, dyspnée, crachats rouillés ; à la base droite, matité, souffle, râles crépitants. Mais en même temps, dès le début, des signes typhiques les plus accusés sont manifestés : abattement considérable, subdélirium nocturne, langue sèche, rouge sur les bords et à la pointe, lèvres et gencives fuligineuses, ces phénomènes, joints à l'allure rémittente de la courbe thermique, firent dès le début osciller le diagnostic entre fièvre typhoïde et pneumonie, ou plutôt on eut de la tendance à admettre un pneumo-typhus. Toutefois, les signes intestinaux furent toujours très légers ; le séro-diagnostic de Widal ainsi que la recherche des bacilles d'Eberth dans les selles furent négatifs. Au bout de 7 jours, vers

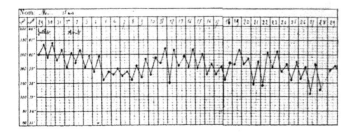

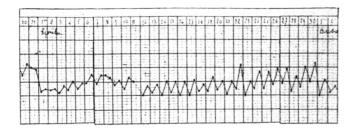

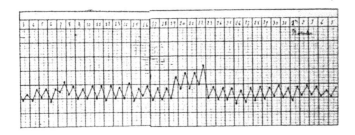

Obs. VIII. — Pneumococcie à forme typhoïde. Néphrite infectieuse hématurique. Pleurésie purulente. Empyème. Guérison.

le 5 août, une ébauche de défervescence se produisit, et la température reste pendant deux jours entre 38° et 39°. Mais trois jours plus tard, la température remonte et devient oscillante entre 39° le matin et 40° et plus le soir. Les urines alors diminuent considérablement de quantité, en devenant hématiques. Le 13 août, même, les urines sont presque supprimées ; leur cours se rétablit le lendemain ; mais dès lors, elles sont toujours plus ou moins hématiques.

A cette date, le souffle persistant à la base droite, on pratique une ponction exploratrice, qui est négative ; quatre autres ponctions, du 15 au 24, ne donnent également pas de résultat. Alors, en présence de la température rémittente, de l'état typhique, on abandonne l'idée de pleurésie pour revenir à celle de fièvre typhoïde, et l'on donne au malade quelques bains tièdes et de la quinine, ainsi d'ailleurs qu'on l'avait fait depuis le début, en y ajoutant quelques compresses de Priessnitz lorsque le malade se plaignait de points de côté. Toutefois, la cachexie augmentait, et en présence de râles à timbre métallique sous la clavicule droite, on a de la tendance à admettre l'idée d'une phtisie galopante.

Le 27 août, M. Pic examine le malade et constate qu'il existe en arrière et à droite, à la partie moyenne, et tournant dans l'aisselle, une zone de matité nette avec abolition des vibrations, souffle aux deux temps, égophonie, pectriloquie aphone, sans flot ; cette zone de matité est « suspendue », c'est-à-dire qu'elle est limitée au-dessus et au-dessous par une zone sonore ; que cette zone mate varie dans ses limites par les changements d'attitude ; en avant, sous la clavicule, il constate l'existence de bruits à timbre métallique, à allure de gargouillements, mais quelques-uns de ces bruits plus secs, s'entendent aussi à l'expiration ; aussi propose-t-il pour eux l'interprétation de phénomènes pseudo-cavitaires au cours d'un épanchement pleural de nature probablement purulent. Le cœur, examiné, est rapide, mais les bruits sont bien frappés, sans rien d'anormal. Les urines sont toujours hématiques.

En présence de ces symptômes, une nouvelle ponction au niveau de la zone mate s'impose ; mais le malade étant à l'étranger, dans un hôpital dont le médecin a pratiqué lui-même les cinq premières ponctions restées négatives, la famille hésite à lui en redemander une nouvelle. Le malade est donc, le 28 août, transporté à Lyon, dans les meilleures conditions possibles.

A l'arrivée, les Dʳˢ Mouisset et Pic l'examinent à nouveau et constatent que les signes d'épanchement pendant le voyage ont augmenté ; il ne s'agit pas d'une matité suspendue, mais d'une matité totale, indiquant un épanchement de la grande cavité. Le 31, la dyspnée ayant été très forte, le cœur arythmique, les urines très hématiques, la température au-dessus de 39°, M. Mouisset pratique une ponction exploratrice au lieu d'élection à droite, et cette ponction ramène du pus franc. Quelques heures après, le Dʳ Durand, chirurgien des hôpitaux, pratique l'empyème qui est très bien supporté, et donne issue à un litre de pus crèmeux, qui a toutes les apparences du pus à pneumocoques. Dès le lendemain, la température tombe à 37°3 et s'y maintient deux jours. Vers le 11 septembre, la température remonte à 38° et plus ; il s'agissait d'une insuffisante évacuation de pus ; l'expulsion de fausses membranes par le drain est suivie du retour de la température à la normale.

Du *22* au *30*, la température décrit de nouvelles oscillations entre 38° et 39° ; l'examen du cœur montre que celui-ci est très rapide, et qu'il existe dans toute l'étendue de la région précordiale un frottement aux deux temps, très rude ; la situation est de nouveau très critique huit jours; mais graduellement, les frottements diminuent et la température redevient normale. Du 19 au 22 septembre, nouvelle ascension thermique, explicable par la chute du drain. Dès le 23, la température devient tout à fait normale ; le pus diminue très rapidement, si bien qu'à la fin du mois, on peut enlever tout drain; l'appétit devient énorme, les urines s'éclaircissent ; le 1er octobre, le malade, qui avait maigri considérablement, reprend de l'embonpoint ; il peut se lever. La guérison, depuis lors, a été définitive.

*
* *

Mais il est une forme moins commune et sur laquelle nous voulons surtout insister, c'est une septicémie pneumococcique consécutive à une congestion pulmonaire, ou plus exactement une infection pneumococcique d'emblée, ne se localisant pas spécialement dans aucun organe et ne donnant lieu aux poumons qu'à des signes fugaces de congestion pulmonaire. Nous relatons d'abord un cas personnel ainsi que quatre autres observations, les seules que nous ayons pu trouver dans la littérature médicale.

Obs. IX. (Personnelle). — Septicémie pneumococcique, consécutive à une congestion pulmonaire : pleurésie, péricardite, néphrite infectieuse.

B... Françoise, 22 ans, confectionneuse, entre le 18 janvier 1906 à l'Hôtel-Dieu, pour de la toux, de l'oppression et un point de côté survenus depuis cinq jours. Son père est mort bacillaire, il était alcoolique ; sa mère est atteinte de paralysie générale. Quatre frères ou sœurs morts en bas âge ; trois actuellement bien portants. Personnellement une grossesse normalement terminée il y a cinq mois ; depuis cette époque, cependant, elle aurait maigri, perdu ses forces et souffert assez fréquemment du ventre.

Elle aurait eu également plusieurs attaques de rhumatisme entre 7 et 11 ans, mais elle en avait bien guéri.

L'affection actuelle a débuté il y a cinq jours ; à la suite d'une angine légère, la malade ressentit une sensation de lassitude générale avec oppression et fut prise d'une fièvre intense. Le lendemain elle ressentit un point de côté, de chaque côté de la poitrine en avant. Elle a toussé légèrement, par quintes, mais n'a pas eu d'expectoration rouillée, sauf quelques crachats spumeux.

A l'examen: état fébrile très prononcé, température 40°, sueurs abondantes, abattement général, pommettes rouges, dyspnée. R. : 40.

Au poumon droit : matité au-dessus de l'omoplate et à la partie inférieure. En arrière, dans le tiers supérieur, respiration soufflante ; dans le tiers inférieur, quelques râles fins disséminés s'entendent après la toux.

Au poumon gauche, en arrière, matité dans le tiers inférieur du poumon, diminution des vibrations. La respiration est obscure, lointaine, soufflante, mais l'obscurité est complète à l'extrême base ; après la toux, râles crépitants, éclatants, très nets, œgophonie, pectoriloquie aphone.

Cœur : bruits sourds, tachycardie. P. : 120.

Langue saburrale, pas de vomissements ni de diarrhée. Ventre souple. *Foie* et *rate* normaux.

Urines rouge foncé, disque léger d'albumine.

19 janvier. Aujourd'hui, au poumon droit en arrière et en bas, on perçoit des râles crépitants fins, avec diminution du murmure vésiculaire.

A gauche, matité franche dans les trois derniers espaces, obscurité respiratoire complète, abolition des vibrations, pectoriloquie, œgophonie; râles crépitants à la limite supérieure de la matité. Submatité dans l'espace de Traube.

Cœur : rythme pendulaire, premier bruit sourd.

Langue saburrale, abdomen ballonné, quelques taches érythémateuses ressemblant à des taches rosées.

Séro-diagnostic : typhique négatif.

20 janvier. La température se maintient autour de 40°. La malade est très oppressée. R. : 52; les bruits du cœur sont sourds. Le tympanisme abdominal a augmenté, un peu de diarrhée est apparue.

30 janvier. Le 21, au matin, il s'est produit une défervescence de la température à 37°4, avec baisse parallèle de la respiration et du pouls. Sueurs abondantes. Néanmoins, l'état général était resté peu satisfaisant. Le 21, la température remontait le soir à 38°5 et le 22 à 41°. Depuis lors, jusqu'au 27, la courbe thermique a décrit de grandes oscillations entre 37° et 41°, avec des maxima régulièrement vespéraux. Depuis le 28, elle reste stationnaire autour de 40°.

La dyspnée a été constante, avec exagération au moment des paroxysmes fébriles.

L'expectoration est devenue très abondante, mousseuse, rappelant celle de l'œdème pulmonaire.

Le faciès est vultueux, les yeux brillants, les lèvres sèches ; battements des ailes du nez. Cette nuit, épistaxis abondante.

Aux poumons, l'obscurité et la matité persistant à la base droite, on pratique une ponction qui est négative.

Au cœur, on constate de l'assourdissement des bruits, une augmentation de la matité précordiale, présentant sur le bord gauche et à la partie supérieure une encoche assez nette à concavité externe. Le choc cardiaque est mal senti dans la région de la pointe. Le pouls est plein, pas de gonflement des veines du cou, légère cyanose des extrémités.

Examen du sang : globules rouges : 5.797.000; globules blancs: 13.550.

Urines rares, gros disque d'albumine.

31 janvier. L'hyperthermie persiste. L'état général s'aggrave de plus en plus. La rate est nettement hypertrophiée.

Mort le 4 février.

AUTOPSIE le 5 février. — A l'ouverture du thorax, on constate une double symphyse pleurale, formée d'adhérences assez solides, mais encore celluleuses. Ces adhérences, lâches au sommet, sont

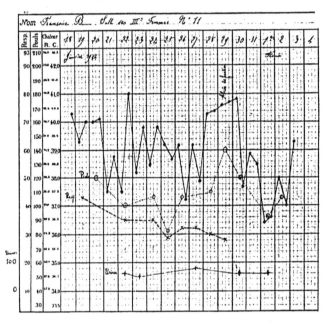

OBS. IX. — Septicémie pneumococcique consécutive à une congestion pulmonaire. Pleurésie. Péricardite, néphrite infectieuse.

plus solides à la partie moyenne, et très fortes à la région dia-phragmatique où quelques débris de poumons restent adhérents au diaphragme.

Aux poumons, des deux côtés : œdème pulmonaire très marqué, avec congestion des bases et carnisation de l'extrémité infé-rieure des lobes inférieurs. Aucune trace de lésions tuberculeuses.

Nombreuses adhérences pleuropéricardiques. Symphyse du pé-ricarde de formation récente ; les deux feuillets péricardiques sont dépolis sur leur face interne, rugueux avec des traînées et des arborisations blanchâtres. Sur la face postérieure, entre les tractus celluleux : exsudat semi-liquide, fibrineux, jaunâtre.

Le cœur est de volume moyen ; le ventricule droit un peu dilaté, pas de lésion des orifices.

L'aorte est souple, normale.

La rate : 440 gr., très grosse, est noire, diffluente à la coupe.

Foie 1.850 gr., gros, infectieux, présente sous la capsule et dans le parenchyme de nombreux îlots blanchâtres, de dégénérescence granulo-graisseuse.

Reins, 160 gr., gros; la capsule se détache bien. A la coupe, la substance corticale est augmentée d'épaisseur, décolorée, par places couleur blanc jaunâtre avec piqueté rougeâtre. La substance médullaire est congestionnée.

Rien à l'intestin, ni aux organes génitaux.

Examen histologique (dû à l'obligeance de M. le Prof. agrégé Paviot): *Cœur :* de petites cellules rondes sont disséminées d'une façon assez discrète dans tous les espaces conjonctifs du myocarde. Elles abondent davantage dans les espaces fasciculants primordiaux et surtout autour des vaisseaux. Il n'y a pas de lésion appréciable parenchymateuse. Le péricarde, dont on a retrouvé des lambeaux, est infiltré de ces mêmes petites cellules.

Foie : tous les espaces portes montrent une infiltration assez confluente de petites cellules rondes. Chaque cellule hépatique d'une façon uniforme, montre une vésicule graisseuse de volume variable. Pas d'hémorragie, pas de bloc de nécrose, pas d'abcès pyohémique.

Rein : dans la substance corticale, on voit des îlots et des travées de petites cellules rondes dans le tissu interstitiel, sans altération visible encore des éléments nobles. Dans la substance médullaire, l'infiltration est plus abondante, surtout le long des capillaires radiés, peut-être avec une confluence moindre C'est de la néphrite interstitielle aiguë.

Recherches bactériologiques. — Les crachats examinés à plusieurs reprises contiennent une quantité énorme de diplocoques lancéolés, encapsulés, présentant tous les caractères des pneumocoques. Ils sont à peu près les seuls microbes, on dirait une culture pure.

Le 30 janvier, une préparation microscopique du sang, d'une veine du pli du coude, montre la présence d'un certain nombre de pneumocoques. Une inoculation à la souris est cependant négative.

Une inoculation d'une parcelle de crachats à une souris blanche la fait mourir en 24 heures, et on constate de nombreux pneumocoques, dans le sang du cœur et sur des frottis de la pulpe splénique.

OBS. X. (LECLERC et CADE, *Lyon Médical*, 1905, n° 24.)

Ch... Joseph, 38 ans, cultivateur, entre à l'Hôtel-Dieu, salle Saint-Bruno, n° 11, le 21 décembre 1904. C'est un homme d'apparence robuste, mais alcoolique. Ses parents sont morts âgés. Il a deux frères bien portants et deux enfants en bonne santé. Il a trois ans de service militaire et n'a pas eu la syphilis. Il n'a jamais eu ni bronchite ni rhume prolongé.

39

Brusquement, dix jours avant son entrée à l'hôpital, après avoir été exposé au froid, il fut pris de plusieurs frissons et d'un violent point de côté sous le mamelon droit. D'emblée, il fut très oppressé et s'alita. Il se mit à tousser et eut des crachats peu abondants, qui ne furent jamais rouillés. Trois jours avant d'entrer à l'Hôtel-Dieu, il fut pris d'une douleur dans l'épaule droite.

Le *22 décembre*, on constate de la submatité tympanique au sommet du poumon droit en arrière : des vibrations normales; un souffle inspiratoire et expiratoire, du retentissement de la voix haute et basse; des râles secs et des sous-crépitants fins, surtout dans la fosse sous-épineuse. En avant, il y a également de la submatité sous la clavicule droite. Le souffle y est moins intense qu'en arrière. On y entend aussi des râles sibilants, ronflants et sous-crépitants. Dans l'aisselle, on retrouve le même souffle et les mêmes râles.

A la base, en arrière, ainsi que dans tout le côté gauche, on perçoit des râles secs de bronchite diffuse des grosses bronches.

La dyspnée est peu intense.

Les crachats sont peu abondants, séro-muqueux, formés de deux couches : une superficielle, composée d'un liquide filant, incolore, à peine aéré, ressemblant à de la salive et une couche profonde, adhérente au fond du crachoir, d'apparence gommeuse. Soit dit une fois pour toutes, ils n'ont jamais varié sensiblement. A certains jours, ils étaient un peu grisâtres, mais *jamais ils n'ont été hématiques.*

La température qui, la veille au matin, était à 38°8, atteint, le soir, 39°8. Le pouls est à 112-120. Le cœur est régulier, les deux bruits sont bien frappés. La langue est humide. Sur l'aile du nez, une grosse pustule, dont l'origine a été une vésicule d'herpès. Pas d'albumine. L'épaule droite est douloureuse, non tuméfiée ; les mouvements communiqués provoquent de la douleur. L'état général est bon. Pas de symptômes nerveux.

23 décembre. Même état.

24 décembre. Le souffle a presque disparu mais les **râles** persistent.

27 décembre. En arrière, les signes physiques ont beaucoup diminué et se réduisent à de l'obscurité respiratoire, sans souffle et à quelques râles secs. En avant, les râles sous-crépitants persistent.

30 décembre. Etat stationnaire.

2 janvier. En avant, les râles diminuent. Le pouls s'accélère (124). Pour la première fois, petit disque d'albumine.

4 janvier. La température monte (40°7). L'état général s'aggrave. Signes physiques, comme au précédent examen.

5 janvier. Pouls 128. Râles du type bronchique (ronflants et sibilants) des deux côtés et, en plus, quelques sous-crépitants au sommet droit, en arrière et en avant.

6 janvier. Le malade est somnolent. Pas de délire vrai. Carphologie et tremblement des membres supérieurs dans les mouvements volontaires. Pouls 128. Premier bruit légèrement soufflant dans l'aire des souffles tricuspidiens.

La rate n'est pas perçue. Aucun symptôme abdominal.

7 et 8 janvier. Affaiblissement progressif et mort le 8, à dix heures du matin, 28 jours après le début de la maladie.

AUTOPSIE. — *Symphyse pleurale totale à droite.* La plèvre n'est pas épaissie. A gauche, symphyse partielle en bas et en dehors.

Le poumon droit pèse 870 grammes. La coupe des deux lobes inférieurs, qui sont simplement hyperhémiés, tranche par sa couleur rose sur celle du lobe supérieur qui a une teinte uniformément gris-clair. Cette coupe est lisse. Pressé entre les doigts, le parenchyme pulmonaire crépite et nulle part on ne voit sourdre du pus par les bronches.

De petits cubes placés dans l'eau surnagent complètement. Ce lobe supérieur n'est donc ni pneumonique, ni broncho-pneumonique.

Le poumon gauche, qui pèse 520 grammes, est simplement congestionné comme les deux lobes inférieurs du poumon droit.

L'*encéphale* est tout entier coiffé par une calotte de pus épais, infiltrant la pie-mère, sur la convexité des hémisphères, ainsi que dans la scissure interhémisphérique et à la base, autour du méso-céphale et du cervelet. Rien de particulier à la coupe des différentes parties de l'encéphale.

Le *péricarde* est lisse, non adhérent. Le *cœur* présente, au niveau des orifices mitral et tricuspidien, une efflorescence remarquable de végétations valvulaires récentes, en choux-fleurs.

Le foie pèse 2 kilogr. 750 gr. Il est lisse.

La rate 340 grammes.

Les reins, 215 et 230 grammes. Ils ne présentent rien à l'œil nu.

EXAMEN HISTOLOGIQUE dû à M. le professeur agrégé Paviot : *Poumon droit* (lobe supérieur) : le fragment présente, à sa surface, les deux plèvres manifestement adhérentes : c'est une adhérence constituée par un tissu conjonctif à assez grosses fibrilles, parcouru par des vaisseaux de tous calibres. Ils s'étendent depuis le tissu cellulo-adipeux sous-pleural de la paroi jusqu'à la plèvre viscérale : la limite de celle-ci est rendue très reconnaissable par l'augmentation de son tissu élastique. Au-dessous de celui-ci est encore une nappe fibreuse, par place anthracosique, puis enfin commence le tissu pulmonaire. Les alvéoles les plus superficiels sont totalement obstrués par un tissu tbroïde, dans lequel la charpente alvéolaire est tout à fait méconnaissable. C'est une nappe de cellules allongées, de fibrilles grêles et de fibres élastiques enroulées très abondantes. Çà et là quelques cellules emprisonnées dans le feutrage fibroïde et élastique, gardant les caractères épithéliaux, mais c'est surtout leur charge en pigment charbonneux, qui les fait reconnaître comme d'anciennes cellules d'exsudat cellulaire alvéolaire.

En allant plus profondément, les alvéoles deviennent de plus en plus perméables, la charpente alvéolaire est de plus en plus visible et alors on voit les parois des alvéoles épaissies, constituées par des cellules ovales ou allongées sur trois ou quatre rangs d'épaisseur. Cependant, un exsudat de cellules abondant, envahit encore tout ou partie des alvéoles. Ce contenu alvéolaire est constitué tantôt par des cellules épithéliales polymorphes à protoplasma clair, tantôt par des cellules granulo-graisseuses volumineuses, contenant quelquefois aussi des grains charbonneux. On surprend dans certains alvéoles de véritables bouchons sphériques les oblitérant plus ou moins complètement, formés de cellules allongées et de fibrilles qui semblent orientées concentriquement. Ces bouchons présentent aussi, souvent vers leur centre, des amas granulo-graisseux, emprisonnés entre les éléments qui les constituent. Enfin, çà et là, surtout au voisinage des vaisseaux, se voient des traînées ou îlots de cellules rondes et jeunes.

Foie : hyperplasie manifeste et très généralisée à tous les espaces portes, sous forme de petites cellules rondes, sans sclérose marquée, mais déjà il y a des néocanalicules qui commencent à se montrer. On voit quelques points de stéatose au voisinage de certains espaces. Pas d'autres altérations notables.

Reins : néphrite récente subaiguë, se traduisant par des cellules rondes, abondantes autour des glomérules, formant souvent des traînées ou des étoiles. On voit des foyers de cellules rondes, autour des vaisseaux de la substance médullaire. Il y a de la dilatation des tubes contournés, dont l'épithélium présente des cellules plus grosses et plus hautes.

EXAMENS BACTÉRIOLOGIQUES. — Le *3 janvier*, nous envoyons au laboratoire l'expectoration de notre malade ; voici la réponse de M. le professeur agrégé P. Courmont :

A l'*examen direct*, on trouve dans ces crachats d'assez nombreux diplocoques encapsulés, les uns à grains fins, mais la plupart à grains très gros, arrondis, gardant le Gram comme les pneumocoques.

Un lapin est *inoculé* avec des crachats dilués dans du bouillon (inoculation intra-veineuse). Ce lapin, sacrifié au bout de trois jours, ne présente aucune lésion importante. Le sang du cœur, la moelle des os, ensemencés en bouillon, n'ont pas poussé.

Le *4 janvier*, on inocule, sous la peau de deux souris, une parcelle des crachats de notre malade ; les deux souris succombent en moins de vingt-quatre heures, et l'examen de leur sang montre qu'il fourmille de pneumocoques.

Le *6 janvier*, le sang du malade, recueilli aseptiquement par ponction veineuse, est ensemencé directement en bouillon au laboratoire des hôpitaux. Ce premier bouillon est réensemencé une deuxième fois. La culture est peu abondante en vingt-quatre heures. Microscopiquement, on y trouve de nombreux diplocoques, dont beaucoup nettement lancéolés, quelques chaînettes courtes, enfin divers cocci. Tous ces cocci gardent le Gram. Donc, cultures de cocci présentant la forme et les caractères de coloration du pneumocoque.

Un lapin est inoculé avec cette culture (inoculation intra-veineuse). Sacrifié au bout de plusieurs jours, en pleine santé, on ne décèle, ni dans son sang, ni dans sa moelle osseuse, de pneumocoques (P. Courmont).

Le *7 janvier*, veille de la mort du malade, on inocule de nouveau, sous la peau d'une souris blanche, une goutte de crachat. Cet animal succombe en moins de vingt-quatre heures, et comme chez les souris précédemment inoculées, on trouve dans son sang de nombreux diplocoques, ayant l'aspect et les caractères de coloration du pneumocoque.

Obs. XI. (Bruhl et Fieissinger. *Journal des praticiens*, 11 février 1905.)

La malade, 28, ans, entre à l'hôpital Beaujon le 15 octobre. Aucun intérêt du côté des antécédents héréditaires.

Comme *antécédents personnels*, elle présenta, il y a quatre ans, une poussée de rhumatisme articulaire, compliqué d'endocardite mitrale.

Son *affection actuelle* a débuté exactement huit jours avant son entrée, à la suite d'un refroidissement, par un violent frisson, durant quelques heures. Une toux fréquente fait rapidement son apparition. Mais ce n'est que plus tard, après deux jours, qu'un point de côté se déclare, siégeant à la région sous-mammaire droite. Le point de côté et la toux ne se modifient pas les jours suivants. Un jour avant son entrée, la malade remarque elle-même la fétidité spéciale de son haleine et de ses crachats. Ce sont ces symptômes qui frappent tout d'abord ; l'expectoration, pneumonique, est formée de crachats légèrement purulents et muqueux. Par la percussion thoracique, on délimite une zone de matité à la base droite s'étendant jusqu'à deux travers de doigt au-dessous de l'omoplate. A ce niveau, la propagation des vibrations se fait mal ; l'auscultation fait percevoir dans la zone supérieure de la matité un souffle moins bruyant que le souffle tubaire, presque aigre, devenant lointain, puis imperceptible dans la zone inférieure. Il n'existe en aucun point de foyers de râles crépitants ni sous-crépitants. Ces signes font *penser à une congestion pleuro-pulmonaire.*

A l'examen du cœur, souffle nettement systolique, en jet de vapeur, siégeant à la pointe, se propageant dans l'aisselle ; il s'agit nettement d'une insuffisance mitrale, vestige probable de l'endocardite rhumatismale ancienne qui, jusque-là n'a jamais occasionné la moindre dyspnée ni le plus petit œdème.

Les *symptômes digestifs* fonctionnels se caractérisent par une anorexie persistante et quelques régurgitations que la malade attribue à la fétidité de son expectoration. Pas de météorisme abdominal. La température se maintient entre 38 et 39° ; le pouls, petit, mais régulier, est à 90.

Le lendemain et le surlendemain (16 et 17 octobre), l'expectoration et l'haleine perdent leur fétidité. Le traitement s'est borné à l'administration journalière de 2 grammes d'alcoolature d'eucalyptus, associé à 5 grammes d'hyposulfite de soude. La malade est moins dyspnéique. Les signes physiques se sont un peu modifiés; la matité postérieure s'est étendue ; l'obscurité respiratoire à la base devient plus nette. On songe à un épanchement pleural; par une ponction exploratrice, on retire 5 centimètres cubes d'un liquide citrin, contenant de nombreux polynucléaires et une grande quantité de pneumocoques typiques. Une ponction évacuatrice ne ramène cependant que 150 grammes d'un liquide possédant les mêmes caractères. Ce liquide donne des colonies de pneumocoque pur sur gélose sanglante.

Le *20 octobre*, le pouls est à 100° ; la température, jusque-là aux environs de 39, s'élève à 40°. La toux a reparu, la malade est légèrement dyspnéique. La matité prédomine à la région moyenne du poumon droit, au niveau de la scissure interlobaire ; la base est presque sonore. Le souffle congestif s'entend facilement dans toute cette région ; il semble que l'abolition de la respiration n'est plus aussi complète à l'extrême base. On ne constate la présence d'aucun râle.

Le lendemain, 21 octobre, la température est toujours élevée (38°8, 39°). Le tableau s'est totalement modifié depuis la veille ; la malade a déliré toute la nuit ; quand nous la voyons, elle se plaint d'une violente céphalée. Aucun changement dans les signes pulmonaires. Par contre : raideur de la nuque, signe de Kernig, vomissements à deux reprises. On soupçonne une méningite. La ponction lombaire confirme cette idée. Le liquide qui s'écoule sort en jet ; il est louche ; l'examen cytologique montre de nombreux polynucléaires, sans éléments pathogènes visibles. Cependant la culture de ce liquide sur gélose au sang donne une poussée de pneumocoques. La souris, inoculée avec le liquide céphalo-rachidien, meurt en quarante-huit heures.

Le *22 octobre*, devant l'aggravation rapide de l'état général (T. m., 40°6 ; s. 40°2 ; pouls à 140). on fait une prise aseptique de sang dans la veine médiane céphalique. Le sang sur gélose et sur liquide d'ascite donne une culture de pneumocoques, même si l'expérience est faite avec 1 centimètre cube de sang, dans un tube de gélose ordinaire.

Le *24 octobre*, l'état s'est beaucoup aggravé ; le faciès de la malade est terreux, très amaigri. Malgré l'abaissement léger de la température à 39°4, le pouls régulier et presque imperceptible bat à 150. La respiration est irrégulière. Les symptômes pulmonaires n'ont pas changé. Il en est de même du syndrome méningé ; le signe de Kernig persiste, la malade est couchée en chien de fusil. On constate en plus un léger myosis de l'œil droit, la substance vitrée paraît trouble ; il existe dans la chambre antérieure un léger disque blanchâtre au point déclive, début d'un hypopion. Nouvelle prise de sang et culture de pneumocoques en vingt-quatre heures. Durant la journée, apparaissent des douleurs abdominales : le ventre est ballonné ; il n'existe pas de matité dans les flancs. On fait le soir une injection intra-veineuse de 4 centimètres cubes de collargol. La malade meurt dans la soirée.

AUTOPSIE. — L'autopsie fut faite trente-deux heures après la mort. A l'ouverture de la cage thoracique, on découvre à droite un épanchement pleural, peu abondant. Le liquide, plus louche que séro-fibrineux, varie entre 300 et 400 grammes ; à son intérieur nageaient des exsudats pseudo-membraneux. Les plèvres viscérales et pariétales sont tapissées de *fausses membranes* peu adhérentes et molles, régulièrement réparties sur toute leur surface. A la base, des adhérences transversales, peu résistantes, cloisonnent cette cavité.

Au niveau du diaphragme, une couronne d'adhérences sépare cette cavité de la plèvre diaphragmatique. Il existe en effet une complète symphyse de la scissure ; entre le lobe inférieur et le lobe moyen apparaît une couche de tissu lardacé, rosé, d'un travers de doigt d'épaisseur. En arrière, dans cette zone interlobaire, on découvre deux petits abcès de la grosseur d'une noisette, dont l'un, presque superficiel contient un pus franchement jaunâtre et épais. La base du poumon droit, entouré par ces altérations pleurales, en haut inter-lobaire, en bas diaphragmatique, en dehors costale, ne présente *pas d'hépatisation* nette ; elle est congestionnée, mais crépite un peu sous la pression ; il n'existe pas trace de suppuration diffuse ni locale intra-pulmonaire à ce niveau ; de même, aucune trace d'infarctus. Le poumon gauche paraît à peu près indemne de toute lésion.

Le *cœur* nous présente des oreillettes dilatées ; le ventricule gauche est un peu hypertrophié. Sur le bord de la grande valve mitrale s'élèvent des végétations endocardiques, la déformant complètement ; les végétations sont dures et ne se dissocient pas au doigt, certaines d'entre elles sont plus ou moins violacées par une véritable suffusion sanguine sous-endothéliale. La base de la valvule est fortement épaissie. La petite valve mitrale ne porte que deux petites végétations modifiant peu sa conformation. Les valvules aortiques sont déchiquetées, proliférantes ; les végétations endocardiques les ont totalement envahies, surtout au niveau de leur bord libre. Aucune lésion du cœur droit. L'examen histologique de la valve mitrale montre que le tissu conjonctif de la valvule est épaissi, il envoie des travées fibreuses jusqu'à la base des végétations. Mais celles-ci, par l'abondance des foyers leucocytaires et par l'absence complète d'organisation, paraissent des productions récentes. Les autres viscères ne présentent aucune trace d'embolie venue de cette endocardite.

Le *foie* est congestionné.

Les *reins* sont gros, et présentent quelques altérations nettes de néphrite infectieuse, mais peu prononcées à un examen macroscopique.

La *rate* est volumineuse, entourée d'une capsule épaissie et blanchâtre ; elle n'est pas diffluente, mais présente au contraire de la résistance et de l'homogénéité.

Nulle part on ne découvre d'infarctus.

Le *cerveau* est congestionné ; il existe de légers exsudats purulents sur le vermis cérébelleux supérieur et la scissure de Rolando. Le liquide céphalo-rachidien est presque purulent.

EXAMENS BACTÉRIOLOGIQUES. — Toutes les lésions découvertes à l'autopsie relèvent d'un seul et même agent microbien : le pneumocoque. On le retrouve sur les frottis du pus diaphragmatique et interlobaire, de même sur les frottis de végétations endocardiques et des exsudats méningés.

OBS. XII. (FERNET et LORRAIN, *Gazette des hôpitaux*, 2 avril 1896.)
V..., 56 ans, cordonnier, entre le 6 novembre.

Pas d'antécédents. Ni rhumatisme, ni syphilis, ni chaude-pisse ancienne ou récente. Pas d'alcoolisme.

Début de l'affection actuelle il y a quinze jours par un point de côté à gauche. Toux peu fréquente. En même temps, le malade ressentit des douleurs dans l'épaule droite et dans l'articulation sterno-claviculaire gauche. Il entre à l'hôpital parce que son état ne s'améliore pas.

A *l'examen*, on note un gonflement de la sterno-claviculaire gauche. La peau est tendue, violacée, chaude. La pression est douloureuse, et détermine un godet d'œdème. Les mouvements de l'épaule sont faciles, mais la mobilisation de la ceinture scapulaire tout entière est très douloureuse. L'épaule droite, quoique sensible, ne présente ni rougeur, ni gonflement. Il n'y a pas d'écoulement urétral.

Aux *poumons*, signes de bronchite généralisée avec râles de congestion aux deux bases, surtout à gauche.

Au *cœur*, les bruits sont sourds. Pouls: 100.

Les urines sont normales; l'appétit nul, la langue sale. Mauvais état général.

Le *8 novembre*, la température tend à baisser. La sterno-claviculaire est toujours douloureuse ; sa ponction, répétée le 10 novembre, demeure négative. L'état général est meilleur, la température est tombée, le malade se sent mieux, quand, le 12 novembre, il prend brusquement un frisson avec 39°6. La langue est sèche, les sueurs profuses. L'auscultation est difficile et révèle des signes de broncho-pneumonie à gauche. Le 15 novembre, le malade tombe dans le coma: raideur de la nuque, stertor, pouls imperceptible. Température, le matin: 40°, le soir 40°2. Mort à minuit.

AUTOPSIE. — Poumon gauche ramolli. Poumon droit congestionné. Nulle part on ne trouve de foyers pneumoniques.

Le cœur est mou et décoloré. Une végétation aortique du volume d'une lentille.

Le rein, la rate, le foie sont infectieux, congestionnés et doublés de volume.

Traînées jaunâtres sur l'hémisphère droit. Nombreuses fausses membranes sur toute la base du cerveau jusqu'au bulbe.

Pas d'épanchements dans l'épaule, ni dans la sterno-claviculaire, mais celle-ci est complètement détruite et rongée.

EXAMENS BACTÉRIOLOGIQUES. — Toutes les cultures et toutes les inoculations ont démontré la présence du pneumocoque.

OBS. XIII. — Pneumonie avec endopéricardite hémorragique, volumineux épanchement et persistance des frottements jusqu'à la mort, faux syndrôme péritonéal (*due à l'obligeance de* M. PAUL COURMONT, *professeur agrégé, médecin des hôpitaux, présentée par* MM. P. COURMONT *et* DUMAS, *à la Société médicale des hôpitaux de Lyon,* 18 *décembre* 1906.)

D... Caroline, 32 ans, canneuse de chaises, née à Lyon, entre le 31 octobre 1906, salle Montazet, dans un état de prostration qui la fait prendre au moment de son entrée, pour une typhique.

Elle ne présente rien dans ses antécédents familiaux qui mérite d'être signalé.

Son mari est en bonne santé. Elle a deux enfants bien portants, n'en a pas perdu, n'a jamais eu de fausse couche.

Dans ses antécédents personnels, on relève seulement une scarlatine à onze ans, n'ayant laissé après elle aucune altération de l'état général. Depuis quatre ans, la malade est sujette à des vomissements bilieux survenant de loin en loin et ressemblant aux vomissements de la migraine, jamais elle n'a présenté de vomissements que l'on put rapporter à une sténose pylorique ou intestinale, et ceci est important pour l'interprétation de phénomènes survenus depuis et dont nous parlerons plus loin. En somme, la malade jouissait d'une bonne santé lorsque quinze jours avant son entrée à l'hôpital, c'est-à-dire le 15 septembre, elle fut prise subitement de céphalée et de courbature générale ; puis survinrent des vomissements se répétant deux ou trois fois par jour, vomissements bilieux et glaireux. La malade qui prenait elle-même sa température raconte que pendant les huit premiers jours, elle oscilla entre 38° et 39°, puis qu'elle tomba en quelques jours à 37°5 et 37°, où elle se maintint pendant trois jours, pour remonter brusquement à 40° l'avant-veille de son entrée et cela, sans que la malade eut fait aucun écart de régime. Pendant tout ce temps, elle a gardé une constipation opiniâtre, n'allait à la selle que tous les deux ou trois jours et seulement par lavement. Elle n'a jamais eu d'épistaxis.

A son entrée, la malade qui est maigre, mais non amaigrie, est en état de prostration, les pommettes sont colorées. Elle répond mollement aux questions posées, se plaint de faiblesse générale et accuse des douleurs dans les jambes. La céphalée qu'elle avait présentée les jours précédents a disparu, il lui reste seulement des bourdonnements d'oreilles.

La langue est blanche, humide, le ventre est souple, n'est pas douloureux, ni spontanément, ni à la pression ; pas de gargouillement dans les fosses iliaques, on ne trouve pas de taches rosées. Le foie ne dépasse pas les fausses côtes ; la rate donne à la percussion une matité de trois travers de doigts environ.

Le pouls est à 130, faible ; la pointe du cœur est sentie dans le Ve espace intercostal un peu en dedans de la ligne mamelonnaire. Très rapides, les bruits ont tendance à prendre le rythme pendulaire.

La malade étant très oppressée et présentant une expectoration gelée de groseille adhérente au vase, on recherche soigneusement un foyer de pneumonie, mais sans résultat, on ne trouve que des ronchus et de gros râles de bronchite.

Les urines, peu abondantes et colorées, ne contiennent pas d'albumine.

2 novembre. La température qui, depuis l'entrée, s'était maintenue au voisinage de 40° (39°6, 39°8) tombe brusquement ce matin à 37°5. On pense à une défervescence de pneumonie, bien que l'auscultation minutieuse ne permette pas de retrouver de foyers de râles fins. Le cœur n'est plus qu'à 120 et le 1er bruit est légèrement soufflant à la pointe sans propagation dans l'aisselle, ce souffle est interprété comme un souffle inorganique.

3 novembre. Brusquement, hier soir, la température est remontée à 40°5. La malade est comme à l'entrée, en état de prostration.

M. Péhu, qui faisait en ce moment une suppléance dans le service, examine la malade :

Au début de l'examen, l'abdomen ne présente rien de particulier, la palpation n'y est pas douloureuse, on n'a obtenu ni gargouillement, ni sensibilité spéciale dans la fosse iliaque droite, mais, au bout de quelques minutes, est apparu un météorisme localisé autour de la région ombilicale à gauche d'abord, à droite ensuite, bien qu'on n'ait pas vu d'ondes péristaltiques dirigées de gauche à droite. La forme générale de ces tuméfactions reproduit celle d'un estomac abaissé à petite courbure siégeant au-dessous de l'ombilic, ou celle d'un colon transverse. Il n'y a pas de rénitence bien spéciale; on n'obtient pas de clapotage gastrique.

La malade qui, jusqu'alors, avait été très constipée, a présenté hier trois selles diarrhéiques.

La langue est saburrale, la malade présente de l'herpès périlabial.

L'examen des poumons reste toujours négatif.

Le pouls est à 134. Le souffle systolique de la pointe persiste toujours.

Le séro-diagnostic typhique s'est montré négatif; pas d'agglutination, même à 1/10.

4 novembre. Ce matin, la malade se plaint d'une violente douleur dans la jambe gauche, surtout au niveau du mollet. On trouve un léger œdème prétibial. On met le membre en gouttière pensant à une phlébite.

6 novembre. Depuis l'entrée, la température est franchement oscillante, comprise entre 41° et 38°, les crachats gommeux ont disparu, la malade n'expectore que des mucosités blanchâtres.

Ce matin, la malade a eu un vomissement bilieux.

Le ventre est météorisé, présente du tympanisme, on perçoit distinctement des ondes péristaltiques périombilicales, paraissant plutôt d'origine intestinale à cause de leur calibre.

La douleur paraît plus nettement localisée dans la fosse iliaque droite. On ne sent pas d'empâtement, le toucher vaginal est négatif.

La diarrhée est plus marquée : 5 à 6 selles jaunâtres dans la matinée.

Le pouls est à 128; le souffle cardiaque persiste.

La phlébite de la jambe gauche s'est accusée davantage. Devant ce syndrome péritonéal, on pense à une perforation et on montre la malade à un chirurgien, qui, ne trouvant aucun symptôme de localisation, ne juge pas opportun d'intervenir.

8 novembre. M. Courmont prend le service et voit alors la malade pour la première fois. Même état, accentuation des symptômes abdominaux, il n'y a toujours pas de phénomènes de localisation.

Le pouls est à 118. Depuis trois jours, la température descend en lysis.

Pour la première fois, la malade accuse quelques douleurs précordiales. L'attention est alors plus spécialement attirée du côté du cœur : la palpation ne révèle rien de spécial, la pointe est toujours perçue dans le V° espace, au niveau de la ligne mamelonnaire. A l'auscultation, on ne retrouve plus le souffle systolique, mais on a un peu au-dessus de la pointe un bruit de va-et-vient assez discret. On fait appliquer des pointes de feu au niveau de la région précordiale.

11 novembre. Amélioration des phénomènes abdominaux.

La température remonte. Le sérodiagnostic typhique pratiqué de nouveau reste encore négatif. Le pouls est à 112, faible ; on compte 34 respirations ; le faciès est anxieux ; il y a toujours de la douleur très vive dans la jambe phlébitique surtout au niveau de la cuisse.

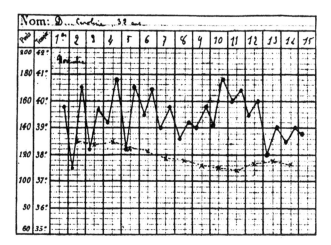

Obs. XIII. — Pneumococcie avec péricardite hémorragique.

Il persiste toujours une diarrhée jaunâtre abondante.

Dysurie, on est obligé de sonder la malade.

Mais c'est surtout au niveau du cœur que s'est localisée la scène morbide :

La pointe est toujours perçue sans frémissement dans le V° espace.

A l'auscultation, à la pointe, sorte de bruit frottant, systolique et diastolique avec parfois rythme à trois temps.

Dans la région mésocardiaque, double souffle rude.

On ne note rien de spécial au niveau des vaisseaux du cou.

13 novembre. La température diminue, mais l'état général reste peu satisfaisant. La malade présente du subdélire.

Les phénomènes phlébitiques de la jambe gauche persistent toujours aussi intenses.

Les symptômes péritonéaux se sont amendés.

Au niveau du cœur, la pointe est toujours perçue dans le V⁰
espace, les bruits de frottement persistent toujours aussi intenses.

14 novembre. Même état. Le subdélire s'est accusé davantage.
On pratique une ponction veineuse pour l'ensemencement d'un
bouillon de culture.

15 novembre. La malade meurt brusquement.

AUTOPSIE pratiquée le 17 novembre (40 heures après la mort).

Poids des organes :

Rein droit 195 gr.

Rein gauche, 185 gr.

Rate, 250 gr.

Foie, 1.575 gr.

Poumon droit, 625 gr.

Poumon gauche, 400 gr.

Cerveau, 1.100 gr.

Epanchement péricardique hémorragique, 485 cc.

Cœur avec le péricarde fibreux, 610 gr.

Après ouverture de l'abdomen et ablation du plastron sterno-
costal, il n'apparaît rien d'anormal au niveau de l'abdomen :
*pas d'ascite, pas la moindre adhérence des anses entre elles, au-
cune bride fibreuse* ayant pu provoquer une coudure.

Le péricarde fibreux est soulevé, fait une saillie assez marquée,
la palpation à ce niveau permet de déprimer le cœur qui remonte
ensuite ₁rapper la main, comme le foie hypertrophié dans certains cas d'ascite.

Le péricarde n'est recouvert par la plèvre qu'au niveau de sa
partie latérale gauche; à ce niveau, le feuillet pleural est dépoli,
mais ne présente ni épaississement, ni rugosité. Dans la plèvre
gauche, 200 gr. environ de liquide séreux, citrin.

On sépare délicatement les poumons et le cœur des organes ab
dominaux sans crever le péricarde.

Le poumon gauche est atélectasié.

On pratique à travers le péricarde fibreux rendu stérile par 'a
cautérisation une prise de liquide dans des appareils stérilisés.
Le liquide recueilli est franchement hémorragique.

On en retire 485 grammes.

On incise ensuite le péricarde fibreux et la séreuse apparaît recouverte d'exsudats rouugeâtres, épais, mous, ne se laissant pas
facilement détacher. Ces exsudats se retrouvent dans toute l'étendue de la séreuse.

Après ouverture du cœur on tombe sur des végétations endocardiques intéressant la mitrale et les sigmoïdes aortiques dont
une se trouve en partie détruite.

Poumons : Poumon gauche : quelques adhérences au sommet
gauche. Quelques noyaux d'ancienne tuberculose, cicatriciels,
très petits au sommet.

Le lobe inférieur est atélectasié.

Pas de foyer pneumonique.

Poumon droit : un peu de congestion et d'œdème.

Tube digestif : rien d'anormal à l'estomac, ni à la partie supérieure de l'intestin grêle, ni au gros intestin. A la partie termi-

nale de l'intestin grêle, quelques plaques de Peyer légèrement
surélevés, grisâtres. Pas de lésions de dothiénentérie.

EXAMEN HISTOLOGIQUE. — La péricardite à fausses membranes
hémorragiques a montré à l'examen histologique (M. Tripier) des
lésions inflammatoires aiguës, banales, sans traces de nodules
ni de lésions tuberculeuses.

EXAMENS BACTÉRIOLOGIQUES PRATIQUÉS AU LABORATOIRE DE BACTÉ-
RIOLOGIE, PAR M. COURMONT.

1° *Séro-diagnostics:*

Le *séro-typhique* a été pratiqué *à deux reprises* (voir plus haut)
il n'y a jamais eu agglutination, même à 1/10.

Le *séro-tuberculeux* a été positif, agglutination à 1/5, qui s'explique par les tubercules fibreux du sommet.

2° *Examen des crachats* le 12 novembre :

Dans les préparations colorées au Ziehl-Hauser, on n'a pas
trouvé de bacilles de Koch.

Dans les préparations colorées au violet de gentiane et au
Gram, on a trouvé des pneumocoques.

3° *Sang:* Ponction veineuse de 5 cc. et ensemencement en plusieurs petits ballons le 15 novembre. La culture a été positive :
tous les caractères classiques du pneumocoque.

4° *Liquide péricardique* ponctionné à l'autopsie : même culture
positive de pneumocoque.

Cette forme a donc des allures cliniques un peu spéciales
qui la différencient des précédentes où le début est marqué par
une pneumonie franche, banale, avec des signes ordinaires,
constituant la première localisation de pneumocoque.

C'est, en général, un individu encore jeune, de 20 à 30 ans,
ayant joui jusque-là d'une excellente santé, qui se sent pris à la
suite d'un refroidissement, de courbature, de fatigue, de lassitude généralisée. La fièvre s'allume, elle est de suite très élevée, 40°, puis des frissons répétés et une dyspnée vive l'obli
gent à s'aliter. Dès le début l'infection est profonde, généralisée : on est frappé, en effet, en voyant le malade, par l'intensité des symptômes généraux. Cependant le point de côté est
moindre que celui de la pneumonie vraie, ce sont plutôt des
douleurs donnant la sensation de constriction thoracique; s'irradiant fréquemment vers l'épaule. La toux est quinteuse, mais
fréquente; l'expectoration est peu abondante, séromuqueuse ou
ou mucopurulente ; elle peut manquer quelquefois, mais jamais
elle n'est rouillée, ce qui indique bien l'absence de toute pneumonie.

Au cœur, l'examen est à peu près négatif, du moins au début, les bruits sont simplement rapides, sourds, mal frappés, le pouls est rapide, petit, oscillant entre 110 et 120. La

langue est sale, le ventre n'est pas ballonné. Le foie est toujours un peu gros, déborde plus ou moins les fausses côtes, la rate est, le plus souvent, perceptible à la pression. Les urines sont rares, foncées, sans albumine.

Et cependant, malgré cet état général si grave, malgré l'allure si dramatique que l'affection a prise dès le début, l'examen du poumon ne révèle point les signes, que l'on s'attendait à découvrir. C'est tout au plus si l'on trouve un peu de matité ou de submatité à une base ; les vibrations sont mal transmises à la main ou même complètement supprimées. A l'auscultation, l'oreille perçoit des râles de bronchite diffuse plus ou moins généralisée aux deux poumons : ou bien c'est l'obscurité du murmure vésiculaire qui domine, presque complète; ou encore, il existe un souffle, mais un souffle léger, inspiratoire et expiratoire, très variable, fugace, qui n'a nullement le timbre tubaire, et qui est accompagné de râles tantôt secs, tantôt souscrépitants. Contrastant avec l'intensité des phénomènes généraux, c'est le tableau habituel d'une banale congestion pleuropulmonaire.

Les jours suivants, les signes généraux persistent, le tableau d'une septicémie s'affirme de plus en plus: la courbe de température décrit de grandes oscillations, à maxima régulièrement vespéraux, accusant des différences de 2 et même 3 degrés du matin au soir. Parfois on assiste à une rémission trompeuse dès le deuxième ou le troisième jour; le thermomètre marque 37°5; on note une chute parallèle du pouls et de la respiration. Mais brusquement la fièvre se rallume, la dyspnée demeure constante et s'exagère particulièrement au moment des paroxysmes fébriles. L'abdomen devient ballonné; la langue saburrale, l'anorexie absolue. Bien plus, on peut voir apparaître comme dans notre cas (obs. IX), avec de la douleur dans les fosses iliaques, de la diarrhée, quelques taches rosées, discrètes, disséminées dans le dos. Souvent une légère albuminurie fait son apparition. Les signes pulmonaires, toujours mobiles, ont plutôt de la tendance à s'étendre ; il peut s'y ajouter des frottements pleuraux.

Mais bientôt les complications vont entrer en scène : l'arthrite, l'endocardite et la méningite ont été notées dans les observations que nous rapportons.

Les complications articulaires sont cependant moins fréquentes dans cette forme que dans la pneumonie infectieuse: sur quatre observations, nous trouvons signalée deux fois une douleur à l'épaule droite, rappelant plutôt une simple arthralgie sans rougeur ni gonflement. Dans une seule (Fernet et Lorrain), il y eut une arthrite sternoclaviculaire avec destruction complète de l'articulation.

Le cœur est, au contraire, constamment lésé. Brusquement, le plus souvent à la fin de la deuxième semaine, une ascension de la température vers 41° traduit la complication. C'est au cœur que l'infection vient de frapper; elle a envahi le péricarde ou l'endocarde.

La péricardite demande à être dépistée, d'autant plus que le frottement par lequel elle se manifeste, est souvent difficile à entendre, à cause de la coïncidence fréquente de lésions pleurales du côté gauche. Les bruits du cœur, jusque-là bien perçus deviennent sourds, et par une auscultation attentive, on découvre le frottement caractéristique, en même temps que la percussion et la palpation viennent confirmer le diagnostic. Ce frottement peut même persister jusqu'à la mort, malgré un épanchement volumineux (obs. XIII, Courmont).

L'endocardite ne se révèle souvent pas par une symptomatologie plus nette, ses signes étant masqués soit par la péricardite, soit par les symptômes généraux, d'autant plus que l'auscultation ne permet souvent pas d'entendre des souffles, alors qu'à l'autopsie on constate la présence de végétations d'endocardite récente, souvent très abondantes, et siégeant principalement à l'orifice aortique.

Enfin, dans une dernière période, l'état général s'aggrave de nouveau ; la fièvre devient plus intense, le malade se plaint de violents maux de tête, il délire, la nuque est un peu raide, on trouve une ébauche de Kernig. Une ponction lombaire, pratiquée à ce moment confirme le diagnostic de méningite, dont les signes vont en s'accentuant très rapidement: l'épuisement devient extrême, la raideur est complète ; de l'hyperesthésie généralisée arrache des cris au malade, des vomissements apparaissent, la respiration devient irrégulière; il y a du myosis, de l'inégalité pupillaire. A la constipation des jours précédents succède une diarrhée terminale, accompagnée de douleurs abdominales et de ballonnement du ventre. Des mouvements convulsifs dans les membres apparaissent, le malade meurt dans le coma.

La durée en a été de 17 à 28 jours, soit une durée moyenne de 20 jours. L'évolution en est donc assez rapide. Mais dès le début, les allures graves d'emblée, les symptômes dramatiques permettaient de prévoir la haute gravité de cette septicémie et d'en porter le pronostic fatal. Dans les quatre observations,

le tableau et l'évolution en ont été à peu près semblables, la
terminaison s'est faite par la méningite.

Nous n'insisterons pas ici sur les lésions que l'on trouve à
l'autopsie : péricardite ou endocardite, rein, foie, rate infectieux, arthrite et méningite ; elles sont bien connues, et
revêtent les caractères de toutes les complications dues au pneumocoque. Cependant les constatations relevées au niveau du
poumon méritent de nous arrêter un instant; elles se bornent à
une congestion plus ou moins intense, que n'accompagne jamais une hépatisation vraie; des fragments, placés dans l'eau,
surnagent complètement. Tantôt on trouve une sorte d'œdème
généralisé, tantôt une carnisation de l'extrémité inférieure des
lobes inférieurs. Le parenchyme, pressé entre les doigts, crépite, et nulle part on ne fait sourdre de pus.

Mais autour de ce foyer de simple congestion, il s'est fait
une réaction pleurale, extrêmement prononcée. A l'ouverture
du thorax, en effet, on se trouve en présence d'une *symphyse
pleurale*, presque toujours double, presque toujours totale.
Elle est formée d'innombrables fausses membranes, en voie
d'organisation, si bien que le décollement des poumons de
leurs plèvres est encore possible sans grande difficulté. Ces
adhérences, lâches au sommet, sont plus solides à la partie
moyenne, et plus encore dans la région diaphragmatique; le
malade de Buhl et Fiessinger (obs. XI), présentait, d'ailleurs.
du côté droit, une pleurésie diaphragmatique enkystée, faite
d'une poche comprise entre la base pulmonaire et la coupole
phrénique. Ajoutons enfin que l'examen microscopique du poumon et des plèvres a été pratiqué une fois chez le malade de
MM. Leclerc et Cade; il a montré qu'il s'agissait d'un processus
inflammatoire hyperplasique, à prédominance sous-pleurale, et
présentant encore des signes d'extension.

La constance de ces lésions en quelque sorte superficielles,
est intéressante à faire remarquer. Tandis que dans les pneumococcies à localisations multiples, les complications marchent
en quelque sorte par étapes successives, chacune bien manifeste, s'accompagnant toujours de formation de pus, au contraire, dans la septicémie pneumococcique d'emblée, il ne se
produit pas d'abcès, il n'y a pas de pleurésie ni de péricardite à épanchement; pas plus qu'il n'y a d'hépatisation; il semble que le pneumocoque, pénétrant d'emblée dans le sang ne
se localise franchement dans aucun organe et ne fasse que les ef-
fleurer, en produisant seulement soit de la congestion simple,
soit des adhérences. C'est ce qui explique les allures particu-

lières que revêt cette forme clinique spéciale; l'état général grave d'emblée, que renforcent à peine les complications qui demandent à être cherchées, l'évolution rapide et fatale constituent des caractères qui différencient bien cette septicémie pneumococcique des autres pneumococcies.

Telles sont les deux grandes formes cliniques de septicémie pneumococciques : l'une consécutive à une pneumonie, l'autre septicémique d'emblée, sans hépatisation pulmonaire.

Mais l'infection pneumococcique peut aussi se faire, par une localisation anormale du microbe, favorisée quelquefois par une lésion ancienne (Claisse, endocardite rhumatismale). Netter a, d'ailleurs, bien montré la possibilité de détermination pneumococcique non précédée de pneumonie. L'infection se généralise ensuite, mais, ce qui est particulier, c'est qu'elle se termine par une pneumonie. L'évolution, d'après les quelques observations rapportées, en est très rapide (4 jours, Claisse; 10 jours, Boulloche); les allures cliniques sont celles d'une septicémie suraiguë; elles se rapprochent de celles de la forme précédente, mais l'évolution en est plus rapide, et la lésion pulmonaire est plus profonde, puisqu'elle va jusqu'à l'hépatisation.

Nous rapportons ici les deux observations suivantes, qui montrent bien la possibilité de cette forme clinique.

Obs. XIV. (Claisse, Note sur un cas de purpura à pneumocoque. *Archives de médecine expérimentale*, 1891.)

Henri C..., âgé de 22 ans, entre le 10 novembre 1890 à la Charité, dans le service de M. le Prof. Laboullène.

Il s'est bien porté jusqu'au moment de son service militaire. Au régiment, il eut une attaque de rhumatisme et une poussée d'endocardite pour laquelle il fut réformé. Depuis ce temps, il a de la dyspnée au moindre effort, des palpitations très pénibles et de fréquentes bronchites accompagnées parfois de légères hémoptysies.

Depuis quelque temps, il se trouve dans l'impossibilité d'exercer son métier d'emballeur. Mal nourri, réduit à une profonde misère, il est arrivé à un état de faiblesse extrême.

Examiné le 10 novembre, le malade paraît très affaissé. Il est maigre. pâle. Il présente sur les deux jambes une éruption de purpura.

La matité splénique est étendue. La rate est grosse et douloureuse ; 90 puisations, quelques irrégularités.

Cœur volumineux ; la matité remonte haut et déborde à droite le sternum. La pointe bat dans le 6e espace, à 3 centimètres en dehors de la ligne mamelonnaire. On sent un léger frémissement systolique. Souffle systolique de la pointe se propageant vers l'aisselle.

40

Rien au poumon.

Les urines contiennent une forte proportion d'albumine.

Température 38°6.

12 novembre. Dans la nuit, le malade a ressenti un violent point de côté à droite, il a eu un grand frisson et depuis ce temps, la respiration est devenue pénible et fréquente. Le malade tousse un peu, il a rendu un crachat sanglant. Température 40°. Pouls 130.

A la base du poumon droit, il existe de la submatité, du souffle, et à la fin des profondes inspirations, des râles crépitants.

13 novembre. Température 39°6. Adynamie. Respiration haletante. Les râles fins de la base droite sont plus nombreux que la veille.

Mort à 1 heure de l'après-midi.

AUTOPSIE le 14 nov. Poumon gauche un peu congestionné à la base. Poumon droit: hépatisation rouge du lobe inférieur.

Cœur: 750 gr.; myocarde décoloré, grisâtre; hypertrophie et dilatation du ventricule gauche. Endocardite ancienne des valvules sigmoïdes et de la mitrale, avec endocardite récente sur la face externe de la valve droite de la mitrale.

Rate énorme, 840 gr.; ferme, ancien infarctus.

Rein gauche avec un ancien infarctus.

EXAMEN BACTÉRIOLOGIQUE. — L'étude des lamelles de pulpe splénique, des cultures sur agar, des coupes de tissus, le résultat de l'inoculation montrent que l'agent pathogène était le pneumocoque lancéolé de Talamon-Fränkel.

OBS. XV. (BOULLOCHE. Note sur un cas de polyarthrite suppurée et de myosites déterminées par le pneumocoque. *Archives de médecine expérimentale*, 1891.)

Le jeune H... B..., âgé de 5 ans, entre à l'hôpital Trousseau le 2 avril. Quatre jours avant son entrée, il a été pris subitement, au cours d'une très bonne santé, de fièvre et de mal de gorge très violent. Le genou droit, les deux coudes, le cou-de-pied droit sont le siège de vives douleurs. Les articulations atteintes sont empâtées, la peau a une teinte rosée, et les veines sous-cutanées sont distendues. Pas de fluctuation. T. 40°. L'aspect de l'enfant est celui d'un malade atteint de rhumatisme articulaire aigu, mais la présence d'urines franchement hématiques, rendues en très petite quantité (200 grammes en 24 heures) fait songer à un état infectieux avec manifestations articulaires.

Auscultation de la poitrine négative.

Le *4 avril*, fluctuation au niveau du genou droit manifeste. Tout le membre inférieur droit, depuis la racine de la cuisse jusqu'au cou-de-pied, est le siège d'un œdème blanc, dur, douloureux. La pression du doigt n'y laisse pas d'empreinte, la peau a sa coloration normale.

Dans la soirée, à la base droite : matité et souffle tubaire ; pneumonie lobaire.

7 avril: râles crépitants à la base gauche. T. 39°8. Mort le lendemain.

Autopsie. — Arthrite suppurée du genou droit, des coudes droit et gauche.

Myosite des muscles profonds de la cuisse : les muscles sont jaune grisâtre, de consistance plus molle qu'à leur état normal à la pression, on fait sourdre un liquide louche. Myosite analogue du triceps brachial et des masses musculaires profondes du tiers supérieur de l'avant-bras à droite et à gauche.

Poumon : à la base droite : hépatisation rouge, lobe inférieur du poumon recouvert de fausses membranes récentes, molles, blanchâtres, fibrineuses ; un foyer de bronchopneumonie à la base gauche.

Examen bactériologique : l'examen et les cultures de pus retiré des articulations, de même que les coupes des muscles atteints ont montré la présence du pneumocoque de Talamon-Fränkel.

Des observations semblables auraient été signalées, d'après Claisse, par Senger (1) Tizzoni et Mircoli (2).

Enfin, une dernière forme de septicémie pneumococcique nous reste à signaler, elle est non plus consécutive à une lésion pulmonaire, hépatisation ou congestion ; mais à l'introduction du pneumocoque par les téguments externes. Ce cas est excessivement rare, nous n'y insisterons pas davantage, Nous nous contenterons de rapporter ici les deux observations que nous avons trouvées dans la littérature médicale, dues l'une à Netter; l'autre, à Trétrop; dans cette dernière le malade présenta un ensemble de symptômes rappelant la peste.

Obs. XVI. Netter. *Soc. méd. des hôpitaux de Paris*, 25 mai 1894 (résumée). Un cas d'infection pneumococcique généralisée avec endocardite, à la suite d'une pénétration par le tégument externe. Guérison.

Le nommé B..., âgé de 19 ans, courtier en bicyclettes, est envoyé à l'hôpital le 21 avril avec le diagnostic de fièvre typhoïde. La température (39°4) semblerait justifier ces premières déductions, mais l'aspect du malade, son empressement à répondre aux questions sont bien difficilement conciliables avec l'idée d'une dothiénentérie et celle-ci ne tarde pas à être définitivement rejetée en se basant sur les symptômes et sur la marche.

B... a une bonne santé habituelle; rougeole dans la première enfance, fièvre muqueuse à six ans. Il a l'apparence vigoureuse, le teint coloré.

Le 9 avril, B..., après une course de 7 kilomètres à bicyclette, est arrivé très las et courbaturé, souffrant de tout le côté droit,

(1) Senger. *Arch. f. pathol.*, 1886.
(2) Tizzoni et Mircoli. *Arch. ital. di clin. med.*, 1888.

se plaignant de douleurs dans le cou, dans les reins, dans la tête. Le 11, il souffre de maux de tête et de torticolis. Il a beaucoup de fièvre le 13 et prend définitivement le lit le 14. Il a commencé à tousser un peu trois jours avant son entrée.

A son entrée, il ne souffre plus de sa courbature, n'a pas de vertige, et reste volontiers sur son séant. Il ne se plaint guère que de la fièvre, qui détermine de la sécheresse de la gorge et de la soif.

La langue est blanche au milieu de la face dorsale, rouge sur les bords.

Le ventre est souple, indolore, pas de gargouillement.

Les dimensions du foie sont normales; la matité splénique insignifiante.

L'exploration des poumons ne montre aucune altération en avant. Il n'y a pas la moindre sibilance. En arrière, la percussion dénote un peu de diminution du son et de l'élasticité aux deux bases et surtout à gauche. Les vibrations sont légèrement augmentées. Quelques râles sous-crépitants très fins. Quelques crachats assez adhérents, mais aérés et présentant une teinte légèrement jaunâtre; ils n'ont nullement l'aspect pneumonique.

Battements du cœur réguliers. L'auscultation fait entendre un bruit de souffle systolique, qui est surtout net à la partie moyenne du cou en dedans de la pointe. Comme les bruits extracardiaques, ce souffle à timbre rude diminue et même disparaît quand on fait asseoir le malade ou quand il suspend sa respiration. Il semble qu'il y ait de plus, au niveau de la pointe, un prolongement soufflant du premier bruit qui ne disparaît pas dans les conditions précitées. Ces caractères ne permettent pas de se prononcer d'une façon absolue ; mais tendent à faire supposer que l'endocarde est touché. P. 92, régulier et bien frappé.

Les urines ne renferment pas d'albumine.

Au-dessous du quart supérieur de la face interne du tibia, dans une étendue de 4 centimètres, il existe un soulèvement ovalaire appréciable de la peau qui présente une teinte violet foncé et dont la surface épaissie et rugueuse est recouverte de croûte. Cette tache violacée comme verruqueuse, existe depuis la naissance de B... Deux fois, à l'âge de 5 et de 10 ans, les médecins ont cherché à l'exciser au bistouri ou au thermocautère ; mais ces opérations sont restées infructueuses. La tache se reproduisit. Il s'agissait manifestement d'une tumeur érectile. Au-dessous du placard violet, le long du bord interne, la peau conserve les caractères normaux, mais elle est soulevée dans une longueur de 45 millimètres. Sa saillie est due à l'existence de dilatations veineuses, ainsi qu'en témoignent la teinte bleu pâle, la mollesse spéciale rappelant la sensation d'une région œdémateuse.

En comprimant la plaque violette, on fait sourdre, par trois orifices, une certaine quantité d'un pus visqueux, rougeâtre, inodore, qu'on peut évaluer à 2 centimètres cubes. Cette compression ne détermine pas de douleur bien sensible.

Le pus est logé dans la profondeur du derme et dans le tissu cellulaire sous-cutané. Le périoste et l'os ne sont pas malades.

C'est une suppuration superficielle au niveau d'une tumeur érectile veineuse.

Le *24 avril*, le malade se plaint davantage de la sécheresse de la gorge. Celle-ci est rouge, on trouve quelques mucosités desséchées à l'une des parties molles et dures du palais.

Les crachats toujours en même temps adhérents et spumeux, ont pris une teinte plus rougeâtre.

Les signes fournis par l'auscultation sont plus marqués. Il existe de plus de nombreux râles sibilants et soufflants. Mêmes signes du côté du cœur.

La lésion de la jambe ne se modifie point, et la pression fait toujours sourdre un peu de pus ; 39°6 le matin, 39°8 le soir.

Le *25 avril*, 39°7, peau brûlante. Le souffle cardiaque de la pointe se propage un peu plus vers l'aisselle. La rate a sensiblement augmenté de volume, la palpation permet de saisir son extrémité antérieure.

On prescrit des bains froids toutes les trois heures, chaque fois que la température dépassera 39°.

Le *26 avril*, le malade supporte volontiers les bains. Il souffre beaucoup moins de la sécheresse de la gorge, expectore plus aisément. Les crachats prennent une teinte plus rouge et sont plus adhérents. Les signes physiques sont les mêmes. Température : 39°3 le matin, 40° le soir.

Le *27 avril*, l'état général est bon. 82 pulsations. Le souffle de la pointe se prolonge davantage vers l'aisselle. On perçoit un léger frémissement à la main. 39°8 le matin, 40°2 le soir.

30 avril. La température s'est abaissée : 38°2 ; les crachats, toujours visqueux, sont devenus plus rouges. Ils présentent la teinte brique des crachats hémoptoïques.

Les râles de la base sont plus éclatants.

Le frémissement au niveau de la pointe est plus accusé.

La lésion de la jambe sécrète peu de pus et est peu douloureuse.

1er mai. L'amélioration s'accentue.

Mêmes crachats hémoptiques, mêmes signes d'auscultation aux bases. A l'angle inférieur de l'omoplate droite, dans une zone de la largeur d'une pièce de 5 francs, submatité et râles crépitants, pas de souffle.

3 mai. Il n'y a plus de matité splénique. La suppuration de la jambe est à peu près tarie. Les crachats sont très rares et presque décolorés. Il n'y a plus que quelques râles. Apyrexie.

Du côté du cœur, on perçoit nettement un souffle léger à la pointe : souffle systolique se propageant vers l'aisselle, et ne se modifiant pas sous l'influence des mouvements respiratoires ou des changements de position. Le souffle s'accompagne d'un frémissement appréciable à la main.

Recherches microscopiques: le pus de la jambe, recueilli le 22 avril, fourmillait d'organismes ovoïdes isolés ou unis en diplocoques, plus rarement en petites chaînettes, organismes conservant leur coloration par la méthode de Gram et entourés d'une magnifique capsule facilement colorable. Il s'agit bien de pneumocoques. La culture sur agar donne des colonies minces et transparentes de ce microorganisme. Des souris blanches succombèrent à des inoculations de culture appartenant à des générations plus ou moins éloignées et présentèrent toutes les lésions de l'infection pneumococcique.

Les produits de l'expectoration fourmillaient de pneumocoques qu'on put également isoler par la culture, et qui se montrèrent virulents dans les inoculations.

Enfin, la culture du sang, obtenue par piqûre de l'index après toutes les précautions habituelles, a montré, le 26 avril, la présence de pneumocoque associé au staphylocoque pyogènes aureus.

Obs. XVII. (Trétrop. Pneumococcie à forme pesteuse. *Presse médicale*, 30 mai 1905, p. 265.)

Un ouvrier débardeur du port d'Anvers avait travaillé au déchargement d'un navire anglais, et se blessa au doigt au cours de son travail. Il présenta rapidement après, un ensemble de symptômes rappelant la peste. Etat général grave, diarrhée, vomissements, fièvre, subdélire.

Phlyctène blanchâtre de 9 à 10 millimètres de diamètre, excoriée vers le centre, siégeant à la face dorsale de l'articulation des deux premières phalanges du petit doigt de la main gauche.

Aucune trace apparente de lymphangite le long du bras, aucune rougeur. Dans l'aisselle gauche, un engorgement ganglionnaire considérable, un véritable bubon, très douloureux au toucher. Fièvre élevée: 40°.

Injection de 40 cc. de sérum antipesteux. Dans les vingt-quatre heures, il se produisit un abaissement thermique de plus d'un degré et un mieux très manifeste dans l'état général.

Deux ou trois jours plus tard, convalescence complète. Le malade ne présenta à aucun moment le moindre symptôme du côté de l'appareil respiratoire.

A l'examen du pus de la phlyctène, et après culture : absence complète de bacilles pesteux et présence de pneumocoques de Talamon-Fränkel associés aux staphylocoques.

La culture du sang fournit exclusivement des colonies de pneumocoques très virulents. Ils tuaient la souris par simple piqûre en moins de vingt-quatre heures; à l'autopsie, pneumocoques dans le sang du cœur.

Conclusions.

En résumé, dans l'état actuel de la science, nous croyons que l'on peut classer les pneumococcies en deux grands groupes, les unes localisées, les autres généralisées, se subdivisant chacune en deux classes, suivant qu'elles relèvent d'une pneumonie ou d'une congestion pulmonaire .

1° Pneumococcie localisée :
a) A forme de congestion pulmonaire;
b) A forme de pneumonie.

2° Pneumococcie généralisée :
  a) Consécutive à une pneumonie;
  b) Consécutive à une congestion pulmonaire;
  c) Infection généralisée se terminant par une pneumonie;
  d) Par pénétration du pneumocoque par le tégument externe.

En se plaçant à un point de vue purement clinique, on peut encore classer les pneumococcies suivant les rapports réciproques des phénomènes généraux et des phénomènes locaux; rapports d'une importance primordiale pour le pronostic. Envisagées sous cet aspect, les pneumococcies, semble-t-il, peuvent être divisées en quatre classes :

1° *Les phénomènes généraux et locaux sont également atténués.* Le sujet réagit faiblement à une infection faible : ce sont les différentes formes de congestion de Woillez, de spléno-pneumonie de Grancher, de fluxion de poitrine de Dieulafoy, dont on admet aujourd'hui la nature pneumococcique;

2° *Les phénomènes locaux et généraux sont intenses.* C'est la pneumonie lobaire aiguë:

3° *Les phénomènes locaux sont manifestes, mais les phénomènes généraux sont aggravés* et masquent les premiers, soit par une détermination extrapulmonaire du pneumocoque, soit par une infection généralisée.

On peut observer, du reste, tous les cas intermédiaires entre ces deux formes, depuis une seule localisation extrapulmonaire du pneumocoque, jusqu'à la pneumococcie à localisations multiples (Prestrelle), ou à la pneumonie infectieuse infectante de Germain Sée. Cette dernière peut revêtir des allures cliniques variables, et suivant les cas, on pourra décrire aussi des formes typhoïdes, pyohémiques ou septicémiques.

4° *Les phénomènes locaux manquent, les phénomènes généraux sont prédominants ou exclusifs:* c'est une septicémie vraie, primitive, sans pneumonie initiale. Ou bien on ne constate rien aux poumons (Bruhl et Fiessinger), ou c'est une simple congestion pulmonaire (Leclerc et Cade, notre cas personnel).

C'est cette forme, encore peu connue, sur laquelle nous avons voulu insister. La connaissance en est importante pour le pronostic, car malgré quelques améliorations passagères obtenues par les abcès de fixation, le collargol, etc., les cas rapportés jusqu'ici se sont tous terminés par la mort.

DE LA THEOCINE COMME DIURETIQUE

Revue générale.

Expériences cliniques.

PAR

Le Dr M. Roch,
chef de clinique
à l'Hôpital cantonal de Genève.
(service du Prof. Bard)

Mlle Dr E. Cottin
assistant interne,

Introduction.

La théocine fit, il y a six ans, une brillante apparition sur le marché. Actuellement, elle est encore fort en vogue en Allemagne ; en France, au contraire, elle paraît presque complètement abandonnée prenant ainsi le chemin de l'oubli comme tant d'autres médicaments synthétiques lancés bruyamment et disparus sitôt après.

Pour ne citer qu'un exemple de cet oubli ou de ce mépris — injuste dans l'espèce, à notre avis — nous ne mentionnerons que le *Précis de Pharmacologie et de Matière médicale*, du professeur Pouchet, daté de 1907, précis fort complet, d'un millier de pages, dans lesquelles pourtant la théocine n'a pas même une mention. Et cette omission, nous la relevons, parce qu'elle est bien volontaire : Pouchet et ses élèves ont particulièrement étudié cette substance au point de vue pharmacodynamique; elle leur doit, du reste, en bonne partie le discrédit trop absolu dans lequel elle est tombée en France. C'est ainsi que Gautherin dans sa thèse faite sous l'inspiration directe de Pouchet, caractérisait l'attitude de ses compatriotes à l'égard du nouveau diurétique : « Lorsque ce médicament a fait son apparition en thérapeutique, un certain nombre de cliniciens ont tenté d'utiliser ses propriétés énergiquement diurétiques ; mais presque tous y ont plus ou moins renoncé en France, en présence des dangers et même des inconvénients que son emploi entraîne (1). » Or, les dangers dont parle Gautherin lui sont apparus à l'expérimentation.

(1) *Loc. cit.*, p. 69. (Voir l'index bibliographique à la fin du mémoire.)

Et la même opinion est soutenue encore au point de vue clinique par Huchard : « N'est-il pas plus sage, écrit-il, en 1903, de s'en tenir à notre ancienne et à peu près inoffensive théobromine? » et ce qu'il dit en 1905 de la théocine dans son *Traité clinique des maladies du cœur* n'est guère plus encourageant.

Eh bien, malgré ces voix si autorisées, nous venons réhabiliter la théocine; nous le faisons après avoir expérimenté ce médicament pendant deux ans dans le service de notre maître, le professeur Bard, après avoir lu tous les mémoires qui nous étaient accessibles concernant son action pharmacodynamique et thérapeutique.

Nous sommes arrivés à cette opinion que la théocine mérite d'être conservée comme le diurétique le plus puissant que nous possédions. Certes, nous savons qu'elle peut avoir des effets accessoires désagréables, des inconvénients, des dangers ; mais son efficacité est parfois telle, que dans certaines circonstances spéciales, elle doit faire passer par dessus les craintes les plus légitimes ; ces circonstances sont celles où l'on n'a rien à perdre et tout à gagner à l'essai ultime d'un médicament violent ; or, la théocine est le diurétique héroïque par excellence.

Diurétiques dérivés de la xanthine.

Il est impossible d'étudier la théocine sans parler de la caféine et de la théobromine, ses proches parents, au double point de vue chimique et pharmacodynamique.

Ces substances sont dérivées de la xanthine $C^5N^4O^2H^4$, qui est elle-même une dioxypurine proche voisine de l'acide urique $C^5N^4O^3H^4$. Or, la xanthine — dont voici la formule développée selon Fischer — contient trois atomes H [désignés par les chiffres (1), (3), (7)]

$$(1) \; H-N-C=O$$
$$O=C \quad C-N \diagup^{H \; (7)}$$
$$(3) \; H-N-C-N \diagdown C--H$$

susceptibles chacun d'être remplacés par le radical monovalent méthyl : CH^3. Si la substitution ne s'opère que sur un atome on a une monométhylxanthine ; si la substitution est double on a une diméthylxanthine; trois cas peuvent alors se présenter : les radicaux méthyles sont dans la position (1), (7), c'est la

_____

(1) *Loc. cit.*, p. 314.

paraxanthine; ils se trouvent en position (1), (3), c'est alors la théocine et enfin, ils sont en position (3), (7), c'est la théobromine. Si les trois atomes d'H sont substitués, on a affaire à une triméthylxanthine qui n'est autre chose que la caféine.

C'est en partie sous forme de monométhylxanthine que s'éliminent la caféine et la théobromine (1). Autrement ce groupe de corps ne nous intéresse pas. Parmi les diméthylxanthines, la paraxanthine serait la plus diurétique (Ach) ; malheureusement, pour des raisons industrielles, elle ne peut être employée pratiquement.

Il ne reste donc plus à envisager que la caféine et la théobromine, médicaments universellement employés et bien connus, qui pourront ainsi nous servir de point de comparaison, et la théocine.

Cette dernière fut découverte dans le thé en 1888, par Kossel, qui la nomma théophylline. La synthèse en fut faite en 1900 par Fischer et W. Traube : ce dernier lui donna son nom commercial de théocine.

Actuellement, deux grandes fabriques allemandes de produits chimiques vendent la même substance l'une, sous le nom de théophylline, l'autre sous le nom de théocine. Cette dernière dénomination paraît prévaloir, sans doute à cause de sa brièveté.

PHARMACODYNAMIE DE LA THÉOCINE COMPARÉE A CELLE DE LA CAFÉINE ET DE LA THÉOBROMINE.

L'analyse de l'action des médicaments chez les malades serait fort difficile si nous n'avions la possibilité d'étudier cette action expérimentalement chez l'animal. A la clinique — nous l'entendons bien — doit toujours rester le dernier mot : l'expérimentation ne peut remplacer l'observation ; elle est cependant souvent indispensable pour l'interpréter correctement.

Aussi nous permettra-t-on de rappeler les effets physiologiques de la théocine particulièrement bien étudiés en France par Pouchet et ses élèves: Chevalier et Gautherin, par Schmitt et en Suisse par Thomas. Il n'est pas sans intérêt de faire remarquer à ce propos, que c'est là où l'on a le plus sérieusement

---

(1) ALBANESE. *Arch. f. exp. Path.* XXXV, p. 449; XLIII, p. 305. — ACH. *Ibid.* XLIV, p. 319.— BONDZYNSKI et GOTTLIEB, *ibid.*, XXXVII, p. 385.

étudié la pharmacodynamie de la théocine, qu'on a manifesté le plus de méfiance à l'égard de son emploi chez l'homme.

La toxicité de la caféine et celle de la théocine sont à peu près égales et beaucoup plus fortes que celle de la théobromine. D'après Schmitt la dose mortelle de l'un ou l'autre alcaloïde, serait de 0 gr. 10 à 0 gr. 13 par kilogramme de lapin en injection, et de 0 gr. 30 à 0 gr. 40 en ingestion. Le cobaye serait plus résistant.

Toutes ces substances — à part leurs effets à longue échéance sur la nutrition, dont nous n'avons pas à parler ici, et à part la production de phénomène d'irritation locale sur les muqueuses avec lesquelles elles sont mises en contact — portent leur action principale sur les centres nerveux, les muscles et les reins.

Comme chacun sait, ces substances exercent, à des degrés divers, sur le système nerveux, une action essentiellement excitante. Celle-ci, surtout intense avec la caféine, est encore très forte avec la théocine, quoi qu'en dise Schmiedeberg, et point absolument négligeable avec la théobromine.

Les effets sur les muscles sont caractérisés par la production d'un état de contracture aboutissant à la paralysie complète. C'est sur le muscle cardiaque surtout que cette paralysie a des effets néfastes. A ce point de vue encore, la théobromine est le corps le moins actif ; au contraire, la caféine et au même degré, peut-être même à un plus fort degré, la théocine sont de violents poisons musculaires, par le fait, cardiaques. Les effets de la théocine sur le muscle cardiaque sont aussi semblables que possible à ceux de la caféine (Pouchet). Peut-être bien, comme le pense Schmiedeberg, l'action musculaire de ces corps n'est-elle pas sans utilité dans le traitement de la dilatation cardiaque, mais pour Pouchet et son école, elle est essentiellement redoutable, d'autant plus qu'elle est insidieuse et progressive. Les recherches au kymographion, entreprises sur l'animal ont toujours montré, avec n'importe laquelle des trois substances, au début, un effet peu important plutôt tonique : accélération du cœur, augmentation légère de la pression, puis un effet principal, déprimant : ralentissement du cœur, abaissement de la pression.

Quant à l'action cardio-tonique si souvent réclamée de la caféine, en clinique, elle est surtout indirecte, car elle s'exerce principalement par l'intermédiaire du système nerveux. C'est, du reste, une action de début et si l'on force les doses ou que l'on prolonge l'administration, on voit bientôt la paralysie mus

culaire primer la tonification nerveuse. Il en est de même pour
le système vasculaire : il y a d'abord une vaso-constriction
d'origine nerveuse, ensuite vaso-paralysie.

La diurèse est considérablement augmentée   par les trois
substances, même chez l'animal à l'état normal (Dreser, Pouchet et Chevalier, Gautherin, Schmitt) ; rangées par ordre d'activité dans ce domaine, la théocine vient, sans contredit en
tête, la théobromine ensuite, la caféine en dernier.

Ach donne les chiffres suivants, qui expriment l'effet diurétique comparé à la quantité d'urine normale représentée par 1:
théocine : 6,3 ; théobromine : 3,8 à 4,3 ; caféine : 2,65.

Maintenant, quel est le mécanisme de cette action diurétique ? La majorité des auteurs admet qu'elle se produit par
suite d'une stimulation des cellules secrétoires ; quelques autres pensent que l'augmentation de la quantité d'urine est sous
la dépendance de l'amélioration de la circulation. Cette dernière manière de voir paraît assez peu soutenable dans son
sens absolu, quoiqu'il soit certain que les dérivés xanthiques
agissent tous d'une façon appréciable sur la circulation.

Quelques auteurs professent une opinion plus ou moins intermédiaire basée sur des mesures pléthysmographiques du
rein (Lœvi) (1), ou sur l'appréciation du débit de la veine rénale (Béco et Plumier) (2). Ils ont constaté de la sorte, sous
l'influence des divers dérivés xanthiques, en même temps que
la diurèse, une augmentation du calibre des vaisseaux et un
accroissement de la quantité de sang traversant le rein dans
l'unité de temps. On pourrait penser que ces effets sur la circulation rénale sont secondaires à la suractivité épithéliale ? mais
Béco et Plumier insistent, avec preuves expérimentales à l'appui, sur la dépendance inverse.

Les partisans de l'action épithéliale se basent, entre autres
faits, sur certains cas d'irritation rénale avec albuminurie, qui
se sont parfois produits, en particulier avec la théocine, chez
des animaux en expérience (Pouchet, Schmitt). Il est certain
que cette irritation est fort peu importante et exceptionnelle.

N'ayant pas d'arguments nouveaux à apporter au débat, nous

(1) Lwœi. Mittheilungen über den Mechanismus des coffeien diurese. *Arch. f. exp. Path. und Pharmak.*, 1905, LIII, p. 15 —. Lœwi.
Ueber Wirkungsweise und Indikationen einiger diuretischen wirken-
der Mittel. *Wiener klin. Woch.*, 1907, I, p. 1.

(2) Béco et Plumier. Action cardio-vasculaire de quelques dérivés
xanthiques. *Journ. de Phys. et de Path. gén.* Janv. 1908. Tirage à
part.

ne faisons que poser la question sans la résoudre. Quoiqu'il en soit de cette solution, les recherches expérimentales aboutissent à trois conclusions également importantes pour la clinique :

1° Les dérivés de la xanthine qui produisent la diurèse ne le font pas uniquement par l'amélioration de la circulation générale, mais par une action localisée au rein (capillaires rénaux ou épithéliums) ;

2° Même si ces corps agissent en premier lieu comme excitant de l'épithélium rénal, ce n'en sont pas des irritants dangereux capables d'amener une néphrite médicamenteuse ;

3° Ces substances — surtout la caféine et la théocine — peuvent devenir facilement dangereuses par leur action excitante sur le système nerveux central et les nerfs du cœur, et encore plus en paralysant les muscles en général, le muscle cardiaque en particulier.

Quant à la comparaison pharmacodynamique de la théocine avec la théobromine et la caféine on peut la résumer comme le faisait déjà en 1903, le professeur Mayor (1) : « La théocine n'est pas simplement une théobromine renforcée, elle est bien plutôt une caféine exaltée. »

CARACTÈRES CLINIQUES DE L'ACTION DIURÉTIQUE DE LA THÉOCINE
COMPARÉS A CEUX DE LA THÉOBROMINE

De ce bref exposé pharmacodynamique paraît déjà résulter l'application clinique suivante, à savoir : que la caféine ne doit être employée comme diurétique que dans des cas exceptionnels, puisque, tout en étant relativement toxique, elle a une faible action sur la sécrétion urinaire, tandis que la théobromine est le diurétique par excellence, ne joignant à une activité sur la diurèse très manifeste, qu'un minimum d'effet sur le système nerveux et sur le muscle cardiaque. C'est bien ainsi que l'entendent les cliniciens et nous ne venons point contester cette opinion : dans la très grande majorité des cas où il est indiqué de provoquer la diurèse, la théobromine (ou ses combinaisons solubles) est le médicament de choix. La théocine lui est cependant supérieure à certains points de vue comme nous allons le faire ressortir.

Pour comparer cliniquement les deux substances, il ne sau-

(1) MAYOR. Soc. méd. de Genève, 10 déc. 1903. *Rev. méd. de la Suisse romande*, 1904, p. 69.

rait naturellement pas être question de doses égales. En moyenne, la dose de théobromine peut et doit être trois à quatre fois plus élevée que celle de théocine. Pour fixer les idées, disons que, dans notre administration méthodique des deux médicaments, nous donnions habituellement *pro die* 0 gr. 75 de théocine (ou 1 gramme d'acétate de théocine sodée) et 3 grammes de théobromine.

L'action de la théobromine n'est pas très rapide. Ce n'est qu'au bout du deuxième ou du troisième jour d'administration qu'elle atteint son maximum d'efficacité qui du reste, n'est pas bien considérable : rarement plus de 3 à 4 litres d'urine par jour. Au contraire, la *rapidité* et l'*intensité* avec laquelle agit la théocine ont frappé tous ceux qui l'ont employée, même ses adversaires les plus résolus (Allard, Gautherin, Thomas, Schlesinger, etc.). C'est ainsi que Pouchet et Chevalier, en 1903, s'exprimaient à cet égard : « Malgré cette action intense sur « le myocarde, nous ne voulons pas dire que la théophylline « ne constituera pas un médicament précieux, et il est évi- « dent qu'à l'heure actuelle nous ne possédons aucun mé- « dicament déterminant avec une pareille intensité les phé- « nomènes de diurèse ». Hess intitule une publication « Ueber einen *eklatanten* Fall von Theocinwirkung ». Minkowski trouve que « dans certains cas elle dépasse toute attente ». Alkan et Arnheim écrivent : « La rapidité et l'efficacité de l'action est surprenante dans beaucoup de cas ». Nous pourrions citer des appréciations analogues de Meinertz, Rattner, Schmiedeberg, Streit, Clerici, Schlesinger, Grodzenski, Plavec, Desplats, Dœhring, Thienyer, Kramer, etc., qui, tous, ont été frappés de la rapidité et de l'intensité de l'action de la théocine.

Nous désirons bien faire ressortir cela, car c'est uniquement en **raison** de l'énergie de ses propriétés diurétiques que la théocine mérite d'être employée.

Ce n'est pas seulement chez le malade qu'elle manifeste son activité, mais aussi, comme nous l'avons vu, chez l'animal de laboratoire et, d'après Dreser, chez l'homme sain. Ce dernier réagit à la théocine par une poussée de diurèse brusque et élevée, à la théobromine par une diurèse plus retardée et moins forte, l'homme sain se comporte donc comme le malade avec l'une ou l'autre substance ; cependant chez ce dernier, la débâcle urinaire est généralement beaucoup plus accentuée ; cela se comprend sans peine.

Il est important de noter que la théocine ne provoque pas seulement une forte élimination d'eau, mais qu'elle augmente aussi *l'excrétion des sels*. Dreser a observé ce fait chez l'homme sain, dans les recherches que nous venons de signaler. Widal et Javal ont constaté qu'au point de vue de la déchloruration, la théocine était infiniment supérieure à la scille, aux azotates, etc.,etc.Mayer (1),dans ses expériences sur des diabétiques, a constaté que la théocine pouvait augmenter l'élimination des sels sans accroître celle de l'eau déjà pathologiquement exagérée.

Comme *diurèse journalière*, obtenue de la théocine, celles de 6-7 litres ne sont point rares. Presque tous les auteurs en ont constaté de semblables et nous-mêmes l'avons observée plusieurs fois. On a signalé des diurèses plus fortes encore : 9 litres (Petretto), 15 litres (Mitterer, cité par Plavec), par 24 h. Desplats obtint, en un jour,d'une forte dose il est vrai (2 grammes), 8 litres d'urine et 14 selles diarrhéiques. Sans provoquer des diurèses aussi extraordinaires, nous avons eu souvent des résultats que nous pouvons considérer comme très satisfaisants parce que les mêmes malades traités, par la théobromine n'y réagissaient que par des chiffres d'urine beaucoup moindres. Chez l'un d'eux, âgé de 46 ans, atteint de polysclérose alcoolique, malgré un état très grave nous avons obtenu avec 0 gr. 50 de théocine administrée pendant six jours, une diurèse moyenne de 2.400 grammes, alors que 3 grammes de théobromine ne nous avait donné que 1.800 gr.

De même, chez un homme de 76 ans présentant tous les signes de « myocardite et de néphrite chronique », 0 gr. 50 de théocine amenèrent d'un coup une forte diurèse ; la théobromine s'était, auparavant, montrée à peu près sans effets.

Dans un cas d'insuffisance mitrale avec foie cardiaque et néphrite interstitielle, alors que 3 grammes de théobromine n'avaient donné que 500 à 900 grammes d'urine, la théocine, bien que, vomie en partie, éleva sa quantité à 1.500.

Dans deux cas désespérés, que nous exposerons plus loin en détail (lésions cardiaques et néphrite interstitielle avec asystolie) où plus aucun diurétique n'agissait, la théocine fit monter, dès le lendemain, la quantité d'urine à 7 litres et 7 litres et demi en vingt-quatre heures , en même temps que les œdèmes disparaissaient complètement.

On pourrait penser que la rapidité de l'action de la théocine tient à sa solubilité relative qui en rend l'absorption plus ra-

(1) MAYER. Ueber Diabetes insipidus und andere Polyurien. *Deutsch. Arch. f. klin. Med.*, 1905, LXXXIII, p. 1.

pide que celle de la théobromine insoluble. Des essais comparatifs avec l'agurine et la diurétine (composés solubles de la théobromine) nous ont montré que cette opinion n'est pas soutenable. D'ailleurs, la plupart des auteurs qui ont comparé théocine et théobromine ont généralement employé au lieu de cette dernière, son composé salicylé : la diurétine.

Quant à nos expériences cliniques, elles nous ont montré que la diurétine et l'agurine n'ont pas une action plus prompte sur la sécrétion rénale que la théobromine elle-même, ni plus énergique que ne le comporte leur teneur en théobromine ; ajoutons encore, par parenthèse, que ces substances, tout particulièrement l'agurine, nous ont constamment paru moins bien tolérées que la simple théobromine et que, par conséquent, de toutes façons, cette dernière doit être préférée à ses composés solubles.

Pour en revenir à la théocine, nous sommes obligés d'admettre qu'il y a bien en elle une puissance diurétique plus grande que dans la théobromine. Cette puissance se manifeste aussi dans bien des cas où tous les diurétiques et la théobromine elle-même restent impuissants; la théocine peut alors avoir une action encore très manifeste ; nous reviendrons tout à l'heure sur ce point très important.

La théocine présente encore une autre particularité qui, cette fois-ci, la met en infériorité marquée vis-à-vis de la théobromine : *son action est passagère* ; très prompte, elle cesse aussi très rapidement. Des observations comme celles de Garnier, montrant une diurèse moyenne entretenue pendant 11 jours par une petite dose de théocine (0 gr. 30), doivent être considérées comme des exceptions, de même que celle de Plavec qui obtint de la théocine une diurèse de 40 litres en dix jours. Thienger, Mises en ont pourtant rapporté quelques-unes d'analogues ; d'autre part, Desplats, Stross ont signalé la persistance de la diurèse même après la cessation de l'administration du remède. Mais nous le répétons, cela est exceptionnel.

Habituellement, au contraire, après avoir atteint rapidement son maximum, la diurèse théocinique cesse presque aussitôt et, que l'on continue ou non l'administration du médicament, le taux de l'urine retombe à ce qu'il était auparavant, quelquefois plus bas. Ce fait a été déjà constaté par Schmitt, dans ses expériences sur l'animal et maintes fois sur l'homme par Minkowski, Streit, Kramer, Stross, Rattner, Sigel, Alkan et Arnheim, Béco et Gilkinet, Schlesinger, Plavec, etc.

L'unanimité presque complète des auteurs nous dispense

d'insister sur ce point, d'autant plus que nous avons fait maintes fois la même constatation chez nos malades. Il est donc parfaitement inutile de donner la théocine pendant plus de quelques jours. Nous avons pris l'habitude de ne l'administrer que pendant trois jours et encore avons-nous souvent eu l'impression que l'administration du troisième jour était de trop.

Cette cessation rapide de l'activité de la théocine pourrait être attribuée à l'intensité de cette même activité ; une déshydratation trop complète de l'organisme doit naturellement être suivie d'une période de rétention aqueuse. Cette explication n'est pas suffisante car nous avons vu plusieurs fois, chez nos malades, cesser l'action de la théocine alors même qu'il restait encore des traces d'anasarque ; dans deux cas de néphrite épithéliale chronique avec œdème et asystolie secondaire chez qui nous l'avions administrée à raison de 0 gr. 75 *pro die* pendant trois jours, le maximum de la diurèse fût le deuxième jour de l'administration de 3.800 chez l'une des malades, de 4.000 chez l'autre; déjà, au troisième jour, le taux de l'urine baissa considérablement, bien qu'il persistât encore beaucoup d'œdème.

Il semble donc qu'après le grand effort fourni par l'organisme sous l'influence de la théocine il y ait une sorte de fatigue qui ne rend plus possible une diurèse très abondante ; il faut dire cependant que d'autres diurétiques peuvent ne pas être sans effet à ce moment, mais il est important de connaître cette phase réfractaire, phase pendant laquelle il est plus nuisible qu'utile d'insister sur l'emploi de la théocine et qui constitue un des plus sérieux inconvénients de ce médicament.

Peut-être pourrait-on, en usant d'emblée de petites doses, arriver à éviter cette fatigue ou tout au moins à la retarder ; on pourrait alors entretenir au moyen de la théocine une diurèse moyenne pendant un temps plus prolongé ; mais ainsi, tout en employant un médicament moins bien toléré et plus dangereux que la théobromine, on n'en obtiendrait pas d'effets supérieurs. De trop petites doses, du reste, demeurent sans effet : dans un cas de rétrécissement mitral avec cirrhose du foie et ascite où la théobromine nous avait donné une augmentation de diurèse, la théocine administrée quelques jours après, à la dose de 0 gr. 25 *pro die*, n'amena aucune diurèse, tandis que donnée quelques jours plus tard, à la dose de 0 gr. 60, elle produisit une élimination urinaire de près de 7 litres en vingt-quatre heures.

Dans le même ordre d'idées, il faut relever le fait que *la*

41

théocine agit, en général, moins bien à la seconde administration qu'à la première. Cela est vrai, même si on a eu soin de laisser passer, quatre, cinq, six jours entre les deux périodes pendant lesquelles on fait prendre le remède. Streit et quelques autres disent bien que les effets de la théocine cessent vite, mais reprennent vite avec une nouvelle administration. Béco et Gilkinet déclarent que « l'effet ne semble pas s'atténuer par la répétition ». Ces auteurs se basent sur des cas qui doivent aussi être considérés comme exceptionnels, opposés en tout cas à ce qu'ont pu observer la grande majorité des auteurs : Dœhring, Thienger, Minkowski, ce dernier, entre autres, a publié un exemple remarquable de ce que nous avançons : il s'agissait d'un cardiaque asystolique avec anasarque, qui reçut la théocine en quatre séries de trois jours, séries séparées par des intervalles de quatre à cinq jours. A chaque nouvelle période d'administration la poussée diurétique provoquée par le médicament fut moindre que la précédente.

Meinertz publie une observation tout à fait semblable à celle de Minkowski, et une autre où l'on voit 0 gr. 75 de théocine amener l'urine de 4.000 à 3.600 grammes par jour, et la même dose après trois jours de repos, rester absolument sans effet.

Sur une plus petite échelle, nous avons observé le même phénomène toutes les fois que nous avons voulu revenir à la théocine après en avoir obtenu de bons résultats une première fois; chez une de nos malades, atteinte de néphrite épithéliale chronique, après la première administration, la diurèse fut de 3.800 grammes ; quelques jours plus tard, après une nouvelle administration de doses égales, elle ne fut plus que de 2.000 grammes. Dans un cas de polyviscéralite avec néphrite, cirrhose, ascite et asystolie, la théocine donnée pour la seconde fois, ne produisit qu'un maximum d'urine de 1.400, alors que la première fois, dix jours auparavant, la diurèse avait été de plus de 2.150. Chez un homme atteint d'insuffisance mitrale avec foie cardiaque et ascite, une première administration de théocine donna un maximum de 1.800 ; reprise trois jours après, elle ne modifia pas l'élimination urinaire. Toutefois, chez un malade atteint de foie cardiaque avec myocardite toxique, nous avons vu se produire l'inverse : la théocine a mieux agi à la deuxième administration, mais il faut faire remarquer que la première fois, elle avait été donnée à des doses très faibles : 0 gr. 10 *pro die,* dose que l'on peut considérer comme inactive.

Nous devons encore ajouter qu'il est des cas où les effets de la théocine ne répondent pas à l'attente ; très souvent merveilleux, ils sont parfois assez *inconstants* (Plavec, Garnier). Cette inconstance de l'action, qui est évidemment un défaut sérieux de ce médicament a été mise sur le compte de susceptibilités individuelles particulières (Meinertz, Schmiedeberg, Homburger, Stross). Il faut dire aussi que parfois elle a été donnée *in extremis* à des moribonds dont l'organisme à bout de ressources ne pouvait plus faire les frais d'un nouvel effort vers la guérison.

C'est ainsi que nous l'avons vu rester absolument sans action chez un malade atteint de lésions cardiaques avec aortite et infarctus pulmonaire ; elle parut même avoir une action défavorable (anurie complète). Dans plusieurs cas de cirrhose alcoolique, où, digitale, théobromine, scille, scammonée, avaient épuisé peu à peu leur action, la théocine donnée à la dernière extrémité, n'eut pas davantage d'effet. Enfin, nous ne sommes pas parvenu à faire uriner un malade présentant une insuffisance mitrale avec rythme couplé et œdème considérable : la théocine natrio-acéticum à raison de 0 gr. 75 *pro die*, injectée sous la peau ne réussit qu'à produire des escharres; la digitale, la théobromine, la théocine, administrée par la bouche, ne produisirent pas davantage de diurèse; l'état du malade était d'ailleurs très sérieux; peu de jours après le début du traitement, il mourait chez lui.

Cette inactivité s'explique souvent par la gravité de l'état des malades ou par l'existence d'une cirrhose qui, comme nous le verrons, rend la diurèse beaucoup plus difficile à obtenir. Indépendamment de ces cas, en somme facilement explicables, il faut reconnaître cependant que la théocine est capricieuse dans ses effets.

Nous avons donc caractérisé l'action diurétique que manifeste la théocine dans la majorité des cas ; il est alors facile de la comparer à celle de la théobromine, beaucoup moins rapide, moins énergique, mais beaucoup plus soutenue et plus durable. La comparaison des effets des deux diurétiques a été faite incidemment par presque tous les auteurs qui, à quelques variantes près, sont tous arrivés à des conclusions identiques (Beco et Gilkinet, Plavec).

Mais, s'il est intéressant de comparer les effets de ces médicaments employés chez différents malades, il est encore plus démonstratif de comparer les effets obtenus chez le même malade traité alternativement avec l'un et avec l'autre diurétique. Nous avons expérimenté aussi systématiquement que possible dans cette direction. Habituellement — sauf indication d'agir

avec une énergie spéciale — nous ne donnions jamais la théocine qu'après avoir constaté les réactions du malade à la théobromine.

Eh bien, nous avons pu confirmer chez le même patient les
notions données par la comparaison de plusieurs individus
différemment traités. Quelques auteurs rapportent, d'ailleurs,
des observations de malades traités tantôt par la théobromine,
tantôt par la théocine et qui ont manifesté par leurs réactions
différentes, les qualités particulières de ces deux diurétiques
(Kramer, Meinertz, Desplats, Suter, Stein, Minkowski, Thienger, etc.). Nous avons brièvement rapporté plus haut quelques
faits analogues qui nous sont personnels, à propos de l'intensité comparée des effets diurétiques de la théocine et de ceux
de la théobromine.

Utilité de la théocine selon les diverses maladies.

« Pas d'œdème, pas de diurèse », a écrit Minkowski, à propos de la théocine. Cette opinion, trop absolue puisque l'élimination urinaire de l'homme sain peut être influencée par ce
médicament (Dreser, Rattner), comporte cependant une grande
part de vérité en ce sens que c'est en cas d'anasarque que les
effets de la théocine sont le plus surprenants et que, parfois,
ils ont été presque nuls lorsqu'il n'y avait pas d'œdème (Meinertz, Thienger).

Ce sont surtout *les cardiaques asystoliques* qui retireront le
plus de bénéfice de l'administration judicieuse de la théocine :
qu'il s'agisse d'asystolie consécutive à des lésions endocardi-
tiques, qu'il s'agisse de ce que Huchard a si bien nommé les
cardiopathies artérielles, l'effet est presque toujours considérable. Mais il faut bien savoir que ce dernier se borne à la
diurèse et à la disparition des œdèmes ; l'action favorable sur
le cœur lui-même est niée par plusieurs ; elle paraît, quand on
peut la constater, surtout secondaire, précisément à cette disparition des œdèmes, facilitant la circulation périphérique et au
soulagement qui en résulte pour le myocarde (Alkan et Arnheim, Dœhring, Grodzenski, Hundt, Minkowski, Meinertz,
R. Mayer, Suter, Homburger).

Quelques auteurs pourtant admettent encore l'action toni-
cardiaque de la théocine. Plavec, en particulier, qui a observé
sous son influence, le pouls plus plein, la disparition de la
dyspnée, même sans augmentation de la diurèse. L'expérimentation cependant, comme nous l'avons vu, montre que l'action

circulatoire directe de la théocine est peu importante aux doses moyennes thérapeutiques ; avec les doses fortes, c'est la diminution de pression artérielle, l'affaiblissement du cœur qui se manifestent. Or, en clinique, nous voyons en général la disparition des œdèmes suivie simplement d'un ralentissement du cœur sans augmentation de la pression sanguine : ce ralentissement, interprêté d'après les données fournies par l'expérimentation, doit être simplement attribué à la diminution de la résistance périphérique et à la plus grande facilité du travail du cœur qui en résulte.

D'autre part, plusieurs auteurs ont noté que dans les cas de faiblesse cardiaque trop considérable, la théocine n'avait d'action suffisante qu'après une administration préalable de digitale. (Thienger, Strass, Meinertz, Plavec.)

On ne peut cependant dénier à la théocine un certain effet cardio-vasculaire, et il est bien possible que cet effet, peu appréciable chez les animaux en expérience parce qu'ils sont sains, soit plus important chez les malades asystoliques; ainsi que nous l'avons vu, le cœur peut être influencé favorablement par l'intermédiaire du système nerveux et il n'est pas illogique non plus de penser que l'état de contracture musculaire à son premier degré ne soit assez favorable en cas de dilatation des cavités du cœur. Au point de vue de la tonification cardiaque simple, il semble que la caféine soit préférable à la théocine. Dans cet ordre d'idées, Clérici avait remarqué que dans les cas de faiblesse accentuée du myocarde, la caféine agissait mieux que la théocine.

Tout cela n'est nullement pour diminuer l'importance de l'emploi des diurétiques et de la théocine en particulier chez les cardiaques ; tous les praticiens ont vu, en effet, de ces malades arrivés à un état tel que les toniques du cœur seuls sont incapables de rétablir l'équilibre rompu et qu'il faut les aider par tous les moyens indirects qui soulagent la myocarde: saignée, mouchetures, purgatifs, diurétiques. A ce titre, le calomel, la théobromine rendent de très bons services dans les cas habituels ; dans les cas les plus graves et les plus pressants, la théocine est encore bien supérieure.

Elle le fut certainement chez une de nos malades âgée de 83 ans, en traitement à l'hôpital cantonal pour insuffisance mitrale avec anasarque généralisé : alors que chez elle tous les autres diurétiques n'avaient jamais élevé le taux de l'urine a plus de 2.000, la théocine le porta à 3.500. Avec succès encore, nous avons donné ce médicament à un homme de 76 ans,

atteint de myocardite : d'un coup, elle produisit, en même temps
qu'une forte diurèse, un grand soulagement. Un autre malade,
souffrant d'insuffisance mitrale avec foie cradiaque et ascite se
trouva également bien de l'emploi de la théocine : il vit son
taux d'urine à deux reprises, passer de 800 à 1.800 la première fois, à 1.250 la deuxième. Enfin, chez un malade présentant une insuffisance aortique et mitrale très probablement
d'origine athéromateuse, avec œdème peu considérable des
membres inférieurs, mais avec une dyspnée intense, l'acétate
de théocine sodée nous donna d'excellents résultats : administrée pendant trois jours à raison de 1 gramme *pro die*, il fit disparaître tous les symptômes subjectifs en même temps qu'il
éleva la diurèse de 1 1/2 à 6 litres en vingt-quatre heures.

Chez les *brightiques*, la théocine agit d'une façon moins sûre ; cependant, presque toujours elle nous a donné de bons
résultats et les auteurs s'en sont généralement loués (Alkan et
Arnheim, Schlesinger, Dœhring, Mitterer, Laenguer, Meinertz,
Kramer). Il faut pourtant que le rein soit encore suffisamment
conservé pour pouvoir répondre à l'excitation médicamenteuse.
Les effets de la théocine sont surtout remarquables dans ces
formes de néphrite chronique alors que le rein fonctionne relativement bien, mais qu'il y a cependant déjà une forte asystolie secondaire. Dans plusieurs cas semblables où nous l'a-
vons administrée, elle nous donna une diurèse supérieure à
3.000;avec la théobromine,le taux de l'urine était resté inférieur
à 1.000.

Les effets de la théocine dans la *néphrite épithéliale aiguë*
sont presque toujours favorables ; sous cette influence, l'urine
devient plus abondante, plus claire ; elle contient moins d'éléments figurés (Minkowski), et moins d'albumine (Minkowski,
Stross, Hundt, Lœwenmayer, Homburger, Sommer, Guttmann).

Cette diminution de l'albumine est un phénomène particulièrement intéressant,car elle prouve bien que la théocine (comme
du reste aussi la théobromine) n'a pas d'action *irritante* sur
l'épithélium rénal tout au moins aux doses thérapeutiques.
Cette action irritante a été donnée par Alkan et Arnheim,comme
un des plus sérieux inconvénients de la théocine ; elle paraît en
tout cas si peu redoutable, même dans la néphrite épithéliale
que Lœwi a voulu faire de la théocine et des dérivés xanthiques en général, des médicaments particulièrement indiqués
dans cette maladie où ils agiraient en favorisant la circulation
de l'organe malade.

Dans les cas *d'ascite cirrhotique*, la thocine agit parfois bien (Rattner, Stross, Meinertz), souvent pas du tout (Stein, Laengner, Clérici, Schlesinger, Thienger). Chez quatre malades que nous avons traités récemment pour cette affection, la théocine a manifesté fort peu d'action ; mais il est à remarquer que sauf une fois où le calomel et la scille eurent un très léger effet diurétique, aucun autre médicament ne nous donna de meilleurs résultats. Il est connu, d'ailleurs, que l'on a souvent beaucoup de peine à faire abondamment uriner un cirrhotique.

Deux de nos malades traités par la théocine virent cependant leur état s'améliorer. Tous deux étaient atteints de cirrhose alcoolique avec myocardite toxique. L'un fut traité par la théocine à petites doses puisqu'il reçut le premier jour 0 gr. 10, le second jour 0 gr. 20 et les deux jours suivants 0 gr. 30. La quantité d'urine de 800 qu'elle était s'éleva à 1.200 le second jour, à 5.000 le troisième jour pour redescendre, il est vrai, de suite après, aux environs de 1.000.

L'autre malade, malgré son état grave, sous l'influence de 0 gr. 50 de théocine *pro die* endant six jours, eut une diurèse moyenne de 2.400.

Dans les *épanchements inflammatoires* : pleurésie, péritonite, la théocine a paru bien agir quelquefois (Stross, Meinertz, Sommer, Hundt, Homburger); d'autrefois très peu ou même très mal (Laengner, Mitterer, R. Mayer, Alkan et Arnheim, Stein, Clérici, Schlesinger, Hundt, Thienger, Kramer). Il nous paraît assez vraisemblable que les cas où le médicament semble avoir agi favorablement sont ceux où son administration a coïncidé avec une résolution spontanée de l'épanchement.

Comme le font fort judicieusement remarquer Béco et Gilkinet à propos de l'appréciation de l'action d'un diurétique : « Une source d'erreur qu'il n'est pas inutile de mentionner réside dans la tendance naturelle que présente l'organisme atteint de processus exsudatifs inflammatoires dans certaines séreuses telles que les plèvres, par exemple, à s'exonérer du liquide accumulé à un moment donné de l'évolution morbide par un accroissement marqué de la diurèse (1). »

Nous-même n'avons jamais considéré la théocine — médicament non dénué de danger — comme indiquée en cas d'épanchement inflammatoire.

---

(1) *Loc. cit.*

En somme sans action certaine dans les cas d'épanchement inflammatoire, très infidèle chez les cirrhotiques, la théocine rend de très bons services en cas de néphrite épithéliale et enfin elle est extraordinairement puissante contre l'anasarque et l'oligurie des cardiaques, que l'asystolie soit d'origine valvulaire, myocarditique, artérielle ou rénale.

INCONVÉNIENTS ET DANGERS DE LA THÉOCINE.

D'après ce que nous venons de dire, il semblerait donc que la théocine devrait être universellement considérée comme le diurétique de choix et prescrite chaque fois qu'il y a indication de combattre l'oligurie. Or, il n'en est rien surtout en France. Ce qui a arrêté la généralisation de l'emploi de la théocine, c'est en partie la méconnaissance des caractères particuliers de son action, ce sont en partie aussi les expériences de laboratoire montrant sa nocivité à l'égard du muscle cardiaque, ce sont surtout les multiples désagréments qu'elle procure à ceux qui en usent.

C'est habituellement par la bouche qu'on l'administre et les phénomènes *d'intolérance gastrique* sont parmi les plus fréquents (1). Souvent ce ne sont que des malaises (Stross, Laengner, etc.), des gastralgies, des nausées ; souvent aussi ce sont des vomissements (Minkowski, Kramer, Stein, Stross, Garnier, Laengner, Meinertz, Thienger, Allard, etc.). Plavec observa des vomissements chez une femme qui avait reçu la théocine en injection sous-cutanée, ce qui lui fit admettre que cette substance agit sur le centre du vomissement. Ceci est peut-être vrai dans une certaine mesure, mais les expériences d'Allard sur le chien dont la muqueuse gastrique montre anatomiquement, après ingestion de théocine une forte irritation avec hémorrhagies, prouvent bien que l'action locale est de première importance. Une de nos malades, soumise au traitement théocinique, ayant pris en une fois pour réparer un oubli, deux prises de théocine de 0 gr. 25, eut de fortes douleurs gastriques suivies d'une petite hématémèse.

Aussi peut-on recommander logiquement avec Rattner et Schlesinger, l'administration en solution ou plus justement en suspension de préférence à l'administration en poudre ou en cachet. Il faut aussi choisir, autant que possible, le moment

---

(1) Comme phénomène désagréable pouvant résulter de l'emploi de la théocine il faut noter la sialorrhée observée par Thienger.

des repas ou, comme le conseillent Béco et Gilkinet, l'heure qui suit immédiatement le repas. Il sera bon de faire prendre en même temps du bicarbonate de soude. Malgré ces précautions, il n'est pas toujours possible — comme nous avons pu le constater à maintes reprises — d'éviter l'intolérance gastrique; cela constitue évidemment un des gros inconvénients de la théocine. Cet inconvénient, elle le partage du reste, dans une certaine mesure, avec la théobromine ; ainsi, une de nos malades, atteinte de néphrite chronique chez qui la théocine provoqua des vomissements, n'avait pas mieux supporté la théobromine, la diurétine et l'agurine. Pour éviter l'intolérance gastrique, on a administré le médicament en suppositoires (Sigel). Quelques essais que nous fîmes avec ces derniers n'ont pas eu de succès ; nous avons eu, par exemple, de l'intolérance rectale au lieu d'intolérance gastrique chez un malade atteint de polyviscéralite chronique qui reçut pendant trois jours, 0 gr. 75 *pro die* de théocine en suppositoire. L'administration en lavement, d'autre part, enlèverait, d'après Dœhring, toute activité à la théocine.

Quant à l'injection sous-cutanée, elle paraît peu recommandable; personnellement nous ne l'avons expérimentée que trois fois sans succès au point de vue de la diurèse; nous n'avons pas observé de vomissements, mais nous avons provoqué au lieu de la piqûre, de vives douleurs suivies d'escharres lentes à guérir, ressemblant aux escharres caféiniques.

Un progrès beaucoup plus sérieux est le remplacement de la théocine pure par un sel double de théocine et de soude : l'acétate de théocine sodée, *la théocine natrio-acéticum* des auteurs allemands. Il s'agit de théocine sodée associée à l'acétate de soude substance soluble contenant 65 0/0 de théocine, laquelle conserve, du reste, sous cette nouvelle forme, toute son action physiologique générale (Meinertz, Laengner, Mitterer, Schlesinger, Hackl). Notre expérience de cette substance est un peu courte mais très favorable ; elle est, du reste, vivement recommandée par les auteurs précités. Hackl entre autres, qui n'avait pu faire tolérer la théocine à l'estomac de ses malades eut d'excellents résultats de la combinaison avec l'acétate de soude.

Cette nouvelle préparation évite-t-elle *l'intolérance intestinale* ? C'est ce que nous ne pouvons encore dire ne l'ayant que peu expérimentée. Il semblerait que non, et même, d'après les essais de Plavec et de Schlesinger, qu'elle favoriserait.

Quoi qu'il en soit, avec la théocine pure, l'intolérance intes-

tinale est moins fréquente que l'intolérance gastrique
La diarrhée a été signalée pourtant par Rattner, Stein,
Hundt, Garnier, Desplats, etc. Nous ne l'avons observée qu'une
fois d'une façon notable. Elle est, du reste, un symptôme beaucoup moins désagréable que les vomissements et presque toujours favorable à l'évolution de la maladie.

Du côté du système nerveux, les manifestations désagréables sont aussi assez fréquentes. Les *céphalées* ne sont pas rares (Stross, Rattner, Combemale et Vasseur, Thienger, etc.),
quoique la théocine ne paraisse pas plus à craindre à ce point
de vue que la théobromine ; au contraire, nous avons eu plus
souvent des plaintes de nos malades avec cette dernière qu'avec
la théocine.

Des phénomènes *d'excitation cérébrale* se manifestent parfois
sous l'influence de la théocine, quoique moins fréquemment
semble-t-il qu'avec la caféine. L'agitation a été signalée par
Thienger, Minkowski, Pincles, Homburger, Schmitt ; l'insomnie, par Hundt, etc.

Nous avons constaté aussi quelquefois de l'agitation et de
l'insomnie, mais plutôt moins souvent qu'avec la caféine. Inversement, il est intéressant de faire remarquer ici que deux fois
la théocine nous a manifesté une action somnifère très nette,
semblable à celle qui a été signalée par Gallavardin et Péhu (1)
pour la théobromine. Il s'agissait de malades, tous deux asystoliques, dont l'un souffrait surtout d'asthme cardiaque et l'autre d'orthopnée. Chez tous deux l'effet diurétique fut manifeste
et l'amélioration du sommeil fut si nette qu'ils s'imaginèrent
que les poudres qu'on leur administrait étaient des poudres
« pour dormir ». Cela montre bien, en tous cas, que l'effet cérébral excitant de la théocine n'est guère à redouter.

Nous admettons, d'ailleurs, sans hésiter, pour la théocine,
l'opinion que Huchard et son élève Gayral ont émise pour la
théobromine : que cette action somnifère est exclusivement indirecte, due surtout à une diminution de la dyspnée (2)

Des *crises convulsives* dont l'une mortelle (Allard), ont aussi
été mises sur le compte de la théocine par Allard, Minkowski,
Stross, Thienger, Hundt, Jacobaeus, Schlesinger. Ce dernier en
relève 15 cas en 1905. Cependant Schmiedeberg s'élève avec
véhémence contre l'imputation à la théocine de ces crises con-

----

(1) *Lyon méd.*, 9 nov. 1903.
(2) Huchard. *Traité clinique des mal. du cœur et de l'aorte.* T. III,
Paris, 1905, p. 765.

vulsives ; plusieurs d'entre elles, dit-il, celles qui sont rapportées par Schlesinger en particulier, ont le caractère de convulsions cloniques alors que les convulsions provoquées expérimentalement chez l'animal par la théocine sont nettement toniques. Schmiedeberg absout complètement la théocine attribuant
les convulsions à l'urémie, à l'épilepsie, etc., il aurait pu encore
ajouter à la liste trop rapide résorption des œdèmes ; beaucoup
d'accidents, affirme-t-il, qu'on attribue au remède sont le fait
de la maladie. Ceci paraît pour le moins trop absolu et particulièrement dans l'espèce : la théocine ne peut sortir complètement innocentée de la polémique qui se produisit à ce sujet
entre Schlesinger et Schmiedeberg.

Du côté de la peau, on a signalé des sueurs (Plavec), des
démangeaisons (Hundt et Dœhring), et de l'urticaire (Pauli),
après 1 gr. 50 en deux jours, phénomènes en somme, sans
gravité.

Une accusation plus grave portée contre la théocine est celle
d'avoir une action irritante sur le rein et de *provoquer l'albuminurie*. Pouchet et Chevalier constatèrent à l'autopsie de lapins morts d'intoxication théocinique, de la congestion rénale
avec néphrite glomérulaire et de la desquamation des épithéliums. Schmitt fit aussi des constatations analogues chez des
lapins ayant reçu pendant un temps prolongé de la théocine ;
mais d'après lui, les lésions rénales sont superficielles et facilement réparables.

En clinique, Alkan et Arnheim sont les seuls à avoir constaté positivement l'apparition de l'albuminurie pendant un traitement à la théocine ; mais, ainsi que le fait observer Thienger,
ils ont donné la théophylline-natrio-salicylicum, préparation
dans laquelle le salicylate de soude se trouve associé à la théocine : or, on sait assez que le salicylate peut fort bien être of-
fensif pour l'épithélium rénal.

A cela, on peut opposer les constatations de tous les autres
cliniciens qui ont employé la théocine ; ils ont vu, en effet,
que non seulement elle ne provoquait pas l'albuminurie chez
ceux qui ne présentaient pas ce symptôme, mais ils ont constaté la diminution de l'albumine urinaire chez les malades
cardiaques ou rénaux, qui en éliminaient. Chez une de nos malades présentant une néphrite chronique avec asystolie secondaire, nous avons vu, sous l'influence de la diurèse théocinique
la quantité d'albumine de 1 gr. 50 qu'elle était, tomber à des
traces indosables.

A part l'exception signalée plus haut (Alkan et Arnheim),

l'unanimité des auteurs est complète pour dénier à la théocine (aussi bien qu'à la théobromine), le pouvoir de provoquer l'albuminurie. Il est impossible de n'être pas frappé par cet ensemble. Pour notre part, nous avons bien vu une fois, une seule fois, des traces d'albumine apparaître dans l'urine d'un malade qui venait d'être mis au traitement par la théocine ; mais ces traces disparurent le lendemain, malgré la continuation du même traitement. Il s'agissait d'un cardiaque avec foie cardiaque et ascite et il n'est nullement extraordinaire d'avoir de l'albuminurie transitoire dans un cas de ce genre. Du fait que ce symptôme disparut dans le cours du traitement, on peut affirmer qu'il en était indépendant.

La question de l'action irritante de la théocine sur l'épithélium rénal nous paraît donc définitivement jugée, du moins en ce qui concerne les doses thérapeutiques : les seules dont les effets nous importent. Eh bien, on peut affirmer que leur action sur le rein n'est nullement à craindre en pratique.

L'action de la théocine sur le cœur est diversement appréciée : louée ou considérée comme nulle par les uns, crainte par les autres. Il ne nous semble pas possible de nous ranger à l'opinion de ceux qui font de la théocine avant tout un toni-cardiaque comme Plavec, et cela malgré l'opinion analogue de beaucoup d'auteurs à l'égard de la théobromine, malgré les belles expériences de Béco et Plumier, malgré les bons effets obtenus de la théocine chez les cardiaques.

Peut-être, comme nous l'avons déjà exposé plus haut, y a-t-il au début de l'action de la théocine un effet toni-cardiaque effet décelable par les expériences délicates sur le cœur isolé; mais cette action compte peu (dans les expériences de laboratoire tout au moins) et, au contraire, celle qui risque de se produire, celle qu'il faut craindre, c'est l'action paralysante musculaire sur laquelle nous avons déjà insisté. Pour Pouchet et ses élèves, pour Thomas, c'est là qu'est le plus grand danger de la théocine, danger des fortes doses et des administrations prolongées tout à fait semblable à celui que fait courir la caféine.

Pour notre maître, le professeur Mayor, le danger cardiaque de ces corps réside, non seulement dans la production de la contracture musculaire qu'il faut s'efforcer d'éviter par un dosage prudent, mais encore dans l'affolement cardiaque d'origine nerveuse, très redoutable chez certains malades. Les accidents cardiaques provoqués par la théocine risquent de passer inaperçus puisqu'on la donne en général à des cardiopathes avancés. Plavec relève qu'elle est mal supportée quand le pouls est petit, irrégulier, rapide et que l'on risque alors des accidents (Schlesinger, Hundt, Sommer, Stross). Un cas de Combemale et Vasseur nous paraît mériter d'être rapporté à ce propos : un homme de 60 ans atteint de névrite alcoolique et de dilatation du cœur droit avec stase pulmonaire, reçoit pendant six jours 0 gr. 50 de théocine *pro die* ; soudain, il accuse une recrudescence de l'oppression et des vertiges ; on constate de la cyanose avec refroidissement des extrémités. Ces phénomènes se reproduisirent plusieurs jours de suite malgré la cessation du médicament. Ces accidents rappellent tout-à-fait ceux que l'on observait autrefois avec les fortes doses de caféine.

En somme, le dossier de la théocine est fort chargé ; les inconvénients qui peuvent résulter de son emploi, même prudent, sont non seulement variés, ils sont aussi fréquents. Sommer sur 855 malades traités par la théocine, relève une proportion de 35 0/0 d'actions accessoires fâcheuses (Nebenwirkungen). C'est une énorme proportion et d'autant plus impressionnante, que les accidents ne sont pas toujours sans danger.

INDICATIONS DE LA THÉOCINE.
MODES D'ADMINISTRATION ET DOSES.

Etant donnés ses inconvénients et ses dangers, ne vaudrait-il pas mieux se priver de la théocine comme on tend à le faire en France ? Nous ne le pensons pas, parce que ses propriétés diurétiques sont assez énergiques pour faire passer dans certains cas par dessus tous les inconvénients. Nous disons dans certains cas, parce que la théocine doit toujours rester, selon nous, un médicament d'exception. Elle partage avec les autres dérivés xanthiques, l'avantage de ne pas être nocive pour l'épithélium rénal comme le sont le calomel, la scille, le genévrier, mais elle a sur les autres dérivés xanthiques, comme du reste, sur tous les autres diurétiques connus, une supériorité éclatante : la rapidité et l'intensité de son action.

Certes, comme le dit fort bien Thomas : « Il vaut mieux compter sur une action progressive, qui ne brusque pas, si l'on peut ainsi parler, la fonction qu'il s'agit de rétablir ou de renforcer (1). » Pour la grande majorité des cas les cliniciens se-

(1) *Revue méd. de la Suisse romande*, 1904, p. 692.

ront de cet avis, mais cependant il y a des occasions où le temps est précieux, où le rétablissement d'un bon fonctionnement rénal en quelques heures est d'importance vitale ; c'est alors qu'il faut faire appel à la théocine.

Il y a aussi les cas où les autres diurétiques restent impuissants et où seule la théocine se montre capable de « déclancher » la diurèse. Ces cas ne sont pas aussi exceptionnels qu'on serait tenté de le croire.

Nous en avons nous-même observé un particulièrement frappant: Il s'agissait d'une fillette de 14 ans atteinte de lésions valvulaires et de synéchies péricardiques consécutives à une endocardite rhumatismale. Secondairement, à l'insuffisance cardiaque, il s'était développé un énorme foie atteignant l'ombilic, un peu d'ascite, de l'œdème des jambes et de la congestion chronique des deux bases du poumon. Quand nous fûmes amenés à donner la théocine à cette fillette, nous la traitions depuis plus d'un mois pour une crise d'asystolie plus grave que toutes les précédentes et qui paraissait bien devoir l'emporter. Digitale, digalène, strophantus, scille, calomel, sels diurétiques, théobromine avaient été donnés simultanément ou séparément sans que l'on pût obtenir une élimination d'urine supérieure à 300 gr. par jour. Les jambes étaient énormes d'œdème, le ventre grossissait, la face était pâle, cyanosée, le pouls filant très rapide ; tous les médicaments essayés, sans aucune action. L'exitus paraissait imminent. Nous prescrivîmes alors sur le conseil de notre collègue, le Dr Mallet, des poudres de 0 gr. 25 de théocine. La première fut prise dans l'après-midi ; elle provoqua de violentes nausées mais fut gardée ; peu après la petite malade se mit à uriner abondamment et se plaignit de céphalées ; le soir, une nouvelle poudre amena des vomissements et ne fut, par conséquent, absorbée qu'en partie ; la nuit fut très agitée ; l'enfant était nauséeuse et souffrait de la tête: mais le lendemain matin, on comptait 7 litres d'urine, et à la surprise générale, les œdèmes étaient complètement disparus. La malade pâle, harrassée de fatigue, souffrant encore de la tête, pouvait cependant être considérée comme momentanément hors de danger ; elle dormit une partie de la journée non sans uriner encore abondamment ; le soir elle était aussi bien que possible et elle passa par la suite, plusieurs mois relativement bons.

Des faits de ce genre paraissent presque miraculeux pour qui a eu l'occasion de les constater. Nous ne sommes, du reste, point seul à en avoir observé. Campbell rapporte une observation qui paraît presque copiée sur celle que nous venons de donner ; il s'agissait aussi d'une fillette asystolique très gravement atteinte et chez laquelle on avait *tout* essayé. L'effet de la théocine fut « magique ». Suter publie deux observations prises aussi dans le service du professeur Bard, et qui montrent que la théocine peut agir alors que la théobromine, la scille, la digitale, les sels diurétiques, n'ont plus d'effet. Desplats rapporte aussi l'histoire frappante de plusieurs malades souffrant d'asystolie droite avec œdème, chez lesquels la théocine agit admirablement alors que tout s'était montré impuissant : ventouses, digitaline, théobromine, lactose, caféine, scille, mouchetures. Guttmann, Minkowski, Stein, Thienger, Dœhring, Plavec, Colclough et d'autres, ont fait semblables constatations. Klemperer et Umber durent faire aussi des expériences analogues très favorables à la théocine, étant donné les deux notes aussi brèves qu'élogieuses qu'ils lui consacrent : Klemperer parle de succès étonnants dans les cas particulièrement graves, et Umber la qualifie de *ultimum refugium*, en cas d'œdème cardiaque.

Lœwenmeyer qui, le premier, a expérimenté la théocine chez l'enfant, cite un cas d'insuffisance mitrale avec œdème et albuminurie chez une fillette de 10 ans chez laquelle tous les diurétiques et toniques du cœur successivement employés avaient échoué ; la théocine produisit une véritable résurrection ; à la dose de 0 gr. 30 *pro die* elle amena la fonte rapide des œdèmes et la disparition de l'albumine. L'effet se répéta à plusieurs reprises avec moins d'intensité cependant, bien qu'on eût élevé les doses à 0 gr. 50 et 0 gr. 60 *pro die*.

Sommer, dans une statistique portant sur 855 cas, compte 175 succès de la théocine, alors que l'emploi des autres médicaments avait été sans action, et 285 demi-succès où elle eut une action supérieure aux autres diurétiques. Le fait inverse, c'est-à-dire celui où d'autres diurétiques agissent alors que la plus de pouvoir sont tout à fait exceptionnels : Sommer n'en compte que trois.

En somme, la théocine est indiquée lorsqu'on doit obtenir une action diurétique très intense et très rapide et, d'autre part, lorsqu'on a essayé en vain tous les autres diurétiques.

En dehors de ces cas relativement exceptionnels, on se trouvera, en général, mieux de médicaments moins brusques et moins désagréables, parmi lesquels la théobromine est au premier rang. Nous partageons donc complètement l'opinion de Pouchet, Huchard, Thomas, etc., qu'il ne faut pas abandonner la théobromine pour la théocine, mais nous estimons en plus,qu'il ne faut pas pour cela se priver systématiquement des services exceptionnels d'un diurétique aussi puissant que la théocine.

L'indication de donner la théocine étant posée, quelle dose emploierons-nous ?

Sommer est partisan des petites doses ; trois fois 0 gr. 10 par jour. Homburger, Schmiedeberg proposent aussi de petites doses en commençant pour tâter la susceptibilité du malade. Ce mode de faire, étant donné l'inefficacité des petites doses, l'épuisement rapide de la puissance diurétique de la théocine et les indications restreintes que nous en avons posées, ne saurait nous convenir : Nous voulons agir vite et agir énergiquement, aussi nous n'avons que faire de petites doses.

Nous ne sommes pas non plus partisan de trop fortes doses comme celles qu'employa Desplats (2 grammes par jour) — il est vrai sans accidents — mais qui sont indubitablement dangereuses. La plupart des auteurs recommandent des doses oscillant entre 0 gr. 50 à 1 gramme *pro die* : trois fois 0 gr. 30 ou trois fois 0 gr. 25. C'est à cette dernière dose que nous nous sommes arrêtés et nous n'avons eu qu'à nous en louer.

Chez l'enfant, il faudra naturellement diminuer les doses, mais sans être trop craintif, le médicament étant généralement fort bien supporté par les jeunes malades (Guttmann, Lœwenmeyer). Ce dernier auteur put donner sans aucun inconvénient 0 gr. 30 par jour de théocine à un enfant de 9 ans, cela pendant une semaine.

La durée de l'administration devra être très brève malgré quelques faits de Minkowski, Sommer, Meinertz et Lœwenmeyer montrant, qu'exceptionnellement, la théocine peut être tolérée un temps assez prolongé. En général, au contraire, l'intolérance vient rapidement et ainsi que nous l'avons vu on n'a rien à gagner à prolonger un traitement à la théocine pendant plus de trois jours. Si les effets en sont bons, ils ne sont certainement que passagers ; s'ils sont mauvais, il est inutile d'insister. Il ne nous paraît pas du tout recommandable de donner la théocine systématiquement tous les deux jours comme l'a fait Schlesinger.

(A suivre.)

Travaux originaux

LES TROUBLES PSYCHIQUES DANS LES SYNDROMES SURRENAUX

Par M. Laignel-Lavastine.
Médecin des hôpitaux de Paris.

Les surrénales ont été l'objet d'un nombre si considérable de travaux que je serai très bref sur les généralités physio-pathologiques pour ne mettre en évidence que quelques observations nettes de psychoses liées aux syndromes surrénaux, l'état mental des addisoniens étant aujourd'hui bien connu (1).

A. — Données anatomo-physiologiques.

Le système surrénal est loin de n'être formé que par les deux capsules classiques, au pôle supérieur des reins.

Il comprend les *surrénales accessoires* et les *organes para-sympathiques*.

Ces surrénales accessoires ont été trouvées dans les reins (Bokitanski, Grawitz, Moglia, Pilliet), le plexus solaire (Stilling), le ganglion semi-lunaire (Jaboulay), les ligaments larges (Marchand, Chiari, Grawitz), l'épididyme (Dagonet, Pilliet). Elles sont formées tantôt des deux substances corticale et médullaire, tantôt de la corticale seule, surtout dans le voisinage des glandes génitales, et tantôt de la médullaire seule, surtout dans le sympathique.

On voit l'importance pathologique de ces surrénales accessoires expliquant, par leur hypertrophie compensatrice constatée par Stilling, la possibilité de tuberculose totale des capsules surrénales classiques sans syndrome d'Addison.

L'anatomie distingue dans les *glandes surrénales* deux ré-

---

(1) Pour plus de détails sur les troubles psychiques par perturbations des sécrétions internes, voir mon *Rapport au Congrès des Aliénistes et Neurologistes*. Dijon, 1908. Masson, éditeur. 188 pages.

gions, l'une centrale, dite médullaire, et l'autre périphérique, dite corticale.

Celle-ci comprend elle-même, en allant de la périphérie vers la profondeur, la glomérulaire, la fasciculée et la réticulée.

L'histologie décrit dans ces glandes quatre variétés de cellules :

1° Cellules à lécithine;

2° Cellules à pigment (celles-ci, selon Babès, Mulon et Sézary, ne seraient que le résidu de celles-là) ;

3° Cellules à adrénaline ou chromaffines ;

4° Cellules nerveuses sympathiques.

La *physiologie* a mis en évidence l'action sécrétoire des surrénales sur la pression sanguine et l'activité musculaire.

On rattache la fonction angiotonique à la cellule adrénalogène, et certains auteurs tendent à rapporter la fonction myotonique à la cellule lécithinogène.

L'action neutralisante de la surrénale sur les toxiques est indéniable. « Elle est évidemment, dit Laguesse, localisée dans la substance corticale lipogène ; elle est plus ou moins intimement liée à la présence de la lécithine et probablement aussi du pigment. »

Pour Mulon, qui a émis une théorie séduisante de l'évolution des cellules corticales, depuis la couche germinatrice (glomérulaire), jusqu'aux vaisseaux centraux, le pigment résulterait de l'action neutralisante des lécithalbumines sur les toxines. La zone pigmentaire représenterait un organe excréteur, véritable rein d'accumulation analogue à celui de certains invertébrés.

Quant au rôle hypertenseur de la corticale, démontré par Josué, Mulon l'explique par une préadrénaline formée dans cette substance, mais Laguesse persiste à croire, avec Ciaccio, qu'on peut l'expliquer par l'inclusion d'îlots médullaires dans la corticale.

L'importance des éléments nerveux des glandes surrénales d'une part, et l'existence, démontrée jusqu'alors surtout chez les animaux, de petits groupes de cellules à adrénaline ou cellules chromaffines, tel que l'organe de Zuckerkandl, en connexion avec des ganglions et des nerfs sympathiques; d'autre part, montrent l'intimité des éléments sympathiques et chromaffiniens.

La découverte de la cellule chromaffine par Stilling et Kohn, confirmée par Grynfeltt, Ciaccio, Kose, Mulon, autorise l'homologie, déjà faite par les anatomistes, entre la substance médullaire des surrénales et certains corps parasympathiques, corps suprarénaux, paraganglions, grande carotidienne, organe de Zuckerkandl).

Cette homologie est encore autorisée par les études des physiologistes ; les travaux d'Oliver et Schæffer (1875), de Scymonowicz, de Cybalski, de Langlois, etc., sur la substance médullaire ont montré qu'elle était hypertensive.

De même Swale Vincent a montré l'action hypertensive de l'extrait des corps surrénaux des sélaciens, Biedl et Wiesel, celle de l'organe de Zuckerkandl, et Mulon celle de la glande carotidienne. Aussi n'ai-je pas cru pouvoir scinder le système chromaffinien en n'en signalant que la partie surrénale pour négliger la partie parasympathique.

L'état de suractivité glandulaire constitue l'*hyperépinéphrie* et la diminution de cette activité, l'*hypoépinéphrie* de L.Bernard et Bigart.

Les signes histologiques de l'*hyperépinéphrie* sont une transformation spongiocytaire de toutes les cellules de la substance corticale et un état granuleux de la médullaire. Dans l'*hypoépinéphrie*, les cellules de la corticale contiennent de la graisse indélébile ou sont dépourvues de toute graisse et les cellules médullaires prennent l'aspect rétracté.

B. — Faits pathologiques.

L'anatomo-clinique et l'expérimentation ont mis en évidence, à côté du syndrome d'Addison généralement lié à des lésions surrénales chroniques, des syndromes surrénaux dus à l'insuffisance ou, au contraire, à une suractivité plus ou moins viciée des surrénales.

Depuis Addison, on avait été frappé du changement de caractère des addisonniens,

Plus récemment, dans l'insuffisance surrénale aiguë, plusieurs auteurs, Klippel, Boinet, Vigouroux et Delmas, ont décrit des troubles mentaux variés, dont on trouvera la bibliographie dans un travail de Juquelier.

Pour rechercher si le rapport de coexistence, signalé dans ces observations, entre troubles surrénaux et troubles psychiques, est un rapport de causalité, je classerai les faits en 3 groupes, selon qu'on les observe chez les *addisoniens chroniques*, dans l'*insuffisance surrénale aiguë ou subaiguë* ou dans l'*artério-sclérose surrénale*.

I. — Troubles psychiques des addisoniens.

Des troubles cérébraux variés ont été signalés chez les addisoniens, les uns, effacés, subaigus ou chroniques: les autres
dramatiques, graves, le plus souvent rapidement mortels.

Les premiers sont pour ainsi dire de règle ; ils ne manquent
jamais complètement.

Les seconds sont rares et rentrent manifestement dans le
deuxième groupe.

Je ne donnerai que les caractères généraux des premiers, car
ils sont partout bien décrits.

Troubles psychiques élémentaires. Etat mental des addisoniens.

Parfaitement conscient de son état et de sa personnalité.
sans aucune déchéance intellectuelle (mémoire, jugement, raisonnement, abstraction), l'addisonien est apathique et asthéni-
que. Il redoute le moindre effort ; il est, d'ailleurs, impuissant
à le fournir. N'ayant plus la force de vouloir, ni la volonté d'a-
gir, il n'est plus qu'un être inerte dépourvu de toute activité
physique et morale (Sergent et L. Bernard).

On constate souvent en même temps des changements du caractère, qui devient très difficile, acariâtre. J'en ai observé à
Tenon en 1899 un exemple typique. Plus ou moins facilement,
le malade s'enfonce dans un demi-sommeil permanent. Cette asthénie progressive, ajoutent Sergent et I. Bernard, a un équivalent symptomatique dans l'abattement rapide, la dépression
brusque, la prostration subite qui caractérisent les formes aiguës.

Asthénie, aboulie, tristesse, tels sont les stigmates psychiques de l'addisonien. Ainsi qu'il résulte des travaux contemporains, l'addisonien est un mélanodermique cutanéo-muqueux
avec insuffisance plus ou moins marquée, mais généralement
légère et parfois même inappréciable, des surrénales. Cette in-
•suffisance chronique se traduit par l'hypotension artérielle et
l'hypotonicité musculaire.

On ne peut s'empêcher d'établir un parallélisme entre ces
divers groupes de faits histologiques, physiologiques, cliniques
et psychiques.

L'asthénie psychique me paraît dépendre, comme l'asthénie
musculaire, de l'insuffisance des cellules à lécithine. On connaît
les connexions étroites du cerveau et du muscle.

L'aboulie logiquement dérive de l'asthénie et la tristesse peut être rapprochée de l'hypotension artérielle, liée à l'insuffisance de l'adrénaline. On connaît la théorie de James et Lange et les travaux de Klippel et Dumas.

II. — Troubles psychiques dans l'insuffisance surrénale aigue ou subaigue.

Rentrent dans ce groupe tous les cas d'insuffisance surrénale aiguë ou subaiguë, que les malades aient été ou non antérieurement addisoniens. Les progrès de la physiologie pathologique permettent, en effet, de distinguer des syndromes cliniques traditionnels, dont certains détails sont contingents, les syndromes d'insuffisance fonctionnelle déterminée, dont les signes sont nécessaires.

Les syndromes d'insuffisance surrénale aiguë ou subaiguë, isolés par Sergent et L. Bernard, se caractérisent par l'hypotension artérielle, l'asthénie et des signes d'empoisonnement massif, que Chauffard avait déjà réunis sous le nom d'*intoxication addisonienne.*

Les troubles psychiques ne sont qu'une partie des accidents qu'on peut observer dans ces cas.

Il s'agit, en effet, tantôt de convulsions toniques ou cloniques, de myoclonie, tantôt de confusion mentale, de délire *onirique avec agitation extrême,* de *délire systématisé,* ou de *demi-torpeur* avec subdélire continu aboutissant au *coma.*

On a rangé ces faits sous le nom d'*encéphalopathie addisonienne.* Je préfèrerais celui d'encéphalopathie par insuffisance surrénale, car si, au point de vue de la langue médicale, on est maître de qualifier une localisation viscérale morbide par le nom d'un syndrome; il n'en est pas moins vrai que l'insuffisance surrénale peut survenir en dehors du syndrome d'Addison et n'en est pas synonyme.

Cette *encéphalopathie* comprend plusieurs formes :

1° *Tétanique;*

2° *Epileptique;*

3° *Myoclonique ;*

4° *Délirante ;*

5° Et *comateuse.*

Sergent a décrit encore une forme *pseudo-méningitique.*

Il ne faut pas faire rentrer dans la forme épileptique un addisonien épileptique de Gouget à l'autopsie duquel on trouva,

en plus de la tuberculose des surrénales, un tubercule cérébral. L'examen histologique du cerveau n'a pas été fait.

La *forme convulsive* est fréquente chez l'enfant. Dézirot a
constaté des convulsions trois mois avant tout autre signe.

Dans la *forme myoclonique* rentrent les cas avec mouvements choréiformes, tels celui de Nobécourt et Paisseau et un
cas personnel observé dans le service de M. Bourcy.

Addison cite le cas d'un douanier chez lequel la maladie
débuta par des symptômes méningés : céphalalgie, vomissements, constipation, délire, à la suite duquel il eut une asthénie
telle qu'il était incapable de mouvoir les mains et les jambes.

Depuis ce mémoire initial, Ball a réuni tous les cas de déli-
res trouvés dans les observations de Bright, Curling, Farre,
Symond, Rootes, Ranking, Trousseau, Dalton, Erichsen, Ross,
Oppolser, Sturges, Child, Hodges, Kussmaul et lui-même; mais,
comme le fait remarquer Juquelier, en consultant ces tableaux
de Ball on reste incertain sur la valeur du syndrome délire.
dont la signification, dans le langage médical ordinaire, « état
de confusion, d'incoordination des perceptions, des idées, des
actes, accompagné le plus souvent de subconscience ou d'in-
conscience » (Séglas), est moins large que la conception psychiatrique.

Indépendamment de cette *confusion mentale* terminale notée
par Ball, le vrai délire psychiatrique avec hallucinations, exprimé par la parole, ou l'attitude, est suffisamment caractérisé
dans quelques faits. Il est le plus souvent bref et terminal.

Le malade de Klippel, addisonien présentant pendant quelques mois des attaques violentes de délire, de convulsions épileptiformes et de coma, eut à l'hôpital une vingtaine de crises
ainsi caractérisées : vers 4 heures du matin le malade commence par être en proie à un délire, qui se traduit par des pa-
roles incohérentes ou par des cris. Dans une des dernières crises, les cris tournaient en véritables hurlements. « Le malade,
dit Klippel, quitte son lit pour parcourir la salle ; tout à coup
il est pris d'une sorte de convulsion ; au dire de ses voisins, les
bras se contractent et se tordent. Cela ne l'empêche pas de
continuer à parler à haute voix et à marcher dans la salle. Le
veilleur est contraint souvent de le recoucher deux ou trois
fois. Enfin le malade perd complètement connaissance à la suite
de convulsions et demeure dans le coma plus ou moins longtemps.

Un addisonien de Boinet, très sobre, mourut après une
période d'agitation délirante identique au *delirium tremens.* A

la fin d'une nuit tranquille, cet addisonien « fut pris subitement d'encéphalopathie avec agitation extrême et s'élança de son lit ; on dut le contenir, l'obliger à se recoucher, et comme son délire devenait de plus en plus violent au point qu'il se levait et courait tout nu dans la salle, on le camisola. Il poussait des éclats de voix et des cris, tâchait de se redresser sur son lit. Cet état d'excitation dura trois heures environ, avec contractions limitées aux membres supérieurs, mouvements oscillatoires de la tête et signes d'asphyxie mortelle. »

Un deuxième addisonien mourut après un délire calme de douze heures, mais douze jours après l'incision d'un phlegmon périnéphrétique ; un troisième addisonien de Boinet, âgé de 42 ans « était dans un état perpétuel d'agitation et de frayeur. Il passait ses nuits dans une insomnie continuelle luttant contre les hallucinations ». Mais ce malade avait été interné à 36 ans et présentait un goître exophtalmique évoluant de pair avec le syndrome d'Addison.

Cette forme délirante comprend ainsi deux variétés.

Le plus souvent, il s'agit de *confusion mentale avec délire onirique et hallucinations* pouvant faire penser au délirium tremens, comme dans un cas de Boinet, ou consister seulement en un épisode onirique bref et particulièrement violent.

Beaucoup plus rarement c'est un *délire d'interprétation,* comme dans le cas de Vigouroux et Delmas concernant un addisonien de 55 ans, mort brusquement à l'asile, après avoir manifesté, pendant les dix derniers mois de son existence, un délire d'interprétation prolongé portant sur les troubles subjectifs qu'il avait en tant qu'addisonien.

Il était hyperesthésique ; dès qu'on le touchait il souffrait ; de là des accusations constantes de mauvais traitements qu'il prétendait avoir subis. Il avait des douleurs localisées ; il prétendait avoir reçu des coups. Il se plaignait d'asthénie musculaire: celle-ci ayant succédé rapidement à un effort musculaire supérieur à la moyenne était pour lui un sujet de préoccupations hypochondriaques motivées. Le dégoût des aliments, si fréquent chez les addisoniens, lui faisait trouver détestables tous ceux qu'on lui présentait : on voulait, disait-il, le laisser mourir de faim, on le nourrissait d'aliments immondes.

A la *forme comateuse* se rattachent les somnolences invincibles, telle que celle du malade de M. Dieulafoy (1898).

A côté des formes caractéristiques, Sainton se demande s'il n'y a pas des syndromes mentaux frustes dus à l'insuffisance surrénale antitoxique. Il ferait rentrer dans ce groupe le cas de Dufour et Roques de Fursac, que j'ai étudié ailleurs (1).

Enfin, survenant dans l'enfance, l'insuffisance surrénale peut entraver le développement et Morlot émet l'hypothèse d'un *infantilisme* surrénal, à l'occasion d'un enfant bien portant jusqu'à la puberté et qui ne présenta plus tard ni les caractères de l'infantile type Lorrain, ni ceux d'un myxœdémateux, mais un arrêt de développement complet psychique et physique avec pigmentation. Il fut amélioré par opothérapie surrénale.

Interprétation.

Pour interpréter le retentissement mental des troubles surrénaux on a émis trois hypothèses : *la théorie réflexe, la théorie de l'intoxication surrénale* et la théorie de *l'intoxication tuberculeuse.*

La première ne paraît plus soutenue par personne.

La troisième, émise par Bindo de Vecchi, doit être prise en considération, car on connaît la fréquence, sur laquelle j'ai insisté ailleurs, des troubles psychiques chez les tuberculeux.

Cependant, comme ce sont surtout les phtisiques qui ont des accidents mentaux et que les troubles psychiques des insuffisants surrénaux surviennent en général avant qu'ils aient de grosses lésions tuberculeuses autre part que dans les surrénales, c'est la théorie de l'intoxication surrénale qui me paraît la plus conforme aux faits.

Pour l'appuyer, il est nécessaire de compulser des documents anatomiques et expérimentaux.

Les documents *anatomiques* humains se classent en trois groupes, concernant les *accidents terminaux sans troubles mentaux,* les *troubles mentaux aigus,* les *troubles mentaux subaigus.*

1. Dans le premier groupe, je range deux cas où j'ai trouvé des lésions, légères dans un et presque nulles dans l'autre, à cause de sa rapidité, des cellules nerveuses de l'écorce. Dans le premier, insuffisance surrénale suraiguë à forme péritonéale par hémorrhagie double des surrénales, les pyramidales géantes étaient peu atteintes. Elles avaient conservé leur forme ; leur protoplasma était finement poussiéreux, avec légère coloration du noyau. Dans le second, mort subite avec accidents bulbaires, chez un addisonien par tuberculose caséeuse des sur-

---

(1) LAIGNEL-LAVASTINE. *Loc. cit.*, p. 147.

rénales, le cerveau était normal ; les pyramidales géantes du lobule paracentral avaient des grains à peine effrités.

2. Dans le deuxième groupe je mets l'étude histologique d'un cas récent d'encéphalopathie à forme myoclonique que j'ai recueilli dans le service de M. Bourcy. Il n'y avait pas de lésions interstitielles; les seules altérations consistaient, au Nissl, en chromatolyse légère des cellules pyramidales.

3, Dans le troisième groupe je place les deux autopsies de Klippel et de Vigouroux et Delmas. Il y avait *encéphalite diapédétique* caractérisée par la diapédèse, dans les gaines lymphatiques, de cellules rondes assez abondantes et par une légère tuméfaction des cellules nerveuses avec noyau souvent périphérique. Rapprochant ces faits de l'absence de lésions corticales à caractère toxique chez des addisoniens morts phtisiques sans phénomènes aigus d'insuffisance surrénale, comme j'en ai étudié plusieurs, et des expériences de décapsulation de Nageotte et Ettlinger, qui trouvèrent des lésions aiguës des cellules pyramidales, je conclus qu'il y a un rapport de cause à effet entre l'insuffisance aiguë ou subaiguë des surrénales et les troubles de l'écorce cérébrale. L'absence de troubles psychiques marqués dans des cas à lésions corticales nettes ne contredit pas cette conclusion.

En effet, comme je l'ai montré à Lisbonne avec le professeur Gilbert Ballet, la manifestation anatomique du trouble cérébral échappe moins souvent à l'observateur que ses manifestations psychiques.

Il y a, de plus, l'argument *opothérapique*. D'une part, l'extrait surrénal fait disparaître les troubles psychiques par insuffisance surrénale. Telle la neurasthénique du professeur Joffroy, soignée par Dufour et Roques de Fursac. Tel le jeune addisonien fruste de Vernesco, dont l'apathie extrême fut améliorée.

D'autre part, la thérapeutique excessive peut entraîner des troubles, comme l'opothérapie thyroïdienne.

Ainsi, d'abord amélioré par l'extrait surrénal, un malade de Boinet, addisonien typique de 35 ans non tuberculeux cliniquement dépassa de sa propre autorité les doses prescrites et présenta des troubles du caractère (irritabilité), des bouffées congestives et du tremblement analogue à celui des basedowiens.

On peut donc concevoir, à côté des psychoses par insuffisance surrénale, et par analogie avec les psychoses toxi-thyroïdiennes, des *psychoses toxi-surrénales*.

III. — Troubles psychiques dans l'artério-sclérose surrénalogène.

Dans les deux premiers groupes de faits le rapport entre les surrénales et les troubles psychiques était direct. Dans ce troisième, il est indirect. Aussi est-ce un groupe d'attente, qui ne compte encore aucun fait à l'abri de toute critique. Néanmoins j'ai cru utile de l'établir pour les raisons suivantes.

Josué a démontré expérimentalement que l'adrénaline sécrétée par les surrénales produit l'athérome et, récemment, parmi les nombreuses varétés d'athérome et d'artério-sclérose, il a cru pouvoir isoler un type d'artério-sclérose d'origine surrénale.

D'autre part, on sait la fréquence des troubles psychiques des artério-scléreux du cerveau et l'importance des lésions artérielles athéromateuses et scléreuses dans certaines démences, dites séniles.

Il paraît donc bien probable qu'en étudiant avec suite surrénales, vaisseaux encéphaliques et écorce cérébrale des artério-scléreux, on trouvera des cas où l'on pourra démontrer que *l'hypersécrétion d'adrénaline a entraîné la démence par l'intermédiaire de l'artério-sclérose cérébrale.*

C. — Réflexions.

De cet exposé me paraît ressortir que les surrénales peuvent agir sur l'état mental des enfants et des adultes.

Chez l'*enfant*, l'insuffisance surrénale, perturbant le développement, peut produire l'infantilisme avec sa conséquence mentale, le puérilisme.

Chez l'*adulte*, les surrénales peuvent troubler l'état mental par défaut ou excès de sécrétion.

L'hypoépinéphrie légère chronique entraîne les changements d'humeur constants et typiques qui caractérisent l'état mental des addisoniens. Quand elle est massive elle produit l'encéphalopathie convulsive, myoclonique, délirante ou comateuse. Inversement, l'hyperépinéphrie agit sur l'état mental directement, comme le prouvent les psychoses toxi-surrénales par intoxication surrénale alimentaire et indirectement par l'intermédiaire de l'athérome et de l'artério-sclérose qui, atteignant les vaisseaux de l'encéphale, peuvent aboutir à la démence par cérébro-sclérose.

BIBLIOGRAPHIE (1)

A

ALQUIER (L.). Etude histologique sur l'hypertrophie exp. des cap. surrénales chez le chien. *Gaz. des Hôpitaux*, 30 mai 1907.

BABES (V.). Les rapp. entre la graisse, le pigm. et des format. cristallisées dans les cap. surrénales. *Soc. de Biol.*, 2 janvier 1908, p. 83.

BERNARD (L.). Du rôle des gl. surr. dans les états pathol. *Rev. de Méd.*, 10 octobre 1907, p. 977-1002.

BIEDL et WIESEL. *Arch. f. d. ges. Physiol.*, 1902, p. 434.

BONNAMOUR et PINATELLE. Note sur l'org. parasympathique de Zuckerkandl. *Bibliogr. Anat.*, 1902, nov., p. 127.

BOSSI. Les cap. surr. et l'ostéomalacie. *Policlinico*, 6 janvier 1907.

CIACCIO. Sulle caracteri citologici et microchimici delle cellule cromaffini. *Anat. Anz.*, XXIV, 1903-1904, p. 224-252.
 — Topographie de l'adrénaline. *Soc. de Biol.*, 24 février 1906.

DEBEYRE et O. RICHE Surr. accessoire dans l'ovaire. *Soc. de Biol.*, 21 décembre 1907.

FELBERBAUM et FRUCHTHANDLER. La mal. d'Addison dans l'enfance, *New-York med. Journ.*, 10 août 1907, p. 257.

GRAWITZ. A propos de la guéris. de la mal. d'Addison, remarques sur la pathogénie de cette maladie. *Deutsche med.Woch.*, 4 juillet 1907, p. 1084.

GRYNFELT. Recherches anat. et histologiques sur les org. surr. des plagiostomes. *Th. doct. sc.*, 1903. *Bull. scientif. de la France et de la Belgique*, t. XXXVII.

HALLOPEAU et ROY. Mal. d'Addison chez un syphilitique. *Soc. dermat.*, 13 juillet 1905, Bull, p. 638.

KOHN. Chromaffine Zellen; chromaffine organe; paraganglion. *Pragen. med. Woch.*, 1902, t. XXVII, n° 27.

LAGUESSE E. R. annuelle d'anatomie. *Rev. gén. des sc.*, 15 déc. 1907, p. 968-979.

LAIGNEL-LAVASTINE. Applicat. de l'imprégnat. argentique de Cajal à l'étude histo-chimique de la cell. médullo-surr. *Soc. de Biol.*, 1er avril 1905.

MINOT. Un cas de mal. d'Addison à évolut. tr. aiguë. *Loire méd.*, 15 oct 1905.

MOLON. Sur la glycosurie adrénalinique. *Gazz. degli Osped.*, juin 1907.

(1) A indique la bibliographie des généralités et B celle des troubles psychiques.

MULON. Les gl. hypertensives ou org. chromaffines. *Arch. gén. de méd.*, 27 déc. 1904, n° 52.

NOBÉCOURT et BRELET. Mal. d'Addison sans lés. des cap. surr. *Soc. de pédiâtrie*, 17 oct. 1905.

SABRAZÈS et HUSNOT. Tissu interstitiel, macrophages et mastzellen des caps. surr. chez l'homme et les animaux. *Gaz. hebd. des sc. Bordeaux*, 9 juin 1907, p. 267.

SAJOUS. Le rôle du produit de la sécrét. des gl. surr. dans la circulat. et la respirat. *Gaz. des Hôp.*, 15 oct. 1907.

SÉZARY. *Soc. de biol.*, nov. 1908.

STILLING. Du ganglion intercarotidien. *Recueil de l'Université de Lausanne*, 1892.

STURSBERG. Mort rapide dans le cours d'une tuberculose latente des surr. *Deutsche med. Woch.*, 1904, n° 38, p. 1406.

SWALE VINCENT. Contribut. to the comparative anatomy and histology of the suprarenal capsules. *Anat. Anz.*, 1897.

B

ADDISON. On the constitutional and local effects of disease of suprarenal capsules, 1855, cité par Lasègne. *Et. méd.*, t. II, p. 87.

AMABILINO. Mal. d'Addison et lés. des c. nerveux. *Riforma medica*, 17 avril 1899.

ANGLADE. *Tr. de path. mentale de G. Ballet*, 1903, p. 53.

— et JACQUIN. Syndrome addisonien chez une arriérée épileptique. Surrénalite interstitielle. Adénopath. trach.-br. tuberculeuse. *Soc. d'anat. de Bordeaux*, 22 mai 1905, *Journ. de méd. Bordeaux*, 2 juillet 1905, p. 493.

BALL (B.). Act.: mal. bronzée. *Dict. Dechambre*, t. I, p. 75.

BALLET (G.) et LAIGNEL-LAVASTINE. Congrès de Lisbonne. *Loc.cit.*, p. 154-247, de sect. VII, f. 1.

BRAULT. *Tr. de méd.*, 2e édit., t. V, p. 792-820.

BINDO DE VECCHI. La tub. exp. des cap. surr. et la mal. d'Addison. *Med. News.* 2 nov. 1901.

BOINET. Tr. nerv. et tremblem. observés chez un addisonien, à la suite de trop fréquentes ingest. de caps. surr. *Soc. de Biol.*, 11 nov. 1899.

— La mort dans la mal. bronzée d'Addison. *Arch. gén. de méd.*, 1904, n° 6.

— L'addisonisme, *id.*, 1904, numéros 37 et 40.

BOINET. *Gaz. heb. des sc. méd. Bordeaux*, 30 oct. 1...

COURMONT, LESIEUR, THÉVENOT. Mal. d'Addison avec tr. sympathiques. *Lyon médical*, 23 avril 1905, p. 939.

CHAUFFARD. L'intoxicat. addisonienne. *Sem. méd.*, 1894, n° 10.

CHAVIGNY. Mal. d'Addison avec tr. sympathiques. *Soc.hôp.Lyon*, 11 avril 1905, *Lyon méd.*, p. 939.

DAWSON, cité par Régis.

DÉZIROT. La mal. d'Addison chez l'enf. *Thèse*, 1897-1898.

DIEULAFOY. *Cliniques*, 1898.

DUFOUR et ROQUES DE FURSAC. Neurasthénie et caps. surr. *Soc. neur.*, 7 décembre 1899. *Rev. neur.*, p. 899.

GOUGET. Mal. bronzée avec épilepsie. *Soc. anat.*, 1897, p. 688-694.

GULBENK. Deux cas de mal d'Addison traités avec succès par l'adrénaline. *Arch. gén. de méd.*, 1905, n° 29, p. 1845.

JUQUELIER. Les tr. mentaux dans les différentes variétés du syndrome surrénal. *Rev. de Psychiâtrie*, janv. 1907.

KLIPPEL. Encéphalopathie addisonienne. *Soc. neur.*, 7 décembre 1899. *Rev. neur.*, p. 898-899.

LAIGNEL-LAVASTINE. Tuberculose du gang. semi-lunaire. *Soc.anat.* 16 janvier 1903, p. 59.

— Hémorrh. des gl. surr. Exam. histologique. *Id.*, 3 fév. 1903, p. 158.

— Recherches histol. sur l'écorce cérébrale ces tuberculeux *Rev. de méd.*, 1906, n° 3, p. 270-303.

— La psychol. des tub. *Id.*, 1907, n° 3, p. 237-275.

LÉRI et VURPAS. *Ac. sc.*, 20 juillet 1903.

LÉRI. Congrès de Dijon, août 1908.

MILLER, HARRY W. Addison disease witt terminal mental symptoms. *American Journal of Insanity*. V. LXIII, n° 3, 1907, pp. 306-317.

MORLOT. Infantilisme et insuffis. surr. *Thèse*, 1903.

NAGEOTTE et ETTLINGER. Lés. des cell. du syst. nerv. central dans l'intoxicat. addisonienne exp. (décapsulat.). *Soc. de Biol.*, 26 nov. 1896.

NOBÉCOURT et PAISSEAU. Mal. d'Addison chez un enfant de 13 ans. *Soc. de l'édiâtrie*, 18 oct. 1904.

RÉGIS. *Précis de Psychiâtrie*, 1906, p. 567.

RUJU. Aplasie des caps. surr. chez les anencéphales. *Studi sassaressi*. F. 1, 1905.

SABRAZÈS et HUSNOT. Hypertrophie des surr. chez les vieillards et les séniles. *Soc. de Biol.*, 24 novembre 1906.

SERGENT. Fo. pseudo-méningitique du syndrome d'insuf. surr. *Presse médicale*, 25 nov. 1903.

— et BERNARD (L.). L'insuInsance surrénale. Léauté.

MOREAU. De l'opoth. ovarienne dans la mal. ce Basedow chez la femme. *Thèse*, 1899.

VERNESCO. Un cas de syndrome d'Addison fruste, traité par l'opoth. surr. *Spitalul.*, 15-16, cité par Juquelier. *Loc. c...*

VIGOUROUX et DELMAS. Mal. d'Addison et délire. *Soc. med. psychologie*, 26 nov. 1906.

Travail de la Clinique médicale du Prof. Zochios.

———

SUR UN CAS D'EOSINOPHILIE, SURVENUE APRES DES HEMORRAGIES REPETEES

Par le Dr GEORGES S. COSKINAS (d'Athènes).

———

Le cas que nous décrivons est intéressant, tant au point de vue clinique qu'hématologique. Néanmoins, sur le côté clinique, nous n'insisterons pas ; seule, la question hématologique fera l'objet de notre étude.

OBSERVATION

E. P..., âgée de 44 ans, entre à la Clinique médicale du Prof. Zochios le 20 octobre 1906.

Rien à relever dans ses antécédents héréditaires.

Antécédents personnels. — Ses règles ont cessé en 1902. Pendant son enfance, elle eut une pneumonie et la rougeole ; les années suivantes, à part quelques manifestations nerveuses, elle se portait bien. En 1900, après une violente émotion, elle fut atteinte d'une paralysie du membre inférieur gauche, qui dura un mois et demi. Le mois de juin 1901, elle a eu une hématémèse et en novembre de la même année, elle a subi une néphrectomie à cause d'un rein mobile. Pendant les trois ans qui suivirent l'opération, elle se plaignait des douleurs vagues et de faiblesse. Il y a deux ans, elle a eu des hématémèses survenant à des intervalles plus ou moins grands, et qui résistèrent à tous les moyens thérapeutiques auxquels elle a été soumise. Dès les premières pertes de sang, son teint est devenu pâle, anémique. Aux hématémèses, se sont associés plus tard l'épistaxis et l'hématurie. Ces hémorragies, l'affaiblissement, etc., ont obligé la malade à entrer à notre clinique.

Etat actuel. — Teint des téguments et des muqueuses très pâle. Affaiblissement général, amaigrissement.

Elle a de temps en temps quelques accès fébriles rappelant la fièvre palustre, mais l'examen du sang fut négatif pour l'hématozoaire de Laveran.

Epistaxis fréquents et abondants. Les sommets des poumons sont tout à fait sains. Aux bases, quelques râles sous-crépitants. Le pouls est petit et régulier. Les limites cardiaques normales ; aucun bruit anormal au cœur et aux vaisseaux. L'appétit presque bon, les fonctions digestives normales. Elle a des hématémèses abondantes, survenant sans douleurs et répétées à des intervalles plus ou moins éloignés.

Du côté du système nerveux, on trouve quelques stigmates hystériques ; anesthésie des conjonctives, sensation de boule qui étreint la gorge, anesthésie pharyngée, hyperesthésie ovarienne gauche.

Examen des urines (en dehors de l'hématurie) :

Quantité par 24 heures.......	400-600 grammes.
Réaction	acide
Densité	1015
Couleur	jaune citrin
Urée	11,529 0/00
Chlorures	9,50 »
Albumine	
Bile	Néant.
Pus	
Urobiline	traces.

Examen microscopique. — Rares cristaux d'acide urique. Cellules pavimenteuses en abondance.

Nous n'avons jamais trouvé d'œufs de schistosomum hæmatolium et de filaire, même en examinant des urines contenant du sang.

L'examen des fèces, que nous avons fait à plusieurs reprises fut négatif pour tous les parasites intestinaux.

Examen du sang.

	24 février 1907	9 mars	19 mars	30 mars	20 avril
Globules rouges....	2,608,000	2,275,000	2,555,000	1,801,000	2,100,000
Leucocytes	8,000	7,850	7,500	6,200	5,800
Hémoglobine ...Fl.	26 0/0	25 0/0	24 0/0	20 0/0	25 0/0
Valeur globulaire ..	0,50	0,56	0,48	0,54	0,67

Formule leucocytaire.

	24 février 1907	9 mars	19 mars	30 mars	20 avril
Lymphocytes	13 0/0	19 0/0	12 0/0	13 0/0	12 0/0
Mononucléaires	7 »	9 »	9 »	10 »	10 »
Formes d. transition	2 »	1 »	1,5 »	1 »	2 »
Polys. neutrophiles.	62 »	58 »	62 »	60 »	60 »
— éosinophiles ...	15 »	11 »	14 »	15 »	15 »
— basophiles ...	0 »	0 »	0,5 »	0 »	0 »
Myélocytes éosinoph.	0 »	0 »	0 »	1 »	1 »
Normoblastes	2 0/0	3 »	1 :200	7 :400	1 0/0
	leucocytes.				

La coagulation du sang était toujours un peu plus rapide, la fibrine légèrement augmentée, le sérum ne contenait ni bile ni hémoglobine ; les hématoblastes sont fort augmentés.

Nous voyons donc que, l'examen du sang indique une diminution notable des globules rouges, avec un abaissement considérable du taux de l'hémoglobine, en d'autres termes, un état chlorotique.

Outre ces modifications, on constatait toujours les altérations communes à toute anémie symptomatique grave ; poïkilocytose, anisochromie, apparition des globules rouges à noyau, anisocytose avec prédominance de macrocytes, qui sont presque privés d'hémoglobine et qui paraissent comme des anneaux colorés légèrement en rose par l'éosine. Le diamètre des plus grands d'entre eux atteint jusqu'à 10,85 μ . Les microcytes sont eux-mêmes en grande quantité et de forme variable ; on en trouve de très petits mesurant jusqu'à 3,87 μ . La présence des érythroblastes dans le sang de la circulation est un signe de la rénovation sanguine qui se fait consécutivement aux hémorragies abondantes.

Pour ce qui concerne les leucocytes, on voit que leur nombre oscillait entre les limites normales, et, à part une légère diminution des mononucléaires, la seule modification existant était l'augmentation considérable des leucocytes polynucléaires éosinophiles et l'apparition des quelques très rares myélocytes à grains éosinophiles. Cette éosinophilie persistait pendant toute la durée des hémorragies et elle n'a commencé à diminuer que lorsque ces derniers ont cessé.

Marche de la maladie. -- Les hémorragies se sont répétées périodiquement jusqu'à la fin du mois d'août 1907, sauf les épistaxis qui cessèrent beaucoup avant. Depuis cette époque, son état général s'était beaucoup amélioré, ainsi que l'état du sang, dont un examen fait le 20 octobre, nous a donné les résultats suivants :

Hématies 2,944,000
Leucocytes 6,700
Hémoglobine 28
Valeur globulaire 0,48

Formule leucocytaire.

Lymphocytes 22 0/0
Mononucléaires .... 7 »
Formes intermédiaires....... 2
Polys. neutrophiles .... 65 »
— éosinophiles .... 4 »
— basophiles .... 0 »
Erythroblastes .... 0 »
Myélocytes .... 0 »

Examen du 12 décembre 1907.

Hématies 3,600,000
Leucocytes 6,000
Hémoglobine .... 35 Fl.
Valeur globulaire 0,50

Formule leucocytaire.

Lymphocytes 18 0/0
Mononucléaires .... 16 »
Formes de transition....... 3 »
Polys. neutrophiles .... 59 »
— éosinophiles .... 4 »
Erythroblastes ....×. 0 »
Myélocytes .... 0 »

Poikilocytose, anisocytose et anisochromie moins accentuées.
Pas de polychromatophilie.

Diagnostic. — L'absence d'éléments pathologiques provenant
des reins et d'albumine dans les urines, la quantité normale des
chlorures et de l'urée, l'absence d'œdèmes et de tout autre
symptôme d'insuffisance rénale, nous obligèrent à écarter le
diagnostic de néphrite. Ainsi, après un examen minutieux,
nous avons exclu le diagnostic de cancer, de tuberculose, d'ulcère de l'estomac, de filariose, de bilharziose, d'impaludisme
et enfin toutes les maladies pouvant provoquer des hémorragies répétées et multiples, c'est-à-dire les maladies hémorra-
gipares (hémophilie, etc.). Nous sommes par conséquent en-
clins à admettre qu'il s'agit plutôt d'hémorragies de nature an-

43

gio-névrotique, dont la cause doit très probablement être attribuée à l'hystérie.

*
* *

Les modifications post-hémorragiques du sang ont été étudiées par divers auteurs (Hünerfauth, Lyon, Rieder, Hayem, Gilbert et Lion, Maurel, etc.). Les résultats de leurs études se résument ainsi : après une saignée, c'est le plasma qui se reconstitue le plus rapidement. Quelques heures après, la perte sanguine, le nombre des globules blancs s'accroît progressivement (leucocytose post-hémorragique) pour atteindre son maximum le lendemain de la saignée. Au moment où le nombre des leucocytes décroît, celui des hématoblastes commence à augmenter. Les hématies, dont le nombre diminue quelques heures après la saignée, ne s'accroissent, elles, en nombre, que lorsque les hématoblastes commencent à diminuer.

Après une perte de sang fort abondante, le nombre des globules rouges peut descendre jusqu'à 500,000 par m. c. Cette hypoglobulie est décrite sous le nom d'anémie post-hémorragique aiguë. Quand les hémorragies se répètent et ont une durée assez longue, leurs effets sont différents. Dans ce cas, l'on constate dans le sang des altérations plus profondes, auxquelles l'organisme a besoin de s'opposer. Ces altérations concernent les hématies. En effet, à part la grande hypoglobulie et l'abaissement considérable du taux de l'hémoglobine, on voit des modifications dans leur forme, leurs dimensions, leur couleur, modifications qui sont connues sous le nom de poikilocytose, anisocytose, anisochromie et qui appartiennent à toute anémie d'un certain degré, fût-elle primitive ou secondaire.

Dans cette anémie post-hémorragique chronique, les leucocytes ou bien sont au chiffre normal, ou plus ou moins augmentés. Ce n'est que quand les hémorragies sont dues à un processus infectieux, qu'elles sont accompagnées d'une anémie avec leucocytose. Au fur et à mesure que l'anémie fait des progrès, d'autres altérations viennent s'ajouter ; c'est l'apparition des globules rouges nucléés, éléments qui indiquent la réaction et la suractivité médullaire consécutive à l'insuffisance hématopoiétique. Cette réaction médullaire apparaît presque dans toutes les anémies de n'importe quelle origine, et elle est l'indice d'une certaine gravité. L'apparition des globules rouges à noyau, n'a pas la gravité qu'on lui attribue. C'est, au contraire, un signe de rénovation sanguine. Mais, dans quelques cas d'anémie pernicieuse, progressive, malgré l'intensité et la gravité de la maladie, les produits myélocytaires font défaut. Cette forme d'anémie est décrite sous le nom d'anémie pernicieuse *aplastique* ; elle se caractérise par la rapide évolution, la grande hypoglobulie et l'absence de tout élément d'origine médullaire. M. Aubertin insiste et recommande d'être très attentif quand on se trouve en présence d'une anémie, parce que « ce n'est point la quantité, dit-il, mais la qualité des éléments du sang qui peut renseigner avec certitude sur l'état de l'appareil hématopoiétique ». Il donne des exemples qui démontrent péremptoirement le bien fondé de son opinion. Ainsi, il rappelle la maladie de Vaquez ou cyanose avec polyglobulie progressive, pendant laquelle, malgré l'augmentation considérable des globules rouges, la moelle osseuse est en suractivité et circulent dans le sang des éléments myélocytaires. Le contraire s'observe dans l'anémie aplastique, pendant laquelle se fait une destruction considérable des globules sans réaction médullaire (d'où il résulte un abaissement du chiffre absolu des polynucléaires, l'absence des myélocytes, des globules rouges nucléés, de globules nains et géants, de polychromatophilie, etc.). Le pronostic de cette forme est, par conséquent, particulièrement grave. Dans l'anémie dite *plastique*, laquelle représente le type de la plupart des anémies symptomatiques, il existe pour ainsi dire une compensation entre la destruction et la reproduction des globules. Des nouvelles souches hématopoiétiques s'ouvrent (moelle rouge) et c'est pour cette raison que l'on trouve toujours dans le sang provenant d'une personne atteinte de cette anémie, des éléments myélocytaires ou les autres signes de la rénovation sanguine (anisocytose, polychromatophilie, etc.). Par conséquent, le pronostic de l'anémie plastique n'a pas la gravité de la forme aplastique. Ce n'est que lorsque la destruction dépasse de beaucoup la production des globules, que le pronostic s'aggrave et la mort survient à un moment donné. Ces faits peuvent être appliqués également aux anémies post-hémorragiques, pour lesquelles la destruction du sang est bien apparente, de sorte que le médecin peut suivre sa marche et la comparer avec l'état du sang. Ainsi, chez notre malade, nous avons vu que les hémorragies étaient assez abondantes et répétées pour provoquer une anémie d'un extrême degré, mais pas le type de la pernicieuse, avec un pronostic certainement grave ; mais, comme nous l'indique l'examen du sang, son organisme tâche de reconstituer le sang perdu en mettant en hyperactivité la moelle osseuse (d'où l'apparition dans le sang des normoblastes et des myélocytes. Mais s'il vient un moment où le sang perdu ne peut être reproduit, la mort est inévitable ; si, au contraire, les hémorragies diminuent, comme chez notre malade, où cessent, l'amélioration où la guérison ne tardent pas à survenir.

Examinons maintenant l'éosinophilie qui, dans notre cas est bien accentuée (16 0/0).

Les leucocytes polynucléaires éosinophiles se caractérisent par les gros grains acidophiles que contient leur protoplasma, et par leur noyau qui est dans la plupart d'entre eux bilobé et plus pâle que dans les neutrophiles. Une belle coloration pour mettre en évidence les éosinophiles est la triple coloration par l'hématoxyline-éosine-orange. Ces leucocytes existent dans le sang à la proportion de 1 à 2 0/0. La plupart des auteurs admettent aujourd'hui avec Ehrlich, que ces cellules, ainsi que le reste des polynucléaires, ont leur origine dans la moelle osseuse et sont la transformation des mononucléaires granuleux (myélocytes adultes). Les myélocytes peuvent apparaître dans le sang circulant, quand la moelle osseuse, à la suite d'un processus pathologique quelconque est en hyperactivité (anémies. infections, intoxications, leucémies, etc.).

Au point de vue du rôle des éosinophiles, nos connaissances sont incertaines et les diverses théories émises sont contradictoires. L'augmentation du nombre des polynucléaires éosinophiles dans le sang (éosinophilie élective) est observée dans plusieurs maladies ; c'est pourquoi nous nous bornerons d'en citer les principales, par ordre de fréquence et de quantité : éosinophilie des diverses dermatoses (pemphigus végétant, dermatose de Duhring, lèpre, urticaire, etc.) ; éosinophilie des helminthiases (ankylostomiase, bothriocéphale, oxyures, etc.); éosinophilie de certaines maladies (scarlatine, vaccine, etc.); éosinophilie des kystes hydatiques, de la leucémie myélogène, de certaines intoxications, etc.

Le mécanisme de la production d'éosinophilie n'est pas connu. MM. Leredde et Lœper, dans leur article : « L'équilibre leucocytaire » expriment l'opinion que l'augmentation des polynucléaires éosinophiles du sang, indique une réaction de la moelle osseuse et donnent comme exemple l'éosinophilie. coexistante assez souvent avec une leucocytose et une poussée des globules rouges nucléés, qui se développe après la splénectomie, etc. M. Dominici de même, a constaté, que la moelle osseuse de six lapins, dont le sang était en état d'éosinophilie, présentait une multiplication anormale des leucocytes de la série éosinophile.

Il est certain que les preuves apportées par ces auteurs pour appuyer leur théorie, tout en étant très sérieuses, ne sont pas tout à fait convaincantes, étant donné qu'elles ne peuvent satisfaire complètement et résoudre cette question d'une manière indubitable et définitive. Mais, dans notre cas, nous croyons pourtant que leur théorie peut être appliquée. Nous avons, en effet, vu que notre malade avait eu des hémorragies abondantes et répétées, qui n'étaient pas dues à des parasites ou à un processus infectieux ou inflammatoire, pour que l'on puisse attribuer l'éosinophilie survenue à quelqu'une de ces causes.

Par l'examen hématologique, nous constatons que l'état du sang et la réaction de la moelle osseuse, dépendent des hémorragies. Ainsi, quand elles sont abondantes, la quantité des globules rouges descend au minimum et les normoblastes existent en nombre suffisant dans le sang circulant. Mais, aussitôt que les hémorragies, quelque temps après, eurent presque cessé, nous constatâmes par des examens hématologiques ultérieurs et réitérés, qu'il se produisait une amélioration, se traduisant par une augmentation des globules rouges et du taux de l'hémoglobine, et par la disparition des érythroblastes et des myélocytes, ainsi que de l'anisocytose, de la poikilocytose, de la polychromatophilie.

Par l'étude des données hématologiques du présent cas d'éosinophilie, nous constatons que chaque fois que la quantité des globules rouges diminuait de beaucoup, c'est alors que les éosinophiles augmentaient en nombre et, en même temps, on trouvait dans le sang des globules rouges nucléés et des myélocytes, c'est-à-dire des éléments qui démontrent indubitablement une réaction provenant de la moelle osseuse. D'autre part, ce n'est que dans nos examens hématologiques faits ultérieurement, où la quantité des globules rouges fut trouvée augmentée étonnamment, que les éléments myélogènes avaient complètement disparu et l'état général des hématies, poilocytose, etc., s'était améliorée, que nous constatâmes, rien qu'alors, que l'éosinophilie avait diminué jusqu'à arriver dans ses limites physiologiques.

Par conséquent, c'est avec certitude que l'on peut soutenir que dans notre cas, l'éosinophilie constatée était due à la réaction de la moelle osseuse. Mais de plus, et en dehors de cette

importance diagnostique de l'éosinophilie, croyons-nous pouvoir soutenir, quoique nous tenons comme étant par trop ris-
quée notre assertion, étant donné qu'elle s'appuie sur un seul
cas, que la constatation de l'éosinophilie comporte un pronostic bénin, puisqu'elle démontre l'existence d'une hyperplasie
ortl oplastique de la moelle osseuse.

*
* *

Nous concluons donc de cette observation que :

La réaction de la moelle osseuse, peut, dans quelques cas.
se manifester dans le sang de la circulation par une *éosino-*
philie plus ou moins accentuée, et que l'éosinophilie dans les
anémies (les post-hémorragiques tout au moins) comporte un
pronostic favorable.

BIBLIOGRAPHIE

Lyon. Blutkörperzählungen bei traumatischer Anämie. *Vir-
chow's Archiv.*, t. LXXXIV.
Ligouzat. Les éosinophiles. *Thèse de Lyon*, 1894.
Leredde et Lœper. L'équilibre leucocytaire. *Presse médicale*,1899.
Hayem. Leçons sur les maladies du sang, 1900.
Dominici. Eosinophilie. Réaction de la moelle osseuse. *Comptes
rendus des séances de la Société de Biologie*, 1900, p. 73.
Ch. Aubertin. Du parallélisme entre l'état du sang et l'état de
la moelle osseuse. *Sem. méd.* 1906.

DE LA THEOCINE COMME DIURETIQUE

REVUE GÉNÉRALE.

Expériences cliniques.

PAR

Le Dr M. Roch,
chef de clinique
à l'Hôpital cantonal de Genève.
(service du Prof. Bard)

Mlle Dr E. Cottin
assistant interne,

(*Suite*) (1).

Comme associations médicamenteuses on a proposé l'hédo
nal (Dreser, Minkowski, Thienger), pour lutter contre l'agitation et l'insomnie ; l'adonis (Schlesinger, Stross), que l'on donne
dans le même but (2) : l'opium, la belladone (Stross, Hundt),
contre l'agitation et l'intolérance gastrique.

Il paraît logique d'associer parfois à la théocine d'autres
diurétiques ayant par conséquent une action synergique mais
de mécanisme différent comme le calomel, la scille, l'acétate
de potasse (Plavec). Ce qui paraît le plus favorable et souvent
le plus nécessaire, c'est l'association d'un toni-cardiaque. C'est
à ce point de vue que l'adonis nous paraîtrait logiquement indiqué ; mais la digitale doit passer encore bien avant. Alkan
et Arnheim ont donné la théocine pour préparer l'action de la
digitale ; inversement, Stross, Plavec, etc., ont donné la digitale pour préparer l'action de la théocine. Il y a en tout cas
dans le maniement combiné de ces deux puissants médicaments,
un moyen d'une efficacité remarquable; quant à savoir ce qu'il
faut donner en premier, c'est une affaire de sens clinique : en
général, dans les cas très graves, il faudra donner les deux à
la fois, comme Meinertz et d'autres, plutôt que de dissocier
les actions adjuvantes l'une de l'autre ou bien la digitale avant la

(1) Voir le numéro précédent.
(2) Cette association de l'adonis à la théocine est basée sur l'idée que l'ac
tion cardiotonique de la première de ces drogues la rendrait en même temps
antiépileptique.

théocine qui, autrement, risquerait de manquer son effet diurétique. La théocine donnée pour préparer l'action de la digitale
nous semble trop énergique : si l'on a du temps devant soi, on
peut aussi bien donner la théobromine en réservant la théocine
pour une occasion plus pressante.

La combinaison de la théocine et de la digitale est fort recommandable parce qu'il s'agit là de deux médicaments qui
concourent au même but par des moyens différents. L'association avec la caféine nous paraît devoir être, au contraire, rarement employée, les deux substances étant trop semblables
quant à leurs actions intimes. Nous ne l'avons utilisée qu'une
fois dans un cas très grave et les résultats, dus surtout à ce
qu'il nous semble à la théocine, ont été très favorables quoique
passagers : Il s'agissait d'un homme de 43 ans, atteint de
néphrite interstitielle chronique avec retentissement cardiaque:
bruit de galop, asystolie, anasarque. Malgré une médication
judicieuse quoique variée, l'état s'aggravait. Au début du séjour à l'hôpital la théobromine et la digitale s'étaient montrées
assez actives, mais vite elles étaient devenues impuissantes. La
diurèse restait inférieure à 1 litre par jour, l'œdème augmentait, la dyspnée était très pénible, l'état général mauvais. Une
potion contenant 1 gramme de théocine et 2 grammes de caféine fut prise en un jour et amena une élimination de 7 litres
et demi d'urine entre le jour de l'administration et la nuit qui
suivit ; le lendemain, le malade délivré de ses œdèmes et se
sentant beaucoup mieux, voulut à tout prix et malgré les conseils les plus pressants rentrer chez lui où il se rendit en partie
à pied, en partie en tram, et où il mourut d'ailleurs peu de
jours après.

Les pilules composées :

Théocine	θ gr. 10
Scille	
Scammonée	ãã 0 gr. 05
Calomel	

que nous avons quelquefois utilisées au début de nos recherches cliniques, nous ont donné des résultats moyens ; leur usage dans les cas où l'on veut entretenir la diurèse ne nous paraît pas très recommandable étant donné le caractère passager
de l'action de la théocine.

La forme médicamenteuse habituellement employée est la
poudre donnée par la bouche avec une quantité suffisante de

liquide. Nous avons vu que le suppositoire, le lavement, l'injection sous-cutanée étaient peu recommandables. Pour éviter les phénomènes d'intolérance gastrique qui sont si fréquents ce qu'on aura de mieux à faire ce sera de donner la combinaison avec l'acétate de soude en se rappelant la proportion de théocine qu'elle contient : 65 0/0 ; 1 gramme correspondra donc à 0,65 de théocine et sera suffisant dans la majorité des cas.

On prescrira alors : acétate de théocine sodée, 0 gr. 25.

IV poudres par jour,

ou la même quantité en potion avec l'eau de menthe ou quelque autre excipient.

Conclusions.

La théocine est le plus puissant, le plus rapide, le plus désagréable des diurétiques, peut-être le plus dangereux. Elle n'est indiquée que dans les cas où il y a urgence ou si les autres diurétiques sont impuissants. Il en faut donner en moyenne 0 gr. 75 par jour (ou 1 gramme à 1 gr. 20 de théocine natrioaceticum) et ne pas continuer de l'administrer pendant plus de trois jours.

INDEX BIBLIOGRAPHIQUE

N. B. — *Les indications marquées d'un * sont celles dont nous n'avons eu connaissance que de seconde main.*

ALLARD. Ueber Theocin-Vergiftung. *Deutsch. Arch. f. klin. Med.*, 1904, t. LXXX, p. 510.

ALKAN et ARNHEIM. Erfahrungen ueber Theocin (Theophyllin). *Therap. Monatsh.*, janv. 1904, p. 20.

*APOSTOLIDÈS. Klinische Beobachtungen über die diuretische Wirksamheit der Theocin natrium aceticum. *Allg. med. centr. Ztg.*, 1907, t. LXXVI, p. 663.

BÉCO et PLUMIER. Action cardiovasculaire de quelques dérivés xanthiques. *J. de phys. et de pathol. gén.*, 1906, p. 10.

BÉCO et GILKINET. Recherches cliniques sur la valeur de l'agurine et de la théocine comme diurétique. *Ann. de la Soc. méd. chir. de Liège*, août-sept. 1904. Tirage à part.

BIOO. *Theosine sodium acétate. Brit. med. Journ.*, 1908, II, p. 1196.

CAMPBELL. Diuretic action of theosine sodium acetate. *Brit. med. Journ.*, 1907, II, p. 389.

CLERICI. Ricerche cliniche comparative sulle proprieta diuretiche e cardocinetiche della teocina e caffeina. *Rivista critica di clin. med.;* 1905, n° 2, *in Centralbl. f. innere Med.*, 1905, p. 802.

COLCLOUGH. Theosine sodium acetate. *Brit. med. Journ.*, 1907, II, p. 752.

COMBEMALE et VASSEUR. Réflexions cliniques sur le nouveau diurétique, la théocine. *Ecoh méd. du Nord*, 1903, p. 34.

DESPLATS. Action diurétique de la théocine.*J. des Sciences méd. de Lille*, 1906, t. II, p. 5.

DRESER. Versuche über die Théocindiurèse am Gesunden Menɔchen. *Berl. klin.. Woch.*, 1903, p. 953.

DŒRHING. Theocin (Théophyllin) ein neues Diureticum. *Münchener med. Woch.*, 1903, I, p. 366.

FRAENKEL. Asthma cardiale und angina pectoris. *Deutsche med. Woch.*, 1905, p. 569.

GARNIER. A propos de la théocine et de son action diurétique. *Rev. méd. de l'Est*, 1903, p. 563.

GAUTHERIN. La caféine et la théocine, leur action élective sur le système musculaire, leurs inconvénients, leurs dangers. *Thèse Paris*, 1905 (1904-1905, t. XIX).

GRODZENSKI. Theocin als Diureticum. *Die medicinische Woche*, 1905, n° 40, *in Heilkunde*, 1906, p. 215.

GUTTMANN. *Archiv. für Kinderheilk*, 1904, p. 38, *in Therap. der Gegenwart*, 1904, p. 330.

HACKL. Theocin natrium aceticum eine weosentliche Verbesserung des alten Theocins. *Thérap. der Gegenwart*, 1904, p. 567.

HACKL. Nebenwirkung von Theocin. *Therap. der Gegenwart*, 1904, p. 192.

HESS. Ueber einen eklatanten Fall von Theocin-Wirkung. *Ther. Monatsh.*, avril 1903, p. 196.

HEWLETT. Théophyllin as a diuretic. calif. state J. M., 1907, t. V, pp. 221-224.

HOMBURGER. Ueber das « zurzeit am besten wirkende » Diureticum. *Therap. Monatsh*, 1905, p. 452.

HUCHARD. La Théocine. *Journal des Praticiens*, 1903, p. 313.

HUCHARD. *Traité clinique des maladies du cœur*, t. III, p. 766. Paris, 1905.

HUNDT. Ein Beitrag zur diuretischen Wirkung des Theocins speziell bei akuter Nephritis. *Therap. Monatsh.*, avril 1904, p. 190.

JASSINGER. Med. Blätter, 1904, n° 1.

KLEMPERER. *Thérapie der Gegenwart*, 1903, p. 423.

KRAMER. Ueber die diuretische Wirkung des Théocins. *Münchener med. Woch.*, 1903, I, p. 547.

LAENGNER. Erfahrungen mit Theocin natrio-aceticum und mit Citarin. *Therap. Monatsh.*, juin 1905, p. 285.

LÉVY. Thérap. Versuche mit Theocin. Ungar méd. Presse, 1903, n° 10.

LINKE. Théophyllin. *Thérap. Neuheiten Leipz.*, 1907, t. II.

LŒWENMEYER. Zur Anwendung des Theocins in der Kinderpraxis. *Therap. der Gegenwart*, avril 1904, p. 190.

Lœwi. *Arch. f. exp. Path. und. Pharmak.*, 1905, t. LIII, p. 15.

Lœwi. Ueber Wirkungsweise und Indikationen einiger diuretisch wirkende Mitteln. *Wiener klin. Woch.*, 1907, t. Ier, p. 1.

Massalongo et Zambelli. Théocine. *Wiener klin. Therap. Woch.*, 1904, n° 50.

*R. Mayer. Théocine. *Wurttemb. med. Centralblatt*, 1904, n° 48.

Meinertz. Ueber die Diuretische Wirkung des Theocins. *Therap. Monatsh.*, février 1903, p. 58.

Meinertz. Versuche über Diurese, insbesondere über die Wirkung des Theocin Natrium aceticum. *Therap. Monatsh.*, juin 1904, p. 275.

Minkowski. Ueber Theocin (Theophyllin) als Diureticum. *Therapie der Gegenwart*, 1902, p. 490.

Mises. Einige Bemerkungen über Theocin. *Heilkunde*, 1903, p. 547.

Mitterer. Ueber das neue Diuretikum Theocin. *Wien. med.* *Presse*, 1905, t. XLVI, pp. 2185-2187.

Pauli. Arznei Exantheme nach Theocingebrauch. K. K. Gesellschaft der Aerzte in Wien. *Wiener klin. Woch.*, 1904, p. 485.

Plavec. Zur Lehre von der diuretischen Wirkung des Theobromins. *Arch. internat. de Pharmacodynamie et de Thérapie*, 1905, t. XIII, p. 275.

Plavec. Die Haupt und Nebenwirkungen des Theocins. *Heilkunde*, 1906, p. 245.

Petretto. Deutsche Aerztezeitung, 1903, n° 16. Analyse *in Heilkunde*, 1903, p. 521.

Pineles. Theocin gegen stenokardische Anfälle bei Angiosklerose. *Munchener med. Woch.*, 1903, I, p. 1053.

Pouchet et Chevalier. Notes sur la caféine et la théophylline. *Bull. gén. de Thérap.*, 1903, t. II, p. 615.

Pouchet. Leçons de pharmacodynamie et de matière médicale, 4e et 5e séries, Paris, 1904, p. 1021.

Rattner. Praktische Versuche am Krankenbett über die diuretische und antihydropische Wirkung des Theocin (Theophyllin). *Dissert. Wurzburg*, 1903.

Schlesinger. Bermerkungen uber die Wirkung des Theocin. *Thérapie der Gegenwart*, 1903, p. 115.

Schlesinger. Zur Frage der Folgeerscheinungen namentlich der Krampfzustande nach Theophyllingebrauch. *Münchener med. Woch.*, 1905, n° 23.

Schmiedeberg. Uber die Auwendung des Theophyllins als diureticum. *Deutsches Archiv. fur Klin. méd.*, 1904-1905, t. LXXXII, p. 395.

Schmitt. Sur la théocine. *Bull. gén. de thérap.*, 1903, t. II, p. 218.

Schmitt. La théocine; étude expérimentale. *Rev. méd. de l'Est*, 1903, p. 416.

Sigel. Therapeutische Beobachtungen. *Berl. Klin. Woch.*, 1904, p. 16.

Sommer. Mitteilung über Theophyllin auf Grund einer Statistik von 855 Fällen. *Therap. Monatsh.*, 1905, p. 285.

STEIN. Das Theocin (Theophyllin) als diureticum. *Prager med. Woch.*, 1903, p. 181.

STRASS. Kritische Bemerkungen zur Anwendung einiger neuer Präparate. *Wiener klin. Rundschau*, 1903, p. 905.

STREIT. Theocin ein neues Diureticum. *Die Heilkunde*, avril 1903, p. 161.

STROSS. Ueber die diuretische Wirkung des Theophyllin (Theocin). *Wiener klin. Rundschau*, 1903, p. 359.

SUTER. Theocin als Diureticum. *Corr. Blatt. f. Schweizer Aerzte*, 1er avril 1904, p. 225.

THIENGER. Theocin als Diureticum. *Münchener med. Woch.*, 1903, II. p. 1295.

THIENGER. Die neueren Erfahrungen über Theophyllin. *Münchener med. Woch.*, 1906, p. 697.

THOMAS. Soc. méd. de Genève, 1er juillet 1903. *Rev. méd. de la Suisse romande*, 1903, p. 697.

THOMAS. Etude de la Théocine. *Bull. gén. de Thérap.*, 1903, t. Ier, p. 890.

THOMAS. Etude sur la Théocine. *Bull. gén. de Thérap.*, 1903, t. Ier, vés de la xantine. *Rev. méd. de la Suisse romande*, 20 nov. 1904, p. 673.

UMBER. *Therap. der Gegenwart*, 1904, p. 379.

WIDAL et JAVAL. La chlorurémic et la cure de déchloruration dans le mal de Bright. Etude sur l'action déchlorurante de quelques diurétiques. *Presse méd.*, 7 octobre 1903, p. 701.

Analyses

—

MEDECINE

Bulletin de l'Institut Pasteur, 15 septembre 1908.

Revue. — *L'immunité contre la rage*, A. Marie (suite et fin).
La virulence du virus fixe varie avec sa provenance comme
avec le mode d'inoculation. Le sérum antirabique n'exerce aucune action préventive utile sans doute à cause de la longue incubation de la rage. Par contre les mélanges virus-sérum sont
très efficaces pour commencer le traitement antirabique à condition que le virus soit en excès, ils permettent après deux inoculations de commencer la série des moelles à la moelle du 6° jour.
Travaux sur le sang. — *Le sang des nouveau-nés* (Biffi et
Galli) a une résistance globulaire inférieure, une polynucléose
neutrophile jusqu'à la fin de la seconde semaine. Les chevaux
atteints de gomme, d'après *Sabrazès, Murattet et Durroux*, ont de
la polynuclose neutrophile avec baisse de l'éosinophilie, et io-
dophilie. D'après *Walther Frei*, l'abaissement de la viscosité du
sang est un signe d'anémie.
Morphologie des microbes. —*Roca* cultive, en symbiose avec
le subtilis et le streptocoque dans du bouillon, le bacille fusi-
forme de Vincent. *Conkey* cultive le bacille d'Eberth dans du
bouillon aux sels biliaires. *Foa* ne peut pas expliquer par le pouvoir réducteur la culture symbiotique en tubes aérobies des anaérobies. *Patton* s'occupe des leucocytozoaires des mammifères.
Chatton et Abilaire trouvent des flagellés (herpétimonos et
trypanosomes) chez un muscidé non vulnérant. *Brumpt* croit également à l'origine des trypanosomes chez les flagellés des invertébrés.
Biologie générale. — Nombreux travaux sur la valeur du blé-
pharoplaste, du caryosome, du centrosome. *Hertwig* n'accepte
pas la distinction entre la chromatine de végétabilité et la chromatine d'hérédité, il étudie les rapports du noyau et du protoplasma. Comme *Popoff* il attribue la mrot des Métozoaires à la
perte d'autonomie des cellules.
Actions chimiques. — Les levures (Slator) ne fermentent le ga-
lactose que si elles ont crû en présence de ce sucre.
Actions pathogènes. Bourret trouve dans la lèpre une formule
sanguine non spécifique. *Foley et Yvernault* ont vu dans le Sud
Oranais un cas de lèpre d'origine soudanaise. *Marchoux et Bourret* croient au rôle étiologique de la puce : ils préconisent l'iodure
de potassium, et ne peuvent inoculer la lèpre au chimpanzé. *Nicolle* étudie le Kala Azar à forme d'anémie pseudo-leucémique de
l'enfance, il en trouve l'origine chez le chien infesté par le leih-

mania donovani, inoculable encore qu'avec difficulté au macaque. *Donovan* diagnostique le Kala Azar par la leucopénie, ce que confirme *Brahmachari*. *Nicolle et Sicré* séparent le leishmania tropica du bouton d'Orient du leishmania donovani; *Nattan Larrier et Bussière* trouvent d'ailleurs dans le bouton d'Orient une mononucléose très marquée. Travaux sur la piroplasmose équine et bovine. *Marshall* étudie la variation de virulence du choléra. *Xylander* conclut à l'identité des bacilles destructeurs de rats, races Danysz et Dunbar; leur action est variable. *Jules Nowak* étudie la demi-anaérobiose du bacille de l'avortement des vaches. *Le Dantec* attribue la diarrhée chronique des pays chauds à des bacilles pénolactiques qui disparaissent par un régime d'albuminoïdes.

Toxines et diastases. — L'urine (*Verdozzi*) a un pouvoir lysogénique, et peut produire des sérums hémolytiques et un pouvoir hémosozique, pouvoir inhibiteur de l'hémolyse. Le premier spécifique et non le deuxième. Le lait de femme (*Bienfeld*) n'est pas coagulé par la présure.

Immunité. — Le serpent babu, d'après *Kitajima*, exige un sérum antivenimeux spécial ; son venin n'agit pas d'après son son poids. D'après *Vital Brasil*, la précipitation de la globuline dans les sérums thérapeutiques entraîne toute l'antitoxine.

Prophylaxie. — *Lacomme, Valande, Chantemesse et Rodriguez* ne croient pas à la théorie helminthique de la fièvre typhoïde, par contre *Jerinici, Mélin et Guillon* étudient l'action des vers intestinaux dans cette maladie et dans la dysenterie. *Shattuck, Gros et Lebœuf* trouvent la symbiose fusospirillaire dans l'ulcère phagédémique des pays chauds.

G. ROSENTHAL.

Bulletin de l'Institut Pasteur, 30 septembre 1908.

Technique et diagnostic. — WALKER obtient des cultures pures mixtes de flagellés ; Miessner ne croit pas à la spécificité de la malléinréaction.

Morphologie des microbes. — Guillermond décrit la cytologie des bactéries endosporés et croit à un système chromidial diffus. Keysselitz note la division transversale de certains flagellés. Prowarek voit dans le bléparoplaste des flagellés le produit de la division du noyau. Keysselitz traite du développement de myxo bolus pfeifferi et des tumeurs produites par ce parasite chez le barbeau. L'épithélioma des barbeaux viendrait à Chlamydozoaires.

Actions pathogènes. — Sticker transmet de chein à chien un sarcome fusocellulaire. Crile et Beebo guérissent le chien atteint de lympho-sarcome par la transfusion sanguine. Doyen estime que dans le cancer il y a symbiose nucléoparasitaire. Mac Connell avec l'huile de Sourdan ne peut greffer le cancer. Martin, Lebœuf, N. Larrier et Allain étudient la formule leucocytaire dans la maladie du sommeil. Laveran dans les trypanosomiases du cobaye décrit les lésions de la rate; Cao trouve des germes dans les organes d'animaux sains.

Sérothéropie, Anaphylaxie. — Doerr régénère par neutralisation les toxines détruites par l'addition d'acides. Levaditi et Mutermilch étudie les extraits alcooliques de cultures cholériques. Cantacuzène trouve dans les organes hématopoiétiques et les leucocytes l'origine des précipitines.

Toxines. — Krauss et Schwoner ne voient aucun rapport précis entre le pouvoir curateur et la richesse en antitixine du sérum anti-diphtérique. Nombreux travaux sur l'anaphylaxie. Weil-Hallé et Lemaire obtiennent l'anaphylaxie passive du cobaye par inoculation successive de sérum de cheval et de sérum de lapin anti-cheval. Besredka décrit l'anaphylaxie du lait par épreuve intra-cérébrale au cobaye.

Hygiène du lait. — Une longue étude très intéressante des méfaits du lait en Colombie, le lait étant considéré soit en lui-même, soit comme recteur de germes, en particulier de la diphtérie, de la scarlatine et de la tuberculose.

G. Rosenthal.

Fièvre typhoïde à bacille intermédiaire. — Lafforgue. (*Presse Médicale*, 23 septembre 1908.)

D'un cas de fièvre typhoïde anormale, l'A. retire par hémoculture un bacille typhogènes à chimie biologique spéciale, il en fait un nouveau type microbien tout en insistant sur la multiplicité croissante de ces types.

Il nous semble qu'un travail de synthèse s'impose. Bacille d'Eberth, typhogènes, paracolibacilles, colibacilles, etc., sont les échelons d'une longue série de différenciation peut-être par acquisition de fonctions pathogènes.

G. Rosenthal.

La typhobacillose de Landouzy. — Grandchamp. (*Thèse de Paris*, 1908).

Dans sa thèse l'A. réunit la description clinique de Landouzy et les travaux de laboratoire de son collègue Gougerot. La typhobacillose créée par Landouzy en 82 est identique à la bacillemie tuberculeuse de Jousset, elle correspond à une invasion de l'organisme par un bacille tuberculeux à l'état spécial qui ne crée pas de tubercule, ou du moins ne crée que des ébauches avortées de tubercules ou à peine quelques tubercules typiques. L'évolution est suraiguë, aiguë avec guérison ou tuberculose secondaire, bénigne avec guérison complète. L'absence de taches rosées, le séro-diagnostic négatif, l'oculo-réaction, la fréquence du pouls, font faire le diagnostic que complètent l'inoculation positive du sang au cobaye, ou même celle des urines centrifugées. Les travaux de Yersin en créent le type septicémique expérimental correspondent aux travaux cliniques de Landouzy. Le bacille tuberculeux qui crée la typhobacillose est un bacille ordinaire qui a fait et fera du tubercule, mais qui, comme le bacille homogénéisé d'Arloing, se trouve dans un état spécial de virulence ou de dissémination.

Cette monographie est une mise au point de la question, à défaut de nouveaux documents, elle a le mérite d'exposer clairement l'histoire trop méconnue de ce type clinique, auquel remonte l'histoire de la tuberculose inflammatoire.

G. ROSENTHAL.

Les premières recherches sur la sclérose des vaisseaux lymphatiques. — PAGANO (*Gazzetta degli ospedali*, 13 septembre 1908.)

Dans le canal thoracique d'artério-scléreux l'auteur a trouvé des lésions histologiques (épaississement de la tunique moyenne, régression des éléments musculaires, plaques athéromateuses de la tunique interne : ulcères athéromateux, etc.) analogues à celles des troncs artériels. Le nom de lymphangiosclérose viendra peut-être un jour remplacer celui d'artério-sclérose lorsqu'on aura vu complètement l'étendue et l'importance de ces lésions et leur rôle dans la perversion des diverses fonctions organiques.

Hémophilie articulaire. — CRUET (*Presse médicale*, 9 septembre 1908.)

Les accidents articulaires de l'hémophilie peuvent se diviser en hémarthrose légère, hémarthrose bénigne non douloureuse, hémarthrose grave douloureuse, hémarthrite chronique récidivante. Il faut mettre à part l'arthropathie hémophilique grave de la hanche, qui s'accompagne d'atrophie et de paralysie du quadriceps par atteinte du nerf crural, la tarsalgie hémophilique qui pourrait être confondue avec la tarsalgie des adolescents, et l'épanchement sanguin dans le posas qui comprime le nerf crural.

G. ROSENTHAL.

Glycosurie par l'adrénaline : action exercée sur elle par l'extrait et le suc pancréatiques. — FRUGONI (*Berliner Klin. Wochenschrift*, n° 35, 1908).

Chez le chien et le lapin, la glycosurie adrénalinique put être supprimée par l'injection, avant et pendant, d'une certaine quantité d'extrait pancréatique. *In vitro*, le suc pancréatique restant 12 à 14 heures en contact avec l'adrénaline est capable d'en modifier foncièrement la nature et les propriétés biologiques. Mais on obtient le même résultat en mettant l'adrénaline en contact de sels tels que le carbonate de soude. Puisque, aussi le suc pancréatique dialysé perd sa propriété de détruire la toxicité de l'adrénaline, on peut se demander si son action paralysante sur cette toxicité n'est pas due à sa teneur en sels alcalins.

Traitement du nagana expérimental par des mélanges d'atoxyl et d'acide thioglycolique. — FRIEDBERGER (*Berliner Klin. Wochenschrift*, 21 septembre 1908).

L'atoxyl seul ne tue pas, in *vitro*, le trypanosome ; si on lui

ajoute 1 à 2 0/0 d'acide thioglycolique, il devient mortel pour
le parasite. Ce mélange, frais, n'est pas toxique pour la souris,
mais il le devient après un certain temps. On a pu, grâce à
lui, débarrasser les souris de trypanosomes circulant dans le
sang. On doit n'employer que des solutions de deux ou trois
jours au plus de date.

Les résultats encourageants doivent faire penser à l'application du remède à l'homme pour la maladie du sommeil et
éventuellement pour la syphilis.

**Sur la restitution anatomique et fonctionnelle des canaux
excréteurs du pancréas après ligaturé et résection. — Vi-
sentini** (*Gazzetta medica italiana*, 10 septembre 1908).

La restitution anatomique et fonctionnelle de ces canaux
après ligature et résection est possible chez le chien. Ce n'est
pas une véritable processus de régénération; c'est une conséquence de l'activité digestive du suc pancréatique qui, parfois,
réussit à creuser de larges voies dans le tissu connectif situé
entre le pancréas et le duodénum et peut aussi, en exerçant son
pouvoir digestif sur le moignon duodénal des conduits, arriver
à couler de nouveau dans l'intestin par sa voie naturelle. Le
suc pancréatique peut quelquefois aussi arriver à déboucher
dans la cavité péritonéale, d'où : nécrose du tissu adipeux et
mort de l'animal. Si l'on empêche l'écoulement du suc pancréatique dans l'intestin les animaux subissent une perte constante
et progressive de poids, la digestion et l'absorption des matières grasses sont considérablement troublées.

**Sur une nouvelle maladie parasitaire (schistosomiasis japo-
nica), son agent, son endémicité dans certaines régions
du Japon. — Tsuchiya** (*Virchows Archiv*, numéros d'août
et de septembre 1908).

Le schistosomum japonicum est un trématode ayant quelques
analogies morphologiques avec la *Bilharzia hæmatobia*. Les
œufs n'ont pas de piquants à l'extrémité ; le mâle n'a pas de
papilles ou de verrucosités à la surface du corps ; les parasites ainsi que leurs ventouses sont plus considérables que la Bilharzia.

La schistosomiase se montre dès le début de l'été jusqu'en
automne : son apparition semble liée à l'emploi plus abondant
de l'eau. Les femmes sont moins souvent atteintes que les hommes et surtout que les enfants des basses classes. Il survient
après une période de latence de l'hypertrophie de la rate et du
foie et de l'ascite. Le foie est bosselé.

La marche de l'affection est lente, mais les malades finissent
par mourir de cachexie ou d'hémorrhagies intestinales profuses. Les modifications hépatiques sont dues aux œufs du parasite arrivés dans l'organe à la façon d'une embolie ; ils y
provoquent de l'endophlébite et de la thrombose du système
de la veine-porte. Les œufs venus de l'intestin arrivent par

44

voie lymphatique, également aux ganglions du mésentère. Il est rare d'en trouver dans les poumons.

L'hypertrophie splénique est due aux produits sécrétés par le parasite et aussi à la stase. Les parasites peuvent habiter aussi l'organisme du chien et du chat. La schistosomiase se trouve à l'état endémique et sporadique non seulement au Japon (provinces de Laga, Hiroshima, Yamanashi), mais encore en Chine et dans les îles Philippines.

Au point de vue prophylactique, on ne devra boire que de l'eau propre ou filtrée ou bouillie ; on ne se baignera pas dans les fleuves à eaux souillées. On ne mangera pas de légumes crus ou mal cuits.

Le meilleur traitement consistera à changer de pays. On administrera des fortifiants (fer, arsenic), quelques purgatifs légers (sulfate de magnésie), pour amener l'expulsion des œufs. Au cas d'ascite; diurétiques (crème de tartre), et si l'hydropisie est marquée: ponctions. Au début de l'ascite, la ponction peut donner des résultats ; l'auteur a vu des cas où quelques ponctions au début ont prévenu la réapparition du liquide. Désinfecter les matières fécales des malades.

Sur la valeur diagnostique des cristaux de Cammidge dans les maladies pancréatiques. — Fiorio et Zambelli (*Il Morgagni*, septembre 1908).

Les auteurs ont pu se convaincre de la valeur de la réaction de Cammidge pour le diagnostic d'une affection pancréatique en général, sans que les diverses qualités des cristaux puissent permettre un diagnostic différentiel des diverses affections. La réaction est utile pour révéler un processus latent. Les cristaux sont plus parfaits et plus abondants dans les maladies aiguës (kystes hématiques et abcès d upancréas, pancréatite aiguë), que dans les maladies chroniques et les néoplasmes.

Voici maintenant la réaction de Cammidge, sinon la réaction originale, du moins celle qui a subi des modifications pratiques.

Prendre 20 centicubes d'urine filtrée (urine des 24 heures); mêler avec moitié volume de solution saturée de bichlorure de mercure (pour faire précipiter l'albumine, s'il y avait quantité exagérée de peptone). Le mélange se trouble. Laisser reposer quelques minutes ce mélange froid ; filtrer ; ajouter au filtratum un centicube d'HCl concentré ; l'urine se clarifie et on a en même temps une légère teinte rose. Faire bouillir alors pendant 10 minutes au demi-bain de sable ; puis diluer avec 5 centicubes d'eau distillée. En réchauffant le mélange, sa couleur devient violette ; laisser bouillir jusqu'à obtention d'une teinte rouge-bordeaux.

Laisser alors refroidir; ajouter 4 grammes de carbonate de plomb pour neutraliser l'excès d'acide. Le liquide se trouble, devient blanchâtre ; il y a mise en liberté de gaz carbonique. Décanter ; filtrer à travers un filtre mouillé ; le filtratum est clair ; laver la bouteille avec 5 centicubes d'eau distillée qu'on filtrera avant d'ajouter au mélange. Ajouter au filtratum 2 gr. d'acétate de soude en poudre et 0 gr. 75 de chlorhydrate de phénylhydrazine ; le filtratum se transforme en une bouillie blanc-grisâtre. Faire bouillir ce mélange 3 à 4 minutes au bain de sable ; pendant l'ébullition apparaît une couleur brun-verdâtre tandis que le mélange est encore trouble ; au fur et à mesure que l'ébullition s'accomplit, le mélange se clarifie en prenant une couleur jaune-orangé.

Dès que le liquide est refroidi; le verser dans une éprouvette; au bout d'un temps, variant de 1 à 24 heures, il peut se précipiter au fond de l'éprouvette, une masse jaune qui examinée au microscope, a l'aspect de faisceaux et de rosettes formés de cristaux caractéristiques ayant une couleur jaune-dorée.

Le calcium dans la pathogénie et le traitement des formes convulsives (théorie parathyroïdienne). — SILVESTRI (Gazzetta degli Ospedali, 4 octobre 1908).

Les expériences sur les animaux, les examens anatomo-cliniques, l'étude des échanges, le critérium thérapeutique concordent pour faire trouver une relation entre les formes convulsives idiopathiques de l'enfance et de la grossesse ; l'épilepsie essentielle avec un trouble des échanges du calcium : à savoir; une hypocalcification du système nerveux. Il faut une confirmation à la théorie qui voit dans une insuffisance latente des parathyroïdes la cause des syndrômes ci-dessus et aussi une confirmation à l'intervention obligatoire dans les cas où il semble y avoir insuffisance au moins relative de ces glandes. Il y a des cas, peu nombreux il est vrai, où l'éclampsie, la tétanie grave, mortelle, sont la conséquence directe et exclusive d'une lésion des parathyroïdes ; ces observations reproduisent et confirment les résultats expérimentaux. Dans les formes symptomatiques d'une intoxication ou d'une infection, l'insuffisance relative des parathyroïdes doit être prise en considération, sans pouvoir exclure l'hypothèse que cependant les manifestations convulsives aiguës soient la conséquence directe de l'action des substances toxiques sur les parathyroïdes.

1° La salivo-réaction dans le diagnostic de la fièvre de Malte; 2° le séro-diagnostic par vésicatoire, dans la fièvre de Malte. — POLLACI et CERAULO (Travaux du Laboratoire d'anatomie pathologique de Palerme, septembre-octobre 1908).

Les auteurs, dont l'un est directeur et l'autre assistant du Laboratoire anatomo-pathologique de Palerme, ont étudié dans ces deux travaux la fièvre méditerranéenne. Dans le premier, ils concluent que la salive des sujets atteints de fièvre de Malte a un pouvoir agglutinant sur le micrococque, agent de l'affection. La salive des sujets sains ou atteints d'autres maladies n'a point ce pouvoir.

Dans le second travail, ils ont étudié le sérum provenant de vésicatoires. Ce liquide séreux possède chez les sujets at-

teints de fièvre de Malte les mêmes substances spécifiques ag.
glutinantes pour le *micrococcus melitensis*, que le sérum tiré
directement du sang. L'agglutination et la sédimentation ne se
produisent point chez les sujets sains ou atteints d'autres maladies.

Recherches sur la bactériologie du choléra des poules. —
TRINCAS (*Giornale della R. Soc. ital. d'Igiene*, 30 septembre 1908).

L'auteur a constaté que trois germes différents peuvent produire chez les poules des états morbides très semblables. Le
premier est le bacille classique du choléra des poules ; le second ne lui ressemble en rien, pas plus qu'aux autres agents
isolés dans les épizooties de ce genre ; l'auteur propose de lui
donner le nom de *bacilles pseudo-choleræ gallinarum*.

Le troisième, enfin, est identique au bacille isolé par Lan-
felin, dans une épizootie de pigeons et appartient ainsi au type
du *bactérium coli*.

Il faudra donc, désormais, dans le choléra des poules, séparer les diverses formes morbides, selon le germe qui les détermine.

Sur la phosphaturie comme symptôme précoce de tubercu-
lose pulmonaire.— CAMPANI (*Gazzetta degli Ospedali,*27 septembre 1908).

D'abord, le terme phosphaturie est mal choisi, car ce n'est
pas un diabète phosphatique, mais seulement une diminution
de l'acidité amenant la précipitation des phosphates terreux.
De plus, les tuberculeux ne sont pas phosphaturiques (c'est-à-
dire n'ont pas d'hypo-acidité urinaire); les vieux tuberculeux
sont hyperacides et les tuberculeux fébriles ont les urines rouges, acides, chargées d'urates.

La phosphaturie existe chez les neurasthéniques, abusant du
coït ou s'abstenant de relations sexuelles. Il est vrai que ces
gens-là souvent anémiques, dyspeptiques, peuvent devenir tuberculeux, ce que favorise encore l'hypo-acidité (rareté de la
tuberculose chez les goutteux et les uricémiques), mais l'hypo-
acidité, d'origine sexuelle-névropathique, n'a aucune relation
avec la tuberculose.

Contribution au traitement du tétanos. — PANCRAZIO (*Gaz-
zetta degli Ospedali*, 27 septembre 1908).

Un ensemble de huit cas a convaincu l'auteur que pour être
efficace, le traitement du tétanos doit être fait en temps opportun, c'est-à-dire le plus tôt possible et consister en injections intrarachidiennes de hautes doses de sérum antitétanique,
L'injection pourra être répétée et suivie d'injections intramusculaires.

Empoisonnement aigu par une dose d'exalgine et d'aspirine associées. — WILLIAMSON (*British med. Journal*, 10 octobre 1908).

Ces cas d'empoisonnement surviennent, semble-t-il, si l'on prend après lesdits remèdes un liquide alcalin, tel que l'eau de Seltz. Il y a troubles gastriques et parfois œdème de la face.

En effet, l'aspirine en présence d'un alcali forme un salicylate et un acétate ; d'où troubles gastriques. Peut-être l'acétate vient-il renforcer cette action du salicylate sur l'estomac. L'éditeur du *British medical Journal* fait remarquer, à propos de l'intoxication après administration d'exalgine et d'aspirine, suivie d'absorption d'eau de seltz, qu'il semble peu probable que l'exalgine soit responsable des phénomènes observés, puisque l'acide salicylique est un des antidotes recommandés contre l'empoisonnement par l'exalgine.

Tuberculose pulmonaire et kyste hydatique du sommet. — GARGANO (*Rivista critica di clinica medica*, 12-19 septembre 1908).

Chez un sujet où le diagnostic semblait être celui de tuberculose, confirmée par les commémoratifs, la fièvre vespérale, les sueurs, la toux, les hémoptysies, l'auscultation, la percussion, la séro-réaction, la présence de fibres élastiques dans les crachats (pas de bacilles cependant), une hémoptysie vint faire rejeter des membranes et des crachats d'échinocoque. Le diagnostic différentiel devra dans de tels cas s'appuyer sur l'examen du sang ; augmentation de polynucléés neutrophiles dans le cas de kyste ; sur la radiographie ; l'existence d'un kyste en d'autres régions, la fréquentation des chiens, la disproportion entre l'état relativement bon et le tableau symptomatique, la présence d'un soulèvement au sommet (rétraction dans la tuberculose), le frémissement hydatique (rare), le peu d'abondance et l'état superficiel des râles.

Contribution à l'étude des tumeurs épithéliales du foie associées à la cirrhose. — FULCI (*Il Policlinico*, section médicale, septembre 1908).

Dans un cas coexistaient le cancer et l'angiocholite suppurée, et la cirrhose; dans l'autre cas, la cirrhose, le cancer et un kyste hydatique, sans que les processus se modifiassent mutuellement dans leur évolution et leur structure histologique. La connaissance de ces faits est précieuse pour l'interprétation des symptômes dans des cas similaires. Ainsi, dans le premier cas, la douleur de la dernière période, l'ictère, la fièvre dépendaient de l'angiocholite suppurée et de la périhépatite secondaire consécutive; dans le second, la tuméfaction globuleuse du lobe droit du foie doit être rapportée à l'existence du kyste parasitaire.

Différence d'élimination du bleu et de l'iode. — BARD (*Archi_ ves des maladies de l'appareil digestif*, septembre 1908).

Dans la capsule de Sahli (desmoïde réaction), le bleu mis en liberté et absorbé dans l'estomac apparaît rapidement sauf lésion hépatorénale. L'iodoforme reste intact dans l'estomac et ne donne de l'iode que dans l'intestin. L'iode ne passera donc dans les urines qu'autant qu'il n'y aura pas de sténose du pylore. Voilà un nouveau signe de sténose, que rechercheront tous ceux qui lisent avec profit les beaux travaux de l'A.

GEORGES ROSENTHAL.

Causes d'erreur dans l'emploi de la desmoïde-réaction. —

Chez les hyperchlorhydriques, l'urine alcaline masque le chromogène qui ne se décèle que par une ébullition prolongée avec double addition avant et après l'ébullition d'acide acétique.

Chez les ictériques, avoir soin d'étudier la salive ou de dépigmenter l'urine par le noir animal.

GEORGES ROSENTHAL.

L'examen objectif de la sensibilité gastrique et sa valeur séméiologique. — JEAN CH. ROUX (*Archives des maladies de l'appareil digestif*, septembre 1908).

Devant la variation des sensations subjectives, il faut étudier l'objectivité de la douleur. La douleur épigastrique perçue par le plexus sera mesurée à l'esthrésiomètre ; elle manque dans le tabès ; elle peut exister dans l'appendicite chronique. La grande courbure est surtout douloureuse à la pression dans la gastrite alcoolique. La sensibilité cutanée est souvent atténuée quand la sensibilité profonde est exaspérée. La zone douloureuse dorsale de l'ulcère n'existe pas dans la lithiase.

Mémoire extrêmement clinique, fort utile à consulter.

GEORGES ROSENTHAL.

APPAREIL URINAIRE

Vaginourétérostomie après néphrectomie pour pyonéphrose. — GALLANT (*Medical Record*, 1908, 26 septembre).

L'opération, proposée par l'auteur, et exécutée par lui dans le cas indiqué, tout en pouvant être appliquée à d'autres affections répond à la question : Que devons-nous faire de l'uretère après néphrectomie ? La section de l'uretère après ligature et le fait de le laisser *in situ* peuvent amener de la suppuration avec adhérences et fistule lombaire. L'abouchement de l'uretère et fixation à la peau présente moins d'inconvénients ; la fistule est plus rare.

L'auteur, après néphrectomie, passa un cathéter, muni de

mandrin, dans l'uretère ; puis il fit une incision dans le cul-de-sac vaginal gauche et mit l'uretère à nu ; on le coupe à 2 centimètres et demi environ de son insertion vésicale et l'on place l'extrémité proximale dans le vagin et on l'y suture. Cette méthode permettra d'éviter la régurgitation de l'urine dans l'uretère dans le cas où celui-ci aurait été atteint de tuberculose. Chez l'homme, l'implantation se fera dans le rectum.

L'uréthroréaction à la tuberculine. — Pagano (*Rivista critica di clinica medica*, 19 septembre 1908).

Technique. — Après s'être convaincu de l'inexistence d'une sécrétion pathologique, on fait uriner le sujet et on instille dans l'urèthre le contenu d'un flacon compte-gouttes de tuberculine. Test de Lille. On ferme le méat pendant 10 minutes et on invite le malade à retenir l'urine pendant trois ou quatre heures.

La réaction positive consistera en une rougeur plus ou moins grande de la muqueuse avec production d'un exsudat purulent ou fibrino-purulent, légère brûlure lors de la miction et envie d'uriner. La réaction a généralement disparu en quarante-huit heures, sans laisser jamais de trace ni subjective, ni objective. Son innocuité est donc absolue.

La réaction se produisit dans presque tous les cas où la réaction conjonctivale était positive. Elle est donc aussi sensible que cette dernière. L'auteur fait ses réserves sur l'innocuité de la méthode uréthrale chez la femme.

La réaction uréthrale à la tuberculine. — Oppenheim (*Wiener Klin. Wochenschrift*, 10 septembre 1908).

Conclusions. — Comme la conjonctive, la muqueuse uréthrale pourra quelquefois donner la réaction allergique après instillation de tuberculine. La réaction est beaucoup plus faible et plus inconstante que sur la conjonctive.

La réaction uréthrale n'a pas de valeur diagnostique pratique.

La sérothérapie des néphrites. — Teissier (*Bulletin médical*, 10 octobre 1908).

D'après la méthode de Vitzou et Tuburc, l'A. soigne les néphrites par l'injection sous-cutanée de sérum du sang de la veine rénale de la chèvre. Grâce à ses propriétés proprement antitoxiques, ce sérum améliore rapidement les néphrites même anciennes en faisant diminuer l'albumine et disparaître les phénomènes préurémiques.

G. Rosenthal.

Tentative de traitement sérothérapique de la néphrite chronique. — Cesper et Engel (*Berliner Klin. Wochenschrift*, 12 octobre 1908).

On prélève sur le malade 50 à 60 centicubes de sang ; on

en obtient 25 à 30 centicubes de sérum sanguin qu'on chauffe plusieurs fois à 59° ; on l'injecte à doses progressives à des lapins. On fait une saignée à ceux-ci ; le sérum de sang ainsi obtenu est alors injecté au malade, après addition de 0,50 p. 100 d'acide phénique.

Cette méthode est inoffensive. Elle eut un succès complet dans un cas, partiel et passager dans d'autres, et de l'insuccès dans certains. L'état général se relève sans qu'il soit permis de croire à de la suggestion. Enfin, les œdèmes diminuèrent de façon notable et même disparurent tout à fait.

ORGANES DES SENS.

La tuberculose de l'oreille. — Sohier-Bryant (*Medical Record*, 26 septembre 1908).

L'invasion tuberculeuse de l'oreille peut être ou primitive ou secondaire. Primitive, elle se fait directement par la trompe d'Eustache ou par les lymphatiques mastoïdiens. La tuberculose du tympan est un signe très précoce d'une infection plus générale. Elle indique aussi par ses modalités celles d'une tuberculose pulmonaire concomitante. La mastoïdite tuberculeuse a les mêmes caractères que la tuberculose des autres os. Le pronostic de la tuberculose de l'oreille est bon avec une bonne hygiène et un traitement local convenable, avec opération précoce, si l'os est atteint. Le traitement par le violet de méthyle (pyoctanine), traitement sec est le plus efficace de tous contre la tuberculose pulmonaire. Les mauvais effets de la tuberculose du tympan peuvent être cause que la tuberculose du poumon prenne une marche fatale.

Anesthésie locale dans l'opération des végétations adénoïdes. — Hutter (*Wiener Klin. Wochenschrift*, 8 octobre 1908).

Après badigeonnage du nez avec la solution de cocaïne à 10-20 0/0, on injecte à l'aide d'une canule coudée, spéciale, longue de 12 centimètres de chaque côté de la région de l'amygdale pharyngienne, 1 centicube d'une solution à 5 0/0 d'eucaïne avec du sel marin et addition d'adrénaline. Cette méthode d'anesthésie permet d'opérer sans douleur et parfaitement même les enfants de 4 à 5 ans, qui sont les plus rebelles à l'intervention.

Sur la présence de corpuscules noirâtres dans le pus des otorrhées traitées par la photothérapie. — Dionisio (*Gazetta medica itauana*, 8 octobre 1908).

Depuis plusieurs années, l'auteur emploie dans les otorrhées (comme dans l'ozène), et, avec succès, la photothérapie. Dans les processus de suppuration de l'oreille avec carie des osselets ou du temporal ainsi traités, il constata la présence, vers la fin du traitement, c'est-à-dire vers le moment de la guérison.

la présence de fines particules noirâtres,plus nombreuses quand
il y avait des érosions osseuses. Ce n'était pas de l'otomycose
mais bien des petits fragments osseux dont l'examen microscopique confirma la nature.c'est la carbonisation de l'os, cura-
trice, dépendant surtout de la longueur de l'onde plus que de
l'intensité de la radiation. L'interprétation semble facile si l'on
se souvient que divers auteurs ont constaté que les radiations
augmentent les processus d'oxydation des tissus.

Un cas particulier de conjonctivite de Parinaud. — Op-
penheimer (*Deutsche med. Wochenschrift*, 29 octobre 1908).

La particularité intéressante de ce cas, c'est que le malade
était un nourrisson de 5 mois, âge auquel on n'a pas, jusqu'ici,
observé la maladie ; de plus, l'enfant avait une hypertrophie
de la rate et du foie qui disparut peu à peu.
Le traitement consista simplement en pommade boriquée et
en massage de la conjonctive.
L'auteur se demande si l'infection n'avait pas été généralisée
puisque non seulement il y avait gonflement des glandes régio-
nales, mais encore gonflement de la rate et du foie qui, on le
sait, réagissent si facilement aux infections.

OBSTETRIQUE ET GYNECOLOGIE

Un cas d'actinomycose pelvienne. — Mac-Morow (*New-York med. Journal*, 1908, 29 août).

Une malade fut prise de crampes dans l'abdomen ; puis,
elle eut des crises de vomissements avec cachexie progressive;
on sentait une masse à gauche de l'ombilic et une autre dans
la fosse iliaque du même côté ; l'examen vaginal révéla une tuméfaction (abcès pelvien) ; celui-ci fut ouvert par le cul-de-sac
vaginal et renfermait du pus contenant de l'actinomyces.
Il est probable qu'il y eût ici un foyer primitif dans le côlon
avec foyer secondaire pelvien. L'auteur insiste sur la difficulté
du diagnostic dans ces cas ; seule l'incision pourra renseigner.
On devra dans tous les cas de ce genre donner largement de
l'iodure de potassium.

Extraction des restes dé membranes de l'œuf avec la pince.
Schefezeck (*Deutsche med. Wochenschrift*, 1ᵉʳ octobre 1908).

On sait que la rétention des membranes peut après l'accouchement donner naissance à des complications. A la Maternité
de Breslau, on emploie une pince spéciale, analogue à une
pince à faux-germe, mais plus longue ; les extrémités sont
renflées en massue, fenêtrées, et de forme telle qu'il est im
possible de pincer la paroi utérine.
Sitôt l'accouchement fait, on couche l'accouchée en travers
sur son lit ; on met le museau de tanche dans le spéculum et on

fait pénétrer la pince dans l'utérus. Il est facile de saisir alors des restes de membrane et de les amener dans le vagin. On pourra renouveler la manœuvre autant de fois qu'il sera nécessaire, sans qu'il y ait pour l'accouchée le moindre danger.

Contribution expérimentale à la pathogénie de l'éclampsie. Mohr et Freund (*Berliner Klin. Wochenschrift*, 5 octobre -1908).

Les auteurs ont trouvé dans le placenta une substance hémolytique dont le principe actif (facteur de l'hémolyse), serait l'acide oléique ou l'oléate de soude, élément endogène, d'apparence inoffensive mais qui, dans certaines conditions, peut provoquer des altérations morbides. Comment cette substance hémolytique agit-elle ? A cause de l'absence de corps qui la fixent ? Par surproduction d'éléments hémolytiques ? La question est encore ouverte. Mais, dans les conditions normales, l'hémolysine placentaire est utile, car amenant la dissolution des globules rouges de la mère, elle facilite le transport du fer de ceux-ci dans le sang fœtal.

Traitement de l'éclampsie par l'hydrate d'amylène. — Noab (*Allg. Wiener med. Wochenschrift*, 27 octobre 1908).

L'auteur administre l'hydrate d'amylène en injections intramusculaires ou par la bouche, ou encore en lavements.
La meilleure et la plus prompte manière sont les injections intra-musculaires à la région fessière (3 à 4 grammes d'hydrate d'amylène). Le résultat est excellent. Quelque temps après cette injection, pratiquer une injection de 1 centigramme de pilocarpine. Dans les cas traités, l'accouchement put se faire sans accident et les malades guérirent très bien.

Le traitement du cordon par le bolus alba. — Galatti (*Deutsche mediz. Wochenschrift*, 22 octobre 1908).

Le *bolus alba*, bol blanc, de l'ancienne pharmacopée, commence à redevenir en faveur. C'est une sorte de marne alunée. L'auteur l'emploie pour obtenir une rapide momification sèche du résidu du cordon ombilical. Le résultat est excellent : le cordon est complètement momifié au bout de six jours et le creux ombilical est totalement desséché. En tout cas, ce résultat est toujours obtenu avant le huitième jour,

Contribution à la symptomatologie et au diagnostic de la môle vésiculaire. — Manara (*Gazzetta degli Ospedali*, 11 octobre 1908.

Le diagnostic de la môle vésiculaire reposera sur les faits suivants :
1° Phénomènes sympathiques (s'il s'agit d'une pluripare) tout à fait différents de ceux des grossesses antérieures ;

2° Exagération de développement et de volume de l'utérus n'ayant pas de rapport avec l'époque de la grossesse ;

3° Absence de mouvements fœtaux perçus par la femme ; absence de bruits fœtaux perçus par l'accoucheur ;

4° Emission de liquide séro-sanguinolent dans l'intervalle des hémorrhagies ;

5° Emission des vésicules caractéristiques.

Comment se reproduit la muqueuse utérine après curettage.
Bossi (*Archivio italiano di Ginecologia*, octobre 1908).

L'auteur fit des expériences sur les chiennes. Il a vu que la cautérisation par certains caustiques (pâte de Cauquoin) est désastreuse ; elle empêche la reproduction physiologique de la muqueuse, causant parfois l'atrophie utérine.

Le curettage à la Récamier est bien meilleur, car il élimine assez de muqueuse malade sans la détruire trop profondément. Chez la femme, la muqueuse, après curettage, est histologiquement reproduite au bout de 25 à 29 jours au point de permettre, après ce délai, l'établissement d'une grossesse normale (observations cliniques). La reproduction de la muqueuse peut être retardée par les agents infectieux ou par le sang stagnant, même aseptiquement, dans la cavité utérine. On devra donc tenir compte de tous ces faits et après curettage, laver l'utérus, puis cautériser légèrement la muqueuse pour empêcher un suintement sanguin. Malgré cela, on devra encore veiller à ce qu'il y ait un bon drainage de la cavité.

CHIRURGIE

Plaies du cœur. Trois cas . Conclusions. — HILL. (*Medical Record*, 19 septembre 1908.)

Conclusions : L'opération réduisant la mortalité de 90 à 60 0/0 il faut opérer de suite; 2° Si l'on soupçonne une plaie du cœur (position de la plaie externe ; symptômes), on devra faire une opération exploratrice; 3° Anesthésier au chloroforme à moins que le sujet n'ait perdu connaissance, car en se débattant, le caillot pourrait se détacher et l'hémorrhagie se renouveler; 4° Ne jamais sonder la plaie; on risquerait de léser le myocarde; 5° L'opération de Rotter (incision de 10 cent. le long du bord inférieur de la troisième côte, en commençant à 1 cent. 1/2 à partir de la gauche du sternum ; 2° incision le lon du rebord inférieur de la cinquième côte ; troisième incision joignant les bords externes des deux premières; section des quatrième et cinquième côtes ; renversement en dedans du volet musculo-osseux) rend facile l'accès du cœur, l'ablation d'extravasation, et l'inspection de la plèvre; 6° Fixer le cœur avant de le suturer, en passant la main sous l'organe et en le relevant; 7° S'il y a une hémorrhagie profuse empêchant de suturer, soulever le cœur avec la main droite, passer la gauche en dessous et comprimer entre l'index et l'annulaire la veine cave inférieure à son entrée dans l'oreillette droite et par une pression dirigée en haut, déplacer l'abouchement de la veine cave supérieure. Le cœur supportera très bien pendant une minute 1/2 une compression complète et pendant quatre minutes la compression incomplète ; 8° °Suturer au catgut : nouer le fil pendant la diastole et ne pas y comprendre l'endocarde; 9° Eponger le péricarde, sans y verser de liquide; 10° Fermer la plèvre et drainer le sac péricardique; ne jamais faire l'inverse. Se servir de tubes et non de gaze; 11° On peut enlever une aiguille immédiatement, mais ne jamais toucher la lame d'un couteau avant que le cœur soit mis à nu et qu'on ait bien envisagé la situation; l'extraction prématurée de la lame pourrait être suivie d'une hémorrhagie incoercible et fatale.

Contribution à l'opération idéale de l'anévrysme artériel. — ENDERLEN. (*Deutsche med. Wochenschrift*, 10 septembre 1908.)

Dans un cas d'anévrysme de la poplitée, l'auteur après pincement au-dessus et au-dessous du sac réséqua celui-ci et ajusta par une suture circulaire les deux bouts du vaisseau: L'occlusion par la suture était parfaite, et le vaisseau reprit sa perméabilité. Guérison parfaite.

La réunion des deux bouts pourrait ne pas se faire dans quelques cas où le sac aurait été trop volumineux; on aura alors recours à la prothèse artérielle, c'est-à-dire qu'on intercalera entre les deux bouts de l'artère un fragment de veine (saphène ou autre) qu'on suturera de façon à rétablir la longueur primitive de l'artère.

Une tumeur de la région sous-maxillaire d'interprétation difficile. — FIORAVANTI. (*Il Morgagni*, septembre 1908.)

Il s'agissait d'une tumeur à croissance rapide molle, fluctuante et indolore, prise pour un abcès et ayant diminué jusqu'à disparaître après incision qui avait fait sortir une bonne quantité de sang. La tumeur se reproduisit. Il ne s'agissait ni de calculs du canal de Wharton, ni de tuberculose ou de syphilis de la glande, ni de tumeur maligne. L'opération et l'examen microscopique révélèrent que c'était un hémangiome caverneux, né et développé dans le tissu cellulo-adipeux de la loge sous-maxillaire et ne s'étant manifesté qu'assez tard, puisque le sujet avait 32 ans et que ces tumeurs ont généralement une prédilection marquée pour les tout premiers âges de la vie.

Un cas de cancer de l'estomac. — SOLER-JULIA. (*Revista de Ciencias médicas de Barcelone*, n° 8, 1908.)

Ce cas est intéressant par ce que, malgré les lésions trouvées à l'opération (la grande courbure : portion pylorique et partie du duodénum envahies par la tumeur) la malade n'eut ni crises gastriques, ni hématémèses, ni douleurs ; elle mangeait la ration entière sans aucun trouble. Cette absence de symptômes est attribuée pour l'auteur à la formation d'une sorte de callosité aux

points où la muqueuse était détruite, et au fait que ces callosités
ne produisaient aucune sténose ; l'évacuation de l'estomac, sa
motilité étaient parfaites ; et cependant la tunique musculaire
était envahie. L'auteur connaît et publie aussi un cas semblable
chez une femme de 37 ans, opérée en août à Barcelone. Ici aussi,
pas de symptômes douloureux.

Périodes cliniques sécrétoires et motrices des sujets atteints de dilatation d'estomac dûe à des sténoses bénignes.
— Lui y Yague. (*Revista ibero-americana de Ciencas medicas*, septembre 1908.)

Conclusions: 1° Chez les sujets porteurs de sténoses bénignes
la fonction motrice et sécrétoire de l'estomac présente ordinairement des périodes différentes et bien séparables; 2° Pour la motricité, les périodes sont : a) période hypermotrice ou d'ondulations épigastriques; b) période hypomotrice ou sans ondulations; c) période paralytique ou finale avec intélorance gastrique
ou vomissement par régurgitation; 3° La sécrétion offre deux périodes : a) hyperchlorhydrie avec hypéracidité; b) hypochlorhydrie avec hypéracidité; 4° Les périodes motrices sont pour
ainsi dire constantes chez tous les sténoses non traités ; les périodes sécrétoires sont moins régulières et constantes, car, la première manque chez de nombreux sténosés. 5° La période hypercinétique s'accompagne ordinairement d'hyperchlorhydrie; la période hypomotrice, d'hypochlorhydrie. 6° Chez les uns et chez les
autres la gastro-entérostomie donne des résultats différents; chez
les hypercinétiques, l'évacuation sera régulière, uniforme et permanente avec quelques symptômes hyperchlorhydriques du type
horaire digestif, que le traitement médical pourra modifier. Chez
les hypocinétiques, les résultats de l'évacuation sont moins complets; l'indigestion et la diarrhée ne sont pas rares.

L'appendicite chez la femme. — Bankow. (*Deutsche med. Zeitung*, 8 octobre 1908.)

Environ 60 p. 100 des femmes ont, eu au cours de leur vie génitale une appendicite qui souvent disparaît sans laisser de traces.
Cependant souvent aussi l'inflammation passe de l'appendice à
l'ovaire. Quand une suppuration de la trompe gagne l'appendice
les adhérences sont plus solides et plus étendues que dans l'appendicite. Le diagnostic clinique de la forme morbide présente
souvent des difficultés. L'appendicite est responsable de bon
nombre d'affections pelviennes, de la stérilité et d'hystérie ou
de neurasthénie. On devra donc toutes les fois qu'on est obligé
de faire une laparotomie pour autre cause, inspecter, et, au besoin, enlever l'appendice. Dans l'appendicite aiguë au cours de
la grossesse on devra opérer sur-le-champ.

Le cœcum mobile comme cause de maints cas de prétendue appendicite chronique. — Wihns. (*Deutsche med. Wochenschrift*, 8 octobre 1908.)

Le cœcum long et mobile est souvent dans de nombreux cas

de prétendue appendicite la vraie cause de la sensation douloureuse dans le territoire du point de Mac Burney. Ces douleurs
sont provoquées par la traction, le tiraillement et l'allongement
des nerfs situés dans le mésentère. Ces cas ne guérissent pas
par l'appendicectomie seule ; il faut y ajouter la fixation du
cœcum de façon à supprimer par de larges adhérences le tiraillement du cœcum trop long. Dans 40 cas ainsi traités par fixation,
on a obtenu les meilleurs résultats.

Cancer du rectum. — Tuttle. (*New-York medical Journal*,
26 septembre 1908.)

Conclusions: L'extirpation est la seule méthode donnant quelque espoir de survie ou de soulagement dans le cancer de l'S
iliaque et du rectum. L'examen périodique, systématique, complet et local du rectum dans tous les cas atteints d'irrégularité
intestinale ou de symptômes indiquant des désordres du canal
digestif, est la seule sauvegarde qui empêche de voir ces tumeurs
arriver à être inopérables avant d'être découvertes. Les seules
contre-indications absolues sont la fixité et la participation du foie.
L'amputation par voie périnéale est exécutable dans presque tous
les cas de cancer rectal ; c'est l'opération de choix quand la méthode combinée (opérations par voie abdominale) n'est pas nécessaire. Les opérations pour les récidives précoces échouent généralement. La vieillesse avec bon état général offre un bon
pronostic; la guérison peut être définitive même chez les sujets
jeunes.

Rupture du rectum causée par un accident. — Franklin. (*Lancet*, 17 octobre 1908.)

Le sujet, âgé de 17 ans, fut comprimé entre deux rouleaux
d'une machine à coton. Il eut une grave hémorrhagie rectale
dont il mourut deux heures après son entrée. Il n'avait comme
signes extérieurs que de légères contusions dans la fasse hypo-
condriaque gauche.
Le rectum présentait une déchirure d'environ 2 centimètres, à
environ 9 centimètres de l'anus. Pas de fractures des os. Il est
possible que ce rectum normal a dû être rompu par une augmentation de pression abdominale. On connaît des cas où le rectum
se rompt verticalement dans la défécation, mais alors il s'agit
de parois anormalement minces, dont la rupture se fait sans
difficulté.

SYPHILIS, DERMATOLOGIE

Ictère grave syphilitique à la période secondaire. — Fézary.
(*Presse médicale*, 26 septembre 1908.)

Une femme de 25 ans à la suite d'une chute fait un ictère. Mais
elle a un collier de Vénus ; l'ictère s'aggrave ; elle meurt en
hypothermie. A l'autopsie destruction histologique de la cellule

hépatique. Pas de tréponèmes dans les coupes. L'A. dont les publications antérieures ont montré la compétence dans cette recherche discute la nature toxique syphilitique de ce cas.

G. Rosenthal.

Sur les effets de l'adrénaline injectée sous la peau. — Emmert. (*Virchows Archiv*, 6 octobre 1908.)

Les doses moyennes, données pendant assez longtemps, amènent l'amaigrissement et la mort des souris. Certaines d'entre elles supportent du premier coup la dose mortelle. Les doses moyennes continuées augmentent la résistance, aux hautes doses L'intoxication adrénalique chronique semble arrêter le développement ou même tuer directement les embryones. Les symptômes de l'intoxication aiguë sont: paralysie des pattes de derrière et de la queue, exophtalmie, ectopie du cristallin.

Le parenchyme rénal des animaux atteints d'intoxication chronique présente des altérations de dégénérescence et parfois formation de kystes. Le tissu conjonctif prolifère sous forme de foyers qui sont compacts, cunéiformes et s'étendent vers la papille.

Sur la leucoplasie buccale. — Mut. (*Revista ibero-americana de Ciencias médicas*, octobre 1908.)

L'auteur combat l'opinion de Landouzy suivant laquelle la leucoplasie buccale aurait toujours une origine syphilitique. L'auteur, porteur lui-même depuis quatorze ans, d'une plaque leucoplasique n'a jamais eu la syphilis ; il connaît bon nombre d'autres cas, ainsi que des malades qui, syphilitiques et porteurs de leucoplasie, virent celle-ci non pas seulement ne pas guérir, mais même s'aggraver sous l'influence du traitement spécifique. Le tabac, les saillies dentaires, les aliments et boissons irritants, voilà probablement les facteurs étiologiques des lésions leucoplasiques.

Sur l'utilisation clinique de la réaction de la fixation du complément pour le séro-diagnostic de la syphilis. — Ballner et Decastello. (*Deutsche med. Wochenschrift*, 5 novembre 1908.)

Chez les syphilitiques, le système hémolytique du sang, des bovidés a donné aux auteurs une réaction de Wassermann positive et cela dans le même pourcentage de cas que le système du sang du mouton l'avait donné à d'autres auteurs. Donc, pas d'objection à faire aux ambocepteurs du sang des bovidés. Dans une série de cas non syphilitiques (tuberculose rénale, pulmonaire, pneumonie, carcinome, leucémie myéloïde, affections cardiaques non compensées), les auteurs ont eu la déviation du complément avec le sang des bovidés. Dans plusieurs de ces cas, l'incapacité du sérum à dévier le complément n'était que passagère. Entre la réaction positive des syphilitiques et celles des sujets vraisemblablement non syphilitiques, il y eut, par l'emploi du sang des bovidés, une différence de principe, en ce sens que chez les premiers, la fixation du complément ne se fait qu'avec addition d'extrait organique ou du moins est très renforcée par celle-ci, tandis que chez les derniers, même sans addition d'extrait, elle est aussi intense qu'avec l'extrait (sérums autotropes). En employant les ambocepteurs du sang de mouton, les sérums auto-tropes, examinés par les deux auteurs, se comportent comme les sérums syphilitiques, car, avec l'addition d'extrait il y eut inhibition, et, sans extrait, il y eut dissolution plus ou moins nette.

Il semble donc que le système du sang des bovidés permette de séparer une réaction spécifique pour la syphilis, au sens clinique, d'une réaction non spécifique apparaissant occasionnellement dans divers processus morbides.

SYSTEME NERVEUX

Epilepsie partielle continue. — Schmideberg. (*Presse médicale*, 26 septembre 1908.)

On décrit depuis Kojewnikoll sous ce nom l'association chez le même malade de grandes crises généralisées et de convulsions permanentes localisées. Ce syndrome serait dû à une lésion corticale ou sous-corticale. Il est d'une tenacité considérable.

G. Rosenthal.

Accident paralytique dans le traitement antirabique. — Remlinger. (*Presse médicale*, 12 septembre 1908.)

Au cours du traitement antirabique, fait même dans des cas où l'animal incriminé n'était pas rabique, on observe quelquefois des paralysies à type ascendant, prenant les membres inférieurs, membres supérieurs et même la face et se terminant en général par la guérison. Ces intéressants phénomènes signalés par l'A. pour la première fois, seraient dûs à la toxine rabique ou peut être à l'infection de la substance nerveuse.

G. Rosenthal.

Traitement opératoire des paralysies sous-cutanées traumatiques par compression. — Bardenheuer. (*Deutsche med. Wochenschrift*, 24 septembre, 1908.)

Si au bout de quatorze à vingt et un jours il n'y a pas d'amélioration et si l'excitabilité électrique galvanique et faradique est éteinte, si le muscle présente de l'atrophie et la réaction de dégénérescence, il faut mettre le nerf à nu et ouvrir sa gaine ou le suturer.

L'ouverture de la gaine permet de diminuer la tension intra nerveuse, d'enlever les caillots qui sont un bon milieu préparatoire à du tissu cicatriciel si dangereux pour le nerf et empêchent la conduction nerveuse. La suture permet un évidement des terminaisons du nerf, une adaptation correcte, sans qu'on sacrifie la continuité de la gaine du nerf.

Sur l'emploi des courants à haute tension et à haute fréquence en neurologie. — CHRISTIANSEN. (*Hospitalstidende*, n° 33, 1908.)

Conclusions: Le spécialiste des affections nerveuses a dans le courant à haute fréquence, un puissant auxiliaire de sa thérapeutique par suggestion. On peut l'employer dans l'insomnie et il a de la valeur pour déshabituer les malades de l'emploi des hypnotiques. Il a été aussi très efficace contre les douleurs, sauf dans les douleurs lancinantes ou hystériques.

Polio-myélite antérieure aiguë. Etude de trois cas. — CADWALADER. (*Medical Record*, 19 septembre 1908.)

L'étude de trois cas dont deux chez des adultes, inspire à l'auteur des réflexions suivantes : La poliomyélite antérieure aiguë est essentiellement une polioencéphaloméningomyélite; son processus est le même chez l'enfant que chez l'adulte ; il est surtout marqué aux renflements cervical et lombaire de la moelle et peut souvent s'étendre jusqu'à l'écorce cérébrale. Les modifications interstitielles prédominent et coexistent avec les altérations parenchymateuses ; ces dernières n'existent jamais sans les premières. La localisation et l'intensité de l'infiltration cellulaire dépendent de la distribution et de la vascularisation de la zône atteinte. La neuronophagie est un important facteur de la destruction des cellules ganglionnaires.

Contribution à l'étude chimique et histologique du sang dans l'acromégalie. — FRANCHINI. (*Berliner Klinische Wochenschrift*, 7 septembre 1908.)

Conclusions: 1° Souvent on trouve dans l'acromégalie des modifications du sang, surtout des leucocytes; (éosinophilie et altérations des polynucléés); 2° Il y a aussi des altérations chimiques de la composition du sang, en particulier un certain degré de liphémie et une augmentation des éléments minéraux; 3° L'auteur ne croit pas à la constance de ce fait, parce que les altérations ne peuvent pas dans les examens du sang, être ramenées à un type unique. Cependant, la nouveauté de ces phénomènes, et surtout de l'étude chimique du sang, mérite d'attirer l'attention sur ce genre de recherches.

Le pronostic des opérations du goître dans la maladie de Basedow. — RIEDEL. (*Deutsche med. Wochenschrift*, 1er octobre 1908.)

Conclusions: La maladie de Basedow sans hypertrophie du corps thyroïde est très rare ; on la traitera par les moyens médicaux. Quand il y a goître, on devra et, cela dès le début, extirper les 9/10 du corps thyroïde hypertrophié ; en laissant de chaque côté des reliquats de la glande. Le pronostic de la thyroïdectomie pour la maladie de Basedow n'est pas plus grave que la thyroïdectomie du goître vulgaire. Tout dépend de l'état du pou.

45

mon. L'opération sera très facilitée par une incision en forme d'arc, grande et s'arrêtant à 2 centimètres au-dessus de la poignée du sternum. Les prolongements latéraux de l'incision si le goître est volumineux, devront être conduits en haut presque jusqu'aux lobules des oreilles.

Sur la coagulation du sang chez les épileptiques et sur l'action des sels de calcium. — PERUGIA. (*Il Morgagni*, octobre 1908.)

Conclusions : 1° Le pouvoir de coagulation du sang est toujours plus ou moins diminué chez les épileptiques; 2° Les sels de chaux administrés ramènent ce pouvoir à la normale ; 3° Plus le sel de chaux est assimilable, plus son action est marquée; 4° Les sels de calcium n'ont aucun effet thérapeutique sur la maladie ou du moins n'influencent pas le nombre des attaques pendant le temps où ils agissent sur le pouvoir de coagulation du sang; 5° Ce pouvoir est sans aucune relation avec les attaques; 6° De même, il est sans lien aucun avec le nombre des accès; 7° Chez les épileptiques, les échanges doivent nécessairement être altérés, la modification de la crase sanguine (retard de coagulation) en est une preuve, et cela, en dehors des manifestations convulsives qui caractérisent l'épilepsie et qui doivent être considérées comme des manifestations purement irritatives. En d'autres termes, la diminution de coagulabilité et les attaques sont des phénomènes dépendant d'une même cause, sans qu'il existe entre eux aucun rapport.

Contribution à la symptomatologie des tumeurs du cervelet et de l'angle ponto-cérébelleux. — GIERLICH. (*Deutsche med. Wochenschrift*, 15 octobre 1908.)

Cas I: Chez un malade avec symptômes de tumeur ou kyste du cervelet : céphalée, vertige, vomissements, ataxie cérébelleuse, stase papillaire, nystagmus, spasmes des membres inférieurs, tremblement intentionnel, on trouva après ouverture de la fosse cérébrale postérieure une tumeur du vermis inférieur (sarcome) qu'on décida d'enlever. La mort du malade survenue brusquement arrêta l'intervention.

Cas II: Dans un cas diagnostiqué comme tumeur de l'angle ponto-cérébelleux, la maladie débuta par atrophie du nerf optique et perte de l'olfaction. C'est pourquoi on supposa des tumeurs dans les fosses cérébrales antérieures et on ne fit pas d'intervention. L'autopsie démontra l'existence d'un neuro-fibrome à l'angle ponto-cérébelleux droit. Les symptômes qui firent croire à la participation des fosses cérébrales antérieures étaient dus à l'hydrocéphalie.

Sur le réflexe de flexion des doigts. — JACOBSON. (*Berliner klin. Wochenschrift*, 26 octobre 1908.)

Dans les cas d'hémiplégie avec contractures, on peut provoquer à la main du côté malade un réflexe analogue au réflexe des orteils de Babinski. Si l'on invite le patient à tenir légèrement étendus les doigts de la main malade et si l'on frappe avec le marteau à percussion sur l'extrémité inférieure du radius, tous les doigts se fléchissent. De même que le réflexe de Babinski ne se produit pas quand le pied et les orteils sont en trop forte position de contracture, le réflexe de flexion des doigts ne se produit pas si la main est trop contracturée.

Sur les douleurs lancinantes dans la tête, dans le tabès dorsal. — LANG. (*Wiener klin. Wochenschrift*, 15 octobre 1908.)

Le point commun des neuf cas décrits par l'auteur c'est qu'au début de l'affection tabétique, il y eut des douleurs lancinantes typiques dans le territoire du trijumeau ou du nerf occipital. Ces douleurs avaient beaucoup de ressemblance avec des névralgies, mais étaient rebelles à tout traitement. Au point de vue du diagnostic différentiel, il y a un fait important ; les troncs nerveux si douloureux spontanément sont peu ou point sensibles à la pression et dans leur territoire, il y a le plus souvent des troubles graves de la sensibilité.

PEDIATRIE

Torticolis par rétraction inflammatoire du sternocléidomastoïdien. — BROCA. (*Presse médicale*, 12 septembre 1908.)

Il ne faut pas prendre pour un mal de Pott sous-occipital un torticolis accompagné de phénomènes inflammatoires unilatéraux. Il est dû souvent à une rétraction musculaire du sterno-cleido-mastoïdien, rétraction consécutive à une myosite par mastoïdite par exemple. ⋅ G. ROSENTHAL.

Recherches cliniques sur le rachitisme précoce. — WIELAND. (*Deutsche med. Wochenschrift*, 3 septembre 1908.)

Suivant l'auteur, le rachitisme n'existe pas chez le nouveau-né, ou du moins, la preuve clinique ne peut se faire ; on n'en pourrait faire que la preuve histologique pour pouvoir affirmer son existence. Les partisans du rachitisme précoce ont confondu la mollesse crânienne congénitale avec le crâniotabès secondaire (parfois très précoce) des nourrissons. Il est probable que les enfants rachitiques n'héritent pas de la maladie elle-même, mais seulement de la prédisposition à la contracter, prédisposition qui sera favorisée et augmentée par des phénomènes ultérieurs, extérieurs au nourrisson (nourriture. milieu, etc.).

Cystoscopie et cathétérisme des uretères en pratique infantile. — PORTNER. (*Deutsche med. Wochenschrift*, 22 octobre 1908.)

Les affections rénales et vésicales sont plus rares chez l'enfant que chez l'adulte ; le diagnostic est aussi plus difficile, à cause de la difficulté objective et subjective de localisation. C'est pourquoi la cystoscopie et le cathétérisme des uretères sont utiles ;

mais il faut les restreindre aux seuls cas où ils sont indiqués.
L'examen du sédiment pourra servir de guide. Les cas avec troubles rénaux au vésicaux, mais sans sédiment pathologique peuvent se passer de l'éclairage de la vessie et de la séparation des
urines ; de même pour les cas d'hématurie dus à la diathèse hémorrhagique ou à une néphrite ; également enfin pour les cas de
pyurie dans lesquels le traitement (lavages de la vessie) aménera
une amélioration progressive.

Si dans le cas d'hématurie et de pyurie il y a un doute pour le
diagnostic au bout de quatre semaines on devra l'éclaircir par la
cystoscopie et le cathétérisme des uretères. Ceux-ci sont possibles chez les filles après la première année ; la cystoscopie
chez les garçons après deux ans, et le cathétérisme des uretères
après huit ans. On devra employer le cystoscope Charrière
n° 12 et la sonde urétrale n° 17. L'anesthésie est de rigueur.

L'incontinence essentielle d'urine. — GIACALONE. (*La Clinico medica italiana*, n° 5, 1908.)

Suivant l'auteur, l'incontinence essentielle est due à une hypo-
sthénie congénitale neuro-musculaire de la vessie. L'emploi de
l'extrait de capsules surrénales est très rationnel et donne des
succès. A l'inverse des autres auteurs et de Zanoni en particulier,
Giacolone administre l'adrénaline à dose très faible (XV à XXX
gouttes par jour); il connaît des cas où le résultat fut excellent
même avec des doses moindres.

Les capsules surrénales ayant une énergique action tonique
nerveuse et musculaire, même sur les viscères, l'introduction
de leur principe dans l'organisme vient suppléer au défaut de tonus vésical et éduquer l'organe à accomplir normalement sa
fonction.

Sur une forme particulière d'achylie gastrique dans l'enfance. HECHT. (*Wiener klin. Wochenschrift*, 5 novembre 1908.)

Il s'agit d'une fillette de 9 ans, suspecte de tuberculose, atteinte de diarrhée chronique et dont la sécrétion de suc gastrique
est restreinte au plus bas degré. On ne trouve en l'observant pendant plusieurs semaines. dans les conditions les plus diverses. ni
acide chlorhydrique, ni ferment lab, pas de dissociation des
graisses dans l'estomac, et l'action de la pepsine est très diminuée. Dans une observation. la trypsine fit aussi défaut. Il faut
considérer ce cas comme de la diarrhée chronique provoquée
par l'achylie gastrique.

Un cas d'affection cardiaque congénitale. — RICHTER. (*Deuts-che med. Wochenschrift*, 5 novembre 1908.)

Il s'agit dans ce cas d'une affection cardiaque congénitale intéressante d'abord par ce que la malade qui en est atteinte est arrivée à l'âge de 30 ans, et ensuite par la nature de la maladie : en
dehors du rétrécissement de l'artère pulmonaire. indubitable, on
doit admettre, se basant sur l'exploration physique et la radios-

copie, avec toute vraisemblance, une persistance du canal artériel de Botal.

Les bains d'acide carbonique et les bains de courants alterna-tifs dosés avec précaution ont été d'un grand secours pour amé-liorer les symptômes.

Le bolus alba. — LANGELFELDT. (*Therapeutische Rundschau*, 25 octobre 1908.)

Les terres bolaires, bol d'Arménie, bol blanc, bol de Hongrie, bol rouge, terre de Lemnos, redeviennent en faveur et surtout le bol blanc dont un des éléments est l'alumine.

L'auteur s'en est servi avec succès dans un cas d'atrophie infantile, atteint de diarrhée permanente, ventre dur ; tous les médicaments tanniques avaient échoué. Le lobus alba amena la cessation de la diarrhée ; en quelques jours le ventre redevint souple; l'enfant guérit. Quatre cas semblables ou à peu près bé-néficièrent de la terre bolaire. Chez l'adulte, l'auteur eut de bons résultats dans des cas de cholélithiase.

Il est probable que le bol blanc d'une façon quelconque sur les bacilles de l'intestin ; ce sera aux recherches de laboratoire à dé-déterminer comment se produit cette action bactéricide.

Le bolus alba est administré à la dose de 1 cuillerée à soupe 1/2 à 4 cuillerées à soupe dans environ 1/2 litre, d'eau. Ce mé-lange est laiteux; son goût n'est pas désagréable.

L'agent pathogène de la scarlatine. — GAMALEIA. (*Berliner klin. Wochenschrift*, 5 octobre 1908.)

L'auteur a trouvé dans le pharynx, la peau, le sang, la rate, le rein des scarlatineux un parasite (famille des chlamydozoaires) ayant la forme d'une fleur de myosotis (cinq sphères disposées autour d'une sixième centrale); ce parasite capable de former des colonies a reçu le nom de *synanthozoon scarlatinae*. Quel-ques-unes de ses formes ressemblent aux formes en rosette ou en chrysanthème décrites par Mallory et Provazek.

Empoisonnement par le pétrole chez un enfant. BELFADEL. (*Gazzetta degli Ospedali*, 27 septembre 1908).

Un enfant d'un peu plus de 18 mois, absorbe environ 100 gr. de pétrole.

Appelé douze heures après, l'auteur constate : diminution des urines, arythmie et fréquence respiratoires, froideur de la peau ; paralysie du voile du palais; rétrécissement des pupilles.L'auteur donna des vomitifs qui n'eurent aucun effet ; l'intoxication re-montant à plus de douze heures, il jugea inutile de faire un la-vage d'estomac ; il se contenta de donner une potion de caféine avec du benzoate de soude ; puis plusieurs heures après de l'huile de ricin (trois cuillerées à café). Les phénomènes s'amendèrent au bout d'un jour. Il resta pendant quelque temps un peu de pa-resse de la pupille et du tube digestif. De tous les pénomènes morbides, la paralysie du voile du palais fut la première à dis-paraître.

MEDECINE LEGALE

Contribution à la technique des autopsies. — FISCHER. (*Centralbl. für path. Anatomie*, 31 août 1908).

L'auteur insiste sur la nécessité dans les autopsies de sujets morts, d'opérations sur l'abdomen, par exemple, de procéder avec soin. En effet, généralement, on fait tomber l'incision de la nécropsie sur l'incision de la laparotomie, en enlevent les sutures *avant* de procéder à l'ouverture de la cavité péritonéale. En effet, il est impossible en opérant ainsi de se rendre compte de la situation des fils. L'auteur pratique l'incision de l'autopsie en évitant tout contact du bistouri avec les plaies et sutures opératoires. Voici des exemples de l'utilité de ce conseil ; dans une autopsie, il constata qu'à l'opération on avait suturé une anse intestinale dans la plaie opératoire ; dans un autre cas, une anse d'intestin grêle avait été serrée entre le fil d'argent et la paroi abdominale (iléus mécanique) ; autre exemple : autopsie d'une femme morte après résection costale (2ᵉ à 5ᵉ côtes à droite en avant) : on avait, en suturant percé le poumon gauche et la plèvre gauche ; on retrouva les fils. Cette faute opératoire avait provoqué un pneumothorax gauche mortel. De même, n'enlevez jamais une sonde, un tampon, un drain ; laissez-les *in situ* à l'autopsie (cas d'une sonde stomacale retrouvée dans une bronche ; d'une sonde poussée à travers le diaphragme dans un cancer de l'œsophage, etc., etc.).

Rigidité cadavérique chez un nouveau-né. — TARLETON. (*British med. Journal*, 1908, 13 juin.)

L'enfant, bien développé, vint au monde sans aucune difficulté (à noter que les douleurs duraient depuis trois jours). L'auteur, n'entendant pas crier la fillette, mit ses doigts dans la bouche de l'enfant et constata un trismus considérable. L'examen révéla la mort et une rigidité des bras et des jambes ; les muscles de l'abdomen, du dos et de la nuque étaient flasques et les yeux complètement vitreux.

Sur la stérilité de la femme. — TALMEY. (*Medical Record*, 22 août 1908.)

La stérilité primitive, idiopathique est irrémédiable (absence de vagin, d'utérus ou d'ovaire) quand elle est absolue. La stérilité secondaire (après une période de fécondité) est curable quand elle est due à une affection des organes génitaux internes. Pour l'auteur, le grand remède c'est l'électricité ; le courant faradique amène la disparition de l'endométrite, métrite, salpingite, ovarite, pelvi-péritonite, causes les plus fréquentes de la stérilité. Le courant électrique donnera aussi au muscle utérin une certaine quantité de tonus qui lui permettra de retenir l'œuf jusqu'à la fin de son développement.

Le pôle négatif sera placé à l'utérus (électrode endo-utérine) avec 10 à 25 milliampères pendant 5 à 10 minutes à chaque séance.

Blessure par coup de feu, et non mortelle, de l'aorte. — BERG
(Deutsche mediz. Zeitung, 20 août 1908.)

Un marin, bâti en hercule, reçoit un coup de revolver (7 millimètres) à un pas de distance dans l'abdomen. Laparotomie ; il sort un flot de sang quand on soulève le lobe gauche du foie ; tamponnement. Le malade se remet. Huit jours après, anévrysme inguinal gauche ; gangrène ; incision ; on trouve la balle à côté de l'iliaque externe gauche qui était thrombosée. Mort de septicémie 4 semaines après la blessure. A l'autopsie, on constate qu'après avoir perforé l'aorte, le projectile avait glissé dans celle-ci et était arrivé jusqu'à l'iliaque externe dont il avait amené la perforation et la thrombose. L'aorte présentait une ouverture fermée par une fine membrane ; sa paroi opposée était intacte sauf une légère contusion de la tunique interne.

Les veines dorsales de la main au point de vue de l'identification judiciaire. — TAMASSIA. *(Semaine médicale, 30 septembre, 1908.)*

Après les dimensions du squelette, les empreintes digitales, la coloration des iris, les formes de l'oreille, du nez, les cicatrices, tatouages, etc., comme éléments d'identification judiciaire, M. A. Tamassia, de Padoue, propose le dessin des veines dorsales des deux mains, dessin qui serait absolument typique pour chaque individu, et qui, de plus, reste parfaitement constant pendant toute l'existence.

Bien entendu, la reproduction de ces dessins se fera par la photographie. En laissant pendre le bras après y avoir placé un lien, on fait saillir tout le réseau veineux en question, dont les plus fins ramuscules peuvent être reproduits nettement par la plaque sensible.

Puberté précoce. — DOTTI. *(Il Morgagni, 8 août 1908.)*

La première enfant, menstruée à 8 ans, est née alors que la mère avait 44 ans, et avant terme (deux avortements antérieurs ; le père peut-être syphilitique). Les mensurations obstétricales démontrent que cette enfant est apte à la gestation normale.

Deux autres enfants, supérieures en poids et en taille aux enfants de leur âge sont menstruées à 3 et 2 ans.

Un fait à noter, c'est le retard psychique noté chez ces trois enfants et qui est peut-être en corrélation ou en dépendance avec le développement physique anormal.

Rupture du foie de cause insolite. — HULOT. (*Tijdschr. voor Gencesk.*, 1903, n° 23.)

Le Dr Hulst relate l'observation d'une femme de 35 ans, qui, au sixième mois d'une grossesse, subit une néphrotomie pour cause de lithiase rénale. Cette femme succomba peu de temps après avoir été opérée. A son autopsie on a relevé une déchirure du foie, survenue au cours de l'opération, sans doute sous l'influence d'une pression modérée, exercée sur l'hypochondre droit. Le foie était, du reste, très friable.

Déchirure du canal thoracique à la suite d'une contusion. — OEKEN. (*Münchener medizin. Wochenschrift*, 1908, n° 22.)

Le cas concerne un homme de 40 ans, qui, à la suite d'une violente contusion avait eu un épanchement de chyle dans la cavité abdominale. Il succomba après qu'on lui eut pratiqué cinq ponctions successives. L'autopsie a démontré l'existence d'une déchirure du canal thoracique, immédiatement au-dessous du diaphragme.

Les accidents auriculaires chez les travailleurs des caissons. — BERRUYER. (*Bull. de Laryng., d'Otol. et de Rhinologie,* 1er juillet 1908.

De cet article nous extrayons la *symptomatologie.* — La symptomatologie des accidents qui frappent l'oreille moyenne est la même, qu'il s'agisse d'éclusage ou de déséclusage.

Dans les cas bénins, le sujet éprouve une sensation de serrement de tête, d'enfoncement douloureux du tympan, de la céphalée, de l'otalgie avec irradiations dans le cou, des bourdonnements, de l'affaiblissement de l'ouïe. Puis survient, du côté atteint, une douleur vive, pongitive, aiguë. Le plus souvent, quelques mouvements de déglutition ou la manœuvre de Valsalva plusieurs fois répétées, font disparaître ces symptômes. Si l'on examine le tympan, on le trouve un peu enfoncé, rouge en totalité ou partiellement. Le sujet conserve pendant les heures ou les jours qui suivent un peu de douleur, une légère diminution de l'audition qui disparaissent peu à peu.

Dans quelques rares cas, la douleur devient violente, lancinante, intolérable comme dans l'otite aiguë ; un claquement se produit dans l'oreille atteinte, quelques gouttes de sang sortent du conduit. La perforation du tympan s'est produite, linéaire ou ponctiforme, qui évoluera ensuite à la manière de toute perforation traumatique, soit vers la cicatrisation rapide, en quelques jours, soit vers la suppuration.

Cette perforation brusque du tympan est rare. Ce que nous avons observé le plus souvent, c'est le tableau clinique suivant : L'ouvrier sort du caisson avec une douleur très vive dans une oreille, irradiant dans tout le côté correspondant de la tête et du cou. Cette douleur persiste pendant deux ou trois jours, parfois assez vive pour provoquer l'insomnie, accompagnée de surdité relative, de bourdonnements, de malaise général.

A l'examen, le tympan est rouge, très enfoncé avec taches ecchymotiques ou bien la caisse est le siège d'un léger exsudat séro-sanguinolent. Dans le premier cas, la douleur disparaît en trois ou quatre jours ; la surdité et les bourdonnements s'en vont en dix ou douze jours ; l'ouïe redevient normale et tout rentre dans l'ordre.

Dans le second cas, l'épanchement se résorbe vite et quelques douches d'air ramènent une bonne audition ou bien l'épanchement aboutit rapidement à la suppuration. Il s'agit alors d'une otite suppurée qui, bien traitée, guérit en trois ou quatre semaines.

Le coup de pression frappant l'oreille interne provoque, soit du labyrinthisme, dû à une congestion ou à une anémie passagère du labyrinthe, soit de la labyrinthite, lorsqu'il y a eu lésion constituée.

Les symptômes peuvent apparaître immédiatement au moment de l'éclusage, surtout du déséclusage ou peu de temps après.

Le sujet est pris de vertiges, de bourdonnements avec ou sans douleur d'oreille, de surdité complète, de nausées, vomissements, pâleur de la face et quelquefois perte de connaissance.

S'il s'agit de troubles circulatoires, tous ces symptômes disparaissent dans les jours qui suivent. Lorsque, au contraire, la lésion est constituée et définitive, les bourdonnements disparaissent peu à peu, mais la surdité demeure, parfois aussi complète qu'au jour de l'accident.

A la vérité, ces accidents sont rares puisque, sur les 53 cas d'accidents auriculaires nous n'avons relevé que deux observations paraissant se rattacher nettement à des troubles d'origine labyrinthique.

Bibliographie

Maladies des articulations, par les Dᵣˢ MAUCLAIRE et DUJARRIER, chirurgiens des hôpitaux de Paris. 1 vol gr. in-8° de 288 pages avec 88 figures. Broché : 6 fr. Cartonné : 7 fr 50. (Librairie J.-B. Baillière et fils, 19, rue Hautefeuille, à Paris).

Dans ce nouveau volume du *Nouveau Traité de Chirurgie,* M. MAUCLAIRE étudie d'abord les arthropathies inflammatoires non microbiennes: hydarthrose, arthropathies hémophiliques, ostéoarthrite chronique plastique ankylosante et arthrites toxicochimiques. Il passe ensuite aux arthropathies microbiennes: arthrites tuberculeuses, syphilitiques, blennorrhagiques et arthrites infectieuses rhumatoïdes.

Les corps étrangers articulaires, l'arthrite sèche et les arthropathies nerveuses (arthropathies tabétiques, syringoméliques, médullaires et hystériques) sont exposés par M. DUJARIER, chirurgien des hôpitaux de Paris.

M. MAUCLAIRE étudie ensuite les ankyloses et les tumeurs articulaires.

D'excellentes figures, notamment d'intéressantes radiographies, des types d'exercices mécanothérapiques illustrent ce fascicule très au courant des recherches les plus récentes.

Comme dans les autres fascicules du *Nouveau Traité de Chirurgie,* c'est à la clinique et à la thérapeutique que la part la plus large a été faite.

Le *Nouveau Traité de Chirurgie* de MM. LE DENTU et DELBET se présente sous la forme de fascicules séparés, où se groupent les affections ayant entre elles des connexions plus ou moins étroites. Ce mode de répartition des matières, qui s'écarte de la forme traditionnelle du voltme, offre un double avantage : il entoure les chapitres de barrières moins fixes et laisse aux auteurs plus de latitude; d'autre part, il assure plus de célérité dans la publication en permettant l'impression des manuscrits dès leur remise.

Autour de leur autorité scientifique incontestable, les directeurs ont su grouper un choix de collaborateurs actifs.

Onze fascicules sont déjà en vente: *Grands Processus morbides* (10 fr.); *Maladies de la peau* (3 fr.); *Maladies des muscles* (4 fr.); *Hernies* (8 fr.); *Lésions traumatiques des articulations* (6 fr.); *Arthrites tuberculeuses* (5 fr.); *Corps thyroïdes et Goitres* (8 fr.); *Maladies des os* (6 fr.); *Maladies de l'œil* (8 fr.); *Maladies du crâne* (10 fr.).

Thérapeutique clinique, par H. HUCHARD, médecin de l'hôpital Necker, membre de l'Académie de médecine. 1 vol. in-8 de 636 pages : 12 fr. (Librairie J.-B. Baillière et fils, 19, rue Hautefeuille, à Paris).

Les *Consultations médicales* de M. Huchard ont été le plus gros succès de la librairie de ces dernières années. Un tel résultat suffirait à démontrer, si cela était nécessaire, que la forme pittoresque, familière, pratique surtout, adoptée par l'auteur était bien celle qui convient au médecin déjà lancé dans la pratique, à qui le temps manque pour suivre au jour le jour la marche évidemment progressive, mais un peu sinueuse, de la science contemporaine, et qui, dans un cas embarrassant, désire trouver de suite la solution cherchée, donnée non à la façon des manuels secs et impersonnels, mais dictée par un des maîtres dont le sens clinique, la sagesse, la prudence, dissimulant une documentation parfaite, mais classée, pesée, jugée à part soi, font autorité dans la science.

Ce volume, c'est Huchard lui-même appelé en consultation et parlant au lit du malade, débrouillant clairement une pathogénie bien clinique et dégagée de brumes des laboratoires, faisant ressortir les symptômes qui seuls doivent compter, et dictant avec une expérience consommée la marche à suivre pour un traitement rationnel.

Ces consultations sont publiées telles qu'elles ont été parlées à l'hôpital sans autre préparation que le fond inépuisable d'expérience et d'observation qui appartient à l'auteur. Nulle part, on ne sent la tendance au livre, à l'œuvre d'airain, et c'est magistral néanmoins par l'autorité qui s'en dégage. Il s'y trouve de tout : de l'élémentaire qu'on ne répétera jamais trop parce qu'il est fondamental et dédaigné ; du raffiné aussi, des analyses minutieuses à interprétation délicate, controversée où l'auteur apporte toute l'autorité de sa longue expérience. Il faut lire toutes ces consultations, aussi captivantes que les *Cliniques de Trousseau*, dont elles rappellent la magistrale lucidité.

En moins de sept ans, cinq éditions se sont succédé, toujours remaniées. Cette fois, c'est un bouleversement tel que l'œuvre primitive a disparu et que c'est une œuvre toute nouvelle qui se présente au praticien. La vérité est fille du temps, et la science est une longue patience. M. Huchard a résumé dans les mêmes volumes qui seront au nombre de trois les chapitres inhérents au même sujet. C'est ainsi que le présent volume traite de la *Thérapeutique clinique* en général, des médications, de leurs indications et de leurs contre-indications. Il faut, dit l'auteur, avoir foi dans la thérapeutique, mais dans une thérapeutique raisonnée et débroussaillée, avec vingt médicaments au plus, dont il importe de bien connaître le mode d'action physiologique et thérapeutique. Et tel est le but de ce volume. Le suivant s'occupera des maladies du cœur, des poumons et des reins. Au dernier seront consacrées, toujours au double point de vue clinique et thérapeutique, les maladies des appareils digestifs et nerveux et les maladies générales.

Il y aura vraiment là en trois volumes toute la bibliothèque de chevet du praticien.

L'orthopédie indispensable aux praticiens, par F. CALOT, chirurgien en chef de l'hôpital Rothschild, de l'hôpital Cazin, de l'hôpital de l'Oise et des départements, du Dispensaire, de l'Institut orthopédique de Berck, etc. 1 vol. in-8°, de 741 pages, avec 8.. figures originales dans le texte, cartonné toile (Masson et Cie, éditeurs). Prix: 16 francs.

Presque chaque jour les praticiens sont consultés pour une coxalgie, un mal de Pott, une tumeur blanche, une luxation congénitale de la hanche, une scoliose, etc. Mais le traitement leur en étant trop peu connu, ils n'osent pas l'aborder, ou ne savent pas le conduire à bien, et cela parce qu'on ne le leur a pas appris. Le but de ce livre estjustement de le leur apprendre. Le Dr Calot y démontre que le traitement des affections orthopédiques est devenu accessible à tous les médecins. Révolution bienfaisante qui aura les plus heureuses conséquences pratiques, car il est évident que les 9/10 des malades ne pourront jamais aller aux spécialistes. C'est le médecin de famille qui voit les malades tout au début des affections orthopédiques, période la plus propice pour traiter et guérir ces maladies. Le livre est divisé en quatre parties:

1° Affections orthopédiques acquises d'origine tuberculeuse (mal de Pott, coxalgie, tumeurs blanches);

2° Affections orthopédiques acquises d'origine non tuberculeuse (scoliose, lordose, genu valgum, tarsalgie, paralysie infantile;

3° Affections ortopédiques congénitales (hanche, pied-bot, torticolis, maladie de Little);

4° Adénites cervicales, autres tuberculoses externes, syphilis osseuse, ostéomyélite.

L'auteur a apporté tous ses soins à être clair et concis sans cependant omettre aucun des détails nécessaires ou utiles. A chaque page, des figures rendent visibles les divers temps du traitement, si bien qu'il n'est pas un seul des procédés reconnus bons, que tout praticien ne puisse appliquer partout, même sans installation spéciale et sans aide exercé.

Tableaux synoptiques de physiologie, à l'usage des étudiants et des praticiens, par le Dr BLAINCOURT. 1 vol. in-8° de 171 pages: Prix. — 3 fr. 50. (Librairie J.-B. Baillière et fils, 19, rue Hautefeuille, à Paris.)

Ces tableaux synoptiques s'adressent spécialement à des étudiants en médecine ou à des médecins.

Aussi le plan suivi par le Dr Blaincourt diffère-t-il sensiblement du plan ordinaire des traités classiques de physiologie.

En effet, si la forme habituellement suivie qui consiste à étudier successivement les différentes grandes fonctions de l'organisme semble plus scientifique, par contre l'étude séparée de la physiologie de chacun des organes et leurs rapports avec les physiologies respectives des différents viscères environnants, est plus accessible à la grande masse des étudiants et plus conforme aux enseignements de la physiologie clinique dont on se préoccupe trop peu de nos jours.

Ces *Tableaux synoptiques*, avec leurs caractères noirs qui se détachent en saillie, avec leurs accolades multiples qui établissent une hiérarchie dans les divisions et les subdivisions du sujet, se présentent à la vue et à l'esprit avec une netteté et une précision qui faciliteront singulièrement la mémoire.

Il est vraiment extraordinaire qu'on ait pu faire tenir autant de matière dans un nombre aussi limité de pages et pour un prix aussi modique, et cela sans nuire à la clarté lumineuse de l'exposition.

Le but de ces tableaux synoptiques a été de condenser sous le plus petit volume possible la somme des connaissances nécessaires et suffisantes à tout étudiant pour lui permettre de passer ses examens avec succès. On a surtout cherché à donner beaucoup sous une forme concise, frappant l'œil et l'esprit.

Ces tableaux synoptiques seront également d'un utile secours aux praticiens dont la mémoire n'est pas infaillible et qui n'ont pas le loisir de suivre l'évolution de la science: ils trouveront signalés dans ces ouvrages à la fois l'exposé des méthodes classiques et des théories les plus récentes.

La collection est complète en 16 volumes, dont 5 à 5 francs le volume: *Pathologie interne, Pathologie externe, Thérapeutique, Diagnostic et Obstétrique*, et 11 à 3 fr. 50 le volume: *Anatomie descriptive* (2 vol.); *Anatomie topographique, Physiologie, Pathologie générale, Hygiène, Symptomatologie, Exploration médicale, Exploration chirurgicale, Médecine d'urgence, Médecine opératoire.*

Bactériothérapie. Vaccination. Sérothérapie, par MM. Gilbert et Carnot. Un volume de la Bibliothèque de Thérapeutique. Baillière, éditeur, 19, rue Hautefeuille.

Ce volume comprend une série remarquable d'articles écrits par des maîtres et des spécialistes. L'étudiant et le praticien trouveront une occasion de se mettre rapidement et agréablement au courant des questions scientifiques.

Il faut lire le bel article de Metchnikoff, pour apprendre tout le parti que l'on peut tirer en clinique des ferments lactiques. La lutte contre le saprophytisme intestinal par la substitution du bacille lactique y est exposé avec une documentation des plus intéressantes. Sacquépée expose clairement la vaccination antivariolique. Remlinger traite de la vaccination contre la rage et met au point la question du sérum antirabique et des inoculations mixtes virus-sérum; il montre combien sont exagérés les reproches faits récemment aux vaccinations pasteuriennes antirabiques. Louis Martin expose le traitement scientifique de la diphtérie avec la compétence d'un collaborateur, de Roux Vaillard, précise l'emploi du sérum antitétanique surtout préventif. Vaillard et Dopter décrivent leur sérum antidysentérique, qui est classique. Besredka donne une étude intéressante des sérums antistreptococciques; Wasserman et Leber nous parlent de la sérothérapie de la méningite cérébrospinale. La vaccination et la sérothérapie antityphiques (Sacquépée), la vaccination de la peste bulbonique (Dujardin-Beaumetz), la vaccination et la sérothérapie anticholérique, question d'actualité (Salimbeni), seront lues avec profit. Pour terminer, trop court et très joli article de Calmette sur la sérothérapie antivenimeuse, qui réalise un des plus beaux titres de gloire de la doctrine de Pasteur.

G. ROSENTHAL.

Mécanothérapie. Rééducation. Hydrothérapie (collection GILBERT-CARNOT). Un volume de la Bibliothèque de Thérapeutique. Baillière, éditeur, 19, rue Hautefeuille.

Les étudiants en médecine de Paris sont plus instruits en pathologie interne qu'en thérapeutique. Les médecins souvent peu au courant des nouvelles méthodes ont beaucoup de difficultés à se documenter sur les nouveaux procédés de thérapeutique. Aussi doit-on applaudir l'apparition de cette Bibliothèque de thérapeutique qui, comme le grand *Traité* d'A. Robin ou la *Clinique thérapeutique* de G. Lyon, contribuera à faire de bons praticiens.

Fraikin et Grenier de Cardenal décrivent la mécanothérapie. Leur travail est orné de nombreux dessins des appareils de Ling dont ils nous expliquent la nomenclature, l'utilité et l'emploi. Les indications et contre-indications sont soigneusement exposées.

La rééducation motrice est exposée dans un joli chapitre par Constensoux, avec une grande précision et un grand sens clinique. Le praticien y apprendra que la rééducation n'est pas limitée au tabès, et possède un champ immense et fécond qui va des paraplégies au bégaiement, de la crampe des écrivains au traitement des tics.

Philippe Tissié passe en revue les sports avec son ardeur et sa grande compétence. Il en pose les indications et encore mieux, les contre-indications en protestant contre les abus illogiques de l'entraînement physique.

Delagenière expose la méthode de Bier désormais classique dans les suppurations localisées.

Outre un chapitre intéressant d'aérothérapie limité à l'air comprimé et aux injections d'air, Pariset publie un vrai traité d'hydrothérapie. Douches générales et locales, enveloppements mouillés, aspersions, sont décrits avec une discussion très bonne à lire de leur emploi pratique.

En somme, c'est un livre à lire et à garder près de soi.

G. ROSENTHAL.

La diathèse urique, par Henri Labbé (*Actualités médicales*).

L'ouvrage peut se divser en deux parties. Une première, surtout chimique, étudie le dosage de l'acide urique et des bases puriques dans les liquides physiologiques, puis leur origine réelle aux dépens des nucléo-albumines.

Après avoir précisé la synthèse des purines dans l'organisme, et étudié les produits autres que les purines qui existent dans les éliminations urinaires des goutteux, l'A. aborde une partie vraiment clinique et médicale. A la page 67, nous retrouvons un tableau indiquant les quantités de purines des principaux aliments. La prévention des diathèses uriques consiste à éviter la viande, à user des œufs, du lait et du fromage blanc, surtout à se nourrir d'hydrates de carbone, gâteaux, confitures, sucreries; les salades et légumes verts sont utiles; les graisses doivent être prises en petite quantité. L'eau est la boisson du goutteux. De la revue des médicaments chimiques, l'A. retient surtout les dérivés des salicylates, la pipérazine et l'acide thymique, dont l'action paraît réelle.

Ce petit livre n'apporte pas, hélas ! la solution de tous les problèmes chimiques de la nutrition des goutteux; mais il résume les nouvelles notions du métabolisme des purines et, en dehors des recherches personnelles de l'A., il met rapidement le lecteur au courant des faits nouveaux .

G. Rosenthal.

Conférences cliniques de chirurgie urinaire, par M. le Dr Cathelin, chirurgien en chef de l'hôpital d'urologie, ancien chef de Clinique et lauréat de la Faculté de médecine de Paris (Service du professeur Guyon). Un élégant volume in-8° écu de 244 pages avec 94 figures dans le texte, relié toile anglaise, coins arrondis, tête rouge. Prix. — 5 francs. Henry Paulin et Cie, éditeurs.

La connaissance approfondie du sujet traité, l'invention d'appareils nouveaux, la précision incisive du style, qui ont consacré l'autorité de ce jeune maître, font qu'un livre du Dr F. Cathelin est toujours le bienvenu.

Dans ces conférences cliniques, bourrées de faits, on retrouve la méthode habituelle de l'auteur, avec sa facture bien personnelle, son remarquable talent d'exposition et sa merveilleuse clarté.

Il s'agit surtout ici d'un livre de chevet destiné à l'étudiant et surtout au médecin-praticien éloigné de tout centre, réduit à ses seules ressources et qui a oublié les principaux détails de la pratique urinaire courante. Or, ils trouveront l'un et l'autre, dans ce livre modeste, de forme neuve et éloigné des principes dogmatiques, tous les éléments cliniques de la petite chirurgie urologique.

Cet ouvrage est le reflet de l'enseignement que donne le Dr Cathelin dans son admirable service chirurgical de l'Hôpital d'urologie créé par lui, comme on sait, *pour les seuls indigents*, et où tout est aménagé suivant les dernières règles de la science moderne, sorte d'hôpital-modèle où affluent, en même temps que les malades, les médecins français et étrangers.

Ce livre n'est, d'ailleurs, que le premier d'une trilogie, dont les deux autres suivront dans l'espace de quelques mois, chacun des volumes répondant à un but bien précis, s'inspirant des besoins de chacun.

Il faut louer l'auteur d'avoir débuté par un livre de clinique, puisque sans elle, il n'y a pas de thérapeutique possible.

Nous recommandons tout particulièrement au lecteur, comme tracés de main de maître, les chapitres relatifs aux « *Pisseurs de pus* », et aux « *Pisseurs de sang* », à la technique des « *Injections épidurales* », dont le Dr Cathelin est l'auteur, aux diagnostics sur la « *Tuberculose rénale* » et les « *Calculs du rein* », sur les différentes variétés de « *Cystites* »; puis les chapitres très intéressants sur la « *Lithotritie* »; enfin, ceux relatifs à la « *Chirurgie urinaire d'urgence* », à la « *Pathologie urinaire de l'enfant* », aux « *Corps étrangers vésicaux* », aux « *Tumeurs de la vessie* », à la « *Prostatectomie* », etc.

Le Dr Cathelin a fait à la fois, œuvre clinique et œuvre utile. Les 94 figures qui illustrent le volume, dessinées sous sa direction, aident encore à l'intelligence du texte, et nous ne doutons pas du grand succès de ses « *Conférences cliniques* », car elles rendront d'importants services à la majorité des médecins-praticiens.

Travaux originaux

LA MAMELLE CHEZ L'HOMME
L'EPITHELIOMA DE LA MAMELLE (1).

Par P. E. LAUNOIS.
Agrégé, chargé de cours de clinique.

La présence de mamelles, chez le mâle, est un fait constant dans toute la série des Mammifères. On est amené à admettre avec Darwin, que cette constance est due à l'atavisme et que, primitivement, les deux sexes ont pris part à l'allaitement des nouveau-nés. Il existe encore certaines familles de batraciens, de poissons et d'oiseaux, chez lesquelles les mâles prennent soin des œufs pondus par les femelles. Tel le si curieux crapaud accoucheur qui transporte, à l'aide de ses pattes postérieures, les œufs rassemblés en chapelet par un filament, les expose tantôt au soleil, tantôt à l'humidité et ne les abandonne dans une mare d'eau que quand ils sont parvenus à complète maturité. Tel encore le pigeon au dire de Hunter, l'ibis rouge d'Egypte au dire de Milne-Edwards, qui sécrètent dans leur jabot un liquide assez analogue à du lait qu'ils dégorgent avec les graines dans le bec des petits. De même, chez certains didelphiens, on retrouve des vestiges de poches marsupiales indiquant que les mâles ont dû autrefois, comme les femelles, porter les petits.

On a de même rapporté certains faits, exceptionnels à la vérité, concernant des animaux mâles qui possédaient un appareil mammaire assez développé pour sécréter du lait. Aristote a rapporté l'observation d'un bouc de Lemnos dont les mamelles donnaient assez de lait pour qu'on pût le transformer en petits fromages. Vous trouverez dans le *Dictionnaire de Médecine* en 60 volumes, livre dont je ne saurais assez vous recommander la lecture, un très curieux article dans lequel Murat et Patissier ont réuni tous les faits concernant ces cas de lactation anormale. C'est là où vous pourrez lire l'histoire d'un marin allaitant en pleine mer l'enfant qui se trouvait seul avec lui dans une barque et aussi celle du laboureur transformé en

(1) Leçon faite à l'Hôpital Lariboisière, juin 1908.

nourrice, dont parle Humbold, dans son voyage au Nouveau-Continent.

L'homme possède, comme la femme, deux mamelles pecto-rales. Elles demeurent, chez lui, atrophiées, mais peuvent par-fois grossir et devenir énormes, constituant une dystrophie que l'on a appelé *gynæcomastie*. Celle-ci, qui peut être simple ou double, coïncide souvent avec une malformation de l'appareil génital. Vous trouverez dans ma collection iconographique la photographie d'un jeune homme porteur d'une mamelle droite volumineuse, qui s'est développée à la suite d'un écrasement traumatique du testicule correspondant.

Chez l'homme, les deux mamelles pectorales ont la même origine embryologique et, jusqu'à la puberté, la même évolu-tion que chez la femme.

La première ébauche des glandes mammaires est représen-tée, chez l'embryon, par une bande longitudinale ou *bande mammaire*, qui, sous la forme d'une crête épidermique, s'é-tend le long du corps. Primitivement para-dorsale, elle se dé-place au cours du développement, devient latérale et se dispose enfin sous forme d'une ligne allant du creux de l'aisselle à la partie interne du creux inguinal. Brouha, qui a publié ses re-cherches en 1905, a tout particulièrement suivi les différentes phases qui se succèdent, chez l'homme, au niveau de la crête mammaire depuis son apparition jusqu'à son atrophie caudo-crâniale et qui aboutissent à la formation de l'ébauche défini-tive du *bourgeon mammaire pectoral primitif*. Il a également étudié le mécanisme qui préside à la formation du mamelon et de la glande.

L'existence, dans l'espèce humaine, d'une ébauche mammaire embryonnaire très étendue explique, par son étendue même, la fréquence des anomalies portant sur le nombre des ma-melles, qui se présentent si souvent à notre observation. Tan-tôt le vice de développement n'aboutit qu'à l'ébauche d'un mamelon (*polythélie*), surnuméraire ; tantôt, au contraire, il se caractérise par la formation d'une glande plus ou moins déve-loppée (*polymastie*).

A la naissance, la mamelle est souvent, aussi bien chez le mâle que chez la femelle, le siège d'une sécrétion aurorale. De même, à la puberté, il se produit des modifications histo-logiques qui se traduisent par un gonflement douloureux et parfois aussi, par l'excrétion d'une petite quantité de liquide provenant des transformations épithéliales.

Après cet effort impuissant vers une organisation plus complète, la glande revient, chez le mâle, à ses dispositions infantiles, qu'elle conservera, d ailleurs, pendant toute la vie.

Macroscopiquement, la mamelle de l'homme comprend toutes les parties constituantes (mamelon, aréole, glande), de la glande féminine, mais elles demeurent atrophiées.

Histologiquement, on retrouve, chez l'adulte jeune, des conduits excréteurs rudimentaires, formés de boyaux cellulaires sans lumière centrale et dont l'extrémité profonde est hérissée de bourgeons formés par des amas de cellules embryonnaires. Chez le vieillard, ces débris épithéliaux sont étouffés par une prolifération de la trame conjonctive et il ne persiste plus qu'un îlot fibreux noyé dans une masse de graisse plus ou moins abondante.

Pour si quiescents que soient, chez l'homme, ces amas épithéliaux, ils peuvent, sous certaines influences encore indéterminées, proliférer et constituer des tumeurs, habituellement désignées sous le nom générique de cancers du sein. Et ainsi la pathologie vient, à son tour, confirmer les homologies basées sur l'embryologie et l'anatomie comparée.

Le cancer du sein est, vous le savez, d'une extrême fréquence chez la femme. Sur 100 tumeurs malignes observées chez elle, il en est 40 qui ont leur point de départ dans la mamelle. Si vous ouvrez les classiques, vous verrez qu'il est relativement rare chez l'homme: la proportion admise est de 4 cas chez l'homme pour 100 chez la femme. Mais ces chiffres correspondent-ils à la réalité ? Lorsque, le 27 juillet 1883, Poirier soutint sa thèse sur les *Tumeurs du sein chez l'homme*, il avoua que, malgré de longues recherches, poursuivies avec l'aide de collaborateurs dévoués, il ne put réunir qu'une centaine de cas de cancer, les deux tiers lui ayant été fournis par la littérature médicale anglaise. Par contre, M. Palermo, qui a publié la plus récente étude, *I tumori della mamella maschile*, elle a paru à Palerme, en 1907, a rassemblé 750 cas, parmi lesquels les carcinomes divers atteignent le chiffre de 649.

Je n'avais, pour ma part, jusqu'à ces derniers jours, rencontré que deux fois le cancer du sein chez l'homme, la première fois, quand j'étais interne à l'Hôtel-Dieu de Reims, en 1877.

Quand nous avons examiné ensemble, ces jours passés, le lendemain de son entrée, le vieillard de 74 ans, athéromateux, prostatique et hémiplégique, couché sur le brancard n° 39, de la salle J. Bouley, notre attention a été de suite attirée sur sa région pectorale droite. Nous avons constaté que sa mamelle avait complètement disparu et qu'à sa place il existait une ulcération peu profonde, assez nettement circulaire, mesurant, dans son plus grand diamètre, 3 centimètres. Le bord, légèrement surélevé, mais comme taillé à pic, présentait sur tout son pourtour un léger froncement ; il tranchait nettement par une aréole rosée large d'environ 3 millimètres sur la peau environnante. Le fond, lisse, était recouvert par une mince couche jaunâtre un peu granuleuse, constituée par du pus. Par ses parties profondes, l'ulcération adhérait intimement aux tissus sous-jacents, en particulier vers sa partie supérieure où elle faisait corps avec l'aponévrose du grand pectoral. L'aquarelle que je vous présente vous remémorera tous ces détails et me dispensera d'une longue description.

L'exploration du creux axillaire permit de constater l'existence de deux ganglions du volume d'un pois et indurés.

Avant de caractériser d'une façon précise cette ulcération, nous fûmes amenés à éliminer la possibilité d'une gomme ou d'une infection mycosique. A vrai dire, nos hésitations ne furent pas de longue durée et le diagnostic le plus probable était : squirrhe de la mamelle.

Une biopsie, pratiquée sur la circonférence de l'ulcération, permit à mon interne Maurice Cléret, de confirmer sur des coupes, l'exactitude du diagnostic. D'ailleurs, deux de nos collègues chirurgiens. Cunéo et Chiffoliau, partagèrent notre manière de voir.

Un bienfait, vous le savez, n'est jamais perdu; nous avons pu contrôler une fois de plus l'exactitude de ce proverbe. En effet, deux jours après leur venue dans notre service, nos collègues chirurgiens nous adressaient un malade qui, porteur d'une tumeur du sein gauche, s'était présenté le jour même à la consultation externe de l'hôpital Lariboisière.

En l'interrogeant, nous apprenons de lui qu'il est âgé de 40 ans, qu'il a été militaire, qu'il exerce actuellement la profession de garçon de recettes et que son passé pathologique se réduit à une pleurésie droite survenue l'an dernier.

Depuis deux ans environ, nous raconte-t-il, il éprouve de vives démangeaisons au niveau du mamelon gauche. Le grattage avec les ongles, quoique répété, ne le soulageant pas, il recourut à des applications de teinture d'iode. Une croûte succédait à ces irritations de l'épiderme et était enlevée chaque fois qu'elle avait atteint une certaine épaisseur. Mais les lésions ne restèrent pas localisées aux parties superficielles, et progressivement la glande augmenta de volume. Son hypertrophie se fit d'une façon continue, malgré des applications de compresses imbibées d'eau chaude ou d'eau salée.

Au moment de l'examen, on constate la proéminence formée par la mamelle gauche et le palper méthodique apprend qu'elle abrite dans sa partie inférieure une tumeur du volume d'une noix, arrondie en surface, aplatie en profondeur. La masse fait corps avec le tégument, mais glisse très facilement sur les plans sous-jacents. Sa consistance est partout assez ferme et

Dans le creux axillaire existe une pléiade ganglionnaire, dont les éléments constitutifs, atteignant le volume de pois ou de noyaux de cerise, sont durs et roulent sous le doigt. Il n'existe aucune adénopathie dans les régions sous et sus-claviculaires.

La tumeur, dont était porteur le malade ayant été enlevée le 20 mai, fut apportée au laboratoire pour examen.

En rapprochant les coupes qu'elle nous fournit de celles provenant de la biopsie pratiquée chez notre premier malade, il

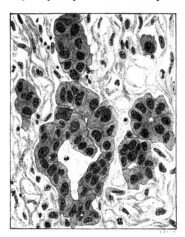

Fig. 1. — Squirrhe atrophique de la mamelle droite chez un homme de 74 ans.

nous fut possible de constater que, dans les deux cas, il s'agissait d'un épithélioma de la mamelle et d'établir les caractères histologiques particuliers à chacun d'eux,

L'examen des coupes provenant de la biopsie montre les modifications habituelles dans le squirrhe atrophique. Dans les régions avoisinant la périphérie de l'ulcération, on rencontre quelques boyaux épithéliaux, dont les cellules ont proliféré par places, rappelant les cellules atypiques, mais ordonnées néanmoins comme dans l'épithélioma glandulaire. En un point, les boyaux épithéliaux sont rapprochés les uns des autres et comme étouffés par du tissu conjonctif très dense, dans lequel on observe des cellules fixes, des cellules migratrices et aussi quelques cellules néoplasiques isolées.

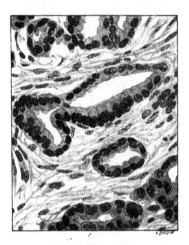

Fig. 2· — Epithélioma glandulaire de la mamelle gauche chez un homme de 46 ans.

Dans la tumeur enlevée chirurgicalement, il existe un type épithélial plus pur. Une abondante prolifération de cellules glandulaires a amené la formation de tubes plus ou moins volumineux, pleins ou munis d'une lumière centrale. Ces tubes et boyaux, contournés, irréguliers, bossués, sont séparés les uns des autres par des travées peu épaisses de tissu conjonctif ne présentant aucune infiltration embryonnaire.

Nous nous trouvons donc en présence de deux types bien distincts d'épithélioma de la mamelle : l'un, en tous points comparables au squirrhe atrophique que l'on rencontre chez les vieilles femmes, provenant d'un homme âgé ; l'autre, semblable à l'épithélioma qui évolue chez les femmes adultes, évoluant chez un homme de 40 ans.

Il semble que chez l'homme, de même que chez la femme, la variation histo-pathologique soit influencée par l'activité fonctionnelle de la glande et cette notion est d'autant plus intéressante, que j'ai pris soin de vous montrer que, chez le mâle, la mamelle n'était qu'une glande atrophiée, pour tout dire un vestige glandulaire. La cellule épithéliale, qui sommeille dans la mamelle de l'homme, produira, sous des influences encore inconnues, tantôt un épithélioma dans lequel prédomineront les éléments glandulaires et cela dans les périodes correspondant à la période d'activité fonctionnelle chez la femme, tantôt un épithélioma dans lequel la prépondérance appartiendra aux éléments conjonctifs et cela à la période d'atrophie sénile.

Je n'insisterai pas longuement sur l'évolution du cancer de la mamelle, car vous la connaissez certainement ; laissez-moi vous rappeler cependant que cette affection, gagnant en profondeur et en surface la région pectorale, est susceptible d'envahir l'organisme. La propagation se fait de place en place par la voie lymphatique et aussi par la voie sanguine et que, de même qu'on trouve des amas épithéliaux dans les ganglions on peut en rencontrer dans les différents organes tels que le foie, le poumon, le cerveau, les os. Dans tous ces foyers de généralisation on retrouvera les mêmes éléments cellulaires, c'est-à-dire des cellules glandulaires ou canaliculaires, typiques ou atypiques.

L'extrême fréquence des tumeurs du sein chez la femme fait que la même affection évoluant chez l'homme doit être considérée comme une rareté. Cependant ,tout dernièrement, Palermo (*I tumori della mamella maschile; studio critico-clinico,*Palerme, 1907), a pu réunir 750 observations et établir de façon précise les caractères anatomiques, histologiques et cliniques du cancer de la mamelle évoluant chez l'homme.

LÉSIONS TRAUMATIQUES DU CARPE

LUXATION EN ARRIÈRE DU GRAND OS AVEC OU SANS DÉPLACEMENT
DU SEMI-LUNAIRE AVEC OU SANS FRACTURE DU SCAPHOÏDE.

Par le Dr PIERRE DÉZARNAULDS,

**Ancien interne des hôpitaux de Paris,
Chirurgien en chef de l'Hospice de Gien.**

Les lésions isolées du carpe, fractures, luxations des différents os, sont de connaissance toute récente. Il a fallu la découverte des rayons X, l'application de la loi sur les accidents
du travail, pour amener, tant en France qu'à l'étranger, les
chirurgiens à s'occuper de cette question. De la lecture des différents ouvrages de chirurgie même récents, se dégage cette
idée que les chirurgiens ignoraient à peu près complètement
ces lésions jusqu'à ces dernières années. Tous les anciens auteurs sont unanimes à affirmer la rareté de ces lésions. Ce qui
intéressait les Boyer, les Cloquet, les Bégin, c'était beaucoup
plus les lésions des parties molles (ils n'admettaient que les
fractures de cause directe), que les lésions osseuses proprement
dites. Les quelques cas rares signalés par Jarjavay, Guibout,
Robert, Ferte, étaient considérés comme des exceptions et traités comme tels. Les quelques auteurs qui admettaient l'existence de fractures isolées de cause indirecte (Malgaigne, Follin,
Nélaton, Polaillon, Le Dentu, Blum), semblent avoir méconnu
complètement la gravité de ces lésions. La fracture de l'extrémité intérieure du radius semble résumer l'histoire des traumatismes du poignet, à elle se rattachent les lésions nerveuses
(*Thèse Bouilly*, 1884), l'arthrite, les impotences fonctionnelles,
si graves, qui accompagnent les lésions du carpe.

Plus récemment Delbecq, Pannier, Guermonprez, Auvray,
s'efforcent d'éclaircir la pathogénie, l'histoire clinique de ces
lésions, de mettre en lumière non seulement leur fréquence,
mais leur gravité. Tous ces travaux restent sans grand écho,
et c'est à peine si, dans les deux grands traités de chirurgie,
Rieffel, Ricard et Demoulin, consacrent quelques lignes à ces
lésions. C'est, qu'en effet, on décrit et on constate bien, des
fractures du scaphoïde, du grand os, des luxations du semi-

lunaire, des luxations médio-carpiennes, mais on ne voit pas les liens qui unissent ces différentes lésions, leur mécanisme n'étant pas élucidé. Ce fut l'œuvre des Lyonnais, Destot (*Thèse de Cousin*, 1897, Gallois 1898). Tavernier, des Allemands Eigenbrod, Von Lesser, Wolff, Kauffmann, Hoëffliger, Lilienfeld surtout, des Américains Chase et Codmann. Enfin, tout récemment, notre maître Pierre Delbet fit à la Société de Chirurgie (mars 1908), une communication capitale sur ces traumatismes. Se basant sur 44 observations personnelles, sur de nombreuses expériences faites à l'Ecole pratique, avec notre modeste collaboration, Pierre Delbet, décrit minutieusement ces lésions, leur mécanisme, montre les liens qui unissent entre eux ces traumatismes *a priori* si disparates. C'est en nous basant sur ces différents travaux que nous donnerons un aperçu général de ces lésions si intéressantes.

Le relevé des statistiques montre qu'au niveau du carpe les lésions les plus fréquemment rencontrées sont :

1° La fracture isolée du scaphoïde avec ou sans fracture du radius ;

2° La luxation en arrière du grand os, avec ou sans déplacement du semi-lunaire avec ou sans fracture du scaphoïde (Pierre Delbet).

Synonymie. Déplacements traumatiques du semi-lunaire (Tavernier), Dislocation du carpe (Destot). Luxation en arrière du grand os (Lilienfeld). Luxation du semi-lunaire des classiques.

La fracture isolée du scaphoïde serait d'une fréquence assez grande, puisque Destot (*Le poignet et les accidents du travail*), dit en avoir observé 60 cas ; qu'Otto Blau en rapporte 10 cas ; que Chase et Codmann en donnent 15 observations. Elle reconnaît, le plus souvent, pour cause (Lilienfeld et Destot), une chute sur les mains, en hyperextension et inclinaison radiale, position dans laquelle le scaphoïde pris entre le radius et le sol s'écraserait (*Fracture par écrasement*, de Lilienfeld, rare), ou bien exagérerait sa courbure, se brisant comme une tige de bois sur le genou (*Fracture par exagération de la courbure*, de Maximilien Hirsch, mécanisme douteux), ou bien serait arraché par les ligaments l'unissant aux os voisins (fracture par arrachement). Cette fracture serait la plus fréquente, se produisant aussi bien dans d'autres positions de la main comme dans l'hyperextension avec inclinaison cubitale et nous verrons plus loin comment Pierre Delbet l'explique. Le trait de fracture irrégulièrement transversal, parfois oblique en bas et en dehors, divisant l'os en deux fragments souvent inégaux (le supérieur parfois très petit, simple calotte osseuse), passe, le plus souvent, au niveau du point rétréci, à l'union de la portion articulaire radiale et de la portion extra-articulaire. Des deux fragments, le supérieur, reste fixé au semi-lunaire et au radius, l'inférieur bascule en arrière, venant faire saillie dans la tabatière anatomique. Destot insiste beaucoup sur ce point. Cette fracture se traduit par du gonflement, surtout marqué au niveau de l'éminence thénar, et du côté externe du poignet; de l'impotence fonctionnelle; les mouvements d'inclinaison radiale et d'extension sont limités et très douloureux.

Au niveau de la tabatière anatomique, signe capital, on réveille une douleur vive et on peut sentir la saillie du fragment inférieur, souvent à ce niveau une ecchymose. La base du premier métacarpien semble rapprochée du radius. Fracture intra-articulaire, elle peut s'accompagner de raideur, d'arthrite pouvant amener des troubles sérieux dans les mouvements du poignet, nécessitant parfois une intervention sanglante (extirpation du fragment osseux), comme l'ont fait Kauffmann, Otto Blau, Lilienfeld, Richon. Souvent la simple réduction en portant la main en inclinaison cubitale suffira.

La fracture du scaphoïde peut se rencontrer avec la fracture de l'extrémité inférieure du radius (fracture du rebord postérieur de la glène, éclatement de l'apophyse externe (Gallois *Thèse de Lyon*, 1898), ou bien s'accompagner de luxation du grand os avec ou sans déplacement du semi-lunaire. Nous sommes ainsi amenés à notre deuxième type anatomo-clinique, sur lequel nous nous arrêterons plus longtemps.

Dans ce type, rentre une série d'observations reposant toutes sur ce fait que le grand os a perdu ses rapports, avec le semi-lunaire, ce dernier os pouvant ou rester en place ou basculer en avant (luxation du semi-lunaire des classiques), luxation en arrière du grand os (Lilienfeld), déplacements traumatiques du semi-lunaire (Tavernier), Dislocation du carpe (Destot). Ce sont surtout les travaux d'Eigenbrod, von Lesser, Lilienfeld en Allemagne, de Destot, Tavernier, Pierre Delbet, en France, qui ont permis de voir clair en ces faits obscurs et disparates.

ETIOLOGIE. — Ce sont des lésions fréquentes. Pierre Delbet base son mémoire sur l'étude de 129 observations. Lilienfeld au Zander Institut de Leipzig, sur 381 fractures observées, note 5 luxations du semi-lunaire; Tavernier rapporte dans sa thèse 22 observations inédites, toutes lyonnaises; Wender, à la Clinique de Bergmanstros, en rapporte 8 cas personnels. Ce sont surtout les adultes hommes de 20 à 50 ans, exposés par leur métier aux grands traumatismes (couvreur, fumiste, charpentier, peintre en bâtiment, cavaliers, bicyclistes, exposés aux chutes), qui font les frais de ces lésions.

Souvent uniques, elles sont parfois bilatérales (cas de Holmes, de Quervain, Pierre Delbet, parfois fracture du radius du côté opposé (cas de Bazy Polloson), parfois entorse du côté opposé (Destot, Gauthier). Elles résultent de chute, la main étendue en hyperextension et en inclinaison cubitale; tous les auteurs sont d'accord sur ce point (Lilienfeld, Destot, Tavernier, Pierre Delbet).

Anatomie pathologique et mécanisme. — Avant d'exposer avec détails, nos propres expériences et les vues de Pierre Delbet sur ce sujet, nous dirons un mot des théories de Destot, Lilienfeld, Tavernier, montrant ainsi, que sauf sur des points de détail sans importance, tout le monde est à peu près d'accord aujourd'hui, et que seule, la nomenclature diffère.

Pour Destot (*Le poignet et les accidents du travail. La dislocation du carpe*, in *Bulletin Médical*, 18 novembre 1905, n° 89), la dislocation du carpe, comme il appelle la lésion qui nous intéresse, due à l'hyperextension et inclinaison cubitale de la main, est caractérisée par le déplacement des deux os principaux de la première rangée correspondant au radius, le semilunaire et le scaphoïde. Le déplacement en avant du semi-lunaire, sa luxation est le *primum movens* du processus pathologique, déplacement d'ailleurs variable, pouvant subir différents degrés. « Le plus fréquent, dit cet auteur, est l'abandon
« de la tête du grand os, par la concavité du lunaire dont les
« deux cornes regardent en bas et en avant, sans que sa con-
« vexité ait abandonné complètement la surface articulaire ra-
« diale. Mais à ce type on peut trouver de nombreuses variétés,
« tantôt le semi-lunaire a coulé au-devant de la tête du grand
« os, sans l'abandonner, formant ainsi une sublunation. Tantôt
« il a été énucléé complètement et perforant le ligament anté-
« rieur du carpe, est venu faire saillie sous les tendons fléchis-
« seurs, à travers ces derniers et même à travers la peau. Dans
« le sens latéral, le semi-lunaire est tantôt déjeté du côté cu-
« bital, au niveau de l'interligne radio-cubitale inférieure, ce
« qui explique les compressions du nerf cubital, tantôt il appa-
« raît directement à travers l'ombre du radius, ce qui explique
« les compressions du médian. »

Cette lésion du semi-lunaire, s'accompagne de lésions du scaphoïde, soit que celui-ci soit fracturé et divisé en deux frag.

ments, un qui reste fixé au semi-lunaire et luxé comme lui
en avant, l'autre qui bascule en arrière se luxant vers la face
dorsale ; parfois le scaphoïde tout entier se luxe en arrière.
L'auteur ajoute que l'on constate également une ascension de
la tête du grand os, vers le radius, entraînant avec elle le bloc
carpo-métacarpien. (Nous attirons l'attention sur ce fait.) Enfin
plus récemment Destot (Société de Chirurgie, Lyon, 26 avril
1906), rapporte un cas de luxation isolée du semi-lunaire, sans
déplacement du scaphoïde et l'auteur en profite pour insister
sur cette lésion primordiale dans ce qu'il appelle la dislocation
du carpe.

Lilienfeld, au contraire, dans un article paru dans les
Archives de Langenbeck, sous ce titre suggestif « La luxation
palmaire de l'os semi-lunaire est une luxation dorsale du grand
os », tout en reconnaissant et en décrivant des lésions semblables, de même cause, hyperextension de la main avec inclinaison cubitale, insiste sur le rôle capital que joue le grand os,
qui est le *primum movens* de cette lésion si particulière. Lilienfeld fut un des premiers à réaliser expérimentalement sur
le cadavre ces lésions. Prenant un bras désarticulé à l'épaule,
fixant la main en hyperextension et inclinaison cubitale, il précipite le membre bien perpendiculaire contre le sol, l'appuyant
de tout le poids de son corps. Il obtient ainsi la lésion caractéristique, mais il faut que le bras soit bien perpendiculaire
au sol, car dans le cas contraire, il obtient une fracture du
radius, dans l'inclinaison radiale, une simple fracture du scaphoïde. Il rapporte ainsi deux observations où il a pu, dans la
première; produire une luxation du grand os en arrière, dans
la seconde une luxation avec fracture du scaphoïde. « La main
« étant en flexion dorsale et légère abduction cubitale, dit cet
« auteur, une force agissant sur elle, le grand os portant en
« arrière quitte complètement la facette articulaire du semi-
« lunaire, n'entrant plus en rapport qu'avec la corne dorsale
« de cet os, c'est le premier degré de la lésion, dans lequel les
« ligaments qui unissent le semi-lunaire à la partie proximale
« du scaphoïde sont plus ou moins déchirés (le scaphoïde sui-
« vant les mouvements du grand os). La force extérieure con-
« tinuant à agir, le scaphoïde et le grand os se détachent tout
« à fait, déchirant la capsule dorsale de l'articulation du poi-
« gnet, et comme la direction du coup se propage dans le sens
« proximal, la tête du grand os pousse la corne dorsale du
« semi-lunaire, du côté palmaire, et nous voyons que ce der-
« nier os subit une rotation de 90°; cette rotation serait typi-

« que et surviendrait même dans les cas où la fracture du sca-
« phoïde accompagne la luxation. La force agissant encore, le
« semi-lunaire pressé par le grand os se retourne complète-
« ment; sa surface articulaire concave est tournée maintenant
« vers le radius. Dans quelques cas, la luxation peut exister sans
« déchirure des ligaments unissant le scaphoïde et le semi-lu-
« naire, mais alors la partie proximale du scaphoïde s'arra-
« che, suivant l'os auquel elle est unie. » Pour Lilienfeld,
dans ce cas, la *tête du grand os briserait d'abord le scaphoïde
pour se luxer ensuite.* Pour cet auteur donc, deux lésions distinctes dues cependant à une même cause, agissant dans des
positions différentes de la main ; déplacement en arrière du
grand os, brisant dans la flexion dorsale et l'inclinaison radiale le scaphoïde sans se luxer, dans la flexion dorsale et l'inclinaison cubitale se luxant et produisant dans certains cas
une rotation et une pseudo-luxation du semi-lunaire.

Tavernier, dans sa thèse très documentée, reprenant les expériences de Lilienfeld, arrive aux mêmes conclusions et donne une étude détaillée des différentes fonctions des os et des
différents degrés de la luxation. Il confirme les vues de Destot
et de Lilienfeld. « La luxation du semi-lunaire, dit-il, survient
« quelquefois dans les chutes sur la main étendue et en in-
« clinaison cubitale, lorsque sont réalisées certaines conditions
« anatomiques difficiles à préciser complètement (état des os
« et des ligaments), que cette luxation se produit le plus sou-
« vent par glissement du semi-lunaire uni au radius en avant
« du grand os, exceptionnellement par glissement du semi-lu-
« naire sur le radius, que la position horizontale du scaphoïde
« que l'on observe sur les radiographies de profil lorsque cet
« os n'est pas fracturé n'est, le plus souvent, qu'une bascule
« secondaire et non une véritable subluxation. »

Nous arrivons au mémoire de Pierre Delbet, et nous allons
en profiter pour donner en suivant pas à pas cet auteur un
aperçu exact du mécanisme de cette lésion. (Pierre Delbet, *Bulletin Société de Chirurgie*, 24 mars 1908, n° 11.)

Dans le courant de l'été 1905, avec mon maître Pierre Delbet,
dans le laboratoire du professeur Segond, nous avons entrepris
une série d'expériences ayant pour but d'élucider le mécanisme
de lésions que Delbet avait rencontré chez trois malades (pseu-
do-luxations du semi-lunaire avec fracture du scaphoïde, dou-
bles chez un malade, même lésion d'un seul côté, chez un autre, fracture du scaphoïde chez un troisième.

Mettant l'avant-bras en flexion à angle droit, de manière

qu'il soit bien vertical, un aide fixant la main en hyperextension
et en inclinaison cubitale, nous frappions avec un maillet sur
le talon de la main, soit qu'elle fût intacte, soit que nous ayons
enlevé le paquet des tendons fléchisseurs, en ayant soin de diriger nos coups obliquement comme pour chasser la main en
arrière et en dehors. Nous fûmes assez heureux pour produire
des lésions semblables à celles que nous avons observées sur
le vivant, et Pierre Delbet se basant sur ces différentes lésions
tant cliniques que radiographiques et expérimentales, put en
donner une description complète. Une remarque en passant,
qui peut avoir son importance, les semi-lunaires luxés présentaient tous une concavité inférieure peu marquée, une corne
postérieure peu développée; même remarque sur nos pièces
opératoires. Tavernier fait la même constatation, dans sa thèse.
Il y a là une cause prédisposante indéniable.

Pour la commodité de la description, nous décrirons plusieurs temps et nous suivrons pas à pas la production des différentes lésions.

Si on expérimente, par exemple, sur un poignet dépouillé
des tendons fléchisseurs on constate :

1° *Rupture du ligament antérieur unissant le semi-lunaire au
grand os, entrebâillement de l'articulation capito-semi-lunaire,
fracture du scaphoïde dans certains cas, parfois fracture du
pyramidal ;*

2° *Le grand os se porte en arrière, le semi-lunaire reste accolé au radius, la luxation est constituée ;*

3° *Enucléation du semi-lunaire.*

Premier temps. — Le ligament antérieur qui va au grand os
se rompt, soit qu'il cède au niveau de son insertion sur le
grand os, restant appendu au semi-lunaire, entraînant parfois
comme nous l'avons constaté, une parcelle osseuse, soit qu'il
cède au niveau du semi-lunaire fracturant même la corne antérieur de cet os. Le ligament radio-semi-lunaire si fort et si
résistant reste intact, c'est là un point capital, que Berger avait
déjà constaté et sur lequel nous ne saurions trop insister. Le
semi-lunaire ne bouge pas. Il reste accolé au radius. En même
temps que cet entrebâillement de l'articulation capito-semi-
lunaire, des phénomènes importants se passent au niveau du
scaphoïde et du pyramidal. Le scaphoïde se fracture souvent,
53 fois sur 113 cas (Pierre Delbet), le trait de fracture est transversal, passant au ras du point où finit le ligament scapho-lu-
naire. Cette lésion est primitive, contemporaine de l'entrebâillement de l'articulation du grand os et du semi-lunaire, et ce

fait explique comment on peut rencontrer des fractures du scaphoïde sans autres lésions du carpe. Nos expériences le prouvent. Dans l'extension forcée, le scaphoïde se porte brusquement en arrière avec le grand os et le trapèze, maintenu en avant par ses connexions avec le semi-lunaire et le radius, en particulier par un petit ligament radio-scaphoïdien parfois très résistant; de deux choses l'une, ou l'os se fracture, son fragment supérieur restant accolé au semi-lunaire, son fragment inférieur au grand os et au trapèze, ou bien les ligaments cèdent, le scaphoïde se portant en arrière avec le grand os et le trapèze. (Parfois (cas de Codmann, Chase, Humphray, Cerné), les liens qui unissent le scaphoïde au trapèze et au grand os cèdent et l'os naviculaire reste appendu au semi-lunaire, dans des cas plus rares (Tavernier, Ombredanne), la partie du scaphoïde fracturée est absolument indépendante du semi-lunaire et du grand os. Le pyramidal suit, le plus souvent, les os de la seconde rangée, parfois il se fracture (cas de Maisonneuve, Durand, Hodges, Hangton, Holt de Quervain), un petit fragment pouvant rester appendu au ligament pyramido-lunaire, parfois il reste attaché au radius et au semi-lunaire (cas de Sulsberger, nos pièces expérimentales.)

Deuxième temps. La luxation du grand os en arrière se produit. — Le grand os, entraînant avec lui la seconde rangée partie ou totalité du scaphoïde se porte en arrière et glissant sous la corne postérieure du semi-lunaire, pour passer sur sa face dorsale, la luxation est constituée; elle s'accompagne d'un déplacement en totalité de la main, en dehors, très net. Cette ascension du grand os varie suivant la position du scaphoïde qui peut occuper deux positions : ou bien il se couche en arrière, présentant en haut et en avant sa concavité, son extrémité supérieure faisant saillie et s'arcqueboutant en arrière du radius, ou bien il se couche en avant, se tordant sur son axe faisant regarder sa facette articulaire très fortement en avant, et faisant buter son bord postérieur contre la surface articulaire inférieure du radius (qui peut parfois se fracturer), limitant ainsi l'ascension du grand os. Dans le cas où l'os naviculaire est fracturé, le fragment distal se place verticalement ou à peu près, le proximal se retourne, opposant sa surface fracturée à la face inférieure du radius, permettant ainsi une ascension un peu plus forte du grand os. Le pyramidal se couche sur le rocher, en avant du grand os. A noter l'intégrité à peu près complète des ligaments dorsaux, décollés, formant une poche où peut se loger la tête du grand os, mais non déchirés. Dans

certains cas, le traumatisme continuant, le radius portant le
semi-lunaire comme la mâchoire une dent, peut se porter en
avant, passer entre les tendons, déchirant l'aponévrose pour
faire issue sous la peau ou même faire issue au dehors (Malgaigne, Berger, Buchanan, Hodges, Koerle, Albertin, Ombredanne, Couteau).

Troisième temps. Le semi-lunaire est énucléé. — Cette énucléation dépendrait, d'après Pierre Delbet, d'un petit ligament
de forme trapézoïdale étendu du bord postérieur du semi-lunaire au bord postérieur de la facette scaphoïdienne du radius.
La rupture donne une grande mobilité à l'os, l'énucléation se
faisant autour du ligament radio-semi-lunaire servant de char-
nière.

Dans un premier degré, l'os, sous la poussée du grand os,
subit une rotation de 90°, le semi-lunaire la lanité du ligament radio-semi-lunaire, lui permettant des mouvements dans
le sens transversal, peut, comme l'avait déjà constaté Destot,
tantôt se porter en dehors, menaçant le médian;tantôt, éventua-
lité plus rare, en dedans, menaçant le cubital. Dans un deuxième degré, la rotation est de 180°; la concavité de l'os ne regarde plus en avant mais en haut; le ligament radio-semi-lunaire est fortement tendu, le bord antérieur de l'os devenu postérieur est un peu déjeté en dehors; le bord postérieur devenu
antérieur un peu en dedans. La rotation continuant, le ligament radio-semi-lunaire se déchire en partie, le plus souvent,
rarement en totalité, l'os pouvant exécuter une rotation de 270°
(cas de Ferran), se porter sur le carré pronateur (cas de Her-
sert) ou sur le radius (cas de Berger).

Par suite de ce déplacement, de cette énucléation du semi-
lunaire en avant, un espace vide se forme au niveau du carpe ;
le scaphoïde se couchant de plus en plus sur le grand os tend
à se porter en dedans entrant en rapport avec la facette articulaire radiale destinée au semi-lunaire; le pyramidal se couchant sur le crochu, se rapproche en dehors, agissant comme
les deux articles d'une pince de homard, suivant la comparaison de Pierre Delbet, il se produit ainsi un mouvement de translation de la main en dedans; de plus, le grand os et le carpe
subissent un mouvement de transfert en avant corrigeant le déplacement postérieur. *L'énucléation du semi-lunaire a donc
pour effet d'augmenter le raccourcissement, mais de corriger
le déplacement postérieur et le déplacement latéral externe.*
Lorsque le scaphoïde est fracturé, son fragment proximal

suit le semi-lunaire, son fragment distal le grand os, venant s'accoler contre l'extrémité inférieure du radius.

Telle est la conception de Pierre Delbet. On voit qu'elle se rapproche beaucoup de celle de Lilienfeld et de Tavernier et que, par conséquent, on peut admettre comme exact le mécanisme précité. Elle a le mérite de montrer les liens qui unissent les différentes lésions et de faire de la poussée en arrière du grand os, la lésion primordiale, soit qu'il y ait simple luxation avec ou sans énucléation du semi-lunaire. Suivant la position de la main plus ou moins inclinée en dehors ou en dedans, au moment de la chute, suivant la violence plus ou moins forte du traumatisme, certaines dispositions osseuses ou ligamentaires aidant, les différentes lésions peuvent se produire mais résultant toutes de ce premier phénomène, le déplacement en arrière du grand os. Les luxations médio-carpiennes rares, car bien des observations étiquetées ainsi sont sujettes à caution, restent dans le cadre de ces lésions. En effet, dans les cas rares de luxation médio-carpiennes publiés avec autopsie (Maisonneuve, Labady), ou avec radiographie (Destot), la deuxième rangée se porte en arrière de la première et, comme le dit très bien Tavernier, « la lésion n'est, en somme, qu'une complica-
« tion de celle que nous avons décrite sous le nom de luxation
« en arrière du carpe, sauf le semi-lunaire, et la transition en-
« tre elles deux était fournie par le cas où le scaphoïde frac-
« turé accompagne le semi-lunaire en avant, lésions que nous
« pourrions, en effet, étiqueter luxations en arrière du carpe
« moins le semi-lunaire et fragment scaphoïde fracturé, ou luxa-
« tion médio-carpienne incomplète. »

Pour terminer ce chapitre d'anatomie pathologique et de mécanisme, signalons les nombreux cas où l'on trouve des fractures partielles des os du carpe (fracture de la tête du grand os, du pyramidal, du trapèze, du semi-lunaire), des fractures concomitantes du radius du type Rhéa Barton (Dujarier, Wendt), des apophyses styloïde, radiale (Poncet, Benkwitz, Buchanan, Hougton et Holt, Sulzberger), cubitale (Benkwitz, Chase-Codmann, Sulzberger), des deux à la fois (Lauenstein, Wolff, Routier).

Symptômes et diagnostic. — La douleur, l'impotence fonctionnelle, la déformation du poignet et de la main, sont les premiers symptômes qui attirent l'attention. La douleur, en général, peu vive au début, s'exagère par la suite, augmentée par la pression, par les mouvements; parfois se traduisant par de

47

véritables élancements, par une sensation de brûlures, par des
fourmillements dans le domaine du médian et du cubital, traduisant la compression de ces nerfs; quelquefois, elle est si peu
marquée, que les malades peuvent continuer à vaquer à leurs
occupations (cas de Hoëffliger, Poncet, Guilloud, Ecot, Grac-
nought). Elle est réveillée par la pression surtout au niveau
de la partie dorsale et externe du carpe.

L'impotence fonctionnelle est constante mais variable, les
mouvements de pronation et de supination sont conservés rarement abolis (cas d'Ecot, Fougerousse, Hoëffliger), la flexion et
l'extension, au contraire, sont très limitées, s'accompagnant de
craquements et de douleurs (on a la sensation nette que l'on
bute, que l'on est arrêté par un obstacle), l'abduction et l'ad-
duction sont possibles. Les mouvements des doigts sont nuls ou
de très faibles amplitudes; cependant, dans les cas de Robert
Picqué et de Destot, ils étaient libres.

Le poignet est déformé; globuleux, œdématié (l'œdème dur
survenant vite, joint à la contraction des tendons rend la palpation difficile), *son diamètre antéro-postérieur est augmenté.*
C'est un symptôme très important, dû, soit à un déplacement
en arrière du grand os, constituant un véritable dos de fourchette, soit à l'énucléation du semi-lunaire. La main est, en général, déplacée en totalité du côté radial, maintenue dans cette
position par la contraction musculaire, comme clouée, suivant
l'heureuse expression de Segond. Les doigts, le plus souvent
demi-fléchis, rarement étendus. Le déplacement en dehors entraîne souvent la saillie exagérée de l'apophyse cubitale, d'où
la formation au-dessous d'elle d'une véritable dépression (dépression sous-cubitale). Dans certains cas (Chaput), le déplacement en dehors s'accompagne d'inclinaison cubitale, ce qui
peut induire en erreur, puisque cette inclinaison corrige en apparence le déplacement. Notons que, comme nous l'avons vu
en étudiant le mécanisme, ce déplacement disparaît lorsque le
semi-lunaire est énucléé.

Tels sont les symptômes que, malgré l'œdème du début, il est
possible de trouver, ce n'est que tout au début ou lorsque l'œ-
dème a disparu que la palpation reprend tous ses droits et
permet de constater quelques symptômes importants.

Elle doit être conduite avec méthode, en allant de haut en
bas, du radius vers les doigts. Un premier symptôme important, visible à la seule inspection, c'est que le maximum de la
déformation siège au-dessous des apophyses styloïdes, que la

palpation montre avoir gardé leur rapport réciproque. Premier signe permettant de faire le diagnostic avec la fracture de l'extrémité inférieure du radius. Dans les cas rares où le semilunaire énucléé est à cheval sur le radius ou sur le carré pronateur, sa mobilité spéciale, sa forme, permettent d'éviter de le confondre avec un fragment du radius.

Ce premier symptôme établi, si on palpe avec soin la face dorsale, on constate très nettement, surtout du côté interne et sur le milieu, une saillie transversale constituée par le rebord postérieur du radius, d'autant plus nette, que dans la majorité des cas, existe au-dessous d'elle un léger vide; sur le côté externe, la saillie est masquée, surtout lorsque le scaphoïde est renversé en arrière, par la saillie de cet os; un peu plus bas, c'est la saillie du grand os, perceptible surtout lorsque le semi-lunaire est resté en place. Du côté externe du poignet, au niveau de la tabatière anatomique, on peut sentir une saillie dure, douloureuse, due au scaphoïde basculé en arrière; enfin, de ce côté, si on essaye d'introduire la pulpe du doigt entre l'apophyse radiale et la base du premier métacarpien, on voit qu'on ne peut y parvenir comme dans les cas normaux, il y a *un raccourcissement du carpe*, signe d'une très grosse importance, mais difficile à apprécier et sujet à des variantes, atteignant son maximum lorsque le semi-lunaire est énucléé. Le meilleur moyen de le mesurer, c'est, comme l'indique Tavernier, de « mesurer la distance de chaque apophyse styloïde à l'interligne métacarpo-phalangienne du premier et du cinquième doigts, facile à repérer, et à condition qu'on ait soin de prendre les mesures sur les deux mains, mises sous le même angle d'inclinaison radiale ou cubitale. » On peut voir ainsi qu'il peut aller de quelques millimètres à 1 centimètre et même jusqu'à 1 centimètre et demi. En avant, on peut sentir la saillie du semi-lunaire énucléé, surtout lorsqu'il a fait issue entre les tendons ou sous la peau, sous la forme d'un corps dur, mobile, de haut en bas, puis transversalement, irrégulièrement arrondie. Parfois (cas de Auban, Dubas), on a pu sentir deux fragments osseux, semi-lunaire et fragment du scaphoïde.

A ces symptômes s'ajoute fréquemment un signe qui, à lui seul, peut faire faire le diagnostic; nous voulons parler des lésions nerveuses dans la sphère du médian et du cubital. Tous les auteurs insistent beaucoup sur ce fait. Destot, Tavernier P. Delbet (il existait dans les trois cas qu'il a observé) y attachent une grosse importance. Sur 125 observations, Pierre

Delbet les note 41 fois, 3 fois le cubital, 38 fois sur le médian.
Ces lésions se traduisent soient par de la diminution ou même
l'abolition de la sensibilité dans le territoire de ces nerfs, des
phénomènes névritiques graves, douleurs, fourmillements, atrophie musculaire, éminence thénar pour le médian, interrosseux
pour le cubital, troubles trophiques, chute des ongles, sudation
exagérée, glossy skin.

Comme autres complications, signalons les issues du semi-
lunaire à travers la peau, véritable fracture ouverte, bien étudiée par Couteau, et grave par ce fait même.

En se basant sur ces différents symptômes, on peut faire le
diagnostic de lésion traumatique du carpe, sans avoir recours
à la radiographie, la fracture de l'extrémité inférieure du radius ne peut guère être confondue, de même la luxation médio-
carpienne, rarissime, se confondant, comme nous l'avons vu,
avec nos lésions.

Peut-on aller plus loin, et faire le diagnostic des variétés ?

Nous avons vu les symptômes de la fracture isolée du scaphoïde. P. Delbet donne le tableau suivant des signes différentiels de la luxation du grand os avec ou sans énucléation du
semi-lunaire.

Luxation du grand os sans énucléation du semi-lunaire.

Déformation en dos de fourchette.

Saillie perceptible en arrière du grand os et dans certains cas
du scaphoïde.

Translation externe de la main. Dépression sous-cubitale.

Raccourcissement léger.

Tabatière anatomique comblée s'il n'y a pas de fracture: douloureuse, s'il y a fracture du scaphoïde.

Luxation du grand os avec énucléation du semi-lunaire.

Pas de déformation en dos de fourchette.

Pas de saillie osseuse en arrière.

Pas de translation externe de la main.

Saillie antérieure perceptible.

Raccourcissement marqué.

Tabatière anatomique peu modifiée.

En tous les cas, la radiographie s'impose. Deux épreuves :
une de face et une de profil sont indispensables. Nous dirons
donc quelques mots du diagnostic radiographique.

Si on examine tout d'abord un poignet normal vu de face, on
peut noter les particularités suivantes, que nous empruntons à
Destot :.

Les deux lèvres de l'extrémité inférieure du radius, tout d'abord, ne sont pas visibles comme sur l'os lui-même; ce que l'on voit, c'est la portion plus dense articulaire. La lèvre antérieure se confond avec cette ligne, la lèvre postérieure apparaît sous forme « d'une pénombre recouvrant les ombres du scaphoïde et du lunaire ». Sous le radius, collées à lui, on aperçoit deux ombres: scaphoïde, semi-lunaire: celle du pyramidal doublée du pisiforme ; est toujours à distance de l'extrémité cubitale. Le semi-lunaire, par sa face inférieure répond au grand os qu'il coiffe, par sa face supérieure, au radius qu'il dépasse toujours du côté cubital, pour se mettre en rapport avec le ligament triangulaire: à la partie inférieure, il dépasse encore l'interligne du grand os et du crochu. Tous ces points sont très importants à connaître pour l'interprétation des clichés pathologiques.

La forme du scaphoïde est variable. « Sans parler des anoma-
« lies qui le divisent en deux ou trois parties, il se présente
« tantôt sous la forme d'un haricot, tantôt sous une forme de
« cachet à base étalée, coupée d'une portion plus rétrécie en
« forme d'encoche, tantôt sous une forme globuleuse. On peut
« lui considérer deux parties: l'une supérieure, dont l'obliquité
« suit celle de l'extrémité inférieure du radius, tandis que l'au-
« tre verticale inférieure s'étale pour s'articuler avec le tra-
« pèze et le trapézoïde; par sa concavité interne, il embrasse
« la face interne et une partie de la tête du grand os, et des-
« cend sur son col où l'extrémité inférieure vient faire un angle
« aigu pénétrant entre la base du grand os et son côté. L'ex-
« trémité supérieure effilée s'articule avec la face externe du
« semi-lunaire, l'extrémité inférieure, large et étalée, est cou-
« pée d'un trait noir plus dense, répondant à la projection de
« l'apophyse palmaire ». (Destot.) Tous ces points ont leur importance, car rien n'est plus difficile à interpréter que les positions de cet os.

Pour les autres os rien de particulier.

Sur la radiographie du cas pathologique, l'attention doit donc porter : 1° sur l'intégrité de la ligne bistyloïdienne ; 2° sur les rapports du radius et du grand os, ce dernier rapproché du premier, de façon que les ombres du semi-lunaire, du grand os, et du crochu empiètent les unes sur les autres, indice du chevauchement des os. Du côté du semi-lunaire, on voit qu'il existe une bande claire entre lui et le scaphoïde, tandis qu'il s'est rapproché du pyramidal. Cet éloignement du scaphoïde joint à sa forme globuleuse, indique son déplacement, sa bascule en arrière.

Mais ce qui rend surtout des services pour établir les déplacements des os, c'est la radiographie de profil, prise en ayant soin,comme le recommandent Destot et Tavernier, d'appuyer le bord radial de l'avant-bras contre la plaque. Dans ce cas, le semi-lunaire se montre sous la forme d' « une tranche d'orange » (Destot), à cheval sur la tête du grand os, le scaphoïde de lecture difficile, a la forme d'un haricot à concavité antérieure, sa partie inférieure empiète sur le semi-lunaire.

On comprend qu'il sera facile de voir les différents déplacements, ascension du grand os, et du scaphoïde bascule en arrière ou en avant, rotation du semi-lunaire, et d'établir un diagnostic exact.

Pronostic. — Le pronostic de ces lésions est grave. Abandonnées à elles-mêmes, elles se terminent, le plus souvent, par l'ankylose, la perte fonctionnelle du poignet,l'atrophie des muscles de la main, l'aggravation des lésions nerveuses, l'impossibilité de fléchir les doigts dans la paume; en résumé, par la perte du membre.Sur 43 cas abandonnés à eux-mêmes ou traités par le massage et la mécanothérapie, P. Delbet note 8 résultats satisfaisants, 5 médiocres et 27 résultats mauvais; par conséquent un traitement actif s'im ose. Rares sont les cas où une amélioration tardive s'est produite et où le résultat fonctionnel a été bon.

Traitement. — A ces lésions on peut opposer : 1° la réduction immédiate par manœuvre externe préconisée par l'Ecole lyonnaise ; 2° la réduction sanglante ; 3° la réduction après extirpation des os luxés ou fracturés ; 4° la résection du poignet.

De l'étude consciencieuse et détaillée qu'a faite Pierre Delbet de ces différentes méthodes, on peut conclure avec lui : dans les cas récents, essayer sous anesthésie générale la réduction par manœuvres douces, et si on échoue, intervenir par opération sanglante. Dans les cas anciens où l'ankylose n'est pas totale, où il n'y a, le plus souvent, que de la contracture, la réduction après extirpation du semi-lunaire et du scaphoïde fracturé s'il y a lieu, est la méthode de choix; dans les ankyloses, la résection s'impose.

La réduction par manœuvre externe est souvent difficile,peut échouer; enfin, la réduction peut être incomplète, et dans les cas où le semi-lunaire est énucléé, mobile, impossible à maintenir. « Dans les cas où le semi-lunaire a subi une bascule de 180 et surtout 270 degrés, dit Tavernier, nous croyons la réduction **impossible.** » La réduction sanglante n'est pas une bonne opération, elle est pénible, et c'est une loi de pathologie chirurgicale, que les réductions péniblement obtenues dans les luxations un peu anciennes ne donnent pas de bons résultats. Malgré le plaidoyer tout récent d'Ohly (*Deutsche Zeitschrift für Chirurgie*, 1908, fascicule 2, mai), nous préférons, avec Pierre Delbet, l'extirpation des os luxés ou fracturés. La résection est une opération trop radicale, et malgré les cas heureux de Vallas, nous ne la conseillerons que pour les cas d'ankylose, où elle garde toute sa valeur.

Pour terminer cette trop longue revue générale, nous indiquerons sommairement le manuel opératoire : 1° de la réduction par manœuvre externe telle que la pratique les Lyonnais ; 2° la réduction sanglante après extirpation des os luxés ou fracturés.

L'anesthésie générale poussée à fond est indispensable. « Un aide placé vers la racine du membre immobilise l'avant-bras; le chirurgien se place à l'extrémité du membre, il exerce d'abord, sur la main, quelques tractions préliminaires dans l'axe de l'avant-bras et quelques mouvements d'assouplissement. Puis il place la main blessée en supination, la saisit avec ses deux mains, pouces en-dessus et quatre doigts appliqués sur la face dorsale de la main blessée ; il met alors le poignet en hyperextension dorsale, exagérant le mouvement, allant au moins jusqu'à l'angle droit tout en exerçant des tractions dans l'axe de l'avant-bras, sur la main ainsi étendue à angle droit, appuie de toute la force de ses deux pouces sur la saillie que forme l'os luxé à la face antérieure du poignet. Il peut, au besoin, chercher par de petits mouvements d'inflexion latérale, à faire bâiller mieux la loge du semi-lunaire. Enfin, lorsqu'il croit avoir réussi à refouler l'os luxé, appuyant toujours sur lui avec les pouces, tirant toujours la main suivant l'axe de l'avant-bras, il ramène brusquement cette main de l'hyperextension à la flexion. Dans les cas heureux, un claquement brusque annonce le succès de la manœuvre; en cas d'insuccès, il faut recommencer la manœuvre jusqu'à ce que le résultat soit obtenu. A défaut du claquement caractéristique qui ne se perçoit pas toujours, l'allongement du poignet et la disparition de son épaississement antéro-postérieur témoigneront de la réalité de la réduction, qui devra toujours être vérifiée par une radiographie de profil. Si le scaphoïde est fracturé et son fragment proximal luxé en avant, la technique n'en est en rien modifiée et la fracture se réduit en même temps que la luxation. Si, au contraire, le fragment proximal est luxé en arrière, ou s'il y a simple bascule en arrière du scaphoïde, on s'efforcera une fois réduite la luxation du semi-lunaire, de réduire aussi le déplacement du scaphoïde par des pressions directes d'arrière en avant dans la tabatière anatomique, accompagnées de tractions dans l'axe du cmmbre et d'inclinaison cubitale de la main. Une fois la réduction obtenue, le membre sera immobilisé dans une attelle plâtrée en légère flexion palmaire et en légère inclinaison cubitale lorsque le scaphoïde est fracturé; appareil que l'on laissera 8 à 10 jours dans les cas simples, 15 jours et plus dans les cas compliqués Ensuite, massage et mobilisation modérés (Tavernier).

La réduction sanglante avec extirpation du semi-lunaire et scaphoïde fracturé, si besoin est, est une opération simple à condition que l'on emploie une bonne technique et que l'on ne s'acharne pas à vouloir extirper les os par la voie dorsale, comme l'ont fait certains auteurs. Cette voie rend l'extirpation très difficile, nécessite des délabrements plus grands (résection partielle du radius, cas de Ferran). La voie antérieure palmaire est le procédé de choix.

Incision antérieure passant entre le grand palmaire et les fléchisseurs, deux écarteurs réclinent les muscles et le médian ; il est facile alors d'ouvrir l'articulation; d'enlever les deux fragments osseux, en ayant soin de sectionner préalablement le fort ligament radio-semi-lunaire; l'extirpation faite, il est facile de ramener en avant les autres os luxés; pa sde plâtre, mais un pansement épais, compressif, sans attelle, mobilisation et massage au bout d'une quinzaine, mais mobilisation douce, lente, car, comme le dit Pierre Delbet, c'est entre ces deux excès: immobilisation absolue, mobilisation excessive, qu'il faut tâcher d'évoluer avec tact.

BIBLIOGRAPHIE

ABADIE. Des luxations radio-carpiennes traumatiques, chez Delord Boehm, 1901 et *Bulletin médical*, p. 993. Paris 1903.
ALBERTIN. Note sur un cas de luxation traumatique de l'os semi-lunaire sur la face palmaire du poignet gauche. *Province médicale*, p. 420-1887.
— Luxation de l'os semi-lunaire, *Lyon médical*, p. 511, 1894.
ALQUIER. Luxation de plusieurs os et du carpe. *Gazette des Hôpitaux*, n° 28, 1851.
APELT. Zur Casuistik des Luxation des os Lunatum carpe. *Monatschift für Unfallheilkunde*, n° 7, p. 213, 1903.
AUBAN. *Archives de médecine et de pharmacologie militaires*, p. 254, 1903.

AUVRAY. Fracture du scaphoïde de la main avec luxation d'un des fragments sur la face dorsale. *Gazette des Hôpitaux*, 7 avril 1898, n° 41.

ALSBERG. Fracture isolée du pisiforme. *Zeitschrift f. Orthopädische Chirurgie*, 1908, t. XX, avril.

BAHR. *Centralblätt für Chirurgie*, 1901.

BARDENHAUER. *Deutsche Chirurgie*.

BENKWITZ. *Deutsche med. Wochenschrift*, n° 45, 1904.

BERGER. *Bulletin et Mémoire de la Société de chirurgie de Paris*, 1897, 1889, 1901.

BIALY. A. Leipzig, 1902.

BOUCHET. *Thèse de Paris*, juillet 1834.

BRAUNE et FISCHER. Abhandlungen der mathematisch physikalischen Classe der königlich-sächsichsen Gesellschaft der Wissenschaften XIV Bd, S. 107.

BRYCE. On certain points in the anatomy and mechanism of the wrist joint reviewed in the light of a series of Rœntgen ray photographs of the leving hand. *Journal of anatomy and physiology*, p. 59, 1896.

BLAU. Sur la fracture du scaphoïde. *Deutsche Zeitschrift für Chirurgie*, Bd. 72, p. 445.

BUCHANAN. *Médical Times and Gazette*, 1885.

BISSEL. Dislocation of the semi-lunar bone with report of a case. *The International Journal of Surgery*, 1908, n° 5, mai.

BUHLER. Das Verhalten der Carpälknochen bei den Seitenbewungen der Hand. *Anatomischer Anzeiger*, Bd XVI, S. 223, 1900.

CAHEN. Un cas de luxation du lunaire. (Association des médecins de Cologne, 28 avril 1902. *Münch. med. Wochenschrift*, 1902.)

CAMERON. *The Lancet*, p. 335, 1884.

CAUDMANN et MELVILLE. *Annals of surgery*, mai et juin 1905.

CHISOLM. *The Lancet*, p. 565, 1871.

CLANDOT. *Archives de médecine militaire*, p. 136, 1885.

COOPER. *On dislocations and fractures of the joints*, p. 501, London, 1842.

COUSIN. De l'emploi de la radiographie dans les lésions traumatiques du poignet. *Thèse de Lyon*, 1897-1898.

CUNEO et VEAU. De la physiologie des articulations du poignet. *Presse médicale*, 15 décembre 1897.

COUTEAUD. Des luxations du poignet compliquées d'issues des os de l'avant-bras et du carpe. *Bul. Soc. chir.*, 15 mai 1906, n° 17, t. XXXII.

PAUL DELBET. *Bulletin Société anatomique*, 1901.

PIERRE DELBET. *Bulletin Société chirurgie*, 1904, n° 34, t. XXX.

— *Bulletin Société chirurgie*, 1906, n° 18, t. XXXII.

— *Discussions Segond-Kirmisson*, 1906, n° 19.

— *Bulletin Société chirurgie*, 1908, n° 11, t. XXXIV.

DELBECQ. Fracture des os du carpe. *Thèse Paris*, 1888.

DESPÈS. *Bulletin Société de chirurgie*, p. 412, 1875.

DESTOT. *Bulletin Société de chirurgie de Lyon*, janvier.

— *Province médicale*, juin 1897.

— *Bulletin médical*, 18 novembre 1905, n° 89.

— *Le poignet et les accidents du travail*, Vigot frères.

DESTOT et BRIAU. Anatomie et physiologie du poignet par la radioscopie et la radiographie. *Province médicale*, 1898.
DESTOT et GALLOIS. Recherches physiologiques et expérimentales sur les fractures de l'extrémité du radius. *Revue de Chirurgie*, 1898.
DUJARRIER. *Bull. Société anat. de Paris*, 1905.
DUPLAY et RECLUS. *Traité de Chirurgie*, 2ᵉ édition.
DURAND. *Bulletin de la Société de chirurgie de Lyon*, 7 juillet 1904.
EIGENBROD. Sur les luxations isolées des os du carpe, le lunaire spécialement. *Beitrage zur Klin. chirurg.* Bd. XXX, 1901.
ERIEHSEN. *Science and art of Surgery*, t. I, p. 632, 1895.
FOLET. *Presse médicale*, 18 janvier 1899, p. 28.
FLOWER. in HOLMES et HULKE. *Système of Surgery*, 3ᵉ édition, ondon, 1883.
FORTUNET in RIEFFEL. *Traité chirurgie Le Dentu-Delbet.*
ERICHSEN. *Science and art of Surgery*, t. I, p. 632, 1895.
FORGUES. *Gazette hebdomadaire de la sc. méd., Montpellier*, tome I, 1897.
FOUGÈRE. *Thèse yon*, 1905.
GALLOIS. Fractures de l'extrémité inférieure du radius. *Thèse de Lyon*, 1898.
GALLONY. Des luxations du semi-lunaire. *Thèse Paris*, 1901-1902.
GAMGEE. *The Lancet*, t. II, p. 30, 1895.
GEGENBAUER. *Lehrbuch der Anatomie.*
GROSS. Mécanisme de la luxation du lunaire. *Archiv. für klin. Chirürgie*, p. 793, 1903.
GRUNWALD. *Monatsschrift für Unfallheikunde*, nº 5, 1899.
GUIBOUT. *Bul. Soc. anat.*, janvier 1847, t. XXII, p. 27.
HAMILTON. *Traité des fractures et des luxations* (traduction Poinsot).
HENNEQUIN et LŒWY. *Les fractures des os longs*, p. 215, chez Masson, Paris, 1904.
HAUGTON and HOLT. The frequency of fracture or of dislocation of on or more of the proximation of carpel bone. *Journal of the royal army medical Corps*, p. 282, sept. 1904.
HELFERICH and HOFFA. *Lehrbücher der Fracturen and Luxationem.*
HEMERY. Luxation du semi-lunaire. *Thèse de Lille*, 1902.
HENKE. Die Bewegungen der Handwusel. *Zeitschrift für rationelle Medicin*, 3, Reihe Bd . I.
HENLE. Handbuch der systematischen Anatomie des Menschen, Braunschweig, 1865.
HESSERT. Dislocation of individual carpal bones. *Annals of Surgery*, 1903.
HILDEBRANDT. Luxation du lunaire et son traitement. *Berliner, klin. Wochenschrift*, juli, 1905.
HIRSCH. Communication à la Société império-royale des médecins de Vienne, *Presse médicale*, 21 juin 1905.
HIRSCH. Beitrag zur Lehre von der isolieten, subcutanem fraktur einzelner Handwurzelknochen. *Wiener Medizinische Wochenschrift*, nº 36, 19 août 1905.

HODGES. *Boston méd. and surg. Journal*, 1866, p. 281.
HOFLIGER. Ueber Fracturen und Luxationen der Carpalknochen. *Correspondenzblatt für Schweizer Aerzte*, p. 297, 1901.
HOLMES. *System of Surgery*, t. II, p. 834, 1870.
HONIGSCHMIED. *Deutsche Zeitschrift für Chirurgie*, p. 462, 1878.
HURPY. Un cas de luxation du semi-lunaire et du scaphoïde. *Normandie médicale*, 1904.
JABOULAY. *Bulletin Soc. chirurgie Lyon*, 1902.
JARJAVAY. *Thèse Paris*, 1846.
KAHLEYS. *Deutsche Zeitschrift für Chirurgie*, 1897.
KAUFFMANN. Suites éloignées des fractures du scaphoïde. *Correspondenzblatt für Schweizer Aerzte*, 1903.
LABADY. Les luxations médiocarpiennes traumatiques. *Thèse Paris*, 1896-1897.
LAUESTEIN. Luxation palmaire du lunaire. *Fortschrifte auf dem Gebiete der Röntgenstrahlen*, p. 285, 1901-1902.
LE DENTU et DELBET. *Traité de chirurgie.*
LEMBKE. *Archiv für Unfallheilkunde*, 1901.
LESEER (von). Sur les luxations du lunaire. *Deutsche Zeitschrift für Chirurgie*, 1902, Bd. LXVII.
LERICHE. *Journal de chirurgie et anat. soc. belge de chirurgie*, Bruxelles, 1902, vol. II, p. 159.
LILIENFELD. Die luxatio ossis luxati volaris eine luxatio ossis capitidorsali. *Archiv für klin. Chirurgie* Bd LXXVI, Helf 3, 1905.
— Longenbecks Archiv. Bd 69, Helft 4.
— Lésions expérimentales des os du poignet et fractures du radius obtenues par voie indirecte sur le cadavre, leur pathogénie expliquée par le mécanisme des mouvements du poignet. *Zeitschrift für Orthopädische Chirurgie*, 1908, avril, t. XX.
LOISON. De l'emploi de la radiographie pour éclairer la pathogénie, le diagnostic et le traitement des fractures de l'extrémité inférieure du radius. *Revued'orthopédie*, p. 34, 1901.
LYCKLAMA, A. NIZEHOLT. *De onderlinge Verhonding der been deren von den voorarm in von den Handwortel by Verschillende Standen von de Hand*, Lerden, 1900.
MAISONNEUVE. *Mémoire de la Société de chirurgie*, t. II, 1851.
MALGAIGNE. *Traité des Luxations et des Fractures.*
MORRIS. *New-York Medical Record*, 1883, p. 376.
MEYER. Das Handgelenk. *Archiv für Anatomie and Physiologie*, S. 657, 1866.
MOUGEOT. *Cite in Malgaigne.*
MONTANDON. Les différents mécanismes de la luxation du semi-lunaire. *Beitrage zur klinische chirurgie*, 1er mars 1906, tome LVII.
NÉE. De la luxation du semi-lunaire. *Thèse Paris*, 1905.
OBERST. *Die Fracturen und Luxationen der Fingerund des Carpes. Archiv. u. Altl. d. normales u. pathol. Anatomie in typschen Röntgenbildem*, 1901.
OHLY. Luxation de l'os semi-lunaire. Etude anatomo-pathologique. Réduction sanglante. *Deutsche Zeitschrift für Chirurgie*, 1908, mai, fasc. 2, t. XCIII, p. 207 à 216, avec 1 fig.

O. HARA. *Philadelphia med. Times,* n° 82, 1881.

PANNIER. *Thèse Paris,* juillet 1896.

PAGENSTECKER. *Münch. med. Woch.,* p. 44, 1903.
p. 156.

POTEL. Etude sur les luxations du scaphoïde et du semi-lunaire.
Presse médicale, p. 28, 18 janvier 1899.

PROUST et HALLOPEAU. *Bull. Soc. anat.,* 1904.

PELLESOHN. Fracture du scaphoïde chez les automobilistes. *Berliner klin. Wochens.,* 24 février 1908, n° 8.

DE QUERVAIN. Contribution à l'étude des fractures et luxations combinées des os du poignet. *Monatsschrift für Unfallheilkunde,* 1902.

REY. Luxation du scaphoïde. *Lyon médical,* p. 347, 1903.

REYNARD. Suite éloignée des fractures du scaphoïde. *Thèse de Lyon,* 1904.

RICHEMONT. *Lancet,* 1879, t. I, p. 844.

RICHON. *Archiv. de méd. et pharm. militaires,* 1905.

RUTTERFORD. *Glascow Med. Journal,* 1891, p. 311.

SCHMITZ. Ueber Fracturen und Luxationen der Handwurzelknochen. *Militär Aerzt-Zeitschrift,* 1902.

SERVIER. Observation d'une luxation du poignet. *Gazette hebd.,* p. 196, 1880.

STAFFEL. Luxation du scaphoïde et du lunaire. *Archiv. für klin. Chirurgie,* 1901.

STEINSON. *Annals of Surgery,* p. 574, 1902.

STIMSON. *Treatise on fractures and Dislocations,* 1900.

SULZBERGER. Die isolirten traumatischen Luxationen im Beireich- des Carpes. *Fortschritte auf dem Gebiete der Röntgenstrahlen,* 1901-1902.

TAAFFE. *British medical Journal,* t. I, p. 398, 1869.

TAVERNIER. Les déplacements traumatiques du semi-lunaire. *Thèse de Lyon,* 26 juin 1906, n° 129.

TILLMANN. *Deutsche Zeitschrift fuur Chirurgie* Bd XLIX S. 98, 1898.

— Statistische Beitrage zur Lehre von der Luxationen. *Archiv für Unfallheilkunde,* 1874.

TINIER. *Bulletin Société chirurgie de Lyon,* Bd XV, 7 janvier 1904.

URBAIN. Fin Fall von isolistes Luxation der Mondbein. *Wiener med. Wochenschrift,* 1903.

VALLOIS. *Bulletin Société chirurgie Lyon.*

VALLAS. Traitement des traumatismes anciens du poignet par la résection totale. *Bull. Société Chirurgie,* n° 4, 1908, 4 février, t. XXXIV.

WENDT. La réduction de la luxation du lunaire. *Münch. med. Wochenschrift,* n° 24, 1904.

WILLECK. *Bruns Beiträge,* 1904.

WOLFF. *Monatsschrift für Unfallheilkunde,* p. 201, 1903.

— *Deutsche Zeitschrift für Chirurgie* Bd 69, p. 401, Bd 70, p. 254, Bd 70, p. 289.

ZUCKERKANDL. Notiz über den Fechanismus der Handgelenker.
Anatomischer Anzeiger S. 120, 1901.

ETUDE DU NYSTAGMUS PROFESSIONNEL, SES RAPPORTS AVEC LES TRAUMATISMES EN GENERAL.

Par MM. les Docteurs DRANSART et FAMECION, *médecins de l'Institut Ophtalmique de Somain (Nord).*

Deux théories sont én présence. La première est celle de l'un de nous (Dransart) (1), qui voit dans le nystagmus une affection analogue à la crampe des écrivains, ou au lombago, c'est-à-dire une myopathie intéressant, dans l'espèce, les muscles élévateurs du globe, incontestablement aggravée par le défaut d'éclairage, mais dont la cause première est une fatigue musculaire due à la position du regard résultant de la nature du travail du mineur ; celui-ci dans les petites galeries, ou dans le havage des grandes galeries, est obligé de se tenir accroupi, la tête baissée et penchée en avant, avec la ligne du regard dirigée au-dessus du plan horizontal, alors même qu'elle paraît, au contraire, abaissée vers le sol, comme l'est la tête elle-même.

La seconde théorie attribue le nystagmus exclusivement au défaut d'éclairage. Romiée, de Liège, s'est fait le protagoniste de cette théorie, en faisant intervenir un trouble de l'accommodation. Court et Thompson s'y sont ralliés.

Les auteurs signalent, pour mémoire, la théorie de Trombetta, qui attribue le nystagmus à une irritation du labyrinthe provoquée par les changements rapides et fréquents de la pression atmosphérique subis par l'ouvrier et aussi par le bruit incessant des coups de pioche et de l'explosion des mines dans les galeries. Et la théorie de Pechdo, qui attribue le nystagmus à une intoxication spéciale par l'absorption pulmonaire, cutanée ou gastro-intestinale des produits de la distillation de la houille, à la température élevée des houillères.

RÉSUMÉ SÉMÉIOLOGIQUE.

La maladie est constituée par une véritable chorée des muscles extrinsèques de l'œil, chorée qui détermine des oscillations des globes, dont la fréquence varie de 100 à 500 par minute. Ces mouvements oculaires choréiques se produisent d'une façon générale quand le regard est dirigé au-dessus de l'horizontale et cessent dans le regard en bas. Il n'y a d'exception à cette règle que dans les cas les plus graves ; on observe alors que le

(1) *Théorie myopathique* du Dr DRANSART, 1877-1879, etc.

regard en bas peut encore provoquer des oscillations nystagmiques, mais ces dernières cessent au bout d'un certain temps, alors qu'elles persistent indéfiniment si le regard est dirigé en haut.

Les oscillations nystagmiques sont aggravées par les mouvements du corps, par un mauvais état général, par une affection intercurrente, ou par un traumatisme, par une lumière trop vive, de même que par l'obscurité. Le passage de la lumière à l'obscurité et inversement produit l'accès nystagmique. Lorsque celui-ci éclate, tous les objets dansent et tournent : la vision est alors très défectueuse et le mineur ne peut rien reconnaître, surtout lorsqu'il entre le soir dans un lieu éclairé. Cette gène persiste encore quelques minutes après la cessation des oscillations, obtenue par la direction du regard en bas. Dans les cas graves, le trouble de la vision est tel qu'il empèche absolument tout travail.

L'un de nous (1) a décrit deux formes de nystagmus : la forme légère et la forme grave.

La première est de beaucoup la plus fréquente ; non seulement elle n'empèche pas la continuation du travail, mais elle est souvent ignorée des mineurs qui en sont atteints (*nystagmus insontium*). Après nous, Nuel et d'autres oculistes ont fait la même remarque. Nous la désignons communément sous le nom de nystagmus latent ou embryonnaire. Nous estimons à 10 0/0 le nombre des mineurs atteints de cette affection dans les bassins houillers du Nord de la France. Mais si ces ouvriers continuent l'exercice de leur profession, nous croyons néanmoins que leur travail est moins productif et qu'il expose davantage aux accidents.

La seconde, celle qui gène le sujet au point de l'obliger à cesser le travail, est incontestablement plus rare ; mais, si nous en jugeons d'après les articles récemment publiés dans le *Scalpel* par nos confrères belges, la plus grande incertitude règne sur son degré de fréquence.

D'après les statistiques de l'Institut Ophtalmique de Somain, la moyenne annuelle serait de 51 cas et un pourcentage de 1,27 0/00.

Nous avons extrait ces quelques données sur le nystagmus et publions in extenso le chapitre relatif à l'aggravation du nystagmus professionnel par les traumatismes du crâne et par les traumatismes oculaires, qui intéresse tout particulièrement le médecin expert.

Les historiens du nystagmus sont unanimes à signaler la prédisposition que crée au développement de cette affection l'affaiblissement de la constitution par les maladies aiguës ou chroni-

(1) Dransart Congrès d'Amsterdam, 1879.

ques. De même, lorsque le nystagmus est constitué, toute dépression de l'état général amène une recrudescence des oscillations. « Quand le malade, écrivions-nous déjà en 1877 (1), a « le moindre embarras gastrique, la moindre affection, une « angine, par exemple, une bronchite légère, aussitôt survient « une augmentation des troubles de la vue, par suite de la plus « grande intensité des accès nystagmiques. » Une expérience de trente ans nous a fortifiés dans notre manière de voir qui n'a pas, croyons-nous, rencontré de contradicteur, et que tout récemment encore nous avons trouvée exprimée dans les mêmes termes par un médecin anglais, Reid (2).

Les traumatismes, et c'est là une notion moins connue et dont l'importance pratique ne saurait cependant échapper, ont la même influence, soit qu'ils révèlent un nystagmus latent, soit qu'ils exagèrent l'affection déjà caractérisée subjectivement et objectivement. « Bien souvent, un traumatisme quelconque (3), « traumatisme que le nystagmus a parfois provoqué, réagit à « son tour sur l'affection et la rend plus apparente. Il en est de « même du reste des affections générales intercurrentes qui « débilitent le mineur et diminuent la force de son influx ner- « veux. » Il nous serait facile de relater un grand nombre d'observations où cette influence du traumatisme n'est pas douteuse ; nous nous contenterons d'en citer quelques-unes :

OBSERVATION I. — L. H..., 33 ans, mineur, Compagnie d'Anzin.

24 avril 1879. — Nystagmus à 25°. 150 oscillations; V. O. D. = 1; O. G. = 2/3.

Etiologie. — Plaie du nez et de la paroi inférieure de l'orbite gauche.

OBSERVATION II. — C. F..., 54 ans, mineur, Compagnie d'Anzin.

5 janvier 1893. — Nystagmus, début trois semaines.

Etiologie. — A reçu, il y a un mois, un bloc de charbon sur la tête.

Nous avons observé trop souvent des faits analogues pour voir de simples coïncidences là où la relation de cause à effet nous paraît au contraire évidente. Encore est-il que dans ces cas de traumatisme du crâne et de la face, nous n'avons pas eu l'occasion d'assister au début des accidents, et étions-nous obligés de nous en rapporter aux déclarations du blessé en ce qui

(1) DRANSART. *Du nystagmus chez les mineurs,* 1877.

(2) A.-C. REID. *Le nystagmus des mineurs.* (Analyse in *The ophtal_ mic Review,* août 1907.)

(3) DRANSART. *Travail du mineur nystagmique.* (*Journal d'oculis_ tique du Nord de la France,* novembre 1892.)

concerne la date et l'importance du traumatisme. La même objection ne saurait être adressée aux observations beaucoup plus
nombreuses et plus démonstratives du nystagmus se développant à la suite d'une lésion oculaire. Ici, la filiation des accidents ne saurait être mise en doute. Et cependant, la littérature
est muette à ce sujet. Nous avons seulement relevé une brève
mention dans la thèse de Razemon (1) qui a recueilli à l'Institut de Somain la plus grande partie des documents utilisés dans
son travail inaugural. « Le traumatisme, dit Razemon (p. 19),
« envisagé d'une façon générale, peut servir de cause occa-
« sionnelle et provoquer le réveil ou l'éclosion d'une maladie ;
« de même, une *blessure de l'œil pourra faire éclater le nys-*
« *tagmus.* »

Le Dr Thévenon (2) cite également, mais sans aucun commentaire, deux cas de nystagmus professionnel provoqués ou
aggravés par un traumatisme oculaire.

Nos observations, dont quelques-unes datent de près de trente
ans, ressemblent trait pour trait à celles de Thévenon. Il est intéressant de noter que des faits recueillis par le bassin stépha-
nois et dans celui du Nord par des observateurs qui s'ignoraient
ont reçu la même interprétation. Mais nous devons reconnaître
qu'ils n'ont pas suffisamment retenu l'attention des médecins,
voire même des oculistes.

Nous n'avons en vue dans cette étude, il importe de le dire,
que les *traumatismes légers* de l'œil, si fréquents chez le mineur : contusions, plaies de la cornée, corps étrangers superficiels ; les blessures graves entraînent généralement des complications et des conséquences qui laissent au second plan la
question du nystagmus, si, d'occurrence, celui-ci s'est développé
concomitamment.

Le traumatisme effectué, voici ce que l'on observe : ou bien
le blessé, en même temps que l'accident dont il a été victime, signale au médecin que depuis un temps plus ou moins éloigné
il était atteint de la *danse des yeux*, mais que cela ne l'empêchait pas de travailler. Un examen rapide, en effet, permet de
constater les mouvements oscillatoires des globes oculaires. Il
n'est pas rare, dans ces cas, d'observer les jours suivants que
le nystagmus augmente d'intensité, et cette aggravation se tra
duit à la fois objectivement et subjectivement. Tel blessé, qui,
lors du premier examen, avait un nystagmus modéré, caractérisé presque uniquement par des vertiges, par des oscillations des
globes dans le regard au-dessus de l'horizontale, et une légère

(1) Razemon. *Contribution à l'étude des traumatismes oculaires chez
les mineurs.* (Thèse de Lille, 1897.)
(2) Thévenon. *Contribution à l'étude du nystagmus chez les mineurs.* (Thèse de Lyon, 1895-1896.)

ptose de la paupière supérieure, présente au bout de quelques semaines, et se prolongeant longtemps après la guérison du traumatisme, les symptômes du nystagmus grave, rendant impossible le travail au fond, et même, dans quelques cas, le travail au jour, savoir : oscillations nystagmiques de plus en plus rapides, blépharospasme chronique, photophobie, diminution marquée de l'acuité visuelle, asthénopie, vertiges et étourdissements incessants.

Dans d'autres cas, aussi nombreux peut-être que les premiers, l'influence du trauma est encore plus évidente. Il s'agit de blessés qui ne se plaignent ni d'étourdissements ni de photophobie, ou d'aucun autre symptôme de la *danse des yeux* ; l'examen répété tous les jours, ou à chaque consultation, ne décèle aucune oscillation des globes oculaires, mais au bout de quinze, vingt, trente jours de traitement, le médecin est tout surpris de constater le développement d'une affection qu'il n'avait pas remarquée jusqu'alors, bien que son attention fût attirée de ce côté. Et le nystagmus, d'abord objectif, ne tarde pas à s'imposer à l'attention du blessé par la gêne qu'il apporte à la vision.

Quelle interprétation donner de ces faits ? Dire que le traumatisme a provoqué le développement du nystagmus serait en contradiction avec les données de la clinique, puisque pareille influence n'a jamais été signalée (1) en dehors des conditions spéciales dans lesquelles nous observons. N'oublions pas, en effet, que les blessés dont nous nous occupons sont tous des mineurs travaillant au fond, c'est-à-dire exposés au nystagmus professionnel. Il ne nous semble pas douteux qu'il s'agit d'exagération, par la blessure, d'un nystagmus latent ou fruste, forme très commune, comme on sait, dans le bassin houiller du Nord et du Pas-de-Calais. Les mineurs qui en sont atteints « n'ont pas conscience de leur affection oculaire, ils éprouvent « seulement un peu de fatigue à la fin de leur travail ; ils sont « gênés dans les galeries par un léger sautillement des lampes, et, quand ils arrivent au jour, ils éprouvent une certaine « gêne qui dure peu. Mais tout cela est *si peu de chose qu'ils ne* « *s'en rendent pas compte, si on n'éveille leur attention sur ce* « *point* (2). »

(1) Il importe de rappeler ici que nous ne nous occupons que du nystagmus professionnel; les faits de nystagmus traumatique causé par une lésion localisée de l'encéphale, du bulbe ou de la protubérance, diffèrent de ceux que nous étudions, non seulement par leur étiologie (traumatisme grave), mais encore par leur symptomatologie complexe : paralysies, troubles de la déglutition, de la phonation, de la respiration, etc.

(2) DRANSART, *Journal d'oculistique du Nord de la France*, novembre 1892, p. 68.

Vienne une maladie, le surmenage, un traumatisme cranien, et surtout oculaire, et de latent, le nystagmus devient manifeste et pour le sujet et pour l'observateur. Les oscillations des globes apparaissent, en effet, dans la position ordinaire du regard, alors que, auparavant, elles ne se montraient, et seulement encore avec une certaine lenteur et une certaine irrégularité, que dans la position extrême du regard en haut et en dehors.

Ce n'est pas tout. Il est une autre catégorie de faits, plus exceptionnels, il est vrai, mais plus intéressants encore et plus démonstratifs de l'influence du traumatisme : nous voulons parler des cas où le nystagmus montre une prédilection évidente pour l'œil traumatisé, soit qu'il soit plus accentué de ce côté, soit que l'œil sain soit complètement indemne d'oscillations. On sait que le nystagmus symptomatique est parfois monolatéral ; on sait moins que le nystagmus professionnel peut revêtir la même forme (1). La notion du traumatisme provocateur du nystagmus n'est-elle pas de nature à expliquer cette monolatéralité ?

Après avoir signalé l'influence du traumatisme sur le développement et l'aggravation du nystagmus, il serait intéressant de rechercher comment agit la blessure pour produire l'oscillation oculaire et son cortège symptomatique. Nous n'essaierons cependant pas d'aborder cette étude pathogénique, résolus à ne pas quitter le terrain de la séméiologie et de la clinique.

CONCLUSION

1° Les traumatismes en général, et surtout les traumatismes du crâne, aggravent le nystagmus ;

2° Les traumatismes légers de l'œil : contusions, corps étrangers et plaies de la cornée, lésions de la conjonctive, déterminent fréquemment une aggravation du nystagmus professionnel manifeste, ou une transformation du nystagmus latent en nystagmus manifeste ;

3° Dans un certain nombre de cas, le nystagmus se localise sur l'œil traumatisé (nystagmus monolatéral).

(1) Dransart et Romiée ont signalé le nystagmus monolatéral.

Analyses

MEDECINE

Variations du poids pendant la fièvre typhoïde. — GARNIER et SABAREANU. (*Bulletin médical*, 14 novembre 1908.)

Les auteurs établissent que pendant la fièvre typhoïde, période d'état, le poids reste stationnaire par rétention d'eau; il ne subit de baisse qu'en cas de mort imminente. Dès le début de la défervescence, amaigrissement qui s'arrête à la convalescence, pour ne subir d'ascension qu'à la reprise de l'alimentation.

Les recherches des auteurs prouvent combien est utile l'exercice de respiration non cité par eux, qui supprime l'amaigrissement de convalescence.

La cure de « plein-large ». — Dr LAUMONIER. (*Société de Thérapeutique*, 28 octobre 1908.)

L'action du milieu marin n'est pas la même sur les côtes et au « plein-large »; sur les côtes, elle est excitante et congestive; en haute-mer, elle est tonique et sédative. La longue houle, le bain continu d'air pur, la vie régulière et calme. à bord, non des grands paquebots, mais des voiliers, contribuent encore à la sédation. C'est pourquoi M. Laumonier préconise, dans ces conditions, la cure de plein-large pour les neurasthéniques excités et les tuberculeux non éréthiques. Et il cite à l'appui de sa thèse l'observation d'un jeune neurasthénique guéri par un voyage en mer et celle d'un tuberculeux très amélioré au cours de chacune de ses longues traversées.

Lombricose. Méningite à pneumocoques mortelle. Variations de la formule leucocytaire. — TRIBOULET, RIBADEAU-DUMAS, THÉNARD. (*Société des Hôpitaux*, 13 novembre 1908.)

Une méningite à pneumocoques peut donner la clef du méningisme vermineux qui est sujet à révision. A vingt-quatre heures de distance, la formule leucocytaire a passé du type polymicrobien paucicellulaire au type paucimicrobien polycellulaire.

Une nouvelle réaction caractéristique de l'acide urique. —

Le réactif est le persulfate de potasse qu'on met en présence de l'urine, puis on ajoute quelques gouttes de zincate alca'in (volumes égaux de solutions aqueuses de sulfate de zinc et de soude caustique à 10 0/0, mêlées). Il se forme un précipité vert-bleu. Telle est la réaction pour la recherche qualitative.

Les procédés restent les mêmes pour la recherche qualitative dans les sédiments, les calculs, les tissus, le sang.

Pour cette dernière recherche, le persulfate de potasse pourra être remplacé par la solution aqueuse d'hypochorite alcalin (eau de Javelle ou liqueur de Labarraque).

Un « porteur de diphtérie ». Persistance du bacille neuf mois après l'infection. — STRAIN. (*Lancet*, 17 octobre 1908.)

Il s'agit d'une nurse qui eut une grave diphtérie suivie de paralysie vélo-palatine. Guérie, elle reprend ses occupations de garde-malade, semant ainsi la diphtérie sur son passage. On ne trouva pas de bacilles dans la gorge, mais on en constata dans le nez. Il est possible que leur présence (intermittente, du reste), dans la cavité nasale, provenait de que les bacilles étaient cachés dans un des sinus de la face et que ce « nid » vidait périodiquement son contenu dans un des méats.

Contribution à la prophylaxie de la malaria. — GRAZIANI. (*Gazzetta degli Ospedali*, 18 octobre 1908.)

Les expériences de l'auteur lui ont donné les résultats suivants :

L'administration hypodermique de 0,005 de chlorhydrate de quinine par kilogramme d'animal (cobayes et lapins), prolongée pendant trois mois cause un arrêt dans l'augmentation du poids, chez les animaux adultes comme chez les animaux très jeunes. Leur sang ne présente aucune modification au spectroscope, ni à la numération des globules rouges, ni pour le taux de l'hémoglobine. Le poumon n'a pas d'augmentation du pouvoir bactéricide. Les substances agglutinantes du sang ne sont pas augmentées.

Les animaux quininisés pendant longtemps par de petites doses sont moins résistants à l'inoculation du charbon, de la fièvre typhoïde, de la pneumonie et du choléra. L'administration de 0,025 de chlorhydrate de quinine par voie hypodermique a les mêmes effets négatifs tout en accélérant la période d'incubation et en aggravant la marche des affections, à un degré moindre cependant que ne le fait la quininisation prolongée.

Les sulfoéthers urinaires. — Paul Brunon et Guerbet.
(*Presse Médicale*, 21 octobre 1908.)

Le rapport des sulfoéthers à l'azote total ne varie pas uniquement sous l'influence de la variation des albumines ingérées; il est le coefficient des fermentations intestinales.

Le cancer du corps du pancréas. — Chauffard. (*Académie de Médecine* et *Bulletin médical*, 21 octobre 1908.)

Le cancer du corps du pancréas comme le cancer de la tête du pancréas a une symptomatologie d'emprunt. A cause de ces connexions avec le plexus solaire, il se révèle par une cachexie rapide accompagnée de douleurs simulant la crise tabétique, toutefois sans vomissement. L'ictère survient tardivement et peu avant la mort. La laparotomie exploratrice atténue les douleurs, et permet de tenter la cure radicale par ablation de la tumeur.

L'influence des climats. — Sardou (de Nice), *Société de l'Internat*, 22 octobre 1908.

L'auteur étudie les rapports de l'organisme et du climat. Les climats sont stimulants ou modérateurs. La crise climatérique traduit le conflit organique; elle est révélatrice des tares latentes; elle éclaire le diagnostic, le pronostic et le traitement.

Suppression des précipités de formol. — Vérokay. (*Centralblatt für path. Anatomie*, 15 novembre 1908.)

Pour faire disparaître les dépôts de formol si gênants dans les coupes microscopiques, l'auteur recommande une solution avec une partie de lessive de potasse à 1 0/0 et 25 parties d'alcool à 80°. On y laisse les coupes pendant 10 minutes; on les lave deux fois dans l'eau, 5 minutes chaque fois; on les laisse ensuite séjourner dans l'alcool pendant 5 minutes; on les fait ensuite passer dans l'eau et enfin on les colore.

Le scorbut. — Sato et Nambu. (*Virchows Archiv.*, 2 novembre 1908.)

Le scorbut serait une maladie infectieuse spécifique dont l'apparition serait favorisée, mais seulement favorisée, par une nourriture défectueuse et de mauvaises conditions d'hygiène. Les hémorrhagies proviennent des capillaires (rarement des petits vaisseaux) et se font par diapédèse; et cependant, l'hémorrhagie par rupture n'est pas impossible. C'est l'altération du sang qui est la cause de l'augmentation de perméabilité des

capillaires; il est probable que dans le sang ainsi altéré circule
une substance toxique qui, d'une part, est la cause de cette
altération sanguine et, d'autre part, la cause des altérations
des parois vasculaires, tout en ayant aussi une influence nuisible sur les organes internes.

Pneumonie mortelle par inhalation de gaz ammoniac. — LEWIN. (Berliner Klin. Wochenschrift, 19 octobre 1908.)

A propos d'un accident du travail dans lequel un ouvrier
chargé du nettoyage de chaudières ayant contenu du gaz ammoniac était mort quatre jours après l'exécution de ce travail; l'auteur, chargé de l'expertise, se demande d'abord si le
gaz ammoniac peut amener la mort : il cite des cas nombreux
où la rupture de tubes (fabrique de glace) ayant laissé échapper du gaz, fut la cause de la mort des ouvriers.
Se fondant sur les symptômes peu nombreux, cependant,
recueillis chez le malade : crachats verts, fièvre, l'auteur conclut à la pneumonie et attribue celle-ci à l'inhalation du gaz.
Un point intéressant était qu'un autre ouvrier occupé au nettoyage des mêmes chaudières, pendant le même nombre d'heures, n'eut pas de symptômes. L'expert en conclut à une différence d'idiosyncrasie, observée, du reste, pour le même gaz,
chez les animaux.
Le Tribunal se rangea à son avis et attribua une rente aux
héritiers.

Contribution à l'étude de la gangrène symétrique des extré mités, au cours des maladies infectieuses. — TOMASELLI. (Gazzetta d. Ospedali, 11 octobre 1908.)

La gangrène symétrique n'est pas toujours un symptôme pathognomonique de la maladie de Raynaud. Elle se produit au
cours et dans la convalescence des maladies infectieuses les
plus diverses, en dehors de toute altération nerveuse vaso-mo-
trice. En d'autres termes, tous les cas de gangrène symétrique
n'ont pas, comme cause efficientes, déterminantes, les altérations nerveuses, mais, à côté des cas de vraie maladie de Raynaud, il y en a d'autres (la majeure partie), qu'on doit rapporter à des troubles graves dépendant de l'appareil circulatoire : altérations de l'endocarde (embolie et thrombose), des
artères et des veines (endartérites, endophlébite autochtone).
Dans ces cas, les altérations nerveuses vaso-motrices, si on
en constate, doivent être regardées seulement comme des causes secondaires, concomitantes, mais non déterminantes.

L'adipose douloureuse. — KLINGMANN. (New-York med. Journal, 14 novembre 1908.)

L'auteur déclare qu'aucun traitement ne donne de résultats uniformes. L'extrait de corps thyroïde a produit du soulagement dans quelques cas; on peut même lui attribuer une guérison. L'ablation chirurgicale des masses graisseuses put, pendant quelque temps, procurer à une patiente une amélioration tant au point de vue de l'état général que du symptôme douleur. Mais, l'affection étant progressive nous ne devons espérer qu'une amélioration passagère.

On pourrait essayer les injections de thiosinamine (fibrolysine), qui donnent dans la neurofibromatose généralisée (maladie de Recklinghausen; elle aussi une trophonévrose) de bons résultats.

Quelques erreurs qui empêchent d'avoir des bons résultats avéc le régime antigoutteux. — HAIG. (Medical Record, 30 octobre 1908.)

La solubilité de l'acide urique ne dépend pas seulement, ainsi que son élimination, de ce qu'on boit et de ce qu'on mange. Le climat, l'exposition, la température de l'eau des bains, l'exercice, les vêtements de jour et de nuit jouent un rôle qui est loin d'être négligeable.

On visera donc à avoir un régime antiurique: peu de viande, peu de thé, beaucoup de légumes, de l'exercice, surtout au grand air et une chaleur suffisante. Eviter surtout le surmenage sportif qui, comme tout labeur improductif, n'a jamais de bons effets.

Les mouches comme agents porteurs du bacille typhique.— KLEIN. (British med. Journal, 17 octobre 1908.)

L'auteur a trouvé dans un grand nombre de mouches, le bacillus coi communis et un bacille qui n'est différenciable en rien du bacille d'Eberth; la légère différence qu'on peut constater devant être mise sur le compte de la différence du porteur.

On doit en conclure que dans l'épidémie de fièvre typhoïde. régnant dans la ville où les diptères furent capturés, ceux-ci ont joué un rôle assez important dans la dissémination de la contagion.

Intoxications par les acides gras. — GUTTOIRE, SPRIGGS et KENNEDY. (British med. Journal, 17 octobre 1908.)

Les symptômes de ces intoxications sont identiques à ceux de l'intoxication phosphorée, de l'intoxication chloroformique

tardive, et du vomissement cyclique des enfants. Elles peuvent
être provoquées par la dégénérescence graisseuse étendue du
foie; il est probable que, lorsque les fonctions hépatiques sont
troublées, il se forme des corps acétoniques, grâce à la graisse
du foie et des tissus. Les causes de cette dégénérescence graisseuse du foie sont les troubles de la nutrition et les intoxications (chloroforme). Peut-être le vomissement (vomissement
cyclique) est-il la cause de la dégénérescence. Les états septiques peuvent prédisposer, comme aussi le jeûne préopératoire.
La narcose à l'éther est moins dangereuse que celle au chloroforme. Certains auteurs font remarquer la différence entre
l'atrophie jaune aiguë du foie et l'intoxication chloroformique
et regardent la dégénérescence graisseuse non comme la cause,
mais comme l'effet de l'intoxication par les acides gras. L'intoxication chloroformique est regardée comme une toxhémie
s'accompagnant d'un trouble fonctionnel du foie (élimination
des toxines), et se manifeste sous sa forme la moins grave
dans le vomissement cyclique.

Expériences physiologiques avec la chicorée. — Zwintz.
(Berliner Klin. Wochenschrift, 29 octobre 1908.)

L'expérience sur les animaux a montré que la chicorée n'était pas indifférente ; son action sur la tension sanguine est
incertaine et variable. Elle provoque surtout une forte excitation de la péristaltique. En tout cas, la chicorée a une action nuisible sur la nutrition, parce que, après les expériences, on constata une diminution de poids des animaux étudiés.

PATHOLOGIE GENERALE

Bulletin de l'Institut Pasteur. — (15 octobre 1908.)
Revue. — De l'anaphylaxie sérique expérimentale. (Besredka.)

L'anaphylaxie est la vaccination à rebours. Elle est née des
travaux de Charles Richet sur le poison des actinies ou congestine. Le chien en supporte 0 gr. 075 par kilogramme et
meurt au bout de quelque temps avec une dose plus forte.
L'injection de deux faibles doses à quelques jours de distance provoque, au contraire, la mort de l'animal. Arthus a
étudié en 1903 des faits analogues pour les injections de sérum. Pirquet et Schick ont noté la nécessité d'un intervalle de
7 à 12 jours entre les deux injections pour qu'il y ait accident: Otto décrit les accidents chez les cobayes immunisés contre la diphtérie et réinoculés au sérum de cheval. Rosenau et
Anderson ont immunisé le cobaye contre les phénomènes ana-

phylactiques par l'injection de doses massives, en particulier dans le péritoine. Besredka étudie l'anaphylaxie en pratiquant des injections intracérébrales toujours mortelles chez l'animal sensibilisé. Il constate que l'immunité cérébrale s'établit presque immédiatement après l'injection péritonéale; il vaccine contre l'anaphylaxie par l'injection précoce intercérébrale d'une faible dose ou par l'injection tardive d'une faible dose. L'immunité dure alors des mois, ce qui la sépare des immunités conférées par le sérum.

G. ROSENTHAL.

ANALYSES. — GILBERT et CARNOT, médicaments microbiens, KRAUS et LEVADITI, technique de l'immunité. HARIOT, étudie les champignons qui produisent les rouilles. BSUARD, recherche l'indol dans les cultures par une réaction de vanilline et d'acide chlorhydrique. LIBERMANN et FERRY-VESSEY préparent à l'état de pureté les immunsérums hémolytiques.

Morphologie et physiologie. — Grandluca mesure l'action antiseptique des iodures, bromures et chlorures. Jager fait germer les spores dans leur milieu de production; il obtient quelques phénomènes de mutation de bactéries. Babès décrit du staphylocoque en chaînette.

Actions pathogènes. — De l'étude et de la bibliographie données sur la sporotrichose humaine et animale, retenons l'analyse de la méthode de diagnostic par l'agglutination (Widal et Abrami). Babès et Manolesco trouve une diphtéridée dans l'endocarde d'une rhumatisante.

Toxines et diastases. — Kyès étudie les lécithides ; Neufeld et Hœnder recherchent le mécanisme variable des hémolyses.

Phagocytose et sérothérapie. — L'action bactériolytique d'un sérum n'est **pas** (Neufeld et Hændel), en rapport nécessaire avec la déviation du complément. Hændel différencie les bacilles dysentériques par les réactions faites avec le sérum de lapin. Collins obtint des agglutinines en injectant à l'animal des produits non spécifiques. Boidinet et Fiessinger ne trouvent de sensibilisatrice spécifique que chez le chien, et non chez les animaux réfractaires au charbon. La maladie du sommeil, d'après Brumpt s'enraye par l'hivernation du lérot.

Hygiène. — Le choléra aux Philippines est due (Heiser) aux égoûts. Nombreux travaux sur la maladie du sommeil. La nécessité du débroussaillement, de la surveillance du gros bétail s'imposent de plus en plus (*Société de Pathologie exotique*), Roubaud étudie la biologie de Glossina palpalis. Bouffard, Cazalbou, Martin et Lebœuf comparent le rôle des stomoxes et des moustiques. Laveran et Hôlmel différencient le rôle des stomoxes et des moustiques sdrééup cdmrféhyt pupu trypanosoma congolense.

La mort subite héréditaire. — Gilbert et Baudouin. (*Presse Médicale*, 25 novembre 1908.)

On observe dans certaines familles une série de morts subites sans cause, ou à la suite de causes minimes. C'est la mort subite héréditaire, dont la nature étiologique et pathogénique reste à déterminer.

Sur un réflexe, non encore décrit, de l'œil, agissant sur la circulation et la respiration. — Aschner. (*Wiener Klin. Wochenschrift*, 29 octobre 1908.)

On avait déjà observé que si l'on comprime l'œil d'un sujet en état de stupeur ou à moitié éveillé du sommeil chloroformique, le sujet devient plus vif, respire mieux, sort de son état de stupeur pendant quelques instants. (Wagner von Jaurregg.) L'auteur contrôlant le pouls pendant ces expériences de compression de l'œil vit que le pouls devenait tout à fait petit. L'expérience sur les animaux a démontré que la diminution du pouls, l'inspiration convulsive avec arrêts inspiratoires, dépendaient d'un réflexe nerveux : le nerf sensitif afférent de l'arc réflexe est le trijumeau et le nerf efférent est le pneumogastrique et les nerfs voisins.

Le phénomène marqué chez l'homme est l'action sur le cœur qui, avons-nous dit, est la suivante : le pouls radial disparaît dès qu'on effectue la pression sur l'œil et ne revient que lorsqu'on supprime cette pression.

TUBE DIGESTIF

Concrements pancréatiques comme cause de spasmes gastriques. — Skaller. (*Allgem. med. Zentral-Zeitung*, 21 novembre 1908.)

Souvent les spasmes gastriques sont dûs à des calculs des voies biliaires ; mais, souvent aussi, le sable et les calculs du pancréas sont coupables de ce symptôme. Dans six cas, l'auteur a pu s'en rendre compte. Les concréments pancréatiques sont irréguliers, hérissés. Les douleurs qu'ils provoquent sont térébrantes, siègent au creux épigastrique et s'irradient vers la région dorsale: leur durée varie de quelques minutes à plusieurs heures. Jamais l'auteur n'a observé de vomissements. L'élimination des calculs des canaux pancréatiques peut se faire sans douleur. Le pronostic est favorable. Sur six cas l'auteur a vu quatre guérisons (une mort par collapsus cardiaque au cours de la crise spasmodique. Le sujet fut autopsié : les calculs étaient formés de carbonate et phosphate de chaux et d'une matière organique.)

Nouvelle réaction micro-chimique du mucus dans les matières fécales. — HECHT. (*Wiener Klin. Wochenschrift*,5 novembre 1908.)

Une solution à 2 0/0 de vert brillant et une à 1 0/0 de rouge neutre, mêlées en parties égales, à de l'eau, donnent un colorant rappelant le triacide d'Ehrlich. Une goutte ajoutée à des matières fécales mises sur le porte-objet colore la masse en vert, tandis que le colorant devient rouge. Aspirer le colorant en excès. Le mucus est coloré en rouge, tandis que la masse est verte; la fibrine se colore en bleu-verdâtre.

De cette façon, on voit d'un seul coup d'œil la distribution et la quantité du mucus. La réaction repose sur l'acidité du mucus devenu alcalin, il faut faire bouillir les matières pendant quelques secondes avec l'acide chlorhydrique à 75 0/0, ce qui amène la formation de substances réductrices.

Cancéro-cirrhose du foie avec infiltration néoplasique des nerfs et des artères. — CONTI. (*Il Policlinico, Section médicale*, octobre 1908.)

Conclusions. — La cancéro-cirrhose du foie est une tumeur maligne particulière ayant des caractères anatomiques et cliniques spéciaux. Elle peut avoir son origine dans les cellules hépatiques, des cellules des canaux biliaires, ou des unes et des autres dans la même tumeur. La cirrhose se développe comme conséquence du carcinôme, à la suite et sous la dépendance des altérations de nutrition produites sur le foie par les toxines cancéreuses; cependant, la cirrhose peut précéder le cancer sans avoir avec celui-ci aucun lien étiologique. L'unité ou la multiplicité des nodules, la dureté, la mollesse, les hémorrhagies, la forme de la cirrhose, la différence de structure épithéliale sont des accidents individuels. Dans la cancéro-cirrhose, on peut observer l'infiltration néoplasique des nerfs et des artères du foie; ce phénomène a de l'influence sur la marche et les manifestations cliniques du processus.

Quelques notes sur le traitement médical des inflammations des voies biliaires. — BERGALEY. (*Medical Record*, 24 novembre 1908.)

L'huile d'olives, la térébenthine ou l'éther n'ont aucune action sur les calculs biliaires. Le massage du foie et de la région de la vésicule est particulièrement dangereux. **Les purga-tifs** qui fluidifient la bile et stimulent la sécrétion sont beau-coup plus utiles; le phosphate de soude en solution aqueuse, les eaux alcalines, le glycocholate et le taurocholate de soude rendent des services. L'auteur emploie avec succès l'acide cho-lalique (" H' O'), qui est le produit de la dissociation du gly-co et taurocholate de soude en milieu alcalin. Le solol donne aussi de bons résultats. On devra donner de grands lavements. Au point de vue du genre de vie : éviter les courses à cheval, en voiture, les vêtements serrés. On fera de petits repas, mais fréquents, et à courts intervalles; car, à chaque repas, la vé-sicule se contracte, l'ouverture du canal cholédoque se dilate et la bile est versée dans l'intestin. On arrive ainsi à empêcher la stase biliaire et la précipitation qui forme les calculs. Il est bon de se souvenir que presque toutes les récidives d'atta-ques de cholécystite dépendent d'une indigestion récente.

Les ferments du tube digestif. — Pr ROGER. (*Presse Médicale*, 14 novembre 1908.)

Cette leçon a surtout pour but en rappelant le rôle des fer-ments du tube digestif, de préciser le pouvoir zymosthénique, c'est-à-dire la propriété pour un ferment inactivé d'augmenter l'action des ferments déversés dans les départements sous-ja-cents.

Cholécystite typhique. Revue critique. — QUÉNU. (*Revue de Chirurgie*, 10 juin 1908.)

Le bacille d'Eberth envahit presque constamment les voies biliaires des typhiques ; il y cause tardivement de la lithiase, précocement des cholécystites. En cas de suppuration et de per-foration, il faut intervenir. La ponction est inefficace et dan-gereuse; la cholécystotomie est l'opération de choix. En pé-riode aiguë, le diagnostic est difficile. Il faudra s'aider de l'exa-men du sang (polynucléose) et songer que la cholécystite peut simuler l'appendicite.

Le renversement latéral droit et les gastrectasies atoniques. PAUL CARNOT. (*Presse Médicale*, 28 octobre 1908.)

La gastrectasie sans sténose est fréquente; pour vider l'esto-mac, il suffit que le pylore redevienne le point le plus déclive de l'estomac. Repas légers et liquides dans la journée; repas copieux le soir avec repos immédiat en décubitus latéral, bas-sin relevé formant régime et traitement de cette atonie.

Ictère hémolytique d'origine paludéenne.— SACQUÉPÉE. (*Bulletin Médical*, 28 octobre 1908.)

Deux malades paludéens font un crise prolongée avec ictère. Le sang présente les lésions de l'ictère hémophilique de Chauffard-Widal, hématies granuleuses, diminution de résistance des hématies surtout déplasmatisées. D'après l'auteur, l'hématie granuleuse serait due à une réaction de défense et n'aurait donc pas la valeur d'une lésion.

Ictère grave infectieux avec rétention et avec urémie sèche par orotémie. Perméabilité des voies biliaires. Hyperplasie des cellules hépatiques. — FERNAND WIDAL et ABRAMI. (*Société des Hôpitaux*, 13 novembre 1908.

Le titre indique quel est l'intérêt de cette observation complètement étudiée à tous points de vue. Un problème est posé. Comment se fait la rétention biliaire quand les voies biliaires sont perméables. Quel est le mécanisme de la mort puisque, au lieu d'une destruction totale de la cellule hépatique, il y a processus d'hyperhépatie.

Ictère hémolytique non congénital. Etude des lésions anatomiques.— OETTINGER. (*Société Médicale des Hôpitaux*,23 octobre 1908.

Le grand intérêt de cette communication réside dans la confirmation clinique des travaux de Chauffard et Widal et dans la confirmation anatomique des travaux de Vaquez et Giroux. Chez une malade âgée et cardiaque, survient un ictère chronique léger, prurigineux (symptôme anormal), acholinoque avec hématies granuleuses, polychromatophiles et de résistance diminuée. Une pneumonie terminale permet d'étudier le retour à l'activité de la moelle osseuse et l'encombrement pigmentaire des cellules hépatiques, légèrement atteintes par l'asystolie.

Nouveau cas d'ictère hémolytique. — ABRAMI. (*Société médicale des Hôpitaux*, 16 octobre 1908.)

Chez une malade atteinte d'ulcères variqueux, l'auteur trouve un ictère chronique léger avec urobilinurie datant de trente ans. Le sang présente les lésions de l'ictère hémolytique de Chauffard (microcytémie, hématies granuleuses,hyporésistance des globules surtout   ). Le traitement ferrugineux a eu un bon résultat.

La toux hépatique. — Jona. (*Il Policlinico, Section pratique*, octobre 1908.)

Nauny avait déjà montré que la palpation du foie, surtout dans les cas d'hypertrophie de l'organe, pouvait provoquer des quintes de toux. Jona a observé un homme de 42 ans, alcoolique, syphilitique, avec insuffisance aortique compensée, augmentation de volume et de la consistance du foie et de la rate, urobilinurie assez marquée, sans lésions respiratoires, chez lequel la pression sur le foie provoquait des quintes de toux sans expectoration. Fait analogue chez un cardiaque.

Naunyn expliquait le phénomène par la périhépatite. Jona croit à une manifestation réflexe (toux nerveuse), analogue à ce qu'on voit dans l'excitation d'autres régions étrangères aux voies respiratoires (oreilles, organes génitaux, peau, etc.).

Sept cas d'empoisonnement par du fromage. — Evans. (*The Lancet*, 14 novembre 1908.)

Le fromage consommé dans ces cas, avait une odeur assez forte, mais pas fétide, sans couleur extraordinaire. Il était assez « fait », sans que rien pût avertir le vendeur ou l'acheteur d'une intoxication possible. C'est, sans doute, la tyrotoxine (ptomaïne du fromage frais) qui doit être regardée comme la cause de ces empoisonnements.

Les phénomènes furent : collapsus, sueurs profuses, vomissements, douleurs épigastriques, diarrhée, pouls faible.

L'auteur ordonna des vomitifs, des emplâtres à la moutarde et contre le collapsus, du brandy. La gravité des cas semblait en raison inverse de l'âge; les deux plus jeunes malades ayant failli en mourir. Le plus âgé des sujets n'avaient pas 17 ans. Les parents furent très peu intoxiqués (douleurs épigastriques et nausées).

APPAREIL CIRCULATOIRE

Nouvelle théorie du pouls lent permanent. — Esmein. Lecture faite à la *Société de l'Internat*, 22 octobre 1908.)

La théorie classique qui attribue le ralentissement permanent du pouls à une lésion bulbaire ou funiculaire des pneumogastriques n'a jamais été démontrée. Son promoteur, Charcot, ne l'a jamais considérée que comme une hypothèse, et l'anatomie pathologique n'en a jamais pu faire la démonstration. L'auteur admet une théorie toute différente qui attribue la bradycardie permanente aux lésions d'une formation contenue dans le septum du cœur, le faisceau de His. La section expérimentale de ce faisceau qui réunit les oreillettes aux ventricules amène régulièrement un ralentissement définitif de ces derniers seulement. Or, le même phénomène est constant en clinique au cours du pouls lent permanent, Enfin surtout, on trouve toujours, à l'autopsie des sujets morts de cette maladie, des lésions profondes du faisceau de His en l'absence de toute altération des centres nerveux.Certaines bradycardies paroxystiques sont encore liées aux mêmes lésions. Qu'ils soient transitoires ou permanents, ces ralentissements du pouls sont dûs aux mêmes causes : les endocardites, les scléroses brightiques, et surtout les gommes syphilitiques. Cette dernière constatation est capitale, car il est aujourd'hui démontré que certains cas de pouls lent permanent peuvent guérir complètement sous l'influence du traitement mercuriel.

Sur l'hypertrophie du cœur. — ROMBERG. (*Deutsche med. Wochenschrift*, 19 novembre 1908.)

La percussion et la radiographie du cœur ne permettent pas seules, de déterminer le début d'une affection cardiaque. En effet, une légère hypertrophie ne peut pas être distinguée d'une augmentation de volume de l'organe, due à un déplacement ou à l'augmentation de l'aire de projection de la percussion, augmentation tenant à l'épaisseur ou à la forte courbure de la paroi du thorax. Pour faire le diagnostic, il faut tenir compte de toute la circulation, et aussi des commémoratifs. De cette façon, on arrivera à diagnostiquer le début d'une maladie de cœur, même dans les cas où il n'y a pas d'hypertrophie cardiaque et à distinguer l'affection des troubles nerveux cardiaques, fait capital au point de vue thérapeutique.

Hémophilie spontanée à type de grande hémophilie familiale. — P.-EMILE WEIL. (*Société Médicale des Hôpitaux*, 23 octobre 1908.)

Observation très intéressante d'un enfant qui présente les caractères de l'hémophilie familiale (coagulation très retardée plasmatique avec sédimentation du sang, rétraction imparfaite et mollesse du caillot) et une série à répétition d'accidents hémorrhagiques tous régulièrement améliorés par les injections de sérum.

La petite hémophilie familiale. — P.-EMILE WEIL. (*Société Médicale des Hôpitaux*, 23 octobre 1908.)

Dans une famille d'hémophiles, une enfant présente des accidents aussez sérieux, bien que son sang ait des lésions relativement minimes.

Les anémies par anhématopoïèse. — Aubertin. (*Semaine Médicale*, 15 juillet 1908.)

L'anhématopoïèse (Hayem) ,consiste non dans la non-évolution de l'hématoblaste en hématie, mais dans l'insuffisance absolue de la moelle. Cette insuffisance peut correspondre à la destruction de la moelle (anémie aplastique), ou au développement dans la moelle, d'un tissu anormal qui se substitue au tissu normal (chlorome, leucémie lymphoïde) ou à la modification du type évolutif de la moelle (leucémie myéloïde), Souvent l'anhématopoïèse accompagne une destruction exagérée des globules rouges, et il s'agit d'anémie avec et non exclusivement par anhématopoïèse.

G. Rosenthal.

Polycythœmie et tension sanguine. — Moller. (*Berliner Klin. Wochenschrift*, 29 octobre 1908.)

Les constatations de l'auteur permettent de conclure qu'il n'y a pas de rapport direct entre les augmentations de la tension sanguine et le nombre des globules rouges. L'augmentation de tension ne peut seule provoquer une augmentation durable du nombre des érythrocytes, ni la haute tension ne peut être provoquée par la polycythœmie. La tension élevée est plutôt le produit d'une modification de l'élasticité des parois vasculaires, soit que ces dernières soient modifiées dans leur élasticité par des processus d'artério-sclérose, soit qu'il s'agisse d'un spasme des parois des plus petites artères, provoqué par des agents chimiques de caractère pathogène circulant dans le sang. Et ces éléments peuvent être l'azote résiduel qu'on trouve très augmenté dans le sang des néphritiques ou peut-être même l'adrénaline, qu'on rencontre dans les mêmes conditions.

La névrose diaphragmatique (phrénocardie). — Herz. (*Wiener Klin. Wochenschrift*, 8 octobre 1908.)

Les symptômes de cette névrose sont : trouble respiratoire dyspnéique avec sensation de gêne mécanique ; douleur précordiale ; palpitations. Elle est fréquente chez les sujets d'une même famille ; la suggestion, la neurasthénie, l'hystérie peuvent la provoquer. Les sensations d'ordre sexuel,le coït abrégé. ou interrompu, les émotions d'origine amoureuse, peuvent en être aussi la cause.

Le traitement visera à éloigner les causes ; on pourra aussi avoir recours à la suggestion à l'état de veille. L'hydrothérapie sous forme de frictions humides locales (pas de douches),rend de grands services.

Les arythmies cardiaques. — Deganello. (*Rivista Veneta di Scienze mediche*, 1er octobre 1908.)

Le diagnostic des diverses espèces d'arythmies implique un examen attentif du pouls et du cœur, l'observation du malade à diverses périodes de la journée, avant, pendant, après le repas, après une marche, l'étude de la pression sanguine et de l'état anatomique des artères.

Si l'on peut exclure les causes cardiaques et vasculaires, les causes réflexes (dyspepsie, constipation, helminthiase, lithiase biliaire, maladies génito-urinaires), les causes toxiques (alcool, café, tabac), on pensera aux formes purement nerveuses, organiques (par lésions du cerveau, du bulbe, de la moelle cervicale, du pneumogastrique), ou fonctionnelles (épilepsie, hystérie, névroses).

Si la compression du pneumogastrique au cou augmente ou accentue l'arythmie, il y a irritation du nerf, si elle diminue l'arythmie, c'est qu'il y a paralysie. La digitale est sans effets dans ces cas-là, alors que l'atropine à petites doses rend des services.

THERAPEUTIQUE

L'hydrothérapie dans le mal de Bright. — Sadger. (*Therapeutische Rundschau*, 22 novembre 1908.)

Parler de bains froids à propos du mal de Bright semble une hérésie à la plupart des médecins, qui redoutent le refroidissement et l'absence de réaction cutanée chez le néphritique. Cependant, depuis 1867, dans les œdèmes, Zienessen obtient une sudation abondante par l'enveloppement humide froid,prolongé pendant deux ou trois heures. Dans la sclérose rénale, les albuminuries juvéniles et orthostatiques, von Nooden a vu de bons résultats avec l'hydrothérapie froide, de même dans les albuminuries qui persistent de longs mois après les néphrites aiguës. Dans la néphrite scarlatineuse, on donnera des bains à 29°-32°. Il va sans dire que l'emploi des bains froids n'exclut pas celui des bains chauds ou des bains de sudation. Le bain froid n'a pour but que d'exciter le pouvoir de réaction de la peau. Le bain chaud, court (à cause des dangers pour le cœur), est excellent pour la résorption des œdèmes.

49

mais s'il est suivi d'affusion froide (à 20°), il est plus efficace: en particulier, dans les crises aiguës d'urémie. Les malades devront, cela va sans dire, être toujours vigoureusement frottés après la douche, le bain ou l'enveloppement froids.

Le traitement domestique de la scarlatine. — Milne. (*British med. Journal*, 31 octobre 1908.)

L'auteur a pu se rendre compte que le fait de oindre les malades avec de l'huile, mieux encore, de l'huile phéniquée à 10 0/0, ou de préférence encore, avec l'huile eucalyptolée à 10 0/0, et cela, des pieds à la tête, même avant le stade de desquamation, empêche la dissémination de la maladie. Cette onction sera faite jusqu'au dixième jour de la scarlatine. Pendant les deux premiers jours, on badigeonne les amygdales toutes les deux heures avec l'acide phénique en solution huileuse à 10 0/0. Il évite ainsi les complications nasales, auriculaires, laryngées, et même rénales. Il est important de commencer à partir du premier jour (deux frictions par jour jusqu'au quatrième jour); à partir du quatrième, une seule friction jusqu'au dixième jour.

La limitation du régime dépourvu de purines. — Bryce. (*British med. Journal*, 31 octobre 1908.)

La suppression du régime azoté et purinique (viande, café, thé, chocolat), n'est pas une panacée; il faut se souvenir que l'idiosyncrasie joue un rôle important, sur tout le pouvoir des cellules de la muqueuse digestive pour résister à l'action irritante des composés puriniques. De petites quantités de ces composés sont généralement bien tolérées ; les doses fortes le sont aussi, sauf dans quelques cas isolés. Cette tolérance est très diminuée par la maladie (épilepsie, migraine, asthme); dans la neurasthénie également et dans les affections rénales où l'intégrité des cellules des tubuli contorti est douteuse. Cependant, un goutteux les tolère mal, car ils irritent la muqueuse des conduits hépatiques et provoquent ainsi l'insuffisance hépatique.

De l'argent colloïdal. — Dr Jeanne Bourguignon. (*Thèse de Paris*, 1908.)

Voici un très remarquable travail que liront avec fruit tous ceux qui suivent cette passionnante question de l'emploi thérapeutique des colloïdes, et tous ceux qui voudront se mettre au courant de la question. Avec une grande documentation bibliographique et personnelle, l'auteur passe en revue les différents termes du problème et étudie surtout l'argent colloïdal électrique, qui ne diffère en rien de l'argent colloïdal chimique.

Au point de vue physico-chimique, l'utilité et l'innocuité de l'isotomie, puis les variations du transport électrique par addition d'alcool et la non précipitation de l'électrargol par le chlorure de sodium et le sérum sanguin sont absolument démontrées. Physiologiquement, l'électrargol n'est pas hémolytique, et il n'a pas l'osmonocivité de l'argent colloïdal non isotonique, de même qu'il n'en a pas la nocuité pour les animaux. Il provoque dans l'organisme sain des réactions favorables (légère élévation de température, leucocytose, augmentation des éliminations azotées). Il est *in vitro* puissamment antiseptique. En thérapeutique, l'électrargol doit être employé contre les infections, en injections intramusculaires à des doses de 20 à 40 cc. par jour. Malheureusement, il ne donne aucun résultat contre la tuberculose.

Dosage et effets de la phtaléine du phénol. — ELMER. (*Medical Record*, 14 novembre 1908.)

Les expériences de l'auteur lui font conclure que la phtaléine appartient à la classe des irritants intestinaux, mais que son action semble être accompagnée de moins de troubles que celle des cathartiques de cette classe. Elle n'est pas toxique au moins à la dose de 1 gr. 60 à 2 gr. Elle est décomposée dans le passage à travers l'organisme. Une petite quantité est absorbée, mais est éliminée par le rein sous forme de phtaléine non décomposée.

La dose moyenne est de 0,06 à 0,30 centigrammes. On la donnera en poudre, soit le soir, soit après le repas. Dans le cas d'hyperacidité, il est avantageux de l'associer à une poudre antiacide.

La stérilisation des eaux potables par l'hypochlorite de chaux. — THRESH. (*Lancet*, 26 novembre 1908.)

L'auteur a pu constater qu'il suffit d'une faible quantité de chlore (sous forme d'hypochlorite), soit 1 partie, pour 1 million de parties d'eau, pour désinfecter rapidement cette dernière. A la fin de la désinfection on ajoute une faible quantité de bisulfite de soude, destinée à neutraliser le chlore restant en excès; la saveur de l'eau n'est donc pas altérée. Ainsi, avec 0,001 de chlore (sous forme d'hypochlorite) par litre d'eau, les bactéries sont tuées en 6 minutes; avec 0,0007 de milligramme, les bactéries ne sont détruites qu'en 24 minutes. Rappelons que 3 parties d'hypochlorite égalent 1 partie de chlore. Cette désinfection est économique. 6 millions de litres d'eau pourraient être stérilisés pour moins de 10 schellings (12 fr. 50).

Traitement par la douche d'air chaud. — MM. DAUSSET ET LAQUERRIERE. (*Société de Médecine de Paris*.)

Les auteurs présentent des réflexions sur 70 cas traités par la douche d'air chaud à courant d'air rapide.

Ils confirment les bons résultats signalés par d'autres dans les névralgies, le rhumatisme, l'eczéma, l'hydarthrose, et essaient de préciser les indications de cette méthode nouvelle.

Enfin, ils apportent des observations pour les affections suivantes : *dans les plaies suppurantes*, la douche d'air chaud tarit rapidement la suppuration et provoque une prompte cicatrisation; *dans les raideurs articulaires*, elle fait résorber les œdèmes périarticulaires, et détermine une analgésie qui permet de mobiliser dès les premières séances; dans les *radiodermites chroniques*, on obtient la disparition du prurit et on fait diminuer ou disparaître les télangiectasies et l'état atrophique de la peau.

De l'insomnie syphilitique. — M. E. SCHOULT (de Nice), estime que dans toute insomnie rebelle ou récidivante, ne relevant pas d'une cause bien déterminée, il faut songer à la syphilis, quand bien même le malade n'accuserait aucun antécédent syphilitique; on est donc en droit vis-à-vis d'une insomnie périodique, à heure fixe, et rarement absolue, d'essayer le traitement spécifique.

Le régime décalcifiant dans l'athérome artériel. — MAURICE LOEPER et X. GOURAUD. (*Presse médicale*, 4 novembre 1908.)

Il faut éviter la surcharge calcaire des artères d'une façon préventive, par le régime décalcaire et d'une façon curative par l'administration du bicarbonate de soude qui entraîne la chaux des tissus mous. Les iodures à haute dose et les acides décalcifient les os et encombrent de chaux muscles et artères.

TUBERCULOSE

Dilatation du cœur et du foie; symptôme précoce de la tuberculose. — UNTERBERGER. (*Berliner Klin. Wochenschrift*, 16 novembre 1908.)

La dilatation du cœur et du foie a pu être constatée par l'auteur, au stade préliminaire de la tuberculose dans 90 0/0 des cas au moins. C'est un signe important, même au point de vue thérapeutique ; en effet, si le cœur faiblit chez un tuberculeux, nous ne devrons pas, de suite, donner des toniques du cœur, mais faciliter le travail de l'organe en massant le foie pour le débarrasser de sa réplétion sanguine. Si on n'arrive pas à diminuer la dilatation du cœur, le pronostic devient mauvais.

La dilatation du cœur sera constatée par la percussion aidée des symptômes physiques : tachycardie,avec parfois arythmie, phénomènes de stase (sueurs, cyanose, froid aux membres: constipation-épistaxis, dyspnée, bronchites). La percussion du foie se fera sur le malade debout, de bas en haut. A noter que la percussion du foie dilaté provoque chez le sujet une sensation désagréable.

Splénopneumonie à forme de pleurésie interlobaire à pneumocoques. — MM. MARCEL LABBÉ et GEORGES ROSENTHAL. (*Société de Médecine de Paris*, 9 octobre 1908.)

Les auteurs ont pu, dans un cas de splénopneumonie, reconnaître par l'examen aux rayons X, l'existence d'une pleurésie purulente. Une simple ponction a amené la guérison. Au moment de la convalescence, l'exercice physiologique de respiration a eu une influence favorable.

NIGAY.

Application à l'homme d'un sérum antituberculeux. — Docteurs LANNELONGUE, ACHARD et GALLIARD. (*Bulletin Médical*, 14 octobre 1908.

Il s'agit de leur sérum, capable de prolonger la survie des cobayes et préparé avec un extrait aqueux du bacille chauffé à 120°. Les docteurs Comby, Hüss, Lenoir et Legris, concluent d'une année d'expériences, à l'innocuité absolue et à l'action favorable de ce sérum. Espérons aussi, en rendant hommage au travail persévérant et à l'énoncé simple des premiers résultats bientôt suivis d'autres décisifs.

Sur un bruit scapulaire et sa signification diagnostique. — TEDESCHI. (*Gazzetta degli Ospedali*, 8 novembre 1908.)

En faisant respirer profondément le sujet, ou en lui faisant faire avec le membre supérieur des mouvements en avant et en arrière de façon à mettre l'omoplate en mouvement, la main, appliquée sur la région scapulaire, perçoit un frémissement; l'oreille appliquée au même endroit, percevra un bruit de crépitation, de grincement à timbre spécial. Tout cela sera constaté surtout dans les fosses sus et sous-épineuses, ou le long du bord interne de l'omoplate vers l'angle inférieur.

Ce bruit serait un symptôme initial de tuberculose, précédant même les premiers signes pulmonaires. La profession

exerce une influence sur sa production (professions exigeant
le fonctionnement prolongé des membres supérieurs et des
muscles de la ceinture scapulaire : couturières, laveuses, bou-
langers, tailleurs, maçons, allumeurs de gaz).

Ce serait là une myosite dont la profession explique la localisation, myosite d'origine tuberculeuse.

Contribution à la pathologie comparée de la tuberculose. — (*Deutsche med. Wochenschrift*, 5 novembre 1908.)

Conclusions. — 1° Dans les foyers isolés, totalement calcifiés, chez l'homme, les bovidés et les porcs, on trouve des bacilles tuberculeux capables d'infecter ; 2° chez l'homme, les
foyers crétifiés sont, plus souvent infectieux que ceux pétri-
fiés, calcifiés ; 3° le processus de calcification a, chez l'homme,
une plus grande signification curative que chez les bovidés et
le porc, car chez ces derniers, les foyers sont presque toujours infectieux, tandis que chez l'homme, c'est très souvent
qu'ils ne sont pas infectieux ; 4° la virulence des bacilles ren-
fermés dans les foyers calcifiés est, dans l'inoculation au cobaye, la plus forte avec les foyers provenant de bovidés et la
plus faible avec ceux des foyers humains.

Endocardite tuberculeuse chronique fibrocalcaire avec bacilles de Koch. — LORTAT, JACOB et SABAREANU. (*Presse Médicale*, 3 octobre 1908.)

Des cas analogués ont été signalés. C'est la première fois
que le bacille de Koch est décelé dans de semblables lésions:
il a fallu une coloration intensive au *ziehl*.

Application à l'homme d'un sérum antituberculeux. — LANNELONGUE, ACHARD et GALLIARD. (*Académie des Sciences*, octobre 1908.)

Les observations de Comby, Lenoir, Legris et Küss, confirment l'innocuité et l'efficacité de ce sérum obtenu par injection
à l'âne et au cheval d'une toxine extraite du bacille tuberculeux chauffé dans l'eau à 120° avec précipitation par l'acide
acétique et redissolution dans le carbonate de soude.

Sur la réaction de von Pirquet à la tuberculine. — GANGHOFNER. (*Wiener Klin. Wochenschrift*, 8 octobre 1908.)

CONCLUSIONS. — 1° Il y a des cas où, malgré la réaction
cutanée positive, on ne trouve à l'autopsie aucun foyer tuberculeux. Ces cas rares n'ont pas encore été bien expliqués :
2° leur existence n'est pas un motif de mettre en doute la spé-

cificité de la réaction; 3° la meilleure manière d'exécuter celle-ci consiste à employer l'ancienne tuberculine de Koch, non diluée, puis à recouvrir, pendant plusieurs heures, l'endroit inoculé avec de l'ouate fixée par du diachylon; 4° la marche ou la courbe de la réaction ne donne pas de renseignements utiles sur le pronostic, chez les enfants; de même, on ne peut pas, par cette réaction, distinguer une tuberculose active d'une tuberculose latente.

Nouveaux procédés de diagnostic précoce de l'infection tuberculeuse.— CALMETTE. (*Bulletin Médical*, 24 octobre 1908.

Excellente revue générale qui étudie tour à tour l'auscultation, la recherche du bacille, l'inoculation au cobaye, le cyto et le sérodiagnostic, l'injection de tuberculine et les cuti et oculo-réactions, réactions de choix pour l'auteur.

G. ROSENTHAL.

Poussières tuberculeuses et tuberculose d'inhalation. — KUSS. (*Bulletin Médical*, 17 octobre 1908.)

L'auteur a refait rigoureusement les expériences de Coinet; le balayage peut créer aisément des tuberculoses d'inhalation. Les poussières du balayage peuvent contaminer pendant au moins 10 à 15 minutes. La lumière diffuse enlève toute virulence aux poussières en 15 à 20 jours.

G. ROSENTHAL.

Les causes constitutionnelles des hémoptysies. — STRANDGAARD. (*Hospitalstidende*, n° 40, 1908.)

Les hémoptysies des tuberculeux ne sont pas seulement en rapport avec les altérations anatomo-pathologiques du poumon, mais aussi avec des conditions constitutionnelles telles que : poids et longueur du corps, dimensions du thorax ; en effet, la grandeur et l'énergie du cœur sont dans un rapport déterminé avec ces conditions surtout avec le poids du corps. De plus, chez certains tuberculeux la tendance aux hémoptysies peut être due à de nombreux autres facteurs, parmi lesquels il faut ranger la haute tension sanguine habituelle, l'alcoolisme chronique et peut-être aussi les infections mixtes. Enfin, la situation sociale du malade et le régime ne doivent pas être certainement sans influence.

OBSTETRIQUE — GYNECOLOGIE

Un cas de cysthématome menstruel post-opératoire. — DARTIGUES et JOANIDIS. (*Société de l'Internat, novembre 1908.*)

Au nom de M. Joadinis et au sien, l'auteur présente un nouveau cas de ce que, dans une communication antérieure, il avait appelé cysthématome menstruel post-opératoire : c'est-à-dire un kyste à contenu sanglant développé dans de petits débris ovariens laissés dans des opérations antérieures qui ont pour caractéristique d'avoir été très laborieuses et parfois incomplètes par nécessité.

Ces kystes hématiques ont une symptomatologie que l'auteur a exposée et qui consiste en des troubles généraux et fonctionnels absolument analogues à ceux de la menstruation, accompagnant des signes physiques qui deviennent à un moment perceptibles et font constater une tumeur kystique dans le pelvis, au niveau des anciens organes absents; tumeur qui, à l'époque correspondante aux anciennes règles, s'accroît par à-coups. Tous ces signes ont ceci de particulièrement curieux, c'est qu'ils affectent un caractère de périodicité indéniable. A l'opération, on trouve ces kystes remplis de sang. Dartigues explique la pathogénie de ces kystes hématiques par la fluxion menstruelle, l'ictus aploplectique, un niveau de débris ovariens abandonnés et, en particulier, des follicules de de Graaf, d'où le nom de cysthématomes menstruels post-opératoires qu'il leur a donné.

Appendicite et grossesse. — HALBAN. (*Wiener Klin. Woch.*, 19 novembre 1908.)

L'auteur pose les règles suivantes: 1° si la grossesse se complique de légères coliques appendiculaires sans phénomènes péritonéaux: attendre; 2° s'il y a de fortes douleurs de l'appendice, il faut l'enlever même en l'absence de complications purulentes; la grossesse suivra son cours sans être troublée. Si l'utérus est distendu (fin de la grossesse), il faudra quelquefois l'évacuer (avortement ou accouchement forcé): 3° s'il y a manifestations péritonéales, vider l'utérus et enlever l'appendice. L'évacuation de l'utérus variera, quant à la méthode, avec les particularités du cas. Au premier stade de la grossesse : dilatation et curettage; plus tard : opération césarienne vaginale quand le col n'est pas effacé. Si le col est effacé, incisions. Si l'enfant est volumineux à un point tel que dans l'opération césarienne vaginale, il fallût ouvrir la cavité abdominale, il faut préférer la dilatation lente (ballon) ou l'opération césarienne extrapéritonéale. Après avoir enlevé l'enfant, il faut enlever le placenta et tamponner l'utérus.

S'il y a un abcès encapsulé, il faut l'inciser. Les abcès du cul-de-sac de Douglas seront, de préférence, ouverts par le rectum.

Dans l'appendicite, au cours de l'accouchement, il faut suivre les mêmes règles qu'au cours de la grossesse. Dans l'appendicite, après l'accouchement, on devra suivre les règles générales de la chirurgie.

DERMATOLOGIE

Sur la mélanodermie phtiriasique. — Vignolo-Luzati. (*Gazz. medica italiana*, 19 novembre 1908.)

La mélanodermie phtiriasique n'a aucune base morphologique ou clinique, ni histologique, ni anatomique. Le phénomène pigmentaire cutané a pour cause primitive: le pou. Celui-ci, cause directe du prurit et du grattage est, à son tour, la cause indirecte de l'hyperhémie, de la pigmentation, de la desquamation, de toutes les manifestations cutanées en un mot. La phtiriase guérissant, la mélanodermie guérit avec elle.

Les théories de Dubreuilh (sécrétion toxique produite par les poux), de Darier (action sur la capsule surrénale ou le plexus péri-capsulaire) n'ont donc aucun fondement.

Ce que dit l'auteur ne se rapporte pas aux taches bleues produites par le *pediculus pubis*, qui sont un phénomène bien différent et qu'on ne peut comparer à la mélanodermie provoquée par le *pediculus corporis* ou *vestimenti*.

Evolution et traitement de la tuberculose chez les syphilitiques. — E. Sergent. (*Presse Médicale*, 14 octobre 1908.

Dans l'hybride de lupus et de syphilis, la biopsie montre la disparition des infiltrats syphilitiques, sans atteinte des follicules tuberculeux. La scrofule correspond souvent à un terrain hérédo-syphilitique. Le syphilitique se tuberculise soit au moment de sa contamination, ce qui est grave, soit en pleine période d'accidents, ce qui est fâcheux, soit en période tertiaire, avec tendance à faire une forme fibreuse. Le traitement spécifique doit être employé chez les tuberculeux avariés.

Pohencephalite syphilitique. —**Ophtalmoplégie totale et bilatérale avec symptômes bulbaires. Efficacité du traitement spécifique.** — Pr Dieulafoy. (*Presse Médicale*, 11 nov. 1908.)

Observation complète clinique, pathogénique et thérapeutique d'un malade atteint d'ophtalmoplégie totale (sauf le moteur oculaire est indemne), sans signes de tabès, sans diabète.Cette ophtalmoplégie qui reste pure depuis neuf mois n'est pas due à une lésion basilaire qui aurait atteint le faisceau pyramidal, elle est nucléaire. La polyurie, la polydypsie, la dysphagie, la paralysie palatopharyngée indique l'atteinte des différents noyaux du bulbe. Tout a guéri par le traitement spécifique. La discussion du diagnostic est particulièrement intéressante d'autant qu'elle se lit avec la facilité et l'agrément ordinaires des œuvres du Maître de l'Hôtel-Dieu.

G. ROSENTHAL.

Contribution au sujet de la prophylaxie de la syphilis, par l'emploi de la pommade au calomel. Compte rendu d'un cas. — WOLBARST. (*Medical Record*, 24 octobre 1908.)

Cette observation a la valeur d'une expérience de laboratoire. Un matin, l'auteur est réveillé par un jeune homme de 22 ans, n'ayant jamais eu la syphilis et venant demander conseil. Il avait, en compagnie d'un camarade que nous appellerons B... (appelant le premier A...), passé la nuit et eu, tous deux, des rapports avec une femme qui leur avoua tardivement être syphilitique.

L'auteur, ayant averti A... d'un insuccès probable, fit en toutes les régions où il y avait eu possibilité d'inoculation, des frictions pendant 5 minutes avec une pommade au calomel (30 pour 100) et à la lanoline. Puis, il ordonna au sujet de répéter ces frictions toutes les quatres heures, jusqu'à épuisement de la pommade (30 grammes).

A... conduisit la femme à l'auteur, qui constata de larges papules des grandes lèvres, des condylômes périnéaux, des ulcérations linguales et buccales typiques. B..., qui était parti en voyage le lendemain du coït suspect, revint avec un chancre induré du sillon balano-préputial (32 jours après); puisent tous les accidents secondaires, tandis que A... demeura absolument indemne.

PEDIATRIE

Les troubles dyspeptiques dans le rachitisme. — MARFAN — (*Presse Médicale*, 18 novembre 1908.)

L'auteur expose une nouvelle et fort intéressante conception du rachitisme. Cette maladie est due non toujours à des troubles digestifs ou à une alimentation défectueuse mais aux multiples toxiinfections qui, au début de la vie, peuvent agir sur les os et les tissus hématopoïétiques, c'est-à-dire aux troubles gastro-intestinaux, aux pyodermies, à la syphilis, etc. L'alimentation défectueuse et artificielle reste une des causes prédisposantes les plus puissantes.

Régime sec dans les gastro-entérites des enfants.— GALLOIS. (*Société de Médecine de Paris*, 27 juin 1908.)

L'auteur, dans les gastro-entérites, fait faire aux enfants sept repas composés d'une petite crème faite d'une cuillerée à café de fromage Gervais, battue avec une cuillerée à soupe de lait et sucrée.

CHIRURGIE

Fractures des vertèbres. — GUMBEL. (*Deutsche med. Woch.*, 19 novembre 1908.)

L'auteur rapport les cas suivants, guéris : 1° *fracture de l'apophyse épineuse de la quatrième lombaire* ; 2° *fracture des apophyses transverses de la troisième lombaire;* la fracture est due, évidemment, dans ce dernier cas à la traction musculaire (saut de 6 mètres de haut et par suite de la vitesse acquise, chute. le corps dirigé en avant); 3° *fracture de l'arc de l'axis:* chute sur les fesses d'une hauteur de trois étages; pas de paralysie: commotion cérébrale. La radiographie indique fracture bilatérale de l'arc entre les apophyses articulaires; le diagnostic avait été fait d'abord grâce à la douleur locale. à l'écartement de l'atlas et de l'épine de l'axis, à la gêne des mouvements de la tête. Traitement par extension dans l'anse de Glisson. Aujourd'hui (soit dix mois après). il ne reste qu'une légère diminution dans les mouvements de rotation de la tête.

La radiographie rapide. — AUBOURG. (*Presse Médicale*, 17 octobre 1908.)

Avec les tubes à électrode renforcée et de gros volume, on peut obtenir des radiographies en quelques secondes: avantage considérable au point de vue de l'immobilité du sujet et de la dose moindre de radiation absorbée.

Sur la luxation récidivante de l'épaule. — DAHLGREN. (*Nordiskt med. Arkiv Chirurgie,* 16 novembre 1908.)

Il faut traiter la luxation habituelle rationnellement, à la façon de la luxation aiguë, après un examen exact ; dans les cas graves. l'immobilisation prolongée de l'articulation (deux à quatre semaines) est nécessaire. Si les muscles ou leurs insertions sont lésés, il faut fixer en abduction. S'il y a fracture

avec difficulté de maintenir la réduction, on devra opérer. La
dilatation de la capsule, quelle que soit sa forme, est la condition indispensable de la luxation habituelle; quelquefois on a
vu que la capsule avait été séparée de l'omoplate. L'auteur
n'a pu constater la supposition de Malgaigne (cause de la luxation récidivante : cicatrisation incomplète d'une déchirure primitive de la capsule). Si la capsule est normale, la luxation ne
peut se produire que parce que la tête humérale ou la cavité
glénoïde sont devenues petites (fracture, usure, inflammation).
Ces luxations se transforment en luxations chroniques ou sub-
luxations chroniques. Les déchirures des muscles, les corps
étrangers articulaires, contribuent à la luxation récidivante.
La seule méthode curative sûre est la capsulorrhagie, qui ne
donne jamais d'échec. Il faut la faire antérieurement ou postérieurement, s'il y a fracture de la grande tubérosité ou déchirure musculaire (dans ce cas, on peut y joindre la capsulo-
rhaphie antérieure). Si la luxation est rétro-glénoïdienne; cap-
sulorrhaphie postérieure. Il faut, dans tous les cas, ouvrir l'articulation pour se rendre compte de son état et enlever les
corps étrangers s'il y en a.

La résection se fera s'il y a de graves altérations de la tête
humérale et de la cavité glénoïde, comme aussi, s'il persiste,
après réduction, des douleurs que rien ne puisse atténuer.

Traitement du cancer par la fulguration.— De Keating,Hart
et Juge. (*Société Médicale des Hôpitaux*, 16 octobre 1908.

Les auteurs exposent le traitement du cancer par le curettage chirurgical fait sans crainte de greffer la tumeur, sans
désir de tout enlever, sans autoplastie consécutive, à condition
qu'il soit suivi par la fulguration à l'étincelle de haute fréquence qui a une action destructive sur le tissu cancéreux et
trophique sur le tissu sain.Ils présentent douze malades actuellement guéris.

Traitement chirurgical dés névralgies faciales. — Jaboulay
et Morestin, rapporteurs. Congrès de Chirurgie. (*Bulletin
Médical*, 14 octobre 1908.

Rapports très cliniques discutant les indications particulières. L'action analgésiante de l'alcool local semble bien établie.

Le jeûne préanesthésique est-il rationnel ? — Martinet.
(*Presse Médicale*, 7 octobre 1908.)

D'après William Hunter et Beddard, le jeûne préanesthésique met l'organisme dans de mauvaises conditions de résistan-

ce aux toxi-infections. On doit lui substituer la prise avant l'intervention d'hydrates de carbone facilement assimilables.

NEUROLOGIE

Sur une forme particulière d'un trouble de l'orientation et sa présence chez les sujets atteints de troubles mentaux. — Pick. (*Deutsche med. Wochenschrift*, 19 novembre 1908.)

L'auteur étudie l'existence, chez des sujets sains et chez les aliénés d'un trouble spécial de l'orientation qui consiste en ce que le sujet croit que ce qui l'entoure a subi une rotation horizontale de 180°. Cette observation fut faite par des voyageurs sur eux-mêmes; par Exner, sur lui-même; le phénomène peut apparaître par accès, mais dure souvent longtemps dans l'orientation intellectuelle (c'est-à-dire, lorsque le sujet cherche à s'orienter mentalement dans une région qu'il a quittée, et dont il est loin pour le moment). Ce phénomène doit être attribué aux canaux semi-circulaires ; l'auteur pense qu'il s'agit là d'une lésion du lobe pariétal. Un cas autopsié par Kolb, fait penser à la possibilité d'une localisation cérébrale du trouble de l'orientation.

Le traitement de la névralgie faciale au Congrès de 1908. — Sicard. (*Presse Médicale*, 24 octobre 1908.)

Les opérations sur les nerfs périphériques donnent peu de résultat. La gasserectomie et surtout la section de la racine postérieure du trijumeau donnent un bon résultat temporaire. L'alcoolisation du nerf donne un résultat facilement renouvelable en cas de récidive. C'est la technique de choix.

L'anesthésie générale par injections intrarachidiennes. — Thom. Jonesco et Amza Jiano (de Bucarest). *Tribune Médicale*, 24 octobre 1908.

Il s'agit d'une méthode nouvelle qui, au premier abord, semble bien aventureuse. Une injection intrarachidienne de stovaïne et strychnine faite soit entre la troisième et la quatrième cervicales, soit entre les deuxième-troisième ou septième-huitième dorsales, donne une anesthésie absolue, sans danger, sans perte de conscience, qui permet les interventions les plus importantes.

Recherche du méningocoque dans les fosses nasales. —
DOPTER et RAYMOND KOCH. (*Presse Médicale*, 31 octobre
1908.)

Le méningocoque se trouve fréquemment vivant en saprophyte dans le rhinopharynx d'individus sains. Il faudra prélever le mucus de cette région, cultiver sur gélose-ascite et différencier le méningocoque par les épreuves de l'agglutination,
et la fermentation élective de certains sucres.

Rhumatisme et maladies de Basedow. — MONIQUAND ET BOU
CHUT. (*Tribune médicale*, 14 novembre 1908.)

On sait ,avec Vincent, combien le rhumatisme articulaire aigu frappe souvent le corps thyroïde et devient une des causes
habituelles de la maladie de Basedow. L'atteinte du corps thyroïde peut également peut-être avoir comme conséquence un
rhumatisme chronique. Dans la maladie de Basedow, la mort
en asystolie est provoquée par l'association à la tachycardie
basedowienne d'une lésion cardiaque rhumatismale, endocar
dite ou myocardite interstitielle.

Pathogénie thyroïdienne des rhumatismes. — DIAMANTBER-
GER. (*Société médicale des Hôpitaux*, 16 octobre 1908.)

Les rhumatismes sont des maladies dues à la modification
provoquée dans l'organisme par l'exagération, la diminution,
la viciation de la sécrétion thyroïdienne. Le rhumatisme articulaire aigu est une infection thyroïdienne (?); le rhumatisme
chronique ou noueux est un trouble trophique dysthyroïdien.
L'opothérapie thyroïdienne par l'iodothyrine de préférence est
la base du traitement.

**Au sujet des sillons et scissures de la portion orbitaire du
lobe frontal chez les criminels. —** COLO (*Il Morgagni*, novembre 1908.)

Le sillon orbito-frontal (31 0/0) peut communiquer non seulement avec la fosse sylvienne, mais encore avec la scissure interhémisphérique. La scissure olfactive, constante, n'est jamais
interrompue; elle peut communiquer avec le rameau transverse
de la scissure orbitaire, comme avec la branche longitudinale
externe de la même scissure. La configuration de la scissure
orbitaire est très inconstante et très compliquée, le plus souvent. La complication dépend de la réunion éventuelle (confluence) des sillons de la scissure, grâce à des incisures intermédiaires et accessoires et grâce au sillon orbitaire externe.

La configuration en H de la scissure orbitaire prédomine cependant d'une façon fondamentale. Il peut y avoir un rameau transversal surnuméraire; le rameau transverse peut manquer. Le sillon orbitaire externe peut manquer; mais, il prédomine surtout à gauche.

Névroses réflexes dues à des anomalies oculaires et nasales. — Ziégler. (*New-York med. Journal*, 7 novembre 1908.)

Il faut toujours penser aux points suivants quand on recherche la cause des névroses réflexes : 1° l'œil et le nez sont des facteurs très importants dans l'étiologie des névroses réflexes et doivent être examinés à fond et éliminés avant de chercher ailleurs la cause ; 2° les réflexes nasaux et oculaires ont plusieurs manifestations communes qu'il faut différencier le plus tôt possible ; 3° la fatigue visuelle (amétropie, accommodation subnormale; déséquilibre musculaire) doit être corrigée avant d'éliminer l'œil comme facteur étiologique; 4° un œil atrophié avec cicatrice ciliaire rétractée devra être énucléé ; 5° le contact et la pression dans le nez provoqueront toujours des troubles réflexes quand une zone hyperesthésique sera atteinte ; il faut donc éliminer ce qui cause la pression ou le contact de cette zone ; 6° toute gêne à la respiration nasale libre doit être supprimée ; 7° si une névrose réflexe vient à récidiver, il faut examiner de nouveau le sujet et rechercher à nouveau le facteur étiologique.

Bibliographie

Traité méthodique et clinique des maladies de l'appareil respiratoire, basé sur les doctrines médicales de l'Ecole de Montpellier, par le Dr GERMAIN REY, médecin du Préventorium et Dispensaire anti-tuberculeux, au Bureau de Bienfaisance de Toulouse. — 1 volume in-8° raisin de 912 pages. Prix: 15 fr. 1909. — Coulet et fils, éditeurs, libraires de l'Université, 5, Grande-Rue, Montpellier.

Ce livre est surtout un livre d'enseignement destiné à l'étudiant et au médecin praticien.

Ecrit d'après les dogmes médicaux de l'Ecole de Montpellier, il se distingue par la méthode rigoureuse avec laquelle sont écrits les différents chapitres.

L'auteur a rompu avec l'ancienne manière de décrire les symptômes, le diagnostic et le traitement.

La symptomatologie est exposée suivant une méthode très personnelle, très logique, attirant l'attention et frappant fortement la mémoire du lecteur par une disposition typographique spéciale.

Le diagnostic n'est plus présenté en masse confuse, mais il l'est rationnellement dans ses trois étapes: diagnostic anatomique, pathogénique, nosologique; c'est-à-dire diagnostic de la lésion, de la cause, de la nature.

Convaincu que le médecin doit connaître non seulement les lésions de l'agrégat matériel, mais encore les modifications du principe pensant, il décrit l'état d'âme, l'état psychique de chaque malade. On lira avec intérêt la psychologie du bronchitique chronique, du tuberculeux, de l'emphysémateux, de l'asthmatique.

Disciple convaincu de la doctrine de Barthez, il ne pouvait oublier l'analyse clinique qui constitue son but, son caractère et sa gloire; on trouvera à chaque chapitre cette analyse exposée d'après les règles de Barthez, de Jaumes et du professeur Grasset. Cette partie de l'ouvrage est une véritable innovation, aucun traité moderne ne la présente.

L'auteur déduit ensuite des éléments morbides séparés par l'analyse clinique les indications thérapeutiques qu'il énumère et qu'il développe, puis il décrit les agents thérapeutiques que sa pratique lui a fait connaître comme les plus propres à remplir les indications.

Cet ouvrage est écrit sous une forme méthodique, didactique et pratique, qui sera aussi appréciée par l'étudiant que par le médecin praticien.

No 12. — Décembre 1908

Archives Générales
de Médecine

Fondées en 1823

✠

PUBLIÉES DEPUIS LEUR FONDATION DE 1823 A 1905 PAR

RAIGE-DELORME, FOLLIN, LASÈGUE, DUPLAY, HANOT, BOIX

DIRECTION SCIENTIFIQUE

Bernard CUNÉO
Professeur agrégé à la Faculté de Médecine
Chirurgien des Hôpitaux

P.-E. LAUNOIS
Professeur agrégé à la Faculté de Médecine
Médecin de l'Hôpital Lariboisière

SECRÉTAIRES DE LA RÉDACTION

Section Médicale
Octave CLAUDE

Section Chirurgicale
Paul LUTAUD

Anciens internes des Hôpitaux de Paris

━━━●━━━

A. MALOINE, Editeur
PARIS — 25-27, RUE DE L'ÉCOLE DE MÉDECINE, 25-27 — PARIS

88ᵉ Année.   *Vol. II. SÉRIE " CENTRALBLATT"*
(199ᵉ volume de la collection)

SOMMAIRE

TRAVAUX ORIGINAUX

ANALYSES

Prix de l'abonnement partant du commencement de chaque trimestre :

Les *Archives*
- France.................... 15 fr.
- Etranger.. .... 18 fr.

PRIX DU NUMÉRO :
- France.................... 1 fr. 50
- Etranger.................. 2 fr.

N.-B. — Tout ce qui concerne la *Rédaction*, ainsi que les Livres et Echanges, doit être adressé FRANCO: *31, rue Pierre-Charron*, Paris XVIᵉ. Pour la *Publicité*, s'adresser à *M. Cagnet-Besniée*, 43, rue Vaneau.

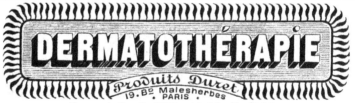

INDICATIONS BIBLIOGRAPHIQUES

MÉDECINE.

RIVAY. Contribution à l'étude de l'état anatomique de l'estomac dans les crises gastriques. *Thèse de Lyon*, 2 décembre 1908.

BARBIER. Le sang humain. Variations chimiques au cours des maladies. *Thèse de Paris*, 9 décembre 1908.

CEVEY. Les tuberculines et le traitement spécifique de la tuberculose. *Revue médicale de la Suisse Romande*, 20 novembre 1908.

MAISONNET. Le rôle de défense du grand épiploon (recherches personnelles sur la résorption du sang et des bacilles tuberculeux dans la séreuse péritonéale. *Thèse de Lyon*, 1er décembre 1908.

MOLLARD. Epanchement pleural bilatéral symptomatique d'infarctus pulmonaire. *Lyon médical*, 29 novembre 1908.

AVRIL. La cocaïnomanie. *Thèse de Lyon*, 2 décembre 1908.

ESPINE (D.) et MALLET (H.). Un cas de malformation congénitale du cœur avec cyanose paroxystique. *Revue de médecine*, 10 novembre 1908, p. 941-949.

GAUJOUX. Existe-t-il une maladie de Hirschsprung ? (Vue d'ensemble anatomo-clinique et étude critique). *Archives de médecine des enfants*, novembre 1908.

HAYEM. Indications des lavages de l'estomac. *Archives des maladies de l'appareil digestif et de la nutrition*, novembre 1908.

MAC-AULIFFE (Léon). La tension abdominale et les ptoses. Etude physiologique et thérapeutique. *La Clinique*, 6 novembre 1908.

FRENKEL (H.). Sur le syndrome de Mikulicz à l'état physiologique. *Province médicale*, 7 novembre 1908.

BALDINI. Contribution à l'étude de la fièvre typhoïde dans ses rapports avec la médecine légale. *Thèse de Paris*, 3 décembre 1908.

CLAISSE (Paul). Le diagnostic précoce de la tuberculose pulmonaire par l'auscultation. *La Clinique*, 13 novembre 1908, p. 725-728, 6 fig.

JABOULAY. Myxosporidies des tumeurs humaines. *Province médicale*, 28 novembre 1908.

KLISZOWSKI. Un cas d'inocclusion congénitale du septum inter venticulaire. *Gazette Médicale de Nantes*, 28 novembre 1908.

GILBERT et WEIL (P.-E.). Etude clinique de trois cas d'anémie pernicieuse à rechutes. *Archives des maladies du cœur, des vaisseaux et du sang*, octobre 1908, p. 553-563.

PEJU. Sur l'étendue et la signification des coagglutinations bactériennes. *Thèse de Lyon*, 24 novembre 1908.

DE BRISSON DE LAROCHE. Contribution à l'étude des épanchements pleuraux au cours des cardiopathies artérielles. Nature tuberculeuse de ces épanchements. *Thèse de Lyon*, 24 novembre 1908.

LÉPINE. Sur les sécrétions internes. *Lyon médical*, 22 novembre 1908.

SEGALA. Contribution à l'étude du mécanisme du syndrome de Cheyne-Stokes. *Thèse de Paris*, 3 décembre 1908.

PASTEUR) (F.-W). L'affaissement en masse du poumon. *Lancet*, 7 novembre 1908.

ELMER. L'action et le dosage de la phtaléine du phénol. *Médical Record*, 14 novembre 1908.

LEWIS. Le pouls veineux normal. *British med. Journal*, 14 novembre 1908.

LINCOLN (Mary). La sérothérapie de la tuberculose. Réaction de von Pirquet et ophtalmoréaction. *Journal of the American. Medical Association*, 21 novembre 1908.

MAC-CASKEY. Viscosité du sang, sa valeur en clinique. *Journal of the American. Medical Association*, 14 novembre 1908.

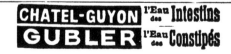

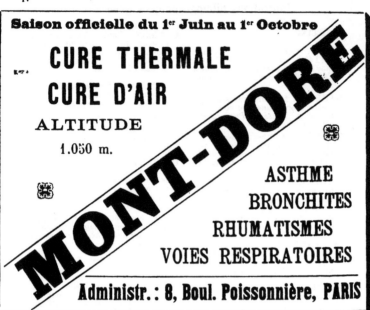

Indications bibliographiques générales

MÉDECINE.

ANTHONY. Pigmentation de la muqueuse buccale. *Journal of the American Medical Association*, 14 novembre 1908.

WINTERNITZ et MELOY. De l'apparition catalytique dans les lésions humaines, des variations dans les différentes maladies. *Journal of experimental médecine*, novembre 1908.

ANDERS. Nature du cancer en général. Diagnostic précoce du cancer de l'estomac. *New-York. med. Journ.*, 21 novembre 1908.

LANGE. Pulsation *transmise* des grands anévrysmes. *New-York med. Journal*, 21 novembre 1908.

M. WATSON. Symptômes nerveux rares dûes à la malaria. *Britisch med. Journal*, 31 octobre 1908.

LEWis. Un cas de cancer (épithélioma) à cellules squameuses. *New-York med. Journal*, 24 octobre 1908.

CHEETLE. Influence du système nerveux sur les processus infectieux. *British med. Journ.*, 14 novembre 1908.

DRAGE. Le traitement palliatif du cancer inopérable. *Lancet*, 21 novembre 1908.

CHALMERS WATSON. Diagnostic et traitement de la pancréatite, *Lancet*, 21 novembre 1908.

SMYTH. Origine rhumatismale de certaines inflammations des séreuses. *British med. Journal*, 28 novembre 1908.

THRESH. Stérilisation de l'eau potable par l'hypochlorite de calcium, *Lancet*, 28 novembre 1908.

WILE. Interprétation des examens du sang. *Medical Record*, 24 octobre 1908.

KLINGMANN. L'adipose douloureuse. *New-York med. Journal*, 14 novembre 1908.

BERKELEY.Le traitement médical des inflammations des voies biliaires. *Medical Record*, 14 novembre 1908.

WOHNERT. Six cas d'achylie gastrique. *New-York med.Journal*, 14 novembre 1908.

BECKMANN. Endothéliome de la plèvre. *Medical Record*, 21 novembre 1908.

LATHAM. L'influence de l'hérédité sur la tuberculose. *Lancet*, 21 novembre 1908.

BASHFORD. L'hérédité du cancer. *Lancet*, 21 novembre 1908.

JUDSON. Le traitement expectatif de la tuberculose pulmonaire. *New-York med. Journal*. 31 octobre 1908.

HELSER. Un cas de lèpre, semblant guéri par les rayons X. *Medical Record*, 31 oct. 1908.

MAC-WILLIAM et MACKIE. Observations sur les artères normales et pathologiques. *British med. Journal*, 14 novembre 1908.

WHITE. Tuberculose familiale. *New-York med. Journal*, 31 octobre 1908.

SELKIRK. Tuberculose chez les ouvriers travaillant la chaux. *British med. Journ.* 14 novembre 1908.

TURRELL et GIBSON. Un cas de syndrome d'Adams-Stokes suivi pendant plus de huit ans. *Brit. med. Journ.*, 14 novembre 1908.

WHITING. L'œdème angionévrotique comme cause familiale (héréditaire) de mort subite. *Lancet*, 7 novembre 1908.

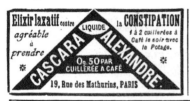
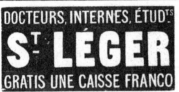

Indications bibliographiques générales

MÉDECINE.

STERN. Œdème périostique du thorax d'origine angionévrotique. *Medical Record*. 24 octobre 1908.

RINGER. Tuberculose au début et malaria ; leur différenciation. *Medical Record*, 3 octobre 1908.

MILLS. Quelques épreuves psychologiques faites sur des tuberculeux. *New-York med. Journal*, 3 octobre 1908.

CARTER. Un cas de fièvre typhoïde apyrétique. *The British med. Journ.*, 10 octobre 1908.

FOSTER. L'apoplexie dans la classification des maladies. *New-York med. Journal*. 3 octobre 1908.

BAINBRIDGE. Les cancers inextirpables. *New-York med. Jour. nal*, 30 octobre 1908.

DEEKS. La pneumonie dans l'isthme de Panama. *Medical Record*, 3 octobre 1908.

WALKER. Piqûres d'abeilles et rhumatisme. *British med. Journal*, 10 octobre 1908.

TODD. Prophylaxie de la maladie du sommeil. *British med. Journal*, 10 octobre 1908.

TAYLOR. Sur les variétés de l'endocardite maligne. *British med. Journal*, 10 octobre 1908.

SQUIRE. Un souffle extra-cardiaque souvent mal interprété. *The British med. Journal*, 10 octobre 1908.

PATELLA. Corpuscules de Kurloff dans les mononucléés du sang de cobayes ; leur nature protozoaire. *Berliner Klin. Wochenschrift*, 12 octobre 1908.

ZUPNIK et **SPAT.** Recherches des antigènes et de l'anticorps dans le sang des typhiques. *Berliner Klin. Wochenschrift*, 5 octobre 1908.

MAX HERZ. La névrose du diaphragme (Phrénocardie). *Wiener klin. Wochenschrift*, 8 octobre 1908.

DETRE. Emploi de la réaction cutanée différentielle pour le diagnostic, la pathologie et le traitement de la tuberculose. *Wiener klin. Wochenschrift*, 8 octobre 1908.

GAMALEIA. Sur l'agent de la scarlatine. *Berliner klin. Wochenschrift*, 5 octobre 1908.

CALMETTE. Nouvelles méthodes pour le diagnostic précoce de la tuberculose. (Discours prononcé à Philadelphie). *Deutsche med. Wochenschr.*, 1er octobre 1908.

DE HAAN. Infection par résorption de bacilles tuberculeux dans le canal gastro-intestinal du Karbau (sorte de buffle de Java). *Berl. klin. Wochenschrift*, 5 octobre 1908.

SCHLESINGER. Sur la propriété que possède la bile d'augmenter la virulence dans les infections par le bacille d'Eberth ou le coli-bacille. *Berl. klin. Wochenschr.*, 5 octobre 1908.

WINOGRADOW. La question de l'intoxication par l'acide oxalique. *Berliner klin. Wochenschrift*, 5 octobre 1908.

RUBNER. Force et matière dans l'économie de la vie. *Deutsche med. Wochenschrift*, 1er octobre 1908.

THOMSON. L'étiologie de la tuberculose pulmonaire. *Deutsche Aerzte Zeitung*, 15 novembre 1908.

KATHE. La question de la digestion du tissu vivant. *Berliner klin. Wochenschrift*, 30 novembre 1908.

KROKIEWICZ. Bacilles d'Eberth dans le sang et réaction de Widal dans la pyohémie. *Wiener klin. Wochenschrift*, 19 novembre 1908.

REICHER. Etiologie et essai de traitement de l'anémie pernicieuse. *Berliner klin. Wochenschrift*, 12 octobre 1908.

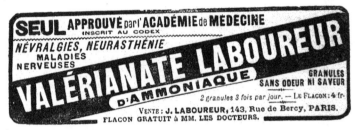
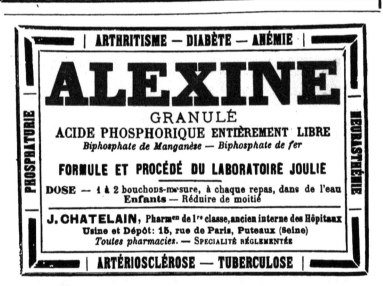
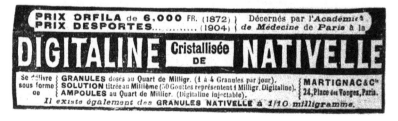

Indications bibliographiques générales

MEDECINE.

FRUGONI et MARCHETTI. Contribution à l'étude de la lipoïdhémie diabétique. *Berliner klin. Wochenschrift*, 12 octobre 1908.

PORT. Une petite épidémie de typhus pétéchial. *Deutsche med. Wochenschrift*, 8 octobre 1908.

FEER. Le traitement de la coqueluche. *Deutsche med. Wochenschrift*, 8 octobre 1908.

KARRENSTEIN. Un cas de fibroélastomyxome du cœur; contribution à l'étude des tumeurs du cœur et surtout des myxomes. *Virchows Archiv*, 6 octobre 1908.

SATO et NAMBU. Sur l'étiologie et la pathologie du scorbut. *Virchows Archiv*, 6 octob. 1908.

DI CREATINA. Fonction sécrétoire de l'estomac dans des conditions anormales d'innervation et de canalisation de l'organe. *Virchows Archiv*, 6 octob. 1908.

ALAGNA. Sur quelques cellules particulières de l'amygdale d'un chien et sur leur signification probable. *Virchows Archiv*, 6 octobre 1908.

GLUR. Sur les segments pulmonaires rudimentaires chez les bovidés. *Virchow Archiv*, 6 octobre 1908.

CARL. Expériences sur la stase de Bier dans l'infection etreptococcique de l'oreille du lapin. *Virchows Archiv*, 6 oct. 1908.

WALBUM. Un nouvel albuminimètre. *Deutsche med. Wochenschrift*, 1er octobre 1908.

ZYPKIN. Un cas d'hypoplasie congénitale du foie. *Virchows Archiv*, 6 octobre 1908.

GANGHOFNER. Sur la réaction de Pirquet. *Wiener klin. Wochenschrift*, 8 octobre 1908.

SCHLESINGER. La phonométrie indirecte: méthode exacte de détermination des limites des organes à l'aide du diapason. *Deutsche med. Wochenschrift*, 26 novembre 1908.

VON TABORA. L'insuffisance tricuspidieuse et ses symptômes. *Deutsche med. Wochenschrift*, 26 novembre 1908.

PAMPOUKIS. Les paralysies survenant pendant ou après le traitement antirabique. *Deutsche med. Wochenschrift*, 26 novembre 1908.

VOLLMER. Un cas d'anévrysme aortique avec complications particulières. *Deutsche med. Wochenschrift*, 26 novembre 1908.

GIKY. La mensuration de l'hypotonie. *Deutsche med. Wochenschrift*, 26 novembre 1908.

DOERR. Sur un nouveau virus invisible. *Berliner klin. Wochenschrift*, 12 octobre 1908.

LAUGENMMEISTER. Les traitements non chirurgicaux du cancer. *Deutsche med. Wochenschrift*, 19 novembre 1908.

GAMALEIA. Le choléra à Odessa en septembre 1908. *Berlin. klin. Wochenschr.*, 23 novembre 1908.

FODERL et TANDLER. L'hépatoptose. *Wiener klin. Wochenschrift*, 26 novembre 1908.

SCHMIDT et LOHRISCH. Importance de la cellulose dans l'alimentation des diabétiques. *Berliner klin. Wochenschrif*, 19 novembre 1908.

KLAPP. Traitement d'un ulcère de l'estomac ouvert dans le pancréas. *Berliner klin. Wochenschrift*, 30 novembre 1908.

SCHRUMPT. Tableau clinique de l'achondroplasie chez l'adulte; forme, très semblable, non encore décrite de nanisme micromélique chez une femme de 56 ans. *Berliner klin. Wochenschirft*, 30 novembre 1908.

TINTERBERGER. Hypertrophie hépato-cardiaque: symptôme précoce de tuberculose. *Berliner klin. Wochenschrift*, 16 novembre 1908.

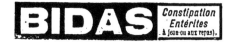

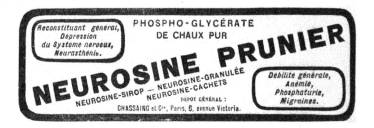
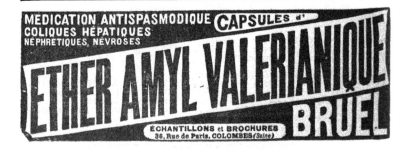

Indications bibliographiques générales

MEDECINE

TREUPEL. Influence de l'exercice sur la marche des processus réflexes et automatiques. *Deutsche med. Wochenschrift*, 12 novembre 1908.

NEUMANN. Action des corps gras sur la digestion trypsique. *Berliner klin. Wochenschrift*, 16 novembre 1908.

ROSIN. L'érythrocytose mégalosplénique. *Thérap. Rundschau*, 15 novembre 1908.

TURK et SCHRIDDE. Régénération du sang dans les conditions morbides et normales. *Centralblatt für allgemeine Pathologie*, 15 novembre 1908.

WILENKO. Sur la spécificité des précipitines produites par les extraits fécaux. *Wiener klin. Wochenschrift*, 26 nov. 1908.

ROMBERG. Sur la dilatation (hypertrophie) du cœur. *Deutsche med. Wochenschrift*, 19 novembre 1908.

MARTELL. Contribution au traitement par l'atoxyl du cancer de l'estomac. *Allgem. med. Zentral. Zeitung*, 14 novembre 1908.

SCHONBERG. Un cas de division sous-cutanée transversale de la trachée et de déchirure du cœur. *Berliner klin. Wochenschrift*, 16 novembre 1908.

POLLACI et CERAULO. Le sérodiagnostic à l'aide du vésicatoire dans la fièvre de Malte. *L'Ospedale di Palermo*, octobre 1908.

SILVA. Sur l'emploi du Tannigène. *Gazz. degli Ospedali*, 4 octobre 1908.

MORANDI. Contribution à l'étude analytique de la pression artérielle. *Rivista critica di clinica medica*, 30 octobre 1908.

MASI. Sur la péritonite tuberculeuse et son traitement médical par la gélatine iodée de Selavo. *Gazz. degli Ospedali*, 4 octobre 1908.

LAUREATI. Le souffle veineux de Smith. *Gazz. degli Ospedali*, 4 octobre 1908.

CICARELLI. Sur quelques examens du lait du commerce et leurs rapports avec l'allaitement artificiel rationnel. *Gazz. degli Ospedali*, 8 novembre 1908.

REICHMANN. Un cas d'anévrysme de l'artère hépatique avec formation de kystes dans le foie. *Virchows Archiv*, 6 octobre 1908.

VALOBRA. Typhus et paratyphus. Clinique et bactériologie. *Il Morgagni*, novembre 1908.

DE RENZI. L'intoxication par l'oxyde de carbone. *Gazzetta degli Ospedali*, 1er octobre 1908.

GIACOMO BIANCHERA. Ostéites et spondylites éberthiennes. *Gazzetta degli Ospedali*, 22 novembre 1908.

DELL'ITALA et RUJU. Sur l'x-monobromisovalérianate d'urée. *Il Morgagni*, novembre 1908.

GUERRA. Deux cas de tumeur du médiastin avec syndrome clinique particulier. *Gazzetta degli Ospedali*, 22 novembre 1908.

SAMELE. Réaction du sang et méthodes modernes de détermination. *Clinica medica italiana*, n° 6, 1908.

CAPUZZO. Contribution à l'étude des myasthénies d'origine périphérique. *Gazzetta degli Ospedali*, 22 novembre 1908.

PANICHI et CALTERRA. Les anticorps du lait. *Gazzetta degli Ospedali*, 22 novembre 1908.

RODOLICO. Les métaux colloïdaux en thérapeutique. *Riv. critica di clin. medica*, 21 novembre 1908.

SICILIANO. Le triangle de Grocco dans un cas de pleurésie sans épanchement. *Rivista critica di clinica medica*, 21 novembre 1908.

Indications bibliographiques générales

MEDECINE.

TREVISAN. Un cas de péritonite par perforation dans la fièvre typhoïde; guérison. *Rivista Veneta di sc. med.*, 31 octobre 1908.

LOTTI. Quelques considérations sur la flore intestinale. Bactéries utiles et bactéries nuisibles. *Rivista critica di clinica medica*, 3 octobre 1908.

KIRCHBERG. Traitement de l'emphysème du poumon et de l'asthme bronchique par le massage et la gymnastique respiratoire active et passive. *Il Morgagni*, novembre 1908.

DURAN. La tuberculose. *Revista de Ciencias médicas de Barcelona*, octobre 1908.

CHIRURGIE

LECENE. L'occlusion aiguë duodénale postopératoire. *Journal de chirurgie*, novembre 1908.

FOURNIER. Contribution à l'étude des exostoses de l'omoplate. *Thèse de Bordeaux*, 25 novembre 1908.

OUDINOT. Des fractures compliquées de la région antérieure du crâne. *Thèse de Lyon*, 25 novembre 1908.

SOURDILLE. Les fractures de l'os malaire. *Gazette médicale de Nantes*, 21 novembre 1908 et 28 novembre 1908.

BIDEAU. La subluxation spontanée progressive du poignet. *Thèse de Bordeaux*, 25 novembre 1908.

ZELLMEYER. Contribution à l'étude de la tuberculose de l'ischion et de la branche ischiopubienne. *Thèse de Bordeaux*, 25 novembre 1908.

PINARD. Du traitement conservateur par l'évidement avec ou sans opérations complémentaires dans la tuberculose articulaire du calcanéum. *Thèse de Lyon*, 27 novembre 1908.

MOURIQUAND. Sur quelques cas de chirurgie biliaire. *Lyon médical*, 29 novembre 1908.

DUPONT. Rupture du ligament rotulien. *Thèse de Paris*, 2 décembre 1908.

MOURIQUAND. Des tumeurs inflammatoires de l'estomac, de l'intestin et en particulier des tumeurs inflammatoires d'origine tuberculeuse. *Thèse de Lyon*, 26 novembre 1908.

MATHIEU. La lithiase de la voie biliaire principale. *Thèse de Paris*, 9 novembre 1908.

LINE (Ch.). Traitement du pneumothorax opératoire en plèvre saine. *Archives générales de chirurgie*, septembre et octobre 1908.

MAUCLAIRE et LEVANT. Les sténoses intestinales secondaires aux hernies étranglées avec ou sans phlegmon stercoral. *Archives générales de chirurgie*, oct. 1908.

ROMIEUX. Contribution à l'études des fractures de l'os malaire. *Thèse de Paris*, 22 décembre 1908.

GALLES. Des anévrismes de l'artère radiale. *Thèse de Lyon*, 25 novembre 1908.

JOWERS. Deux cas intéressants d'intususception. *Lancet*, 14 novembre 1908.

CORNER et GRANT. Cas de torsion du grand épiploon avec réduction partielle habituelle en masse. *British med. Journal*, 7 novembre 1908.

WILLIAMS. Fracture et luxation du cou à la 6e cervicale chez un homme de 60 ans. Guérison. *Médical Record*, 7 novembre 1908.

MANDERS. Les nouvelles méthodes d'ablation des tumeurs malignes. *Lancet*, 14 nov. 1908.

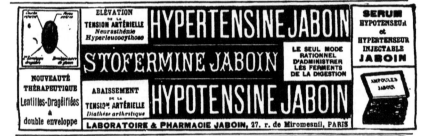
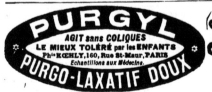

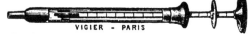

Indications bibliographiques générales

CHIRURGIE

MEYER. La possibilité d'éviter les cicatrices apparentes dans la tuberculose ramollie des ganglions cervicaux. *Medical Recor*, 21 nov. 1908.

DAVIDSON. Exostoses blennorrhagiques du calcaneum. Rapport sur un cas compliqué de métatarsalgie. *Medical Record*, 3 octobre 1908.

WOODS. Traitement consécutif dans une série de 44 laparotomies. *New-York med. Journal*, 30 octobre 1908.

KEEFE. Abcès sous-diaphragmatiques. *American Journal of diseases of women and children*, novembre 1908.

MORGAN-VANEE. L'hystérie au point de vue chirurgical. *American Journal of obstetrics diseases of women and children*, novembre 1908.

CHASE. La mobilité des malades après la laparotomie. *American Journal of obstetrics diseases of women and children*, novembre 1908.

FRANK. Cas de pancréatites aiguës. *American Journal of obstetrics diseases of women and children*, novembre 1908.

GUTHRIE. La chirurgie des vaisseaux au point de vue physiologique. *Journal of the American medical association*, 14 novembre 1908.

CARREL. Résultats de la transplantation des vaisseaux sanguins, d'organes de membres. *Journal of the American medical association*, 14 nov. 1908.

YOUNG. Actinomycose des vertèbres. *University of Penna-medical Bulletin*, octobre 1908.

WECHSELMANN. Sur l'alopécie traumatique. *Deutsche med. Woch.*, 12 nov. 1908.

SAMSON. La chirurgie moderne de la tuberculose du poumon. *Berlin. klin. Woch.*, 23 novembre 1908.

WILMS. Le cœcum mobile comme cause de prétendue appendicite chronique. *Deutsche med. Wochenschrift*, 8 oct. 1908.

SCHULZE. Observations cliniques après traitement des tumeurs malignes par la fulguration. *Deutsche med. Woch.*, 8 octobre 1908.

MINTZ. Sur l'asphyxie tardive après extirpation totale du larynx. *Deutsche med. Woch.*, 8 octobre 1908.

PELS-LEUDEN. Le traitement des brûlures. *Deutsche med. Woch.*, 26 nov. 1908.

HABERERN. Les tumeurs inflammatoires de l'épiploon. *Deutsche med. Woch.*, 26 novembre 1908.

SCHNITZLER. Sur la suture intestinale aseptique par la méthode de Rostowzew. *Wiener klin. Woch.*, 26 nov. 1908.

HILDEBRANDT. Sur la transplantation des tendons. *Berliner klin. Woch.*, 12 oct. 1908.

RIEDEL. Pronostic des opérations du goître dans la maladie de Basedow. *Deutsche med. Woch.*, 1er octobre 1908.

REWIDZOFF. Simplification de la technique de l'œsophagoscopie. *Berliner klin. Woch.*, 5 octobre 1908.

SOLER-JULIA. Hernie inguinale étranglée, avec issue de l'intestin, des annexes droits, et de l'utérus. *Revista de Ciencias médicas de Barcelona*, octobre 1908.

SALAGHI. Le traitement orthopédico-mécanique des difformités articulaires. *Rivista critica di Clin. medica*, 14 novembre 1908.

MAGNI. La mobilisation précoce des opérés. *Gazzetta degli ospedali*, 22 nov. 1908.

NICOLINO. Plaies du poumon par instruments tranchants et piquants. *Gazzetta degli ospedali*, 22 nov. 1908.

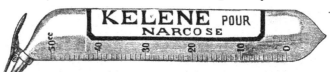

CHIRURGIE

PENNISI. Chondro-endothéliome de la tête. Il Policlinico, sect. chirurgicale, octobre 1908.

TAPIA. Un cas d'extirpation totale du larynx en deux temps. Revista ibero - american de ciencias medicas, sept. 1908.

KONIG. Thérapeutique des fistules du canal omphalo-mésentérique. Therap. Rundschau, 15 novembre 1908.

DAHLGREN. La luxation scapulo-humérale récidivante. Nordiskt med. Archiv. (chirurgie), 16 novembre 1908.

LANDELINS. Contribution à l'étude des kystes non parasitaires de la rate. Nordiskt med. Arkiv. (chirurgie), 16 novembre 1908.

NEUROLOGIE

CONDOMINE. Contribution à l'étude de la démence chez les épileptiques aliénés. Thèse de Lyon, 28 nov. 1908.

PIERRE MERLE. Aphasie et hémichromatopsie. Revue neurologique, 15 nov. 1908.

LADAME et VON MONAKOW. Anarthrie corticale, à propos de la discussion sur l'aphasie. Revue neurologique, 15 novembre 1908.

REVILLET. Note sur l'action thérapeutique et physiologique de l'extrait biliaire dans le goitre exophtalmique. Lyon médical, 15 nov. 1908.

ORZECHOWSKI Un cas de malformation du récessus latéral (contribution à l'étude des tumeurs de l'angle ponto-cérébelleux). Brochure de 86 p., 10 fig., 1 planche, 1908.

BOMPARD. Contribution à l'étude du traitement des névralgies faciales par les injections d'alcool. Thèse de Paris, 3 décembre 1908.

MARINESCO (G.). Traitement de la chorée de Sydenham par les injections intra-arachnoïdiennes de sulfate de magnésie. Semaine médicale, 8 nov. 1908, pp. 553-555.

SAVY (Paul). Le bégaiement hystérique. Province médicale, 7 nov. 1908, pp. 474-476.

MOREL (J.). Du patronage des aliénés sortants. Ce qu'il est, ce qu'il devrait être. Archives de neurologie, juillet-août, septembre-octobre, octobre-novembre 1908.

CLARK. Le signe vocal épileptique. Medical Record, 31 octobre 1908.

BRADSHAUD. Diagnostic précoce des maladies organiques du système nerveux. British med. Journal, 21 nov. 1908.

JELLIFFE. Les psychoses alcooliques. Le délire chronique alcoolique (psychose de Korsakoff). New-York med. Journal, 24 octobre 1908.

GREENWOOD THIERRY. L'encéphalocèle. British med. Journal, 14 nov. 1908.

PHILIPPS SMITH. Cas remarquable d'adaptation veineuse après compression du sinus longitudinal supérieur par un gliome. Lancet, 7 nov. 1908.

DEUSLOW. L'ataxie locomotrice. Nouvelle théorie; nouveau traitement. Medical Record, 21 novembre 1908.

GOWERS. L'hérédité des affections nerveuses. Lancet, 21 novembre 1908.

CURRIE et MAC-GIEGER. Sérothérapie de la méningite cérébro-spinale à l'hôpital des fiévreux (Glasgow), de mai 1906 à mai 1908. Lancet, 10 oct. 1908.

KOPLIK. Sérothérapie et pronostic de la méningite cérébro-spinale au cours des divers modes de traitement. Medical Record, 3 oct. 1908.

BONNAR. L'opoplexie; ses causes; son traitement. New-York med. Journal, 3 octobre 1908.

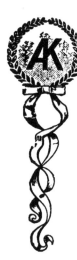
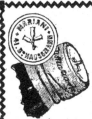

Indications bibliographiques générales

NEUROLOGIE

ORBISON. Hémiatrophie trophique. *Journal of nervous and mental diseases*, nov. 1908.

RAMSEY HUNT. Névrite de la branche palmaire profonde du nerf cubital. *Journal of nervous and mental diseases*, nov. 1908.

BOOSH. Un cas de myasthénie grave pseudo-paralytique. *Journal of nervous and mental diseases*, nov. 1908.

JACOBSOHN. Le réflexe de flexion des doigts. *Deutsche med. Woch.*, 12 nov. 1908.

PICK. Sur une forme particulière du trouble de l'orientation ; son existence chez les aliénés. *Deutsche med. Woch.*, 19 nov. 1908.

ERBEN. Observations cliniques sur les ataxiques. *Wiener klin. Woch.*, 26 nov. 1908.

OPPENHEIM et KRAUSE. Tumeur cérébrale, enlevée opératoirement, dans la région de l'insula gauche et de la première circonvolution temporale. *Berliner klin. Woch.*, 16 novembre 1908.

PRYM. Sur des formations analogues à des psammomes dans la paroi d'une méningocèle. *Virchows Archiv*, 6 oct. 1908.

ROSE. Un cas de tumeur du nerf acoustique à la base du cerveau. *Berliner klin. Woch.*, 25 novembre 1908.

KRONEUBERG. Claudication intermittente des extrémités supérieures et inférieures. *Wiener klin. Woch.*, 8 oct. 1908.

COLO. Sur les sillons et scissures de la portion orbitaire du lobe frontal chez les criminels. *Il Morgagni*, nov. 1908.

LEVI. Sur un nouvel appareil pour l'enregistrement automatique du clonus, du pied ; quelques données nouvelles relatives à ce phénomène. *Il policlinico, sect. méd.*, oct. 1908.

GIANI. Sur un cas d'endothéliome du ganglion de Gasser. *Il policlinico, sect. chirurg.*, octobre 1908.

ORLANDI. Sur l'évaluation et l'application d'un traumatisme psychique. *Gazzetta med. italiana*, 8 oct. 1908.

SILVESTRI. Le calcium dans la pathogénie et le traitement des formes convulsives (théorie parathyroïdienne). *Gazz. degli ospedali*, 4 oct. 1908.

VILCHES Y GOMEZ. Traitement de la sclérose en plaques par l'électroionisation. *Revista ibero-americana de ciencias medicas*, sept. 1908.

SANCHEZ-HERRERO. Concept général de la folie. *Revista ibero-americana de ciencias médicas*, sept. 1908.

SANCHEZ-HERRERO. Histoire d'un neurasthénique agité. *Rev. ibero-americana de ciencias medicas*, sept. 1908.

WIKNER. Un cas de névrose traumatique. *Hygiea*, n° 10, 1908.

DERMATOLOGIE.
SYPHILIGRAPHIE

DU BOIS. Deux nouveaux cas de lupus tuberculeux du nez guéris par les rayons X. *Revue médicale de la Suisse romande*, 20 nov. 1908.

BERTAUD. De la kératite neuroparalytique de la syphilis. *Thèse de Bordeaux*, 25 nov. 1900.

AUCLERT. Contribution à l'étude des arthropathies syphilitiques. *Thèse de Paris*, 3 décembre 1908.

LEVIN. Synovite du genou comme manifestation tardive de la syphilis acquise. *Medical Record*, 14 nov. 1908.

WATERHOUSE. Remarques sur les arthropathies de la syphilis acquise. *British med. Journ.*, 10 octobre 1908.

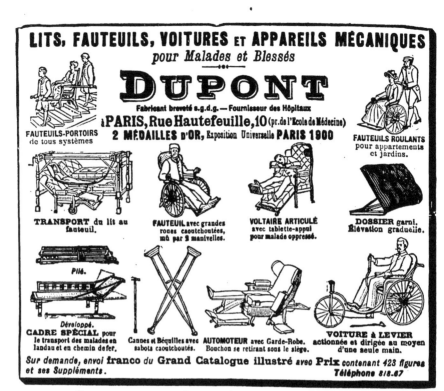
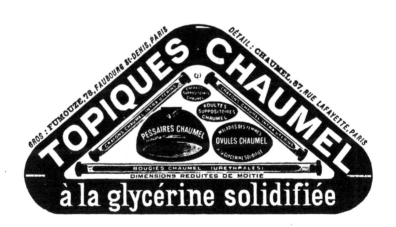

Indications bibliographiques générales

DERMATOLOGIE.
SYPHILYGRAPHIE

BASSETT-SMITH. Anévrysme du cœur dû à des gommes syphilitiques. *British med. Journal,* 10 octobre 1908.

KNOTT. L'origine de la syphilis et l'invention du nom. *New-York med. Journal,* 31 octobre 1908.

WOLBARAT. Prophylaxie de la syphilis par la pommade au calomel. Compte rendu d'un cas. *Medical Record,* 24 oct. 1908.

KNICH. Diagnostic des rashs érythémateux et exanthématiques. *New-York med. Journal,* 24 octobre 1908.

GOLDHAUM. Sur les névrotoxines spécifiques. *Berlin klin. Woch.,* 5 oct. 1908.

HOFFMANN et LOHE. Syphilides généralisées disséminées chez les singes inférieurs après inoculation dans les testicules. *Berl. klin. Woch.,* 12 oct. 1908.

LEDERMANN. Valeur pratique du séro-diagnostic de la syphilis. *Deutsche med. Woch.,* 8 octobre 1908.

EMMERT. Action de l'adrénaline injectée sous la peau. *Virchows Archiv,* 6 oct. 1908.

CITRON. Insuffisance aortique et syphilis. *Berliner klin. Wochenschrift,* 30 nov. 1908.

LANG. Le spirochœte pâle et les recherches cliniques. Considérations sur le traitement de la syphilis, d'après les dernières découvertes. *Wiener klin. Wochenschrift,* 26 nov. 1908.

FSCHERNOGUBOW. Une simple méthode de séro-diagnostic dans la syphilis. *Berliner klin. Woch.,* 23 nov. 1908.

CALLIGARIS. Recherches sur la sensibilité cutanée de l'homme. *Il policlinico, sect. méd.,* octobre 1908.

MONTOBBIO. Sur un cas de mycosis fongoïde. *Gazzetta medica italiano,* 26 nov. 1908.

VIGNOLO-LUTATI. Sur la mélanodermie phtiriosique. *Gazzetta medica italiana,* 12 novembre 1908.

PEDIATRIE

GILBERT et BAUDOUIN. La mort subite héréditaire. *Presse médicale,* 25 nov. 1908.

WEILL et PEHU. Trois cas de scorbut infantile. *Lyon médical,* 22 nov. 1908.

GAUJOUX (E.). Pathogénie de la tétanie d'origine gastro-intestinale chez l'enfant. *Annales de médecine et de chirurgie infantiles,* 15 nov. 1908, pp. 757-766.

POULHES. La criminalité juvénile et les récidivistes. *Thèse de Lyon,* 2 déc. 1908.

ZESAS (Denis-G.). Les hémorroïdes chez l'enfant. *Archives générales de chirurgie,* octobre 1908.

GIROU. Angines nécrotiques au cours de la scarlatine. *Archives de médecine des enfants,* nov. 1908.

GIROU (J.). Volumineux kyste congénital de la région pectorale. *Archives de médecine des enfants,* nov. 1908.

MILNE. Le traitement de la scarlatine à la maison. *British med. Journal,* 31 oct. 1908.

L. GIBSON. Névrite optique saturnine chez les enfants du Queensband. *British med. Journal,* 14 nov. 1908.

ABRAHAMS. Un cas de xanthome plan, généralisé, chez un enfant. *New-York med. Journal,* 14 nov. 1908.

VICHY-ÉTAT

Les Sources

CÉLESTINS
HOPITAL
GRANDE-GRILLE

TRAITEMENT
DE LA
CONSTIPATION

Prescrire

Grains de Vals

1 ou 2 le soir avant diner ou en se couchant

Indications bibliographiques générales

PÉDIATRIE

ENGLISH et MILBURN. Développement de l'estomac de l'enfant. *Journal of the american medical association*, 21 novembre 1908.

HALLOPETER. Signes préphysiques de la tuberculose chez les enfants. *Journal of the american medical association*, 21 novembre 1908.

SCHLOSSMANN. Progrès dans la connaissance des maladies des nourrissons. *Deutsche med. Wochenschrift*, 1er oct. 1908.

MONTI. Recherches comparatives sur la valeur diagnostique des réactions à la tuberculine dans l'enfance. *Wiener klin. Woch.*, 8 octobre 1908.

POPESCHNIGG. Essence et causes de l'infériorité intellectuelle infantile. *Wiener klinische Woch.*, 19 nov. 1908.

KLIMENKO. Etiologie de la coqueluche. *Deutsche med. Wochenschrift*, 19 nov. 1908.

MINASSIAN. La blennorrhagie des petites filles à Venise. *Rivista veneta di sc. mediche*, 31 octobre 1908.

CAMPANI et FERRARI. Sur un cas d'ictère infantile chronique. *Clinica med. italiana*, n° 6, 1908.

OBSTETRIQUE.
GYNECOLOGIE

SURIN. La voie transvésicale dans le traitement des fistules vésico-vaginales. *Thèse de Lyon*, 1908.

MOURZAEFF (Mlle). La périnéorraphie secondaire. *Thèse de Paris*, 3 décembre 1908.

LEVY. Les psychoses puerpérales traitées à l'asile de Bel-Air de 1901 à 1908. *Revue médicale de la Suisse romande*, 20 novembre 1908.

MOUCHOTTE. Remarques concernant une série de 14 opérations césariennes conservatrices. *Annales de gynécologie et d'obstétrique*, nov. 1908.

PINARD. De l'obstétrique opératoire dans la dystocie par déviation pelvienne. *Annales de gynécologie et d'obstétrique*, novembre 1908.

BORNEQUE. Contribution à l'étude de l'abouchement vulvaire du rectum. *Thèse de Lyon*, 2 décembre 1908.

BOVIS (R. de). Peut-on opérer les grossesses extra-utérines durant la phase de shock? *Semaine médicale*, 4 nov. 1908.

HERTZ. Auscultation abdominale comme auxiliaire du diagnostic. *British med. Journal*, 28 nov. 1908.

DORAN et LOCKYER. Deux cas de fibromes utérins présentant des altérations « périthéliomateuses ». Longue absence de récidive après opération. *British med. Journal*, 21 nov. 1908.

OSTERHAUS. Paralysie obstétricale. *New-York med. Journal*, 7 nov. 1908.

REESE. Tumeurs fibreuses utérines à opérer et à non opérer. *Medical Record*, 7 nov. 1908.

ROBBINOVITZ. La cause du décollement prématuré du placenta. *New-York med. Journ.*, 7 nov. 1908.

OLIVER. Un cas d'hémorrhagie interne due à grossesse tubaire, avec symptômes extraordinairement précoces. *Lancet*, 28 novembre 1908.

PEARSE. « Sutika » : diarrhée puerpérale du Bengale. *Lancet*, 7 nov. 1908.

FOSYTH. Un cas d'acétonurie post-anesthésique avec retard dans l'élimination de l'acétone, après accouchement. *British med. Journal*, 7 nov. 1908.

SWINDALE. Insufflation trachéale chez les nouveau-nés. *British med. Journal*, 10 octobre 1908.

Pour éviter les CONTREFAÇONS

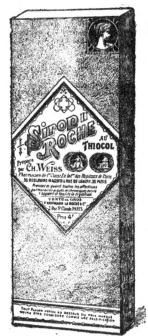

souvent nuisibles

toujours inactives

du

THIOCOL ROCHE

prescrire le

Sirop ROCHE

AU THIOCOL

Qui a rendu pratique l'administration de la CREOSOTE

A HAUTES DOSES et qui, grâce à son goût
agréable, est toujours accepté
par les malades même les plus difficiles.

1 cuillerée à soupe

= **1 g.** Thiocol Roche

= **0 g. 50** Gaïacol Crist.

Adultes : 2 à 5 cuillerées à soupe.
Enfants : 1 à 5 cuillerées à café.

Echantillons et Littérature

F. HOFFMANN, LA ROCHE et C°

7, rue Saint-Claude

PARIS

Indications bibliographiques générales

OBSTETRIQUE. GYNECOLOGIE

HENSON. La réparation du périnée. *New-York med. Journ.*, 3 oct. 1908.

WERDER. Trois cas de grossesse octopique avec enfants vivants. *American journal of obstetrics, diseases of women and children*, nov. 1908.

REES. Artériosclérose de l'utérus. *American journal of obstetrics diseases of women and children*, nov. 1908.

W. SMITH. Valeur comparée de la cœbotomie abdominale, et de la colpotomie dans les abcès intra-pelviens. *American journal of obstetrics diseases of women and children*, novembre 1908.

TOTE. Abcès du canal de Gaertner. *American journal of obstetrics of women and children*, novembre 1908.

SCHWARZ. Développement de l'ovule humain pendant les huit premières semaines. *American journal of obstetrics diseases of women and children*, nov. 1908.

MILWARD. Non développement des extrémités inférieures chez des jumeaux. *British journal of children's diseases*, nov. 1908.

HALBAN. Appendicite et grossesse. *Wiener klin. Woch.*, 19 novembre 1908.

STEWART. Fibrome ovarien compact gênant l'accouchement. *British med. Journal*, 21 nov. 1908.

FRITSCH. Le droit d'interrompre la grossesse, sa justification. Méthodes d'interruption de la grossesse. *Deutsche med. Woch.*, 19 nov. 1908.

MENDEL et WOLLFF. Paralysie du nerf crural, bilatérale, après opérations gynécologiques. *Berliner klin. Woch.*, 30 nov. 1908.

BOAS. La loi qui préside à la nature du sexe dans les familles de plusieurs enfants. *Allgemeine Wiener med. Zeitung*, 13 octobre 1908.

MOHR et FREUND. Contributions expérimentales à la pathogénie de l'éclampsie. *Berliner klin. Woch.*, 5 oct. 1908.

PFANNEUSTIEL. Sur l'opération césarienne transpéritonéale à l'aide de l'incision longitudinale inférieure (cervico-mésoutérine). *Deutsche med. Wochenschrift*, 1er oct. 1908.

SELLHEIM. Influence de l'asepsie et de l'infection sur la technique de l accouchement par opération césarienne. *Deutsche med. Woch.*, 1er oct. 1908.

SCHEFFZECK. Extraction avec la pince à membranes, des membranes de l'œuf. *Deutsche med. Woch*, 1er oct. 1908.

HENKEL. Pronostic et traitement de l'infection puerpérale. *Deutsche med. Woch.*, 28 octobre 1908.

SCHAUTA. L'obstétrique dans les cliniques et maternités et en dehors de ces établissements. *Wiener klin. Woch.*, 5 novembre 1908.

VIANA. Le cancer de l'utérus à la clinique de Venise. *Rivista veneta di Scienze mediche*, 31 octobre 1908.

GIL. Cardiaque enceinte; hypertrophie, dilatation avec insuffisance mitrale, opération césarienne vaginale. *Revista ibero-americana de ciencias médicas*, octobre 1908.

KAARSBERG. Le traitement des annexites inflammatoires. *Nordiskt mde Arkiv* (chirurgie), 16 nov. 1908.

ORGANES GENITO-URINAIRES

PARCELIER. De la prostatectomie transvésicale (histoire technique, indications, résultats). *Thèse de Bordeaux*, 27 novembre 1908.

ARNAUD. Tumeur maligne de la vessie. *Lyon médical*, 29 novembre 1908.

LE MASSON. Le massage dans la néphroptose. *Bulletin médical*, 25 novembre 1908.

Indications bibliographiques générales

ORGANES GENITO-URINAIRES

MITCHELL. Lipome du rein. *New-York med. Journal*, 21 novembre 1908.

CARWARDINE et BLEECKY. Affection kystique du rein avec pyurie et hémorrhagies. *Brit. med. Journal*, 7 nov. 1908.

PEARCE (Richard). Relations entre les lésions de la capsule surrénale et la néphrite chronique et l'artério-sclérose. *Journ. of experim. medicine*, novembre 1908.

SAMPSON et PEARCE. Etude sur la réduction expérimentale du tissu rénal. *Journal of expérimental medicine*, nov. 1908.

PINCEES. L'hématurie essentielle. *Deutsche med. Woch.*, 12 nov. 1908.

Prof. STRAUSS. Climat et affections rénales. *Deutsche med. Woch.*, 26 nov. 1908.

ASH. Atrophie rénale dans la fistule de l'urétère. *Berliner klin. Woch.*, 5 oct. 1908.

TANDLER et ZUCKERKANDL. La question de l'étiologie des altérations de l'urètère et du rein dans l'hypertrophie prostatique. *Berliner klin. Woch.*, 23 nov. 1908.

GRAFENBERG. Tumeur surrénale de la vulve comme unique métastase d'une tumeur maligne de la capsule surrénale gauche. *Virchows Archiv*, 6 octobre 1908.

KASAI. Sur les cellules intermédiaires du testicule. *Virchow's Archiv*, 6 oct. 1908.

CASPER et ENGEL. Tentatives de traitement sérothérapique de la néphrite chronique. *Berliner klin. Woch.*, 12 oct. 1908.

SADGER. Le traitement hydrothérapique du mal de Bright. *Thérap. Rundschau*, 02 novembre 1908.

WEIBEL. Un cas de rein sigmoïde opéré. *Wiener klin. Wochenschrift*, 19 nov. 1908.

MAGNI. Anasarque par rétention d'urine. *Gazzetta degli ospedali*, 4 octobre 1908.

ROMANELLI. Etude clinique de la néphrite traumatique. *Clinica medica italiana*, n° 6, 1908.

EKEHORN. Lithiase prostatique. *Hygica*, n° 10, 1908.

ORGANES DES SENS.

MARTIAL. Tumeurs du nerf auditif. *Thèse de Lyon*, 28 novembre 1908.

PIGE. Des autoplasties pour la fermeture d'un orifice cicatriciel rétro-auriculaire persistant après guérison de l'évidement pétro-mastoïdien, en particulier du procédé par Paul Laurens. *Thèse de Paris*, 9 décembre 1908.

BALLANCE. Un cas de section du nerf acoustique pour des bruits pénibles. *Lancet*, 10 octobre 1908.

STILLMANN. Otite interne aiguë. Compte rendu d'un cas. *Medical Record*, 3 octobre 1908.

BRADBURNE. Herpès Zoster frontal associé au glaucome. *Lancet*, 28 nov. 1908.

ZIEGLER. Névroses réflexes dues à des troubles de l'œil et du nez. *New-York med. Journal*, 7 nov. 1908.

WIENER. Otite moyenne suppurée chronique. *Medical Record*, 7 nov. 1908.

WALB. Le traitement de l'otite moyenne aiguë. *Deutsche med. Woch.*, 19 nov. 1908

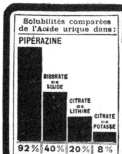
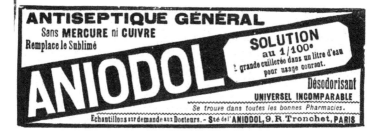
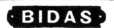
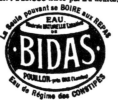

MEDECINE LEGALE.

ANTONELLI. Absence congénitale bilatérale du radius.*Gazzetta med. ital.*, 22 et 29 déc. 1904. *R. N.*, 1905, p. 394.

BENON et VLADOFF. Les amnésies asphyxiques par pendaison, strangulation, submersion, etc., etc., au point de vue clinique et médico-légal. *Ann. d'Hyg. et méd. lég.*, mai 1908.

BLANC. Sur un cas de priapisme prolongé. *Revue pratique des maladies des organes génito-urinaires*, 1er juillet 1908.

CHAVIGNY. Les analgésies-anesthésies; leur diagnostic médico-légal. *Ann. d'hyg. et méd. lég.*, juin 1908.

CORIN. Mort par électrocution ou syncope. *Bull.soc. méd.lég. Belg.*, 1908, n° 4.

DE DOMINICH. Une réaction très sensible de contrôle de la carboxyhémoglobine. *Bull. chimico-farmaceutico*, avril 1908.

DUBRAC. De l'absence congénitale du péroné. *Thèse de Paris*, 1904. *R. N.*, 1904, p. 1093.

FREIRE. Sur un cas de plaie pénétrante du cœur avec survie de 8 jours. *Gazeta medica de Bahia*, novembre 1907.

GORDON. De la folie causée par les intoxications aiguës et chroniques par l'opium et la cocaïne. *Journal of the american medical Association*, 11 juillet 1908.

GILMAN (K.). Rapport sur les cent premières autopsies faites à l'Ecole de Médecine des Philippines. *The Philipp. Journal of Science*, juillet 1908.

GREHANT. Recherches sur l'intoxication oxycarbonée. *Acad. méd.*, Paris, 5 mai 1908.

HEGER-GILBERT. La radiographie fœtale envisagée au point de vue médico-légal. *Bull. soc. méd. lég. Belg.*, 1908, n° 4.

ACCIDENTS DU TRAVAIL.

LEHEC. Des psychoses traumatiques. Etude médico-légale.*Thèse de Nancy*, juillet 1908.

IMBERT (A.). Le surmenage par suite du travail professionnel. *Bericht IV Kongress Hug. Berlin* 1908. Bd III s. 633.

MILAN. Traumatisme et appendics. *Thèse de Paris*, 25 mars 1908.

MILIAN. Syphilis et accidents du travail. *Progrès médical*, 3 octobre 1908.

MUMMERY. Maladies des scaphandriers et des ouvriers des caissons à plongeurs. *British med. Journal*, 27 juin 1908.

MARCEL PINARD. Etude clinique de la méningite saturnine. *Gazette des Hôpitaux*, 18 juillet 1908.

TOUSSAINT. Deux cas d'œdème traumatique dur et chronique du coude et du poignet. *Echo méd. du Nord*, 1907, p. 393.

LABEYRIE et RIO. Le pied plat traumatique.*Revue de Médecine légale*, août 1908.

MOREAU. La hernie de force. *Bull. acad. méd. Belgique* et *Revue Méd. lég.*, septembre 1908.

PETIT. Contusion avec épanchement huileux, ectopie acquise du testicule, fractures de côtes. *Rev. clin. des accid. du travail*,

PARISOT. Quelques considérations sur l'hystéro-neurasthénie traumatique chez le vieillard. *Rev. méd. de l'Est*, 1908, p. 353.

TERRIEN. Sur la valeur de l'œil blessé. *Rev. cl. méd. chirurg.*, juillet 1908 et *Rev. méd. lég.*, octobre 1908.

VERAGUTH et CLOETTA. Lésion traumatique du lobe frontal droit du cerveau. *Deutsche Zeitsch. f. Nervenh.* t. XXXII, p. 417-477.

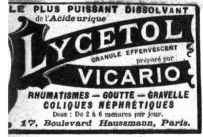
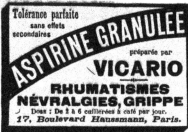

CHEMINS DE FER DE PARIS A LYON ET A LA MÉDITERRANÉE

Paris-Barcelone-Carthagène-Oran-Alger

Train de luxe bi-hebdomadaire entre **Paris-Barcelone-Valence** et Carthagène, avec continuation, par bateau, entre **Carthagène** et **Orán**. Correspondance, à Oran, avec des express de et sur Alger.

Départs de Paris à 7 h. 20 soir, les mercredis et les samedis.
Arrivée à Oran à 6 h. 45 soir, les vendredis et les lundis.

Traversée de Carthagène à Oran en **9** heures.

L'Administrateur-Gérant : A. NIGAY

OUVRAGES PARUS

aldenweck (Dᵣ L.). — Etude anatomique et clinique sur les relations de l'oreille moyenne (212 p.), in-8°, 5 fr. — G. Steinheil.

Barbarin (Dᵣ Paul). — L'hygiène de l'enfant, de la naissance à l'adolescence, à l'usage des mères (400 p.), in-8°, cart., 4 fr. — O. Doin.

Bardenheuer (B.) et R. Graessner. — Technique des bandages à extension dans le traitement des fractures et luxations des extrémités, in-8°, 8 fr. — A. Maloine.

Béal (Dᵣ R.). — Les corps étrangers magnétiques intra-oculaires et leur extraction (130 p.), in-16, 2 fr. 50. — G. Steinheil.

Caillaud (Dᵣ). — Guide du médecin oculiste dans les accidents du travail (216 p.), in-18, 3 fr. 50. — J. Roussel.

Calmette (R.). — Recherches sur l'épuration biologique des eaux d'égout. Analyse des eaux d'égout, par E. Rolants, 1ᵉʳ suppl., av. 31 fig. (iv-132 p.), 4 fr. — Masson et Cie.

Campagnole (Edouard). — L'assistance obligatoire aux vieillards et aux incurables. Commentaire de la loi du 14 juillet 1905. Préf. de M. Bienvenu-Martin, sénateur (xx-588 p.), in-8°, br., 6 fr.; rel., 7 fr. 50. — Berger-Levrault et Cie.

Causse (Dᵣ H.) et Dᵣ B. Moreau. — Précis de matière médicale (de la coll. Testut), av. 150 fig. et 4 pl. coul. (iv-776 p.), in-18, 9 fr. — O. Doin.

Collin (Eug.). — Précis de matière médicale, av. 557 fig. (viii-800 p.), in-8°, 14 fr. — O. Doin.

Courtois-Suffit et Trémollières (Dᵣˢ). — La pratique thérapeutique, av. préface de A. Robin (iii-704 p.), in-8°, cart.. 12 fr. — O. Doin..

Codex médicamentarius Gallicus, pharmacopée française (1.900 p.), in-8°, br., 9 fr. 50 ; cart. 10 fr. 50. — Masson et Cie.

Debove, Pouchet, Sallard. — Aide-mémoire de thérapeutique (viii-790 p.), in-8°, 16 fr. — Masson et Cie.

Devraigne (Dᵣ L.). — Examen clinique de la femme enceinte, in-8°, 0 fr. 60. — H. Paulin et Cie.

Duval (Dᵣ A.). — Les Jaborandis et leurs succédanés (130 p.), in-8°, 5 fr. — Lib. Le François.

Expédition antarctique française (1903, 1905). — Vers et Brachiopodes : Némertiens, par L. Joubin ; Géphyriens, par M.-A. Hérubel ; Brachiopodes, par D-P. Ochlert, av. 1 pl. (28 p.), 3 fr. — Masson et Cie.

D'Espic (Dʳ). — Petit dictionnaire de médecine de poche (128 p.), 1 fr. 50. — Per Lamm.

Galtier-Boissière (Dʳ). — L'antialcoolisme en histoires vraies, lectures, courtes leçons, rédigées conformément aux programmes officiels (96 pages), in-12, 0 fr. 60. —Libr. Larousse.

Gilbert et Yvon. — Formulaire pratique de thérapeutique, 20ᵉ éd. (iv-826 p.), in-18, cart., 4 fr. — O. Doin.

Gouttes (F.). — Conditions générales d'hygiène légale, professionnelle, industrielle, commerciale (31 p.), in-8°, 0 fr. 50. — L'avenir de la mutualité, à Bordeaux.

Huchard (Dʳ H.). — Les maladies du cœur (228 p.), in-8°, 6 fr. — J.-B. Baillière et fils.

Huchard (H.). — Consultations médicales, t. I : Thérapeutique chimique, nouv. éd., in-8°, 12 fr. — J.-B. Baillière et fils.

Labbé et Vitry. — Les sulfo-éthers urinaires, physiologie et valeur clinique dans l'auto-intoxication intestinale (œuvre médico-chirurgical) (36 p.), in-8°, 1 fr. 25. — Masson et Cie.

Legrand (Dʳ M.-A.). — L'estomac, hygiène, maladie, traitement (96 p.), in-8°, 1 fr. — Libr. Larousse.

Le Leu (L.). — Le Dʳ Gruby, notes et souvenirs (285 p.), in-18, 3 fr. 50. — P.-V. Stock.

Legendre (L.). — Technique de la biopsie, ses indications, coloration des coupes, in-18, 1 fr. 50. — A. Maloine.

Mairet (A.). — La simulation de la folie (324 p.), in-8°, 6 fr. 50. — Coulet et fils à Montpellier.

Marchand (Dʳ L.). — Manuel de médecine mentale à l'usage des praticiens et des étudiants (x-606 p.), in-18, cart., 7 fr. 50. — O. Doin.

Martin (Dʳ O.). — Nouveau formulaire magistral de thérapeutique clinique et de pharmacologie. (924 p.), in-18, rel., 10 fr. — J.-B. Baillière et fils.

Masbrenier (Dʳ J.). — Notions d'hygiène médicale, av. ill. (xii-218 p.), in-16, 2 fr. — E. Cornély et Cie.

Merklen. — Leçons sur les troubles fonctionnels du cœur. Insuffisance cardiaque. Asystolie, av. 38 fig. et 1 portrait, publ. par Jean Heitz (viii-428 p.), in-8°, 10 fr. — Masson et Cie.

Pron (Dʳ). — Traité clinique des maladies de l'estomac (415 p.), in-8°, 12 fr. J. Rousset.

Paris. — Typ. A. DAVY, 52, rue Madame. — Téléphone.

Lightning Source UK Ltd.
Milton Keynes UK
UKHW011122281118
333023UK00008B/299/P